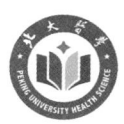 北大医学新医科建设（交叉学科）规划教材

供医学相关学科专业使用

临床医学 +X 概论

主　编　乔　杰　沈　宁

副主编　韩江莉　谷士贤　原春辉　肖文华

北京大学医学出版社

LINCHUANG YIXUE+X GAILUN

图书在版编目（CIP）数据

临床医学 +X 概论 / 乔杰，沈宁主编 . — 北京：北京大学医学出版社，2023.8
　　ISBN 978-7-5659-2753-9

Ⅰ . ①临… Ⅱ . ①乔… ②沈… Ⅲ . ①临床医学 – 教材 Ⅳ . ① R4

中国版本图书馆 CIP 数据核字（2022）第 178463 号

临床医学 +X 概论

主　　编：乔 杰 沈 宁
出版发行：北京大学医学出版社
地　　址：（100191）北京市海淀区学院路 38 号　北京大学医学部院内
电　　话：发行部 010-82802230；图书邮购 010-82802495
网　　址：http://www.pumpress.com.cn
E-mail：booksale@bjmu.edu.cn
印　　刷：中煤（北京）印务有限公司
经　　销：新华书店
责任编辑：法振鹏　　责任校对：靳新强　　责任印制：李　啸
开　　本：850 mm×1168 mm　1/16　　印张：31.25　　字数：924 千字
版　　次：2023 年 8 月第 1 版　2023 年 8 月第 1 次印刷
书　　号：ISBN 978-7-5659-2753-9
定　　价：96.00 元
版权所有，违者必究
（凡属质量问题请与本社发行部联系退换）

本书由

北京大学医学出版基金资助出版

编委会

主　编　乔　杰　沈　宁

副主编　韩江莉　谷士贤　原春辉　肖文华

编　委（按姓名汉语拼音排序）

白　瑾	常艳美	陈少敏	陈　文	陈晓辉	陈　扬	崔国庆	崔　龙
崔丽艳	崔蕴璞	邓湘宁	丁士刚	丁艳苓	董　菲	樊东升	范媛媛
冯杰莉	傅　瑜	高洪伟	高锦洁	葛庆岗	宫　萍	韩江莉	韩彤妍
郝燕婷	何立芸	何　莲	贺豪杰	侯秀竹	胡　南	黄春玲	黄　毅
贾子昌	姜　玲	姜　宇	来　璇	郎　宁	李　丹	李　雷	李　璐
李慕行	李　蓉	李小刚	李晓光	李延广	梁华茂	梁京津	林　菲
林国中	林玉晶	刘　承	刘　丹	刘　慧	刘慧琳	刘　佳	刘　可
刘小璇	刘　烨	刘余庆	刘园梅	刘云峰	刘　喆	刘孜妍	路　明
马长城	马青变	潘维伟	祁　雨	邱　萌	任　川	沈　宁	沈　涛
宋红松	宋　祝	苏元波	孙　超	孙建军	孙丽杰	孙丽娜	孙庆利
汤亚南	唐　雯	陶　明	田　慈	田　华	田　勍	田雪丽	汪羚利
汪宇鹏	汪宗昱	王冰炎	王　琛	王方芳	王丽平	王　攀	王　松
王　涛	王天成	王铁华	王小林	王新宇	王行雁	王　妍	王　晔
王　悦	王　征	魏　媛	温　越	吴　松	吴永华	伍　蕊	武　东
肖卫忠	肖文华	肖秀美	邢　燕	徐　玲	徐伟仙	徐迎胜	闫　崴
杨　军	杨林承	杨　琼	杨　蕊	杨　硕	杨　薇	杨　洋	姚　颖
叶　珊	原鹏波	张　帆	张警丰	张　静	张　娟	张铃福	张瑞涛
张卫方	张新宇	张英爽	张远锦	赵海燕	赵　鸿	赵金霞	赵梅莘
赵旻暐	赵　威	赵　阳	赵志伶	赵中凯	郑　康	周非非	周公哺
周乐群	周明新	周　鑫	周　延	朱　丹	朱　昀		

秘　书　袁文青

绘　图　刘凯茜　刘孜妍　罗仁欣　邱新瑞　赵亚宁

序

党的二十大报告指出，必须坚持系统观念。当前我国正在经历广泛而深刻的社会变革，在健康中国大战略下，医学的发展与多个学科，例如理科、工科、文科……都是相互联系、相互依存的，医学和多学科之间的交叉合作越来越普遍和深入，这种交叉合作为医学和相关学科的发展提供了前所未有的创新机遇，最终转化为临床应用，能够更好地保障人民群众的健康，提高其生活质量。

面向人民群众对医药卫生的新需求，高校新医科建设应运而生。国内外的大学和医学院校都开始探索"医学+X"或"X+医学"的复合型人才培养模式。交叉学科的教学同样需要从基础开始，因此需要相应的教材来指导学习。这些教材需要涵盖医学和交叉学科的基础知识，同时还需要具有融合性，能够让学生理解如何将这些知识应用于交叉领域。临床医学是一个广泛而深奥的领域。学习临床医学不仅需要学生掌握人体解剖学、生理学、病理学、药理学等多门学科具体的专业知识，还需要学生掌握一定的临床知识和实践技能。对于非医学专业的本科生来说，学习临床医学可能是一项具有挑战性的任务。因此，"医学+X"教材的编写也更为重要，需要考虑学科的交叉性质、学生的专业背景和学科基础，以及交叉学科互相的渗透融合……

本教材的编写团队由多位临床医学专家组成，他们在各自的专业领域具有丰富的临床教学经验和专业知识。通过他们的共同努力，使这本教材成为一本融合了交叉学科在临床医学领域应用的、适于非医学专业本科生修习的临床医学教材。

本教材不仅涵盖了临床医学的基本概念、主要疾病的诊断和治疗方法，还提供了丰富的临床案例分析和应用实例，使读者能够更好地了解"医学+X"领域中的前沿进展。

在当前充满机遇和挑战的时代，医学与多学科的交叉融合已经成为了一个趋势。希望这本教材能够为广大非医学专业的本科生提供一个全面学习临床医学的平台，帮助相关专业学生深入了解医学的本质和关键技术，拓展学科视野，提高创新思维和解决问题的能力，最终不断推动多学科的共同发展。

前　言

医学作为一门综合类学科，具有科学属性、人文属性和社会属性，其面对的是人民群众的生命健康。学科的概念、范畴随着时代发展不断衍沿，在世界疾病谱和社会对医疗卫生人才需求的变化趋势下，医学人才培养也面临着一系列重大挑战，需要纳入更多复合型医药卫生人才。与此同时，第四次工业革命为医学领域带来了人工智能与大数据、高分子材料、智能设备等前景可观的新应用场景，为交叉复合型人才培养提供了契机。在健康中国战略新任务、世界医学发展新要求的背景下，如何提高医学相关学科人才培养质量和提升医药创新能力成为各高校的重点工作之一。以医工交叉为例，是将医学与工程科学等学科交叉融合，涵盖生命医学与大健康领域的各个学科分支和理工科各学科范畴，既强化医工学科交融，也促进产学融合，带动了从基础研究到转化研究、从临床治疗到卫生保健等各个领域的发展，代表着现代医学创新发展的方向。

国务院办公厅印发的《关于加快医学教育创新发展的指导意见》中提出："围绕生命健康、临床诊疗、生物安全、药物创新、疫苗攻关等领域，建设临床诊疗、生命科学、药物研发高度融合，医学与人工智能、材料等工科以及生物、化学等理科交叉融合，产学研融通创新、基础研究支撑临床诊疗创新的具有中国特色、世界水平的医药基础研究创新基地"。在"新医科"与"新工科"建设的理念下，医学院校与工科院校都积极进行布局，纷纷建立医工融合研究院、医工交叉研究中心、联合创新研究院等加强科学研究。同时，国内外高校都在不断探索"医学+X"人才培养模式，各个新兴专业不断涌现，但在人才培养的过程中，如何让这些非医学专业的学生理解临床医学知识是普遍存在的难题，特别是非医专业缺乏适应专业需求的教材是目前迫切需要解决的问题。

北京大学第三医院（简称"北医三院"）是国家卫生健康委员会委管医院，是集医疗、教学、科研、预防保健、康复与健康管理于一体的综合性三甲医院。北医三院许多学科特色鲜明，优势明显。近年来北医三院大力推进医学科技创新，加强基础研究、临床研究和转化研究，推进研究型医院建设。北医三院的专家教授在长期的临床实践中积累了丰富的经验，也基于各学科特点进行了多项学科交叉的医教研工作。为了适应非医学专业学生学习临床医学知识的需求，提高理、工、农、文等学科学生对医学的理解和为未来"临床医学+X"发展奠定基础，我们组织全院各学科的专家，共同编写《临床医学+X概论》教材，试图通过基础知识的讲解，并结合临床实际案例，使非医学专业的学生尽快理解医学的核心内容和临床医学的思维，帮助他们未来更好地进行交叉学科的研究和与临床医生的沟通。

本书的编写力求创新，避免重复其他教科书的模式，努力以临床医学中学科交叉的内容为重点，并结合临床案例突出新技术、新疗法中学科交叉的亮点，特别突出近年来临床医学的新进展，使学生们在掌握临床医学的基本知识的同时，激发对医学交叉学科的兴趣。

各章节编写分工是结合各学科特点和专家经验而定的，书中论点在做到编写格式统一的情况下尽量尊重编者的意见。本教材的编写得到各位编者、北医三院教育处老师、北京大学医学出版社的大力支持，使本书能够顺利地完稿和出版。在此，谨致以诚挚的感谢。限于编者的学术水平和经验，书中错漏之处在所难免，希望各位读者不吝赐教。

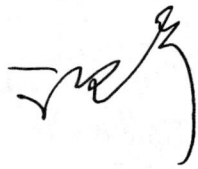

目 录

第一章　诊断学基础　　1

　　第一节　概述　1
　　第二节　物理诊断学　3
　　第三节　实验诊断学　32
　　第四节　影像诊断学　61

第二章　外科学基础　　88

　　第一节　概述　88
　　第二节　无菌术　90
　　第三节　麻醉　92
　　第四节　水、电解质代谢紊乱和
　　　　　　酸碱平衡失调　96
　　第五节　外科感染　104
　　第六节　围术期处理　107
　　第七节　多器官功能障碍综合征　110

第三章　呼吸系统疾病　　112

　　第一节　肺炎　112
　　第二节　肺结核　122
　　第三节　支气管哮喘　126
　　第四节　慢性阻塞性肺疾病　130
　　第五节　胸膜疾病　135
　　第六节　呼吸衰竭　141
　　第七节　支气管肺癌　146

第四章　心血管系统疾病　　153

　　第一节　概述　153
　　第二节　心力衰竭　154
　　第三节　心律失常　163
　　第四节　冠状动脉性心脏病　167
　　第五节　原发性高血压　177
　　第六节　心肌病　180
　　第七节　心肌炎　184
　　第八节　心脏瓣膜病　186
　　第九节　心包炎和心包积液　190
　　第十节　感染性心内膜炎　193
　　第十一节　主动脉夹层　196

第五章　消化系统疾病　　199

　　第一节　概述　199
　　第二节　胃炎　201
　　第三节　消化性溃疡　205
　　第四节　消化道出血　209
　　第五节　胃癌　212
　　第六节　肝癌　217
　　第七节　胆道肿瘤　221
　　第八节　急性胰腺炎　226
　　第九节　胰腺肿瘤　230
　　第十节　结直肠癌　234

第六章　运动系统疾病　　239

　　第一节　颈椎病　239
　　第二节　腰椎间盘突出症　243
　　第三节　骨关节炎　247
　　第四节　治疗肩关节复发性前脱位的创
　　　　　　新术式——Cuistow　252

第七章　泌尿系统疾病　258

第一节　概述　258
第二节　急性肾损伤　260
第三节　慢性肾衰竭　262
第四节　肾脏替代治疗　265
第五节　前列腺增生症　268
第六节　前列腺癌　273
第七节　上尿路结石　277

第八章　血液系统疾病　286

第一节　概述　286
第二节　贫血　287
第三节　白血病　290
第四节　淋巴瘤　294
第五节　多发性骨髓瘤　296
第六节　特发性血小板减少性紫癜　297

第九章　内分泌和代谢疾病　300

第一节　概述　300
第二节　糖尿病　306
第三节　甲状腺疾病　312

第十章　神经系统疾病　373

第一节　脑梗死　319
第二节　脑出血　325
第三节　蛛网膜下腔出血　331
第四节　癫痫　338
第五节　颅内压增高　343
第六节　颅脑肿瘤　347
第七节　帕金森病　354
第八节　阿尔茨海默病　360

第九节　多发性硬化　364

第十一章　风湿免疫疾病　368

第一节　概述　368
第二节　类风湿关节炎　370
第三节　系统性红斑狼疮　374
第四节　强直性脊柱炎　377

第十二章　妇产科疾病　381

第一节　概述　381
第二节　妊娠期高血压疾病　381
第三节　胎儿疾病的宫内治疗　385
第四节　异位妊娠　389
第五节　子宫颈癌　393
第六节　子宫肌瘤　398
第七节　多囊卵巢综合征　402
第八节　辅助生殖技术　406
第九节　乳腺癌　411

第十三章　儿科疾病　414

第一节　概述　414
第二节　营养性维生素D缺乏性佝偻病　422
第三节　急性上呼吸道感染、支气管炎　424
第四节　腹泻病　428
第五节　过敏性紫癜　431
第六节　儿童贫血概述　433
第七节　先天性心脏病　436
第八节　唐氏综合征　442

第十四章　感染性疾病　445

第一节　概述　445
第二节　病毒性肝炎　448
第三节　疟疾　451

第四节　肾综合征出血热　454
第五节　细菌性疾病　457

第十五章　常见急危重症处置　461

第一节　概述　461
第二节　休克　461
第三节　心脏骤停和心肺复苏　465
第四节　重症监测治疗　469

主要参考文献　479

中英文专业词汇索引　481

第一章 诊断学基础

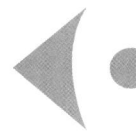

第一节 概述

临床诊断学（clinical diagnostics）是研究诊断疾病的基本理论、基本知识和诊断思维的一门临床学科。其是在具有了一定的医学基础知识后，结合临床知识课程的学习最终成为一名临床医生的必修课程。临床诊断学的基本内容包括症状学（symptomatology）和体征（sign），以及为了全面精准收集这些主客观内容而进行的病史采集（history taking）和体格检查（physical examination），还有辅助检查，这部分随着科技的不断进步，又逐渐细分为实验诊断、临床放射诊断、医学影像等多个分支。把从各个方面获得的患者资料、临床医生关于患者疾病的思维加工形成的书面记录，即是病历（medical record）书写。

一、医学模式

随着社会发展，人们对疾病和医学的认识也在不断发生变化，这带动了医学模式的改变。医学模式从"神灵论""自然哲学""机械论"发展到"生物医学"，就是以现代实验科学和生物学为基础，把人体从整体细分为系统-组织-细胞等层级进行深入研究，强调生物学因素和人体病理生理过程，相信外界理化因素作用于人体产生的变化均可测量和评估。不可否认这种医学模式为现代医学积累了丰富的人类生命和疾病防治的知识，对人类健康做出了巨大贡献。但是，随着社会的不断进步，人们发现这种医学模式狭隘地关注由解剖、生化、神经生理异常导致的疾病，忽略了社会性、心理因素对人的疾病和健康常具有决定性影响。因此，"整体医学"和"心理-社会-生物医学模式"越来越得到临床医生的认可。这种医学模式是以系统论的原则构筑了疾病、病人和环境的一个系统框架。其认为健康或疾病是从原子、分子、细胞、组织、系统到人，以及由人、家庭、社区、人类组成概念化相联系的自然系统。这种新的医学模式对内科医生提出了更高的要求，内科疾病大多数是慢性终身性疾病，这些疾病的防治不仅是针对病因学，更要重视心理、社会、环境、生活方式等诸多因素对疾病发生发展的作用；而治疗目标也往往不是治愈疾病，而是促进健康、减少残疾、提高生活质量。

二、循证医学

循证医学（evidence-based medicine，EBM）是对临床流行病学与临床医学的整合，是遵循证据进行医学实践的科学，重点是在临床研究中采用前瞻性随机对照试验（RCT）及多中心研究的方法，系统地收集、整理大样本研究所获得的客观证据作为医疗决策的基础。与传统的来自于医者个人实践知识的经验医学相比，依据最佳研究证据的循证医学更具有客观准确性。随着高质量的临床研究结果的不断累积，其以疾病诊疗指南的形式为临床医生的医疗行为提供规范。但是，循证医学的证据也在不断更新中，现在从临床真实世界得到的资料也成为循证医

学数据的重要来源。任何高质量的循证医学证据，以及由此形成的诊疗指南、专家共识都是用来给临床医生的诊疗行为提供帮助的，当面对一个具体病人时，仍需结合临床医生的个人专业技能和多年临床经验，考虑患者的权利、价值和期望，将三者完美地结合以制订出患者的治疗措施。

三、专科化发展

随着对一种疾病认识的不断深入，以及诊疗技术的迅猛发展，内科学的专业化、专科化越来越明显，这也是精准医学的必然。但病人是一个有机整体，疾病起始于一个器官或系统，但往往会波及全身，并且会对心理也产生一定的影响，这在内科疾病中很常见。因此，要求临床医生不仅要精通本系统理论，还要具有坚实的医学系统知识和技能。

四、临床决策

临床医生的职责就是千方百计为病人解除病痛，而解除病痛的第一步就是在获得详尽、正确的病史资料和体格检查结果的基础上，结合学习的基础和临床医学知识，通过缜密的、科学的临床思维进行推理，建立初步诊断和进行鉴别诊断，最终做出正确的临床决策，这就是临床思维和临床决策的过程。

（一）概述

临床思维（clinical reasoning）是指训练有素的医师应用科学的、合乎逻辑的思辨方法进行临床推理，根据已知的科学知识与原理，结合病人的临床信息建立诊断和进行鉴别诊断，做出临床决策的过程。临床决策（clinical decision making）是包括进一步检查、试验和观察、治疗、康复措施等的选择。所以，临床思维是医生针对疾病做出临床决策的过程，而临床决策则是临床思维的最终结果。而对已做出的临床决策的结果加以观察和评估，并且融入新的疾病信息，就会形成新的临床思维，必将产生新的临床决策，直至疾病过程得以终结。这种周而复始、不断提升的过程构成了临床医生的日常诊疗模式。

（二）特点

不确定性是临床思维的最大特点，因为从采集病史和体格检查里获得的资料都不能保证完全可靠，相同症状、体征和辅助检查结果有时可以提示若干种疾病，从不同途径考虑一个临床问题可以得出数个不同的结论，所以往往不能直接定论，而是采用模糊逻辑的方法提出可能的假设；个体性，临床医生面对的病人是一个整体，所以相同的疾病会存在个体差异和不典型性，临床医生需要求同存异，在进行临床思维时遵循疾病的共性，制定临床决策时兼顾病人的特性；动态性，临床医生根据初步获得的医疗信息做出的是"初步诊断"，其不一定是正确的，但往往是最大概率正确的，基于这个诊断制定的临床决策是下一步医疗工作的基础，而进一步获得的信息会帮助医生完善、修订甚至推翻之前的诊断。同时，疾病在不断变化中，一个临床决策往往只是在当前状态下是正确的，也需要根据新的疾病状态制定新的临床决策。

（三）过程

一般而言，临床思维就是从收集病人的临床资料（包括病史、查体结果和已有的辅助检查结果）入手，对相关信息加以组织整理，推理出初步诊断假设，完善进一步的检验检查以核实假设正确性的整体过程。其中包括若干个初步假设，在不断的鉴别诊断过程中去伪存真，最后形成最终的临床诊断。因此，临床思维的程序被归纳为：临床假设的提出、完善和核实三部曲。

（四）评估

临床思维和临床决策都是为了诊疗病人疾病而形成和制定的，所以其有效性和正确性的最

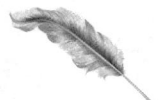

终评估标准就是能够解决临床问题，使病人获得最佳或合理的转归（治愈、好转、稳定或者正常死亡）。每种疾病治疗效果的评估方法各不相同，尽量遵循已有的公认的评估流程，在选择可回溯的、可重复的、相对客观的指标的同时，不要忽略对病人的生命体征、不适症状和异常体征的详细观察和记录，这也是转归指标的重要组成部分，而且有时候比需要等待结果回报时间的客观指标更加敏感。

（五）原则

病人的疾病状态、临床医生的专业水平、医学的发展水平等均会对临床思维的方式方法产生影响，但还是需要遵守一些基本原则。

1. 遵循概率原则。从常见疾病、多发疾病入手，若不能解释，则再考虑少见病、罕见病。
2. 除少数专业外，应考虑器质性疾病，再考虑功能性疾病，在充分排除后再考虑精神性疾病的躯体化表现。
3. 生命至上原则。首先考虑威胁生命的急危重症，再考虑轻症，避免为了等待所有临床资料的完备而延误抢救。
4. 一元论原则。就是尽量用一种疾病（主症）来涵盖患者的诸多临床征象，避免把不同异常分隔分类思考，但是也不要固守一元论就忽略了不能解释的异常所提示的合并症和并发症。
5. 动态原则。病人的诊治是一个连续的过程，病情是随时变化的，要不断采集新的临床信息修订原有的思维和诊断。
6. 坚持独立思考，不要把前人的诊断直接变成自己的诊断，任何时候临床医生对病人都需要遵循收集一手资料，通过临床思维做出自己的诊断。前人的诊治资料可以作为重要的依据，但不能完全不假思考地以他人诊断为诊断，这点对于低年资医生尤为重要。一方面疾病是动态演变的，另一方面任何人都可能存在疏漏，所以坚持从获得的临床资料中独立思考，不仅可以避免误诊漏诊，还是培养本身良好临床思维和决策能力的有效方法。
7. 注意细节。病人是独特的，不存在教科书一样的疾病。所以要关注那些本应出现却在病人身体体现的异常（阴性资料），对于某些难以解释的现象更不能忽视，其往往是提示临床误诊漏诊的重要线索。
8. 辅助检查的安排应遵循先简后繁、从普通到特殊、从无创到有创的原则。随着现代科学的不断进步，对疾病本质认识的不断深入，辅助检查技术快速发展，一些传统中认为的特殊检查（例如基于大型仪器设备的影像学检查）普及率提高，能够快速准确地提供临床资料，临床中已经显示出取代部分传统检查的趋势，如果仍然墨守成规反而会延误患者诊治时间。但必须遵循患者安全的原则，安排有创操作仍需要有充分的临床指征。
9. 以病人为中心的原则。要重视此阶段困扰病人的主要不适，从此入手进行临床思维，即使在最终诊断中不是需要及时救治的重要疾病，也需要给病人合理解释，在确定的诊疗方案中加以顾及。

第二节　物理诊断学

一、概论

物理诊断学（physical diagnostics）是临床医学的入门课程，是运用医学基本理论、基本知识和基本技能对疾病进行诊断的一门学科，是医学生从基础医学向临床医学转化的桥梁课。其主要目的是教会医学生如何通过详细的病史采集（history taking）和准确的体格检查（physical examination），全面系统地掌握患者的症状（symptom）和体征（sign），再结合必要的辅助

检查（assistant examination），揭示患者的异常状态。之后通过运用基础医学阶段学到的和临床医学阶段即将学习的理论知识，综合分析和判断患者情况，做出合理的初步诊断（primary diagnosis）和必要的鉴别诊断（differential diagnosis），制订切实可行的诊疗计划（treatment plan）。

诊断学的基本内容是方法学（methodology），就是学习如何问诊和检查患者，并把检查结果整理记录成规范文书，即病历书写（case history clerking），最后做出初步诊断。其包括病史采集，即问诊（consultation）；体格检查，常用检查方法有视诊（inspection）、触诊（palpation）、叩诊（percussion）和听诊（auscultation）四种；实验室检查，就是通过各种物理学、化学、生物学等检查方法，对患者的体液、分泌物和排泄物等进行检查；特殊检查，包括放射、核素、超声、心电图和内镜等。随着相关基础学科的发展，各种先进技术和精密仪器不断问世，实验室检查和特殊检查的精准度在不断提升，给临床诊断和治疗提供了越来越多的帮助，也改变着传统的诊疗方式。

诊断学的学习对象是病人，所以需要牢记医疗的使命是为患者解除病痛。通过学习了解：主诉、症状和体征之间的内在联系；全面、规范的体格检查内容；常规实验室检查的结果；正常和异常心电图的图像分析，最终理解制定正确的临床诊断的方法。

（肖文华）

二、问诊

问诊是指医师通过询问病人及其家属或相关人员，系统地获取病史资料，是做出临床判断的第一步。通过问诊了解病人目前的主要痛苦所在、起病原因、发病经过、治疗过程、既往健康情况和曾患疾病等情况，对最终做出正确诊断具有极其重要的意义。

（一）问诊的基本内容

1. 一般项目　包括姓名、性别、年龄、籍贯、出生地、民族、婚姻、住址、工作单位、职业、入院日期、记录日期、病史陈述者及可靠程度等。

2. 主诉　是指病人感受最主要的疾苦或最明显的症状和体征，即本次就诊的最主要原因，以及从发生到就诊的时间。一般不超过20个字。

3. 现病史　是病史的主体部分，包括疾病的发生、发展及演变的全过程，是问诊中的重点内容，主要包括以下几个方面。

（1）起病情况与患病的时间：如果先后出现数个症状或体征，则应按发生的时间顺序记录。如果是因为检验检查等手段发现的，也可以描述异常发现及其时间。

（2）主要症状的特点：包括症状所在的部位、性质、发作频率、持续时间、强度、放射区域、加重或缓解的因素等。主要症状的特点必须全面条理地记述，因为同一症状可以是不同疾病所导致，但是不同病因的主要症状的表现细节上会有不同，有些疾病的主要症状具有一定的特异性。

（3）发作原因与诱因：必须尽可能地了解与本次发病有关的病因和诱因，但有的疾病病因复杂，病人可能无法提供准确病因与诱因，有时可能提供一些似是而非的因素，或把某个偶合情况当作疾病的病因或诱因，所以医生必须注意分析辨别。

（4）病情的发展与演变：在疾病过程中，主要症状的变化或新症状的出现都可视为病情的发展与演变。询问清楚病程中疾病的发展与演变过程有助于诊断与鉴别诊断。主要症状和其他有关症状的发展与演变情况，也要按时间顺序记录。

（5）伴随症状：是指在主要症状的基础上同时出现的一些其他症状，伴随症状常常是后续诊断和鉴别诊断的主要依据。如果发现按照疾病一般规律应出现的伴随症状在某个病人病程中

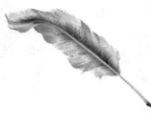

却没有出现时,也必须记录在现病史中,因为这些缺失的表现往往提示病人的特殊性和个体差异性,对病因学和病情程度的诊断和鉴别诊断同样具有重要意义。一份好的病史不应该放过任何一个主要症状之外的细小伴随症状,因为这往往是明确诊断的重要线索之一。

(6) 诊治经过:指本次就诊前已经接受过的辅助检查及其结果,治疗所用药物的名称、剂量、给药途径、疗程及疗效等,应记述清楚。既往诊治经过对制订进一步诊疗方案很重要,但是临床中不可以用既往的诊断代替本次就诊时接诊医师的诊断。

(7) 病程中的一般情况:罹患本病后的精神、体力状态、饮食情况、睡眠与二便等,对评价病人的全身情况等,采取何种治疗和辅助治疗有帮助。

4. 既往史 记录顺序一般按时间的先后排列,具体包括以下几个方面:①病人既往的健康状况。②过去曾患过的疾病(尤其是各种传染病),特别是与现病有密切关系的疾病史。③外伤、手术、意外事故和预防接种史。④过敏史(包括药物、食物及环境因素等)。

5. 系统回顾 由一系列直接提问组成,用作最后一遍搜集病史资料,避免问诊过程中病人或医生忽略或遗漏内容。注意:当采集到新的症状时,也需要按照对于主要症状和伴随症状的描述方法进行记录;当发现新症状与此次就诊情况关联时,需要补充进现病史中。系统回顾是按呼吸系统、循环系统、消化系统、泌尿系统、血液系统、代谢与内分泌系统、神经精神系统和运动系统逐条采集的,并分行记录。

6. 个人史 指与健康和疾病有关的个人经历,包括:

(1) 社会经历:包括出生地、居住地区和居留时间(尤其是疫源地和地方病流行区)、受教育程度、经济生活和业余爱好等。

(2) 职业及工作条件:包括工种、劳动环境,对工业毒物、放射性物质的接触情况及时间等。

(3) 习惯与嗜好:起居与卫生习惯、饮食的规律与质量,有无长期习惯性用药、烟酒嗜好与摄入量等。

(4) 冶游史:有无不洁性交,是否患过淋病、尖锐湿疣、梅毒等。

7. 婚姻史 婚姻状况(未婚、已婚、离异),结婚年龄,配偶健康状况等。

8. 月经与生育史 女性患者需要询问月经史,包括月经初潮年龄,月经周期和经期长短,月经量及颜色,经期症状,有无痛经与白带,末次月经日期或停经年龄。成年女性应该常规询问是否曾经妊娠,妊娠次数,生产胎数,有无人工或自然流产、早产、难产等,后代的健康状况。男性病人也应询问是否有后代,以及后代健康状况。

9. 家族史 指病人家族中有关成员的健康状况等,包括双亲(儿科包括祖父母、外祖父母)、兄弟、姐妹、子女的健康情况;家族中有无相关疾病,包括:与患者类似的疾病,有无与患者疾病密切相关的疾病,有无与遗传确定有关的疾病。对已死亡的直系亲属要尽量确定死因与年龄。

(二) 问诊的基本方法

问诊的方法和技巧与获取的病史资料的数量和质量密切相关,其中涉及一般交流技能、资料收集、医患关系、医学知识、仪表礼节,以及提供咨询和教育病人等多个方面。在不同的临床情景下,要根据情况采用相应的方法和某些技巧。

(三) 拓展

在问诊时,为了提高工作效率,可以尝试以下方法:

1. 利用语音输入软件,一边问诊,一边利用语音输入软件记录。如果医生和患者问诊过程顺利,条理清晰,双方配合程度高,在问诊结束时,病历内容的记录基本可以实现同步完成,这样可以大大提高工作效率。

2. 开发计算机模块,包含病人登录模块、找医生模块、问诊模块及评价模块,实现在线

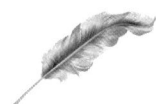

问诊，帮助病人快速找到合适的医师，将医生由医院资源变为一种公共资源。

3. 直接开发问诊APP，通过输入病人基本信息，询问疾病的部位、时间、程度……形成问诊的初步结论，传送给相关医生。

（郝燕婷　朱　昀）

三、体格检查的项目与方法

体格检查是指医师运用自己的感官和借助于传统或简便的检查工具，如体温计、血压计、叩诊锤、听诊器等，客观了解和评估病人身体状况的一系列最基本的检查方法。

体格检查时必须有爱伤观念，以病人为中心，充分尊重病人，既要充分暴露检查部位，又要注意保护病人隐私；举止有礼，言语得体，与病人有合理的交流，以取得病人密切配合；检查过程中应注意清洁双手，避免交叉感染；一般站在病人右侧进行体检，注意光线适当，室内温暖，手法规范，顺序合理。

体格检查的顺序：首先进行生命体征和一般检查，然后按头、颈、胸、腹、脊柱、四肢和神经系统顺序进行检查，必要时进行生殖器、肛门和直肠等检查。可根据病情轻重调整检查顺序，以利于获得更准确的体检结果，注意详细全面体检不能耽误抢救和处理病人。

（一）基本方法

1. 视诊　视诊是医师用眼睛观察病人全身或局部表现的诊断方法，其简便易行，适用范围广，常能提供重要的诊断资料和线索。视诊可用于检查年龄、发育、营养、意识状态、面容、表情、体位、姿势和步态等。局部视诊可了解病人身体各部分的改变，如皮肤、黏膜、眼、耳、鼻、口、舌、头颈、胸廓、腹形、肌肉、骨骼、关节外形等。不同部位的视诊内容和方法不同。特殊部位的视诊需借助某些仪器如耳镜、鼻镜、检眼镜及内镜等进行检查。

2. 触诊　触诊是医师通过手接触被检查部位时的感觉来进行判断的方法，其适用范围很广，尤以腹部检查时更为重要。手指指腹的触觉较为敏感，掌指关节部掌面皮肤对振动较为敏感，手背皮肤对温度较为敏感，因此触诊时需要根据不同需求使用这些部位。触诊前需向病人讲清触诊的目的，取得病人配合。病人应采取适当体位，医师应手法轻柔，避免引起病人肌肉紧张，影响检查效果。在检查过程中，应随时观察病人表情变化，并且询问病人是否有不适感觉。触诊时由于目的不同而施加的压力有轻有重，可分为浅部触诊法和深部触诊法。

（1）浅部触诊法：检查时将一手放在被检查部位，掌指关节和腕关节协同动作以旋转或滑动方式轻压触摸，适用于体表浅在部位如关节、软组织、浅表淋巴结、浅部动脉、静脉、神经、阴囊、精索等的检查和评估。腹部浅部触诊按压的深度约为1 cm，有利于检查腹部有无压痛、抵抗感、搏动、包块和某些肿大脏器等。

（2）深部触诊法：检查时可用单手或两手重叠由浅入深，逐渐加压以达到深部触诊的目的。主要用于检查和评估腹腔病变和脏器情况。腹部深部触诊法按压的深度常在2 cm以上，有时可达4~5 cm。

3. 叩诊　叩诊是用手指叩击身体表面某一部位，使之振动而产生声响，根据振动和声响的特点来判断被检查部位的脏器有无异常的方法。用手或叩诊锤直接叩击被检查部位，检查反射情况和有无疼痛反应也属于叩诊。叩诊时根据部位不同，需要病人采取适当体位，医师用力要均匀适当，不仅要注意叩诊声响的变化，还要注意不同病灶的振动感差异，两者应相互配合。

（1）叩诊方法：根据叩诊的目的和叩诊的手法不同分为直接叩诊法和间接叩诊法两种。

1）直接叩诊法：医师右手中间三手指并拢，用其掌面直接拍击被检查部位，借助于拍击的反响和指下的振动感来判断病变情况的方法，适用于胸部和腹部范围较广泛的病变，如胸

膜粘连或增厚、大量胸腔积液或腹水及气胸等。

2）间接叩诊法：应用最多的叩诊方法。医师将左手中指第二指节紧贴于叩诊部位，其他手指稍微抬起，勿与体表接触；右手指自然弯曲，用中指指端叩击左手中指末端指关节处或第二节指骨的远端，因为该处易与被检查部位紧密接触，而且对被检查部位的振动较敏感，叩击方向应与

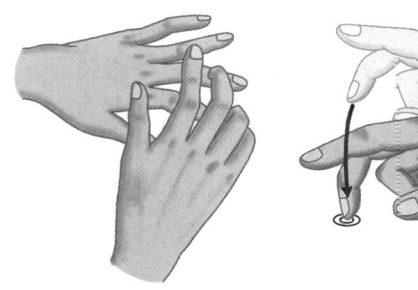

图1-1　叩诊手法

叩诊部位的体表垂直（图1-1）。叩诊时应以腕关节与掌指关节的活动为主，避免肘关节和肩关节参与运动。叩击动作要灵活、短促、富有弹性，叩击后右手中指应立即抬起，以免影响对叩诊音的判断。在同一部位叩诊可连续叩击2~3下，若未获得明确印象，可再连续叩击2~3下。应避免不间断地连续快速叩击，因为不利于叩诊音的分辨。

为了检查病人肝区或肾区有无叩击痛，医师可将左手手掌平置于被检查部位，右手握成拳状，并用其尺侧叩击左手手背，询问或观察病人有无疼痛感。

（2）叩诊音：叩诊时被叩击部位产生的反响称为叩诊音。叩诊音的不同取决于被叩击部位组织或器官的致密度、弹性、含气量及与体表的间距。叩诊音根据音响的频率（高音者调高，低音者调低）、振幅（大者音响强，小者音响弱）和是否乐音（音律和谐），临床上常规分为清音、浊音、鼓音、实音和过清音五种。

1）清音：正常肺部的叩诊音，是一种频率为100~128次/秒，振动持续时间较长，音响不甚一致的非乐性音，提示肺组织的弹性、含气量、致密度正常。

2）浊音：一种音调较高，音响较弱，振动持续时间较短的非乐性叩诊音。除音响外，板指所感到的振动也较弱。浊音是叩击被少量含气组织覆盖的实质脏器时，如叩击心或肝被肺段边缘所覆盖的部分，或在病理状态下如肺炎（肺组织含气量减少）产生的叩诊音。

3）鼓音：如同击鼓声，是一种和谐的乐音，音响比清音更强，振动持续时间也较长，在叩击含有大量气体的空腔脏器时出现。正常情况下可见于胃泡区和腹部，病理情况下可见于肺内空洞、气胸、气腹等。

4）实音：是一种音调较浊音更高，音响更弱，振动持续时间更短的一种非乐性音，如叩击心和肝等实质脏器所产生的音响。在病理状态下可见于大量胸腔积液或肺实变等。

5）过清音：介于鼓音与清音之间，属于鼓音范畴的一种变音，音调较清音低，音响较清音强，为一种类乐性音，正常成人是不会出现的。临床上常见于肺组织含气量增多、弹性减弱时，如肺气肿。

4. 听诊　听诊是医师根据病人身体各部分活动时发出的声音判断是否正常的诊断方法。听诊的常用工具是听诊器。听诊器通常由耳件、体件和软管三部分组成。听诊前应注意检查耳件方向是否正确，硬管和软管管腔是否通畅。听诊可分为直接听诊和间接听诊两种方法。

（1）直接听诊法：医师将耳直接贴附于被检查者的体壁上进行听诊，这种方法所能听到的体内声音很弱。这是听诊器出现之前所采用的听诊方法，目前也只有在某些特殊和紧急情况下才会采用。

（2）间接听诊法：是用听诊器进行听诊的检查方法。因为听诊器对器官活动的声音有一定的放大作用，且能阻断环境中的噪声，所以应用范围广，除用于心、肺、腹的听诊外，还可以听取身体其他部位发出的声音，如血管音、皮下气肿音、肌束颤动音、关节活动音、骨折面摩擦音等。听诊时需环境安静、注意力集中，要正确使用听诊器，切忌隔着衣服听诊。

5. 嗅诊 嗅诊（olfactory examination）是通过嗅觉来判断发自病人的异常气味与疾病之间关系的方法。来自病人皮肤、黏膜、呼吸道、胃肠道、呕吐物、排泄物、分泌物、脓液和血液等的气味，根据疾病的不同，其特点和性质也不一样。如正常痰液无特殊气味，若呈恶臭味，提示厌氧菌感染，见于支气管扩张症或肺脓肿；呕吐物出现粪便味可见于长期剧烈呕吐或肠梗阻病人；呼吸呈刺激性蒜味见于有机磷杀虫药中毒、烂苹果味见于糖尿病酮症酸中毒、氨味见于尿毒症、肝腥味见于肝性脑病者。

（刘园梅　邱　萌）

（二）头部检查

头部及其器官是人体最重要的外形特征之一，仔细检查常能提供有价值的诊断资料，需要进行全面的视诊和触诊。头部检查中关注头发和头皮、头颅、颜面及其器官（眼、耳、鼻和口），重点内容包括：

1. 头颅 头颅检查包括视诊和触诊。视诊内容包括头颅大小、外形和有无异常活动。触诊方法是用双手仔细触摸头颅的每一个部位，了解其外形，有无压痛和异常隆起。头颅大小以头围来衡量，测量方法是用软尺自眉间绕到颅后通过枕骨粗隆绕头一周。

头部运动异常：头部活动受限，见于颈椎疾病；头部不随意颤动，见于帕金森病；与颈动脉搏动一致的点头运动，称 Musset 征，见于严重主动脉瓣关闭不全。

2. 颜面及其器官 许多全身性疾病在面部及其器官上有特征性改变，对其诊断具有重要意义。

（1）眼：眼的检查包括四部分：视功能（视力、视野、色觉和立体视）、外眼（眼睑、泪器、结膜、眼球位置和眼压）、眼前节（角膜、巩膜、前房、虹膜、瞳孔和晶状体）和内眼（玻璃体和眼底）。

1）眼的功能检查

① 视力：分为远视力和近视力，后者通常指阅读视力，通用国际标准视力表进行检查。

远距离视力表。病人距视力表 5 m 远，两眼分别检查。一般先检查右眼，用遮眼板盖于左眼前。嘱受检者从上至下指出"E"字形视标开口的方向，记录所能看清的最小一行视力读数，即为该眼的远视力。能看清"1.0"行视标者为正常视力。戴眼镜者需测裸眼视力和戴眼镜的矫正视力。

近距离视力表。在距视力表 33 cm 处能看清"1.0"行视标者为正常视力。可以让病人改变检查距离，以便测得其最佳视力和估计其屈光性质与度数。因此，近视力检查能了解眼的调节能力，与远视力检查配合则可初步诊断是否有屈光不正（包括散光、近视、远视）和老视，或是否有器质性病变，如白内障、眼底病变等。

② 视野：当眼球向正前方固视不动时所见的空间范围，检查黄斑中心凹以外的视网膜功能。视野在各方向均缩小者，称为向心性视野狭小。在视野内的视力缺失地区称为暗点。视野的左或右一半缺失，称为偏盲。双眼视野颞侧偏盲或象限偏盲，见于视交叉以后的中枢病变。单侧不规则的视野缺损见于视神经和视网膜病变。

手试对比检查法可粗略测定视野。检查方法：患者与检查者相对而坐，距离约 1 m，两眼分别检查。如检查右眼，则遮住左眼，右眼注视检查者的左眼，此时检查者亦应将自己的右眼遮盖；然后，检查者将其手指置于自己与患者中间等距离处，分别自上、下、左、右等不同的方位从外周逐渐向眼的中央部移动，嘱病人在发现手指时，立即示意。如病人能在各方向与检查者同时看到手指，则大致属正常视野。

若对比检查法结果异常或疑有视野缺失，可利用视野计做精确的视野测定（图 1-2）。视野计的主要构造为一可自由转动的半圆弓，正中有一白色（或镜面）视标，供被检查眼注视用。眼与视标的距离为 30 cm。当病人用一眼（另一眼用眼罩盖住）注视视标时，检查者将视标从边缘周围各部位向中央移动，直至病人察觉为止。

③ 色觉：色觉的异常可分为色弱和色盲两种，临床上使用色盲表进行评估（图 1-3）。色觉检查要在适宜的光线下进行，让受检者在 50 cm 距离处读出色盲表上的数字或图像，如 5~10 s 内不能读出表上的彩色数字或图像，则可按色盲表的说明判断为某种色盲或色弱。色弱是对某种颜色的识别能力减低；色盲是对某种颜色的识别能力丧失。先天性色盲是遗传性疾病，以红绿色盲最常见，男性发病率为 4.7%，女性为 0.7%；后天性色盲由视网膜病变、视神经萎缩和球后视神经炎引起。蓝黄色盲极为少见，全色盲更罕见。色觉障碍的病人不适合从事交通运输、服兵役、警察、美术、印染、医疗、化验等工作。

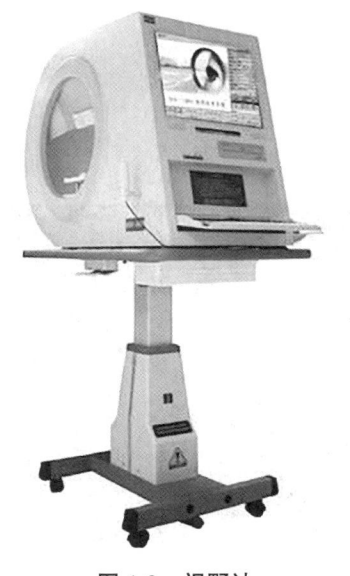

图 1-2　视野计

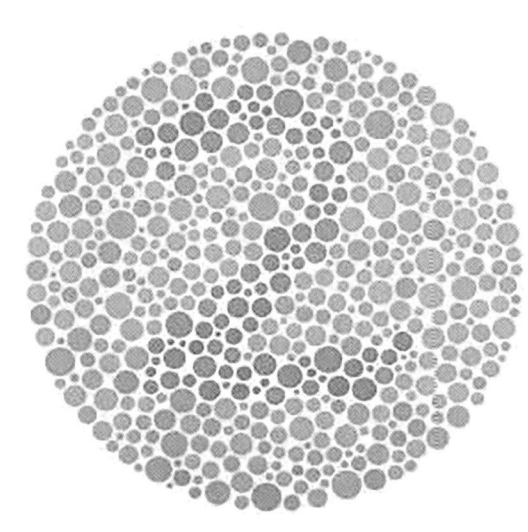

图 1-3　色盲表

2）外眼检查：眼的外部结构包括眼睑、泪囊、结膜和眼球四部分。

① 眼睑：眼睑异常包括眼睑水肿，眼睑皮下组织疏松，早期水肿常在眼睑表现出来，见于肾炎、慢性肝病、营养不良、贫血、血管神经性水肿等；上睑下垂，单侧见于蛛网膜下腔出血、脑脓肿、脑炎、外伤等引起的动眼神经麻痹，双侧见于先天性上睑下垂、重症肌无力；眼睑闭合障碍，双侧眼睑闭合障碍可见于甲状腺功能亢进症，单侧闭合障碍见于面神经麻痹；睑内翻，瘢痕形成可使睑缘向内翻转，见于沙眼。

② 结膜：分睑结膜、穹隆部结膜与球结膜三部分。常见的病变包括：充血伴分泌物见于急性结膜炎；结膜苍白见于贫血；结膜发黄见于黄疸；大片的结膜下出血，可见于高血压、动脉硬化；颗粒与滤泡见于沙眼。

③ 眼球：检查时注意眼球的外形与运动。

眼球突出：双侧眼球突出见于甲状腺功能亢进症（简称甲亢）。甲亢病人除突眼外，还可能有瞬目减少、眼球下转时上睑不能相应下垂、集合运动减弱（即目标由远处逐渐移近眼球时，两侧眼球不能适度内聚）、上视时无额纹出现等表现。单侧眼球突出，多由于局部炎症或眶内占位性病变所致。

眼球下陷：双侧下陷见于严重脱水，老年人由于眶内脂肪萎缩亦有双眼眼球后退；单侧下陷，见于 Horner 综合征和眶尖骨折。

眼压减低：双眼球凹陷，见于眼球萎缩或脱水。眼压可采用触诊法或眼压计来检查。前者是医师凭手指的感觉判断其眼球的硬度，该法不够准确，但简便易行。检查时，让病人向下看

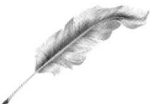

（不能闭眼），检查者用双手示指放在上睑的眉弓和睑板上缘之间，其他手指放在额部和颊部，然后两手示指交替地轻压眼球的赤道部，便可借助指尖感觉眼球波动的抗力，判断其软硬度。

眼压增高：见于眼压增高性疾患，如青光眼。

3）眼前节检查：包括角膜、巩膜、虹膜和瞳孔等，其中重点关注瞳孔。

瞳孔是虹膜中央的孔洞，正常直径为 3～4 mm。

瞳孔的形状与大小：正常为圆形，双侧等大。青光眼或眼内肿瘤时可呈椭圆形，虹膜粘连时形状可不规则。瞳孔大小的影响因素：生理情况下，婴幼儿和老年人瞳孔较小，青少年瞳孔较大，在光亮处瞳孔较小，在暗处或兴奋时瞳孔扩大。病理情况下，瞳孔缩小，见于虹膜炎症、有机磷农药中毒、药物反应（吗啡、氯丙嗪）等。瞳孔扩大见于外伤、青光眼绝对期、视神经萎缩、药物影响（阿托品、可卡因）等。双侧瞳孔散大并伴有对光反射消失见于濒死状态。双侧瞳孔大小不等：常提示有颅内病变，如脑外伤、脑肿瘤、脑疝等。

对光反射：是检查瞳孔功能活动的测验，瞳孔对光反射迟钝或消失，见于昏迷患者。直接对光反射：用手电筒直接照射瞳孔，正常人受到光线刺激后瞳孔立即缩小，移开光源后瞳孔迅速复原。间接对光反射：用光线照射一侧眼时，另一侧眼瞳孔立即缩小，移开光线，瞳孔扩大。

集合反射：嘱病人注视 1 m 以外的目标（如示指尖），然后将目标逐渐移近眼球（距眼球 5～10 cm），正常人此时可见双眼内聚，瞳孔缩小，称为集合反射。

4）眼底检查：需借助检眼镜，目前可以采用免散瞳眼底照相评估眼底（图 1-4）。

① 视盘水肿：见于颅内压增高影响视网膜中央静脉的回流时，例如颅内肿瘤、脑脓肿、外伤性脑出血、脑膜炎、脑炎等颅内压增高的情况。

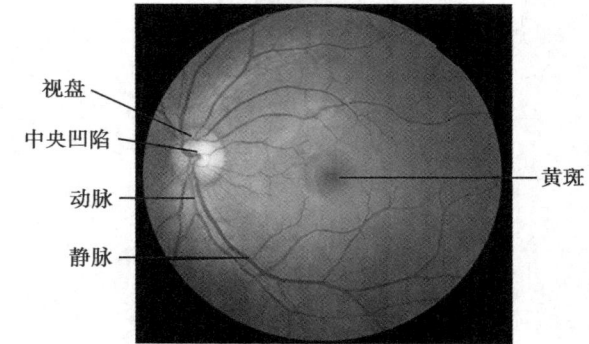

图 1-4　左眼眼底示意图

② 高血压动脉硬化眼底病变：早期视网膜动脉痉挛。硬化期为视网膜动脉变细，反光增强，有动静脉交叉压迫现象，动脉呈铜丝状或银丝状。晚期围绕视盘可见火焰状出血，棉絮状渗出物，严重时有视盘水肿。

③ 糖尿病眼底病变：视网膜静脉扩张迂曲，视网膜有点状和片状深层出血。

（2）耳：听觉和平衡器官，包括外耳、中耳和内耳三个部分。

1）外耳：包括耳廓和外耳道。

① 耳廓：注意外形、大小、是否有结节等。耳廓红肿伴局部发热和疼痛，见于感染。耳廓痛性小结节，见于痛风结节。牵拉和触诊耳廓引起疼痛，提示有炎症。

② 外耳道：注意有无溢液，有无外耳道瘢痕狭窄、耵聍或异物堵塞。黄色液体流出伴痒痛，见于外耳道炎；外耳道内局部红肿疼痛伴耳廓牵拉痛，见于疖肿；有脓液流出伴全身症状，见于急性中耳炎；有血液或脑脊液流出时应考虑颅底骨折。

2）中耳：由鼓室、咽鼓管、鼓窦和乳突组成，重点观察鼓膜是否穿孔，注意穿孔位置，如有溢脓并有恶臭，可能为表皮样瘤。

3）内耳：又称迷路，按解剖和功能可分为前庭、半规管和耳蜗（具体见耳鼻喉科专业）。

（3）鼻：注意外形变化、鼻中隔有无异常、黏膜变化，还应关注鼻窦。鼻窦为鼻腔周围含气的骨质空腔，共四对，都有窦口与鼻腔相通，引流不畅时容易发生炎症。鼻窦炎时出现鼻塞流涕、头痛和鼻窦压痛。

（4）口：检查包括口唇、口腔内器官和组织以及口腔气味等。

1）口唇：口唇的毛细血管丰富，健康人口唇红润光泽，当毛细血管充盈不足或血红蛋白含量降低，口唇呈苍白，见于贫血、主动脉瓣关闭不全等；口唇颜色深红为血液循环加速、毛细血管过度充盈所致，见于急性发热性疾病。口唇发绀，见于心力衰竭和呼吸衰竭等。口唇干燥并有皲裂，见于严重脱水病人。口唇突然发生非炎症性、无痛性肿胀，见于血管神经性水肿。

2）口腔黏膜：正常口腔黏膜光洁呈粉红色。如见大小不等的黏膜下出血点或瘀斑，见于各种出血性疾病或维生素 C 缺乏所引起。

3）牙：应注意有无龋齿、残根、缺牙和义齿及牙的色泽与形状。如牙齿呈黄褐色称斑釉牙，为长期饮用含氟量过高的水引起。

4）牙龈：正常牙龈呈粉红色，质地坚韧，与牙颈部紧密贴合。牙龈水肿见于慢性牙周炎；牙龈缘出血常为口腔内局部因素引起，如牙石等，也可由全身性疾病所致，如维生素 C 缺乏症、肝脏疾病或血液系统出血性疾病等。牙龈经挤压后有脓液溢出见于慢性牙周炎、牙龈瘘管等。

5）舌：许多局部或全身疾病均可使舌的感觉、运动与形态发生变化。①干燥舌：轻度干燥不伴外形的改变，明显干燥见于唾液缺乏、大量吸烟、阿托品作用、放射治疗后等。②舌体增大：暂时性肿大见于舌炎、口腔炎、舌的蜂窝织炎、血管神性水肿等，长时间增大见于黏液性水肿、呆小病和唐氏综合征、舌肿瘤等。③镜面舌：亦称光滑舌，舌头萎缩，舌体较小，舌面光滑呈粉红色或红色，见于缺铁性贫血、恶性贫血及慢性萎缩性胃炎。④毛舌：也称黑舌，舌面有黑色或黄褐色毛，为丝状乳头缠绕了真菌丝及其上皮细胞角化所形成，见于久病衰弱或长期使用广谱抗生素的病人。舌震颤见于甲状腺功能亢进症；偏斜见于舌下神经麻痹。

6）咽部及扁桃体

① 咽部分为三个部分：鼻咽、口咽和喉咽。咽部的检查方法：被检查者取坐位，头略后仰，口张大并发"啊"音，此时医师用压舌板在舌的前 2/3 与后 1/3 交界处迅速下压，此时软腭上抬，在照明的配合下可见软腭、腭垂、软腭弓、扁桃体、咽后壁等。

② 扁桃体增大一般分为三度：不超过咽腭弓者为Ⅰ度；超过咽弓者为Ⅱ度；达到或超过咽后壁中线者为Ⅲ度。

（三）颈部检查

检查时被检查者最好取坐位，解开衣服，充分暴露颈部和肩部。检查时手法要轻柔，当怀疑颈椎有疾患时更应注意。

1. 颈部外形与分区　正常人颈部直立，两侧对称，男性甲状软骨比较突出，女性平坦不显著，转头时可见胸锁乳突肌突起。头稍后仰，更易观察颈部有无包块、瘢痕和两侧是否对称。颈部每侧可分为两个大三角区域，即颈前三角（胸锁乳突肌内缘、下颌骨下缘与前正中线之间的区域）和颈后三角（胸锁乳突肌的后缘、锁骨上缘与斜方肌前缘之间的区域）。

2. 颈部姿势与运动　正常人坐位时颈部直立，伸屈、转动自如，检查时应注意颈部静态与动态时的改变：如头不能抬起，见于严重消耗性疾病晚期、重症肌无力、进行性肌萎缩等。头部向一侧偏斜称为斜颈，见于颈肌外伤、瘢痕挛缩、先天性颈肌挛缩等。颈部运动受限并伴有疼痛，见于软组织炎症、颈肌扭伤、颈椎结核或肿瘤等。颈部强直为脑膜受刺激的特征，见于各种脑膜炎、蛛网膜下腔出血等。

3. 颈部包块　检查时应注意包块部位、数目、大小、质地、活动度、与邻近器官的关系和有无压痛等特点。如为淋巴结肿大，质地不硬，有轻度压痛时，可能为非特异性淋巴结炎；如质地较硬、且伴有纵隔、胸腔或腹腔病变的症状或体征，则应考虑为恶性肿瘤的淋巴结转移；如为全身性、无痛性淋巴结肿大，则多见于血液系统疾病。

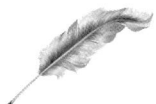

4. 颈部血管　颈部血管检查主要包括颈外静脉和颈部动脉。

1）颈外静脉：正常状态立位或坐位时颈外静脉常不显露，平卧时可稍见充盈，充盈的水平仅限于锁骨上缘至下颌角距离的下 2/3 以内。在坐位或半坐位时，如颈静脉明显充盈、怒张或搏动，为异常征象，提示颈静脉压升高，见于右心衰竭、缩窄性心包炎、心包积液、上腔静脉阻塞综合征，以及胸腔、腹腔压力增加等。平卧位时若看不到颈静脉充盈，则提示为低血容量状态。

2）颈部动脉：正常人颈部动脉的搏动只在剧烈活动后心搏出量增加时可见，且很微弱。如在安静状态下出现颈动脉明显搏动，则多见于主动脉瓣关闭不全、高血压、甲状腺功能亢进症及严重贫血病人。

5. 甲状腺　甲状腺位于甲状软骨下方和两侧，正常为 15～25 g，表面光滑，柔软不易触及（图 1-5）。查体主要包括视诊、触诊和听诊。甲状腺肿大可分三度：不能看出肿大但能触及者为Ⅰ度；能看到肿大又能触及，但在胸锁乳突肌以内者为Ⅱ度；超过胸锁乳突肌外缘者为Ⅲ度。引起甲状腺肿大的常见疾病有甲状腺功能亢进、单纯性甲状腺肿、甲状腺癌、慢性淋巴性甲状腺炎等。

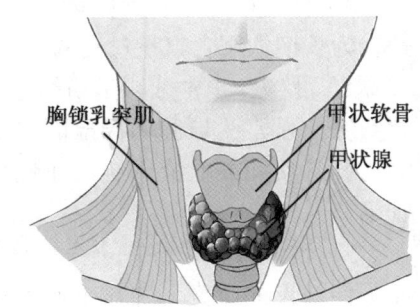

图 1-5　甲状腺位置图

6. 气管　正常人的气管位于颈前正中部。检查时注意有无气管偏移：让病人取坐位或仰卧位，使颈部处于自然直立状态，医师将示指与环指分别置于两侧胸锁关节上，然后将中指置于气管之上，观察中指是否在示指与环指中间，或以中指置于气管与两侧胸锁乳突肌之间的间隙，据两侧间隙是否等宽来判断气管有无偏移。

根据气管的偏移方向可以判断病变的性质。如大量胸腔积液、积气、纵隔肿瘤以及单侧甲状腺肿大可将气管推向健侧，而肺不张、胸膜粘连可将气管拉向患侧。

（武　东　刘　喆）

（四）胸部检查

胸部指颈部以下和腹部以上的区域。胸廓由 12 个胸椎和 12 对肋骨、锁骨及胸骨组成。胸部检查的内容很多，包括胸廓外形、胸壁、乳房、胸壁血管、纵隔、支气管、肺、胸膜、心脏和淋巴结等。

胸部检查除采用常规的一般物理检查外，目前已广泛应用于临床的检查方法有 X 线检查、肺功能检查、纤维支气管镜检查、胸腔镜检查、血气分析、病原学、细胞学和组织学检查，以及其他有关的生化检查等。这些检查虽能提供深入细致的早期病变和图像，甚至可以做出病因学和病理学的决定性诊断，然而基本的胸部物理检查方法所能发现的触觉改变，叩诊音的变化以及听诊所闻及的各种异常呼吸音和啰音等，很多尚不能从上述检查中准确反映出来。因此，这些检查方法至今仍未能完全取代一般的物理检查。

传统的胸部物理检查包括视诊、触诊、叩诊和听诊四个部分。检查应在合适的温度和光线充足的环境中进行。尽可能暴露全部胸廓，病人视病情或检查需要采取坐位或卧位，全面系统地按视、触、叩、听的顺序进行检查。一般先检查前胸部及两侧胸部，再检查背部。

1. 胸部的体表标志　胸腔内各脏器的位置可以通过体表检查并参照体表标志予以确定。体表标志包括胸廓上的骨骼标志、自然陷窝和一些人为划线及分区，借此可明确地反映和记录脏器各部分的异常变化在体表上的投影。其中垂直线标志包括前正中线、锁骨中线、胸骨线、胸骨旁线、腋前线、腋后线、腋中线、肩胛线和后正中线（图 1-6）。

2. 胸壁、胸廓与乳房

（1）胸壁：检查胸壁时，除注意营养状态、皮肤、淋巴结和骨骼肌发育的情况外，还应着

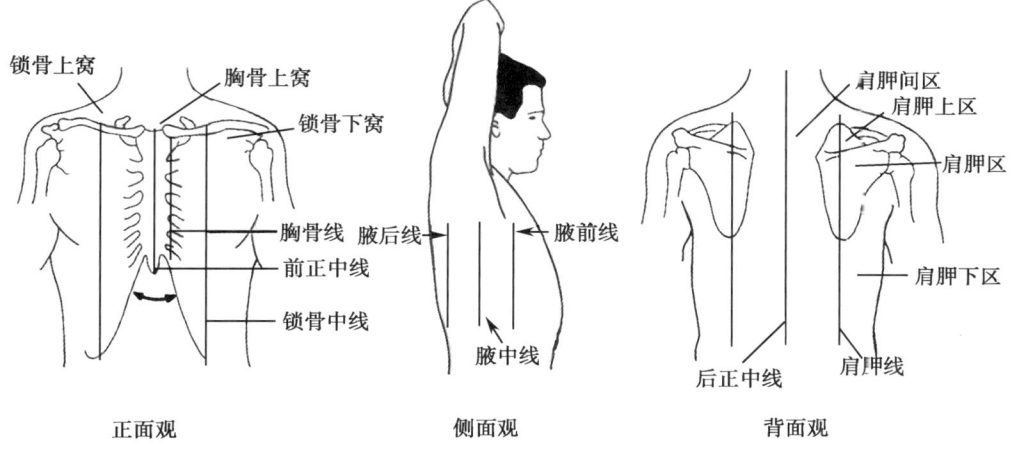

图 1-6 胸部体表标线

重检查以下各项：

1）静脉：正常胸壁无明显静脉可见，当上腔静脉或下腔静脉血流受阻建立侧支循环时，胸壁静脉可充盈或曲张。上腔静脉阻塞时，静脉血流方向自上而下；下腔静脉阻塞时，血流方向则自下而上。

2）皮下气肿：指胸部皮下组织有气体积存。以手按压存在皮下气肿部位的皮肤，引起气体在皮下组织内移动，可出现捻发感或握雪感。用听诊器按压皮下气肿部位时，可听到类似捻动头发的声音。

3）胸壁压痛：正常情况下胸壁无压痛。当出现肋间神经炎、肋软骨炎、胸壁软组织炎及肋骨骨折时，胸壁受累的局部可有压痛。

4）肋间隙：必须注意肋间隙有无回缩或膨隆。吸气时肋间隙回缩提示呼吸道阻塞，使吸气时气体不能自由地进入肺内。肋间隙膨隆见于大量胸腔积液、张力性气胸或严重慢性阻塞性肺疾病病人用力呼气时。

（2）胸廓：正常胸廓的大小和外形，个体间具有一些差异。一般来说，胸廓两侧大致对称，呈椭圆形。双肩基本在同一水平上。锁骨稍突出，锁骨上、下稍下陷。但惯用右手的人右侧胸大肌常较左侧发达，惯用左手者则相反。成年人胸廓的前后径较左右径为短，两者的比例约为 1∶1.5。小儿和老年人胸廓的前后径略小于左右径或几乎相等，故呈圆柱形。常见的胸廓外形改变可出现扁平胸（如慢性消耗性疾病）、桶状胸（如严重慢性阻塞性肺疾病）和佝偻病胸（常为儿童期佝偻病所致）。

（3）乳房：乳房的检查应按正确的顺序，先健侧后患侧，还包括引流乳房部位的淋巴结。检查时病人胸部应充分暴露，并有良好的照明。病人采取坐位或仰卧位，丰满和下垂乳房仰卧位检查更佳。一般先做视诊，然后再做触诊。

3. 肺和胸膜 检查胸部时病人一般采取坐位或仰卧位，脱去上衣，充分暴露腰部以上部位。室内环境要舒适温暖，光线良好，注意隐私保护。当病人必须卧位时，需要转动体位，保证光线能够充分照射到需要检查的部位（前胸壁、后胸壁和两侧胸壁），肺和胸膜的检查常规包括视诊、触诊、叩诊、听诊四个部分。

（1）视诊

1）呼吸运动：健康人在静息状态下呼吸运动稳定而有节律，这是通过中枢神经和神经反射调节实现的。某些体液因素会影响呼吸运动，例如高碳酸血症可直接抑制呼吸中枢使呼吸变浅；低氧血症时可兴奋颈动脉体及主动脉体化学感受器使呼吸变快；代谢性酸中毒时血 pH 降低，通过肺代偿性排出 CO_2，使呼吸变深变慢。

吸气和呼气与胸膜腔内负压、进出肺的气流以及胸内压力的变化密切相关。正常男性和儿童的呼吸以膈肌运动为主，胸廓下部及上腹部的动度较大而形成腹式呼吸；女性的呼吸则以肋间肌的运动为主，形成胸式呼吸。

上呼吸道部分阻塞病人，因气流不能顺利进入肺，故吸气时呼吸肌收缩，造成胸内负压极度增高，从而引起胸骨上窝、锁骨上窝及肋间隙向内凹陷，称为"三凹征"。因吸气时间延长，又称之为吸气性呼吸困难，常见于气管阻塞，如气管肿瘤、异物等。反之，下呼吸道阻塞病人，因气流呼出不畅，呼气需要用力，从而引起肋间隙膨隆，因呼气时间延长，又称为呼气性呼吸困难，常见于支气管哮喘和慢性阻塞性肺疾病。

2）呼吸频率：正常成人静息状态下，呼吸频率为 12~20 次/分，呼吸与脉搏之比为 1:4。新生儿呼吸约为 44 次/分，随着年龄的增长而逐渐减慢。当呼吸频率超过 20 次/分时称为呼吸过速，反之，当呼吸频率低于 12 次/分时称为呼吸过缓。

3）呼吸节律：正常成人静息状态下，呼吸的节律基本上是均匀而整齐的。在病理状态下，往往会出现各种呼吸节律的变化。

（2）触诊

1）胸廓扩张度：即呼吸时的胸廓动度，常规在胸廓前下部检查，因该处胸廓呼吸时动度较大。若一侧胸廓扩张受限，见于大量胸腔积液、气胸、胸膜增厚和肺不张等。

2）语音震颤：被检查者发出语音时，声波起源于喉部，沿气管、支气管及肺泡传到胸壁所引起共鸣的振动，可由检查者的手触及，故又称触觉语颤。根据其振动增强或减弱，可判断胸内病变的性质。语音震颤的强弱主要取决于气管、支气管是否通畅，胸壁传导是否良好而定。正常人语音震颤的强度受发音的强弱、音调的高低、胸壁的厚薄以及支气管至胸壁距离的差异等因素的影响。一般来说，发音强、音调低、胸壁薄及支气管至胸壁的距离近者语音震颤强，反之则弱。因此，正常成人男性和消瘦者较儿童、女性和肥胖者为强；前胸上部和右胸上部较前胸下部和左胸上部为强。

语音震颤减弱或消失，主要见于：①肺泡内含气量过多，如慢性阻塞性肺疾病；②支气管阻塞，如阻塞性肺不张；③大量胸腔积液或气胸；④胸膜显著增厚粘连；⑤胸壁皮下气肿。

语音震颤增强，主要见于：①肺泡内有炎症浸润，因肺组织实变使语颤传导良好，如大叶性肺炎实变期、大片肺梗死等；②接近胸膜的肺内巨大空腔，声波在空洞内产生共鸣，如空洞型肺结核、肺脓肿等。

3）胸膜摩擦感：当急性胸膜炎时，因纤维蛋白沉着于两层胸膜，使其表面变得粗糙，呼吸时脏层胸膜和壁层胸膜相互摩擦，可由检查者的手感觉到，故称为胸膜摩擦感。通常在呼气和吸气两相均可触及，常于胸廓的下前侧部触及，但有时只能在吸气相末触到，有如皮革相互摩擦的感觉。

（3）叩诊

1）叩诊音的分类和影响因素：正常胸部叩诊为清音，其音响强弱和高低与肺含气量的多少、胸壁的厚薄以及邻近器官的影响等有关。胸壁组织增厚，如皮下脂肪较多，肌肉层较厚，乳房较大和水肿等，均可使叩诊音变浊。胸壁骨骼支架较大者，可加强共鸣作用。肺内含气量、肺泡的张力、弹性等，也可以影响叩诊音，如深吸气时，肺泡张力增加，叩诊音调亦增高。

2）肺界的叩诊：肺下界的移动范围：相当于呼吸时膈肌的移动范围。叩诊方法：在平静呼吸时，于肩胛线上叩出肺下界的位置，嘱受检者做深吸气后屏住呼吸，沿该线继续向下叩诊，由清音变为浊音时，即为肩胛线上肺下界的最低点。当受检者恢复平静呼吸后，同样先于肩胛线上叩出平静呼吸时的肺下界，再嘱做深呼气后屏住呼吸，然后再由下向上叩诊，直至浊音变为清音时，即为肩胛线上肺下界的最高点。最高至最低两点间的距离即为肺下界的移动范围。侧锁骨中线和腋中线的肺下界可由同样的方法叩得。正常人肺下界的移动范围为 6~

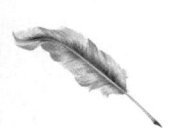

8 cm。肺下界移动度减弱见于肺组织弹性消失,如慢性阻塞性肺疾病等;肺组织萎缩,如肺不张和肺纤维化、肺组织炎症和水肿。当胸腔大量积液、积气及广泛胸膜增厚粘连时,肺下界及其移动度不能叩得。膈神经麻痹病人,肺下界移动度消失。

3)胸部异常叩诊音

① 正常肺的清音区范围内,如出现浊音、实音、过清音或鼓音时则为异常叩诊音,提示肺、胸膜、膈或胸壁存在病理改变。

② 肺部大面积含气量减少的病变,如肺炎、肺不张、肺结核、肺梗死、肺水肿等,以及胸腔积液、胸膜增厚等病变,叩诊均为浊音或实音。

③ 肺张力减弱而含气量增多时,如慢性阻塞性肺疾病等,叩诊呈过清音。胸膜腔积气,如气胸时,叩诊亦可为鼓音。若肺内空洞巨大,位置表浅且腔壁光滑或张力性气胸,叩诊时局部虽呈鼓音,但因具有金属性回响,故又称为空瓮音。

④ 在肺泡壁松弛,肺泡含气量减少的情况下,如肺不张、肺炎充血期或消散期和肺水肿等,局部叩诊时可呈现一种兼有浊音和鼓音特点的混合性叩诊音,称为浊鼓音。

此外,胸腔积液时,积液区叩诊为浊音,积液区的下部浊音尤为明显,多呈实音。

(4)听诊:肺部听诊时,被检查者取坐位或卧位。听诊的顺序一般由肺尖开始,自上而下分别检查前胸部、侧胸部和背部,与叩诊相同,听诊前胸部应沿锁骨中线和腋前线;听诊侧胸部应沿腋中线和腋后线;听诊背部应沿肩胛线,自上至下逐一肋间进行,而且要在上下、左右对称的部位进行对比。被检查者微张口做均匀的呼吸,必要时可做较深的呼吸或咳嗽数声后立即听诊,这样更有利于察觉呼吸音及附加音的改变。

1)正常呼吸音:有气管呼吸音、支气管呼吸音、支气管肺泡呼吸音和肺泡呼吸音四种,其特征比较如下(表1-1)。

表1-1 四种正常呼吸音特征的比较

特征	气管呼吸音	支气管呼吸音	支气管肺泡呼吸音	肺泡呼吸音
强度	极响亮	响亮	中等	柔和
音调	极高	高	中等	低
吸:呼	1:1	1:3	1:1	3:1
性质	粗糙	管样	沙沙声,但管样	轻柔的沙沙样
正常听诊区域	胸外气管	胸骨柄	主支气管	大部分肺野

2)异常呼吸音:包括异常肺泡呼吸音、支气管呼吸音和支气管肺泡呼吸音。

3)啰音:是呼吸音以外的附加音,该音正常情况下并不存在,故非呼吸音的改变,按性质的不同可分为下列两种。

① 湿啰音:系由于吸气时气体通过呼吸道内的分泌物如渗出液、痰液、血液、黏液和脓液等,形成的水泡破裂所产生的声音,故又称水泡音(bubble sound)。

湿啰音的特点:湿啰音为呼吸音外的附加音,断续而短暂,一次常连续多个出现,于吸气时或吸气终末较为明显,部位较恒定,性质不易变,咳嗽后可减轻或消失。

湿啰音的分类:按湿啰音的音响强度可分为响亮性和非响亮性两种。响亮性湿啰音见于肺炎、肺脓肿或空洞型肺结核。非响亮性湿啰音是由于病变周围有较多的正常肺泡组织,传导过程中声波逐渐减弱,听诊时感觉遥远。

按呼吸道腔径大小和腔内渗出物的多寡分粗、中、细湿啰音和捻发音。其中,粗湿啰音又称大水泡音,发生于气管、主支气管或空洞部位,多出现在吸气早期,见于支气管扩张、肺水

肿及肺结核或肺脓肿空洞。中湿啰音又称中水泡音，发生于中等大小的支气管，多出现于吸气的中期，见于支气管炎，支气管肺炎等。细湿啰音又称小水泡音，发生于小支气管，多在吸气后期出现，常见于细支气管炎、支气管肺炎、肺淤血和肺梗死等；弥漫性肺间质纤维化病人吸气后期出现的细湿啰音，其音调高，近耳颇似撕开尼龙扣带时发出的声音，谓之 Velcro 啰音。捻发音是一种极细而均匀一致的湿啰音，多在吸气的终末听及，颇似在耳边用手指捻搓一束头发所发出的声音，常见于细支气管和肺泡炎症或充血，如肺淤血、肺炎早期和肺泡炎等。

肺部局限性湿啰音仅提示该处的局部病变，如肺炎、肺结核或支气管扩张等。两侧肺底湿啰音多见于心力衰竭所致的肺淤血和支气管肺炎等。如两肺野满布湿啰音，则多见于急性肺水肿和严重支气管肺炎。

② 干啰音：系由于气管、支气管或细支气管狭窄或部分阻塞，空气吸入或呼出时形成湍流所产生的声音。呼吸道狭窄或不完全阻塞的病理基础包括炎症引起的黏膜充血水肿和分泌物增加；支气管平滑肌痉挛；管腔内肿瘤或异物阻塞；以及管壁被管外肿大的淋巴结或纵隔肿瘤压迫引起的管腔狭窄等。

干啰音的特点：干啰音为一种持续时间较长带乐性的呼吸附加音，音调较高，基音频率为 300～500 Hz。持续时间较长，吸气及呼气时均可听及，但以呼气时明显。发生于主支气管以上大气道的干啰音，有时不用听诊器亦可听及，谓之喘鸣。

干啰音的分类：根据音调的高低可分为高调和低调两种。高调干啰音又称哨笛音，音调高，多起源于较小的支气管或细支气管。低调干啰音又称鼾音，音调低，多发生于气管或主支气管。

发生于双侧肺部的干啰音，常见于支气管哮喘、慢性支气管炎、慢性阻塞性肺疾病和心源性哮喘等。局限性干啰音是由于局部支气管狭窄所致，常见于支气管内膜结核或肿瘤等。

4）语音共振：语音共振的产生方式与语音震颤基本相同。嘱被检查者用一般的声音强度重复发"yi"长音，喉部发音产生的振动经气管、支气管、肺泡传至胸壁，由听诊器听及。正常情况下，听到的语音共振言词并非响亮清晰，音节亦含糊难辨。语音共振一般在气管和大支气管附近听到的声音最强，在肺底则较弱。语音共振减弱见于支气管阻塞、胸腔积液、胸膜增厚、胸壁水肿、肥胖及慢性阻塞性肺疾病等疾病。

5）胸膜摩擦音：正常胸膜表面光滑，胸膜腔内有微量液体存在，因此呼吸时胸膜脏层和壁层之间相互滑动并无音响发生。然而，当胸膜面由于炎症、纤维素渗出而变得粗糙时，随着呼吸可出现胸膜摩擦音。其特征颇似用一手掩耳，以另一手指在其手背上摩擦时所听到的声音。

胸膜摩擦音通常于呼吸两相均可听到，一般于吸气末或呼气初较为明显，屏气时即消失。深呼吸或在听诊器体件上加压时，摩擦音的强度可增加。

胸膜摩擦音最常听到的部位是前下侧胸壁，因呼吸时该区域的呼吸动度最大。反之，肺尖部的呼吸动度较胸廓下部为小，故胸膜摩擦音很少在肺尖闻及。胸膜摩擦音可随体位的变动而消失或复现。当胸腔积液较多时，因两层胸膜被分开，摩擦音可消失；积液逐渐吸收两层胸膜再次接触，摩擦音可再出现。胸膜摩擦音常发生于纤维素性胸膜炎、肺梗死、胸膜肿瘤及尿毒症等病人。

（来　璇　姜　玲）

（五）循环系统体格检查

1. 心脏检查　心脏检查是心血管疾病诊断的基础。详细的心脏检查能够为选择进一步的仪器检查提供参考，同时又与仪器的检查结果相互验证，最终对疾病做出正确的诊断。心脏检查需要在一个安静、光线充足的环境下进行，患者多取卧位，门诊条件下可取坐位或多个体位进行反复检查。心脏检查时，按照视诊、触诊、叩诊和听诊依次进行。

（1）视诊：患者取卧位，观察胸廓轮廓后，医生可将视线与胸廓同高，以便更好地了解心前区有无隆起和异常搏动等。视诊的主要内容包括：胸廓畸形、心尖搏动和心前区搏动。

1）胸廓畸形：正常人胸廓前后径、横径左右应基本对称。心脏检查时需注意与心脏有关的胸廓畸形。

心前区隆起多见于先天性心脏病，在儿童生长发育完成前，由于心脏肥大影响胸廓正常发育而形成。常见胸骨下段及胸骨左缘第3、4、5肋间的局部隆起，少数情况见于位于胸骨右缘第2肋间附近局部隆起。

2）心尖搏动：主要由于心室收缩时，心尖向前冲击前胸壁相应部位而形成。正常成人心尖搏动位于第5肋间，左锁骨中线内侧0.5~1.0 cm，搏动范围以直径计算为2.0~2.5 cm。

① 心尖搏动移位：心尖搏动位置的改变可受多种生理性和病理性因素的影响。生理性因素主要包括体位、体型、妊娠等；病理性因素既有心脏本身因素（如心脏增大），也有心脏以外的因素（如纵隔、横膈位置改变）。

② 心尖搏动强度与范围的改变：受生理和病理情况的影响。生理情况下，肋间隙狭窄时心尖搏动较弱，搏动范围缩小。胸壁薄或肋间隙增宽时心尖搏动相应增强，范围也较大。剧烈运动与情绪激动时，心尖搏动增强。病理情况下，心肌收缩力增加可使心尖搏动增强，如高热、严重贫血、甲状腺功能亢进症或左心室肥厚心功能代偿期。心肌收缩力下降时心尖搏动减弱，如扩张型心肌病和急性心肌梗死等。此外，心包积液、缩窄性心包炎、肺气肿、左侧大量胸腔积液或气胸等情况下，心尖搏动减弱。

③ 负性心尖搏动：心脏收缩时，心尖搏动内陷，称负性心尖搏动，见于粘连性心包炎、重度右室肥大等。

3）心前区搏动：除心尖搏动外，心前区其他部位也可能出现搏动，包括肺动脉瓣区、主动脉瓣区、胸骨锁骨区和剑突下的搏动。

（2）触诊：心脏触诊应与视诊密切结合。触诊主要内容包括心尖搏动及心前区搏动、震颤及心包摩擦感。触诊顺序从心尖部开始，而后移到胸骨左缘肺动脉瓣区、胸骨右缘主动脉瓣区、剑突下和上腹部。

临床上凡触及震颤均可认为心脏有器质性病变。触诊有震颤者，多数也可听到响亮的杂音。除右心（三尖瓣及肺动脉瓣）所产生的震颤外，震颤在深呼气后较易触及。

心包摩擦感：是由于心包炎时心包膜渗出的纤维素致其表面粗糙，心脏搏动时脏层与壁层心包摩擦产生的振动传至胸壁而被触及。在胸骨左缘第3、4肋间较易触及，收缩期和舒张期皆可触及，以收缩期、前倾体位和呼气末（使心脏靠近胸壁）更为明显。心包渗液增加时，心包脏层与壁层分离，摩擦感则消失。

（3）叩诊：用于确定心界大小及其形状。心脏是实质性器官，叩诊呈实音，但心脏两侧有肺覆盖，故心浊音界包括相对浊音界和绝对浊音界。心脏左右缘被肺遮盖的部分，叩诊呈相对浊音，而不被肺覆盖的部分则叩诊呈绝对浊音。通常心脏相对浊音界反映心脏的实际大小。

正常心脏左界自第2肋间起向外逐渐形成一外凸弧形，直至第5肋间。右界各肋间几乎与胸骨右缘一致，仅第4肋间稍超过胸骨右缘。以胸骨中线至心浊音界线的垂直距离（cm）表示正常成人心相对浊音界（表1-2），并标出胸骨中线与左锁骨中线的间距。

表1-2　正常成人心脏相对浊界

右界（cm）	肋间	左界（cm）
2~3	Ⅱ	2~3
2~3	Ⅲ	3.5~4.5
3~4	Ⅳ	5~6
	Ⅴ	7~9

左锁骨中线距胸骨中线为8~10 cm

（4）听诊：需注意心率、心律、心音、心脏杂音和额外心音等。听诊时需应用听诊器，患者多取卧位或坐位。注意不能隔着衣服进行心脏听诊。

1）心脏瓣膜听诊区：心脏各瓣膜开放与关闭时所产生的声音传导至体表最易听清的部位称心脏瓣膜听诊区。通常有5个听诊区，分别为：① 二尖瓣区：位于心尖搏动最强点，又称心尖区。② 肺动脉瓣区：位于胸骨左缘第2肋间。③ 主动脉瓣区：位于胸骨右缘第2肋间。④ 主动脉瓣第二听诊区：在胸骨左缘第3肋间。⑤ 三尖瓣区：在胸骨下端左缘，即胸骨左缘第4、5肋间。心脏瓣膜听诊区与其解剖位置不完全一致。

2）听诊顺序：为避免遗漏，通常的听诊顺序可以从心尖区开始，再按逆时针方向依次听诊肺动脉瓣区、主动脉瓣区、主动脉瓣第二听诊区，最后是三尖瓣区。

3）听诊内容：包括心率、心律、心音、额外心音、杂音和心包摩擦音等。

① 心率：指每分钟心搏次数。正常成人在安静、清醒的情况下心率范围为60~100次/分，老年人偏慢，女性稍快，儿童较快。凡成人心率超过100次/分称为心动过速。心率低于60次/分称为心动过缓。心率的改变可由多种生理性、病理性或药物性因素引起。

② 心律：指心脏搏动的节律。正常人心律基本规则，部分青年人可出现吸气时心率增快，呼气时减慢，称窦性心律不齐，一般无临床意义。听诊所能发现的心律失常常见的有期前收缩和心房颤动。

③ 心音：根据每个心动周期各心音出现的先后顺序，依次命名为第一心音（S1）、第二心音（S2）、第三心音（S3）和第四心音（S4）。通常情况下，只能听到S1和S2，部分青少年可闻及S3，如听到S4，属于病理性心音。

心音产生机制：

S1：多认为是由于心室收缩时，瓣膜关闭，瓣叶突然紧张产生振动而发出声音。其由四种成分组成，其中二尖瓣的关闭产生的第二成分，三尖瓣的关闭产生的第三成分是S1的主要成分，也是其可听到的成分。S1听诊仅为一个音，音调较低钝，强度较响，历时较长（持续约0.1 s），与心尖搏动同时出现，在心尖部最响。

S2：多认为是血流在主动脉与肺动脉内突然减速和半月瓣突然关闭引起瓣膜振动所致。其也由四个成分组成，其中第二成分是可听到的成分，第二成分还可分为两个部分，主动脉瓣关闭在前，形成该音的主动脉瓣部分。肺动脉瓣关闭在后，形成该音的肺动脉瓣部分。听诊仅为一个音，音调较高而脆，强度较S1弱，历时较短（约0.08 s），在心底部最响。

S3：出现在心室舒张早期，快速充盈期之末，认为是由于心室快速充盈的血液自心房冲击室壁，使心室壁、腱索和乳头肌突然紧张、振动所致。听诊时音调轻而低，持续时间短（约0.04 s），局限于心尖部及其内上方，仰卧位、呼气时较清楚。

S4：出现在心室舒张末期，收缩期前。其产生与心房收缩使房室瓣及其相关结构（瓣膜、瓣环、腱索和乳头肌）突然紧张、振动有关，属病理性。

④ 心音的改变

强度改变：影响心音强度的主要因素是心肌收缩力与心室充盈程度、瓣膜位置的高低、瓣膜的完整性和活动性等。肺含气量多少、胸壁或胸腔病变、心包积液等也会影响心音强度。

性质改变：心肌严重病变时，S1与S2均减弱且性质相似，可形成"单音律"。当心率增快，收缩期与舒张期时限几乎相等时，听诊类似钟摆声，又称"钟摆律"或"胎心律"，提示病情严重。

心音分裂：正常生理条件下，三尖瓣较二尖瓣延迟关闭0.02~0.03 s，肺动脉瓣迟于主动脉瓣约0.03 s，上述时间差不能被人耳分辨，听诊仍为一个声音。当S1或S2的两个主要成分之间的间距延长，听诊一个心音分裂为两个声音即称心音分裂。

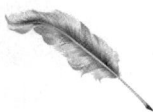

⑤ 额外心音：在正常的 S1 和 S2 之外听到的病理性附加心音，称为额外心音，包括舒张期额外心音、收缩期额外心音和医源性额外心音三种。

⑥ 心脏杂音：是心音与额外心音之外的一种夹杂噪声，杂音性质的识别对于心脏病的诊断具有重要意义。

杂音的特性与听诊要点：杂音的听诊应根据以下要点来判断其临床意义。

部位：杂音最响部位常与病变部位有关，如杂音在心尖部最响，提示二尖瓣病变；在主动脉瓣区或肺动脉瓣区最响，则分别提示主动脉瓣或肺动脉瓣病变；如在胸骨左缘第3、4肋间闻及响亮而粗糙的收缩期杂音，应考虑室间隔缺损等。

传导：在心脏任何听诊区听到的杂音除考虑相应的瓣膜病变外，还应考虑是否由其他部位传导而来。杂音的传导方向有一定规律，如二尖瓣关闭不全的杂音多向左腋下传导，主动脉瓣狭窄的杂音向颈部传导，而二尖瓣狭窄的隆隆样杂音则局限于心尖区。一般杂音传导得越远，其声音将变得越弱，但性质仍保持不变。

时期：不同时期的杂音反映不同的病变。临床可分收缩期杂音、舒张期杂音、连续性杂音和双期杂音（收缩期与舒张期均出现但不连续的杂音）。还可根据杂音在收缩期或舒张期出现的早晚而进一步分为早期、中期、晚期或全期杂音。

性质：不同频率的杂音表现出的音调与音色不同。临床上常用来形容杂音音调的词包括柔和、粗糙等。形容音色的词包括吹风样、隆隆样、机器样、喷射样、叹气样（哈气样）、乐音样和鸟鸣样等。不同性质的杂音反映不同的病理变化。

强度：收缩期杂音的强度一般采用 Levine 6 级分级法（表1-3），对舒张期杂音的分级也可参照此标准，也可只分为轻、中、重度三级。

表1-3　心脏杂音强度分级

级别	响度	听诊特点	震颤
1	很轻	很弱，易被初学者或缺少心脏听诊经验者所忽视	无
2	轻度	能被初学者或缺少心脏听诊经验者听到	无
3	中度	明显的杂音	无
4	中度	明显的杂音	无
5	响亮	杂音很响	明显
6	响亮	杂音很响，即使听诊器稍离开胸壁也能听到	明显

杂音分级的记录方法：杂音级别为分子，6为分母；如响度为2级的杂音则记为2/6级杂音

⑦ 体位、呼吸和运动对杂音的影响：特定的体位或体位改变、运动后、呼吸、屏气等动作可使某些杂音增强或减弱，有助于杂音的判别。

体位：左侧卧位可使二尖瓣狭窄的舒张期隆隆样杂音更明显；前倾坐位时，易于闻及主动脉瓣关闭不全的叹气样杂音；仰卧位则二尖瓣、三尖瓣与肺动脉瓣关闭不全的杂音更明显。

呼吸：深吸气时，胸腔负压增加，回心血量增多和右心室排血量增加，从而使与右心相关的杂音增强，如三尖瓣或肺动脉瓣狭窄与关闭不全。如深吸气后紧闭声门并用力作呼气动作（Valsalva 动作）时，胸腔压力增高，回心血量减少，经瓣膜产生的杂音一般都减轻，而肥厚型梗阻性心肌病的杂音则增强。

运动：使心率增快，心搏增强，从而使杂音增强。

2. 血管检查　血管检查是心血管检查的重要组成部分，包括脉搏、血压、血管杂音和周围血管征。

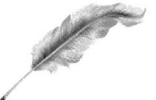

（1）脉搏：检查脉搏主要用触诊。检查时可选择桡动脉、肱动脉、股动脉、颈动脉及足背动脉等。在检查脉搏时应注意脉搏脉率、节律、紧张度和动脉壁弹性、强弱和波形变化。同时，需要对比两侧脉搏情况，正常人两侧脉搏差异很小。

1）脉率：脉率影响因素一般类似于心率。通常脉率与心率一致，在某些心律失常如心房颤动或频发期前收缩时，由于部分心脏收缩的搏出量低，不足以引起周围动脉搏动，故脉率可少于心率。

2）脉律：脉搏的节律可反映左心室的节律。正常人脉律规则。各种心律失常病人均可影响脉律，如心房颤动者可出现脉搏短绌；有期前收缩呈二联律或三联律者可形成二联脉、三联脉；二度房室传导阻滞者可有脉搏脱漏，称脱落脉等。

3）紧张度与动脉壁状态：脉搏的紧张度与动脉硬化的程度有关。检查时，可将两个手指指腹置于动脉上，近心端手指用力按压阻断血流，使远心端手指触不到脉搏，通过施加压力的大小及感觉的血管壁弹性状态判断脉搏紧张度。例如将桡动脉压紧后，虽远端手指触不到动脉搏动，但可触及条状动脉的存在，并且硬而缺乏弹性似条索状、迂曲或结节状，提示动脉硬化。

4）强弱：取决于心搏出量、脉压和外周血管阻力。脉搏增强且振幅大，是由于心搏量大、脉压宽和外周阻力低所致，见于高热、甲状腺功能亢进、主动脉瓣关闭不全等。脉搏减弱而振幅低是由于心搏量少、脉压小和外周阻力增高所致，见于心力衰竭、主动脉瓣狭窄与休克等。

5）脉波：了解脉波变化有助于心血管疾病的诊断，通过仔细触诊动脉（如桡动脉、肱动脉或股动脉）可发现各种脉波异常。

（2）血压（blood pressure，BP）：通常指体循环动脉血压，是重要的生命体征。

1）测量方法：血压测定方法：①直接测压法：即经皮穿刺将导管由周围动脉送至主动脉，导管末端接监护测压系统，自动显示血压值。本法为有创方式，仅适用于危重、疑难病例。②间接测量法：即袖带加压法，以血压计测量。血压计有汞柱式、弹簧式和电子血压计。间接测量法的优点为简便易行，但易受多种因素影响。

2）血压标准：内容详见心血管系统疾病。

（3）血管杂音和周围血管征

1）静脉杂音：由于静脉压力低，不易出现涡流，故杂音一般多不明显。临床较有意义的有颈静脉营营声，在颈根部近锁骨处，甚至在锁骨下，尤其是右侧可出现低调、柔和、连续性杂音，属无害性杂音。肝硬化门静脉高压引起腹壁静脉曲张时，可在脐周或上腹部闻及连续性静脉营营声。

2）动脉杂音：多见于周围动脉、肺动脉和冠状动脉。如甲状腺功能亢进症在甲状腺侧叶可闻及连续性杂音，提示局部血流丰富；多发性大动脉炎的狭窄病变部位可听到收缩期杂音；肾动脉狭窄时，在上腹部或腰背部闻及收缩期杂音。

3）周围血管征：脉压增大除可触及水冲脉外，还有枪击音、Duroziez 双重杂音和毛细血管搏动征。周围血管征阳性主要见于主动脉瓣重度关闭不全、甲状腺功能亢进症和严重贫血等。

（杨　洋　刘　喆）

（六）腹部体格检查

腹部主要由腹壁、腹腔和腹腔内脏器组成。腹部范围上起横膈，下至骨盆。腹部体表上以两侧肋弓下缘和胸骨剑突与胸部为界，下至两侧腹股沟韧带和耻骨联合，前面和侧面由腹壁组成，后面为脊柱和腰肌。

腹腔内有很多重要脏器，包括消化、泌尿、生殖、内分泌、血液和血管系统等。腹部检查法包括视诊、触诊、叩诊及听诊四种方法，以触诊为重点和难点。为了避免触诊导致肠蠕动增加，

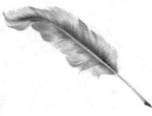

继而引起肠鸣音变化，腹部查体的顺序为视、听、叩、触，但记录仍按视、触、叩、听的顺序。

1. 腹部的体表标志与分区　为了准确描述脏器病变和体征的部位，临床常借助于腹部的天然体表标志。为了熟悉脏器的位置及其在体表的投影，人为地将腹部划分为几个区。目前常用的腹部分区有两种方法（图1-7）。四区分法简单易行，但较粗略，难以定位。九区分法较细，定位准确，但因各区范围较小，一个脏器常超过一个分区，且受体型不同影响，应用不便。因此，临床上常用四区分法，其不足之处以九区分法作为补充。

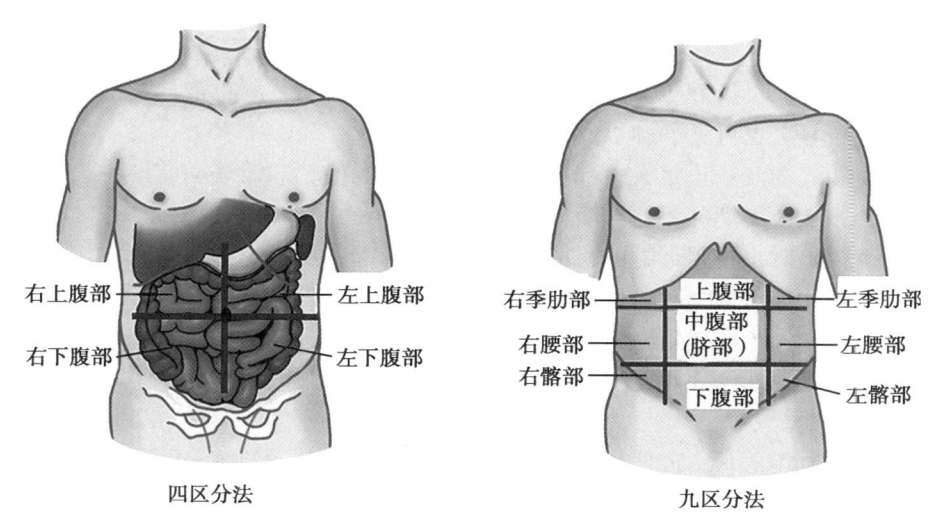

图1-7　腹部体表分区示意图

2. 视诊　进行腹部视诊前，嘱病人排空膀胱，取低枕仰卧位，两手自然置于身体两侧，充分暴露，注意保暖和隐私，暴露时间不宜过长。光线充足而柔和，从前侧方射入视野。医生按一定顺序自上而下观察腹部，必要时应将视线降低至腹平面，从侧面呈切线方向进行观察。主要内容包括腹部外形、呼吸运动、腹壁静脉、胃肠型、蠕动波以及其他情况等。

（1）腹部外形：应观察外形是否对称，有无全腹或局部的膨隆或凹陷。有腹水或腹部肿块时，还应测量腹围的大小。

健康正常成年人平卧时，前腹壁大致处于肋缘与耻骨联合同一平面或略为低凹，称为腹部平坦，坐起时脐以下部分稍前凸。肥胖者或小儿（尤其餐后）腹部外形饱满，前腹壁稍高于肋缘与耻骨联合的平面，称为腹部饱满。消瘦者及老年人腹部下陷，前腹壁稍低于肋缘与耻骨联合的平面，称为腹部低平。这些都属于正常腹部外形。

1）腹部膨隆：平卧时前腹壁明显高于肋缘与耻骨联合的平面，外观呈凸起状，称腹部膨隆。因情况不同分为：

① 全腹膨隆：可见于生理状况如肥胖、妊娠等，也可见于以下病理情况。可能病因包括：腹水，即腹腔内有大量积液，平卧时腹壁松弛，液体下沉，腹腔两侧至侧腹壁明显膨出，腹部外形呈扁而宽，称为蛙腹。腹部外形可随体位变化而改变，常见于肝硬化门脉高压症、心力衰竭、癌腹膜转移等；腹内积气，大量积气可使全腹膨隆呈球形，侧腰部膨出不明显。腹部外形不随体位移动而改变，肠管内积气可见于肠梗阻、肠麻痹；腹腔内积气可见于人工气腹、胃肠穿孔；腹内巨大肿块，见于巨大卵巢囊肿、畸胎瘤等。

② 局部膨隆：可见于脏器肿大、腹内肿瘤、炎性肿块、腹壁肿物以及疝等。视诊时应注意膨隆的部位、外形、是否随呼吸而移位或随体位而改变、有无搏动等。

2）腹部凹陷：仰卧时前腹壁明显低于肋缘与耻骨联合的平面，亦分为全腹和局部，以前者更有临床意义。

①全腹凹陷：病人仰卧时前腹壁明显凹陷，见于消瘦和脱水者。严重时前腹壁凹陷几乎贴近脊柱，肋弓、髂嵴和耻骨联合显露，使腹外形呈舟状，称为舟状腹，见于恶病质，如结核病、恶性肿瘤等慢性消耗性疾病。

②局部凹陷：多见于术后瘢痕收缩所致，立位或腹压增大时更为明显。

（2）呼吸运动：正常人呼吸时可见腹壁上下起伏，吸气时上抬，呼气时下陷，即为腹式呼吸运动，男性及小儿以腹式呼吸为主。腹式呼吸减弱常见于腹膜炎症、腹水、急性腹痛、腹腔内巨大肿物或妊娠等。腹式呼吸消失常见于胃肠穿孔所致急性腹膜炎或膈肌麻痹等。

（3）腹壁静脉：正常人腹壁处的皮下静脉一般不显露，在较瘦或皮肤白皙者才隐约可见。皮肤薄而松弛的老年人可见静脉显露，但走行较直，并不迂曲，属正常。其他使腹压增加的情况（如腹水、妊娠等）也可见静脉显露。

（4）胃肠型和蠕动波：正常人腹部一般看不到胃和肠的轮廓及蠕动波形，腹壁菲薄或松弛的老年人、经产妇或极度消瘦者有可能见到。

胃肠道发生梗阻时，梗阻近端的胃或肠段饱满而隆起，可显出各自的轮廓，称为胃型或肠型。当伴有该部位的蠕动加强时，可以看到蠕动波。胃蠕动波多自左肋缘下开始，到达右腹直肌旁（幽门区）消失；小肠梗阻时脐周可见肠蠕动波；结肠远端梗阻时腹部周边可见宽大的肠型。在观察蠕动波时，从侧面观察更易察见，亦可用手轻拍腹壁诱发。

（5）腹壁其他情况

1）色素：正常情况下，腹部皮肤颜色较暴露部位稍淡。腰部、季肋部和下腹部皮肤呈蓝色，为血液自腹膜后间隙渗到侧腹壁的皮下所致的格雷特纳征（Grey-Turner sign），可见于重症急性胰腺炎和肠绞窄。脐周围或下腹壁皮肤发蓝为腹腔内大出血所致的库伦征（Cullen sign），见于重症急性胰腺炎或宫外孕破裂等。妇女妊娠时，在脐与耻骨之间的中线上有褐色素沉着，持续至分娩后才逐渐消退。

2）腹纹：多分布于下腹部和左、右下腹部。白纹可见于肥胖者或经产妇女。妊娠纹在妊娠期呈淡蓝色或粉红色，产后则转为银白色而长期存在。紫纹是皮质醇增多症的常见征象。

3）瘢痕：腹部瘢痕多为外伤、手术或皮肤感染的遗迹。特定部位瘢痕常提示相关手术史，如右下腹Mc Burney点处、右上腹直肌旁切口、左上腹弧形切口瘢痕分别代表病人曾行阑尾切除术、胆囊切除术及脾切除术。

4）疝：腹部疝为腹腔内容物经腹壁或骨盆壁的间隙或薄弱部分向体表凸出而形成，可分为腹内疝和腹外疝两大类，以后者较多见。疝常以部位命名，如脐疝、白线疝、手术切口疝、腹股沟疝。

5）上腹部搏动：大多由腹主动脉搏动传导而来，可见于正常人较瘦者。当上腹部搏动明显增强时，常提示腹主动脉瘤、肝血管瘤、右心室增大等病理情况。

3. 听诊　听诊内容主要包括肠鸣音、血管杂音、摩擦音和搔刮试验等。怀孕5个月以上的妇女还可在脐下方听到胎心音。

（1）肠鸣音：肠蠕动时，肠管内气体和液体随之流动，产生一种断断续续的咕噜声（气过水声）。

检查时，通常以右下腹部作为肠鸣音听诊点。正常情况下，肠鸣音为4~5次/分，其频率声响和音调变异较大，餐后频繁而明显，休息时稀疏而微弱，需要依靠医生的经验来判断其是否正常。肠蠕动增强时，肠鸣音可大于10次/分，但音调不特别高亢，称肠鸣音活跃；如肠鸣音次数多且响亮、高亢，甚至呈叮当声或金属音，称肠鸣音亢进。如肠蠕动减弱，肠鸣音亦减弱，或数分钟才听到一次，称为肠鸣音减弱。如持续听诊2分钟以上未听到肠鸣音，用手指轻叩或搔弹腹部仍未听到肠鸣音，称为肠鸣音消失。

肠鸣音活跃见于急性胃肠炎、服泻药后或胃肠道大出血；肠鸣音亢进见于机械性肠梗阻；

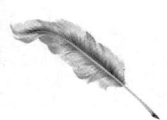

肠鸣音减弱见于肠蠕动减弱，或老年性便秘、低钾血症等；肠鸣音消失见于急性腹膜炎或麻痹性肠梗阻。

（2）血管杂音：有动脉性和静脉性杂音。动脉性杂音多为喷射性，常在腹中部或腹部两侧可闻及，与相应部位血管病变相关。腹中部的收缩期血管杂音常提示腹主动脉瘤或腹主动脉狭窄；上腹两侧、下腹两侧的收缩期血管杂音分别提示肾动脉狭窄、髂动脉狭窄。

静脉性杂音为连续性潺潺声，无收缩期与舒张期性质，常出现于脐周或上腹部，尤其是腹壁静脉曲张严重处，提示门静脉高压伴侧支循环形成。

（3）摩擦音：在脾梗死致脾周围炎、胆囊炎累及局部腹膜等情况下，可于深呼吸时在相应部位听到摩擦音。腹膜纤维渗出性炎症时，亦可在腹壁听到摩擦音。

4. 叩诊　腹部叩诊主要用于叩知某些脏器的大小和叩痛，胃肠道充气情况，腹腔内有无积气、积液和肿块等。直接叩诊法和间接叩诊法均可应用于腹部，间接叩诊法较为准确，故较多采用。腹部叩诊内容如下：

（1）腹部叩诊音：正常情况下，大部分区域为鼓音，只有肝、脾所在部位，增大的膀胱和子宫占据的部位，以及两侧腹部近腰肌处叩诊为浊音。

（2）肝及胆囊叩诊：用叩诊法确定肝上界时，可沿右锁骨中线由肺区向下叩向腹，叩指用力适当，勿过轻或过重，由清音转为浊音时，即为肝相对浊音界（又称肝上界）。再向下叩1~2肋间，则浊音变为实音，此处的肝不再被肺所遮盖而直接贴近胸壁，称肝绝对浊音界（亦为肺下界）。肝下界很难叩准，故多用触诊或搔刮试验听诊法确定。匀称体型者的正常肝在右锁骨中线上，其上界在第5肋间，下界位于右季肋下缘。肝浊音界扩大可见于病毒性肝炎、肝癌等；肝浊音界缩小可见于肝硬化、胃肠胀气等。

肝区叩击痛和胆囊区叩痛的检查方法：左手掌平放在肝区和胆囊位置，右手握拳用较轻的力量叩击左手背。肝区叩痛提示肝癌或肝炎性病变，胆囊区叩击痛提示胆囊炎。

（3）胃泡鼓音区及脾叩诊：胃泡鼓音区位于左前胸下部肋缘以上，约呈半圆形，因胃底穹窿含气而形成。其上界为横膈及肺下缘，下界为肋弓，左界为脾，右界为肝左缘。正常情况下胃泡鼓音区应该存在（除非在饱餐后），其大小则受胃内含气量的多少和周围器官组织病变的影响。

当脾触诊不满意时，可辅以叩诊确定其大小。脾的叩诊宜采用轻叩法，在左腋中线上进行，正常时在左腋中线第9~11肋之间叩到脾浊音，前方不超过腋前线。

（4）移动性浊音：腹腔内有较多的液体存留时，因重力作用液体多潴积于腹腔的低处，故在此处叩诊呈浊音。这是发现腹水的重要检查方法。当腹腔内游离腹水在1000 ml以上时，即可查出移动性浊音。肠梗阻肠管内有大量液体潴留时，也可出现移动性浊音，但常伴有肠梗阻的其他征象。

（5）肋脊角叩击痛：主要用于检查肾脏病变。检查时，病人采取坐位或侧卧位，医生用左手掌平放在其肋脊角处（肾区），右手握拳用由轻到中等的力量叩击左手背。正常时肋脊角处无叩击痛，当肾有炎症等病变时，肾区可有不同程度的叩击痛。

（6）膀胱叩诊：当膀胱触诊结果不满意时，可用叩诊来判断膀胱膨胀的程度。叩诊在耻骨联合上方进行，通常从上往下，由鼓音转成浊音。膀胱空虚时，因耻骨上方有肠管存在，叩诊呈鼓音，叩不出膀胱的轮廓。当膀胱内有尿液充盈时，耻骨上方叩诊呈圆形浊音区。排尿或导尿后复查，如浊音区转为鼓音，即为尿潴留所致膀胱肿大。

5. 触诊　触诊是腹部检查的主要方法，对腹部体征的认知和疾病的诊断具有重要意义。有些体征如腹膜刺激征、腹部肿块、脏器肿大等主要依靠触诊发现。在腹部触诊时，各种触诊手法都能用到。原则是先触诊健康部位，逐渐移向病变区域，以免造成病人感受的错觉。边触诊边观察病人的反应与表情，对精神紧张或有痛苦者给予安慰和解释。亦可边触诊边与病人交

谈，可转移其注意力而减少腹肌紧张，以保证检查顺利完成。

腹部触诊应综合运用基本检查方法中所学的各种触诊手法，如浅部触诊法（腹壁压陷约1 cm）和深部触诊法（腹壁压陷2 cm以上），后者又包括深压触诊、双手触诊、滑动触诊及浮沉触诊（又称冲击触诊法）等。

（1）腹壁紧张度：正常人腹壁有一定张力，但触之柔软，较易压陷，称腹壁柔软。有些人（尤其儿童）因不习惯被触摸或怕痒而发笑会导致腹肌痉挛，称肌卫增强。肌卫增强在适当诱导或转移病人注意力后可消失，不属异常。某些病理情况可使全腹或局部腹肌紧张度增加或减弱。

1）腹壁紧张度增加：全腹壁紧张可见于腹腔内容物增加（如腹腔积气、腹水）和弥漫性腹膜炎症。前者触诊仅腹部张力增加，而无肌痉挛和压痛。急性弥漫性腹膜炎时，腹膜受刺激而引起腹肌痉挛，腹壁常有明显紧张，甚至强直硬如木板，称板状腹；结核性腹膜炎等慢性病变对腹膜刺激缓和，且伴有腹腔粘连，腹壁触之柔韧而具抵抗力，不易压陷，称柔韧感。

局部腹壁紧张常见于腹内脏器炎症波及腹膜而引起，如急性胰腺炎、急性胆囊炎、急性阑尾炎可分别引起上腹或左上腹、右上腹、右下腹肌紧张。

2）腹壁紧张度减低：多因腹肌张力降低或消失所致。检查时腹壁松软无力，失去弹性，全腹紧张度减低，常见于慢性消耗性疾病或大量放腹水后，亦见于经产妇或年老体弱、脱水病人。

（2）压痛及反跳痛：正常人触摸腹部时不引起疼痛，重按时仅有一种压迫感。真正的压痛多来自腹壁或腹腔内的病变。仰卧位做屈颈抬肩动作使腹壁肌肉紧张，此时如触痛更明显提示病变来自腹壁，否则可能来源于腹腔内。腹腔内的脏器病变（炎症、破裂、肿瘤等）及腹膜的刺激均可引起压痛，压痛的部位常提示相对应脏器的病变。

大多数压痛点与其所在位置对应的脏器病变有关，如位于右锁骨中线与肋缘交界处的胆囊点压痛标志胆囊的病变；位于脐与右髂前上棘连线中、外1/3交界处的麦氏点压痛标志阑尾病变等。也有一些压痛点与病变脏器所在位置不一致，如胰体尾的炎症或肿瘤，可有左腰部压痛；下叶肺炎、胸膜炎、心肌梗死等也可在上腹部或季肋部出现压痛。

当触诊腹部出现压痛后，用并拢的2~3个手指（示指、中指、环指）压于原处稍停片刻，使压痛感觉趋于稳定，然后迅速将手抬起，如此时病人感觉腹痛骤然加重，并常伴有痛苦表情或呻吟，称为反跳痛。反跳痛是腹膜壁层受累的表现，是腹内脏器病变累及邻近腹膜的标志。腹膜炎病人常有腹肌紧张、压痛与反跳痛，称腹膜刺激征，亦称腹膜炎三联征。

（3）脏器触诊：腹腔内重要脏器较多，如肝、胆囊、脾、胰、肾、膀胱及胃肠等，在其发生病变时，常可触到脏器增大或局限性肿块，对诊断有重要意义。

1）肝触诊：主要用于了解肝下缘的位置和肝的质地、表面、边缘及搏动等。触诊时，病人取仰卧位，两膝关节屈曲，做较深腹式呼吸使肝在膈下上下移动。触及肝时应详细体会并描述下列内容。

① 大小：正常成人的肝一般在肋缘下触不到。瘦长体型者可触及肋缘下1 cm以内，剑突下3 cm以内，不会超过剑突根部至脐距离的中、上1/3交界处。如超出标准首先结合叩诊判断是否为肝移位。

② 质地：一般将肝的质地分为三级，质软、质韧（中等硬度）和质硬。正常肝的质地柔软，如触撅起之口唇；质韧如触鼻尖，见于急慢性肝炎、脂肪肝；质硬如触前额，见于肝硬化、肝癌。

③ 边缘和表面状态：正常肝的边缘整齐、厚薄一致、表面光滑。肝边缘不规则，表面不光滑，呈不均匀的结节状，可见于肝癌、多囊肝等。

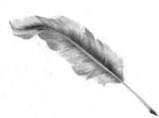

④压痛：正常肝无压痛，肝压痛提示炎症等病变。当右心衰竭引起肝淤血肿大时，用手压迫肿大的肝可使颈静脉怒张更明显，称为肝颈静脉回流征（hepatojugular reflux sign）阳性。

⑤搏动：正常肝无搏动。当肝大压迫腹主动脉或右心室增大到向下推压肝时，可出现肝搏动。

⑥肝区摩擦感：正常时肝区无摩擦感。肝区摩擦感可见于肝周围炎。

⑦肝震颤：检查时需用浮沉触诊法。正常肝无震颤，肝震颤是肝棘球蚴病的特征性表现。

2）脾触诊：正常情况下脾不能触及。当脾下移或脾增大2倍以上时，可能被触及。触及脾后，同样需描述其大小、质地、边缘和表面情况，有无压痛及摩擦感等。临床上常将脾大分为轻、中、高三度，脾缘不超过肋下2 cm为轻度肿大；超过2 cm在脐水平线以上为中度肿大；超过脐水平线或前正中线则为高度肿大，即巨脾。脾高度肿大时，还应进行专业测量。脾大多见于急慢性肝炎、疟疾等传染性疾病，以及慢性粒细胞白血病、骨髓纤维化等血液系统疾病。

3）胆囊触诊：正常时胆囊隐存于肝之后，不能触及。胆囊肿大时方超过肝缘及肋缘，此时可在右肋缘下腹直肌外缘处触到。检查时医生用左手掌平放于病人右胸下部，以拇指指腹勾压于右肋下胆囊点处，然后嘱病人缓慢深吸气，在吸气过程中发炎的胆囊下移时碰到用力按压的拇指，即可引起疼痛，此为胆囊触痛，如因剧烈疼痛而致吸气中止称墨菲征（Murphy sign）阳性。由于胰头癌压迫胆总管导致胆道阻塞、黄疸进行性加深，胆囊也显著肿大，但无压痛，称为库瓦西耶征（Courvoisier sign）阳性。

4）肾触诊：正常人肾一般不易触及，有时可触到右肾下极。肾肿大见于肾盂积水或积脓、肾肿瘤、多囊肾等。当肾和尿路有炎症或其他疾病时，可在相应部位出现压痛点：①肋脊点：背部第12肋骨与脊柱的交角（肋脊角）的顶点。②肋腰点：第12肋骨与腰肌外缘的交角（肋腰角）顶点。③季肋点（前肾点）：第10肋骨前端，右侧位置稍低，相当于肾盂位置。④上输尿管点：在脐水平线腹直肌外缘。⑤中输尿管点：在髂前上棘水平腹直肌外缘，相当于输尿管第二狭窄处。

5）其他脏器：正常膀胱空虚时隐存于盆腔内，不易触到。只有当膀胱积尿、充盈胀大时，才越出耻骨上缘而在下腹中部触到。膀胱触诊一般采用单手滑行触诊法。

胰位于腹膜后，位置深而柔软，故不能触及。胰的体表投影在上腹部相当于第1、2腰椎处，当胰有病变时，则可在上腹部出现体征。

（4）腹部肿块：除以上脏器外，腹部还可能触及一些肿块，包括肿大或易位的脏器，炎症性肿块，囊肿，肿大淋巴结以及良、恶性肿瘤，胃内结石，肠内粪块等，应注意鉴别。首先应将正常脏器与病理性肿块区别开来。

（5）液波震颤：腹腔内有大量游离液体时，如用手指叩击腹部，可感到液波震颤，或称波动感。此法检查腹水，需有3000～4000 ml以上液量才能查出，不如移动性浊音敏感。此外，肥胖者可出现假阳性，应注意鉴别。

（6）振水音：在胃内有多量液体及气体存留时可出现振水音。检查时病人仰卧，医生以一耳凑近上腹部，同时以冲击触诊法振动胃部，即可听到气、液撞击的声音，亦可将听诊器膜型体件置于上腹部进行听诊。正常人在餐后或饮进多量液体时可有上腹部振水音，若在清晨空腹或餐后6～8小时以上仍有此音，则提示幽门梗阻或胃扩张。

（林玉晶　刘慧琳）

（七）直肠、肛门、生殖器及脊柱、四肢体格检查

1. 直肠、肛门　直肠、肛管和肛门位于消化道的末端，直肠前壁在男性邻近前列腺，在女性邻近阴道和子宫。肛门与直肠的检查方法简便，常能发现许多有临床价值的重要体征。在进

直肠与肛门检查时病人常有一些不适和恐惧，检查者应向病人充分解释直肠和肛门检查的必要性，不但可解除病人的恐惧，还可得到其配合。检查要选择正确的体位，手法正确温和，切莫急躁和粗暴。

（1）检查体位：常见体位包括肘膝位、仰卧位或截石位、左侧卧位、蹲位。肛门与直肠的检查方法以视诊、触诊为主，辅以内镜检查。

（2）视诊：用手分开病人臀部，观察肛门及肛周皮肤颜色及皱褶，肛门周围有无皮肤损伤、脓血、黏液、肛裂、瘢痕、外痔、瘘管口、溃疡或脓肿等。

（3）触诊：对肛门和直肠的触诊检查通常称为肛诊或直肠指诊，具有重要的诊断价值，不仅能诊断肛门、直肠的疾病，还对盆腔的其他疾病如阑尾炎、髂窝脓肿、前列腺与精囊病变、子宫及输卵管病变等有一定诊断价值。触诊是医师右手示指戴指套，涂润滑剂，先将探查的示指置于肛门外口轻轻按摩，等肛门括约肌放松后，探查示指轻轻插入肛门，做直肠全周检查。肛门与直肠指检包括肛门及括约肌的紧张程度，肛管及直肠的内壁。注意有无压痛及黏膜是否光滑，有无肿块及波动感。男性还可以触诊前列腺及精囊，女性则可检查子宫颈、子宫、输卵管等。

拓展与扩充

直肠与乙状结肠镜

直肠镜为硬式内镜，乙状结肠镜目前已渐渐由电子内镜（曲式）所替代，并可以取活检（图1-8）。正常直肠与乙状结肠黏膜光滑，呈粉红色。若有黏膜充血、溃疡、出血、渗出液增多等，多为炎症所致。对所观察到的病变应注意部位、大小及特点等。

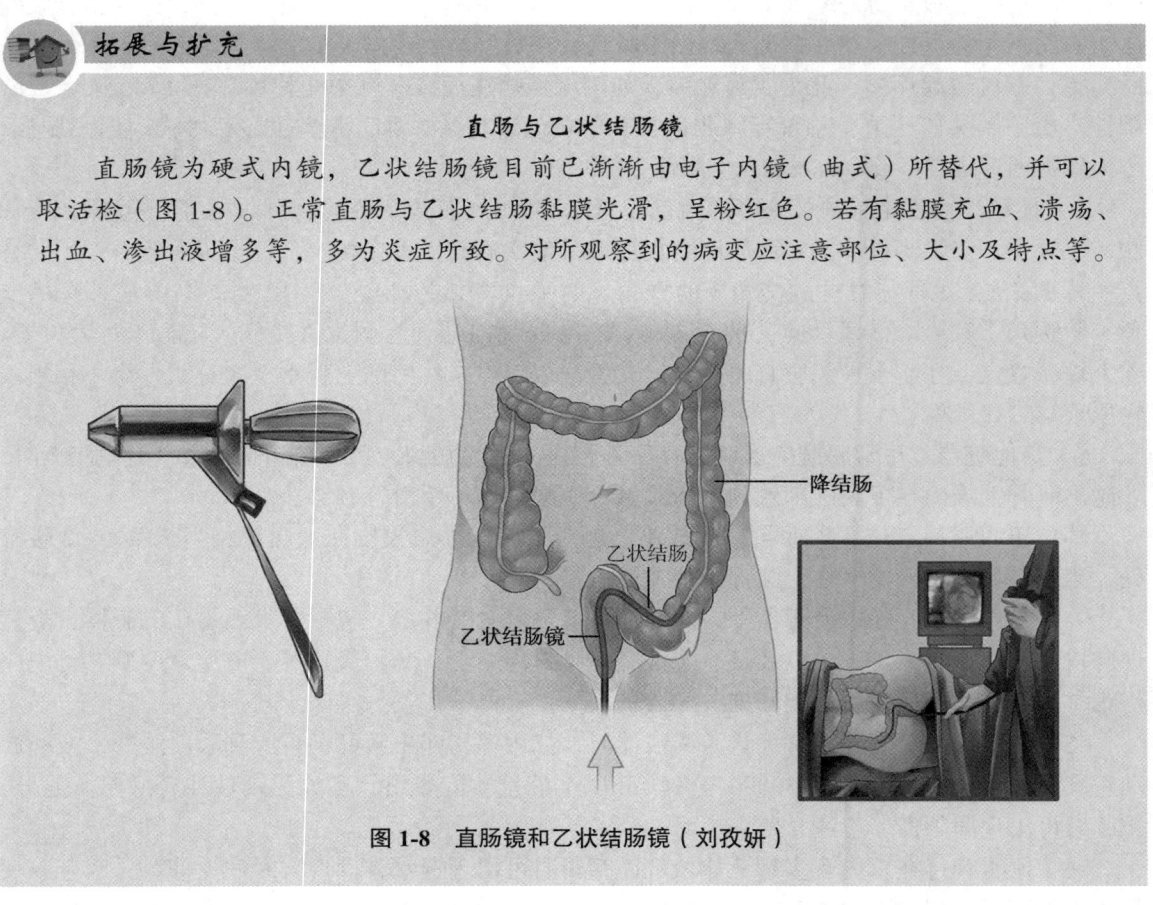

图1-8　直肠镜和乙状结肠镜（刘孜妍）

2. 男性和女性生殖器　生殖器是人体非常敏感的器官，医师必须认识到对生殖器的检查完全是一种职业责任，因此表情要自然、平和、严肃。必须做到尊重病人，男医师检查女病人时需有女性医护人员在场。注意态度和蔼，保护病人隐私，检查手法轻柔，仔细准确，并做好必要的解释工作，有异常发现要冷静，以免给病人造成不良的刺激。

男性生殖器分为两部分：一部分为外生殖器，包括阴茎、阴囊；另一部分为内生殖器，主要由生殖腺、生殖管道和附属腺体组成。生殖腺为睾丸，生殖管道由附睾和精囊等组成。

女性生殖器分为两部分：一部分为外生殖器，包括阴阜、大阴唇、小阴唇、阴蒂和前庭阴道；另一部分为内生殖器，包括阴道、子宫和子宫附件。子宫附件由输卵管和卵巢组成。女性生殖器的主要功能是生殖后代。

3. 脊柱　脊柱由 7 个颈椎、12 个胸椎、5 个腰椎、5 个骶椎以及 4 个尾椎构成，为了确定病变的位置，首先应了解各椎骨体表标志。

（1）脊柱观察

1）背面观察：检查脊柱时，应脱去上衣，取双足并拢站立位，双下肢直立，双手自然下垂。背面观察脊柱是否正中，有无侧凸畸形，上身倾向何侧，观察背肌情况，有无萎缩或痉挛。脊柱侧凸应记明侧凸的方向及部位是 C 形或反 C 形，S 形或反 S 形，两肩是否等高，双髂嵴上方是否水平。脊柱运动主要在颈椎及腰椎，运动包括前屈后伸、左右侧屈及左右旋转。检查颈椎时应固定双肩，使躯干不参与运动。检查胸椎活动度可先固定骨盆再转动肩部，以深吸气和深呼气胸围之差作为胸部扩张度，一般正常值为 5 cm。

2）侧面观察：正常人脊柱有四个弯曲部位，称为生理性弯曲，即颈段稍向前凸，腰段有较明显前凸，胸段稍向后凸，骶椎则有较大幅度的后凸。在侧面尚可观察脊柱的屈伸活动范围及弯腰时活动的中心部位。腰前屈时，正常脊柱可弯曲成 C 形，而病态脊柱的活动度明显减少，主要活动中心在髋关节。

（2）脊柱压痛与叩击痛：检查脊柱的疼痛部位时，应使病人俯卧位，使椎旁肌肉放松，准确找出压痛部位，检查脊椎压痛时用右手拇指自上而下逐个按压脊椎棘突，正常人脊椎无压痛。脊柱两旁肌肉有压痛时，常为急性腰背肌肉劳损所致。腰椎的横突上有腰肌的起止点。腰肌急慢性损伤时，常在横突上有不同程度的压痛。第三腰椎横突较其他腰椎横突长，所承受的腰肌拉力较大，如有损伤局部可有压痛并沿大腿向下肢放射。

叩击痛可采用两种方法检查。直接叩诊法：是以叩诊锤或手指直接叩击各个脊椎棘突。间接叩诊法：嘱病人取端坐位，医师用左手掌面放在病人的头顶，右手半握拳以小鱼际肌部叩击左手观察病人有无疼痛，正常人脊椎无叩击痛。

（3）常用检查试验：包括坐位屈颈试验、直腿抬高试验、腰骶关节试验或称骨盆旋转试验、髋外展外旋试验或 "4" 字试验、跟臀试验和拾物试验等。

4. 四肢与关节

（1）四肢检查：四肢的检查以视诊和触诊为主，两者互相配合。检查时应观察双侧肢体长度、周径、关节形态、皮肤色泽及外形是否对称，有无单侧或双侧肢体肿胀。应注意观察肢体皮肤体毛分布，静脉显露情况，指（趾）甲，有无皮疹、溃疡、疮疖、坏疽、并指畸形等各种病变。

了解双侧肢体皮温情况，危重疾病、休克病人常有四肢冷。注意比较双侧桡动脉、足背动脉、胫后动脉、腘动脉的搏动强度及皮温是否对称，以协助判断肢体动脉的血供状况。

肌肉收缩强度和力量不足时，病人感觉无力。肌力分为 6 级（0～5 级），肌肉完全瘫痪为 0 级；肌肉稍有收缩，但关节无活动为 1 级；能带动肢体活动，但不能对抗自身重力为 2 级；能带动肢体活动，并对抗重力活动为 3 级；可对抗重力和轻微阻力为 4 级；正常肌力为 5 级。常见肢体异常包括肢端肥大、肌萎缩、骨折与关节脱位、下肢静脉曲张、水肿、肝掌、杵状指（趾）、匙状指。

（2）关节检查：关节检查的目的是发现关节的外形、结构及功能的异常。检查者除应掌握关节的系统检查方法和顺序外，还应熟悉由于疾病而造成的典型临床体征、关节畸形、某些阳性体征的临床意义。应逐一观察上肢关节（包括肩、肘、腕和手）、下肢关节（髋、膝、踝和足）。

（刘　佳　刘慧琳）

（八）神经系统体格检查

在神经系统疾病的诊治中，详细的病史资料能够提供对疾病定位、定性和病因诊断有价值的线索，体格检查结果也是判断疾病变化和治疗效果的重要指标，针对具体的神经功能需采用特殊的定量检测方法和量表评价其变化。

在病史询问过程中，训练有素的医师已经初步完成相当部分神经检查，如精神状态、言语理解和表达、面部特征、眼部体征、吞咽活动、呼吸状况、姿势和体位，以及有无肢体震颤和其他不随意运动。而结合病史资料和初步的观察，医师在后续体格检查过程中应侧重注意特定方面，如病史和初步观察提示大脑病变，则应侧重于记忆、智能和言语等高级神经功能检查；病史和初步观察提示脊髓病变，则需要仔细检查各脊髓节段的感觉，以及肛周或会阴部感觉是否缺失或保留，以帮助脊髓纵向和横面的定位诊断。

神经系统体格检查包括八部分：一般状态、高级神经活动、脑神经、运动功能、感觉、反射、特殊体征和自主神经功能。检查前需要准备一些必要的工具。普通用具有：大头针、棉絮、音叉、叩诊锤、两脚规、试管（测温度觉用）、手电筒、压舌板、软尺、皮肤铅笔、听诊器、视力表、检眼镜和视野计。神经系统体格检查应当与全身体格检查同步进行，以减少操作时间和病人的痛苦。

神经系统体格检查结束时应当对所有异常发现进行汇总，将肯定异常发现（硬体征）与模棱两可的异常发现（软体征）进行分类，将硬体征与病史结合分析后，明确疾病的解剖定位或提出进一步的推测。对软体征应分析其是支持最初的推测还是与之矛盾，如果与病史和其他检查发现吻合，则具有诊断价值。

1. 一般检查 某些情况下神经系统症状是全身性疾病的部分表现，因此不能忽视全身体格检查。

（1）一般情况：观察病人意识是否清晰，检查是否配合，应答是否切题，有无痛苦面容、苍白面容、异常步态或不自主运动。观察全身营养状况，注意有无消瘦、恶病质或明显肌萎缩，有无肥胖或不均匀的脂肪沉积。

（2）精神状态：检查要点包括行为和外表、言语交流、情绪反应、感知和思维等。此外，脑部疾病导致的器质性精神障碍，以意识、记忆、智能、定向和人格异常为较突出的表现，应作为重点检查的内容。

2. 高级神经活动检查 主要是意识障碍及其检查：意识是指个体对外界环境、自身状况以及它们相互联系的确认。意识活动包括觉醒和意识内容两方面，前者是指与睡眠呈周期性交替的清醒状态，后者是指感知、思维、记忆、注意、智能、情感和意志活动等心理过程。

（1）以觉醒度改变为主的意识障碍

1）嗜睡：是一种病理性的持续思睡，表现为睡眠状态过度延长。当呼唤或推动病人的肢体时即可转醒，并能进行正确的交谈或执行指令。停止刺激后病人又继续入睡。

2）昏睡：是一种比嗜睡程度深的觉醒障碍。一般的外界刺激不能使病人觉醒，高声呼唤或给予较强的疼痛刺激时可有短时的意识清醒，醒后可简短回答提问，当刺激减弱后又很快进入睡眠状态。

3）昏迷：是指意识完全丧失，无自发睁眼，缺乏觉醒 - 睡眠周期，任何言语和疼痛刺激均不能唤醒的状态。按其程度可分为：①浅昏迷：表现为睁眼反应消失或偶见半闭合状态，无自发言语和有目的活动。疼痛刺激时可有回避动作和痛苦表情，脑干反射基本保留（瞳孔对光反射、角膜反射、咳嗽反射和吞咽反射等）。②中度昏迷：对外界一般刺激无反应，强烈疼痛刺激时可见防御反射活动，角膜反射减弱或消失，呼吸节律紊乱，可见到周期性呼吸或中枢神经性过度换气。③深昏迷：对任何刺激均无反应，全身肌肉松弛，眼球固定，瞳孔散大，脑干反射消失，生命体征发生明显变化，呼吸不规则。

（2）以意识内容改变为主的意识障碍

1）意识模糊：注意力减退，定向障碍，情感淡漠，随意活动减少，言语不连贯，思睡。对声、光、疼痛等刺激能表现有目的简单动作反应。

2）谵妄状态：对客观环境的认识能力及反应能力均下降，注意涣散，定向障碍，言语增多，思维不连贯，多伴有觉醒-睡眠周期紊乱。常有错觉和幻觉，在恐怖性错、幻觉的影响下，表现为紧张、恐惧和兴奋不安，大喊大叫，甚至冲动攻击行为。病情呈波动性，夜间加重，白天减轻。起病急，持续时间多为数小时至数天，个别可持续更长时间。发作时意识障碍明显，间歇期可完全清楚。

3. 脑神经检查

（1）嗅神经：检查前应先观察鼻腔是否通畅，以排除局部病变。嘱病人闭目，检查者用拇指堵住病人一侧鼻孔，将装有挥发性气味但无刺激性液体（如香水、松节油、薄荷水等）的小瓶，或牙膏、香皂、樟脑等，置于病人另一侧鼻孔下，让病人说出嗅到的气味名称。然后再按同样方法检查对侧。注意不能使用可能直接刺激三叉神经末梢的挥发性液体，如乙醇、氨水和甲醛溶液等。嗅觉正常时可正确区分各种测试物品的气味，否则为嗅觉丧失，又可分为单侧或双侧嗅觉丧失。

（2）视神经：主要是评估视力（见前述）。

（3）动眼、滑车和展神经：共同管理眼球运动，故同时检查。

1）眼裂和眼睑：嘱病人双眼平视前方，观察两侧眼裂是否对称一致，有无增大或变窄，上睑有无下垂。

2）眼球

① 眼球位置：观察眼球是否突出或内陷，是否存在斜视或偏斜。

② 眼球运动：先请病人向各个方向转动眼球，然后检查者将示指置于病人眼前 30 cm 处向左、右、上、下、右上、右下、左上、左下八个方向移动，嘱病人在不转动头部的情况下注视检查者示指并随示指的移动转动眼球。最后检查辐辏和调节反射。分别观察两侧眼球向各个方向活动的幅度，注意有无向某一方向活动的缺失或受限。正常眼球外转时角膜外缘到达外眦角，内转时瞳孔内缘到达上下泪点连线，上转时瞳孔上缘到达上睑缘，下转时瞳孔下缘到达下睑缘。如果不能移动到位，应记录角膜缘（或瞳孔缘）与内、外眦角（或睑缘）的距离。注意观察两侧眼球向各个方位注视时是否同步协调，是否出现复视。如果存在复视，应记录复视的方位、实像与虚像的位置关系。

③ 眼震：检查过程中应观察病人是否存在眼球震颤。眼球震颤是眼球不自主、有节律的往复快速移动，按其移动方向可分为水平性、垂直性、斜向性、旋转性和混合性，按其移动形式可分为摆动性（往复速度相同）、冲动性（往复速度不同）和不规则性（方向、速度和幅度均不恒定）。如果观察到眼球震颤，应详细记录其方向和形式。

3）瞳孔（见前述）。

4）角膜反射：嘱病人向一侧注视，检查者以捻成细束的棉絮由侧方轻触其注视方向对侧的角膜，避免让病人看见，注意勿触及睫毛、巩膜或瞳孔前面。正常反应为双侧的瞬目动作，触及角膜侧为直接角膜反射，未触及侧为间接角膜反射。角膜反射的传入通过三叉神经眼支，中枢在脑桥，传出经由面神经，反射径路任何部位病变均可使角膜反射减弱或消失。

（4）面神经

1）运动功能：首先观察病人两侧额纹、眼裂和鼻唇沟是否对称，有无一侧口角低垂或口角歪斜。然后嘱病人做睁眼、闭眼、皱眉、示齿、鼓腮、吹哨等动作，观察能否正常完成及左右是否对称。

2）味觉：准备糖、盐、醋酸等溶液，嘱病人伸舌，检查者用棉签分别蘸取上述溶液涂在

病人舌前部的一侧,为了防止舌部动作时溶液流到对侧或舌后部,事先和病人约好辨味时舌部不能活动,仅用手指出预先写在纸上的甜、咸、酸、苦四字之一。每测试一种溶液后要用清水漱口。舌两侧要分别检查并比较。面神经损伤时舌前2/3味觉丧失。

(5)位听神经

1)耳蜗神经

①听力(auditory acuity)检查:分别检查两耳,分为粗测法和精测法。粗测法是在静室内嘱被检查者闭目,用手指或棉球堵塞一侧耳道,医师持手表或以拇指与示指互相摩擦,自1 m以外逐渐移近被检查者耳部,直到被检查者听到声音为止,测量距离,同样方法检查另一耳。正常人一般在1 m处听闻机械表声或捻指声。精测法是使用规定频率的音叉或电测听设备进行的一系列较精确的测试,对明确诊断更有价值。听力减退见于耳道有耵聍或异物、听神经损伤、局部或全身血管硬化、中耳炎、耳硬化等。

②音叉试验:可鉴别传导性耳聋(外耳或中耳病变)和感音性耳聋(内耳或耳蜗神经病变)。

2)前庭神经:前庭系统功能较复杂,涉及躯体平衡、眼球运动、肌张力维持、体位反射和自主神经功能调节等。前庭神经病变时主要表现为眩晕、呕吐、眼球震颤和平衡失调,检查时需耳鼻喉科专业医师操作。

4. 运动系统检查

(1)肌肉容积:观察肌肉有无萎缩或假性肥大。可用软尺测量肢体周径,以便左右比较和随访观察。左右肢体应选择对称点测量周径,以避免测量误差。

(2)肌张力:指肌肉在静止松弛状态下的紧张度。检查时根据触摸肌肉的硬度和被动活动的阻力进行判断。肌张力降低时,肌肉松弛,被动活动时的阻力减小,关节活动的范围增大;肌张力增高时,肌肉较硬,被动活动时阻力较大,根据肢体被动活动时的阻力情况可分为折刀样肌张力增高、铅管样肌张力增高和齿轮样肌张力增高。

(3)肌力:是受试者主动运动时肌肉产生的收缩力。嘱病人随意活动各关节,观察活动的速度、幅度和耐久度,并施以阻力与其对抗,测试肌力大小;让病人维持某种姿势,检查者施力使其改变,判断肌力强弱。检查肌力时应左右对比。

肌力分级采用0~5级的6级肌力记录法,具体见表1-4。

表1-4 肌力的分级

分级	表现
0级	肌肉无任何收缩现象(完全瘫痪)
1级	肌肉可轻微收缩,但不能活动关节,仅在触摸肌肉时感觉到
2级	肌肉收缩可引起关节活动,但不能对抗地心引力,肢体不能抬离床面
3级	肢体能抬离床面,但不能对抗阻力
4级	能做对抗阻力的活动,但较正常差
5级	正常肌力

(4)共济运动:任何动作的准确完成需要在动作的不同阶段担任主动、协同、拮抗和固定作用的肌肉密切协调参与,协调运动障碍造成动作不准确、不流畅以至不能顺利完成时,称为共济失调。可观察病人生活状态下如穿衣、系纽扣、取物、写字和步态等动作的准确性以及言语是否流畅加以初步推测。

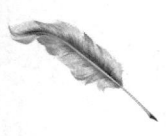

（5）不自主运动：观察病人有无不能随意控制的痉挛发作、抽动、震颤、肌束颤动、舞蹈样动作、手足徐动、扭转痉挛等，观察和询问不自主运动的形式、部位、程度、规律和过程，以及与休息、活动、情绪、睡眠和气温等的关系，并注意询问家族史。

（6）姿势和步态：观察病人卧、坐、立和行走的姿势，可能发现对于诊断有价值的线索。如肢体瘫痪的病人卧位时表现患侧肘、腕、指屈曲，前臂内旋，下肢外旋；小脑或前庭病变的病人坐位时表现摇晃不定、倾倒或有不随意的点头动作；帕金森病病人站立和行走时表现头前倾、躯干前屈、上肢内收和肘屈曲。

观察步态时可嘱病人按指令行走、转弯和停止，注意其起步、抬足、落足、步幅、步基、方向、节律、停步和协调动作的情况。根据需要尚可嘱其足跟行走、足尖行走和足跟挨足尖呈直线行走。肌病步态：由于骨盆带肌群和腰肌无力，行走缓慢，腰部前挺，臀部左右摇摆，见于肌营养不良症。

5. 感觉系统检查　检查感觉系统功能时，病人必须意识清楚，且愿意主动配合检查。检查应在安静环境中进行，使病人能够全神贯注，认真回答对各种刺激的感受。检查过程中应嘱病人闭目，切忌暗示性提问，以避免影响病人的真实性感受。检查时应注意两侧对比、上下对比、远端和近端对比，以及不同神经支配区的对比。痛觉检查应先由病变区开始，向健康区移行（如感觉过敏，则应由健区向患区检查）。先查出大概范围，再仔细查出感觉障碍的界限，并应准确画图记录其范围，必要时需多次复查核实。

（1）浅感觉：包括痛觉、触觉和温度觉。

（2）深感觉

1）运动觉：嘱病人闭目，检查者轻轻捏住病人指、趾的两侧，向上、向下移动5°左右，嘱其说出移动的方向。如果病人判断移动方向有困难，可加大活动的幅度。如果病人不能感受移动，可再试较大的关节，如腕、肘、踝和膝关节等。

2）位置觉：嘱病人闭目，检查者移动病人肢体至特定位置，嘱病人报告所放位置，或用对侧肢体模仿移动位置。

3）振动觉：将振动的音叉（128 Hz）柄置于病人骨隆起处，如足趾、内外踝、胫骨、髌骨、髂棘、肋骨、脊椎棘突、手指、尺桡骨茎突、锁骨和胸骨等部位，询问有无振动的感觉，两侧对比，注意感受的程度和时限。

（3）复合感觉

1）实体觉：嘱病人闭目，将其熟悉的常用物体，如钥匙、纽扣、钢笔、硬币或手表等，放在病人手中让其触摸和感受，说出物体的大小、形状和名称。

2）定位觉：嘱病人闭目，用手指或笔轻触病人皮肤，让病人用手指出触及的部位。正常误差在10 cm以内。

3）两点分辨觉：嘱病人闭目，检查者将钝脚的两脚规分开，两脚同时接触病人皮肤。如果病人能感受到两点，则缩小两脚间距离，直到两脚接触点被感受为一点为止，此前一次两脚间距离即为病人所能分辨的最小两点间距离（图1-9）。正常身体各处能够辨别的两点间最小距离不同：指尖2～4 mm，指背4～6 mm，手掌8～12 mm，手背2～3 cm，前臂和小腿4 cm，上臂和股部6～7 cm，前胸4 cm，背部4～7 cm。个体差异较大，注意两侧对比。

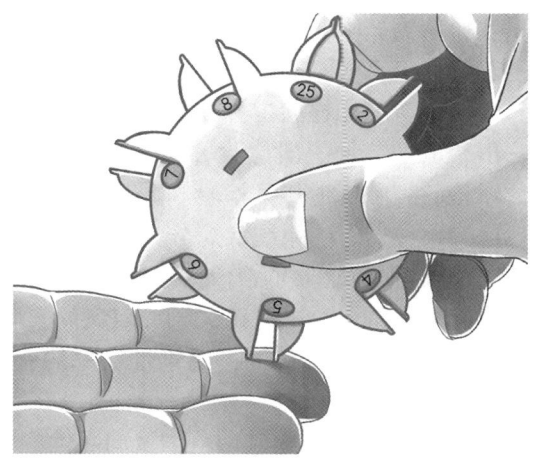

图1-9　两点分辨觉

4）图形觉：嘱病人闭目，用竹签在病人的皮肤上画各种简单图形，如圆形、方形、三角形等，请病人说出所画图形。

6. 反射检查　在神经系统检查中，反射检查的结果比较客观，较少受到意识状态和意志活动的影响，但仍需病人保持平静和松弛，以利于反射的引出。根据反射改变分为亢进、增强、正常、减弱、消失和异常反射等。反射分为浅反射（刺激皮肤或黏膜引起的反应）和深反射（刺激骨膜、肌腱经深部感受器完成的反射）。当大脑失去对脑干和脊髓的抑制作用时就会出现异常反射，称为病理反射，要注意婴儿因为神经系统发育不完善，也可以出现类似反射。

7. 脑膜刺激征检查　软脑膜和蛛网膜的炎症，或蛛网膜下腔出血，使脊神经根受到刺激，导致其支配的肌肉反射性痉挛，从而产生一系列阳性体征，统称脑膜刺激征。其包括颈强直、克尼格（Kernig）征和布鲁津斯基（Brudzinski）征，可观察一些症状和体征。

（1）皮肤：注意观察色泽、温度、质地、汗液分泌和营养情况。有无苍白、潮红、发绀、色素沉着或色素脱失；有无局部温度升高或降低；有无变硬、增厚、菲薄或局部水肿；有无潮湿或干燥；有无溃疡或压疮。

（2）毛发与指甲：观察有无多毛、脱发及毛发分布异常，有无指甲变形、变脆及失去正常光泽等。

（3）括约肌功能：有无尿潴留或尿失禁，有无大便秘结或大便失禁。

（4）性功能：有无阳萎或月经失调，有无性功能减退或性功能亢进。

（王　征　宫　萍）

第三节　实验诊断学

一、临床基础检验及血液学检验

（一）实验诊断学绪论

1. 实验诊断学的定位

实验诊断学（laboratory diagnostics）是一门由基础医学向临床医学过渡的桥梁课程，其临床流程大概为：临床医生选择检验项目→病人做好准备工作→临床医生、护士、检验技术人员及病人等采集标本→临床实验室接收标本→利用实验室的各种方法和技术检验标本→审核、发布检验报告→临床医生结合病史、家族史、症状、体征、影像资料等综合分析，应用于疾病诊断、鉴别诊断、疗效观察和预后判断，也可为科学研究、预防疾病、健康普查和遗传咨询等提供实验依据。

2. 实验诊断学的分类

（1）按临床检验内容分类：可分为临床基础检验，如三大常规检验（血液一般检验、尿液一般检验、粪便一般检验）；临床血液学检验；临床生物化学检验；临床免疫学检验；临床病原学检验；临床遗传病检验等。

（2）按器官、系统疾病分类：可分为红细胞疾病、白细胞疾病、血栓与止血疾病、血型鉴定与交叉配血试验的临床应用等；心脏疾病、肝病、肾病、糖尿病及恶性肿瘤等的实验诊断；水电解质紊乱、酸碱平衡失调等疾病的实验诊断；变态反应疾病、免疫缺陷病、免疫增殖病及器官移植等的实验诊断；感染性疾病的实验诊断；遗传病、产前诊断、新生儿筛查等的实验诊断。

3. 实验诊断学的应用范围及局限性

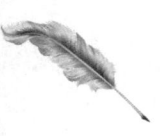

（1）实验诊断学的应用范围：主要为临床医学服务，通过实验室检查可确定诊断疾病、鉴别诊断疾病、辅助诊断疾病、帮助选择治疗方案、观察疗效、判断预后、监测复发情况等；还可以为预防医学、健康普查、遗传咨询服务。

（2）实验诊断学的局限性：实验室检测结果仅反映采集样本时病人个体的情况，由于个体的生理和病理差异性，患同一疾病的不同个体检测同一项目，可出现不尽相同的实验结果；患有不同疾病的个体，进行同一项目的实验可出现相似的结果。因此，实验检查结果必须结合临床情况及其他检查综合分析，才能做出正确的结论，指导临床的诊治。

（二）血液一般检查

血液一般检查又称血常规检查，主要是对红细胞、白细胞及血小板等外周血液细胞成分的数量和质量进行检查，主要指标包括红细胞计数、血红蛋白浓度、白细胞总数及分类计数、血小板计数等。

1. 红细胞计数及血红蛋白浓度测定的临床应用

（1）红细胞和血红蛋白增多

1）相对性增多：见于严重呕吐、腹泻、大量出汗、大面积烧伤、尿崩症等。

2）绝对性增多：见于真性红细胞增多症及其他继发性红细胞增多的病理生理状态。

（2）红细胞和血红蛋白减少：指单位容积循环血液中红细胞数、血红蛋白浓度及血细胞比容低于参考区间下限，通常称为贫血（anemia）。按贫血的原因和发病机制分为：①造血功能障碍：如再生障碍性贫血、白血病等。②造血物质缺乏：如缺铁性贫血、巨幼细胞性贫血等。③红细胞破坏过多导致的溶血性贫血。④急、慢性失血。

2. 白细胞检查的临床应用

（1）中性粒细胞检查的临床应用

1）中性粒细胞病理性增多：见于：①急性感染：尤其是急性化脓性感染。②严重的组织损伤或大量血细胞破坏。③急性大出血：特别是急性内出血，如脾破裂、宫外孕输卵管破裂。④急性中毒：化学药物、生物毒素、代谢性中毒时。⑤恶性肿瘤。

2）中性粒细胞病理性减少：见于：①某些感染：如伤寒杆菌、流感、麻疹、风疹等感染时。②血液病：如再生障碍性贫血、粒细胞减少症、粒细胞缺乏症等。③理化因素损伤：如X线辐射，应用化学药物等。④脾功能亢进。⑤某些自身免疫性疾病等。

（2）嗜酸性粒细胞检查的临床应用

1）嗜酸性粒细胞增多：见于：①过敏性疾病：如支气管哮喘、食物过敏等。②肠道寄生虫感染。③血液病：如慢性髓细胞白血病、嗜酸性粒细胞白血病等。

2）嗜酸性粒细胞减少：见于伤寒、副伤寒、手术后严重组织损伤、应用肾上腺皮质激素后等。

（3）嗜碱性粒细胞检查的临床应用：嗜碱性粒细胞增多见于慢性髓细胞白血病、骨髓纤维化、嗜碱性粒细胞白血病等，嗜碱性粒细胞减少无意义。

（4）淋巴细胞检查的临床应用

1）淋巴细胞增多：见于：①某些细菌或病毒感染，如风疹、流行性腮腺炎、传染性单个核细胞增多症、百日咳、结核等。②组织移植后的排斥反应。③淋巴细胞白血病、淋巴瘤等。

2）淋巴细胞减少：见于接触放射线、免疫缺陷性疾病等。

（5）单核细胞检查的临床应用：单核细胞增多可见于亚急性感染性心内膜炎、疟疾、结核、急性感染的恢复期及急性单核细胞白血病等，单核细胞减少意义不大。

3. 血小板计数的临床应用

血小板减少见于：①血小板生成障碍：如再生障碍性贫血、白血病等。②血小板破坏或消耗亢进：如弥散性血管内凝血等。③血小板分布异常：如肝硬化、输入大量库存血等。

血小板增多见于：①原发性增多：如慢性髓细胞白血病、原发性血小板增多症等。②反应性

增多：如急性或慢性炎症等。

> **拓展与扩充**

血液一般检查的技术发展

1. 显微镜的问世开启了血液学的研究之门

1590年，荷兰Jannsen父子发明了复合显微镜。1609年，意大利Galileo开发了凸、凹透镜复合显微镜，命名为"显微镜"。1665年Hook应用自制的简陋显微镜发现并取名"cell"，即"细胞"。1676年，荷兰Leeuwenhoek制作了放大266倍的显微镜，他是世界上第一位正式描述人"红血球"（红细胞）大小和形状的人，并于1695年绘制出"红血球"图。

显微镜是利用光学或电子学原理，把肉眼不能分辨的观察样品放大成像，以显示其细微形态结构信息的科学仪器。有了显微镜后，先后发现了外周血液中的红细胞、白细胞和血小板，开启了血液学的研究之门。

2. 染色技术的出现与血液形态学的腾飞

细胞学家们尝试了种种染料，试图使不同的细胞与细胞结构被染色，以便在显微镜下区别开来。1879年，德国科学家Paul Ehrlich将酸性品红和亚甲蓝混合鉴别细胞，首次提出白细胞按所含颗粒染色特性分为中性粒细胞、嗜酸性粒细胞及嗜碱性粒细胞。1891年，俄国科学家Romanowsky发明了Romanowsky染色。1902年，Wright在Romanowsky染色基础上进行了改良，即Wright染色。细胞染色方法的应用推动了血液形态学诊断的快速发展，新的染色方法不断推出，期待某种染料与不同功能细胞特异性之间的关系。

3. 血细胞计数从手工法到自动计数的腾飞

1855年发明了牛鲍计数板，血液经过适当倍数稀释后，充入牛鲍计数板的计数室中，在显微镜下计数一定范围内的细胞数，再换算成单位体积血液中的细胞数量。

1946年，在芝加哥的地下室实验室里，华莱士.H.库尔特和他的弟弟约瑟夫.R.库尔特在显微镜下，让含有细胞的悬液流过一根毛细管，并用一条光束像统计列队行进的人数一样计数，但效果不理想。1947年，他们发现血细胞是不良导体，将悬浮在溶液中的血细胞经过小孔出现一个电压脉冲信号，脉冲信号的强弱反映细胞体积的大小，脉冲信号的多少反映细胞的数量，这些脉冲信号经过放大、甄别、阈值调节、整形、计数，完成对血细胞的计数和体积测定，此即电阻抗原理，又称为库尔特原理。1953年，库尔特家族研制出第一台血细胞颗粒计数仪（Model A），开启了血细胞自动计数的时代。图1-10为电阻抗原理示意图。

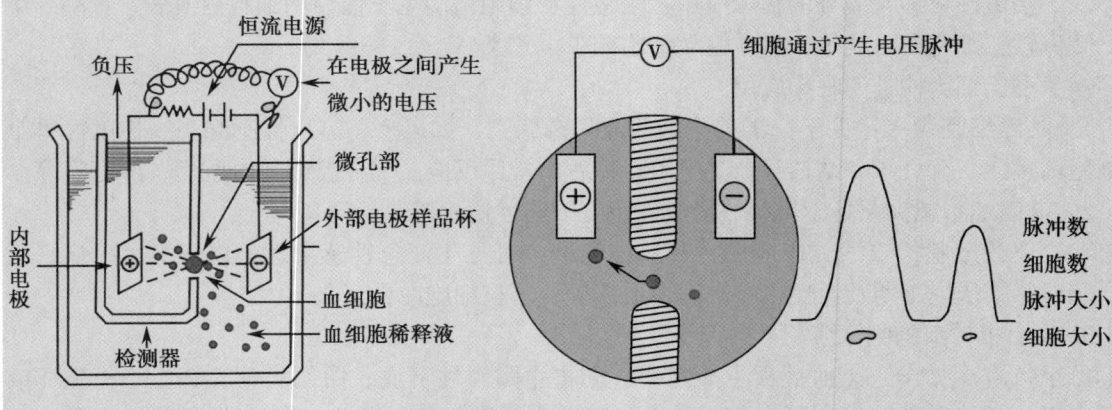

图1-10 电阻抗原理示意图

现代血液分析仪（hematology analyzer）又称为血细胞分析仪（blood cell analyzer），是临床最常用的分析仪器之一，将血细胞计数、推片染色、数字化细胞成像等组成血液分析流水线，可减少人员操作，优化检验流程，提高检测效率和质量。

（三）体液一般检查

主要介绍尿液及粪便一般检查的临床应用及技术发展。

1. 尿液一般检查的临床应用

（1）尿液外观和理学检查

1）尿量：健康成年人 24 h 尿量为 1000～2000 ml。尿量增多见于急性肾功能不全多尿期、尿崩症、精神性多尿等。尿量减少见于休克、严重脱水、急性肾衰竭少尿期及尿路梗阻等。

2）尿液外观：健康人新鲜尿液为淡黄色、清晰透明。常见的病理性外观有：①淡红色或红色：见于泌尿系统炎症、结核、肿瘤、结石以及出血性疾病等。②茶色或酱油色：见于阵发性睡眠性血红蛋白尿、蚕豆病、血型不合的输血反应等。③深黄色：见于梗阻性黄疸或肝细胞性黄疸。④乳糜尿：见于丝虫病、肿瘤、腹部创伤等所致淋巴回流受阻。

（2）尿液气味：健康人新鲜尿液有微弱芳香气味，并受食物影响。尿液久置后因尿素分解可产生氨臭味。新排出的尿液即有氨臭味提示有慢性膀胱炎或慢性尿潴留；蒜臭味提示有机磷农药中毒；鼠臭味提示苯丙酮尿症；在糖尿病酮症酸中毒时，尿液呈烂苹果味。

（3）尿液化学检查

1）尿酸碱度：健康人在普通膳食条件下新鲜尿液多呈弱酸性。病理性酸性尿见于酸中毒、糖尿病、低钾血症、痛风等。病理性碱性尿见于碱中毒、高钾血症、尿路感染、应用碱性药物等。

2）尿蛋白：健康人尿蛋白为阴性。尿蛋白阳性可见于：①肾前性蛋白尿：如本周蛋白尿及血红蛋白尿等。②肾性蛋白尿又可分为肾小球性、肾小管性和混合性蛋白尿。③肾后性蛋白尿见于：泌尿道炎症、出血或有阴道分泌物、精液混入尿液。

3）尿糖：健康人尿糖为阴性。尿糖阳性可见于：①血糖增高性糖尿：如糖尿病等。②血糖正常性糖尿：如家族性肾性糖尿。③暂时性糖尿：如进食大量碳水化合物、静脉输注大量葡萄糖、颅脑外伤等。

4）尿酮体：健康人尿酮体为阴性。尿酮体阳性见于：①糖尿病酮症酸中毒。②服用双胍类降糖药，如降糖灵等。③非糖尿病性酮尿，如高热、严重呕吐、长期饥饿等。

5）尿胆红素：健康人尿胆红素为阴性。尿胆红素阳性见于：①肝内、外胆管阻塞，如胆石症、胰头癌、胆管肿瘤等。②肝细胞损伤，如病毒性肝炎、酒精性肝炎、药物或中毒性肝炎。③先天性高胆红素血症。

6）尿胆原：健康人尿胆原为弱阳性。尿胆原增多见于病毒性肝炎、药物或中毒性肝损伤、溶血性贫血、肠梗阻、顽固性便秘等。尿胆原减少见于胆石症、胆管肿瘤、胰头癌等。

7）尿亚硝酸盐：健康人为阴性。当尿液中有能产生硝酸盐还原酶的细菌（如大肠埃希菌）时，可呈阳性。

8）尿血红蛋白：健康人为阴性。血尿和血红蛋白尿时呈阳性。

9）尿白细胞酯酶：健康人为阴性。尿液中性粒细胞增多时呈阳性。

（4）尿液有形成分检查

1）尿液中细胞成分增多：主要包括：①红细胞增多：见于泌尿系统炎症、肿瘤、结核、结石、创伤、出血性疾病等。②白细胞增多：见于肾盂肾炎、膀胱炎、尿道炎等。

2）尿液中管型增多：管型是尿液中的蛋白质、细胞等在肾小管、集合管内凝固而形成的

圆柱体。管型的检出对急、慢性肾小球肾炎、肾盂肾炎、肾病综合征、慢性肾衰竭等诊断和鉴别诊断都有重要意义。

拓展与扩充

尿液一般检查的技术发展

尿液检查是最古老的医学检验之一。公元前 400 年，古希腊学者 Hippocrates 就已经注意到人发热时尿液颜色和气味的变化。16 世纪开始用化学方法检测尿液中的蛋白质和葡萄糖等。20 世纪 40 年代，逐渐出现了尿液干化学试剂带法。20 世纪末起，结合流式细胞术、电阻抗技术和荧光核酸染色等技术，全自动有形成分分析仪甚至影像型尿液分析平台开始逐步投入临床使用。

2. 粪便一般检查的临床应用

（1）粪便外观和理学检查

1）粪便量：正常成人排便次数不等，但以每日一次多见。

2）性状：正常成人粪便为成形柱状软便。病理情况下性状和硬度可发生变化。黏液便见于各类肠道炎症、肿瘤等；鲜血便见于痔疮、肛裂、直肠息肉、结肠癌等；脓性及脓血便见于细菌性痢疾、溃疡性结肠炎、结肠或直肠癌等；米泔样便见于霍乱、副霍乱。

3）颜色：正常成人粪便为黄褐色，婴儿粪便呈黄色或金黄色。上消化道大量出血时呈黑色、发亮的柏油样便。胆道阻塞时呈黄白色陶土样。

4）气味：正常粪便有臭味。粪便恶臭见于慢性肠炎、胰腺疾病、消化道大出血、结直肠癌溃烂等；鱼腥味见于阿米巴性肠炎；酸臭味见于脂肪分解或糖类异常发酵。

5）寄生虫：粪便寄生虫检查有助于寄生虫感染的确诊。

（2）粪便化学检查：临床上常开展的化学检查是隐血试验，隐血指消化道出血少、肉眼不能证实的出血，通过实验室方法可证实。健康人隐血试验阴性，阳性见于各种原因引起的消化道出血，如溃疡性结肠炎、钩虫病、胃溃疡、消化道恶性肿瘤等。隐血试验也用于消化道溃疡和恶性肿瘤的鉴别，消化道溃疡时呈间断阳性，治疗后转阴；恶性肿瘤时呈持续阳性。

（3）粪便有形成分检查

1）细胞：正常人粪便中无红细胞，肠道下段炎症或出血时，如细菌性痢疾、肠炎、结肠直肠癌等可见到红细胞。正常人粪便中不见或偶见白细胞，主要是中性粒细胞，肠道炎症时白细胞可增多。

2）结晶：粪便中有意义的结晶主要是夏科-雷登结晶，与阿米巴痢疾、钩虫病及过敏性肠炎有关，同时可见嗜酸性粒细胞。

3）寄生虫卵：粪便中出现寄生虫卵见于寄生虫感染，如蛔虫卵、血吸虫卵、钩虫卵、蛲虫卵、华支睾吸虫卵等。肠道寄生原虫主要有阿米巴滋养体和包囊、隐孢子原虫等。

拓展与扩充

粪便一般检查的技术发展

近年来，粪便自动分析仪器也开始日益推广，可自动完成粪便前处理，进行理学、化学及有形成分等项目的检测分析，操作简单，可提高检测速度及工作效率，生物安全性也得到更好的保障。

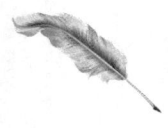

（四）骨髓细胞学检测

骨髓是人体主要的造血器官。正常情况下，出生后骨髓是产生红细胞、粒细胞和血小板的唯一场所，也可以产生淋巴细胞和单核细胞。因此，以骨髓作为标本进行骨髓细胞形态学检验、细胞免疫表型检验、细胞遗传学检验和细胞分子生物学检验，对造血系统疾病的诊断、治疗监测、预后判断都具有非常重要的意义。

1. 骨髓检查的临床应用

（1）骨髓检查的临床意义

1）诊断造血系统疾病：造血系统疾病通常在骨髓中的细胞数量、细胞形态和特征变化比外周血更为典型特异。骨髓检查可用于各种类型白血病、多发性骨髓瘤等疾病的诊断、疗效评价、复发监测和预后判断。

2）辅助诊断某些疾病：骨髓检查可用于各种恶性肿瘤骨髓转移、脾功能亢进症、贫血等疾病的辅助诊断和鉴别诊断。

3）寄生虫感染的诊断：可为疟原虫等寄生虫和微生物感染提供直接证据。

（2）骨髓检查的适应证和禁忌证

1）适应证：当临床出现下列情况时，应考虑做骨髓检查：①不明原因的外周血细胞数量、成分及形态异常，如一系、二系或三系细胞的增多或减少，一系增多伴二系减少；外周血出现原细胞、幼稚细胞等异常细胞。②不明原因的发热，肝、脾、淋巴结肿大等。③不明原因的骨痛、骨质破坏、肾功能异常、黄疸、紫癜、红细胞沉降率明显增快等。④血液系统疾病定期复查，化疗后的疗效观察等。⑤其他：骨髓活检，骨髓细胞表面抗原分子检测，造血干/祖细胞培养，血细胞染色体核型分析，微量残留白血病测定，微生物培养和寄生虫检查等。

2）禁忌证：严重血友病是骨髓穿刺的禁忌证。有出血倾向或凝血时间明显延长者不宜做骨髓穿刺，若疾病诊断必要，可行骨髓穿刺，穿刺后必须局部压迫止血 5～10 min。晚期妊娠妇女做骨髓穿刺时应慎重。

2. 骨髓细胞形态学检验

（1）骨髓细胞形态学检查程序：抽吸骨髓后，将骨髓直接滴加到玻片上制作骨髓涂片，之后尽快进行 Wright-Giemsa 染色。选择涂片制备、染色良好的骨髓涂片在显微镜下观察。骨髓细胞形态学检查程序如图 1-11 所示。

骨髓增生程度可以在低倍镜（10×）或高倍镜（40×）下进行判断。低倍镜下观察骨髓中成熟红细胞与所有有核细胞的大致比例，或者高倍镜下观察每高倍镜视野中有核细胞的平均数量。骨髓有核细胞增生程度可分为五级（表 1-5），不同疾病的增生程度不同，正常骨髓象表现为增生活跃。

表 1-5　骨髓有核细胞增生程度分级（五级分类法）

增生程度	成熟红细胞：有核细胞	有核细胞数/高倍视野	临床意义
增生极度活跃	1：1	>100	各种急、慢性白血病
增生明显活跃	1：10	50～100	各种急、慢性白血病，增生性贫血，免疫性血小板减少症，骨髓增生异常综合征，化疗后恢复期
增生活跃	1：20	20～50	正常骨髓象，贫血
增生减低	1：50	5～10	再生障碍性贫血，低增生性白血病，化疗后
增生极度活跃	1：200	<5	再生障碍性贫血，化疗后，骨髓稀释等

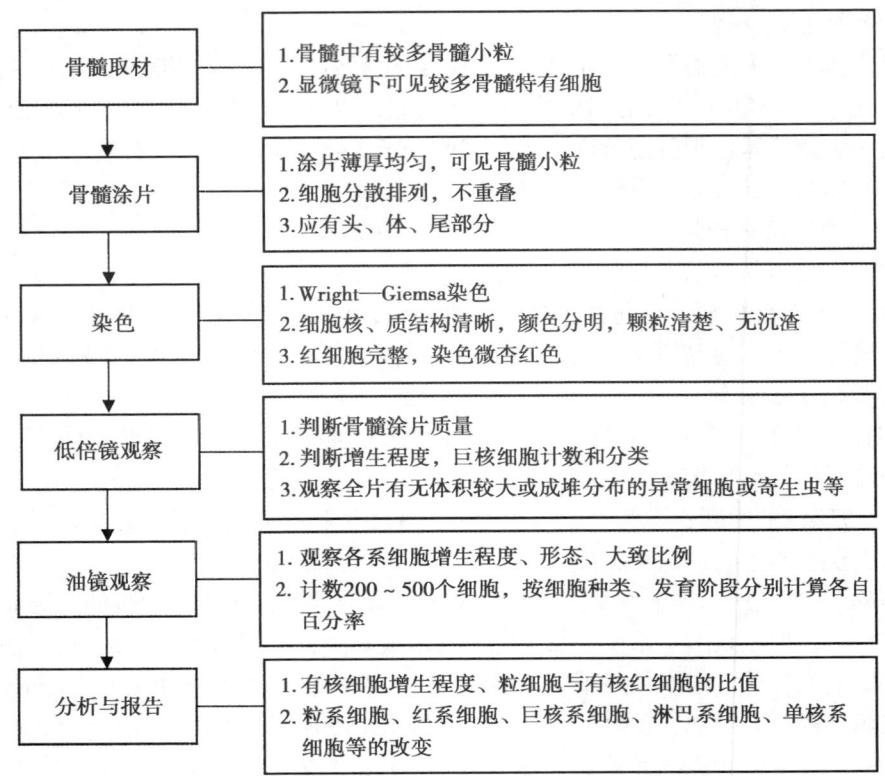

图 1-11　骨髓细胞形态学检查程序（邱新瑞）

（2）造血细胞的分化、发育和成熟：各系统的血细胞均起源于造血干细胞，其具有高度自我复制和多向分化的能力。造血干细胞可以进一步分化为髓系造血干细胞和淋巴系造血干细胞，髓系造血干细胞进而分化为粒-单核系、红系、巨核系祖细胞，淋巴系造血干细胞分化为T淋巴系和B淋巴系祖细胞，各系细胞之后再经历原始、幼稚和成熟阶段（图 1-12）。

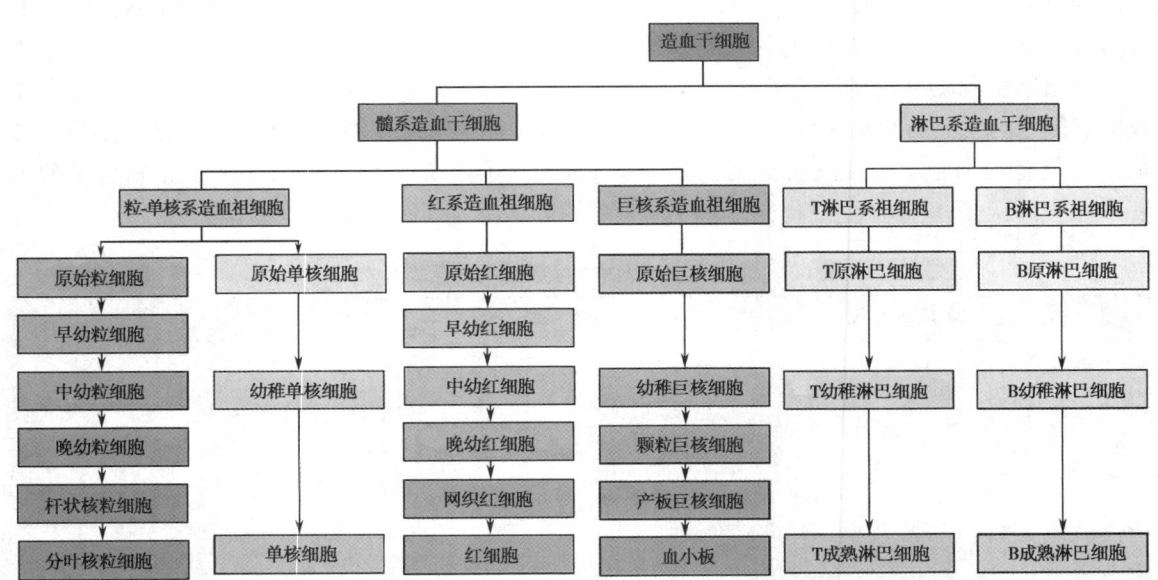

图 1-12　造血细胞分化、发育、成熟示意图（邱新瑞）

1）正常骨髓象：正常骨髓象的特点：①有核细胞增生活跃；②各系、各阶段细胞比例大致在正常参考区间内；③各系、各阶段细胞形态无明显异常；④未见明显异常细胞和寄生虫。

2）不同年龄骨髓象参考区间不同：儿童骨髓中有核细胞增生程度较高，年龄越小，粒系越少，红系越多，巨核系与成人相似。老年人造血功能减低，骨髓增生程度下降。健康成人骨髓象中各种有核细胞、成熟红细胞及血小板形态正常。

3）异常骨髓象：不同疾病状态下，骨髓中的细胞数量和形态发生异常改变，骨髓细胞学检查是血液病诊断和鉴别诊断的主要手段。

4）细胞化学染色：细胞化学染色是以细胞形态学为基础，根据化学反应原理，对骨髓细胞内的各种化学成分进行定性、定位或半定量分析。常被化学染色的细胞内成分有蛋白质、酶类、糖类、酯类、无机盐、核酸等。细胞化学染色主要用于分辨形态学特征相似的不同类型细胞，辅助白血病的诊断和鉴别诊断。

3. 细胞免疫分型检查　20世纪80年代中期，国际上推荐用MIC法进行白血病分型，即细胞形态学（Morphology）- 免疫学（Immunology）- 细胞遗传学（Cytogenetics），其中白血病细胞免疫表型分析是白血病诊断和分型的重要手段。目前临床上多采用流式细胞术进行细胞免疫分型检测。

（1）流式细胞术进行细胞免疫分型的原理：流式细胞术利用荧光标记的单克隆抗体，与细胞表面的分化抗原特异性结合，荧光标记的细胞在鞘流液的包裹下成单行排列，逐一通过流式细胞仪的检测区域，在激光照射下产生散射光和激发荧光。前向散射光（0.5°~2°）反映细胞体积大小，侧向散射光（90°）反映细胞内部结构，荧光信号表示细胞表面抗原的强度。

（2）细胞免疫分型的临床应用：由于髓系、淋巴系等不同系列的细胞，造血干细胞、造血祖细胞等不同分化阶段的细胞，以及不同功能状态的细胞表面表达的抗原分子不同（表1-6），因此细胞免疫分型有助于白血病的诊断、分型、疗效和预后判断及白血病微小残留病的监测等。

表1-6　急性髓系白血病（AML）和急性淋巴细胞白血病（ALL）细胞免疫分型特点

白血病类型	CD19	CD7	CD33	CD13	HLA-DR	TdT
AML	−	−/+	+	+	+	−
T-ALL	−	+	−	−	−/+	+
B-ALL	+	−	−	−	+	+/−

4. 细胞遗传学和分子生物学检查　随着细胞遗传学和分子生物学技术的发展和应用，对血液系统肿瘤发病机制的研究更加深入，越来越多的证据表明某些染色体和基因异常与血液系统疾病的发生、发展、诊断、治疗和预后都有密切的联系。染色体检查的方法是显带技术、染色体高分辨技术和染色体原位杂交技术等，基因检测常用聚合酶链式反应（PCR）和基因测序技术。

（1）染色体异常：染色体异常包括染色体数目和结构异常。

1）染色体数目异常：减数分裂或有丝分裂时染色体不分离，可出现整倍体、非整倍体和嵌合体。

2）染色体结构异常：染色体的断裂或重排可导致染色体发生结构异常，常见的结构异常包括缺失（del）、倒位（inv）、易位（t）、重复（dup）等。

（2）基因异常：血液系统肿瘤常出现染色体易位，导致染色体重排，从而出现特异性的融合基因。融合基因是血液病分型特异性的分子标志物，某些血液系统疾病也可见基因突变，均对疾病的诊断、指导治疗等具有重要价值。

（3）细胞遗传学和分子生物学检查在血液系统疾病诊疗中的意义：WHO推荐的白血病分型标准（2016年）中，根据细胞遗传学和基因异常对白血病进行分型。

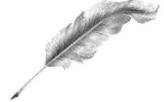

拓展与扩充

人工智能在血液系统疾病诊断中的应用

随着大数据、算法、互联网等技术的进步，人工智能已逐步渗透至血液系统疾病诊断中的各个方面。①形态学诊断：结合流式细胞学技术及人工智能，如卷积神经网络算法等深度学习技术，在髓系、淋系白血病的诊断和分型已有应用，在满足较高准确率和精确度的同时提高了工作效率。②血细胞遗传学分析：染色体核型分析是血液系统疾病诊断的重要依据。常规染色体检查和分析技术操作复杂、耗时长，对人员要求高。目前已有多种染色体自动扫描和识别系统应用于临床，具有容易操作、耗时短等优点，同时更准确和更符合临床的染色体识别智能模型仍在进一步开发中。③分子生物学检测：通过将全面的基因检测和人工智能技术相结合，可将独立的基因检测数据与复杂的临床信息有效综合，有助于临床医师为病人制定更加精准的诊疗策略。

（五）血栓与止血检测

血液在血管内流动，不会凝固形成血栓，也不会自发出血，血管损伤出血后会出现生理性止血，这种维持血液动态平衡稳态的机制是通过体内抗凝系统和凝血系统相互作用、相互制约来实现的。一旦平衡被打破，会导致血栓性疾病和出血性疾病的发生。人体的止血平衡机制主要包括：血管壁和血小板的作用；凝血因子和抗凝系统的作用；纤溶系统的作用。

血液凝固是由凝血因子参与的一系列复杂的连锁反应过程，大致可以分为三个阶段：①凝血酶原激活物的形成，分为内源性凝血系统和外源性凝血系统；②在 Ca^{2+} 的参与下，凝血酶原激活物催化凝血酶原转化为具有活性的凝血酶；③在凝血酶、Ca^{2+} 和Ⅷ因子的催化下，可溶性的纤维蛋白原转变为不溶性纤维蛋白的过程（图1-13）。凝血系统的检测包括筛查试验和诊断试验。

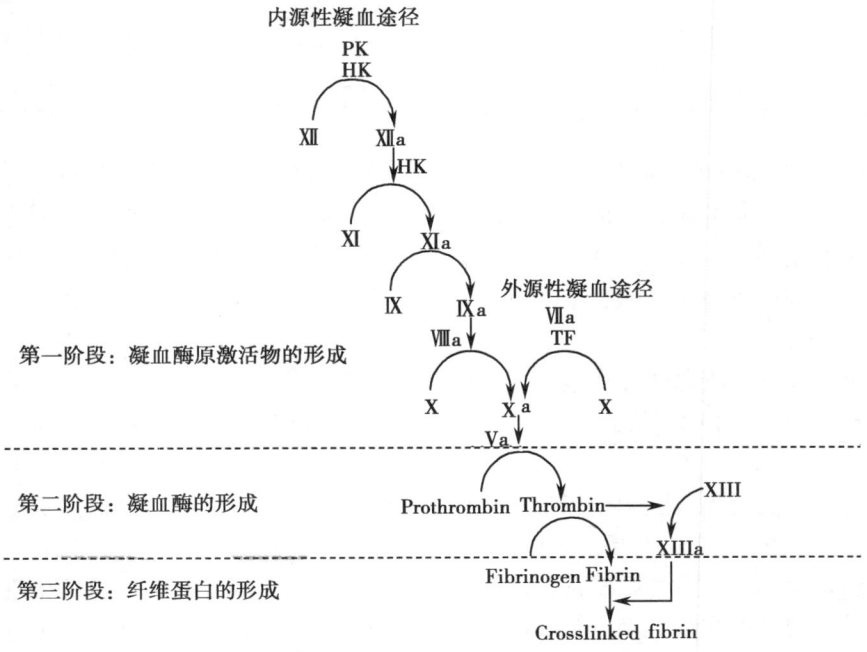

图1-13 凝血过程示意图

注：PK：激肽释放酶原；HK：高分子量激肽原；TF：组织因子；Prothrombin：凝血酶原；Thrombin：凝血酶；Fibrinogen：纤维蛋白原；Fibrin：纤维蛋白；Crosslinked fibrin：交联稳定纤维蛋白

1. 血管壁和血小板 血管壁特别是血管内皮细胞，在维持血管流动性、止血、防止血栓形成和调节炎症过程中起着关键作用。内皮细胞是流动的血液和血管壁之间的动态界面，能产生多种促凝物质和抗凝物质，参与初期止血过程。血小板具有黏附功能、聚集功能和收缩功能，还可以释放各种促凝物质。血小板可黏附于破损的血管壁，通过相互聚集同时促进凝血酶的形成，参与止血过程。

（1）出血时间（bleeding time，BT）：是皮肤破刺后，血液自然流出到止血自行停止所需的时间。BT 反映血管壁与血小板相互作用的综合能力，包括血小板数量和功能、血管壁的通透性和脆性，血小板和血管内皮细胞分泌的各种促凝和抗凝物质的平衡关系。WHO 推荐的 BT 测定方法是模板法或出血时间测定器法。BT 一般不作为临床常规筛查试验，对皮肤及黏膜有出血表现、怀疑初期止血缺陷的病人可检查 BT。BT 延长可见于血小板减少症和血小板功能异常，血管性血友病因子等凝血因子缺乏，弥漫性血管内凝血（DIC）、血管异常等。

（2）血管性血友病因子测定：血管性血友病因子（von Willebrand Factor，vWF）是一种大分子蛋白多聚体，可同时结合胶原纤维和血小板，vWF 是血小板与内皮细胞黏附和聚集的桥梁。血管破裂时血小板以 vWF 为中介，黏附于胶原纤维上，形成血栓而止血。vWF 基因缺陷是导致 vWF 降低或功能异常的主要原因，从而引起的一种遗传性出血性疾病，即为血管性血友病。临床上可以通过检测 vWF 抗原和活性辅助血管性血友病的诊断和分型。

1）vWF 抗原检测：vWF 抗原是血管内皮细胞的促凝指标之一，浓度减低是诊断血管性血友病的重要依据，浓度增高见于血栓性疾病等。

2）vWF 活性测定：多数血管性血友病病人 vWF 活性降低，与 vWF 抗原同时测定，对血管性血友病的诊断更有价值。

2. 血小板的检验

（1）血小板计数：见血常规部分介绍。

（2）血小板功能：临床上多采用光学法或电阻抗原理检测血小板聚集功能。光学法的原理是在富含血小板的血浆中加入诱导剂（ADP 或花生四烯酸），使血小板在体外发生聚集，血小板聚集后血浆浊度下降，透光度增加，记录浊度的变化，计算血小板聚集程度。血小板聚集率下降主要见于血小板无力症、肝硬化、低（无）纤维蛋白原血症等。血小板聚集率升高主要见于血栓性疾病和血栓前状态。

（3）血栓烷 B_2 测定：血栓烷 A_2（TXA_2）由血小板产生，具有强烈收缩血管的作用，可以促进血小板聚集，与前列环素作用相反。TXA_2 半衰期仅为 30 s，很快转化为无活性、稳定的血栓烷 B_2（TXB_2）。血浆中 TXB_2 浓度增高可见于血栓前状态和血栓性疾病（如心肌梗死、心绞痛、动脉粥样硬化、深静脉血栓形成等）；TXB_2 浓度降低可见于服用阿司匹林后或先天性环氧酶缺陷症。

3. 凝血系统筛查试验

（1）活化部分凝血活酶时间（activated partial thromboplastin time，APTT）

1）原理：以白陶土激活因子Ⅻ和Ⅺ，以脑磷脂代替血小板提供凝血的催化表面，在 Ca^{2+} 的参与下，观察血浆凝固所需的时间。

2）临床意义：APTT 是临床常用的内源性凝血系统的筛查试验。① APTT 延长：主要见于内源性凝血因子（Ⅻ、Ⅺ、Ⅸ、Ⅷ）的缺乏；存在抗凝物质（Ⅷ因子和Ⅸ因子抗体、狼疮抗凝物等）；口服抗凝剂和肝素治疗等情况。② APTT 缩短：主要见于血栓性疾病和血栓前状态。

（2）凝血酶原时间（prothrombin time，PT）

1）原理：在血浆中加入过量的组织凝血活酶，在 Ca^{2+} 的参与下，使凝血酶原转变凝血酶，凝血酶进而使纤维蛋白原转变为纤维蛋白，观察血浆凝固所需的时间。PT 是临床常用的外源性凝血系统的筛查试验。

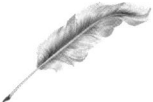

2）临床意义：① PT 延长：主要见于先天性外源性凝血因子（Ⅴ、Ⅶ、Ⅹ）及凝血酶原和纤维蛋白原的缺乏，获得性凝血因子缺乏（如严重肝病、维生素 K 缺乏症、DIC 等），口服抗凝药物（华法林）和肝素治疗等。② PT 缩短：主要见于血液高凝状态、血栓性疾病和先天性 Ⅴ 因子增多症等。

（3）凝血酶时间（thrombin time，TT）

1）原理：在血浆中加入凝血酶后，观察血浆凝固所需的时间。

2）临床意义：TT 延长主要见于低（无）纤维蛋白原血症、肝素治疗及纤溶亢进时。

4. 凝血系统诊断试验

（1）凝血因子Ⅷ、Ⅸ、Ⅺ、Ⅻ活性测定

1）原理：待测血浆中分别加入缺乏Ⅷ、Ⅸ、Ⅺ和Ⅻ因子的基质血浆，以及白陶土磷脂悬液和 Ca^{2+}，测定血浆凝固所需的时间，并与正常人血浆比较，计算待测血浆中所含Ⅷ、Ⅸ、Ⅺ和Ⅻ因子浓度相当于正常人的百分率。

2）临床意义：①增高：主要见于血栓性疾病和高凝状态。②减低：见于血友病 A、肝病、维生素 K 缺乏症、DIC、口服抗凝药等。

（2）凝血因子Ⅱ、Ⅴ、Ⅶ、Ⅹ活性测定

1）原理：待测血浆中分别加入缺乏Ⅱ、Ⅴ、Ⅶ和Ⅹ因子的基质血浆，以及兔脑浸出液和 Ca^{2+}，测定血浆凝固所需的时间，并与正常人血浆比较，计算待测血浆中所含Ⅱ、Ⅴ、Ⅶ和Ⅹ因子浓度相当于正常人的百分率。

2）临床意义：①增高：见于血栓性疾病和血栓前状态。②减低：见于因子缺乏症，肝病、DIC、口服抗凝剂、维生素 K 缺乏症等。

（3）纤维蛋白原含量测定：纤维蛋白原是凝血酶和纤溶酶的底物。在凝血酶的作用下，纤维蛋白原转变为纤维蛋白；在纤溶酶的作用下，纤维蛋白原可以降解为纤维蛋白原降解产物。

1）原理：纤维蛋白原的检测原理是纤维蛋白原与凝血酶作用形成纤维蛋白，测定血浆凝固时间，反映血浆中纤维蛋白原的含量。

2）临床意义：①减低：见于严重肝病时，DIC、原发性纤溶亢进等。②增高：可见于感染、应激状态、恶性肿瘤、妊娠晚期等。

5. 纤溶活性检测　纤溶系统是体内重要的抗凝过程，纤溶活性增强可导致出血，纤溶活性减低可导致血栓形成。纤溶酶可以将血液凝固过程中形成的纤维蛋白溶解，产生纤维蛋白（原）降解产物。纤维蛋白原在凝血酶的作用下转变为纤维蛋白单体，在Ⅷ因子和 Ca^{2+} 的作用下，进一步形成交联稳定的纤维蛋白，交联的纤维蛋白在纤溶酶的作用下，溶解形成 D-二聚体。临床上常用的纤溶活性筛查试验包括血浆纤维蛋白（原）降解产物和 D-二聚体测定。

（1）血浆纤维蛋白（原）降解产物：纤维蛋白原和纤维蛋白在纤溶酶的作用下，形成纤维纤维蛋白（原）降解产物（FDPs）。FDPs 增高可见于原发性和继发性纤溶亢进。

（2）D-二聚体：只有交联稳定的纤维蛋白在纤溶酶的作用下才能形成 D-二聚体。因此，D-二聚体是血栓形成、继发性纤溶亢进重要的指标，如 DIC、深静脉血栓、肺栓塞等，也可以作为溶栓治疗疗效监测的指标。

6. 抗凝系统检测　抗凝系统通过多种途径对凝血因子产生灭活和抑制作用，维持血液循环的流体状态，有效防止血栓形成。生理性抗凝系统的组成包括抗凝血酶（AT）、蛋白 S（PS）、蛋白 C（PC）、凝血酶调节蛋白（TM）和组织因子途径抑制物（TFPI）等。

（1）抗凝血酶的检测：抗凝血酶（AT）主要用于获得性和遗传性抗凝血酶缺陷症的诊断、静脉血栓高风险人群的筛查、早期 DIC 监测、查找肝素耐药原因等。AT 增高主要见于血友病

A、血友病 B 等。AT 减低主要见于遗传性或获得性抗凝血酶缺陷症，其中获得性抗凝血酶缺陷症可能的原因有：①合成减少（如肝病）；②消耗增加（高凝状态和血栓性疾病，如 DIC、静脉血栓形成、大手术后、脓毒症等）；③丢失过多（如胃肠疾病、高血压所致慢性肾脏疾病、大面积烧伤、大量失血等）。

另外，肝素是抗凝血酶重要的辅因子，只有体内抗凝血酶含量正常时肝素才能发挥较好的抗凝作用。当人体抗凝血酶减低时，肝素质量效果会明显下降。因此，当临床使用肝素治疗过程中出现疑似"肝素抵抗"的现象时，应检测抗凝血酶含量。

（2）蛋白 C 检测：蛋白 C（PC）是由肝合成的糖蛋白。PC 检测主要用于遗传性和获得性蛋白 C 缺陷症的诊断、静脉血栓高风险人群的筛查等。PC 增高可见于过敏性哮喘等。PC 减低可见于遗传性蛋白 C 缺乏症，遗传性蛋白 C 缺乏症与静脉血栓发生和复发关系密切。获得性蛋白 C 缺乏主要见于肝病、DIC、肿瘤和脓毒症等。

（3）蛋白 S 检测：蛋白 S（PS）是由肝细胞和血管内皮细胞合成的维生素 K 依赖的蛋白质，PS 是 PC 的辅因子。PS 减低可见于遗传性蛋白 S 缺乏症，遗传性蛋白 S 缺乏症可导致静脉血栓和动脉血栓的发生。获得性蛋白 S 缺乏症主要见于肝病、DIC、肾病综合征等。

 拓展与扩充

血栓与出血性疾病检测技术的进展

随着检验技术的飞速发展，血栓与出血性疾病的诊断、治疗监测水平有了显著提高。血栓与出血性疾病的检测技术的发展变化：①自动化程度：从手工操作逐渐发展为全自动凝血分析仪检测。②方法学：从最开始的凝固法拓展到免疫法和化学法。③诊断和鉴别诊断更加精准：从凝血筛查试验发展到诊断试验，同时越来越多的凝血相关的生物标志物被发现和验证。④凝血功能整体评价：从单个标志物的检测发展到对人体凝血全貌和整体功能的评价，例如血栓弹力图等技术的普及和广泛应用，更有利于临床血栓和出血状态的判断。⑤床旁检验（POCT）技术的发展：POCT 设备因其小型化、操作简单、快速等优势，在血栓与出血性疾病检测中的应用越来越广泛。⑥药物基因组学的应用：药物基因组学研究让抗栓药物治疗更加精准和安全，例如 CYP2C19 基因多态性与氯吡格雷的药物作用密切相关，华法林抗凝作用的相关基因有 CYP2C9、VKORC1、CYP4F2 等。

（王小林　杨　硕）

二、临床生物化学检验

（一）肝、胆、胰疾病的实验诊断

肝是人体内最大的多功能实质性器官，它几乎参与体内一切物质的代谢，执行着人体生命活动所必需的生理和生物化学功能。胆红素和胆汁酸是胆汁中的主要化学成分，其代谢的变化通常反映肝功能状态。用来了解肝功能状态、检查和评估肝损伤和肝病的临床化学检测，统称为肝功能试验。常用项目主要有：①蛋白质代谢功能检查，包括血清总蛋白（total protein，TP）、白蛋白（albumin，Alb）、球蛋白（globulin，Glo）和白蛋白/球蛋白比值（A/G）测定、血清蛋白电泳、血清前白蛋白（PA）测定、血浆凝血酶原时间测定、血氨及有关的特殊蛋白测定。②肝酶学检查，包括反映肝细胞损伤的酶：丙氨酸氨基转移酶（alanine aminotransferase，ALT）、天门冬氨酸氨基转移酶（aspartate aminotransferase，AST）、乳酸脱

氢酶（lactate dehydrogenase，LDH）、谷脱甘肽 S 转移酶、胆碱酯酶（cholinesterase，CHE）；反映胆汁瘀滞为主的酶：碱性磷酸酶（alkaline phosphatase，ALP）、γ-谷氨酰基转移酶（γ-glutamyl transpeptidase，γ-GT）、5'-核苷酸酶；反映肝纤维化为主的酶：单胺氧化酶、脯氨酰羟化酶；协助诊断原发性肝细胞癌的酶：α-L-岩藻糖苷酶等。③胆红素及胆汁酸代谢功能检查，包括血清总胆红素、结合胆红素、非结合胆红素、尿胆原和总胆汁酸检测。④胶原等肝纤维化相关标志物检测。⑤脂质代谢功能及摄取排泄功能等检测。

1. 蛋白质代谢功能检查

（1）TP 和 Alb：血清 TP 主要为 ALB 和 Glo 的总和。当发生肝实质性损伤时，如慢性肝炎、肝硬化、肝癌时，由于肝细胞合成蛋白质功能障碍，引起蛋白质减少，血清 TP 减低，以 Alb 减少为主，减少水平通常与肝功能损伤程度正相关。

（2）PA：PA 半衰期较其他血浆蛋白短，因而可作为早期诊断、预后判断、疗效观察的敏感指标，但易受营养状况及肝功能影响。

（3）血氨：血氨升高对肝性脑病诊断具有较高价值，但血氨正常的病人亦不能排除肝性脑病。

2. 酶学检查

（1）ALT 和 AST：ALT 主要存在于肝，其次在骨骼肌、肾、心肌等组织，主要存在于非线粒体。AST 主要在心肌，其次在肝、骨骼肌和肾组织中，主要存在于线粒体中，是反映肝实质细胞损伤最主要的酶类，反映肝细胞损伤时以 ALT 较为敏感，而反映损伤程度时以 AST 较为敏感。

（2）ALP：主要来自肝和骨骼。生理性增高可见于骨生长、妊娠等。病理性增高可见于肝内外胆管梗阻性疾病、骨骼疾病等。总 ALP 水平检测对肝病诊断的特异度较差，可对 ALP 进行酶分型测定，或结合其他标记物综合判断。

（3）ChE：临床一般测定酯酰胆碱酯酶，可反映肝合成蛋白质的能力。肝实质损伤后血清 ChE 水平降低，降低程度通常与肝损严重程度平行，也可用于有机磷中毒的辅助诊断。

（4）g-GT：增高可见于原发性和转移性肝癌，肝实质性病变以及酒精性肝损伤等。

3. 胆红素与胆汁酸代谢功能检查

（1）胆红素（bilirubin）：根据胆红素与重氮试剂反应情况可将胆红素分为直接胆红素（direct bilirubin，DBil）和间接胆红素（indirect bilirubin，IDBil）。总胆红素（total bilirubin，TB）是在加速剂存在的情况下，血清中所有胆红素都参与反应后的测定结果。根据总胆红素和直接胆红素可以计算出间接胆红素，即：IDBil = TB−DBil。胆红素测定对黄疸的诊断和鉴别诊断、黄疸程度及类型的判断、黄疸原因的分析、预后评估等有重要的价值，可用于判断黄疸有无及程度；分析黄疸原因；判断黄疸类型和严重肝病的预后。

（2）总胆汁酸（total bile acid，TBA）：胆汁酸可促进脂类的消化吸收；调节胆固醇的代谢的同时促进胆汁分泌。健康人的周围血液中血清胆汁酸含量极微，TBA 升高可见于急性肝炎、肝硬化、肝癌等疾病。

4. 淀粉酶的检测　血/尿淀粉酶（amylase，Amy）：血清 Amy 绝大部分来自胰和唾液腺，分别称胰淀粉酶（pancreatic amylase，p-AMY）和唾液淀粉酶（salivary amylase，s-AMY）。Amy 是诊断急性胰腺炎最常用的指标。急性胰腺炎时，血清淀粉酶在起病 6~12 小时开始升高，48 小时达高峰，而后逐渐下降，此时尿 Amy 开始升高。升高幅度一般与疾病严重程度无关，但升高幅度越大，急性胰腺炎的可能性越大。约 75% 病人在起病 24 小时内淀粉酶超过正常值上限 3 倍，并持续 3~5 天或更长时间。此外，血清淀粉酶动态观察有助于早期发现并发症。慢性胰腺炎时血淀粉酶可轻度升高，慢性胰腺炎急性发作时可显著升高。

（侯秀竹　王天成）

（二）肾病的实验诊断

肾在维持机体内环境稳定方面起着非常重要的作用，它不仅是机体主要的排泄器官，还是重要的内分泌器官。肾的结构在肾各种病变时会表现出不同的变化，常见临床表现为尿液外观和尿量的改变、眼睑和下肢的水肿、高血压、排尿不适、肾及输尿管绞痛等。临床上为了解肾功能状况和病情演变进程，除尿常规检查外，还应根据主要累及的部位，选用肾小球和肾小管功能的实验室检查以指导治疗，判断病情和预后。

1. 肾小球滤过功能检查

（1）血清肌酐（serum creatinine，Scr）测定：血液中肌酐的来源包括从食物中摄取的外源性肌酐和机体内生成的内源性肌酐两部分，血中肌酐几乎全部经肾小球滤过进入原尿，并且不被肾小管重吸收；每日内源性肌酐生成量几乎恒定，因此通过严格控制饮食限制外源性肌酐的摄入，血中肌酐浓度为稳定值，测定血清肌酐浓度可以反映肾小球的滤过功能，是临床常用的肾功能检测指标。

1) 临床意义：增高主要见于各种肾病、肾衰竭等。慢性肾衰竭时可用于评估病变程度及分期。减低可见于进行性肌萎缩等。

2) 评价：血清肌酐水平除受外源性肌酐摄入外，还受肌肉含量、年龄、妊娠等因素影响。

（2）血清尿素（serum urea，SU）：尿素（urea）是机体内蛋白质代谢的终末产物，分子量小且不与血浆蛋白结合，可自由滤过肾小球。进入原尿中的尿素约50%被肾小管和集合管重吸收，肾小管有少量排泌。肾实质受损时随着肾小球滤过率下降，血清尿素浓度会升高，在一定程度上反映肾小球滤过功能。

1) 临床意义：①生理性改变：增高见于高蛋白饮食后，生理性减低见于妊娠期。②肾功能不全代偿期尿素轻度升高；肾衰竭失代偿期尿素中度升高；尿毒症时尿素重度升高。

2) 评价：溶血标本可使血清尿素测定值升高，标本采集及处理过程应尽量避免溶血。

（3）血清胱抑素C（cystatin C，CysC）测定：半胱氨酸蛋白酶抑制蛋白C，简称胱抑素C，是一种低分子量非糖基化碱性蛋白，机体所有有核细胞均可表达，且每日分泌量恒定，能自由透过肾小球。原尿中的CysC在近曲小管几乎全部被上皮细胞摄取并分解，尿中仅微量排出，而且CysC水平不受饮食、性别、体重、年龄、体表面积、恶性肿瘤等的影响，因此血清CysC水平是反映肾小球滤过功能的一个敏感且特异的指标。

1) 临床意义：升高提示肾小球滤过功能受损，临床可以用于糖尿病肾病、高血压肾病以及其他肾小球早期损伤的诊断及预后判断。

2) 评价：CysC主要用于监测肾小球滤过功能。现临床上推荐以CysC取代传统的SU、Cr、Ccr测定作为判断肾小球功能的首选指标。

2. 肾小球屏障功能检查　由于肾小球滤过屏障损伤而产生的蛋白尿称肾小球性蛋白尿，其尿蛋白含有白蛋白、转铁蛋白、IgG、IgA、IgM、C3、α_2巨球蛋白等。不同类型的蛋白对诊断各类肾小球病变具有特异的诊断价值。

（1）尿蛋白总量（total urinary protein，UTP）测定：健康成人每天尿中排出蛋白质总量<150 mg/24 h，青少年可略高，其上限为300 mg/24 h。当尿蛋白质含量>100 mg/L或>150 mg/24 h尿，尿蛋白定性实验阳性称为蛋白尿（proteinuria）。

1) 临床意义：增高可见于病理性蛋白尿，也可见于生理性蛋白尿，如体位性蛋白尿、运动性蛋白尿、发热等。

2) 评价：24小时蛋白定量能更准确地反映每天排泄的尿蛋白量，有助于对肾脏疾病的诊断和疗效观察。

（2）尿微量白蛋白（microalbumin，mAlb）测定：生理状况下，白蛋白几乎不能通过肾小球滤过屏障，即使少量地滤入原尿，也可被肾小管重吸收。当肾小球受损即使早期的轻微受

损，白蛋白在尿中的漏出量也可增加，出现微量白蛋白尿。在损伤早期，尿常规蛋白阴性时，尿 mAlb 含量可发生变化，有助于肾小球病变的早期诊断。

（3）转铁蛋白（transferrin，Tf）测定：转铁蛋白是由 679 个氨基酸构成的糖蛋白，分子量为 76.5 kD，分子量接近白蛋白，属于中分子蛋白。在生理情况下不容易通过肾小球滤过膜，但由于转铁蛋白所带负电荷比白蛋白少，当肾小球滤过膜上电荷屏障发生轻微损伤时，转铁蛋白比白蛋白更容易漏出。

肾早期损伤时，Tf 增加早于白蛋白，对早期发现和诊断糖尿病肾病等早期肾小球性疾病比微量白蛋白测定更敏感。但由于尿中的含量比白蛋白低，且不稳定易降解，使检测的难度增大，精密度不如尿 mAlb。

3. 肾近端小管重吸收功能检查

（1）β_2-微球蛋白（β_2-microglobulin，β_2-MG）测定：β_2-MG 是由人体几乎所有有核细胞产生的一种小分子球蛋白，分子量仅为 11.8 kD。生理条件下血液中 β_2-MG 含量很低。其可以从肾小球自由滤过，约 99.9% 被近端小管上皮细胞重吸收并分解破坏，正常情况下 β_2-MG 由尿排出量极低。因此，检测尿 β_2-MG 对于肾小管重吸收功能监测具有一定临床价值。

1）临床意义：①尿液 β_2-MG 测定主要用于监测近端肾小管的功能，是反映近端小管受损的非常灵敏和特异的指标。②血清 β_2-MG 可反映肾小球滤过功能。

2）评价：β_2-MG 在酸性尿中不稳定，极易分解，因此尿液收集后应立即检测。

（2）α_1-微球蛋白（α_1-microglobulin，α_1-MG）测定：α_1-MG 是肝细胞和淋巴细胞产生的一种糖蛋白，分子量为 26～33 kD，有游离型和与免疫球蛋白、白蛋白结合型。结合型不能通过肾小球滤膜，游离型可自由透过肾小球滤膜，原尿中 α_1-MG 绝大部分被肾小管重吸收降解，尿中含量极微。

1）临床意义：①尿 α_1-MG 增高见于各种原因所致的肾小管重吸收功能损伤，是肾近端小管损伤的标志性蛋白。②血清 α_1-MG 升高提示肾小球滤过功能受损，可见于早期肾小球损伤、急慢性肾衰竭等。

2）评价：容易受到脂血的影响。

（3）视黄醇结合蛋白（retinol-binding protein，RBP）测定：是肝合成分泌至血液中的一种低分子量载体蛋白，分子量约为 22 kD。RBP 广泛存在于人体血液、尿液和其他体液中。游离 RBP 可被肾小球滤过，但在近曲小管几乎全部被重吸收分解，正常人尿中 RBP 排量极少。当肾小管重吸收障碍时，尿中 RBP 水平升高，血清 RBP 水平下降，因此 RBP 是诊断早期肾功能损伤的敏感指标。

1）临床意义：①尿 RBP 排量与肾近端小管损伤程度明显相关，可作为监测病程、指导治疗和判断预后的一项灵敏的生物化学指标。②血清 RBP 升高常见于肾小球滤过功能减退或肾衰竭。由于其由肝细胞合成，因此可以特异地反映机体营养状态。

2）评价：容易受到溶血和乳糜血的影响。

4. 肾近端小管排泌功能检查　酚红排泄试验（phenolsulfon phthalein excretion test，PSP）：酚红又名酚酞，是一种对人体无害的染料。酚红注入体内后与血浆白蛋白结合，只有少量从肾小球滤过，绝大部分（约 94%）在近端小管与血浆蛋白解离，并在近端小管上皮细胞主动排泌，从尿液排出，故尿液中的排出量可作为判断近端小管排泌功能的指标。试验时静脉注射 6 g/L 的酚红 1 ml，测定 2 小时内尿酚红排泄量，计算酚红排泄率。PSP 排泄量下降常早于 GFR 降低，因此酚红排泄试验是一项敏感的肾小管排泌功能指标。

5. 肾近端小管细胞损伤检查　肾近端小管细胞损伤时，除肾小管重吸收和排泌功能改变外，还可出现尿酶的变化。正常人尿液中尿酶含量极低，主要来自肾近端小管，当肾近端小管

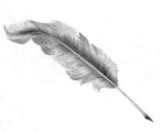

细胞损伤时，尿液中尿酶浓度增加。

N-乙酰-β-氨基葡萄糖苷酶（N-acetyl-β-glucosaminidase，NAG）测定：NAG分子量约为130 kD，不能由肾小球滤过，尿路中NAG主要存在于近曲小管上皮细胞中，性质稳定。因此，目前认为尿液中NAG主要来自近曲小管实质细胞损伤时的释放，是肾小管损伤的敏感标志物。升高见于药物诱发肾损伤、急性肾衰竭、重金属等，可早于尿蛋白和管型出现。

6. 尿比重和尿渗量　尿比重与尿渗量尿比重是指在4℃条件下尿液与同体积纯水的重量之比，它取决于尿中溶解物质的浓度，与固体总量成正比。尿渗量（urine osmolality，Uosm）即尿渗透压，指溶解在尿液中具有渗透作用的全部溶质微粒总数量。尿比重和尿渗量能反中溶质的含量，但尿比重易受溶质微粒大小和性质的影响，因而测定尿渗量比尿比重更能反映肾浓缩和稀释能力检测方法。

尿比重的高低与饮水量有关，主要取决于肾的浓缩功能。尿比重增高可见于脱水、糖尿病、急性肾炎等；尿比重降低可见于尿崩症、慢性肾炎等。尿比重只作为初筛试验。尿渗量测定作为肾浓缩与稀释功能检验指标，优于尿比重测定。尿渗量下降，反映肾小管浓缩功能减退。Uosm/Posm比值等于或小于1，均表明肾浓缩功能障碍。

（赵　阳　吴永华）

（三）糖脂代谢紊乱的实验诊断

糖脂代谢是细胞和机体获取物质及能量的重要生命过程，其稳态平衡对维持机体的正常生理功能至关重要。糖脂代谢紊乱是由遗传、环境、饮食等多因素共同参与的病理生理过程，其主要表现为高血糖、脂肪肝、动脉粥样硬化、高血压、肥胖等。

1. 血浆脂质和脂蛋白的代谢　血浆脂质包括总胆固醇（total cholesterol，TC）、三酰甘油（triacylglycerol，TG）、磷脂（phospholipid，PL）、游离脂肪酸（free fatty acid，FFA）和糖脂等。TC、TG和PL是血浆中含量最丰富的脂质。TC是游离胆固醇（free cholesterol，FC）和胆固醇酯（cholesterol ester，CE）的总和。血浆脂质总量为4.0~7.0 g/L。由于脂质水溶性差，因此无论是内源性或外源性脂质均与溶解度较大的蛋白质结合形成脂蛋白复合体，并以脂蛋白复合体形式在血液循环中运输。

（1）脂蛋白的结构：血浆脂蛋白结构及组成存在差异，但脂蛋白复合物仍有许多类似的基本结构。脂蛋白一般呈球形，以不溶于水的TG和CE为核心，表面覆盖有少量的胆固醇、蛋白质和极性的PL、FFA，故具有亲水性。

（2）脂蛋白的分类：目前主要通过超速离心法和电泳法对脂蛋白进行分类。超速离心法是根据各种脂蛋白在氯化铯等介质中的漂浮速率不同而进行分离。通常可将血浆脂蛋白分为乳糜微粒（chylomicron，CM）、极低密度脂蛋白（very low density lipoprotein，VLDL）、中间密度脂蛋白（intermediate density lipoprotein，IDL）、低密度脂蛋白（low density lipoprotein，LDL）和高密度脂蛋白（high density lipoprotein，HDL）。

（3）载脂蛋白及其分类：载脂蛋白（apolipoprotein，Apo）是指构成脂蛋白中的蛋白质成分。Apo在脂蛋白代谢过程中发挥重要功能，Apo构成并稳定脂蛋白的结构，其作为脂蛋白受体的配体，参与脂蛋白与脂蛋白受体的识别与结合过程。

2. 脂蛋白代谢常用实验室检测指标及临床意义　脂蛋白代谢紊乱通常指血中TG或TC升高，或是各种脂蛋白水平异常增高。血脂检测对于早期发现与诊断高脂蛋白血症，评价冠心病、糖尿病等的危险程度具有重要价值。目前临床常用检测指标有血清TC、TG、HDL-C、LDL-C、Apo A I、Apo B、Lp（a）等。

（1）总胆固醇（TC）

1）TC 是血液中各 LP 中所含胆固醇之总和，分为酯化型胆固醇（CE）和游离型胆固醇（FC），其中 CE 占 60%～70%，FC 占 30%～40%。血清中胆固醇在 LDL 中含量最多，其次为 HDL 和 VLDL，CM 中含量最少。

2）常规检测方法为酶法。TC 浓度增高使冠心病等心血管疾病发生的危险性增高。TC 值亦并非越低越好。

（2）三酰甘油（TG）

1）TG 构成脂肪组织，参与 TC、CE 合成及血栓形成。

2）常规检测方法为酶法。TG 与年龄、性别、种族及生活习惯有关，个体内及个体间变异大。高脂饮食后 TG 升高，餐后 2～4 小时达到高峰，8 小时后基本恢复空腹水平；运动不足、肥胖可使 TG 升高；轻中度升高者，2.3～5.63 mmol/L，患冠心病的危险性升高；重度升高者，≥5.6 mmol/L，常可伴发急性胰腺炎。

（3）低密度脂蛋白胆固醇（LDL-C）

1）由于脂蛋白中 TC 含量比较稳定，因此常用测定脂蛋白中胆固醇含量的方法进行定量，并分别称为 LDL-C、HDL-C 等。LDL 颗粒中含胆固醇约 50%，其是血液中胆固醇含量最多的脂蛋白。LDL 中载脂蛋白 95% 以上为 Apo B100。

2）常规检测方法为第三代均相测定法。LDL-C 升高与 TC 类似，使缺血性心血管疾病发生的相对危险及绝对危险升高；LDL-C 升高常见于家族性高胆固醇血症；生理条件下 LDL-C 水平随年龄增高而上升，青年与中年男性高于女性，老年期女性高于男性。

（4）高密度脂蛋白胆固醇（HDL-C）

1）HDL 密度最高、体积最小，蛋白含量最高，其中脂质和蛋白质部分几乎各占一半，HDL 中载脂蛋白以 Apo A I 为主。流行学数据表明，血清 HDL-C 水平与冠心病发病呈负相关。

2）常规检测方法为均相测定法。随着 HDL-C 水平降低，缺血性心血管疾病发病危险增加，HDL-C 与冠心病发病有密切、独立负相关。

（5）脂蛋白（a）

1）脂蛋白（a）[lipoprotein（a），LP（a）]是密度介于 HDL 和 LDL 之间，结构类似 LDL，由一个 LDL 分子结合 Apo（a）组成的二聚体。个体水平取决于基因型，不受性别、年龄、体重、锻炼、饮食和大多数降胆固醇药物的影响。

2）实验室检测以免疫透射比浊法最为常用。LP（a）增高可见于各种急性时相反应。排除各种应激升高的情况下，LP（a）被认为是动脉粥样硬化性心血管疾病的独立危险因素。

（6）载脂蛋白 A I

1）载脂蛋白 A I 是 HDL 的主要结构蛋白。其主要功能是组成脂蛋白并维持其结构的稳定和完整。

2）常规检测方法为免疫透射比浊法。血清中 Apo A I 水平反映血液中 HDL 的含量，与 HDL-C 呈明显正相关，与冠心病发生危险性呈负相关。

（7）载脂蛋白 B

1）载脂蛋白 B 是 VLDL、IDL 和 LDL 的主要结构蛋白，是 LDL 中含量最多的蛋白，90% 以上存在于 LDL 中。

2）常规检测方法为免疫透射比浊法。血清中 Apo B 水平反映血液中 LDL 的含量，与 LDL-C 呈明显正相关，与冠心病发生危险性呈正相关。

3. 血糖及血糖浓度调节　血糖（blood glucose）指血液中的葡萄糖。正常情况下，空腹血糖浓度相对比较稳定，其在 3.89～6.11 mmol/L（70～110 mg/dl）范围内波动，这是在多种激素、肝、肾、胰等共同调节下的结果。

机体内血糖维持动态平衡状态，需要多种激素参与调节。如降低血糖的激素主要是胰岛

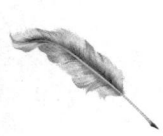

素，升高血糖的激素有胰高血糖素、肾上腺素等。

1）胰岛素（insulin）：是由胰岛 B 细胞分泌的一种多肽激素。其作用主要是促进肝、肌肉等组织对葡萄糖的摄取，促进葡萄糖转变为糖原，促进葡萄糖转变成脂肪，同时抑制肝的糖异生作用，最终达到降低血糖的效应。

2）胰高血糖素（glucagon）：是由胰岛 α 细胞分泌的一种多肽激素。其主要功能包括促进肝糖原分解和糖异生，同时促进酮体生成，因此肝是其最主要的靶器官。次要靶器官是脂肪组织，其可以促进脂肪动员。其受血糖浓度调节，血糖降低可以促进其分泌，反之血糖升高则抑制其分泌。因此其与胰岛素存在拮抗作用。

3）肾上腺素（epinephrine）：是肾上腺髓质分泌的一种儿茶酚胺类激素。其主要通过促进肝糖原分解从而达到升高血糖的效应。其还可以刺激胰高血糖素分泌，从而抑制胰岛素分泌。肾上腺髓质肿瘤病人可能因肝糖原大量分解导致高血糖症。

4. 糖尿病（diabetes mellitus，DM） 是一组因胰岛素绝对或相对分泌不足以及靶组织细胞对胰岛素敏感性降低引起蛋白质、脂肪水和电解质等一系列代谢紊乱综合征，其主要特征是高血糖。其诊断标准见表 1-7。糖尿病根据病因可以分为四种类型：① 1 型糖尿病（type 1 diabetes）；② 2 型糖尿病（type 2 diabetes）；③妊娠期糖尿病（gestational diabetes mellitus，GDM）；④其他特殊类型糖尿病（other specific types of diabetes）。

表 1-7　糖尿病的诊断标准

诊断标准	静脉血浆葡萄糖（mmol/L）/糖化血红蛋白（%）
典型症状（如多食、多饮、多尿和无原因体重减轻等），加上随机血糖浓度	≥11.1 mmol/L
或加上空腹血糖（FPG）	≥7.0 mmol/L
或加上口服葡萄糖耐量（OGTT）实验中 2 h 血浆葡萄糖浓度（2 h-PG）	≥11.1 mmol/L
或加上糖化血红蛋白	≥6.5%*

*注：需在有严格质量控制的实验室，采用标准化检测方法测定的糖化血红蛋白，可以作为糖尿病的补充诊断标准（出自《中国 2 型糖尿病防治指南（2020 版）》）。无典型症状者，需改日复查才能确诊。

5. 糖代谢的主要检测指标　糖代谢指标检测对于早期发现与诊断糖尿病具有重要价值。目前临床常用检测指标有空腹血糖、口服葡萄糖耐量试验、糖化血红蛋白、糖化白蛋白等。

（1）空腹血糖（fasting plasma glucose，FPG）：FPG 指至少在 8 小时内不摄入含热量的食物后检测得到的血糖浓度。检测的常规方法是葡萄糖氧化酶法，参考方法是己糖激酶法。

（2）口服葡萄糖耐量试验（oral glucose tolerance test，OGTT）：OGTT 指先空腹取血检测静脉血糖，随即在规定时间内口服 75 g 无水葡萄糖，在随后 2 小时内检测系列血浆葡萄糖浓度的试验。OGTT 是一种葡萄糖负荷试验，用以了解胰岛 B 细胞功能以及机体对血糖的调节能力，是目前公认的糖尿病确诊试验。

（3）糖化血红蛋白（glycated hemoglobin A1c，HbA1c）：HbA1c 指葡萄糖结合到血红蛋白上的产物。该过程是一个缓慢、不可逆的过程，且与血糖浓度及高血糖持续的时间存在正相关。

成人血红蛋白（Hb）主要由 HbA（97%）、HbA_2（2.5%）和 HbF（0.5%）组成。HbA1c 是由葡萄糖与 HbA 缩合而成的产物。HbA1c 约占 HbA1 的 80%，且浓度相对稳定，因此临床

上常用 HbA1c 代表总的糖化血红蛋白含量。

HbA1c 浓度与红细胞寿命及该时期血糖的平均水平有关，不受每天血糖波动影响，亦不受运动饮食影响，因此可反映机体过去 8~12 周的平均血糖浓度。红细胞寿命缩短可以影响糖化血红蛋白水平，如溶血性疾病、大量失血等会使 HbA1c 结果偏低。

（4）糖化白蛋白（glycated albumin，GA）：GA 指葡萄糖与白蛋白第 189 位赖氨酸结合形成的产物。由于白蛋白的半衰期为 17~19 天，较血红蛋白短，因此 GA 可以反映过去 2~3 周的血糖控制情况，因此在急性全身性疾病、妊娠期糖尿病、服用降糖药物等过程中，GA 可以更准确地反映短期内的平均血糖控制水平。

（5）酮体（ketone bodies）：酮体由乙酰乙酸、丙酮及 β-羟丁酸组成。正常人体内酮体含量较低，乙酰乙酸约占 20%，丙酮占 2%，β-羟丁酸占 78%。当糖代谢障碍时，脂肪分解加快，不能充分氧化，产生大量的代谢中间产物，即酮体。过多的酮体从尿中排出，成为酮尿。

酮体过多会导致血中及尿酮体排泄增加，目前尿酮体检测已广泛用于 1 型糖尿病的病情监测。饥饿、高脂饮食、腹泻、呕吐、消化吸收障碍等也可出现尿酮体阳性。

（王 攀 吴永华）

（四）心脏疾病的实验诊断

心血管疾病（cardiovascular disease，CVD）是心脏和血管病变为主的循环系统疾病。心血管疾病的诊断除基于病人的临床症状、体征外，还可以借助多种检查手段，如心电图、心脏彩超、血管造影、冠状动脉 CT、同位素显像等从电生理、形态和（或）功能角度提供线索。此外，在心血管疾病的发生和发展过程中，机体可出现多种生化指标的变化，检测这些指标的变化对心血管疾病的诊断、鉴别诊断、治疗监测和预后均有重要价值。

1. 心肌损伤的生物标志物

（1）心肌损伤标志物的概述：理想的心肌损伤标志物应具有高度的心肌特异性和敏感性，能在心肌损伤后早期出现，并且体内存在水平应与心肌损伤程度成比例，窗口期长，易于检测，并且可以作为病情监测和预后判断的指标等特点。由于目前临床使用的单一标志物尚不能满足以上所有条件，所以一般进行多个心肌损伤标志物联合检测，辅助临床诊断。

（2）心肌损伤标志物的分类：反映心肌缺血损伤的主要生物化学标志物包括心肌蛋白类及心肌酶类。前者主要包括肌钙蛋白（troponin，Tn）、肌红蛋白（myoglobin，Myo/Mb）等，后者主要包括血清天门冬氨酸氨基转移酶（AST）、血清乳酸脱氢酶（lactate dehydrogenase，LD 或 LDH）及其同工酶、血清肌酸激酶（creatine kinase，CK）及其同工酶（CK-MB）等。

1）心肌蛋白类

① 心肌肌钙蛋白（cardiac Tn，cTn）：存在于心肌细胞的细肌丝上，是由 3 个亚单位，即肌钙蛋白 C（TnC）、肌钙蛋白 I（TnI）及肌钙蛋白 T（TnT）构成的复合体。其中，TnI 和 TnT 是心肌损伤的特异性标志物。目前，高敏肌钙蛋白（hs-cTn）已经成为诊断急性心肌梗死（acute myocardial infarction，AMI）的首选标志物。优点：是目前最特异的心肌损伤标志物；出现时间早，可在症状发作后 2 小时出现；持续时间长，检测窗口期可达 10~14 天；可检测微小心肌损伤；血中浓度和心肌损伤范围和程度有较好相关性；可用于溶栓后再灌注的判断。结合心电图并动态监测可进一步提高诊断准确率。缺点：诊断近期再梗的效果较差。

② 肌红蛋白：广泛存在于骨骼肌、心肌，分子量小且位于细胞质内，心肌损伤时出现较早，是 AMI 发生后较早出现的可测标志物。临床意义：当 AMI 发生后，Mb 释放入血，2 h 即升高，6~h 达到高峰，24~36 h 可恢复正常水平。Mb 的阴性预测价值可达 100%，在胸痛发作 2~12 h 内，如 Mb 阴性可排除 AMI。同时也是诊断再梗的较好指标。缺点：由于其组织分布较为广泛，特异性不高，可与其他实验室指标如碳酸酐酶Ⅲ（CAⅢ）联合检测，提高 Mb

诊断急性心梗的特异性。CAⅢ有较高的特异性，仅在骨骼肌损伤时才出现。

2）心肌酶类

①肌酸激酶：主要组织分布于骨骼肌和心肌，其次为脑组织的细胞质和线粒体。诊断AMI时特异性较差。CK-MB与CK的比值可作为心肌损伤的评价指标之一。

②肌酸激酶同工酶：以骨骼肌、心肌、平滑肌含量为多，其次是脑组织、胃肠道、肺和肾内含量较少。肌酸激酶主要存在于细胞质和线粒体中，是一个与细胞内能量运转、肌肉收缩、ATP再生有直接关系的重要激酶。CK是一种二聚体，由M和B两个亚基组成，有三种同工酶：CK-BB（主要分布在脑）、CK-MB（主要分布在心肌）和CK-MM（主要分布在骨骼肌）。临床主要用于诊断急性心肌梗死，CK-MB可于急性心肌梗死发病3~8小时后增高，9~30小时达高峰，2~3日恢复正常。CK-MB对急性心肌梗死诊断的敏感性及特异性均优于肌酸激酶。急性心肌梗死发病后CK-MB持续处于高水平，说明心肌梗死在继续；若下降后又升高，提示原梗死部位在扩展或又有新的梗死出现。其他心脏疾病，如心包炎、慢性心房颤动等也可能有CK-MB的升高。临床上使用质量法检测CK-MB，可具有更好的特异性。

③乳酸脱氢酶：是葡萄糖无氧酵解中调节丙酮酸转化为乳酸的关键酶，广泛存在于肝、心脏、骨骼肌、肺、脾、脑、红细胞等组织细胞中。LD是四个亚单位构成的四聚体，由M型和H型亚单位构成5种同工酶：H4（LD1）、MH3（LD2）、M2H2（LD3）、M3H（LD4）、M4（LD5）。乳酸脱氢酶及其同工酶LD1在急性心肌梗死发作后8~14小时开始升高，48~72小时达高峰，8~12天恢复正常。Karmen等1955年提出可用LDH用于诊断AMI。由于其诊断AMI时特异性较差，目前在心肌损伤诊断中逐步停用。

④天门冬氨酸氨基转移酶：又称谷草转氨酶（GOT），肝、骨骼肌、肾、心肌等多种组织均有分布。红细胞AST约为血清的10倍，轻度溶血会使测定结果升高。AST在急性心肌梗死发生后8~12小时升高，36~48小时达峰值，持续可达7天。Karmen等1954年首次提出可用AST诊断AMI。但由于其特异性差，目前不作为急性心肌损伤的诊断指标。

2. 心力衰竭的生物标志物　心力衰竭是由于各种原因引起的心肌结构和功能的变化，导致心室充盈和射血障碍而引起的一组临床综合征。心力衰竭发病率高，年存活率与恶性肿瘤相仿其已成为主要的公共卫生问题。心力衰竭早期临床往往不易出现症状。实验室检测指标是目前评价心力衰竭的较好手段之一。

（1）B型脑利尿钠肽（B-type brain natriuretic peptide，B-BNP）和N末端B型利钠肽原（NT-proBNP）。脑、脊髓、肺、心脏均可分泌BNP。主要分泌场所为左心室，当心室肌细胞受到压力/牵拉刺激后，先形成一个含134个氨基酸的B型利钠肽原前体（pre-pro BNP），随后蛋白酶切掉N端26个氨基酸的信号肽，变成含有108个氨基酸的B型利钠肽原（pro BNP），后者在内切酶作用下等摩尔地裂解为含有32个氨基酸，且有活性的BNP，和一个N端含有76个氨基酸无活性的NT-pro BNP。两者均由心室肌产生并分泌入血，因此测定血液中BNP或NT-pro BNP水平可对心力衰竭进行诊断和危险评估。

（2）BNP和（或）NT-pro BNP是目前诊断心力衰竭最重要的生物标记物。心力衰竭病人NT-proBNP水平显著高于非心力衰竭呼吸困难病人，且与心力衰竭严重程度相关。对于慢性心力衰竭，其诊断的敏感性和特异性相对较低。临床检测时需注意种族、年龄、性别、用药等多种情况均可影响利钠肽水平。结合临床症状、体征，联合其他指标及心脏彩超等检查可提高诊断价值。

3. 其他相关标志物　生长刺激表达基因2蛋白（growth stimulation expressed gene 2）：是白细胞介素-1受体家族成员，具有可溶性形式（sST2）和跨膜形式（ST2L），IL-33是sST2和ST2L的功能配体。当心肌细胞受到机械压力刺激时，ST2L和sST2均增高。sST2是心肌纤维化标志物，检测结果不受年龄、肾功能、性别、BMI等影响，对心力衰竭伴肾功能不全

病人的诊断和预后评估优于BNP。

另外，心肌脂肪酸结合蛋白（fatty acid binding protein，h-FABP）、缺血修饰白蛋白（ischemia modified albumin，IMA）等标志物也可用于心肌损伤的辅助诊断。

从20世纪50年代至今，随着检测技术的发展，心肌损伤标志物的发展十分迅速。本领域的研究方向旨在不断寻找高度心肌特异、高灵敏、早期出现且与损伤程度相关的生物标志物，并且通过质谱、组学等多种技术手段，进一步明确各种新指标或者现用指标亚型的临床应用价值，并开发出可行易用的检测方法，从而更好地辅助临床进行心脏疾病的诊断治疗。

（吴永华　王天成）

三、临床免疫学检验

（一）病毒感染性疾病及实验诊断

感染是指细菌、病毒等病原体侵入人体并生长、繁殖，导致宿主发生病理生理的过程。感染性疾病是指病原体进入宿主后破坏机体正常功能而产生的各种感染症状。感染性疾病的早期诊断对疾病的治疗和预后具有重要意义。本部分只介绍肝炎病毒感染。人类肝炎病毒有甲型、乙型、丙型、丁型和戊型5类，可引起肝的急性或慢性炎症。肝炎病毒血清标志物包括病毒抗原成分和抗病毒抗体等。通过对血清标志物检测并结合病毒核酸载量，可用于病毒性肝炎的诊断、治疗和预后判断。

1. 甲型肝炎病毒（hepatitis A virus，HAV）感染　甲型肝炎病毒主要经粪-口途径传播，大多为隐匿感染，少数病人可表现为急性肝炎。HAV感染的实验室诊断主要为抗-HAV抗体检测，HAV抗原和核酸检测并未作为常规诊断方法。

HAV感染人体后可产生抗-HAV IgG、IgA、IgM等抗体，临床常采用ELISA或化学发光免疫技术（CLIA）进行检测。抗-HAV IgM在急性感染后出现较早，上升较快，于3~6个月消失，是急性HAV感染或复发的标志。抗-HAV IgG出现较抗-HAV IgM晚，可持续多年或终生，是保护性抗体，主要用于HAV感染的流行病学调查或疫苗接种后的效果评价。

2. 乙型肝炎病毒（hepatitis B virus，HBV）感染　HBV感染在我国较常见，是肝硬化和肝癌的主要危险因素。HBV可通过血液和母婴等方式传播。多数病人在感染后不出现临床症状。HBV的免疫学诊断主要包括HBsAg、抗-HBs、HBeAg、抗-HBe、抗-HBc、PreS1 Ag、抗-PreS1、PreS2 Ag和抗-PreS2等。常采用ELISA或CLIA进行检测。

（1）乙型肝炎病毒表面抗原（HBsAg）检测：HBsAg在HBV感染后首先出现，是早期诊断的重要指标。定量检测血清HBsAg也可用于病人感染状态和治疗效果的评价。

（2）乙型肝炎病毒表面抗体（抗-HBs）检测：抗-HBs是一种保护性抗体，阳性可见于既往感染或乙肝疫苗接种后。

（3）乙型肝炎病毒e抗原（HBeAg）检测：HBeAg是一种可溶性蛋白，阳性可见于乙型肝炎急性期，提示病人具有较强的传染性。若HBeAg持续阳性，则可发展为慢性乙型肝炎。

（4）乙型肝炎病毒e抗体（抗-HBe）检测：抗-HBe常出现于HBeAg消失后，阳性可见于急性乙型肝炎恢复期，也可见于慢性乙型肝炎和肝硬化病人。

（5）乙型肝炎病毒核心抗体（抗-HBc）检测：目前临床检测主要包括抗-HBc IgG和抗-HBc IgM。抗-HBc IgG高滴度表示肝内HBV复制，提示现症感染；低滴度提示既往感染。抗-HBc IgM是HBV急性感染的早期诊断指标，在慢性乙肝活动期也可呈阳性。

临床上常联合观察HBV的血清学标志物，对乙肝的诊断、疗效和预后具有重要意义（表1-8）。

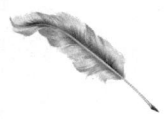

表 1-8 乙型肝炎病毒标志物常见模式和临床意义

HBsAg	抗-HBs	HBeAg	抗-HBe	抗-HBc	临床意义
+	-	+	-	+	急性或慢性乙肝感染，病毒复制活跃，传染性强（大三阳）
+	-	-	+	+	慢性乙肝非活动期或HBsAg携带者，传染性弱（小三阳）
+	-	-	-	+	急性感染恢复期或慢性乙肝，传染性弱
-	+	-	-	+	急性感染恢复或既往感染
-	-	-	+	+	感染恢复期或既往感染，传染性弱
-	-	-	-	+	感染早期或既往感染
-	+	-	-	-	既往感染后恢复或疫苗接种后
-	+	-	+	+	急性感染恢复期
-	-	-	-	-	未感染，未接种疫苗

3. 丙型肝炎病毒（hepatitis C virus，HCV）感染　HCV感染在我国较常见，主要通过血液传播。HCV的实验室检查主要包括HCV核心抗原、抗-HCV和HCV RNA测定。

（1）丙型肝炎病毒核心抗原检测：HCV核心抗原出现较早，可用于慢性HCV感染的辅助诊断。

（2）丙型肝炎病毒抗体检测：是HCV感染的重要标志。

（3）丙型肝炎病毒核酸检测：HCV RNA是诊断HCV感染的最直接依据，可反映体内病毒复制的活跃性，还可用于治疗效果的监测。

4. 丁型肝炎病毒（hepatitis D virus，HDV）感染　丁型肝炎病毒是一种缺陷病毒，需要有乙肝病毒作为辅助病毒。HDV的实验室检查主要包括HDV抗原、抗-HDV等的测定。HDV感染时，HDV抗原出现较早；抗-HDV IgM在感染早期即可出现，是HDV感染后最早出现的抗体。抗-HDV IgM下降时，抗-HDV IgG出现。

5. 戊型肝炎病毒（hepatitis E virus，HEV）感染　戊型肝炎病毒主要经胃肠道传播，HEV感染均为急性感染。HEV的实验室检查主要包括HEV抗原、抗-HEV等的测定。抗-HEV IgM出现较早，是HEV急性感染的诊断指标。但HEV感染的实验室指标并不理想。

（二）性传播疾病及实验诊断

1. 人类免疫缺陷病毒（human immunodeficiency virus，HIV）感染　人类免疫缺陷病毒是获得性免疫缺陷综合征（acquired immunodeficiency syndrome，AIDS）的病原体。HIV感染后可分为急性原发性感染期、无症状持续感染期和有症状艾滋病期。AIDS的实验室检测主要包括特异性抗体和抗原的检测、T细胞检查、核酸定量检测。

（1）特异性抗原的测定：HIV感染后抗原的出现早于抗体，常采用抗体夹心ELISA法检测HIV p24抗原，其阳性有助于HIV感染的辅助诊断，但不能据此确诊。

（2）特异性抗体的测定：HIV抗体的检测可分为HIV初筛试验和确证试验。初筛试验常采用ELISA或胶体金法；确证试验常用免疫印迹法。HIV抗体检测常用于HIV感染的诊断。

（3）淋巴细胞检测：AIDS病人可出现T淋巴细胞总数减少（常$<1.5\times10^9$/L）；CD_4^+T细胞绝对值下降；CD_4/CD_8比值下降，常<0.5，比值越低，说明免疫功能受损越严重。

2. 梅毒螺旋体感染　梅毒螺旋体为梅毒的病原体，主要通过性接触传染，具有较强的传染性，晚期可累及全身脏器。梅毒螺旋体通过胎盘进入胎儿血液，可导致宫内感染，引起早产

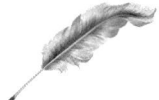

或流产。人体感染梅毒螺旋体后可产生特异性和非特异性抗体两类，前者包括 IgG 和 IgM，后者主要为抗心磷脂抗体。

（1）非特异性抗体的测定：人体感染梅毒螺旋体后，对梅毒螺旋体表面所释放的类脂物质迅速做出免疫应答，一般于 3~4 周产生抗类脂抗原的抗体，即为反应素。实验室常用检测方法包括快速血浆反应素试验（rapid plasma regain，RPR）、性病研究实验室试验（venereal disease research laboratory test，VDRL）、甲苯胺红不加热血清试验（toluidine red unheated serum test，TRUST）。这类试验简便快速，可用于梅毒筛查和疗效观察，阴性反应不能排除梅毒螺旋体感染。

（2）特异性抗体的测定：检验项目为病人血清中的梅毒螺旋体的特异性抗体。实验室常用检测方法包括 ELISA、明胶颗粒凝集试验、CLIA、免疫印迹试验等。其中免疫印迹试验为梅毒螺旋体特异性抗体检测的确证试验。特异性抗体的检测不能区分既往感染或现症感染。

> **拓展与扩充**
>
> 目前高效抗逆转录病毒治疗被认为是最有效的 AIDS 治疗方法，此方法可高效抑制血浆中 HIV 的复制，使其达到难以检测到的状态，同时还可使体内 CD_4^+ 水平上升。但抗 HIV 感染的药物治疗也可引起心血管疾病等副作用，并可产生耐药性，因此很有必要进行治疗药物监测，以确定最佳治疗方案。随着基因治疗技术的不断发展，基于修饰 CC 趋化因子受体 5（CCR5）基因的转录激活因子效应物核酸酶、锌指核酸酶等技术在艾滋病治疗中也取得较多成果。相信将来会有更多作用于不同靶点的药物和技术进入临床，同时期待可以研发出安全有效的 HIV 疫苗。

（三）肿瘤标志物检查

1. 肿瘤标志物的定义　肿瘤标志物（tumor marker，TM）指在肿瘤发生和发展过程中，由肿瘤细胞本身或机体对肿瘤细胞反应而产生的一类可反映肿瘤存在和生长的物质。肿瘤标志物可存在于肿瘤细胞或组织中，也可存在于血液和体液中。

2. 肿瘤标志物的分类

（1）胚胎抗原类：由胚胎组织合成，存在于胎儿血液中，出生后逐渐降低甚至消失，但在某些肿瘤发生可重新合成并大幅度升高。目前研究较多的是甲胎蛋白（α-fetoprotein，AFP）和癌胚抗原（carcinoembryonic antigen，CEA）等。

（2）糖链抗原（carbohydrate antigen，CA）类：指用肿瘤细胞株制备单克隆抗体来识别的肿瘤相关抗原，多为糖蛋白，如 CA72-4、CA19-9、CA15-3 等。

（3）激素类：一些在正常情况下不产生激素的组织，若发生恶变可产生并释放一些肽类激素并导致相应的综合征，如人绒毛膜促性腺激素（human chorionic gonadotropin，HCG）可用于诊断绒毛膜细胞癌和葡萄胎等。

（4）酶和同工酶类：当某些组织发生肿瘤时，可出现某些酶或其同工酶合成增加或活性异常。如前列腺癌时，前列腺特异性抗原（prostate specific antigen，PSA）和前列腺酸性磷酸酶（prostatic acid phosphatase，PAP）升高等。

（5）特殊蛋白质类：如本周蛋白可用于诊断多发性骨髓瘤。

（6）癌基因产物类：癌基因的激活或抑癌基因的变异可使正常细胞恶变，导致肿瘤发生。如 *p-53* 抑癌基因蛋白突变与肺癌、胃癌等相关。

（7）其他肿瘤标志物：目前，随着基因组学等技术的快速发展，新的肿瘤标志物不断被发

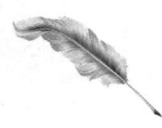

现,相应试剂盒也相继被研发并应用。

3. 常用的肿瘤标志物

（1）胚胎抗原类

1）癌胚抗原：是一种分子量为 180 kD 的可溶性糖蛋白，存在于胎儿的胃肠管、胰及肝，出生后明显降低。升高常见于胃肠道恶性肿瘤、乳腺癌等病人。

2）甲胎蛋白：是胎儿发育早期的一种糖蛋白，由肝和卵黄囊合成。胎儿出生后血中 AFP 逐渐下降甚至消失。升高主要见于原发性肝癌和生殖细胞癌，也可见于肝硬化及病毒性肝炎。此外，妊娠时也可升高，但分娩后 3 周即可恢复正常。

（2）糖链抗原类

1）CA125：主要存在于上皮性卵巢癌组织及病人血清中。升高主要见于卵巢癌，其他相关肿瘤包括乳腺癌、子宫癌等。在卵巢囊肿、慢性肝炎等疾病时也可有不同程度升高。

2）CA19-9：又称胃肠癌相关抗原，主要存在于胎儿的胰、胆囊、肝和肠等组织，正常人体组织中含量甚微。升高主要见于胰腺癌、结直肠癌和胃癌，也可见于急性胰腺炎或胆囊炎等消化系统的良性疾病。

3）CA72-4：是胃肠道肿瘤及卵巢癌的标志物。在非小细胞肺癌及胰腺癌中，也可见 CA72-4 升高。

（3）激素类

1）人绒毛膜促性腺激素：由胎盘滋养层细胞分泌，是监测早孕的重要指标。升高主要见于葡萄胎、绒毛膜细胞癌、精原细胞瘤等疾病；在卵巢囊肿等疾病中也可升高。

2）降钙素：主要由甲状腺滤泡 C 细胞分泌。升高主要见于甲状腺髓样癌；也可见于嗜铬细胞瘤及肾衰竭等病人。

（4）酶类

1）神经元特异烯醇化酶（neuron specific enolase，NSE）：是烯醇化酶的一种同工酶。升高主要见于小细胞肺癌和神经母细胞瘤。

2）前列腺特异性抗原：是由前列腺上皮细胞分泌的单链糖蛋白，在体内以两种形式存在：游离的 PSA（f-PSA）及结合的 PSA（c-PSA）。可用于前列腺癌和良性前列腺增生的鉴别诊断。

（5）特殊蛋白质类：铁蛋白主要由肝合成，是体内含铁最丰富的蛋白。其升高常见于淋巴瘤、胰腺癌等恶性肿瘤、各种炎症感染等疾病。

（6）其他：如鳞状上皮细胞性抗原（SCC）常与肺和头颈部鳞癌有关；细胞角蛋白 19 片段（CY-FRA21-1）常与非小细胞肺癌有关。

4. 肿瘤标志物的选择和应用

（1）肿瘤标志物的选择：正确选择并检测肿瘤标志物可用于肿瘤的早期诊断，目前常选择将肿瘤标志物进行联合检测，以提高肿瘤的检出率。常用肿瘤标志物的联合检测见表 1-9。

表 1-9　常用肿瘤标志物的联合检测

肿瘤	常用联合检测标志物
肝癌	AFP、AFU、γ-GT、CEA、ALP
肺癌	NSE、CYFRA21-1、SCC、CEA、TPA、ACTH、降钙素
胃癌	CA72-4、CA19-9、CEA
乳腺癌	CA15-3、CEA、CA549、hCG、降钙素、铁蛋白
卵巢癌	CA125、CEA、hCG、CA72-4
宫颈癌	SCC、CEA、CA125、TPA

肿瘤	常用联合检测标志物
胰腺癌	CA19-9、CA50、CEA、CA125
膀胱癌	TPA、CEA
前列腺癌	PSA（t-PSA、f-PSA、f-PSA/t-PSA）、PAP
结直肠癌	CEA、CA19-9、CA50
骨髓瘤	本周蛋白、β_2-微球蛋白

（2）肿瘤标志物的应用：肿瘤的辅助诊断，如AFP对原发性肝癌、CA125对卵巢癌的辅助诊断具有重要参考价值。

（3）肿瘤的疗效监测：肿瘤标志物水平的监测有助于判断手术、放疗或化疗是否有效。若在治疗后肿瘤标志物下降至正常水平，通常提示肿瘤完全去除或病情缓解。

1）肿瘤的复发或转移监测：肿瘤标志物的动态测定有助于肿瘤的病情监测。经手术治疗后，若肿瘤标志物水平降至正常，一段时间后又重新升高，常提示肿瘤复发或转移。

2）高危人群的筛查和早期检测：如针对有肿瘤家族史的高危人群进行筛查，或对某些肿瘤高发地区进行普查，可及早的发现无症状病人。

拓展与扩充

正常细胞恶变常涉及基因的改变。目前研究发现，视网膜母细胞瘤基因（Rb）除与视网膜母细胞瘤相关外，还与乳腺癌和骨肉瘤等有关；BRCA1/2基因不仅与乳腺癌和卵巢癌有关，其突变也可导致胰腺癌等疾病。恶性肿瘤的基因检测为肿瘤的个体化和精准化治疗提供新的方向。

（四）自身免疫性疾病的实验诊断

自身免疫性疾病（autoimmune disease，AID）多伴有特异性的自身抗体，因此采用免疫学方法检测自身抗体对自身免疫性疾病的临床诊断、治疗用药及疗效观察和预后判断等具有重要意义。

1. 类风湿关节炎相关自身抗体的检测

（1）类风湿因子（rheumatoid factor，RF）：RF是一种以变性IgG的Fc段为靶抗原的自身抗体，主要为IgM型。RF主要存在于类风湿关节炎病人的血清或滑膜液中，检测方法包括免疫比浊法、ELISA和胶乳凝集试验等，可用于类风湿关节炎的诊断和预后判断。RF阴性不能排除类风湿关节炎可能。其他结缔组织性疾病也可出现RF轻度升高。

（2）抗环瓜氨酸肽抗体（antibody against cyclic cirtrullinated peptide，anti-CCP）：是类风湿关节炎诊断的高度特异指标，检测方法包括免疫比浊法和ELISA等，可作为类风湿关节炎的早期诊断指标，其滴度常与疾病严重性和预后有关。

2. 抗核抗体（antinuclear antibody，ANA）的检测　抗核抗体是指将真核细胞核成分作为靶抗原的一类自身抗体的总称，主要为IgG型抗体。ANA主要存在于病人的血清中，也可存在于滑膜液、胸腔积液和尿液中。

抗核抗体常可分为抗DNA抗体、抗组蛋白抗体、抗非组蛋白抗体和抗核仁抗体四类，每一类又可分为多种亚类。目前最常用的检测方法为间接免疫荧光法（indirect immunofluorescence，IIF），在荧光显微镜下观察荧光核型和荧光强度。常见的ANA荧光图形包括均质型、斑点型、核膜型和核仁型，现已证实抗核抗体对多种自身免疫性疾病具有诊断价值。

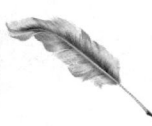

抗 DNA 抗体包括抗双链 DNA（dsDNA）抗体和抗单链 DNA（ssDNA）抗体。目前临床主要检测抗 dsDNA 抗体，检测方法包括 IIF、ELISA 和 CLIA。抗 dsDNA 抗体是 SLE 的特征性标志抗体，其滴度常与疾病的活动性有关，可作为治疗的监测指标。抗 dsDNA 抗体阴性不能排除 SLE 可能。

3. 抗可提取核抗原（extractable nuclear antigens，ENA）抗体的检测　ENA 为酸性蛋白抗原，可用盐水或磷酸盐缓冲液从细胞核中提取，不含 DNA。不同的自身免疫性疾病可产生不同的抗 ENA 抗体。目前，其检测方法主要包括免疫印迹法和斑点酶免疫法。

（1）抗 Sm 抗体：是 SLE 的特异性标志之一，但其阳性率较低，且水平不与 SLE 的活动性相关。

（2）抗核 RNP 抗体：是诊断混合型结缔组织病的重要标志，但在 SLE 或进行性系统性硬化等疾病中也可呈阳性。

（3）抗 SSA 抗体和抗 SSB 抗体：抗 SSA 抗体和抗 SSB 抗体均是诊断干燥综合征的重要标志，两者同时检测可提高诊断率。部分 SLE 患者抗 SSA 抗体和抗 SSB 抗体也可呈阳性。

（4）抗 Jo-1 抗体：常见于多发性肌炎病人。

（5）抗 Scl-70 抗体：常见于进行性系统性硬皮病（弥散型）病人。

4. 血管炎相关的自身抗体检测　抗中性粒细胞胞质抗体（antineutrophil cytoplasmic antibody，ANCA）是一组以人中性粒细胞胞质成分为靶抗原，与多种小血管炎性疾病相关的抗体。ANCA 主要见于系统性血管炎。目前多采用间接免疫荧光法进行检测。ANCA 主要包括三型：胞质型、核周型和非典型 ANCA。

（1）胞质型 ANCA（cytoplasmic ANCA，cANCA）：靶抗原主要是蛋白酶 3（proteinase 3，PR3），常见于韦格纳肉芽肿、坏死性肾小球肾炎等疾病。

（2）核周型 ANCA（perinuclear ANCA，pANCA）：靶抗原主要是髓过氧化物酶（myeloperoxidase，MPO），常见于肺出血肾炎综合征、变应性肉芽肿性脉管炎等疾病。

（3）非典型 ANCA（atypical ANCA，aANCA）：靶抗原尚未明确。常见于原发性硬化性胆管炎、炎性肠病和风湿免疫性疾病。

5. 抗磷脂综合征相关自身抗体的检测　抗磷脂综合征是一种以动静脉血栓形成及病理妊娠为主要特点的自身免疫性疾病，病人体内常伴有较高水平的抗磷脂抗体。抗磷脂抗体是一组能够与体内不同磷脂成分发生反应的自身抗体，是诊断抗磷脂综合征最具特征的实验室指标，主要包括抗心磷脂抗体、抗 β_2 糖蛋白 I 抗体和狼疮抗凝物。

6. 其他相关自身抗体的检测　如采用 IIF、ELISA 等方法检测抗甲状腺球蛋白抗体和抗甲状腺过氧化物酶抗体，可用于桥本甲状腺炎等甲状腺疾病的诊断；采用 ELISA 等方法检测抗乙酰胆碱受体，可用于重症肌无力的诊断。

 拓展与扩充

风湿性疾病的遗传易感性

SLE 和类风湿关节炎等的风湿性疾病在我国发病率不断上升，大量研究表明，风湿性疾病的发生具有遗传易感性。目前，研究发现 SLE 的易感基因主要包括人类白细胞抗原（HLA）基因、多聚 ADP- 核糖聚合酶（PARP）、Fcr 受体等；类风湿关节炎相关的易感基因包括 HLA、肽酰基精氨酸脱亚胺酶 4（PADI4）、蛋白酪氨酸磷酸酶非受体型 22（PTPN22）等，这些易感基因的深入研究推进了风湿性疾病的发病机制的精准医学研究进程，对疾病的预防和治疗具有重要意义。

（陈晓辉　崔丽艳）

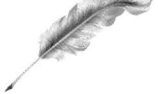

四、临床微生物学检验

临床微生物检验是指利用临床微生物学知识，获取质量可靠的标本，采用合理规范的检验操作规程和检测系统进行病原微生物鉴定和抗菌药物敏感性试验，为临床感染性疾病的诊断和治疗提供实验室依据。

（一）感染性疾病的特点及感染类型

1. **感染性疾病的特点** 感染性疾病是由微生物导致的疾病，微生物是一大类人体肉眼看不见、需要借助于显微镜放大百倍、千倍甚至万倍才能见到的微小生物统称，具有繁殖迅速、种类繁多、分布广泛、适应力强等特点。微生物包括细菌、真菌和病毒，支原体、衣原体、立克次体、螺旋体、放线菌也属于细菌的范畴。

当今微生物种类日益复杂，常见病原微生物不仅没有消除，反而很多成为耐药菌，导致这些疾病治疗更棘手。同时，不断出现新的病原微生物，如新型冠状病毒，给疾病的预防和诊治带来极大的困难和挑战，快速、准确的报告是临床微生物学检验面临的关键问题。

2. **感染性疾病的感染类型** 感染性疾病的类型依据不同的标准有不同的分类，根据获得感染的地点分为社区获得性感染和医院获得性感染（Hospital acquired infections，HAIs）。HAI是指在医疗机构中获得的感染，即住院患者在医院内获得的感染，包括在住院期间发生的感染和在医院内获得、出院后发生的感染，通常有关症状或体征出现在病人入院48小时之后。随着广谱抗菌药物的使用以及侵入性操作的日益增多，多重耐药、泛耐药甚至全耐药细菌在HAI病人中分离率升高，造成病人住院时间延长、死亡率上升。

（二）感染性疾病的病原学检测

1. **标本采集与运送** 临床微生物检验的标本主要有血液、尿液、痰液、脑脊液、胸腔积液、腹水、分泌物等。标本的正确采集对检验结果极其重要，是保证检验结果可靠的前提。标本采集的一般原则包括：①在抗生素应用前采集，如已使用抗生素，应在第二次使用抗生素前采集；②无菌操作（避免污染）；③选择适宜的时机采集标本；④标本要适量，如血液标本需按照培养瓶要求留取，拭子样本采样量少，不是进行培养和鉴定的良好标本；⑤根据感染部位选择选择适宜的采集方法，如封闭脓肿样本进行需氧和厌氧培养时，采用穿刺取材、组织培养；⑥采用适当的转运培养基，尽快送检。

2. **直接显微镜检查** 直接显微镜检查可为临床提供快速的诊断依据，对无法进行体外培养的微生物更是良好的检测手段，镜下可以直接观察样本中微生物的形态和比例，检测快速、简单而方便。直接显微镜检查主要包括不染色直接镜检、染色镜检等。显微镜包括普通光学显微镜、暗视野显微镜、荧光显微镜、电子显微镜等。染色方法主要有革兰氏染色（Gram stain）、抗酸染色（Ziehl-Neelsen acid-fast stain）、墨汁染色（India ink stain）、棉蓝染色（Cotton blue stain）等，需根据标本的可疑病原菌进行选择。革兰氏染色法是细菌学中最经典、最常用的鉴定方法之一，抗酸染色一般用于结核分枝杆菌筛查，墨汁染色用于隐球菌的检测。

3. **病原体分离、培养和鉴定** 微生物培养要根据样本选择适宜的培养基和培养条件。血培养基营养丰富，适合大多数样本；巧克力培养基适用于呼吸道样本中流感嗜血杆菌的检出，选择性培养基如中国兰培养基只生长革兰氏阴性菌，沙保弱培养基适合真菌生长，SS培养基则适用于大便标本，沙门菌和志贺菌可以在SS培养基上呈现特异的形态。

样本接种方法一般采用三区划线接种在平板培养基上。微生物多为兼性厌氧，即有氧、无氧条件下均可生长，因此一般置于空气环境下进行培养，培养温度为35～37℃，某些细菌如脑膜炎奈瑟菌、链球菌、布鲁氏菌需在5%～10%二氧化碳环境中才能良好生长，怀疑厌氧菌感染需要在厌氧装置中培养样本。

微生物鉴定有多种方法，包括传统的表型鉴定方法，依据菌落形态、气味、革兰氏染色、

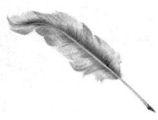

凝集试验、生化试验等表型特征，以及新兴的蛋白质组学和测序技术。微生物具有不同的酶，对营养物的利用能力不同，代谢产物和pH也不同。自动化生化鉴定仪将各种生化反应集中到一张卡片，根据生化反应的组合与系统的专家分析系统比对，可以高效鉴定细菌，是目前临床实验室常用的方法。基于蛋白质组学技术的鉴定方法是基质辅助激光解析电离飞行时间质谱技术（MALDI-TOF），成本较高，但有高效、准确的优点，正逐步在各实验室推广。核酸检测技术多用于难鉴定微生物的鉴定，包括靶向测序、芯片技术和宏基因组测序，其中16S核糖体RNA（16S rRNA）测序是菌种鉴定的常用方法。

4. 病原体抗原和抗体检测　病原体抗原和抗体检测属于免疫学检测，其原理是基于微生物特有的抗原成分和人体针对微生物的特异性抗体。抗原和抗体检测方法主要有免疫层析方法（immunochromatography assay，ICA）、化学发光分析技术（chemiluminescence assay，CLIA）、酶联免疫吸附试验（enzyme linked immunosorbent assay，ELISA）、免疫荧光技术（immunofluorescence assay，IF）等。免疫学检测技术在检测难培养病原微生物具有很大优势，报告时间较快，但需排除假阴性和假阳性的干扰，结合其他方法综合判断检测结果。

5. 核酸检测　得益于近年来分子生物学技术的发展迅速，目前核酸检测技术已在临床实验室得到广泛运用，为细菌的快速鉴定提供了新的途径，尤其对培养阴性、免疫学检测阴性的感染性疾病诊断提供了良好的选择。聚合酶链反应（polymerase chain reaction，PCR）检测技术已成为病原检测的常用手段，可实现病原的快速检测，并能检测微生物的耐药基因和分子流行病学特征，与之相关的技术有普通PCR、实时荧光定量PCR、数字PCR等。基本原理是通过设计扩增微生物特异引物，以待测标本提取的核酸为模板，在PCR仪上扩增，并检测扩增信号，判断待测标本中有无特定核酸。

6. 毒素检测　微生物产生的毒素是重要的致病因子，内毒素常见于革兰氏阴性菌感染，其检测主要方法为鲎试验，基本原理是内毒素激活凝固酶原转变为凝固酶，使凝固蛋白原生成凝固蛋白从而产生凝胶，改良鲎试验也可以检测真菌细胞壁的葡聚糖成分。外毒素是微生物生长繁殖过程中分泌到菌体外的毒性物质，包括肠毒素和神经毒素等，多见于革兰氏阳性菌和部分阴性菌，艰难梭菌毒素检测可以辅助诊断艰难梭菌导致的抗生素相关型腹泻和伪膜性肠炎。

（三）常见感染性疾病的实验诊断

1. 血流感染的实验诊断　血流感染（bloodstream infection）即微生物进入血液引起感染，严重者可导致败血症、休克甚至死亡，血培养是诊断血流感染的重要依据，应在病人发热初期或体温上升期采集标本，成人每个发热病程采集2~3套血培养，一般包括需氧和厌氧培养，每个血培养瓶6~8ml血液，自动化血培养监测系统可以实时监测微生物的生长状态并及时报警。

2. 中枢神经系统感染的实验诊断　中枢神经系统感染（central nervous system infection）如脑膜炎、脑炎的临床样本主要为脑脊液，一般采用腰椎穿刺术无菌采集脑脊液标本，收集脑脊液5~10ml，分装于3支无菌小瓶中立即送检。取第2支或最浑浊的1支做微生物学检查。检测方法包括脑脊液直接涂片、培养、脑脊液细胞学分析、免疫学检测和脑脊液病原核酸检测等。

3. 呼吸系统感染的实验诊断　呼吸系统感染（respiratory infection）可采集的样本包括鼻咽拭子、鼻窦、痰液、支气管肺泡灌洗液（bronchalveolar lavage fluid，BALF）及肺组织标本。BALF是诊断肺部感染性疾病较为可靠的样本，还可以进行曲霉菌半乳甘露聚糖的免疫学检测。呼吸道样本可以进行直接涂片、培养、免疫学和核酸检测，新型冠状病毒最常用的检测方法是核酸检测，一些少见菌采用核酸检测能大大提高检出率。

4. 皮肤软组织感染　皮肤软组织感染（skin and soft tissue infection，SSTI）常采用涂片与培养结合联合诊断，尽量采集深部组织或脓液送检。对浅部真菌感染通常采集皮屑、甲屑、毛发和痂皮等标本直接进行涂片镜下观察。

（四）抗菌药物敏感实验的应用和结果解读

1. 抗菌药物敏感试验的应用　抗菌药物敏感试验（antimicrobial susceptibility test，AST）简称药敏试验，是指在体外测定抗菌药物对微生物的抑制或杀灭的能力。临床微生物学实验室的主要功能之一是对有意义的微生物分离株进行抗微生物药物敏感度检测，为临床提供抗菌药物治疗的选择依据。常规药敏试验的方法包括纸片扩散法（K-B 法）、稀释法、自动化仪器法和抗微生物药物浓度梯度法（E-test 法）。自动仪器法是临床实验室广泛采用的方法，以微量肉汤稀释法为原理，将多种抗菌药物作不同浓度的稀释后包被于检测卡上，通过测试细菌在含不同浓度药物培养基内的生长情况，定量测定抗菌药物的最低抑菌浓度（minimum inhibitory concentration，MIC），药物解释标准可参照临床和实验室标准化协会（clinical and laboratory standards institute，CLSI）或欧洲抗微生物药物敏感度试验委员会（European committee on antimicrobial susceptibility testing，EUCAST）推荐的解释分类及细则。

2. 抗菌药物敏感试验的结果解读　药敏结果主要包括三类：敏感（susceptible）、中介（intermediate）、耐药（resistant）。敏感的含义为药物在推荐的剂量时达到的血药浓度可以抑制微生物的生长，反之则为耐药，设定中介的作用之一是为了防止实验室误差，其二是对于剂量依赖性抗菌药物，随着使用剂量的提高，微生物可以对抗菌药物由中介转为敏感，其三是在药物浓集的部位，微生物的敏感性也可以从中介转为敏感，如头孢唑啉的药敏报告显示中介时，对尿路感染中的微生物可能为敏感，因为该药在尿液中浓度很高。

（五）细菌耐药的检测

细菌耐药（antimicrobial resistance）是指细菌菌株不能被某种抗菌药物抑制或杀灭，对细菌耐药的检测有助于临床的抗感染抗菌药物的选择。细菌的耐药机制非常复杂，并且很多细菌可具有多重耐药机制，如产生抗菌药物水解酶或修饰酶、药物作用靶位改变、主动外排、膜通透性减低和生物膜形成等。细菌耐药性的检测包括细菌耐药表型的检测和耐药基因型的检测。细菌耐药表型可通过 AST 的结果用相应的标准进行判断得出，也可以通过检测耐药基因的产物，如耐药酶的存在与否进行检测。

1. β-内酰胺酶检测　细菌产生的 β-内酰胺酶能特异性地打断青霉素类抗菌药物分子结构中的 β-内酰胺环结构，使其失活。常用的 β-内酰胺酶检测方法是头孢硝噻吩试验，将头孢硝噻吩纸片蘸取待测菌，于 10 min 内观察纸片是否由黄色变为红色，红色为阳性结果即产 β-内酰胺酶。常用于检测流感嗜血杆菌、淋病奈瑟菌、卡他莫拉菌和肠球菌对青霉素的耐药性。如 β-内酰胺酶阳性，表示上述细菌对青霉素、氨苄西林、阿莫西林耐药。

2. 超广谱 β-内酰胺酶（extented spectrum β-lacamases，ESBLs）检测　超广谱 β-内酰胺酶常见于大肠埃希菌、肺炎克雷伯菌、奇异变形菌，它可以使细菌对青霉素类、大部分头孢类和单环类抗菌药物耐药，初筛试验按纸片扩散法进行，当头孢他啶≤22 mm，氨曲南≤27 mm，头孢曲松≤25 mm，头孢噻肟≤27 mm，任何一种药物抑菌圈直径达到上述标准提示菌株可能产 ESBLs。确证试验可采用纸片扩散法，用头孢他啶、头孢噻肟纸片和头孢他啶/克拉维酸、头孢噻肟/克拉维酸的复合剂纸片进行试验，当任何一种复合剂纸片抑菌圈直径大于或等于其单独药敏纸片抑菌圈直径 5 mm，可确证该菌株产 ESBLs。

3. 碳青霉烯酶检测　碳青霉烯类药物常作为治疗革兰氏阴性菌的最后一道防线，全国细菌耐药监测结果显示碳青霉烯类药物的耐药率逐年升高，其主要的耐药机制是产生碳青霉烯酶（carbapenemase），改良碳青霉烯类药物灭活试验（modified carbapenem inactivation methods，mCIM）可以检测这一耐药表型。操作步骤为：取 1 μl 接种环满环（肠杆菌科细菌）或 10 μl 接种环满环（铜绿假单胞菌）菌落，于 2 μl 肉汤中；振荡混匀 10~15 s；每管放入一张含 10 μg 美罗培南的药敏纸片，确认纸片浸没于菌悬液中；35±2℃大气环境孵育 4 小时 ±15 分钟。孵育结束时，立即用生理盐水制备 0.5 麦氏浊度大肠埃希菌 ATCC25922，涂布在 MH 平板上,将美罗培南纸片从肉汤中取出贴于平板上,35±2℃大气环境孵育18~24小时后量取抑菌圈直径,无抑菌圈提示产生碳青霉烯酶,抑菌圈直径≥19 mm时提示不产生碳青霉烯酶。

（六）细菌耐药基因的检测

我国细菌流行的耐药基因主要有甲氧西林耐药的葡萄球菌耐药基因（mecA基因）、肠杆菌科细菌超广谱β-内酰胺酶耐药基因（blaTEM、blaSHV、blaOXA、blaCTX-M基因）、万古霉素耐药的肠球菌耐药基因（vanA、vanB、vanC、vanD基因）、碳青霉烯酶基因（KPC、NDM、IMP、VIM基因）。

拓展与扩充

传统的微生物检测依赖手工方法,人工操作繁杂、耗时间长、出结果慢,目前正逐步向自动化转变。如鉴定和药敏自动化系统、分子自动化检测、标本处理自动化系统等,可以进一步提高检验质量、缩短结果报告时间、保证结果的一致性。随着新发传染病、耐药菌、少见菌感染的增加,涌现出大量新型的微生物鉴定系统,包括MALDI-TOF、宏基因组测序、生物芯片、PCR电喷雾离子化质谱等。如宏基因组测序可通过用高通量测序和数据库中耐药基因比对,不但能够检测已知耐药基因,还能分析预测未知的潜在的耐药机制和耐药表型,是一种简单、高效和快速的耐药性分析方法。

（肖秀美　吴永华）

第四节　影像诊断学

一、放射医学

（一）X线成像

1. X线成像原理概述　X线是电磁波的一种。X线的命名是因为1895年伦琴发现它的时候并不清楚这种射线的性质,于是伦琴用代表未知数的字母X命名了这种射线。医用X线波长为0.001~0.1 nm。

X线成像的基本原理是基于X线的四种特性：穿透性、可吸收性、荧光效应和感光效应。当X线穿透人体时,因为人体组织结构固有的密度和厚度差异导致被人体组织吸收的X线剂量不同,剩余的X线穿过人体到达接受装置,就形成了黑白对比的影像。荧光效应是指短波辐射照射荧光物质后,荧光物质在长波段发光的现象,这是荧光透视成像的原理,20世纪90年代广泛使用的"胸透"就是荧光透视成像。感光效应是指感光材料,如溴化银,吸收X线后可形成肉眼可见的图像,利用感光效应可以将图像打印到胶片上进行存储。

2. X线设备、性能与应用　X线设备可以分为诊断用X线设备和治疗用X线设备。其中诊断用X线设备已经从最早的气体X线管和感应圈发展到间接数字化计算机X线摄影（computed radiography, CR）、直接数字X线摄影（digital radiography, DR）和计算机断层扫描（computer tomography, CT）。

（1）数字化X线摄影：数字化X线摄影的应用大大提高了放射科医师的工作效率,在成像方面提高了图像分辨率、降低了图像噪声的影响、提高了图像质量,同时降低了单次检查的辐射剂量。

数字化X线摄影设备的组成部分包括射线发生装置、接收装置、图像数字化处理系统以及其他附属装置。射线发生装置由球管（图1-14）和高压发生器组成,高压电源在阴极灯丝和阳极靶之间提供一个高压电场,使灯丝上活跃的电子加速流向阳极靶形成高速电子流,靶面

受到高速电子流轰击产生 X 线，由于辐射的 X 线强度与靶面材料的原子序数成正比，所以靶面材料通常为钨（Z=74）。产生的 X 线穿过受检的组织器官后被接收装置接收，接收装置可以为胶片、影像增强器或探测器。目前，医学影像技术已进入数字化时代，通常由探测器接收射线，再由图像数字化处理系统进行处理，最后形成数字化图像，可以在电子设备中存储、传输和显示（图 1-15）。

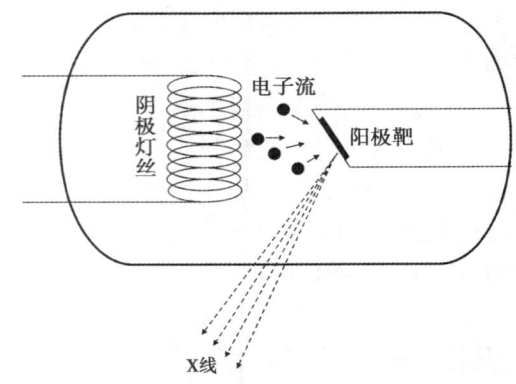

图 1-14　X 线球管结构和 X 线的产生模式图

感光效应是指 X 线通过人体被检部位后，使感光系统感应有效 X 线，并由此产生诊断所需的影像效果。感光因素是指所有与感光效应有关的因素。感光效应（E）与感光因素之间的关系如下：

$$E = k \cdot (V^n \cdot I \cdot t \cdot S \cdot f \cdot Z) / (r^2 \cdot B \cdot D_a) \cdot e^{-\mu d}$$

感光因素：V：管电压；n：管电压指数；I：管电流；t：曝光时间；S：胶片感光度或成像因数；f：增感屏的增减率；Z：靶物质原子序数；r：摄影距离；B：滤线栅曝光量倍数；D：射野的面积；e：自然对数底；μ：组织 X 线吸收系数；d：被检部位的厚度；k：其余相对固定不变的感光因素常数

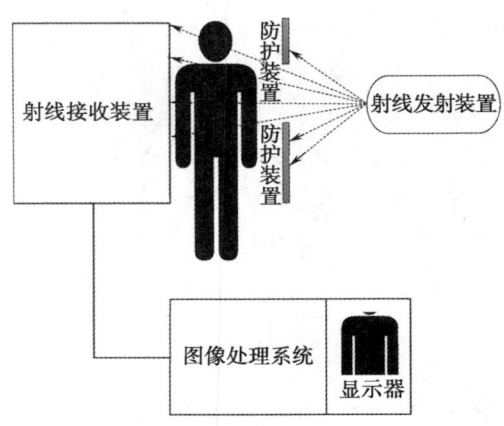

图 1-15　数字 X 线摄影的组成模式图

感光效应（E）与管电压（V）的 n 次方成正比，反映了管电压（V）在摄影中的重要作用。管电压（V）越高，产生的 X 线波长越短、射线穿透力越强。管电流（I）越大，产生的高速电子越多即 X 线剂量越大，穿过组织后剩余的 X 线也就越多，直观上在荧光显示屏上看到的图像越亮，在胶片或显示屏上显示的图像越黑。同时，在临床工作中还要考虑尽量降低辐射剂量、减少辐射风险。因此，要根据临床需要、患者年龄、体型和肢体部位组织成分、厚薄等因素来选用合适的管电压（V）和管电流（I），利用尽可能低的辐射剂量采集能满足临床诊断的高质量图像。

X 线图像是 X 线束穿透某一部位的不同密度和厚度组织结构后的投影总和，是该穿透路径上各层投影相互叠加在一起的影像（图 1-16，图 1-17）。X 线照片的光学密度也称为黑化度，是指曝光后的胶片经显影加工后照片的黑化程度，一张 X 线照片或数字图像为具有一定灰阶的黑白影像。照片未被物体遮挡而被 X 线直接照射的部分最黑，称为低密度区；而被高密度物体遮挡，X 线被大量吸收的部分最白，称为高密度区。

正是由于 X 线摄影得到的影像能够显示不同密度的重叠组织，这种重叠的结果一方面能使体内某些组织结构的投影因累积增益而得到很好的显示，也可使体内另一些组织结构的投影因减弱抵消而较难或不能显示，这就限制了 X 线摄影的使用范围，例如，使用 X 线摄影检查肺和骨通常可以达到很好的图像对比，但在显示腹部软组织脏器时则存在困难。正常胸部正位

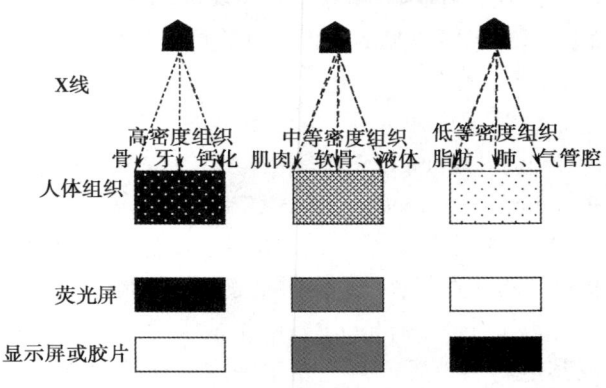

图 1-16　人体不同密度组织与 X 线成像关系模式图

片（图1-18）中，充满空气的肺部在周围肋骨、胸壁、心脏等高密度组织脏器的映衬下呈现较为均匀的低密度区（肺野），肺内的血管淋巴管和支气管共同构成的肺纹理呈树状分布于肺野内。同时，肋骨、锁骨、肩胛骨、脊柱等高密度的骨性结构也显示得非常清晰，但膈肌下方仅可见腹部胃肠道内有少许气体，肝、胰、脾等腹部脏器均无法很好的显示。另一位大叶性肺炎的病人部分肺泡内充满了炎性渗出液，从而在胸部正位片表现为大叶性肺炎区域的密度增加（图1-19）。此外，肺内肿瘤等疾病也可以在相应区域呈现出异常的高密度影（图1-20）。反之，气胸病人胸膜腔内气体则比正常肺野的密度更低，而且在相应区域内不再能观察到肺纹理（图1-21）。

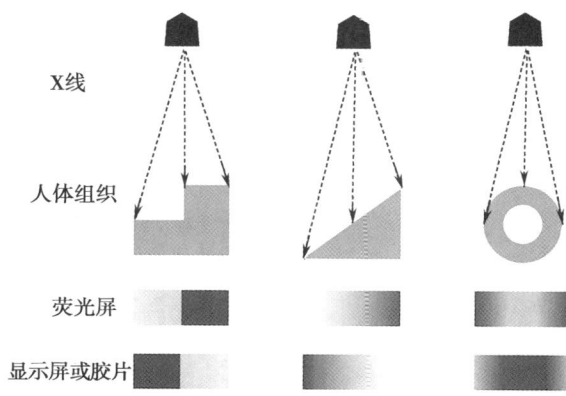

图1-17　人体不同厚度组织与X线成像关系模式图

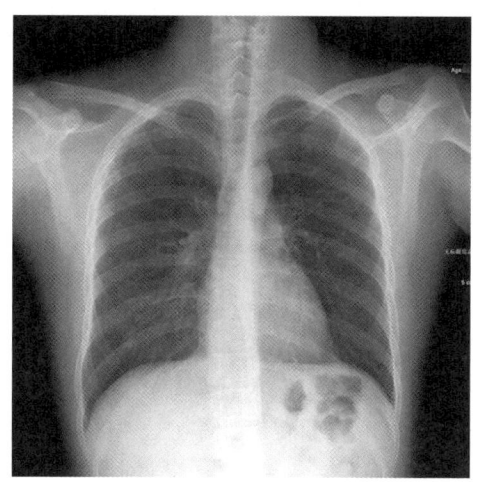

图1-18　正常胸部正位片

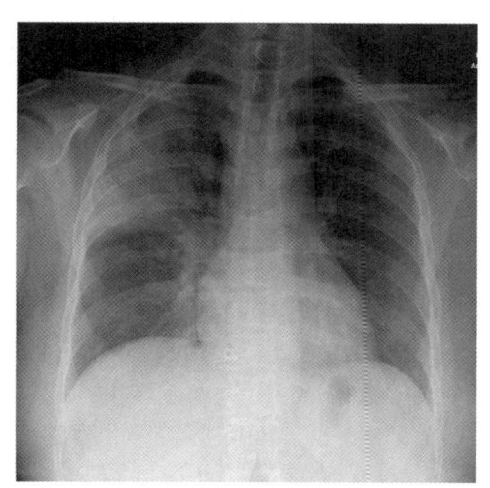

图1-19　右上肺大叶性肺炎

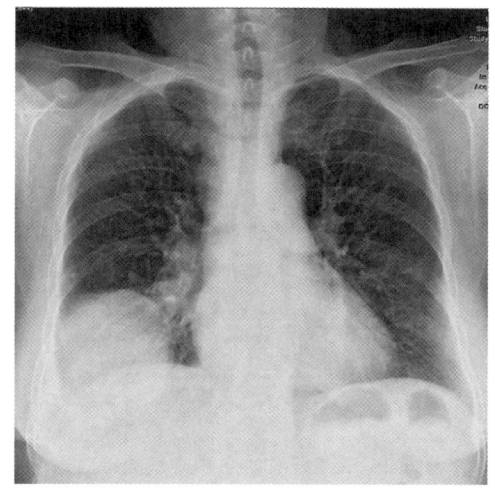

图1-20　右下肺肿物

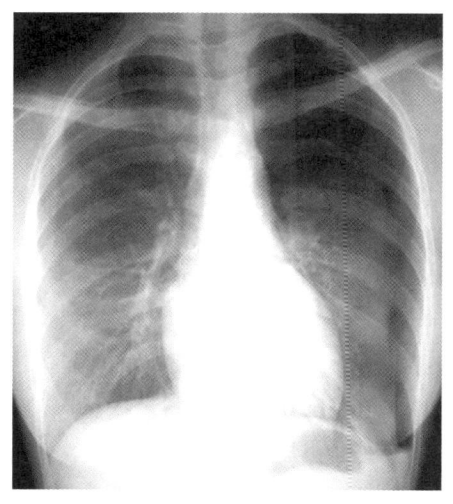

图1-21　左侧液气胸

扩大 X 线摄影的应用范围：造影剂也称为对比剂（contrast media），将这些密度高于或低于人体组织的对比剂注入（或服用）到人体组织或器官内可使该组织或器官与周围组织或器官形成更强烈的对比差异，进而有利于医师进行观察和诊断。X 线成像经常使用的对比剂有硫酸钡和碘制剂。其中硫酸钡是胃肠道造影时使用的消化道内对比剂。（图 1-22 ~图 1-24）

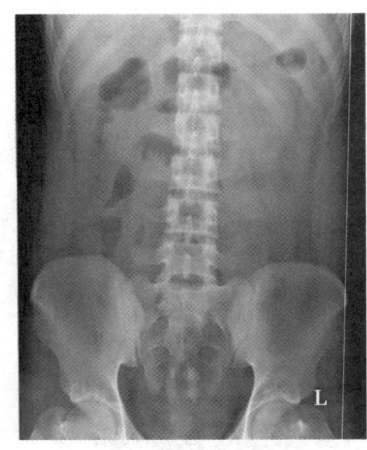 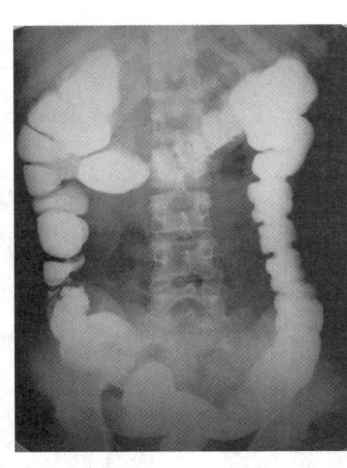 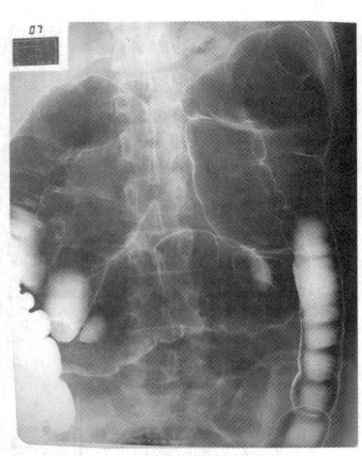

图 1-22　正常腹部卧位片　　　　图 1-23　常规钡灌肠　　　　图 1-24　结肠气钡双重造影

（2）电子计算机断层扫描（computer tomography，CT）：CT 与 X 线摄影的基本原理是相同的，CT 球管发出的 X 线穿过人体组织器官后产生剂量变化并被探测器采集；不同之处在于，CT 产生并采集的 X 线是多方向、多层面的，这些复杂的信息经过计算机处理后生成断层图像。

1971 年，第一台 CT 机诞生。第一代 CT 的 X 射线管发出线型射线束，其对侧的探测器与 X 射线管固定在一个宽架上，两者随宽架一起围绕病人不断地做平移旋转运动，每次平移采集几百个投影数据，然后宽架旋转 1°~3°，继续平移，采集数据，直到宽架旋转到 180°，完成一次扫描，然后宽架反向旋转，继续做平移旋转运动，直到宽架回到 0°，完成另一次的扫描。这种最为原始的 CT 仅能用于头部 CT 平扫，每次扫描需要 3~6 min，得到的图像也是非常模糊的。目前临床普遍使用的是多排螺旋 CT，X 线球管发出的射线为扇形或锥形，探测器数量可为 16 排、256 排、512 排甚至千排以上，单次采集层数也从单层发展到多层，最多可达 256 层。经过几十年的发展，CT 的扫描速度和图像质量都已经得到了极大的提高。目前使用的 CT 准直厚度多为 0.6~1.25 mm，薄层扫描能确保在 3 个平面均具有高空间分辨率，从而可以进行任意方向上的重建。重建图像层厚一般为 3~5 mm，较厚的重建层厚有助于增加每个层面的信噪比、提高图像质量以及减少浏览图像的数量。

因 CT 扫描速度快、空间分辨率高、可多方向重建等特点，相较于磁共振，对病人配合程度要求低、受伪影影响小，因此临床应用十分广泛，是脑卒中时排查脑出血的首选检查，也是急腹症查因非常重要的检查手段。CT 平扫图像即可显示出人体不同组织的灰度差异（图 1-25），例如脑出血在颅脑 CT 中表现为脑内团片状高密度（图 1-26），脂肪肝表现为肝密度的减低（图 1-27）。多种方式的重建图像也为临床提供了更直观更丰富的信息（图 1-28）。

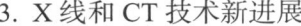

图 1-25　CT 平扫中各中组织的相对密度差异示意图，从左至右各种组织器官或成分密度逐渐增高

3. X 线和 CT 技术新进展

（1）不论是对 X 线摄影设备还是 CT 设备来说，探测器都是其最重要的组成部分之一。高

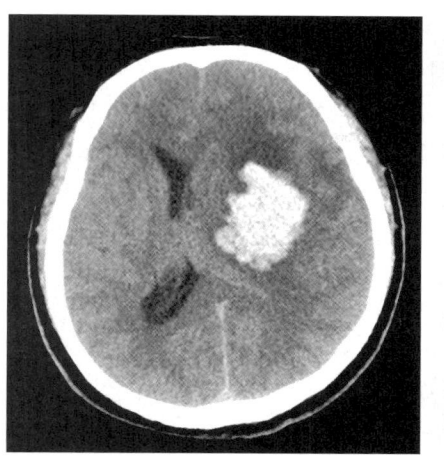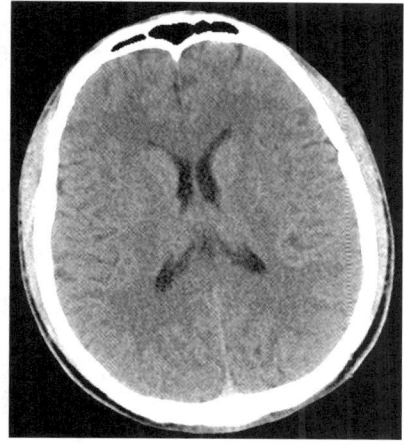

图 1-26　左侧脑出血（左）和正常颅脑 CT 对比

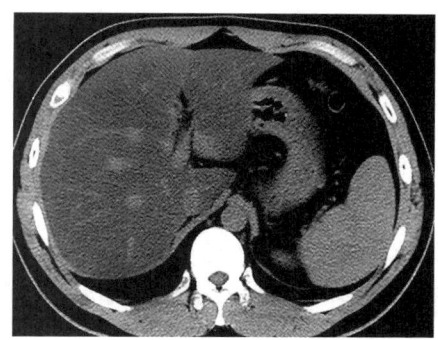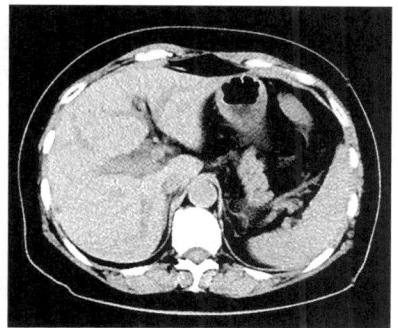

图 1-27　脂肪肝（左）和正常肝（右）CT 图像对比

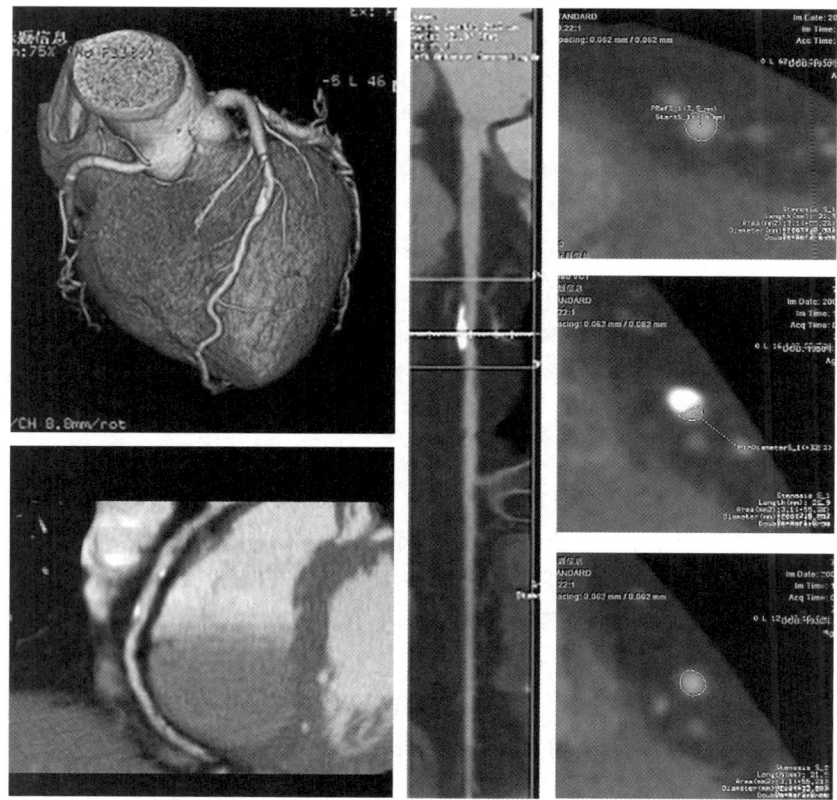

图 1-28　表面容积重建、曲面重建、冠脉探针多种重建方式显示心脏冠状动脉形态、斑块及官腔狭窄

分辨探测器的研发和使用是目前X线摄影和CT设备的研究方向之一，使用高分辨探测器有利于提高图像空间分辨率，有利于细微结构如冠状动脉的显示。

（2）如何降低辐射剂量也是诊断X线的研究方向之一。从设备硬件性能提升方面来说，探测器的量子检出率越高，越能充分利用穿透人体的X线并将其转化为电信号进而形成图像，准直器对无效射线的屏蔽从另一方面减少了人体接受不必要的辐射，滤过器和自动曝光控制的使用则可使穿透不同厚度组织的射线量尽量个性化地减低，针对性地减少到达人体的射线。从图像后处理方法方面来说，相较于传统的滤波反投影算法，迭代重建算法能进一步降低噪声、提高图像空间分辨力和减少伪影，利用这些技术就可以使用更低剂量的射线来得到高质量的图像。

（3）双能量成像：因不同组织在不同能量的X射线照射下其CT衰减值变化不一致，双能量CT成像通过双球管、千伏的快速转换、双层探测器等技术，实现X射线能量的变化，从而达到识别不同组织CT值特异性变化的目的。双能量CT可用于辨识钙化、碘对比剂、尿酸结晶等成分，在软组织显示以及各类CT增强检查中都能体现其独特的优势，是近年CT研究的热点。

（4）CT与3D打印技术的结合：因CT成像可拥有毫米级别的空间分辨率以及骨骼与软组织CT值的巨大差异，基于CT图像进行骨骼的3D打印技术已经可以应用于骨关节手术，可以个性化打印某些形态不规则的骨假体，如环枢椎，植入人体以填充切除局部病变后形成的组织缺损。

（5）CT技术的成熟、成像质量的稳定、分辨率高、CT扫描方案的标准化以及因检查快速便捷带来的海量数据……这些都使人工智能在CT诊断中的应用领先于其他影像学检查。目前，肺小结节的人工智能分析已经应用到临床，人体器官的自动分割也已经可以实现，人工智能正在越来越多地应用到更多疾病的诊断与鉴别诊断。

（二）MR成像

1. MR成像原理概述　磁共振成像（magnetic resonance imaging，MRI）是一种利用磁场、射频脉冲和体内氢质子磁共振现象进行成像的一种技术。

自旋的带电粒子会产生电磁场，人体内含量最多的物质是水，含量最多的原子核氢质子含有一个正电荷，氢质子的自旋会产生电场。在宏观上，人体内的氢质子自旋的方向是杂乱无章的，所有氢质子产生的净磁场为零。当人体处于超强磁场（B_0）时，这些氢质子产生的电磁场会不同程度上倾向于指向同一方向，于是所有氢质子产生的净磁场不再为零，并与B_0磁场方向一致。与此同时，微观上氢质子不仅绕自身轴进行旋转，也绕B_0轴进行摇摆，这种摇摆称为进动（图1-29）。进动的频率称为拉莫频率，可以通过公式计算：$\omega=\gamma B_0$，ω为质子进动的角频率，γ为旋磁比，B_0为外磁场强度。其中γ旋磁比是一个常数，对于氢质子来说，$\gamma(H)=42.6\ MHz/T$。

之后，通过射频线圈施加一个射频脉冲B1，这个射频脉冲也是电磁波，同样具有频率和大小两个参数特征，如果这个电磁波的频率与质子进动频率相同，就会产生磁共振现象，从而使氢质子进动趋于一致，同时其产生的净磁场M发生偏移。偏移的角度即翻转角可以通过公式计算：$\theta=\gamma B_1 \tau$，θ为净磁场翻转角度，γ为旋磁比，B_1为射频脉冲强度。（图1-30）。氢质子产生的净磁场M可以被分解为Z轴方向和x-y平面方向的两个矢量Mz和Mxy。

最后关闭射频脉冲，氢质子的进动将再次变得紊乱，同时净磁场M将逐渐恢复到与主磁场B_0一致的方向Z，这个过程中Mz矢量恢复的时间就是纵向弛豫时间（longitudinal relaxation time）T1，又称为自旋-晶格弛豫时间（spin-lattice relaxationtime），而Mxy矢量逐渐消失的时间就是横向弛豫时间（transverse relaxation time）T2，又称为自旋-自旋弛豫时间（spin-spin relaxation time）。在这个净磁场M变化的过程中，磁场切割接收线圈产生电信号，

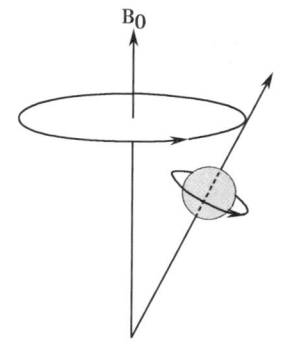

图 1-29 B_0 场作用下的氢质子进动模式图

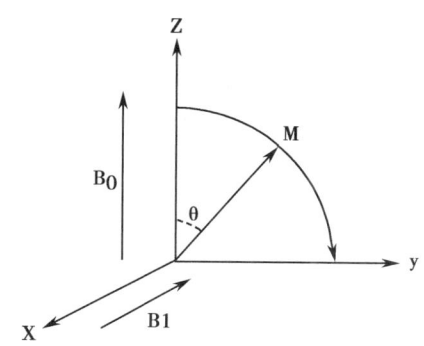

图 1-30 射频脉冲 B_1 作用下净磁场从 B_0 磁场方向 Z 向其垂直平面 x-y 方向翻转，翻转角为 θ

经过计算机处理后形成 MR 图像。事实上外磁场的不均匀性会影响横向弛豫时间，除受到氢质子自选-自旋相互作用外，还受到外磁场不均匀性作用的横向弛豫时间被称为 T2 影响。

2. MR 设备与成像性能　MR 设备由主磁体、梯度磁场系统、射频系统、计算机系统和其他辅助系统 5 部分组成。评价 MR 图像质量的主要参数有信噪比、分辨率、接收带宽以及信号的均匀性。

稳定强大的主磁场是高质量 MR 成像的基本条件。可根据 MR 设备磁场的大小和主磁体的类型对 MR 设备进行分类。根据主磁体场强可分为超高场（4.0～7.0 T 甚至更高，主要用于科研）、高场（1.5～3.0 T，是目前临床诊断中最常用的）、中场（0.5～1.4 T）、低场（0.2～0.4 T）和超低场（小于 0.2 T）。根据主磁体类型主要分为永磁型、常导型和超导型。永磁型磁体运行维护简单，但磁场强度较低，磁场稳定性较差，受环境温度影响大。永磁型 MRI 设备虽然有上述缺点，但其优异的开放性能使永磁体在开放型 MRI 设备方面具有独特的应用优势，开放型设备可用于开展 MR 介入、幽闭恐惧症病人和特殊体位 MR 检查。目前永磁型磁体最大场强已能达到 0.5 T。常导型磁体也是低场磁体，稳定性较差，目前临床常用的 MR 设备基本都是超导型，超导型磁体使用的超导材料使用液氦作为冷却剂达到趋低温环境，绝对零度时处于超导状态没有电阻，电流在闭合的超导线圈内几乎无衰减地循环流动，产生稳定、均匀、高场强的磁场。MR 成像的空间定位主要依赖于梯度磁场，它有两个重要的参数：梯度场强（peak amplitude）和梯度切换率（slew rate），更高的梯度场强能获得更薄层厚的图像、选择更小 FOV（field of view），更高的梯度切换率能用更快的速度采集信号、减少扫描时间。

射频系统是决定 MR 图像质量的另一个关键部分。MR 上使用的各种线圈的功能就是射频发射和（或）射频接收。线圈的类型包括体线圈（volume coil）、表面线圈（surface coil）、相控阵线圈（phased array coil）。其中体线圈和相控阵线圈具有射频发射和射频接收的功能，表面线圈一般只具有射频接收功能。

3. MR 图像特点及临床应用　每次 MR 扫描都需要 MR 设备规律性地发出射频脉冲和接收信号，以获得具有诊断价值的图像，这种规律性的脉冲发出和信号采集排序就是磁共振成像序列，也称为脉冲序列（pulse sequence）。

脉冲序列最重要的两个参数是重复时间 TR 和回波时间 TE，TR 是指规律性重复发出的脉冲之间的时间间隔，每次脉冲发出后需等待一小段时间后进行信号采集，这个等待的时间就是 TE。短 TR 会增加图像的 T1 权重，反之，长 TR 会降低图像的 T1 权重。短 TE 会降低 T2 作用，长 T2 会增加 T2 作用。不同组织的 T1 和 T2 值是不一样的。在 1.0 T 场强下不同组织弛豫时间见表 1-10。

表 1-10　1.0 T 场强下不同组织弛豫时间

组织	T1（ms）	T2（ms）
水	2500	2500
脂肪	200	100
脑脊液	2000	300
脑灰质	500	100

T1 加权成像（T1 weighted imaging，T1WI）上，T1 值越高的组织信号越低，T1 值越低的组织信号越高；而 T2 加权成像（T2 weighted imaging，T2WI）上，T2 值越高的组织信号越高，T2 值越低的组织信号越低（图 1-31）。

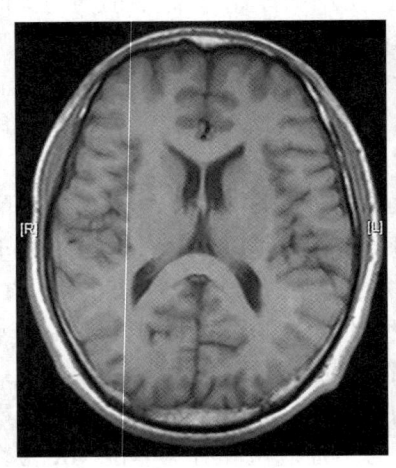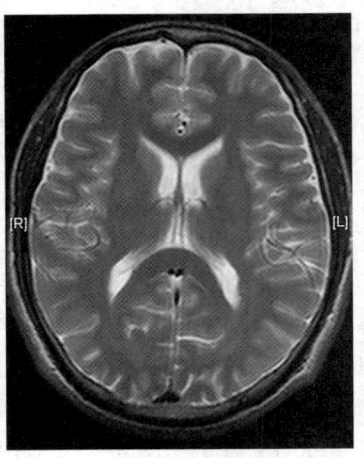

图 1-31　颅脑 MR
左图为 T1WI，右图为 T2WI

MR 增强检查使用的对比剂一般为钆制剂，相较于 CT 增强，钆制剂较少引发对比剂过敏反应，MR 增强图像上不同强化程度的组织对比更好，也就是能更敏感地发现异常强化组织，在进行多期扫描及灌注成像时无需顾虑电离辐射的危害。此外，一些组织特异性造影剂能进一步鉴别组织类型，例如网状内皮系统特异性的超顺磁性氧化铁、肝细胞特异性造影剂普美显等。

MR 的优势很明显：MR 没有电离辐射危害、平扫即可显示良好的组织对比，并且可以对组织进行大致的定性，所以 MR 检查广泛应用于中枢神经系统、关节韧带、腹盆腔和孕妇胎儿胎盘的检查。但 MR 也有其局限性：第一，MR 扫描间存在强大的磁场，强铁磁性物质例如钢铁，不得进入扫描间，因此各种抢救和监护设备无法在 MR 扫描间内使用，且 MR 检查时间一般较长，这些因素都导致危重疾病病人无法进行 MR 检查；第二，幽闭恐惧症是 MR 检查的禁忌证，除非使用开放型 MR 设备，幽闭病人一般无法进行常规 MR 检查；第三，MR 无法对含气部位进行成像，气体在 MR 图像中还会干扰周围结构显示，同时 MR 比 CT 更容易受到运动伪影的影响，这些因素限制了 MR 在肺部的应用，胃肠道 MR 检查也因此需要更细致繁琐的胃肠道准备；第四，相较于 CT，MR 很难便捷地获得薄层图像，高清薄层的成像对 MR 设备技术以及病人配合有着较高的要求，一般需要较长的扫描时间，一般情况下 MR 图像层厚为 5~7 mm，无法进行三维重建；第五，MR 扫描的序列类型很多、可调节的参数也很多，尽管很多疾病的 MR 扫描都有相应的专家共识和规范，但相较于 CT 成像的高度标准化，MR 成像还存在较大的个体差异，各医疗中心使用的 MR 设备和扫描序列不同，以及对扫描速度的要求不同，同时 MR 图像也更容易收到各种伪影的影响，因此最终每个医疗中心甚至每个病人 MR 图像质量都有或多或少的差异——这在一定程度上限制了人工智能在 MR 图像分析上的应用。

4. MR 技术新进展

（1）扩散加权成像（diffusion weighted imaging，DWI）及其他扩散模型：DWI 是目前惟一能够检测活体组织内水分子扩散运动的无创方法。其原理是对人体施加扩散敏感梯度，射频脉冲关闭后，因游离水的水分子扩散不受限，其 T2 效应增强，而水分子扩散明显受限的组织（如急性脑梗死、恶性肿瘤等）信号衰减较慢，在 DWI 上为高信号。目前 DWI 已经广泛应用于超急性、急性脑缺血脑梗死的诊断（图 1-32），还可辅助各部位恶性肿瘤的诊断（图 1-33），目前其应用范围依然在不断扩展。

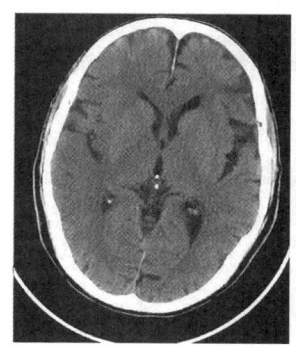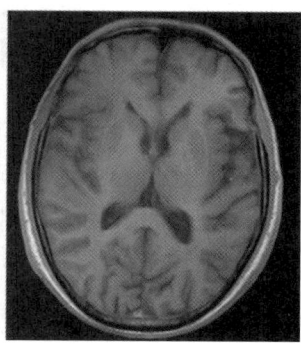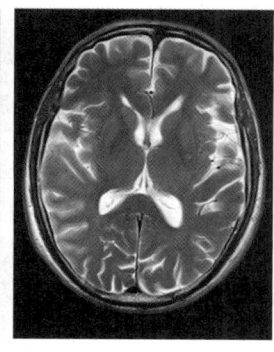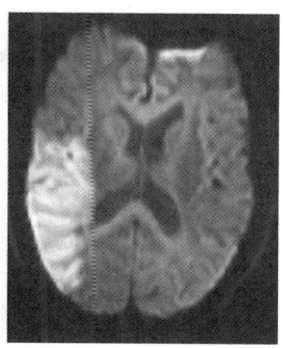

图 1-32　急性脑梗死 CT 平扫、MR 平扫 T1WI、T2WI 和 DWI
仅 DWI 可敏感显示右侧大脑中动脉供血区脑梗死

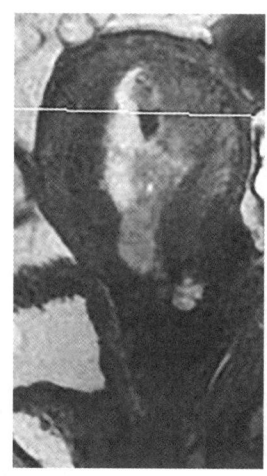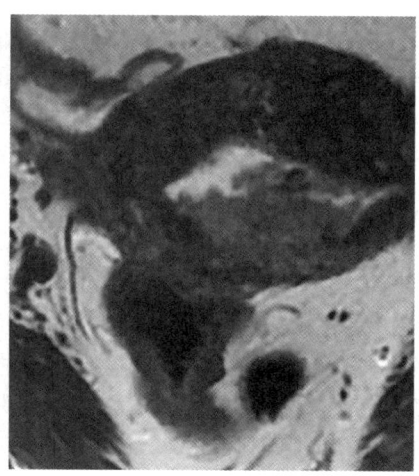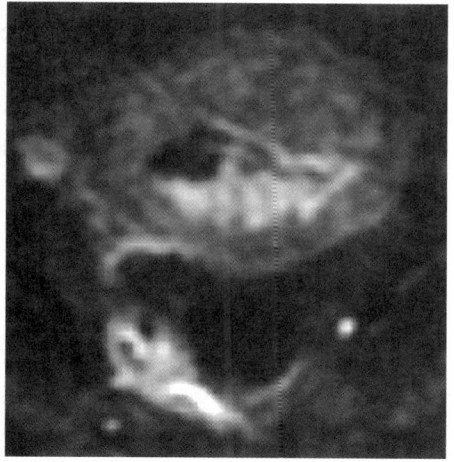

图 1-33　子宫内膜癌矢状位 T2WI、横断位 T2WI 和 DWI
DWI 上内膜癌为明显高信号，水肿的子宫肌层为低信号，两者分界较 T2WI 更为清晰，
能够更好地评价肿瘤浸润深度

在 DWI 的基础上，扩散张量成像（diffusion tensor imaging，DTI）可以反映非均质组织中水分子扩散的各向异性，可利用该技术进行神经纤维成像（图 1-34），部分研究将这一技术应用扩展到肌纤维成像。

此外，还有很多其他的基于 DWI 的模型，如体素内不相干运动模型（intro-vcxel incoherent movement，IVIM）、拉伸指数模型（stretched exponential model，SEM）、扩散峰度成像（diffusion kurtosis imaging，DKI）等多种模型，这些技术和模型大多用于科学研究。DWI 及其相关技术是目前的研究热点之一。

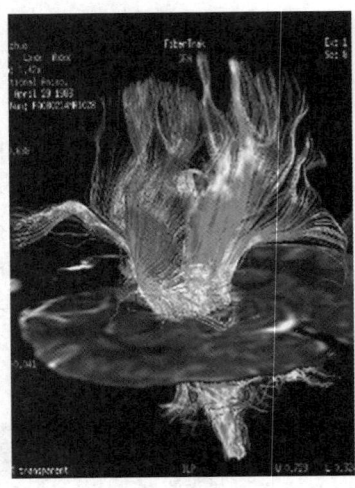 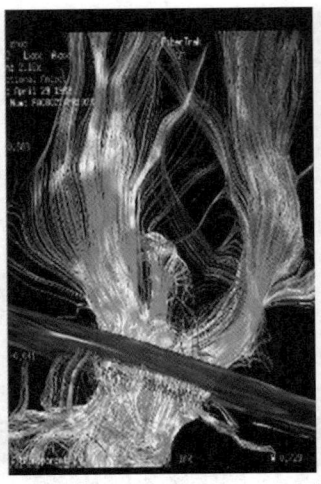 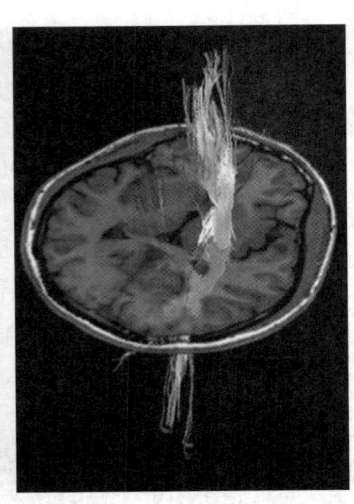

图 1-34　DTI 脑白质纤维束成像

（2）动态多期增强（dynamic contrast enhancement，DCE）与灌注成像（perfusion weighted imaging，PWI）：灌注血管内对比剂后，可通过反复采集同一部位图像、测量分析增强后组织强化程度随时间的变化，定性或定量评价组织血供特征。这一技术可应用于良恶性肿瘤鉴别诊断、肿瘤治疗疗效预测和评估等方面。

灌注（perfusion）是指血流通过毛细血管网，将携带的氧和营养物质输送给组织细胞的过程。利用 MR 可以进行灌注成像（perfusion weighted imaging，PWI）反映组织内分子的微观运动。基于高时间分辨率的 DCE 技术可实现 PWI。不使用对比剂也可以进行血管成像（MR angiography，MRA）和灌注成像。动脉自旋标记（aterial spin lableing，ASL）技术可利用动脉血液中的质子作为内源性对比剂，需用特殊设计的脉冲序列对流入组织血液质子进行标记、检测来反映组织的血流动力学信息。PWI 在脑部应用较为成熟，可用于脑功能成像（functional magnetic resonance imaging，f-MRI），可早期发现急性脑缺血灶和评价颅内肿瘤。而且，PWI 已经被拓展应用到其他组织器官，利用 PWI 对各种疾病进行研究也是目前的研究热点之一。

（3）脑功能成像的另一主要技术是血氧水平依赖（blood oxygen level dependent，BLOD）功能磁共振成像。其主要原理是：血液中的脱氧血红蛋白是顺磁性物质，含氧血红蛋白是逆磁性物质。顺磁性物质的存在产生磁场不均匀性，T2 效应导致局部磁共振信号下降，反之，逆磁性物质会导致局部磁共振信号增加。当脑组织兴奋时，局部血管扩张，流入大量富氧的新鲜血液，其携带的含氧血红蛋白远超过氧的消耗，也就是脑内相应区域含氧血红蛋白含量增加，磁共振图像上可见到激活脑区的信号强度增加，这就是脑功能成像。脑功能成像是研究热点之一，与此同时，另外一些研究将 BOLD 技术应用到肿瘤研究，称为组织缺氧特异性成像，用于监测肿瘤组织缺氧和复氧，观察和预测疗效。

（4）磁共振波谱（magnetic resonance spectroscopy，MRS）：MRS 可以通过检测组织中某种质子的化学位移来检测组织内化学物质，可检测 ^1H、^{31}P、^{12}C、^{23}Na 及 ^{19}F 等多种质子，其中应用最多的是 ^1H 质子。其基本原理基于化学位移现象。在均匀磁场中，同种元素的同一原子由于其化学结构的差异，拉莫频率也不相同，这种频率差异称为化学位移。MRS 实际上就是一块特定组织内某原子（如 ^1H）的化学位移分布图。其横轴表示化学位移，纵轴表示各种具有不同化学位移的原子的相对含量。例如，氮-乙酰天门冬氨酸（NAA）存在于正常的神经元及其轴索内，而胶质瘤 NAA 含量减低，利用 MRS 检测到的 NAA 峰的变化可辅助判断脑肿瘤的性质。

（周　延　郎　宁）

二、超声医学

（一）超声诊断基础

1. 超声波的基本物理性质　声波属于机械波的一种，定义为"弹性媒质中质点在平衡位置附近的运动"。声波产生需要两个条件：一是声源，二是能够传播这种机械振动的介质。

（1）描述超声波特性的主要物理参数

1）频率：频率是指质点在单位时间内的振动次数，通常用 f 表示，单位是 Hz。人耳可听到的声波频率范围为 20～20 000 Hz，低于 20 Hz 的声波称为次声波，高于 20 000 Hz 的声波称为超声波。超声诊断所使用的超声频率范围多为 2～15 MHz。频率与超声波的穿透能力及空间分辨力有关：频率低时，穿透力强，探测深度大，但空间分辨力差，反之亦然。不同检查部位和不同用途常用超声频率范围见表 1-11。

表 1-11　人体不同部位所用超声波频率

检查部位	常用频率范围	检查部位	常用频率范围
腹部	3.5～5 MHz	皮肤	10～50 MHz
心血管	2.5～3.5 MHz	乳腺、甲状腺	5～12 MHz
眼部	10～50 MHz	外周血管成像	5～10 MHz

2）周期：超声波以周期方式传播，波形循环一周的时间跨度称为波的周期。频率与周期呈倒数关系。

3）波长：超声波传播时，同一方向上相邻两个振动相位相差为 2π 的质点之间的距离称为波长，即一个完整波的长度，通常用 λ 表示。

4）声速：声波在介质中传播的速度称为声速，通常用 c 表示，声速取决于介质的密度和弹性模量。波长、频率及声速三者之间的关系为 λ=c/f。超声波在不同介质中的传播速度不同，超声波在人体不同组织中的传播速度见表 1-12。其中，1540 m/s 是国际公认的人体软组织声速平均值。

表 1-12　水、空气、人体组织的声速值

介质	传播速度（m/s）	介质	传播速度（m/s）
空气	330	肾组织	1560
脂肪	1450	血液	1570
水	1480	肌肉	1580
软组织（平均值）	1540	骨组织	4080
肝组织	1550		

5）振幅：振幅指质点振动从平衡位置至最大位移的距离。

6）声强：垂直于声传播方向的单位面积上的平均能量，称为声强，用 I 表示。

（2）超声波的传播现象与规律

1）超声波的方向性：机械波的频率越高，其波长越短，波动的特性越不显著，方向性越好。因而，超声波具有良好的指向性，能够在较小的目标上产生有规律的反射信号，这就是利用超声波回声探测的基础。

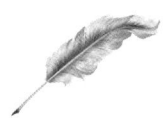

2)声特性阻抗:声特性阻抗的定义是"平面自由行波在介质中某一点的声压与质点速度的比值",其值 Z 等于介质密度 ρ 与声速 c 的乘积。声特性阻抗反映了声波在介质中传播时遇到的阻力,表 1-13 显示了空气、水及人体组织的声特性阻抗,可见人体不同软组织的声特性阻抗差别不大,而软组织与空气及骨组织之间声特性阻抗差别很大。

表 1-13 典型组织的声特性阻抗

媒质	Z(10^6)	媒质	Z(10^6)
空气	0.0004	肌肉	1.70
血液	1.61	颅骨	7.80
脑组织	1.58	软组织(平均值)	1.63
脂肪	1.38	水	1.48
肝组织	1.65		

3)反射和折射:在声阻抗不同的两种介质的分界面上,如果该界面的尺寸大于超声波的波长,则一部分入射的声反射回原介质形成反射波,另一部分则透过界面形成折射(透射)波,如图 1-35 所示。当超声波垂直入射界面时,界面两侧介质的声特性阻抗分别为 Z_1 和 Z_2,则反射波的声强 I_1 与入射波的声强 I 的比值称为反射系数(IRC):

$$IRC = I_1/I = (Z_2 - Z_1)^2 / (Z_2 + Z_1)^2$$

反射与折射的基本规律:两种介质的声特性阻抗差别越大,反射越强,进入第二种介质的能量越弱。超声诊断利用反射的回波信息进行成像,回波的强弱反映的是界面两侧介质声特性阻抗的差异。超声波遇到人体许多器官如肝脾的包膜、膈肌、肌肉筋膜等典型的大界面时,会发生明显的反射现象,大界面反射回声构成人体不同组织的轮廓和形态。

4)散射:在非均一性介质中,超声波遇到线度小于波长的粒子,微粒吸收能量后,产生振动向四周辐射声波,称为散射。这种微粒称为散射体,如肝、脾、肾的实质。在散射波中,把与入射声束方向相反的散射称为背向散射(图 1-36)。尽管散射回波的能量很弱,但它们却是灰阶成像的必备条件,反映组织内部复杂而细微的组织结构。

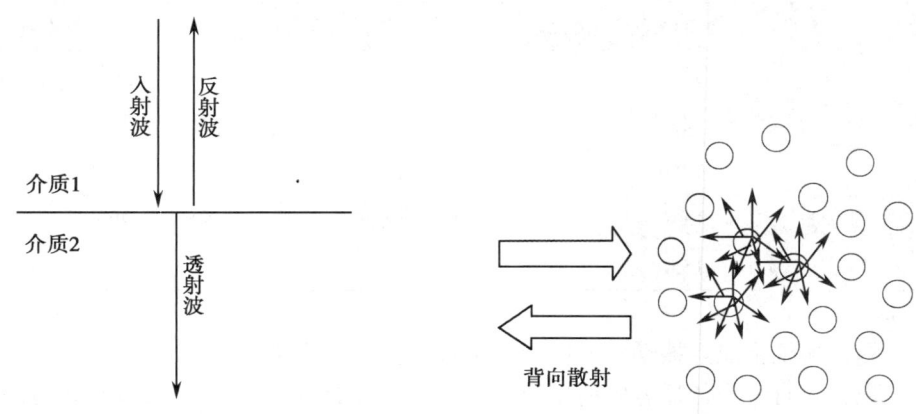

图 1-35 超声波在界面上垂直入射时的反射 图 1-36 散射示意图

2. 医用超声波的类型

(1)连续波:频率和振幅固定的不间断声波称为连续波。在超声诊断中,连续波只应用于连续多普勒,基于多普勒原理测定血流速度,常用在不需要区分血流深度,只需检测血流存在与否、流速、方向的场合，如超声听诊器，胎心超声监护及血流速度特别高的部位。

（2）脉冲波：脉冲波是间歇性发出的短促波，波与波之间有时间间隔，每一个超声脉冲中包含若干个周期的超声波，所有的超声成像及大部分的多普勒超声采用的是脉冲波。描述脉冲波的基本物理参数包括：①脉冲重复频率：单位时间内脉冲波的数目。②脉冲重复周期：一个脉冲开始发射到下一个脉冲开始发射所需的时间（图1-37）。③脉冲持续时间：一个脉冲持续的时间（图1-37），灰阶超声一般为2~3个周期，多普勒超声一般为5~30个周期。④空间脉冲长度：每个脉冲的总的波长度，其值等于所在介质中的声速与脉冲持续时间的乘积。

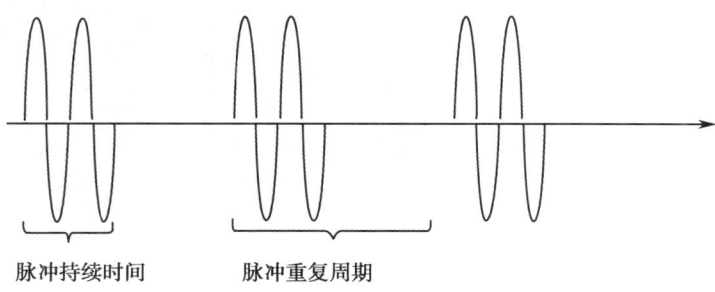

图1-37　脉冲重复周期及持续时间示意图

3.超声探头及选择　超声探头是超声仪器中发出和接收超声波的部件，能够将电能转换为声能，也能够将声能转换为电能，因此探头又称为超声换能器。

（1）压电效应：探头的核心是以压电材料制成的压电晶片，压电材料具有压电效应，分为正压电效应和逆压电效应。

1）正压电效应：某些电介质在沿一定方向上受到外力的作用而变形时，其内部会产生极化现象，同时在其两个相对表面上出现正负相反的电荷。超声探头接收超声回波就是正压电效应，将机械能转变为电能。

2）逆压电效应：在电介质表面沿电轴方向施加电压引起形变。超声探头发射超声波就是逆压电效应，将电能转化为机械能。

（2）超声探头的基本结构：超声探头主要由匹配层、压电材料和背材组成。其中匹配层是位于压电材料前面的保护材料，能使压电材料与人体皮肤的声特性阻抗相匹配，使用时表面涂抹耦合剂消除探头与皮肤间的气体，从而保证超声波的传播。压电材料是探头的核心部分，可发射及接收超声波。当电脉冲激励压电材料或超声波从介质传入引起振动时，会导致发射的电脉冲和接收的电信号拉长，降低纵向分辨率。背材可以吸收部分振动的能量，减少这种效应。

（3）超声探头的种类

1）机械扫描探头：使用一个或几个聚焦单探头，用机械的方法驱动，使其摆动或旋转，发出声束在成像区域扫描。

2）电子扫描探头：采用阵列扫描的方式。发射和接收超声波的压电单元称为阵元，数个阵元并联后一起发射和接收超声波，称为阵列。根据阵元的排列及激发方式不同可分为线阵探头、凸阵探头及相控阵探头。

线阵探头的阵元以直线排列，以分组、分时方式工作，获得矩形图像（图1-38）。线阵探头主要供浅表器官、外周血管等检查使用。

凸阵探头的阵元工作原理与线阵相同，但阵元呈弧形排列，图像由矩形变成了扇形，扩大了视野。凸阵探头主要用于腹部及妇产科检查（图1-39）。

相控阵探头的阵元也呈直线排列，但每次工作时所有单元都参加，通过改变激发时间和接

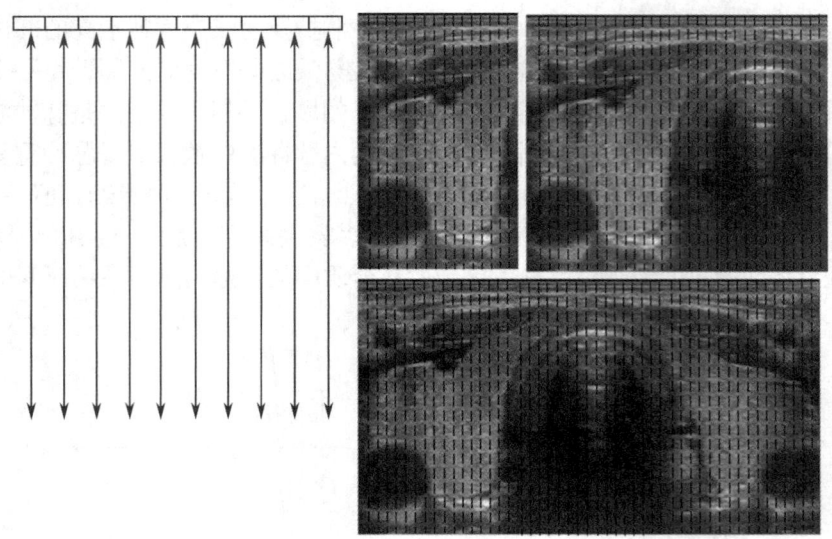

图1-38 线阵声束扫描示意图及声像图形成

收延迟来改变声束的方向，获得扇形图像。相控阵探头用于心脏检查。

（4）超声探头的分辨率：仪器能够区分的回波目标之间的最小距离称为空间分辨率，包括轴向、侧向和仰角三个维度。轴向分辨率是指沿声束方向能够分辨的两点间的最小距离，取决于脉冲空间长度。轴向分辨率等于脉冲空间长度的一半，约等于波长 λ。侧向分辨率是指在扫查平面上垂直于声束方向能够辨别的两点间的最小距离。侧向分辨率等于声束宽度，因而在聚焦区域侧向分辨率最高。超声声束还具有一定

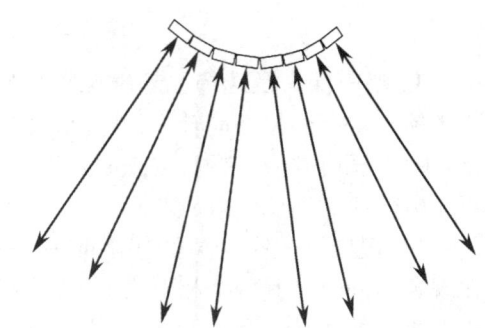

图1-39 凸阵声束扫描示意图

的厚度，仰角分辨率是指分辨垂直于切面方向两点间距离的能力，与声束厚度相关。

4. 超声的成像模式　超声探头将回声信号转换为电磁信号，需要将这些信号经过解调、滤波、相关运算等过程，将所需的信息以不同的模式成像，为临床提供诊断依据。目前或曾经常用的超声成像模式包括A型超声、B型超声、M型超声及D型超声。

（1）A型超声：A型超声只沿一条声线发射并接收超声波，每遇到一个界面产生一个回声，屏幕上以纵坐标表示回声信号的振幅，以横坐标表示产生回声的深度。A型超声就是根据回波的强度、多少及位置来进行诊断（图1-40）。A型超声目前仅用于眼科诊断。

（2）B型超声

1）成像原理：B代表亮度（brightness），B型超声以亮度反映回声强弱，工作原理与A超基本相同。探头以扇形或直线扫描的方式发射超声波，并将接收的回声信息处理后以亮度即灰阶（明暗）方式显示于屏幕上，亮度随回声信号强弱变化。所显示的图像为二维断层图像，称为声像图，纵向表示回波目标在扫描平面所在的深度，横向表示回波目标的横向位置，亮度表示回波信号的强度。由于超声波的反射和背向散射分别源于宏观和微观的声阻抗差异，故灰阶超声成像属于阻抗差成像。B型超声具有图像真实、直观的特点，能够显示组织、器官的位置、形状及结构，并且实时显示体内脏器工作状态，是现代超声诊断最常用的技术（图1-41）。

2）回声强度：人体组织内的回声是因反射和背向散射所致，但其强度不仅取决于不同器官和结构界面两侧和组织内部细微结构的特性声阻抗差，还与入射声束与界面的夹角，组织对声能的吸收、散射等因素密切相关，因此对声像图的解读需要综合考虑各种因素。临床工作

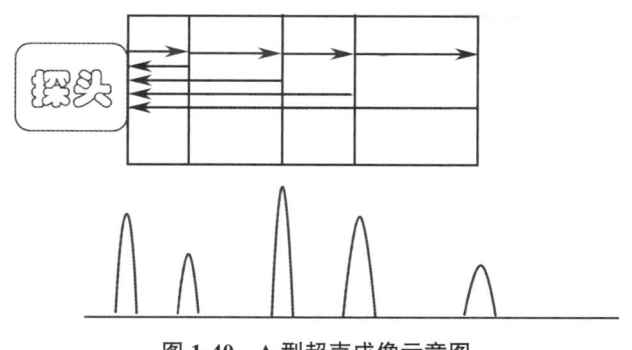

图1-40 A型超声成像示意图

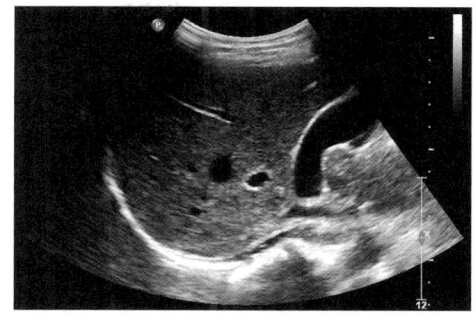

图1-41 正常肝及胆囊的B型超声图像

中，将回声强度分级为：①高水平回声；②中等水平回声，亮度居于灰标中段；③低水平回声，亮度介于无回声与等回声之间；④无回声，相当于灰标的最暗端。

人体组织中，胸膜-肺、软组织-骨骼界面的回声最强，软组织中，肾窦＞胰＞肝、脾实质＞肾皮质＞肾椎体，均质性的液体表现为无回声，如胆汁、尿液等。部分人体组织的回声见表1-14。

表1-14 部分人体组织、体液的回声强度

回声强度	人体组织
强回声	软组织与骨骼界面，软组织与含气肺的界面，钙化、结石、多数脏器的包膜、囊肿壁，肾窦区
等回声	肝、脾实质，甲状腺、乳腺、睾丸实质
低回声	皮下脂肪
无回声	正常的胆汁、尿液、脑脊液、玻璃体

（3）M型超声：在B型超声图像上任取一条声束取样线，屏幕显示为取样线穿过区域各层结构的运动-时间轨迹曲线。屏幕上纵向表示回声目标所在的深度，横向表示扫描时间。由于探头位置和取样线固定，声束穿越的各层组织随着组织的移动所获得的一系列回声反射构成动态曲线，即为M（motion）型超声，通常用于超声心动检查。

（4）D型超声：D代表Doppler，D型超声是利用声波的多普勒现象对器官的运动和血流进行成像和分析，包括研究血流信息的彩色多普勒、频谱多普勒、能量多普勒及反映心肌运动的组织多普勒成像等。

5. 多普勒效应和多普勒成像技术

（1）多普勒效应：当声源与声接收器之间存在相对运动，声波的接收频率与发射频率之间产生频率差的现象，称为多普勒效应，接收信号与发射信号频率之间的差值，称为多普勒频移。声源与接收器相对运动时，接收频率升高；声源与接收器反向运动时，接收频率降低。人体中最主要的运动是血液的流动，在超声诊断中，应用多普勒原理可以通过频移的测定来检测血流的速度。

多普勒频移与声源-接收器相对运动的速度成正比。如图1-42所示，夹角 θ 为声束与血流的夹角。若以 f_T、f_R、f_d 和 v 分别表示发射频率、接收频率、多普勒频移和血流速度，则有：

$$v=(f_T-f_R)c/2f_T=f_d c/2f_T$$

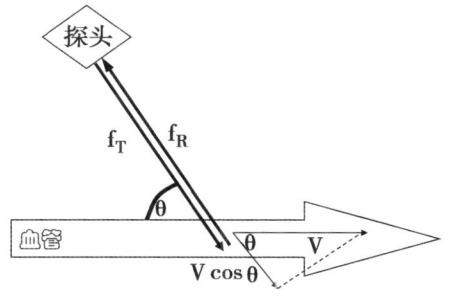

图1-42 血流多普勒示意图

其中，声速 c、发射频率 f_T 为已知数，超声仪器通过快速傅里叶变换即能自动显示出血流速度 v 的数值。

（2）频谱多普勒

1）脉冲波多普勒：用脉冲采样的方式来分析血流信号，采用电子门控技术调节取样容积的位置和大小，能够选择性接收来自人体不同深度的回波信号。但脉冲多普勒测速受到 Nyquist 频率极限的限制，即可测的最大速度为脉冲重复频率的一半。如果多普勒频移超过这一极限，则会出现血流速度和方向的错误表达。

2）连续波多普勒：连续波多普勒采用双元件的换能器，其中一个元件发射连续波，另一元件接收回波信号，并对所有信息进行分析，叠加在同一频谱上，因而不能区分血流深度，但不受 Nyquist 频率极限的限制，可以检测高速血流。

（3）彩色多普勒血流成像：其基本原理与脉冲多普勒相同，是在 B 型超声获得的二维灰阶图像基础上，以彩色的方式显示血流的速度和方向分布。血流的方向由红色和蓝色表示，一般红色表示朝向探头，蓝色表示背离探头。血流的速度以彩色的亮度表示，速度越快，颜色越明亮。彩色多普勒成像也受到 Nyquist 频率极限的限制。

（4）多普勒能量成像：又称为彩色多普勒能量图，探头接收从血管内红细胞反射回来的多普勒信号中的振幅（能量）信息成像，彩色信号的色彩和亮度反映了多普勒信号能量的大小，能够比彩色多普勒更灵敏的显示血流的存在与否，但无法显示血流的速度和方向。

（5）组织多普勒成像：在心肌组织运动时，会产生比较低的多普勒频移。在二维超声影像上，用彩色编码技术显示心肌组织的运动，包括运动方向和相对运动速度，进行彩色多普勒组织成像，有助于观察心肌收缩运动和冠心病的诊断。

6. 超声的生物效应和诊断安全性　超声检查每年数以百万计，居所有影像学检查之首，且在产科应用广泛。诊断超声被认为是安全的，迄今为止并无临床资料和流行病学研究表明，诊断超声的应用可以对人体造成有害的生物学效应。然而，很多研究发现超声波在生物媒质中指定点的剂量超过某一阈值时，可以对实验动物或培养细胞组织产生有害的效应。而且，多普勒超声及其他超声新技术几乎都是通过提高声输出功率的方法实现的，增加了导致有害生物学效应的可能性，因此应重视超声的安全性问题。

超声波作为一种机械振动在生物组织中传播，当强度达到一定程度时就可能对组织造成伤害，致使生物组织发生功能、状态和结构改变，这就是超声波的生物效应。超声波的生物效应主要分为热效应和机械效应两大类：①热效应：超声波在介质中传播时，部分能量会经过摩擦、热传导等过程转化为热能，使介质的局部温度升高。热效应主要取决于空间峰值时间平均声强。②机械效应：超声波是一种弹性波，使传播介质中的质点发生机械运动，由此产生的作用称为机械效应，包括空化效应等。声波在液体或软组织等介质中传播时，介质中的声压不断变化，当声压为负时，局部压力减小，液体汽化产生气泡。当声强超过某一阈值，气泡剧烈震动、破裂，能够对组织细胞产生极大的损伤作用，即空化效应。但诊断超声条件下的声强不会发生空化效应。

为确保超声诊断临床应用的安全性，美国医学超声学会提出了 "as low as reasonable achievable" 的原则（ALARA），即在保证获得必要的诊断信息的前提下，使用尽可能低的声输出和尽可能短的检查时间。在产科超声进行胎儿检查时更应尽可能遵守这样的原则，由于各种超声工作模式的空间峰值时间平均声强的关系为：B 型超声＜M 型超声＜彩色多普勒＜频谱多普勒，进行多普勒检查时 M 型超声相对安全，不易引起热损伤，频谱多普勒强度更高，胎儿期无常规的频谱多普勒检查指征。

（二）超声诊断的临床应用

1. 超声检查的应用范围　超声检查因其无创、经济、便捷、无辐射等优势，已成为临床

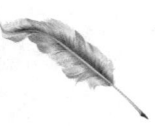

应用最广泛的影像学检查之一。人体各个部位的软组织器官和病变都能够通过超声检查呈现出高清晰度的实时动态断层图像，超声既能显示组织器官的解剖结构，还能动态反映消化系统、心血管系统等许多器官的生理功能。

（1）超声在腹部检查中的应用：腹部超声的应用非常广泛，既可用于常规体检，也可作为大部分腹部疾病的首选检查。而且，由于其轻巧便捷，床旁腹部超声对于无法移动的外伤或危重病人具有无可替代的作用。但由于超声波穿透力的限制及腹腔内气体的干扰等，腹部超声在肥胖或腹部严重胀气的病人中检查效果较差，根据临床需要可进一步行腹部的 CT 或 MRI 检查。腹部超声检查通常使用低频凸阵探头经腹壁扫查，对于接近体表的病变还可以采用高频探头补充扫查以进一步观察细节，而进行前列腺检查时，既可以经腹壁探查，也可使用直肠探头进行经直肠扫查。

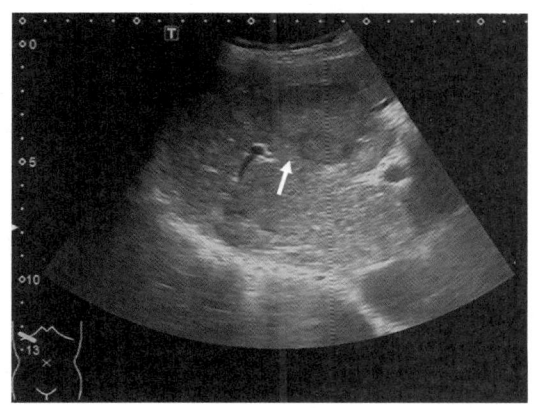

超声检查多用于探查腹腔内肝、胆、胰、脾、肾等实质脏器，能够诊断炎症、肿瘤、结石、外伤等多种病变，如肝良恶性肿瘤（图 1-43）、肝脓肿、胆囊结石、胰腺肿瘤、胰腺炎、肾结石、肝脾破裂等。对于胃肠道等空腔脏器，虽然受到气体干扰，但超声对于黏膜下肿物的诊断、肿瘤内部结构及浸润深度的判断与纤维内镜相比具有优势，而且胃肠超声造影剂的应用进一步提高了胃肠超声的诊断能力。

图 1-43　肝脏肿瘤的声像图表现

（2）超声在浅表小器官检查中的应用：甲状腺、乳腺、浅表淋巴结、阴囊等器官位置表浅，非常适于超声检查。目前高分辨超声已成为甲状腺疾病的首选影像学检查方法，在甲状腺弥漫性病变（如毒性弥漫性甲状腺肿、桥本氏甲状腺炎等）的诊断及良恶性甲状腺肿瘤的鉴别上均具有良好的敏感性和特异性（图 1-44，A）。乳腺超声是乳腺疾病筛查的重要手段，尤其适用于孕妇、哺乳期女性及致密型乳腺，能够清晰显示病变的位置、大小，腋下淋巴结有无肿大，并能够鉴别良恶性（图 1-44，B）。乳腺超声通常使用乳腺影像报告和数据系统（BI-RADS）来评估乳腺病变的恶性风险，BI-RADS 1 类代表正常，而 BI-RADS 6 类则代表病理已经证实的恶性病变。在浅表淋巴结检查中，超声不仅能测量淋巴结的大小，还能够清晰显示淋巴结的内部结构及血流分布，为肿大淋巴结性质的判断提供依据。

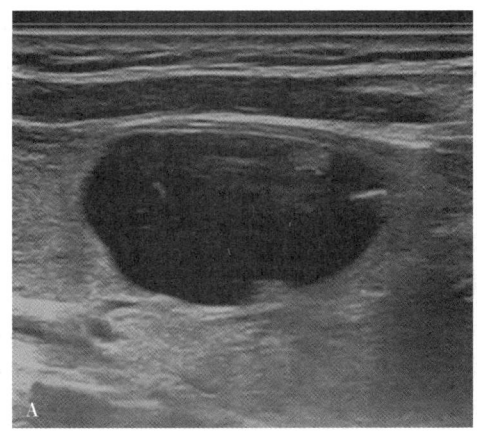 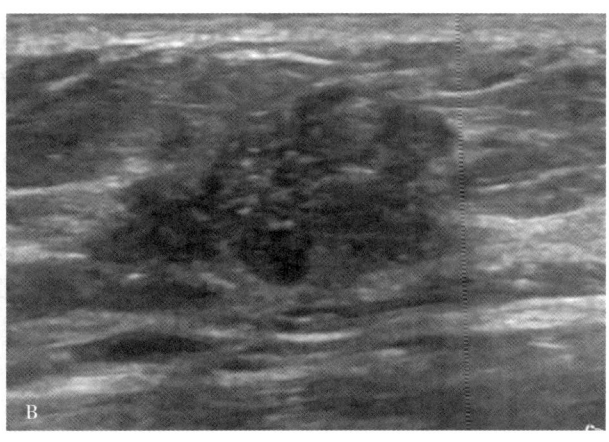

图 1-44　浅表器官病变声像图：A. 结节性甲状腺肿，B. 乳腺癌

（3）超声在妇产科检查中的应用：妇产科超声检查应用非常广泛，检查途径分为经腹壁扫查和经阴道扫查。妇科超声能够诊断大多数子宫形态学改变、发现附件占位并判断性质及来源，对指导妇科良恶性疾病的处理及手术指征的掌握均具有重要意义。产科超声在产科领域无可替代，是产科医生不可或缺的诊断工具。产科超声在早孕、中孕、晚孕期检查中均发挥重要作用。在早孕期超声能够判断宫内或宫外妊娠、单胎或多胎妊娠及判断孕周等，中孕期能够观察胎儿发育情况、胎盘位置、脐带、宫颈等情况，晚孕期则判断胎儿生长情况、估算体重、胎盘成熟度等。

（4）超声在心脏检查中的应用：由于超声心动图具有安全无创、经济便捷、准确可靠并可床旁开展的优势，心血管医生将超声探头如听诊器一般广泛应用于临床。超声心动图检查适用于所有怀疑或确诊的心血管疾病病人，不仅能够评价心脏结构、形态，还能实时反映心脏功能、血流动力学情况等，并评价心包病变及心脏周围器官病变与心脏的关系，为心血管疾病的诊断和治疗决策提供重要信息。

（5）超声在胸腔检查中的应用：胸腔超声最常用于胸膜及胸膜腔疾病的诊断，能够估测胸腔积液的量和性质，判断有无胸膜增厚或肿物，对体位受限无法拍摄立位 X 线片的病人还能辅助诊断气胸。胸腔超声也可用于肺炎、肺实变、肺不张、外周型肺肿瘤等肺部疾病及部分纵隔疾病的诊断。

（6）超声在外周血管检查中的应用：血管超声检查通过二维灰阶成像显示动脉壁病变及动静脉管腔内是否存在血栓，彩色多普勒显示动静脉内血流的情况，频谱多普勒定量分析血流的速度、形式的改变，从而进行外周血管疾病的诊断。血管超声能够诊断动脉粥样硬化、动脉炎、动脉瘤、动静脉瘘、静脉血栓、静脉瓣膜功能不全等多种外周血管疾病。

（7）超声在肌肉骨骼系统检查中的应用：肌肉骨骼超声已经成为现代超声诊断学的重要组成部分，能够清晰显示皮肤、皮下软组织、肌肉肌腱、神经、软骨、关节等结构，而且能够多角度、多平面扫查，并动态观察肌肉、关节等结构在运动状态下的功能异常。

（8）超声在颅脑检查中的应用：颅脑超声主要应用于 2 岁以内囟门尚未关闭的新生儿及婴幼儿，能够评估颅内出血、缺血缺氧性脑损伤、先天性脑发育异常、颅内感染及脑肿瘤等。成人由于囟门闭合，只能利用颅骨的自然薄弱部位作为检测声窗进行经颅多普勒超声检查，通过检测颅内动脉的血流动力学变化来判断颅内动脉病变，可用于脑动脉、颈动脉狭窄或闭塞、脑血管痉挛、畸形的诊断及脑血流微栓子监测等。

2. 病人在超声检查前的准备工作　胆道系统的所有检查以及肾动脉检查都应该在病人禁食情况下进行，6 小时以上的禁食能使胆囊达到充盈状态并且减少肠道内气体。

胰腺检查前病人需禁食 6 小时以上，以减少胃肠道气体的干扰。严重腹胀或便秘病人可服用消胀药物或缓泻剂。必要时病人可在检查时饮水 500~1000 ml，使胃充满液体作为透声窗，以便更好地显示胰腺。

膀胱、经腹的前列腺、子宫、附件超声检查需要憋尿。充盈的膀胱能够清晰显示膀胱内的微小病变，并以膀胱作为透声窗清晰显示前列腺、子宫、卵巢等。

甲状腺、乳腺等浅表器官、肌肉骨骼、外周血管等检查均无需准备工作。

3. 介入超声的概念及应用范围　介入超声是借助超声进行实时引导，将穿刺针、导管或特定的诊疗器械准确导向病变或靶标，用微创技术进一步诊断和治疗的技术，以避免许多传统的外科手术。超声的实时可视性可以精准引导各种介入性操作，而且超声仪器轻巧便捷，介入超声可以移动到病人床边等任何需要的地方进行，从而使超声成为引导多种介入操作的理想方法。随着多种超声新技术和现代分子生物学的发展，介入超声逐渐成为临床综合诊疗的重要组分。

介入超声的应用主要分为诊断和治疗两个方面，详见表 1-15。临床常用的介入超声技术包括甲状腺、淋巴结细针穿刺细胞学检查、腹部及浅表器官的组织学活检、胸腹腔积液及

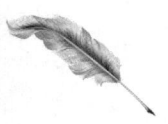

脓肿、胆道、肾盂的穿刺抽吸及置管引流、前列腺癌放射性粒子植入治疗、肿瘤消融等。

表 1-15　介入性超声的应用范围

诊断	治疗
细胞学、组织学活检	囊肿、脓肿、积液的抽吸
抽吸液检查	胆道引流
胎儿遗传学检查	肿瘤治疗：药物注射、放射性同位素粒子植入、消融
引导术中活检	胎儿治疗
	穿刺取卵

（三）超声医学新进展

1. 超声造影的基本原理及临床应用　超声造影是指将与人体软组织回声特性明显不同或声特性阻抗有显著差别的外界物质注入人体腔内、管道内或血管内，以增强对脏器和病变的显示。广义的超声造影包括胃肠道造影、子宫宫腔及输卵管造影及应用于血管内的血流灌注成像等。通常情况下，超声造影指静脉注射造影剂评价血流灌注的超声造影技术，这种技术类似于增强 CT，能够清晰显示微血管及组织血流灌注，显著增加图像的对比分辨率，大大提高了超声的疾病检出率，还具有实时、无放射、低过敏等优点。这些引入人体内的物质称为超声造影剂，为壳膜包被惰性气体形成的微泡，能够通过肺循环，实现全身组织器官的造影增强，且安全性良好，致敏率低。在诊断领域，超声造影能够提高超声对病灶的检出及鉴别能力，提高多普勒超声检测血流信号的能力，可用于心脏、肝、肾、脾、乳腺、甲状腺、血管等器官疾病的诊断。而且，随着携带药物或基因的新型造影剂的发展，超声造影在治疗领域也备受关注，已成为当前的研究热点。

2. 超声弹性成像的基本原理及临床应用　超声弹性成像是一种新的超声显像模式，能够提供人体组织硬度的信息，可以被认为是与临床触诊类似的成像方法，但能够评估临床触诊可能无法触及的深部病变，并且能够量化病变区域的硬度。许多疾病状态会导致病变组织的硬度发生改变，大部分恶性肿瘤都是如此，因此病变的硬度信息有助于判断病变的性质。目前主要有两种类型的超声弹性成像：应变弹性成像和剪切波弹性成像。应变弹性成像基于组织如何响应应力，应力可以来自外部探头的加压，声辐射力脉冲，也可来自病人内部，如呼吸、心跳等，通过比较病变区域与周围组织的相对硬度对病变硬度进行定性评估。剪切波弹性成像则利用声辐射力脉冲作为应力，从而产生剪切波，由于剪切波速度随组织硬度变化，故测量剪切波速度能够对组织硬度进行定量评估。

3. 超声引导下射频消融及高频聚焦超声的基本原理及临床应用　射频消融时将射频电极在超声引导下插入肿瘤内，电极尖端及周围组织产生 50～100℃的高温，导致热场内的肿瘤组织发生凝固性坏死，达到肿瘤治疗的目的。射频消融过程中，仪器能够实时监测温度，精确控制消融温度和范围，减少对周围正常组织的损伤。射频消融技术逐渐发展成为比较理想的肿瘤热消融技术，最多应用于肝部肿瘤，目前临床上还可应用于肺、骨、肾、乳腺肿瘤，甲状腺肿物，子宫肿瘤等。

高频聚焦超声也是肿瘤局部非手术微创治疗的新技术，商品名称有"海扶刀""超声刀"等。高频聚焦超声的治疗原理是将设备产生的高能超声波汇聚于焦点部位的人体病灶，使焦点部位的组织短时间内产生 65℃以上的高温，从而灭活肿瘤组织，其治疗机制包括生物热效应与空化效应。目前高频聚焦超声治疗的临床应用范围包括子宫肌瘤、前列腺癌、前列腺增生、乳腺肿瘤、肝癌等。

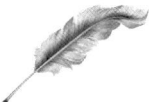

4. 超声分子影像技术　超声分子影像技术是将超声医学与化学、物理、生物医学等学科相结合，以具有靶向性的超声造影剂为探针（超声分子探针），在分子水平上对靶组织进行显像或治疗的一门新兴学科。超声分子影像技术具有靶向、无创、实时、敏感度高等优点。超声分子探针是超声分子影像技术的基础，通常是纳米级微球造影剂或微米级微泡造影剂。目前，比较前沿的超声分子影像技术包括超声靶向微泡破坏技术、光声成像以及声动力治疗等技术。

（张　帆　陈　文）

三、核医学概述

放射性核素是一把双刃剑，大剂量的放射性核素可以作为毁灭性的武器，而小剂量的放射性核素不但能发挥诊断示踪的作用，更可以作为治愈疾病的利器。核医学就是利用放射性核素进行疾病诊断、治疗和医学研究的学科，是现代医学不可缺少的重要工具。根据应用和研究范围的不同，核医学分为实验核医学与临床核医学两部分。实验核医学是利用放射性核素示踪技术进行医学研究的学科。临床核医学利用核医学的各种原理、技术和方法来诊断和治疗疾病，根据其应用目的的不同，又分为诊断核医学与治疗核医学。

诊断核医学分为放射性核素显像、脏器功能测定、放射免疫分析三大类。放射性核素显像是诊断核医学的主要内容。核素显像是一种以脏器内外或脏器正常组织与病变组织之间的放射性浓度差别为基础的脏器或病变组织的显像方法。将放射性核素通过各种途径引入体内后，通过探测人体内放射性核素衰变发出的 γ 射线来获得它的空间分布信息。治疗核医学分为内照射治疗和外照射治疗两大类。内照射治疗是治疗核医学的主要内容，外照射治疗主要指利用低剂量放射源进行敷贴或近距离照射，达到治愈疾病的目的。

（一）核医学诊断和治疗的基本物理学原理

核医学诊断和治疗的基础是放射性核素衰变产生射线，被成像设备探测到进行显像，或作用于人体的组织、器官进行有针对性的治疗。射线的产生、与物质的相互作用，以及成像设备对于 γ 射线的探测步骤，是核医学诊疗原理的关键步骤。

1. 放射性核素的来源　原子核是由两种质量几乎相等的基本粒子组成——质子和中子。凡质子相同的原子为同一种元素。把属于同一种化学元素，但具有不同中子数的元素称为同位素。对于中子及质子数都相同，并且处于同一能量状态的原子，称为一种核素。若原子核在不受外力的作用时，核内的成分及能级不发生变化，为稳定性核素。若原子核需要通过核内结构或能级调整才能趋于稳定，这种核素被称为不稳定核素。这种核内能级和结构的调整过程称为核衰变（nuclear decay）。核衰变的同时将释放出一种或一种以上的射线，这种性质称作放射性。因此，不稳定的核素又称为放射性核素，在自然界中放射性核素大约有1300种。

放射性核素的核衰变过程主要有四种：α 衰变、β^- 衰变、β^+ 衰变、γ 衰变。核素在上述的衰变过程中相应释放 α 粒子、β^- 粒子、β^+ 粒子（正电子）或 γ 射线。其中，β^- 射线射程短，穿透力差，一般用于核素治疗。核素治疗常用的放射性核素多是 β^- 衰变核素，例如 ^{131}I、^{32}P、^{89}Sr 等。α 粒子射程短，射程范围内释放能量大，在治疗上具有潜在的优势，目前发射 α 射线的放射性核素 ^{223}Ra 已经进入临床应用。γ 射线穿透力很强，引入体内后能在体外检测到，但是引起的电离辐射损伤较小，适用于放射性核素显像。

临床上最常用的发射 γ 射线的放射性核素为 ^{99m}Tc，发射能量为 141KeV 的纯 γ 射线，已被广泛用来标记各种显像剂，进行单光子发射式显像。发生正电子衰变的放射性核素都是人工放射性核素，尽管衰变发射出的是 β^+ 粒子（正电子），但 β^+ 粒子是不稳定的，只能存在短暂时间，其射程只有 1~2 mm，即与邻近的电子（β^- 粒子）碰撞而发生湮灭辐射，在两者湮灭的同时，其电子质量消失，转变为两个方向相反，能量皆为 511 KeV 的 γ 光子。正电子发射

型断层显像仪（PET）通过探测方向相反的 511 KeV 光子，进行机体内的代谢显像。

临床应用的放射性核素多数通过三种途径获得：加速器生产、反应堆生产及利用放射性核素发生器进行提取。除了少数放射性核素提取后可直接用于临床之外，大部分的放射性核素需要通过物理、化学及生化的方法标记于有生物活性的物质上，从而被不同的组织、器官、细胞甚至受体等选择性的摄取，进行特异性的显像或靶向治疗。

2. 放射性核素衰变的基本概念

（1）半衰期：放射性核素的衰变速率常以物理半衰期（$T_{1/2}$）表示，$T_{1/2}$ 指放射性核素数目因衰变减少到原来一半所需要的时间。物理半衰期是每一种放射性核素所特有的性质，可通过测定半衰期测定核素种类。

在核医学中，进入人体内的放射性核素除自身物理衰变外，还可以通过机体代谢排出体外。进入生物体内的放射性核素或其化合物，由于生物代谢从体内排出到原来的一半所需的时间，称为生物半衰期（biological half life，T_b）；由于物理衰变与生物的代谢共同作用而使体内放射性核素减少至原来一半所需要的时间，称有效半衰期（effective half life，T_e）。三者关系如下：

$$Te = \frac{T_{1/2} \times T_b}{T_{1/2} + T_b}$$

（2）放射性活度：放射性活度是指单位时间内发生衰变的原子核数。在新的国际单位制中，放射性活度的单位是贝克（Bq），定义为每秒 1 次衰变。放射性活度的旧制单位是居里（Ci），1 居里表示每秒 3.7×10^{10} 核衰变。因此，居里与贝克的换算关系是

$$1 \text{ Ci} = 3.7 \times 10^{10} \text{ Bq}$$

3. 射线与物质的相互作用

（1）带电粒子与物质的相互作用：α、β 射线属于带电粒子，它们通过物质时与物质原子的核外电子发生电离或激发作用，带电粒子的能量很快耗尽。发生电离作用时，物质的核外电子得到能量脱离原子，形成自由电子和正离子。发生激发作用时，原子的核外电子获得的能量还不足以使其脱离原子，而只能从内层轨道跳到外层轨道，这时原子从稳定状态变成激发状态。被激发的原子极不稳定，很快由激发态退回到原来的基态，同时以发射特征 X 射线的形式释放出多余的能量。电离和激发作用是放射性核素治疗的基础，是射线引起物理、化学变化和生物效应的机制之一。

（2）γ 射线与物质的相互作用：γ 射线即光子流，呈电中性，与物质的相互作用方式只与光子的能量有关。主要产生以下三个效应。①光电效应（photoelectric effect）：γ 光子与物质原子的内层轨道电子相互作用，把能量全部交给电子，使之成为自由电子，γ 光子丧失全部能量的过程。②康普顿效应（compton effect）：也称康普顿散射。γ 光子与原子核最外层的壳层电子发生弹性碰撞，将部分能量交给电子，使之脱离轨道成为自由电子，γ 光子自身能量降低，运动方向发生改变，称为康普顿散射效应。康普顿散射在核医学显像中是一种不利因素，应该尽量去除或减少这种效应的干扰。③电子对生成（pair production）：光子穿过物质时，光子与介质原子核电场的相互作用过程中突然消失而产生一对正负电子，这种作用被称为电子对生成。只有光子的能量大于 1.02 MeV 时才会发生。光子与物质的这三种作用形式与光子的入射能量和物质的原子序数有关，能量低的光子和高原子序数的物质相互作用中，以光电效应为主；中等能量的 γ 射线以康普顿散射为主；电子对效应主要发生在高能光子和高原子序数的物质的相互作用中。核医学常规显像诊断用的 γ 射线一般能量较低，不发生电子对生成。

4. 核医学成像设备与显像原理

（1）核医学成像设备的基础——γ闪烁探测器的组成和原理：γ闪烁探测器是核医学成像设备重要的基本组件之一。γ闪烁探测器是一种能量转换器，它将γ射线转化成可以记录的电脉冲信号，核医学成像仪器是在γ闪烁探测器的基础上，再配置电子测量装置或者计算机装置，最后以图像的方式将射线分布状态显示出来（图1-45）。

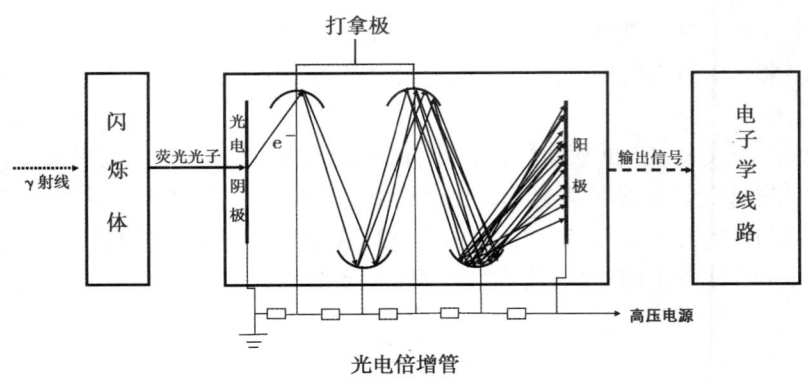

图1-45　γ闪烁探测器的主要组成部分

闪烁体是探测器重要的组分之一，也称闪烁晶体。单光子探测多采用碘化钠作为晶体，加入少量的铊（Tl），故碘化钠晶体通常表示为NaI（Tl）。正电子探测会采用锗酸铋（BGO）、正硅酸镥（LSO）等闪烁晶体。当γ光子入射到晶体中时，会发生光电效应或康普顿散射，把能量传递给电子，电子通过电离或激发作用将能量沉积在晶格中。晶体发生退激后释放出能量，部分能量以荧光光子的形式释放出来。

光电倍增管（PMT）是能将微弱的光信号转换成电流脉冲的能量转换装置。PMT由光电阴极、多个打拿极和阳极组成，各级之间存在电位差。当晶体产生的荧光入射到PMT的光阴极时，通过光电效应产生光电子。光电子经过各打拿极数量呈几何式倍增，形成一个大的电子流射向阳极，产生一个瞬间的电流脉冲。

PMT阳极输出的电流脉冲信号很微弱，形状也不规整，还要通过后续的一系列电子学单元线路处理才能被记录和显示。

（2）γ照相机（gamma camera）：γ照相机是核医学实现一次成像的基本显像设备，以二维图像的方式反映特定脏器或组织功能及代谢变化。γ照相机主要由探头、支架、电子线路、计算机操作系统和显示系统组成。其中探头包括准直器、闪烁晶体、光电倍增管、前置放大器、电子矩阵电路及其相应的支架结构。γ照相机可以进行各个脏器的静态及连续动态显像。如果附有特殊装置，实现探头和床的配合相对运动，还能完成全身显像。

（3）单光子发射计算机断层成像仪（single-photon emission computed tomography，SPECT）：SPECT是在γ照相机平面显像的基础上，应用电子计算机技术增加了断层显像功能。SPECT断层显像克服了平面显像对器官、组织重叠造成的掩盖小病灶的缺点，提高了对深部病灶的分辨率和定位准确性。随着医学影像技术的飞速发展，SPECT/CT已经实现将SPECT与CT两个成像技术的同机融合，一次性完成解剖图像与功能代谢成像的同时采集，还可以利用CT扫描数据对SPECT图像进行衰减校正（图1-46）。

（4）正电子发射计算机断层成像仪（positron emission computed tomography，PET）：PET利用 ^{11}C、^{13}N、^{15}O、^{18}F 等正电子核素标记或合成相应的显像剂，引入机体后定位于靶器官。PET显像采用一系列成对的互成180°排列并与符合线路相连的探测器，来探测正电子核素产生的湮没辐射光子，从而获得机体正电子核素的断层分布图及病变的位置、形态、大小。由于

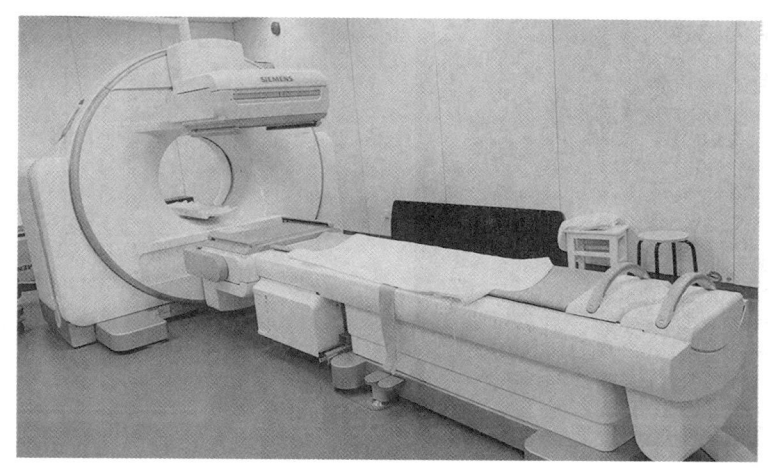

图 1-46　SPECT/CT 实物图

绝大部分正电子核素是构成人体基本元素的同位素，利用这类核素标记的生理活性物质，如糖、脂肪酸、氨基酸、胆碱等活性分子，几乎可以在不影响人体内环境的情况下观察体内的生理、生化、细胞代谢及增殖等过程。PET 的出现使医学影像技术达到一个崭新的水平，可无创、动态、定量评价活体组织或器官在病生理状态下细胞代谢活动的生理、生化改变，获得分子水平的信息。并通过与 CT 及 MRI 等其他影像设备的融合，实现不同影像的优势互补，已成为分子影像的重要工具，在生物医学研究和疾病的诊断方面，尤其是肿瘤的诊疗方面起着越来越重要的作用（图 1-47）。

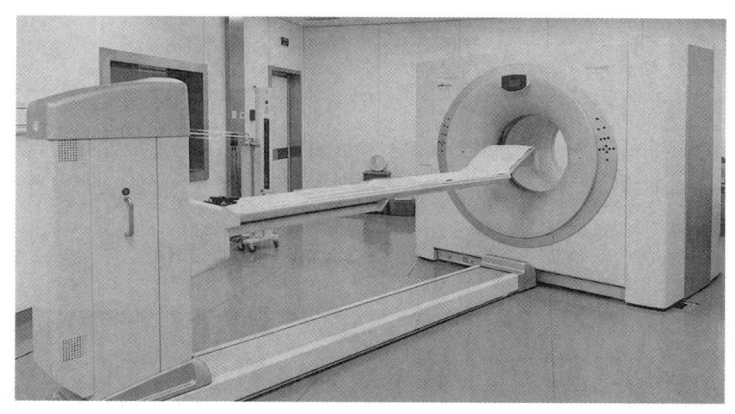

图 1-47　PET/CT 实物图

（二）核医学技术的临床应用

可示踪性和靶向性是核医学技术的显著特点。由于 γ 射线的高穿透性，使其成为具有高度灵敏性的方法，同时各种分子探针的应用，使显像剂或治疗核素可以靶向定位于目标细胞、组织或器官，使之成为目前最特异的诊疗方法。

1. 诊断核医学的应用　功能与代谢成像是诊断核医学主要优势。根据放射性核素本身的特性及其载体的不同，可实时反映不同脏器的血供、功能、代谢变化。

目前以评估脏器血流灌注为主要目的的显像项目有心肌血流灌注显像、脑血流灌注显像、肺灌注显像、血流血池显像等（图 1-48，图 1-49）。用于各类心脑血管缺血性疾病、肺栓塞等疾病的诊断。

以评估脏器功能为主要目的的显像项目有胃肠道动力状态功能测定、肾动态显像、甲状腺显像、甲状旁腺显像、肝胆显像、肝胶体显像等（图 1-50，图 1-51）。可在无创的、生理状态下评估各个脏器的功能状态，尤其是肾动态显像已成为临床评价分肾功能必不可少的手段。

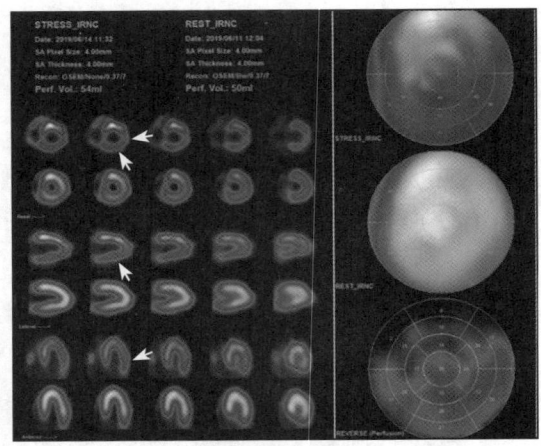

图 1-48 心肌灌注显像提示心肌缺血

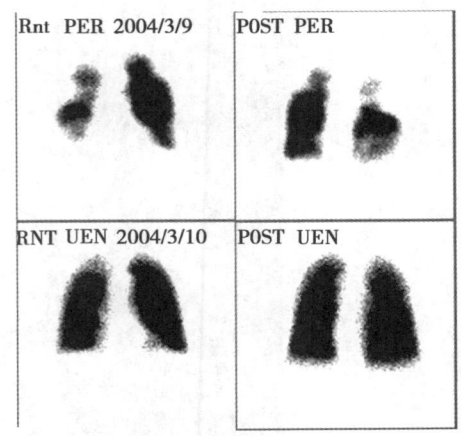

图 1-49 肺灌注通气显像提示双肺多发栓塞

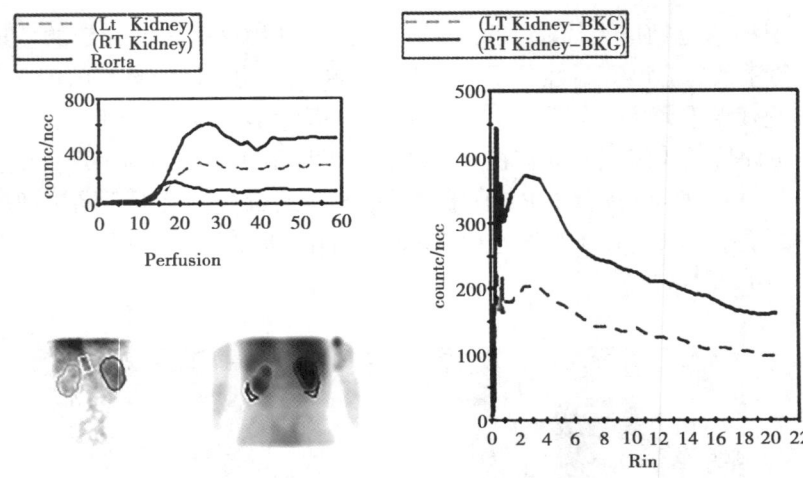

图 1-50 肾动态显像提示左肾功能受损

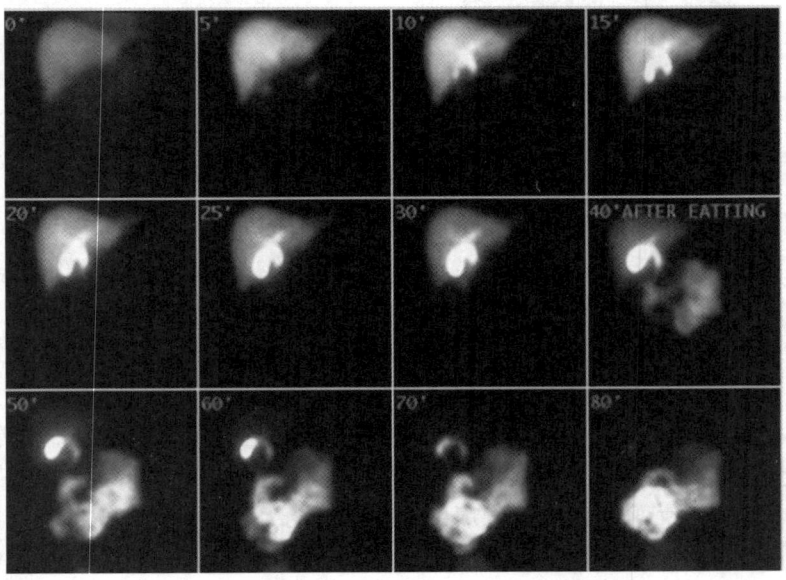

图 1-51 胆显像提示肝胆功能正常

以评价脏器代谢为主要目的的显像项目有骨无机盐代谢成像、葡萄糖代谢、氧、氨基酸、脂肪酸、胆碱等代谢成像。这些方法以其敏感性高、特异性强以及可以全身显像的特点被广泛应用各类肿瘤的诊断、分期和疗效评价当中（图1-52，图1-53）。

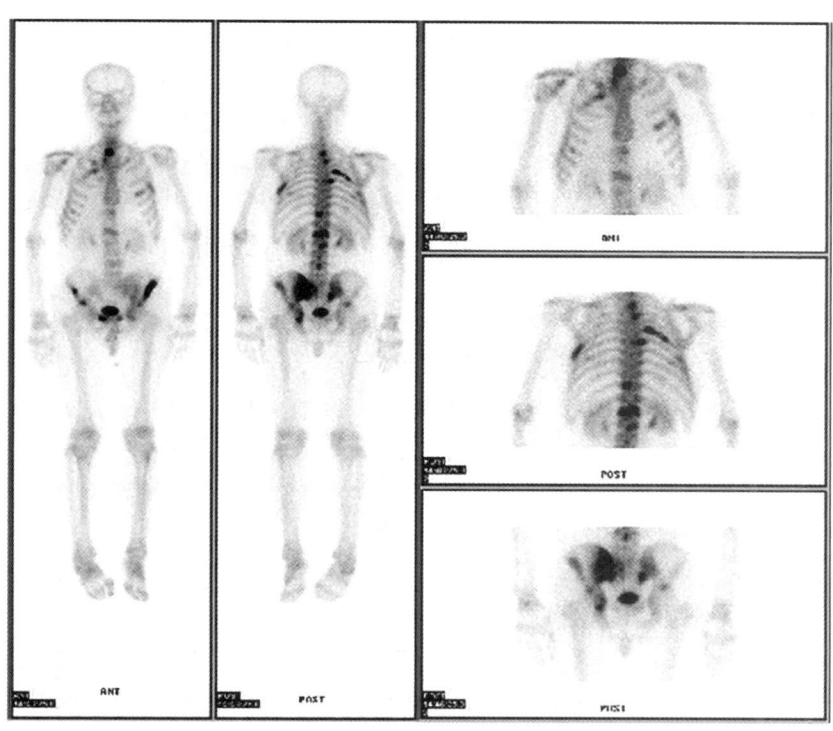

图1-52　全身骨显像提示多发骨转移

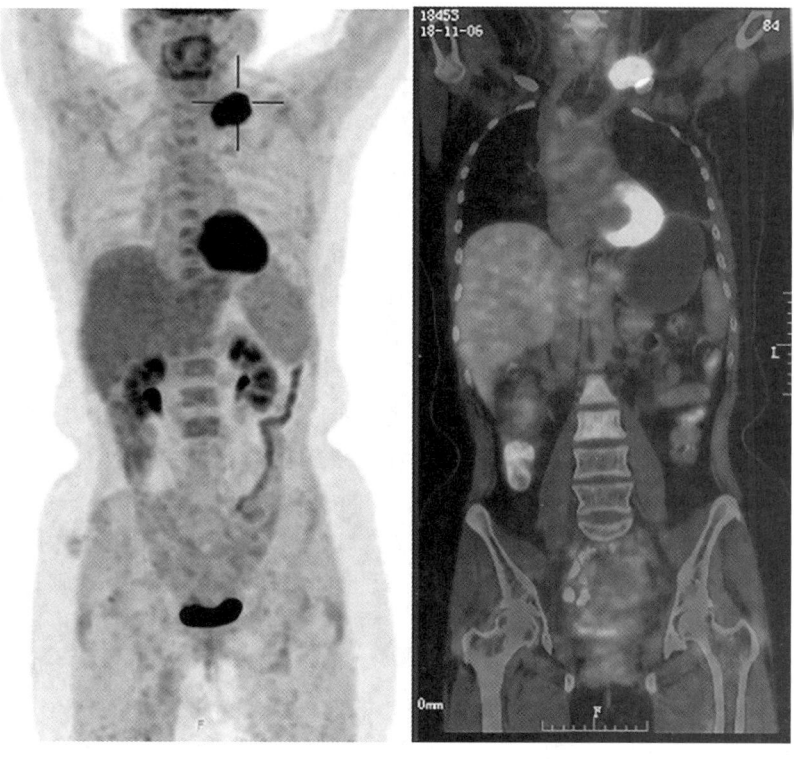

图1-53　FDG PET/CT显像提示宫颈癌术后左锁骨上淋巴结转移

另外，通过标记不同的配体或多肽、单克隆抗体，以细胞表面受体、转运载体、抗原等作为靶标的核医学分子影像在临床上的应用正在逐渐普及。如利用肾上腺素能受体显像诊断嗜铬细胞瘤、利用神经受体显像诊断神经系统疾病，如多巴胺受体及其转运体显像用于帕金森病的诊断；放射性核素标记的生长抑素受体显像用于神经内分泌肿瘤的诊断等。

2. 治疗核医学的应用　利用 α、$β^-$ 粒子等具有治疗作用的核素靶向聚集到病变部位就可以对病变进行靶向内照射而起到治疗作用。内照射治疗是核医学的传统优势。早在 1942 年，S.Hertz 首次用 ^{131}I 治疗甲状腺功能亢进症病人。它要求放射性核素对于病变靶器官能够持续一段时间的近距离照射，照射的能量足够大，且射程尽量短，以避免对于邻近组织的影响。目前核医学应用较广泛的治疗项目主要包括：^{131}I 治疗甲亢和分化性甲状腺癌、^{131}I-MIBG 治疗富肾上腺素能受体病变、^{90}Y 标记生长抑素类似物治疗神经内分泌肿瘤、^{32}P 胶体腔内治疗关节炎及恶性胸腔积液和腹水、^{89}Sr 或 ^{223}Ra 治疗骨转移、放射性粒子植入治疗肿瘤和皮肤敷贴治疗等。

（三）进展

1. 多模态影像与探测技术的进步　当前，集 PET 与 CT 于一体的 PET/CT、SPECT 与 CT 于一体的 SPECT/CT 已成为核医学的主导显像设备，PET/MR 也逐渐应用于临床。将解剖学结构的影像与反映代谢与血流为主的功能成像同机融合，实现了多种显像的优势互补，填补了传统核医学图像细微解剖结构显示不够清晰的缺陷，为临床提供了更多信息。

探测器方面也发生了巨大的进步。探测材料除传统的碘化钠晶体、BGO 晶体外，近几年逐渐广泛使用的 LSO、LYSO，CZT 晶体，使核医学设备的探测性能大大提高。其他如数字化探头的应用，DOI 效应、PSF 技术、TOF 等技术的开发和应用，使核医学显像设备的分辨率进一步提高，尤其是飞行时间（time of flight，TOF）技术的出现，可以更加准确地定位湮没辐射发生的部位，大大提高了 PET 影像的图像质量，已被广泛应用于 PET 设备当中。

2. 分子核医学　分子影像是现代影像技术的新领域，是从分子和细胞水平对人体和其他生物系统的生物特征进行可视化和测量的影像。核医学具有示踪性和靶向性特点，利用放射性核素标记的某些特异的生物分子作为探针或示踪剂，可以观察细胞内生物学过程。所以分子核医学已成为分子影像最成熟的组成部分。同时，可将标记用核素替换成具有治疗作用的核素，标记特异性靶向分子，使核素靶向治疗成为可能。除此之外，示踪技术为基础的体外放射分析技术也在体外微量物质的测定方面发挥了重要的作用。

分子核医学的许多方法已经广泛应用于临床，例如应用放射性核素标记的代谢底物进行代谢显像，标记单克隆或微型抗体进行放射免疫显像和放射免疫治疗，标记配体和多肽进行受体显像和治疗，标记某些反义寡核苷酸进行基因显像等，其中代谢显像、受体显像和放射免疫显像等已经成为临床诊断不可缺少的方法。随着各种新的靶点和特异性探针出现，分子核医学将会出现更加长足的进步，成为实现精准医学、个性化医疗不可或缺的工具。

3. 放射性核素诊疗一体化　肿瘤的诊疗一体化是目前研究的热点，它指的是利用各种显像技术与化疗、热疗、光动力治疗、放射性核素治疗、介入治疗等多种肿瘤治疗手段联合，实现肿瘤诊断与治疗同步实施，提高恶性肿瘤诊疗效果的目的。其中，放射性核素诊疗一体化是目前最成熟的诊疗一体化技术。它可以从两个方面实现诊疗的一体化。一方面，利用同一种放射性核素或其标记物完成诊断及治疗双重目的。这个核素应该是既能发射诊断用的 γ 射线，又能发射治疗用的 $β^-$ 或者 α 射线。如放射性核素 ^{131}I，既可以用来做甲状腺显像，又可以治疗甲状腺功能亢进和分化型甲状腺癌转移灶。另一方面，随着分子核医学的进展，很多分子探针标记特定的肿瘤生物标志物被研发出来。在分子探针上分别标记不同的显像或治疗用的放射性核素，就可以实现在诊断和治疗间的无缝切换。如前列腺特异膜抗原（PSMA）是一种在前列腺癌中高表达的跨膜糖蛋白，使用 ^{68}Ga 标记 PSMA 小分子抑制剂进行显像，可以得到前列腺癌在体内分布的高特异性影像。使用 ^{177}Lu 标记 PSMA 之后，^{177}Lu-PSMA 能被前列腺癌和其转

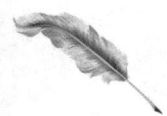

移灶特异性摄取，发挥靶向杀伤和治疗后显像的双重作用，^{68}Ga 和 ^{177}Lu 成为一对非常好的诊疗一体化的搭档。

4. 核医学图像的影像组学分析　影像组学最早于 2012 年由荷兰学者 Lambin 等正式提出，其定义为：高通量、自动地从医学影像数据中挖掘大量的定量影像学特征，通过运用统计学及机器学习方法，筛选出最有价值的影像组学特征来构建疾病预测模型，用于疾病的诊疗和预后，尤其适用于对肿瘤影像的分析。影像组学将包含肿瘤的图像转化为大量像素点的集合，可以研究肿瘤组织的任何部分甚至与周围组织的关系，更加全面地了解肿瘤特征，更加精确地反映肿瘤组织不同部位的异质性，辅助做出更为精准的临床决策。核医学显像目前的临床应用主要基于传统的人工分析，提供的信息量较少，不能满足精准医疗的要求。近年来，大量的研究集中于对多种肿瘤 PET/CT 图像的影像组学分析，如脑胶质瘤、肺癌、宫颈癌等。影像组学技术从 PET/CT 图像中提取数十个特征，并通过机器学习的方法选取其中最有价值的特征参与预测模型的构建，以达到精准评估肿瘤的异质性、预测疗效或预后的目的。相信随着各种新算法的不断涌现，分析技术的不断进步，核医学影像组学分析将成为疾病诊疗的重要助力。

（赵梅莘　张卫方）

第二章

外科学基础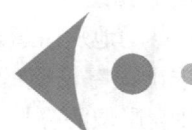

第一节 概述

外科，英文名为 surgery，该词来源于希腊字 cheirergon，由 cheir 和 ergon 两字组成，前者是"手"的意思，后者意为"工作"。顾名思义，外科是用"手"治疗疾病的专科。所谓外科疾病（surgical disease），指的是那些只有通过手术或手法整复处理才能获得最好治疗效果的疾病。外科学（surgical science）是一门学科，它不仅要求掌握外科疾病的诊断、预防以及治疗的知识和技能，还要研究疾病的发生和发展规律。外科学是医学科学的一个重要组成部分，是在整个医学发展的历史中形成，并且不断更新变化的。

一、外科疾病

外科疾病按病因不同，外科疾病大致分为以下七类：

1. 损伤　由暴力或其他致伤因子引起的人体组织破坏，例如内脏破裂、骨折、烧伤等。
2. 感染　致病的微生物侵入人体，导致组织、器官损伤和破坏，形成局限的感染病灶或脓肿，如化脓性阑尾炎、肝脓肿等。
3. 肿瘤　绝大多数是良性肿瘤，手术切除后可以痊愈；对于恶性肿瘤，手术能达到根治、延长生存时间或者缓解症状的效果。
4. 畸形　先天性畸形，例如唇裂、腭裂、先天性心脏病、肛管直肠闭锁等。后天性畸形，例如烧伤后瘢痕挛缩等。
5. 内分泌功能失调　如甲状腺和甲状旁腺功能亢进症等。
6. 寄生虫病　如肝棘球蚴病和胆道蛔虫症等。
7. 其他　空腔器官梗阻，如肠梗阻、尿路梗阻；血液循环障碍，如下肢静脉曲张、门静脉高压症；结石病，如胆石症、尿路结石；不同原因引起的大出血等。

二、怎样学习外科学

学习外科学要严格掌握外科疾病的手术适应证，如能以非手术疗法治愈的，即不应采用手术治疗；如能以小的、简单的手术治愈的，即不应采用大的、复杂的手术。我们一定要纠正单纯手术观点，反对为手术而手术和为练习技术而手术的错误行为。

（一）必须贯彻理论与实践相结合的原则

学习外科学，一定要自觉地运用理论与实践相结合的认识论原则。一方面要认真学习书本上的理论知识，另一方面必须亲自参加实践。仔细观察外科病人各系统、各器官的形态和功能变化；见习和参加各种诊疗操作，包括手术和麻醉；密切注意病人对药物和手术治疗的反应；认真总结疗效和经验。

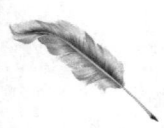

（二）必须重视基本知识、基本技能和基础理论

基本知识包括基础医学知识和其他临床各学科的知识。前者，如要做好腹股沟疝的修补术，就必须熟悉腹股沟区的局部解剖。后者，如给糖尿病病人手术，应懂得手术前后如何纠正糖代谢紊乱。

基本技能方面，要学会如何询问病史，掌握体格检查的技巧，写好病史记录。要培养严格的无菌观念，熟悉各种消毒方法。要重视外科基本操作的训练，如切开、分离、止血、结扎、缝合以及引流、换药等，都要按照一定的外科准则，而不可草率行事，否则会影响手术效果。

重视基础理论能帮助外科医生在临床实践中加深理解、加深认识。如果一个外科医生只会施行手术，而不知道为什么要施行这样的手术，也就是"知其然而不知其所以然"，则不但不能促进外科的发展，还会造成医疗工作中的差错，甚至危害病人。

三、外科学发展简史

外科学和整个医学一样，是人们长期同疾病作斗争的经验总结，其进展则是由社会各个历史时期的生产和科学技术发展所决定的。

我国医学史上，早在公元前14世纪，商代甲骨文中就有与外科相关的"疥""疮"等文字记载。在周代（公元前1066年-公元前249年），外科已独立成为一门专科，外科医生称为"疡医"。汉末，杰出的医学家华佗（141-203年）擅长外科技术，使用麻沸汤为病人进行死骨剔除术、剖腹术等。隋代，巢元方著《诸病源候论》（610年）中，叙及断肠缝连、腹病脱出等手术采用丝线结扎血管；对炭疽的感染途径已认识到"人先有疮而乘马"所得病；并指出单纯性甲状腺肿的发生与地区的水质有关。唐代，孙思邈著《千金要方》（652年）中，应用手法整复下颌关节脱位。清末，高文晋著《外科图说》（1856年），是一本以图释为主的中医外科学。

以上简短的叙述足以说明中医外科学具有悠久的历史和丰富的实践经验。

现代外科学奠基于19世纪40年代，先后解决了手术疼痛、伤口感染和止血、输血等问题。

1846年美国Morton首先采用乙醚作为全身麻醉剂，1892年德国Schleich首先采用可卡因作局部浸润麻醉，由于其毒性大，不久即由普鲁卡因代替。1846年匈牙利Semmelweis首先提出在检查产妇前用漂白粉水将手洗净，遂使他所治疗的产妇死亡率自10%降至1%，这是抗菌技术的开端。1867年英国Lister采用石炭酸溶液冲洗手术器械，并用石炭酸溶液浸湿的纱布覆盖伤口，使他所施行的截肢术的死亡率自46%降至15%，从而奠定了抗菌术（antisepsis）的基本原则。1889年德国Fürbringer提出了手臂消毒法，1890年美国Halsted倡议戴橡皮手套，这样就使无菌术臻于完善。1929年英国Fleming发现了青霉素，1935年德国Domagk提倡用百浪多息（磺胺类药），此后研制出的一系列抗菌药物，为外科学的发展开辟了一个新时代。手术出血是妨碍外科发展的另一重要因素。1901年美国Landsteiner发现血型，从此可用输血来补偿手术时的失血。1915年德国Lewisohn提出了混加枸橼酸钠溶液，使血不凝固的间接输血法，以后又有血库的建立，才使输血简便易行。

外科学进入迅速发展阶段是在20世纪50年代初期，低温麻醉和体外循环的研究成功为心脏直视手术开辟了发展道路。60年代，显微外科技术的发展推动了创伤、整复和器官移植外科的发展。特别是近30年，外科疾病的诊断和治疗水平均有很大进步，超声、计算机断层成像（computed tomography，CT）、磁共振成像（magetic resonance imaging，MRI）、数字减影血管造影（digital subtration angiography，DSA）到单光子发射计算机断层（single photon emission computed tomography，SPECT）、正电子发射断层显像（positron emission tomography，PET）等检查及影像的三维重建技术，不仅可以相当准确地确定病变部位，且能帮助确定病变

性质。介入放射学的开展，特别是超选择性血管插管，为一些疾病提供了新的有效治疗模式。微创外科技术发展迅速，其优点是创伤小，病人痛苦少、恢复快，治疗效果好。免疫学、医学分子生物学的进展，特别是对癌基因的研究已渗透到外科学各领域，使外科学沿着精准医学（precision medicine）的方向不断迈进。基础科学和工程技术的进步给外科带来了翻天覆地的变化，材料学的进步使外科医生手中的缝线告别了蚕丝线和羊肠线；工程技术的进步使外科医生在传统手术刀之外拥有了电刀、超声刀、氩气刀。

现代外科学传入我国已有百余年的历史。1963年，我国完成了世界上首例断肢再植。自20世纪80年代中期，微创外科技术在我国得到广泛推广，目前已经在外科的各个专科中广泛应用。在器官移植方面，我国心、肺、肝和肾等脏器的移植手术总例数位居世界第二位，手术效果达到世界先进国家的水平。

在20世纪中，有6位外科医生获得了诺贝尔生理学或医学奖（表2-1）。随着科技发展，人工智能的影像识别技术、基于工程学的新型手术机器人、基于空间定位的术中导航技术、基于新材料打造的内固定器械、依托生物工程生产的新型人工植入物越来越多的应用于临床，这些将深刻地改变外科的面貌。

表2-1 获得诺贝尔生理学或医学奖的外科医师

获奖者	获奖年度	国籍	获奖成果
Theodore Kocher	1909	瑞士	甲状腺生理学、病理学和甲状腺外科手术
Alexis Carrell	1912	美国	血管缝合、血管和器官的移植
Frederick Banting	1923	加拿大	发现胰岛素
Werner Forssman	1956	德国	心导管术
Charles Huggins	1966	美国	雌激素治疗前列腺癌
Joseph Murray	1990	美国	器官移植

第二节 无菌术

无菌术（asepsis）是针对微生物及感染途径所采取的一系列操作规范。无菌术的内容包括灭菌、消毒、操作规则和管理制度。在人体和周围环境，普遍存在各种微生物。在手术、穿刺、插管、注射及换药等过程中，必须采取一系列严格措施，防止微生物通过接触、空气或飞沫进入伤口或组织，否则就可能引起感染。

灭菌（sterilization）指用物理或化学的方法杀灭一切微生物，包括致病和非致病微生物以及芽孢。在医疗用品中，凡是输入病人体内的血液和其他液体及进入无菌组织和无菌体腔的器材，必须达到灭菌。经过灭菌处理后，未被污染的物品称为无菌物品。经过灭菌处理后，未被污染的区域称为无菌区域。消毒（disinfection）是指杀灭病原微生物和其他有害微生物，但并不要求清除或杀灭所有微生物（如芽孢）。消毒使病原微生物减少到不至于引起疾病的数量。

通常对应用于手术区域或伤口的物品按灭菌要求处理，即预先用物理或化学方法把相关物品上所有的微生物彻底消灭掉；病人的皮肤、手术人员手臂、某些特殊手术器械、手术室的空气等按消毒的标准进行处理，去除有害微生物；无菌术的内容不仅涉及各种灭菌和消毒的方法，相关操作规则及管理制度也非常重要，医务人员在医疗护理操作过程中，需遵循一套操作规程，保持无菌物品、无菌区域不被污染，防止病原微生物侵入人体。

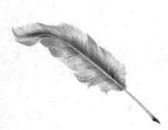

一、手术人员和病人手术区域的准备

（一）手术人员的术前准备

1. 一般准备 手术人员进入手术室后，先要换穿手术室准备的清洁鞋和衣裤，戴好帽子和口罩。帽子要盖住全部头发，口罩要盖住鼻孔。剪短指甲，并去除甲缘下的积垢；手或臂部有破损或有化脓性感染时，不能参加手术。

2. 外科手消毒 人体皮肤表面存在微生物群落，一部分存在于皮肤皱褶和毛孔等深部，称为常居菌落，不易被摩擦等方式清除；另一部分为皮肤表面的暂居菌，多来自环境，松散附着于皮肤表面。手臂消毒法能清除皮肤表面几乎所有暂居菌和少部分常居细菌。在手术过程中，深藏的常居菌可能逐渐移到皮肤表面。所以在手臂消毒后，还要戴上消毒橡胶手套和穿无菌手术衣，以防止这些细菌污染伤口。目前常用的手消毒剂有乙醇、异丙醇、氯己定、聚维酮碘等。

3. 穿无菌手术衣和戴手套的方法 手臂消毒完成后，需要按无菌术的要求穿上无菌手术衣，戴无菌手套。

（二）病人手术区的准备

手术区域附近皮肤如果毛发浓密，应于术前去除。手术前一日，健康状况允许的病人应沐浴。如皮肤上有较多油脂或胶布粘贴的残迹，可用汽油或松节油拭去。

除局部麻醉外，手术前皮肤消毒应在麻醉后进行，传统的皮肤消毒法是用 2.5%～3% 碘酊涂擦手术区，待其干燥后以 70% 乙醇涂擦两遍，脱去碘酊。近年来，含活性碘或活性氯的专用皮肤消毒剂陆续问世并广泛用于临床，新型消毒剂对皮肤刺激性小，可长时间留在皮肤表面，消毒抑菌作用持久。

消毒规范：①涂擦消毒剂时，应由手术区中心部向四周涂擦。如为感染部位手术，或为肛门区手术，则应从手术区外周涂向感染处或会阴肛门处，已经接触污染部位的药液纱布，不应再返擦清洁处。②手术区皮肤消毒范围要包括手术切口周围 15 cm 的区域。

手术区消毒后需铺设无菌布单，目的是除显露手术切口所必需的最小皮肤以外，遮盖非手术区，尽量减少手术中的污染，为手术操作提供充分的无菌平面。除手术切开部位外，手术切口周围必须覆盖四层或四层以上无菌巾。

二、手术进行中的无菌原则

1. 手术人员穿无菌手术衣和戴无菌手套后，个人的无菌空间为肩部以下、腰部以上的身前区（至腋中线）、双侧手臂，手术台及器械推车铺设无菌单后，台面范围也是无菌区。手不能接触背部、腰部以下和肩部以上部位，这些区域属于有菌地带。

2. 不可在手术人员的背后传递手术器械或物品。坠落到无菌巾或手术台以外的器械物品，按污染处理。

3. 手术中如果手套破损或接触有菌地方，应更换无菌手套。如果前臂或肘部触碰到有菌地方，应更换无菌手术衣或加套无菌袖套。如果无菌巾、布单等已被浸湿，其无菌隔离作用已不再完整，应加盖干的无菌布单。

4. 手术开始前要清点器械、敷料。手术结束时，检查胸、腹等体腔，待核对器械、敷料数无误后，才能关闭切口，以免异物遗留腔内产生严重后果。

5. 做皮肤切口及缝合皮肤之前，需用 70% 乙醇再涂擦消毒皮肤 1 次。

6. 切口边缘应以无菌大纱布垫遮盖。

7. 切开空腔脏器之前，要先用纱布垫保护周围组织，以防止或减少污染。

8. 在手术过程中，同侧手术人员如需调换位置，一人应先退一步，背对背地转身到达另

一位置，以防触及对方背部非无菌区。

9. 参观手术的人员不能太多，应与手术人员和无菌器械台保持 30 cm 以上的距离，尽量减少在手术间的走动。

10. 手术进行时不应开窗通风或用电扇，室内空调机风不能吹向手术台。

11. 所有参加手术人员必须严格遵守无菌制度，人人应对无菌原则保持高度的责任感。对于可疑被污染的物品，一概按污染处理。

三、手术室的管理

手术室需要有严格的管理制度以保证其环境洁净。相关制度包括消毒、卫生制度，灭菌消毒物品的保存和监测，以及特殊感染病人所用器械物品的处理等。相关的规定及制度归纳如下：

1. 手术室的建筑布局应当遵循医院感染预防与控制的原则，做到布局合理、分区明确、标识清楚，符合功能流程合理和洁污区域分开的基本原则。手术室应设有工作人员出入通道、病人出入通道，物流做到洁污分开，流向合理。

2. 进入手术室的工作人员严格遵守手术室各项制度，如更衣更鞋制度、参观制度，病人安全管理制度、查对制度、仪器设备使用制度等。

3. 现代化的层流手术室采用空气洁净技术对微生物污染采取程度不同的处理，不仅提供洁净的空气，还能控制气流的流通方向，手术室内形成正压环境，使气流从洁净度高的手术区域流向洁净度低的区域，形成一个密闭的洁净环境。手术过程中尽量减少手术间的开门次数，严禁开门进行手术。

4. 一天内同一手术间有多个手术，安排时要遵循先做无菌手术后做污染手术的原则。乙型肝炎、梅毒、艾滋病等特殊传染病病人手术时应安排在无传染病病人之后。

5. 手术室的工作区域，应当每 24 小时清洁消毒一次。连台手术之间，当天手术全部完毕后，应当对手术间及时进行清洁消毒处理。每周要对手术间进行彻底清扫一次，包括地面、墙面、顶部、仪器设备表面等。每月对参加手术者洗手后作手指细菌培养、手术室空气细菌培养，以及消毒物品的细菌培养。

6. 特殊感染的消毒　气性坏疽、铜绿假单胞菌感染者术后，用 40% 甲醛＋高锰酸钾熏蒸（每 100 m^3 用 40% 甲醛 200 ml ＋高锰酸钾 100 g）。乙型肝炎、铜绿假单胞菌感染、开放性结核病人，所用手术器械先在 2000 mg/L 有效氯溶液中浸泡 60 min，然后清洗、高压蒸气灭菌。引流物及引流瓶用 2000 mg/L 有效氯溶液中浸泡 60 min 后倒入指定容器，由医院统一处理。用过的敷料打包后集中送洗衣房专缸处理。

第三节　麻　醉

麻醉（anesthesia）一词来源于希腊文，其原意是感觉丧失，即指应用药物或其他方法使病人整体或局部暂时失去感觉，从而消除手术时的疼痛。麻醉学（anesthesiology）是运用有关麻醉的基础理论、临床知识和技术以消除病人手术疼痛，保证安全，为手术创造良好条件的一门科学。

临床麻醉常用方法（技术）和药物众多，根据麻醉药作用于神经系统的不同部位，分为局部（区域）麻醉和全身麻醉两大类（表 2-2）。临床上使用较多的是复合麻醉或称联合麻醉。复合麻醉指使用两种或两种以上麻醉药和（或）辅助药物以达到麻醉的基本要求，以能减少单个药物的用量及副作用，例如使用镇静、镇痛与肌肉松弛药进行静脉复合全麻。联合麻醉指同时使用两种或两种以上方法以达到麻醉的基本要求，取长补短、综合发挥各种方法的优势，例

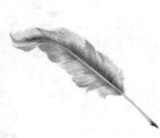

如全身麻醉与硬膜外阻滞联合应用等。

表 2-2 临床麻醉基本方法分类

分类	麻醉方法	麻醉药给药方式	麻醉药作用部位
全身麻醉	吸入全麻	经呼吸道吸入	中枢神经系统
	静脉全麻	静脉注射	
		肌内注射	
		直肠灌注	
局部（区域）麻醉	蛛网膜下隙阻滞	局麻药注入蛛网膜下隙	蛛网膜下脊神经
	硬膜外阻滞	局麻药注入硬脊膜外隙	硬脊膜外脊神经
	神经干（丛）阻滞	局麻药注入神经干（丛）	神经干（丛）
	局部浸润麻醉	局麻药局部浸润	皮肤、黏膜神经末梢

一、全身麻醉

全身麻醉（general anesthesia）指麻醉药经呼吸道吸入或静脉、肌内注射进入人体，抑制中枢神经系统，临床表现为神志消失、全身痛觉丧失、遗忘、反射抑制和一定程度的肌肉松弛。

（一）全身麻醉药分类

根据用药途径和作用机制，全身麻醉药可分为吸入麻醉药和静脉麻醉药。此外，肌肉松弛药（简称"肌松药"）和麻醉性镇痛药一般视为全麻辅佐药。

1. 吸入麻醉药（inhalation anesthetics） 经呼吸道吸入进入体内并产生全身麻醉作用的药物，可用于全身麻醉的诱导和维持。现今常用的吸入麻醉药多为卤素类，经呼吸道吸入后，通过与脑细胞膜相互作用而产生全身麻醉作用。

2. 静脉麻醉药（intravenous anesthetics） 经静脉注射进入体内，通过血液循环作用于中枢神经系统而产生全身麻醉作用的药物，称为静脉麻醉药。与吸入麻醉药相比，其优点为诱导快，对呼吸道无刺激，无环境污染，术后恶心、呕吐发生率低。

3. 肌肉松弛药（muscle relaxants） 能阻断神经—肌肉传导功能而使骨骼肌松弛。肌松药只能使骨骼肌麻痹，而不产生麻醉作用，因此其使用不仅便于手术操作，也有助于避免深麻醉带来的危害。

4. 麻醉性镇痛药的作用机制及分型 常用麻醉性镇痛药为阿片类药物，与体内阿片受体结合。阿片受体主要分布在脑内和脊髓内痛觉传导区及与情绪行为相关区域，主要分为 3 型：μ、κ 和 α 受体，激动不同受体，产生不同效应。

（二）全身麻醉的并发症

1. 反流与误吸 全身麻醉时病人意识丧失，吞咽及咳嗽反射减弱或消失，贲门松弛，胃内容物较多的病人容易发生胃食管反流。反流物一旦到达咽喉部，就可发生误吸，造成窒息或吸入性肺炎。通常表现为恶心、呕吐，伴有唾液增多，频繁的吞咽动作、痉挛性呼吸等。当误吸量较大，尤其是含有较多固体食物时，可导致呼吸道部分或完全性梗阻，病人可因窒息缺氧导致心搏骤停。

2. 呼吸道梗阻 以声门为界，呼吸道梗阻可分为上呼吸道梗阻和下呼吸道梗阻。

（1）上呼吸道梗阻：常见原因为机械性梗阻，如舌后坠、口腔内分泌物或血液及异物阻

塞、喉头水肿及喉痉挛等。不完全梗阻表现为呼吸困难并有鼾声；完全梗阻者有鼻翼扇动和三凹征。上呼吸道梗阻的另一个常见原因是喉痉挛，多发生在浅麻醉下异物刺激喉头或行尿道、宫颈扩张及刺激肛门括约肌时。喉痉挛时，病人表现为吸气性呼吸困难，吸气时有喉鸣声，可因缺氧而发绀。

（2）下呼吸道梗阻：常见原因包括支气管痉挛、气管导管扭折、导管斜面堵塞、分泌物或误吸物堵塞气管及支气管等。支气管痉挛多发生于有哮喘史或慢性阻塞性肺疾病的病人。

3. 通气量不足　麻醉期间和全麻后都可能发生通气不足，主要表现为 CO_2 潴留，可伴有低氧血症。麻醉期间发生通气量不足，主要是由于麻醉药、麻醉镇痛药物和肌松药产生的中枢性和外周性呼吸抑制，同时辅助呼吸或控制呼吸的分钟通气量不足所致，应增加潮气量或呼吸频率。

4. 低氧血症　吸空气时，$SpO_2<90\%$，$PaO_2<60\ mmHg$，或吸纯氧时入 $PaO_2<90\ mmHg$ 即可诊断为低氧血症。临床表现为呼吸急促、发绀、躁动不安、心动过速、心律失常及血压升高等，常见原因为：①麻醉机故障、氧气供应不足；气管内导管插入一侧支气管或脱出气管外以及呼吸道梗阻均可引起低氧血症。②弥散性缺氧：可见于 N_2O 吸入麻醉。③肺不张。④误吸。⑤肺水肿。

5. 低血压　麻醉期间收缩压下降幅度超过基础值的 30% 或绝对值低于 80 mmHg 者应及时处理。常见原因有：①麻醉过深。②术中失血过多可引起低血容量性休克。③过敏反应、肾上腺皮质功能低下及复温时，均可引起血管张力降低而导致低血压。④术中牵拉内脏时常可引起反射性血压下降，同时发生心动过缓。

6. 高血压　麻醉期间收缩压高于 160 mmHg 或升高幅度超过基础值的 30% 会增加失血量，增加心肌耗氧量，使心脑血管意外的危险性增加，应当及时处理。术中高血压的常见原因有：①与并存疾病有关，如原发性高血压、嗜铬细胞瘤、甲亢、原发性醛固酮增多症和颅内压增高等。②与手术、麻醉操作有关，如手术探查、气管插管等。③通气不足引起 CO_2 潴留。④药物导致的血压升高，如氯胺酮。

7. 心律失常　麻醉深度不当、手术刺激过强、低血压、高血压、CO_2 潴留和低氧血症均可诱发心律失常。发生心律失常时，要先寻找并去除诱因，保证麻醉深度适宜，维持病人循环容量正常、血流动力学稳定及心肌供氧平衡。

8. 高热、抽搐和惊厥　常见于小儿麻醉：由于婴幼儿的体温调节中枢尚未发育完善，体温极易受环境温度的影响。如对高热处理不及时，可引起抽搐甚至惊厥，应积极进行物理降温。

二、局部麻醉

局部麻醉（regional anesthesia）是指在病人神志清醒的状态下，应用局部麻醉药暂时阻断身体某一区域的神经传导的麻醉方式。这种阻滞是暂时且完全可逆的。狭义的局部麻醉包括表面麻醉、局部浸润麻醉、区域阻滞、静脉局部麻醉和神经阻滞。广义的局部麻醉还包括椎管内麻醉。

1. 表面麻醉　将穿透力强的局麻药施用于黏膜表面，使其透过黏膜而阻滞位于黏膜下的神经末梢，使黏膜产生麻醉现象，称表面麻醉（surface anesthesia）。眼、鼻、咽喉、气管及尿道等处的浅表手术或内镜检查常用此法。

2. 局部浸润麻醉　将局麻药注射于手术区的组织内，阻滞神经末梢而达到麻醉作用，称局部浸润麻醉。

3. 区域阻滞　在手术部位的四周和底部注射局麻药，阻滞通入手术区的神经纤维，称区域阻滞。适用于肿块切除术，如乳房良性肿瘤的切除术、头皮手术等。用药同局部浸润

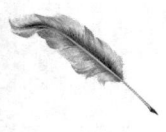

麻醉。

4. 神经阻滞　在神经干、丛、节的周围注射局麻药，阻滞其冲动传导，使所支配的区域产生麻醉作用，称神经阻滞（nerve block）。常用神经阻滞有肋间、眶下、坐骨和指（趾）神经干阻滞，颈丛、臂神经丛阻滞，以及诊疗用的星状神经节和腰交感神经节阻滞等。

三、椎管内麻醉

椎管内麻醉椎管内有两个可用于麻醉的腔隙，即蛛网膜下隙和硬脊膜外间隙，根据局麻药注入的腔隙不同，分为蛛网膜下隙阻滞（spinal block，简称腰麻），硬膜外间隙阻滞（epidural block）及腰麻-硬膜外间隙联合阻滞（combined spinal-epidural block，CSE），统称椎管内麻醉。

（一）蛛网膜下隙阻滞

局麻药注入蛛网膜下隙，阻断部分脊神经的传导功能而引起相应支配区域的麻醉作用称为蛛网膜下隙阻滞。

适应证：腰麻适用于2～3小时以内的下腹部、盆腔、下肢和肛门会阴部手术，如阑尾切除、疝修补、半月板摘除、痔切除、肛瘘切除术等。禁忌证：①中枢神经系统疾病，如脑脊膜炎、脊髓前角灰白质炎、颅内压增高等；②凝血功能障碍；③休克；④穿刺部位有皮肤感染；⑤脓毒症；⑥脊柱外伤或结核；⑦急性心力衰竭或冠心病发作。对老年人、心脏病、高血压等病人应严格控制用药量和麻醉平面。不能合作者，如小儿或精神病病人，一般不用腰麻。

（二）硬脊膜外隙阻滞

将局麻药注射到硬脊膜外间隙，阻滞部分脊神经的传导功能，使其所支配区域的感觉或（和）运动功能消失的麻醉方法，称为硬脊膜外隙阻滞，又称硬膜外阻滞或硬膜外麻醉（图2-1）。

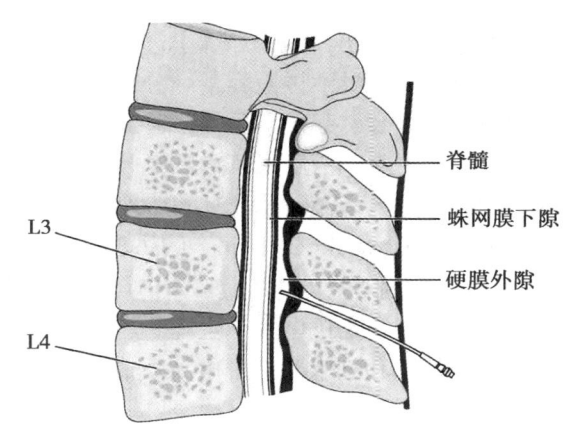

图 2-1　硬脊膜外隙穿刺

适应证和禁忌证：最常用于横结肠以下的各种腹部、腰部和下肢手术，且不受手术时间的限制。还用于颈部、上肢和胸壁手术，但麻醉操作和管理技术都较复杂，采用时要慎重。禁忌证与腰麻相似。凡有穿刺点皮肤感染、凝血功能障碍、休克、脊柱结核或严重畸形、中枢神经系统疾病等均为禁忌。对老年、妊娠、贫血、高血压、心脏病等病人，应非常谨慎，减少用药剂量，加强监测管理。

（三）蛛网膜下隙与硬脊膜外隙联合阻滞

经蛛网膜下隙与硬脊膜外隙联合阻滞又称腰麻-硬膜外联合阻滞，广泛用于下腹部及下肢手术。其特点是既有腰麻起效快、镇痛完善与肌松弛的优点，又有硬膜外阻滞时调控麻醉平面、满足长时间手术的需要等长处。穿刺方法有两种，两点法：病人体位与腰麻相同，先选T_{12}-L_1作硬膜外隙穿刺并置入导管，然后再于L_{3-4}或L_{4-5}间隙行蛛网膜下隙穿刺。一点法：经T_{12}-L_1棘突间隙用特制的联合穿刺针作硬膜外隙穿刺，穿刺成功后再用配套的25 G腰穿针经硬膜外穿刺针内行蛛网膜下隙穿刺，见脑脊液流出即可注入局麻药（腰麻）；然后退出腰穿针，再经硬膜外针向头端置入硬膜外导管，并固定导管备用。由于所用腰穿针呈圆锥形非切割型细穿刺针，故刺破硬脊膜时损伤很小，术后头痛的发生率明显减少，但注药时间需45～60 s。临床上多采用一点法。

> **拓展与扩充**
>
> **新的监测技术**
>
> 新兴起的连续无创动脉血压监测技术通过其简便快捷的设置即可获得实时连续的动脉血压，并提供 CO、每搏输出量、脉压差变异率、SV 变异度及体循环外周阻力等全面血流动力学参数，直接反映心脏、血管、容量及组织灌注等多方面的重要指标，可广泛应用于围术期循环功能的管理。脑电图监测脑电图是反映神经通信和状态的最普遍的非侵入性信号，其通过放置在病人前额上的传感器，测量和描述额叶皮层自发或诱发的节律性生物电活动以监测无意识状态深度。麻醉期间的严重脑缺血或低灌注也可以通过脑电图的变化来检测。基于不同的算法设计了许多脑电图衍生指数，包括脑电双频指数、E-Entropy、听觉诱发电位等。组织氧含量测定能够无创测量组织中的血氧饱和度（组织血红蛋白氧饱和度），可用于大脑、肌肉等组织灌注的持续监测。

（王铁华　葛庆岗）

第四节　水、电解质代谢紊乱和酸碱平衡失调

人体新陈代谢在体液环境中进行，疾病和外界环境变化常引起水、电解质代谢紊乱及酸碱平衡失调，从而导致体液容量、分布、电解质浓度变化以及酸碱平衡失调，这些紊乱若得不到及时纠正，常会引起严重后果，甚至危及生命。

体液是由水和溶解于其中的电解质、低分子有机化合物及蛋白质等组成，广泛分布于组织细胞内外。成人体液总量占体重 60% 左右，其中细胞内液（intracellular fluid）约占体重 40%，细胞外液（extracellular fluid）约占体重 20%，细胞外液中血浆约占体重 5%，其余的 15% 为组织间液。细胞外液构成了人体内环境，是沟通组织细胞之间和机体与外界环境之间的媒介，内环境相对稳定是机体各种生理功能发挥和新陈代谢正常进行的前提。

细胞外液和细胞内液中电解质成分差异很大。细胞外液中最主要的阳离子是 Na^+，其次是 K^+、Ca^{2+}、Mg^{2+} 等，阴离子主要是 Cl^-、HCO_3^-、HPO_4^{2-}、SO_4^{2-} 和有机酸及蛋白质。细胞内液中的主要阳离子是 K^+，其次是 Na^+、Ca^{2+}、Mg^{2+} 等。主要阴离子是 HPO_4^{2-} 和蛋白质，其次是 HCO_3^-、Cl^-、SO_4^{2-} 等。溶液的渗透压取决于溶质分子或离子的数目，体液中起渗透作用的溶质主要是电解质。细胞外液和细胞内液渗透压相等，正常血浆渗透压为 280～310 mOsm/L。渗透压的稳定是维持细胞内、外液平衡的基本保证。

体液容量及渗透压的稳定通过神经 - 内分泌系统来调节。

人体体液环境同样必须具有适宜的酸碱度才能维持正常代谢和生理功能，正常人体血浆酸碱度在很窄范围内变动，用动脉血 pH 表示为 7.35～7.45。机体对体液酸碱度的调节主要通过体液缓冲系、肺、组织细胞和肾的调节来维持。血液缓冲系统主要有碳酸氢盐缓冲系统、磷酸盐缓冲系统、血浆蛋白缓冲系统、血红蛋白和氧合血红蛋白缓冲系统，其中以碳酸氢盐缓冲系统最为重要，其占血液缓冲系统总量的 1/2 以上。肺的作用是通过改变 CO_2 排出量来调节血浆碳酸浓度，血浆中 HCO_3^- 与 H_2CO_3 比值接近正常，以保持 pH 相对恒定。肾的作用是通过排除固定酸及保留碱性物质来维持血浆 HCO_3^- 浓度，以保持 pH 相对恒定。

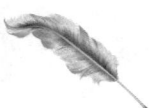

一、水、钠代谢紊乱

脱水（dehydration）是指人体由于饮水不足或消耗、丢失大量水而无法及时补充，导致细

胞外液减少而引起新陈代谢障碍的一组临床综合征。脱水常伴有血钠和渗透压变化，根据其伴有的血钠和渗透压变化，脱水分为低渗性脱水、高渗性脱水和等渗性脱水。

（一）低渗性脱水

低渗性脱水（hypotonic dehydration）即细胞外液减少合并低血钠，特点是 Na^+ 丢失多于失水，血清 Na^+ 浓度＜135 mmol/L，血浆渗透压＜280 mOsm/L，伴有细胞外液量减少。

1. 病因　①大量消化液丢失而只补充水，最常见原因。如大量呕吐、长期胃肠减压引流导致大量含 Na^+ 消化液丢失而只补充水或仅输注葡萄糖溶液。②大量液体渗出：如腹膜炎、胰腺炎形成大量腹水、肠梗阻导致大量肠液在肠腔内集聚、胸膜炎形成大量胸腔积液等。③长期连续应用排钠利尿剂。④经皮肤丢失：如大量出汗、大面积烧伤等均可导致体液和 Na^+ 大量丢失，若只补充水，则可造成低渗性脱水。

2. 临床表现　低渗性脱水的临床表现随缺钠程度而不同。一般均无口渴感，常见症状有恶心、呕吐、头晕、视物模糊、软弱无力、起立时容易晕倒等。当循环血量明显下降时，可出现神志淡漠、肌痉挛性疼痛、腱反射减弱、呼吸困难和昏迷等。

3. 诊断　如病人有上述体液丢失病史和临床表现，可初步诊断为低渗性脱水。检查包括：①尿液检查：尿比重常在 1.010 以下，尿 Na^+ 和 Cl^- 常明显减少。②血钠测定：血钠浓度＜135 mmol/L 血钠浓度越低，病情越重。③红细胞计数、血红蛋白量、红细胞压积及血尿素氮值均增高。

4. 治疗　首先应积极处理致病原因。针对低渗性脱水时细胞外液缺钠多于缺水的血容量不足情况，应静脉输注含盐溶液或高渗盐水，以纠正细胞外液低渗状态和补充血容量。临床上治疗原则是根据血钠降低速度、程度及症状进行，出现急性症状特别是有严重神经症状时必须处理。

（二）高渗性脱水

高渗性脱水（hypertonic dehydration）即细胞外液减少合并高血钠，其特点是失水多于失钠，血清 Na^+＞150 mmol/L，血浆渗透压＞310 mOsm/L，细胞外液量和细胞内液量都减少，又称低容量性高钠血症。

1. 病因　①摄入水分不足，多见于进食和饮水困难等情况如食管癌致吞咽困难、危重病人补水不足。②水丧失过多，如高热、大量出汗、甲状腺功能亢进及大面积烧伤，均可通过皮肤丢失大量低渗液体。③呕吐、腹泻及消化道引流等可导致等渗或含钠低的消化液丢失。④中枢性或肾性尿崩症时均可经肾排出大量低渗性尿液，使用大量脱水剂，均可因为溶质性利尿而导致失水。⑤任何原因引起的过度通气，可经呼吸道黏膜蒸发不含电解质的水分。

2. 临床表现　缺水程度不同，症状不同。可将高渗性脱水分为三度：轻度缺水者除口渴外，无其他症状，缺水量为体重 2%～4%。中度缺水者有极度口渴、乏力、尿少、唇舌干燥、皮肤失去弹性、眼窝下陷、烦躁不安、肌张力增高、腱反射亢进等，缺水量为体重 4%～6%。重度缺水者除上述症状外，出现躁狂、幻觉、错乱、谵妄、抽搐、昏迷甚至死亡。缺水严重者有心动过速、体温上升、血压下降等症状。

3. 诊断　病史和临床表现有助于高渗性脱水诊断。实验室检查异常包括：①尿比重和尿渗透压高；②红细胞计数、血红蛋白量、红细胞压积轻度升高；③血清 Na^+＞150 mmol/L 或血浆渗透压＞310 mOsm/L。

4. 治疗　治疗原则是积极治疗原发病，控制钠摄入，纠正细胞外液容量异常，若有液体持续丢失，应予以持续性补充。能进食者可以口服，无法口服的病人可静脉输注 5% 葡萄糖溶液。高渗性脱水者体内总体钠也是减少的，但失钠少于失水，故在纠正脱水过程中也应适当补充钠。

（三）等渗性脱水

等渗性脱水（isotonic dehydration）即细胞外液减少而血钠正常，其特点是水钠成比例丢

失，血容量减少但血清 Na^+ 浓度和血浆渗透压仍在正常范围内。

1. 病因　任何等渗性液体大量丢失所造成的血容量减少，短时间内均属等渗性脱水。临床上常见病因有：①消化液急性丧失，如肠外瘘、大量呕吐、腹腔泻等；②体液丧失在感染区或软组织内，如腹腔内或腹膜后感染、肠梗阻等；③大量抽放胸腔积液、腹水，大面积烧伤等。等渗性脱水如不及时处置，病人可以通过水分蒸发或呼吸等途径不断丢失水分而转变成高渗性脱水。如果补充过多低渗液体，则可转变为低渗性脱水和低钠血症。

2. 临床表现　临床症状有恶心、厌食、乏力、少尿等，但不口渴。体征包括舌干燥、眼窝凹陷、皮肤干燥、松弛等。若病人在短期内体液丧失量达到体重5%，则会出现脉搏增快、肢端湿冷、血压不稳定或下降等血容量不足的症状。当体液继续丧失达体重6%~7%时，则有更严重的休克表现。

3. 诊断　多数病人有消化液或其他体液大量丧失病史，失液量越大、失液持续时间越长，则症状越明显。因此，依据病史和临床表现常可确定诊断。实验室检查可发现包括红细胞计数、血红蛋白量和红细胞压积均明显增高。血清 Na^+、Cl^- 等一般无明显降低，尿比重增高。

4. 治疗　积极治疗原发病，若能消除病因脱水将很容易纠正。等渗性脱水治疗可静脉输注平衡盐溶液或等渗盐水，使血容量得到尽快补充。对已有脉搏增快和血压下降等血容量不足表现者，需从静脉快速输注以恢复其血容量。

（四）水中毒

水中毒（water intoxication）是指水潴留使体液量明显增多，血清 Na^+ 浓度<130 mmol/L，血浆渗透压<280 mOsm/L，但体内钠总量正常或增多，故又称为高容量性低钠血症。

1. 病因　①急性肾衰竭，肾功能良好的病人一般不容易发生水中毒，故水中毒最常发生于肾功能不全的病人；②持续性大量饮水或精神性饮水过量，静脉输入不含盐或含盐量少液体过多过快，超过肾的排水能力。

2. 临床表现　急性水中毒发病急骤，水过多致脑细胞肿胀可造成颅内压增高，引起一系列神经、精神症状，如头痛、嗜睡、躁动、精神紊乱、定向能力失常、谵妄，甚至昏迷，若发生脑疝，则出现相应的神经定位体征。慢性水中毒症状往往被原发疾病的症状所掩盖，可有软弱无力、恶心、呕吐、嗜睡等。体重明显增加，皮肤苍白而湿润。实验室检查：红细胞计数、血红蛋白量、红细胞压积和血浆蛋白量均降低；血浆渗透压降低，以及红细胞平均容积增加和红细胞平均血红蛋白浓度降低，提示细胞内、外液量均增加。

3. 治疗　积极治疗原发病，对于急性肾衰竭、心力衰竭病人应严格限制水摄入，预防水中毒发生。轻度水中毒者只要停止或限制水摄入，机体排出多余水后，水中毒即可解除。严重水中毒者，除严格禁止水摄入外，还需用利尿剂以促进水排出。

二、钾代谢紊乱

钾是机体最重要的矿物质之一。正常人体内约90%的钾存储于细胞内，仅约1.4%的钾在细胞外液中。钾具有维持细胞新陈代谢、保持细胞静息膜电位、调节细胞内外渗透压及酸碱平衡等多种重要生理功能。机体可通过以下几条途径维持血钾平衡：①通过细胞膜 Na^+-K^+ 泵改变钾在细胞内外液中的分布；②通过细胞内外 H^+-K^+ 交换影响细胞内外钾的分布；③通过肾小管上皮内外跨膜电位的改变影响钾的排泄量；④通过醛固酮和远端小管调节肾排钾量；⑤通过出汗方式或结肠排泄钾。正常血清钾浓度为3.5~5.5 mmol/L，钾代谢异常有低钾血症和高钾血症。

（一）低钾血症

血清钾浓度低于3.5 mmol/L 称为低钾血症（hypokalemia）。

1. 病因　低钾血症常见原因：①钾摄入不足：消化道梗阻、长期禁食、昏迷、神经性厌

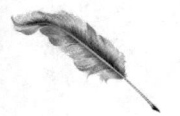

食等。长期输注不含钾盐的液体，或肠外营养液中钾补充不足。②钾丢失增加：严重呕吐、腹泻、持续胃肠减压、肠瘘等。③肾排出钾过多：长期应用排钾利尿剂，肾小管性酸中毒，急性肾衰竭多尿期，以及盐皮质激素过多使肾排钾过多。④钾向组织内转移：大量输注葡萄糖和胰岛素，或代谢性、呼吸性碱中毒。

2. 临床表现　最早的临床表现是肌无力，先是四肢软弱无力，以后可累及躯干和呼吸肌，还可有软瘫、腱反射减退或消失。病人有厌食、恶心、呕吐和腹胀、肠蠕动消失等肠麻痹表现。心脏受累主要表现为窦性心动过速、传导阻滞和节律异常。但并非每个病人都有心电图改变。

3. 诊断　根据详细的病史、临床表现以及实验室检查即可作低钾血症的诊断，血钾浓度低于 3.5 mmol/L 有诊断意义，心电图检查可作为辅助性诊断手段。

4. 治疗　积极处理纠正低钾血症病因，较易纠正低钾血症。轻度低钾血症者可鼓励其进食含钾丰富的食物，或口服氯化钾。无法进食的病人需经静脉补给。对于少数出现危及生命的心律失常或瘫痪的病人，可进行更高浓度和速度的补钾，必须严密监测血钾、肌张力并进行持续性心电监护。对于伴有休克的病人，应先尽快恢复其血容量，待尿量超过 40 ml/h 后再静脉补钾。值得注意的是，临床上补钾后血钾浓度上升只是暂时的，因为大多数补充的钾将进入细胞内以补充细胞内钾的缺失，因此补钾过程中应密切进行血钾浓度监测。

（二）高钾血症

血清钾浓度高于 5.5 mmol/L 称为高钾血症（hyperkalemia）。

1. 病因　高钾血症常见原因：①进入体内钾太多：如口服含钾药物或静脉输入过多钾，以及大量输入保存期较久的库血等。②肾排钾减少：如急、慢性肾衰竭；应用保钾利尿剂，以及盐皮质激素不足等。③细胞内钾的移出：如溶血、组织损伤（如挤压综合征），以及酸中毒等。

2. 临床表现　高钾血症时肌肉轻度震颤，手足感觉异常，肢体软弱无力，腱反射减退或消失，甚至出现肌肉麻痹。高钾血症可以引起缓慢性或快速性心律失常，最危险的是心室颤动或心搏骤停。高钾血症也常有心电图异常变化。

3. 诊断　有引起高钾血症原因的病人，当出现无法用原发病解释的上述临床表现时，应考虑有高钾血症可能。血清钾浓度超过 5.5 mmol/L 即可确诊，心电图有辅助诊断价值。

4. 治疗　高钾血症有导致病人心搏骤停的危险，因此一经诊断，应予积极治疗，首先应立即停用一切含钾药物或溶液。为降低血钾浓度，可采取下列几项措施：

（1）促使 K^+ 转入细胞内：① 10% 葡萄糖酸钙溶液缓慢静脉注射，起效快，但持续时间短；② 5% $NaHCO_3$ 溶液静脉滴注，既可增加血容量而稀释血清 K^+，又能促使 K^+ 移入细胞内，降低血钾；③胰岛素加入 10% 葡萄糖溶液静脉滴注。

（2）利尿剂：常用排钾利尿剂，可促使钾从肾排出，但对肾功能障碍者效果较差。

（3）阳离子交换树脂：可用降钾树脂口服或灌肠，可从消化道排出钾离子。

（4）透析疗法：是最快速有效的降低血钾方法，有血液透析和腹膜透析两种，前者对钾的清除速度明显快于后者，可用于上述治疗仍无法降低血钾浓度或者严重高钾血症的病人。

三、镁代谢紊乱

镁具有多种生理功能，包括调节各种离子通道的电流，催化体内多种酶而参与 ATP 代谢，在调控细胞生长，维持心肌、骨骼肌及胃肠道平滑肌的兴奋性等方面均具有重要作用。正常血清镁浓度为 0.75~1.25 mmol/L，正常情况下体内镁平衡主要靠肾调节。

（一）低镁血症

血清镁浓度<0.75 mmol/L 时称为低镁血症（hypomagnesemia）。

1. 病因　饥饿、吸收障碍、长期的胃肠道消化液丢失（如肠瘘等）是导致低镁血症的主要原因。其他原因还有长期应用无镁溶液做静脉输注治疗等。

2. 临床表现　临床表现与钙缺乏很相似，有肌震颤、手足搐搦等，严重者表现为癫痫大发作。血清镁浓度与机体镁缺乏不一定相平行，镁缺乏时血清镁浓度不一定降低。因此，凡有诱因且有症状者，应疑有镁缺乏。

3. 治疗　轻度无症状低镁血症可以通过口服补充镁剂加以纠正，口服吸收障碍者或严重低镁血症病人应静脉补充镁。此外，在纠正低镁血症的同时，应纠正低血钙、低血钾、低血磷及碱中毒等其他电解质紊乱。

（二）高镁血症

血清镁浓度＞1.25 mmol/L 时称为高镁血症（hypermagnesemia）。

1. 病因　高镁血症主要发生在肾功能不全时，偶尔可见于应用硫酸镁治疗疾病的过程中。

2. 临床表现　高镁血症可表现为乏力、疲倦、便秘、尿潴留、腱反射减退等症状，严重时出现呼吸抑制、嗜睡或昏迷。高镁血症对心血管的影响表现为抑制心脏传导，降低心肌兴奋性，严重时出现血压下降，甚至心搏骤停。

3. 治疗　肾功能正常的轻度高镁血症无需特殊治疗，肾能快速清除镁。有明显心血管症状的病人应立即静脉注射钙剂，对抗镁对心脏和肌肉的抑制，也可应用利尿剂以利镁排出。若疗效不佳，可采用透析治疗，血液透析是治疗肾衰竭伴高镁血症的有效方法。

四、钙磷代谢紊乱

钙和磷是人体内含量最丰富的无机元素，体内约 99% 的钙和 86% 的磷以羟磷灰石形式存在于骨骼和牙齿中，其余以溶解状态分布于体液和软组织中。血钙指血清中所含的总钙量，成人正常浓度为 2.25～2.75 mmol/L。血液中磷以有机磷和无机磷两种形式存在，血磷通常是指血浆中的无机磷，成人正常浓度为 1.1～1.3 mmol/L。钙的主要生理功能是形成和维持骨骼、牙齿的结构，维持细胞的正常生理功能，调节细胞功能和酶的活性，维持神经-肌肉兴奋性，参与凝血过程。磷是机体所有细胞中的核酸组成成分，细胞膜的必需构成物质，也是物质代谢反应以及骨骼体液构成等不可少的成分。磷参与机体能量代谢过程，调控生物大分子的活性。磷酸盐还是血液缓冲体系的重要组成部分。

（一）低钙血症

血钙浓度＜2.25 mmol/L 时称为低钙血症（hypocalcemia）。

1. 病因　①维生素 D 缺乏：食物中维生素 D 摄入缺少或光照不足。梗阻性黄疸、慢性腹泻、脂肪泻等影响肠道吸收，肝硬化或肾衰竭等导致维生素 D 羟化障碍。②甲状旁腺功能减退，导致甲状旁腺素缺乏，造成低血钙。③慢性肾衰竭时肠道钙吸收减少，同时血磷升高，血钙降低。④急性胰腺炎时机体对甲状旁腺素的反应性下降，以及肠吸收钙受到影响。

2. 临床表现　低钙血症时神经肌肉兴奋性升高，出现口周和指（趾）尖麻木及针刺感、手足抽搐、腱反射亢进，严重时可导致喉、气管痉挛、癫痫发作甚至呼吸暂停。精神症状表现为烦躁不安、抑郁及认知能力减退。低钙对心血管的影响主要为传导阻滞等心律失常，严重时可出现心室颤动、心力衰竭。

3. 诊断　根据病史、体格检查及实验室检测常可明确诊断，血钙浓度低于 2.25 mmol/L 有诊断价值。

4. 治疗　低钙血症出现手足抽搐、喉头痉挛等症状时应立即处理。对于伴有低镁血症的病人，镁的补充有助于低钙血症的纠正。慢性低钙血症首先要治疗原发病，如维生素 D 缺乏、甲状旁腺功能减退，通常联合应用钙和维生素 D 制剂。

（二）高钙血症

血钙浓度＞2.75 mmol/L 时称为高钙血症（hypercalcemia）。

1. 病因　①甲状旁腺功能亢进症：常见于甲状旁腺腺瘤或增生。②白血病、多发性骨髓瘤等恶性肿瘤或恶性肿瘤骨转移。③维生素 D 中毒：长期大量服用维生素 D 可造成维生素 D 中毒，导致高钙高磷血症。

2. 临床表现　轻度高钙血症常无特异性症状，血钙浓度进一步增高可出现疲乏无力、精神不集中、失眠、抑郁、腱反射迟钝、肌力下降等，严重者可出现神志不清甚至昏迷。恶心、呕吐、便秘在高钙血症病人中十分常见。对骨骼系统的影响为尿路结石、骨骼疼痛、畸形或病理性骨折。高钙可使心肌兴奋性增加，容易出现心律失常。

3. 诊断　血清蛋白浓度正常时，血清钙＞2.75 mmol/L 可确诊为高钙血症，根据病史、体格检查及实验室检测即可诊断大部分高钙的病因。

4. 治疗　包括病因治疗和降低血钙治疗，甲状旁腺功能亢进者手术切除腺瘤或增生的腺组织可彻底治愈。常用的降低血钙方法有增加尿钙排出、抑制骨吸收、减少肠道钙吸收、透析，可以给予利尿剂、降钙素、糖皮质激素或采用血液透析的方法。

（三）低磷血症

血清无机磷＜0.8 mmol/L 时称为低磷血症（hypophosphatemia）。

1. 病因　①饥饿、长期禁食，反复呕吐、腹泻等导致肠道吸收磷减少。②急性酒精中毒、甲状旁腺功能亢进、长期应用糖皮质激素或利尿剂、代谢性酸中毒、糖尿病等可使尿磷排泄增加。③应用胰岛素、雄性激素、大量静脉输注葡萄糖等可促使磷进入细胞内。④长期肠外营养未补充磷制剂。

2. 临床表现　轻度低磷血症无特异性表现。严重者可表现为易激动，神志障碍，甚至出现木僵、昏迷。神经肌肉症状表现为肌无力，甚至可因呼吸肌无力出现呼吸困难，呼吸衰竭。胃肠道症状为食欲下降、恶心、呕吐、腹泻、便秘等。重度低磷血症临床上还可出现心律失常、急性心力衰竭、心搏骤停、低血压、休克等表现。

3. 诊断　根据病史、临床症状及实验室检查常可明确诊断，测定尿磷和血磷有助于诊断，血清无机磷＜0.8 mmol/L 时诊断成立。

4. 治疗　低磷血症主要是针对病因治疗，轻度无症状的低磷血症无需特别处理，严重低磷血症或症状明显的病人需要静脉补充磷。

（四）高磷血症

成人血清无机磷＞1.6 mmol/L 时为高磷血症（hyperphosphatemia）。

1. 病因　①急、慢性肾功能不全，肾排磷减少。②甲状旁腺功能低下，尿磷排出减少。③维生素 D 中毒时可促进肠道及肾对磷的重吸收。④甲状腺功能亢进可促进溶骨发生。⑤急性酸中毒、骨骼肌破坏、高热、恶性肿瘤等可促使磷向细胞外移出。

2. 临床表现　高磷血症并不产生特殊表现，急性高磷血症增加钙磷沉淀风险，从而导致软组织及肾钙化，引起肾衰竭。高磷常引起继发性低钙血症，病人可因为低钙引起抽搐、心律失常、低血压等临床症状。

3. 治疗　除对原发病作防治外，无症状或肾功能正常的高磷血症无需特殊治疗，过量的磷可通过肾排出。急性肾衰竭或伴明显高磷血症者，可通过血液透析清除过高的血磷。

五、酸碱平衡失调

正常生物体内的 pH 相对稳定，这主要依靠体内各种缓冲系统以及肺、肾的调节来实现。机体这种处理酸碱物质的含量和比例以维持 pH 在恒定范围的过程称为酸碱平衡。pH 的正常范围为 7.35～7.45。许多因素可以引起酸碱负荷过度或调节机制障碍，导致体液酸碱度稳定性

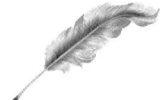

破坏，称为酸碱平衡失调。

（一）代谢性酸中毒

代谢性酸中毒（metabolic acidosis）是指细胞外液酸性物质增加和（或）HCO_3^-丢失引起的pH下降，是临床上最常见的酸碱平衡失调类型。

1. **病因** ①碱性物质丢失过多：严重腹泻、肠瘘、胰瘘、胆道引流等。②肾排酸保碱功能障碍：肾衰竭时体内固定酸由尿中排出障碍，HCO_3^-在近曲小管重吸收下降。③酸性物质产生过多：任何原因引起的缺氧和组织低灌注时，细胞无氧糖酵解增强而产生乳酸性酸中毒；糖尿病、严重饥饿或酒精中毒时，体内产生大量酮体，引起酮症酸中毒。

2. **临床表现** 轻度代谢性酸中毒可无明显症状。最明显的表现是呼吸加快加深。酮症酸中毒者呼出气带有酮味，病人面颊潮红，心率加快，血压常偏低，可出现腱反射减弱或消失、神志不清或昏迷。代谢性酸中毒病人容易发生心律不齐、急性肾功能不全和休克。

3. **诊断** 根据病人有严重腹泻、肠瘘或休克等病史，又有深而快的呼吸，即应怀疑有代谢性酸中毒。动脉血气分析对于诊断是必备的，并可了解代偿情况和酸中毒严重程度。此时血液pH<7.35，HCO_3^-明显下降。代谢性酸中毒代偿期，血pH可在正常范围，但HCO_3^-、碱剩余（BE）和$PaCO_2$均有一定程度降低。代谢性酸中毒的血气分析参数：标准碳酸氢盐（SB）、实际碳酸氢盐（AB）以及缓冲碱（BB）值均降低，碱剩余（BE）负值加大，pH下降、$PaCO_2$继发性降低，AB<SB。

4. **治疗** 代谢性酸中毒最重要是针对原发病的治疗，如乳酸性酸中毒应首先纠正循环障碍、改善组织灌注、控制感染；糖尿病酮症酸中毒应及时输液、应用胰岛素、纠正电解质紊乱。由于机体具有较强调节酸碱平衡能力，可通过肺通气排出更多CO_2，又能通过肾排出H^+和保留HCO_3^-，因此只要能消除病因，较轻的代谢性酸中毒（血浆HCO_3^-为16~18 mmol/L）常可自行纠正。对于血浆HCO_3^-低于10 mmol/L的重症酸中毒病人，应立即输液和用碱剂进行治疗。常用的碱性药物是碳酸氢钠溶液。此外，酸中毒纠正时容易导致低钾血症和低钙血症，应注意防治。

（二）代谢性碱中毒

代谢性碱中毒（metabolic alkalosis）是指细胞外液碱增多和（或）H^+丢失引起pH升高，以血浆HCO_3^-原发性增多为特征。

1. **病因** ①酸性物质丢失过多：呕吐剧烈、长时间胃肠减压使胃液中H^+丢失。②碱性物质摄入过多：消化性溃疡病人服用过多$NaHCO_3$，或静脉输注过量$NaHCO_3$；大量输注含柠檬酸盐抗凝的库存血，这些有机酸盐在体内氧化可产生$NaHCO_3$，造成碱中毒。③H^+向细胞内移动：低钾血症引起细胞内K^+向细胞外转移，同时细胞外H^+向细胞内移动，可发生代谢性碱中毒。

2. **临床表现** 轻度代谢性碱中毒一般无明显症状，其临床表现往往被原发病所掩盖。神经肌肉系统的影响表现为烦躁不安、精神错乱或谵妄等中枢神经兴奋的表现，面部及肢体肌肉抽动、腱反射亢进及手足抽搐。碱中毒抑制呼吸中枢可导致呼吸变浅变慢，换气量减少。碱中毒可引起各种心律失常、心脏传导阻滞、血压下降甚至心搏骤停。

3. **诊断** 根据病史可做出初步诊断。血气分析可确定诊断及其严重程度，代偿期血液pH可基本正常，但HCO_3^-和BE均有一定程度的增高。失代偿时血液pH和HCO_3^-明显增高，$PaCO_2$正常。代谢性碱中毒的血气分析参数：pH升高，AB及SB均升高，AB>SB，BE正值加大，$PaCO_2$继发性升高。

4. **治疗** 首先应积极治疗原发疾病，对丧失胃液所致的代谢性碱中毒，输注等渗盐水或葡萄糖盐水，既恢复细胞外液量又补充Cl^-，即可纠正轻症碱中毒。另外，代谢性碱中毒时常伴有低钾血症，可同时补给氯化钾，将利于加速碱中毒的纠正。

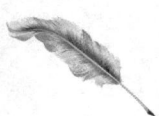

（三）呼吸性酸中毒

呼吸性酸中毒（respiratory acidosis）是指 CO_2 排出障碍或吸入过多引起的 pH 下降，以血浆 H_2CO_3 浓度原发性升高为特征。

1. 病因　①颅脑损伤、脑血管意外、呼吸中枢抑制剂或麻醉药物用量过大，呼吸机使用不当使 CO_2 排出障碍。②喉头痉挛或水肿异物堵塞气管、溺水等可以引起急性呼吸性酸中毒；慢性阻塞性肺疾病、支气管哮喘、严重胸廓畸形、呼吸肌麻痹、气胸或胸腔积液等均可引起慢性呼吸性酸中毒。③环境中 CO_2 浓度过高，吸入 CO_2 过多。

2. 临床表现　急性严重的呼吸性酸中毒常表现为呼吸急促、呼吸困难以及明显的神经系统症状，起初病人可有头痛、视物模糊、烦躁不安，进一步发展可出现震颤、神志不清甚至谵妄、昏迷等。脑缺氧可致脑水肿、脑疝，甚至呼吸骤停。pH 下降以及高 CO_2 血症可导致心律失常、血压下降。慢性呼吸性酸中毒病人大多数是因为慢性阻塞性肺疾病等引起，因此临床上常以这些疾病相关表现为主，包括咳嗽、气促、呼吸困难、发绀等缺氧症状。

3. 诊断　病人多有呼吸功能受损病史，又出现上述症状，即应怀疑有呼吸性酸中毒。呼吸性酸中毒的血气分析参数：$PaCO_2$ 增高，pH 降低，通过肾代偿后代谢性指标继发性升高，AB、SB 值均升高，AB＞SB，BE 正值加大。

4. 治疗　急性呼吸性酸中毒时应迅速去除引起 CO_2 排出障碍的原因，改善通气功能，使蓄积的 CO_2 尽快排出。如呼吸停止、气道阻塞引起者应尽快插管，机械通气，可有效改善机体通气及换气功能。慢性呼吸性酸中毒病人应积极治疗原发病，针对性地采取控制感染、扩张小支气管、促进排痰等措施，以改善通气功能和减轻酸中毒程度。

（四）呼吸性碱中毒

呼吸性碱中毒（respiratory alkalosis）是指肺泡通气过度引起的 $PaCO_2$ 降低、pH 升高，以血浆 H_2CO_3 浓度原发性减少为特征。

1. 病因　①中枢神经系统疾病如脑血管障碍、脑炎、脑外伤或脑肿瘤等刺激呼吸中枢引起通气过度；癔症发作时可引起精神性通气过度；某些药物如水杨酸铵盐等可直接兴奋呼吸中枢使通气增强；机械通气使用不当，潮气量设置过大可引起严重呼吸性碱中毒。②高热、甲状腺功能亢进、疼痛、创伤、败血症等机体代谢亢进可刺激引起呼吸中枢兴奋，导致通气过度。③环境氧分压低、各种原因引起的低氧血症均可因为缺氧刺激引起呼吸运动增强，CO_2 排出增多。

2. 临床表现　多数病人有呼吸急促、心率加快表现。碱中毒可促进神经肌肉兴奋性增高，表现为手、足和口周麻木和针刺感、肌震颤、手足搐搦等症状。此外，呼吸性碱中毒病人可有眩晕、神志淡漠、意识障碍等神经系统功能障碍表现。

3. 诊断　结合病史和临床表现常可做出诊断。呼吸性碱中毒的血气分析参数：$PaCO_2$ 降低，pH 升高，AB＜SB，代偿后代谢性指标继发性降低，AB、SB 值均降低，BE 负值加大。

4. 治疗　首先应防治原发病和去除引起通气过度的原因。急性呼吸性碱中毒病人可用纸袋罩住口鼻使其反复吸回呼出的 CO_2，症状即可迅速得到控制。对精神性通气过度病人可酌情使用镇静剂。对因呼吸机使用不当所造成的通气过度，应调整呼吸机参数设置。危重病人或中枢神经系统病变所致的呼吸急促，可用药物阻断其自主呼吸，由呼吸机进行适当的辅助呼吸。

（五）混合性酸碱平衡失调

临床上有些病人不是单一的原发性酸碱失衡，而是存在两种或两种以上混合性酸碱失衡。常见的双重性酸碱失衡类型有呼吸性酸中毒合并代谢性酸中毒、呼吸性酸中毒合并代谢性碱中毒、呼吸性碱中毒合并代谢性酸中毒、呼吸性碱中毒合并代谢性碱中毒。这些混合性酸碱平衡失调往往是多种复杂的原因所致。

第五节 外科感染

感染是病原体入侵机体引起的局部或者全身炎症反应,在外科领域中十分常见。外科感染(surgical infection)通常指需要外科处理的感染,包括与创伤、烧伤、手术相关的感染。

外科感染常分为非特异性和特异性感染。非特异性感染又称化脓性感染或一般性感染,常见如疖、痈、丹毒、急性乳腺炎、急性阑尾炎等。常见致病菌包括金黄色葡萄球菌、大肠埃希菌、铜绿假单胞菌、链球菌等。特异性感染如结核、破伤风、气性坏疽、念珠菌病等,因致病菌不同,可有独特的表现。根据病程长短,外科感染可分为急性、亚急性与慢性感染。病程在3周之内为急性感染,超过2个月为慢性感染,介于两者之间为亚急性感染。

外科感染处理的关键在于控制感染源和合理应用抗菌药物。去除感染灶、通畅引流是外科治疗的基本原则,抗菌药物不能取代引流等外科处理。

一、浅部组织细菌性感染

(一)疖与痈

1. 病因和病理 疖(furuncle)和痈(carbuncle)都是毛囊及其周围组织急性细菌性化脓性炎症,大多为金黄色葡萄球菌感染,偶可因表皮葡萄球菌或其他病菌致病。疖只累及单个毛囊和周围组织,与局部皮肤不洁、擦伤、毛囊与皮脂腺分泌物排泄不畅或机体抵抗力降低有关。痈是多个相邻毛囊及其周围组织同时发生的急性化脓性炎症,或由多个相邻疖融合而成。炎症常从毛囊底部开始,并向外周扩散,进入毛囊群而形成多个脓头。痈的炎症范围比疖大,病变累及深层皮下结缔组织,表面皮肤血运障碍甚至坏死;自行破溃常较慢,全身反应较重,甚至发展为脓毒症(sepsis)。

2. 临床表现 疖好发于头面、颈项和背部,初始局部皮肤有红、肿、痛的小硬结(直径<2 cm左右)。数日后肿痛范围扩大,小硬结中央组织坏死、软化,出现黄白色的脓栓,触之稍有波动;继而,大多脓栓可自行脱落、破溃,待脓液流尽后炎症逐步消退愈合。有的疖无脓栓称为无头疖,其炎症需经抗炎处理后消退。痈发病以中、老年居多,大部分病人合并有糖尿病。病变好发于皮肤较厚的项部和背部。初起表现为均布小片皮肤硬肿、热痛、肤色暗红,其中可有数个凸出点或脓点,有畏寒、发热、食欲减退和全身不适,但一般疼痛较轻。随着局部皮肤硬肿范围增大,周围呈现浸润性水肿,区域淋巴结肿大,局部疼痛加剧,全身症状加重。继而病变部位脓点增大、增多,中心处可坏死脱落、破溃流脓,使疮口呈蜂窝状。周围皮肤可因组织坏死呈紫褐色,但疮口肉芽增生比较少见,难以自行愈合。延误治疗病变继续扩大加重,出现严重的全身反应。

3. 诊断 本病易于诊断,痈病变范围较疖大,可有数个脓栓,除有红肿疼痛外,全身症状也较重。如有发热等全身反应,应做血常规检查;老龄、同时发病多个疖和痈的病人还应检查血糖和尿糖、血清白蛋白水平,需抗生素治疗者应做脓液细菌培养及药敏试验。

4. 预防和治疗原则 保持皮肤清洁,暑天或在炎热环境中应避免汗渍过多,勤洗澡和更换内衣及时治疗疖病以防感染扩散。

(1)局部处理:疖在红肿阶段可选用热敷、超短波、红外线等理疗,也可敷贴中药。疖顶见脓点或有波动感时,可用针尖或小刀头将脓栓剔出,但禁忌挤压。痈在初期仅有红肿时,可用硫酸镁湿敷或外敷上述中药和理疗,争取病变范围缩小。已出现多个脓点、表面紫褐色或已破溃流脓时,需要及时切开引流。

(2)药物治疗:痈和出现发热、头痛、全身不适等症状的疖,特别是面部疖和唇痈,并发急性淋巴结炎、淋巴管炎时,可选用青霉素类或头孢菌素类抗菌药物,应用清热解毒中药

方剂。

(二)急性蜂窝织炎

1. 病因和病理　急性蜂窝织炎（acute cellulitis）是发生在皮下、筋膜下、肌间隙或深部蜂窝组织的急性、弥漫性、化脓性感染。致病菌主要是溶血性链球菌，其次为金黄色葡萄球菌，以及大肠埃希菌或其他型链球菌。溶血性链球菌感染者炎症不局限，与正常组织分界不清、扩散迅速，在短期内可引起广泛的皮下组织炎症、渗出、水肿。若是金黄色葡萄球菌引起者，病变则较为局限。

2. 临床表现　病变表浅者初起时患处红、肿、热、痛，继之炎症迅速沿皮下向四周扩散，肿胀明显，疼痛剧烈。局部皮肤发红、指压后可稍褪色，红肿边缘界限不清楚，可出现不同大小的水疱，病变部位的淋巴结常有肿痛。深部的急性蜂窝织炎皮肤病状不明显，多有寒战、高热、头痛、乏力等全身症状；严重时体温极高或过低，甚至有意识改变等严重中毒表现。

3. 诊断　根据病史、体征，白细胞计数增多等表现，诊断多不困难。脓液涂片可检出致病菌，血和脓液的细菌培养与药物敏感试验有助诊断与治疗。

4. 预防和治疗原则　重视皮肤卫生，防止皮肤受伤。

（1）抗菌药物：可用青霉素或头孢菌素类抗生素，疑有厌氧菌感染时加用甲硝唑。根据临床治疗效果或细菌培养与药物敏感试验结果调整用药。

（2）局部处理：早期急性蜂窝织炎，可用硫酸镁湿敷，或敷贴金黄散、鱼石脂膏等。若形成脓肿，应及时切开引流。

（3）对症处理：注意改善病人全身状态和维持内环境的稳定，高热时可选用冷敷物理降温，进食困难者输液维持营养和体液平衡，呼吸急促时给予吸氧等。

(三)丹毒

1. 病因和病理　丹毒（erysipelas）是乙型溶血性链球菌侵袭感染皮肤淋巴管网所致的急性非化脓性炎症，好发于下肢与面部。发病后淋巴管网分布区域的皮肤出现炎症反应，病变蔓延较快，常累及区域淋巴结，局部很少有组织坏死或化脓。

2. 临床表现　起病急，开始即可有畏寒、发热、头痛、全身不适等。病变多见于下肢，表现为片状微隆起的皮肤红疹、色鲜红、中间稍淡、边界清楚，有的可起水疱，局部有烧灼样疼痛。附近淋巴结常肿大、有触痛，但皮肤和淋巴结少见化脓破溃。病情加重时可出现脓毒症。

3. 预防和治疗原则　注意皮肤清洁，及时处理小创口。治疗时注意卧床休息，抬高患肢。局部可用硫酸镁液湿敷。全身应用抗菌药物。

二、有芽孢厌氧菌感染

厌氧菌是指一类只能在低氧分压的条件下生长，而不能在空气（18%氧气）和（或）10%二氧化碳浓度下的固体培养基表面生长的细菌。

(一)厌氧菌分类

根据产生芽孢与否可将厌氧菌分类分为两大类：①有芽孢厌氧菌，包括破伤风杆菌、产气荚膜杆菌、肉毒杆菌和艰难杆菌等；②无芽孢厌氧菌，包括革兰阳性或革兰阴性的杆菌和球菌，如脆弱类杆菌、韦荣菌属、消化链球菌属等。

(二)破伤风

1. 病因　破伤风（tetanus）是常和创伤相关联的一种特异性感染。除可能发生在各种创伤外，还可能发生于不洁条件下分娩的产妇和新生儿。病菌是破伤风杆菌，平时存在于人畜的肠道，随粪便排出体外，以芽孢状态分布于自然界，尤以土壤中为常见。创伤伤口的破伤风杆菌污染率很高，但破伤风发病主要因素是缺氧环境。如果伤口深，且外口较小，伤口内有坏死

组织、血块充塞，或填塞过紧、局部缺血等；或者同时存在需氧菌感染消耗伤口内残留的氧气，就形成了一个适合该菌生长繁殖的缺氧环境。

2. 病理生理　在缺氧环境中，破伤风杆菌的芽孢发育为增殖体，迅速繁殖并产生大量痉挛毒素。痉挛毒素吸收至脊髓、脑干等处，与神经细胞结合，抑制其释放神经递质。运动神经元因失去中枢抑制而兴奋性增强，致使骨骼肌紧张与痉挛。破伤风毒素还可阻断脊髓对交感神经的抑制，致使交感神经过度兴奋，引起血压升高、心率增快、体温升高、出汗等。

3. 临床表现　破伤风潜伏期一般为7~8天，约90%的病人在受伤后2周内发病。潜伏期越短者，预后越差。前期症状是全身乏力、头晕、头痛、咀嚼无力、局部肌肉发紧、反射亢进等。随后出现的征象为张口困难（牙关紧闭）、蹙眉、口角下缩、咧嘴"苦笑"、颈部强直、头后仰；腹肌同时收缩，因背部肌群较为有力，躯干因而扭曲成弓，结合颈、四肢的屈膝、弯肘、半握拳等痉挛姿态，形成"角弓反张"；膈肌受影响后，发作时面唇青紫，通气困难，可出现呼吸暂停。上述发作可因轻微的刺激，如光、声、接触、饮水等而诱发。间隙期长短不一，发作频繁者常示病情严重。发作时神志清楚，表情痛苦，每次发作时间由数秒至数分钟不等。持续的呼吸肌和膈肌痉挛，可造成呼吸骤停。病人死亡原因多为窒息、心力衰竭或肺部并发症。病程一般为3~4周，如积极治疗、不发生特殊并发症，发作的程度可逐步减轻，缓解期平均约为1周。

4. 诊断　破伤风的症状比较典型，诊断主要根据临床表现。凡有外伤史，不论伤口大小、深浅，如果伤后出现肌紧张、张口困难、颈部发硬、反射亢进等，均应考虑此病的可能性。

5. 预防和治疗原则　破伤风是可以预防的。创伤后早期彻底清创，改善局部循环，是预防破伤风发生的重要措施。通过人工免疫，注射破伤风类毒素或破伤风抗毒素或人破伤风免疫球蛋白（TG），可产生较稳定的免疫力是另一重要的预防措施。

破伤风一旦发病需采用清除毒素来源，中和游离毒素，控制和解除痉挛，保持呼吸道通畅和防治并发症等综合治疗方法。

（三）气性坏疽

1. 病因　气性坏疽（gas gangrene）是厌氧菌感染的一种，即梭状芽孢杆菌所致的肌肉坏死或肌炎。此类感染发展急剧，预后差。已知的梭状芽孢杆菌有多种，引起本病主要的有产气荚膜杆菌、水肿杆菌、腐败杆菌、溶组织杆菌等。感染发生时，往往不是单一细菌，而是几种细菌的混合。

2. 病理生理　这类细菌可产生多种有害于人体的毒素与酶，通过酶的作用产生大量不溶性气体如硫化氢、氮等，积聚在组织间；有的酶能溶组织蛋白，使组织细胞坏死、渗出，产生严重水肿。由于气、水夹杂，急剧膨胀，局部张力迅速增加，皮肤表面可变得如"木板样"硬。筋膜下张力急剧增加，压迫微血管，进一步加重组织的缺血、缺氧与失活，更有利于细菌繁殖生长，形成恶性循环。这类细菌易于穿透组织间隙，快速扩散。

3. 临床表现　通常在伤后1~4天发病，最快者可在伤后8~10小时，最迟为5~6天。临床特点是病情急剧恶化，烦躁不安；皮肤、口唇变白，大量出汗、脉搏快、体温逐步上升。伤口局部肿胀与创伤所能引起的程度不成比例，并迅速向上下蔓延，每小时都可见到加重。伤口中有大量血性渗出物，有时可见气泡从伤口中冒出。局部张力高，皮肤受压而发白，皮肤表面可出现如大理石样斑纹。伤口可有恶臭。

4. 诊断　因病情发展急剧，重在早期诊断。早期诊断的重要依据是局部表现。伤口内分泌物涂片检查有革兰阳性染色粗大杆菌和X线检查显示伤处软组织间积气，有助于确诊。

5. 预防和治疗原则　预防的关键是尽早彻底清创，包括清除失活、缺血的组织、去除异物；对深而不规则的伤口要充分敞开引流等。对于疑有气性坏疽的伤口，可用过氧化氢或高锰酸钾等溶液冲洗、湿敷。早期使用大剂量的青霉素和甲硝唑。对病人进行全身支持治疗，包括

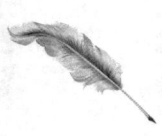

输血、纠正水与电解质失调、营养支持与对症处理等。

三、外科应用抗菌药的原则

抗菌药物在预防、控制与治疗外科感染中发挥重要作用。不合理地使用抗菌药物不仅会引起副作用和过敏反应，还会增加病原菌的耐药性，导致二重感染。因此，合理应用抗菌药物至关重要。

（一）抗菌药物合理应用的基本原则

1. 尽早确认致病菌　对于明确或怀疑外科感染者，应尽早查明致病菌并进行药敏试验，有针对性地选用抗菌药物。

2. 选择最佳的抗菌药物　各种抗菌药物均有特定的抗菌谱与适应证，不同的致病菌对药物的敏感性也不同，要根据临床诊断、细菌学检查、药物的效应及药代动力学特点（吸收、分布、代谢和排泄过程），选择疗效高、毒性小、应用方便、价廉易得的药物。

3. 制订合理的用药方案　制订用药方案时应考虑给药途径、给药剂量、给药次数、疗程、联合用药等因素。

（二）围术期预防用药的原则

目的在于预防和减少手术相关的外科感染，包括术后切口感染、手术深部或腔隙的感染，以及可能发生的全身感染。

1. 清洁手术　手术野无污染，通常不需预防用抗菌药物，仅在某些情况下考虑预防用药。

2. 清洁-污染手术　指呼吸道、消化道、泌尿道和女性生殖道手术，或经以上器官的手术，由于手术部位存在大量人体寄生菌群，手术时可能污染手术野造成感染，因此需预防应用抗生素。

3. 污染手术　指由于胃肠道、尿路、胆道体液大量溢出或开放性创伤等已造成术野严重污染的手术，需预防应用抗生素。

（三）抗菌药物在特殊人群中的应用

病人的病理、生理及免疫状况可影响药物的作用，即使是同一种抗菌药物，在不同的病人体内吸收、分布、代谢与排泄过程也会有差异，用药时应予重视。对于肝肾功能减退者，使用经肝、肾途径清除的药物时应减量。老年病人肾功能呈生理性减退，给药时应按轻度肾功能减退情况减量应用，使用高毒性药物应同时行血药浓度监测。妊娠期病人对胎儿有致畸或明显毒性作用的药物，应避免使用。药物均可自乳汁分泌，不论乳汁中药物浓度如何，均可对乳儿产生潜在影响，因此哺乳期病人使用抗菌药物应暂停哺乳。小儿病人尽量避免使用有耳、肾毒性的抗生素。

总之，合理地选择抗菌药物，既要依据致病菌的种类和药敏结果，还要考虑病人生理病理的具体状况。

（汪宗昱　葛庆岗）

第六节　围术期处理

围术期是指从决定手术治疗时起，到与本次手术有关的治疗基本结束为止的一段时间，包括手术前、手术中和手术后三个阶段。围术期处理（perioperative management）目的是为病人手术顺利康复做充分而细致的工作，包括术前准备、术中保障和术后处理三大部分。

一、手术分类

病人的术前准备与疾病的轻重缓急、手术范围的大小有密切关。按照手术的时限性，外科

手术可分为三种：①急症手术（emergency operation）：例如外伤性肠破裂，在最短时间内进行必要的准备后立即手术。在胸腹腔内大血管破裂等十分急迫的情况下，为抢救生命，必须争分夺秒地进行紧急手术。②限期手术（confine operation）：例如各种恶性肿瘤根治术，手术时间虽可选择，但不宜延迟过久，应在尽可能短的时间内做好术前准备。③择期手术（selective operation）：例如胆囊结石胆囊切除术、甲状腺腺瘤切除术及腹股沟疝修补术等，可在充分的术前准备后选择合适时机进行手术。

二、术前准备

（一）一般准备

一般准备包括心理准备和生理准备两方面。生理准备包括为手术后变化的适应性锻炼：包括术前练习在床上大小便，教会病人正确的咳嗽和咳痰方法。有吸烟史的病人术前2周应停止吸烟。胃肠道准备成人从术前8～12小时开始禁食，术前4小时开始禁饮，以防因麻醉或术中的呕吐而引起窒息或吸入性肺炎。

（二）特殊准备

需根据病人的具体情况，做好多方面的特殊准备。

1. 营养不良　术前营养不良是术后并发症发生率和死亡率提高的重要危险因素。评估术前营养不良的程度以及适当予以纠正，是外科围术期重要的治疗措施。

2. 脑血管病　围术期脑卒中80%都发生在术后，多因低血压、心房颤动的心源性栓塞所致。近期有脑卒中史者，择期手术应至少推迟2周，最好为6周。

3. 心血管病　高血压者应继续服用降压药物。病人血压在160/100 mmHg以下，可不必做特殊准备。血压过高者（>180/100 mmHg），术前应选用合适的降压药物，使血压平稳在一定水平，但不要求降至正常后才做手术。对于伴有心脏疾病的病人，施行手术的死亡率明显高于非心脏病者。

4. 肺功能障碍　术后肺部并发症和相关的死亡率仅次于心血管系统居第二位。有肺病史或预期行肺切除术、食管或纵隔肿瘤切除术者，术前尤应对肺功能进行评估。术前肺功能检查具有重要意义。

5. 肾疾病　麻醉、手术创伤都会加重肾的负担。积极评估急性肾衰竭的危险因素，并联合实验室检查钾、肌酐等评价肾功能。

6. 糖尿病　糖尿病病人在整个围术期都处于应激状态，其并发症发生率和死亡率较无糖尿病者上升50%。围术期将血糖控制在7.77～9.99 mmol/L是比较理想的范围。

7. 凝血障碍　术前7天停用阿司匹林，术前2～3天停用非甾体抗炎药，术前10天停用抗血小板药噻氯匹定和氯吡格雷。

8. 下肢深静脉血栓形成的预防　静脉血栓形成是术后最为常见的并发症之一。血栓形成常发生在下肢深静脉，一旦血栓脱落可发生致命的肺动脉栓塞，死亡风险极高。预防措施包括药物预防如使用低分子肝素以及机械预防如间断气袋加压袋，两者对预防静脉血栓形成有积极意义。

三、术后处理

术后处理是围术期处理的一个重要阶段，是连接术前准备、手术与术后康复之间的桥梁。术后处理得当，能使手术应激反应减轻到最小程度。

（一）常规处理

术后常规处理包括监测、静脉输液、关注引流管的情况。

（二）卧位

应根据麻醉及病人的全身状况、术式、疾病的性质等选择体位，使病人处于既舒适又便于

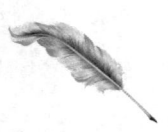

活动的体位。全身麻醉尚未清醒的病人除非有禁忌，均应平卧，头转向一侧，直到清醒，使口腔内分泌物或呕吐物易于流出，避免误吸入气管。蛛网膜下隙阻滞的病人应平卧或头低卧位12小时，以防止因脑脊液外渗致头痛。

（三）各种不适的处理

1. 疼痛是术后常见不适症状，镇痛药物在达到有效镇痛作用的前提下，药物剂量宜小，用药间隔时间应逐渐延长，及早停用镇痛剂有利于胃肠动力的恢复。

2. 呃逆多为暂时性，但有时可为顽固性。

（1）胃肠道蠕动减弱：右半结肠恢复需48小时，左半结肠需要72小时。如有显著肠梗阻、神志欠清醒，以及急性胃扩张的病人，应插鼻胃管，连接负压、间断吸引装置，经常冲洗，确保鼻胃管通畅。

（2）活动：原则上应该早期床上活动，争取在短期内起床活动，有利于增加肺活量，减少肺部并发症，改善全身血液循环，促进切口愈合，减小深静脉血栓形成的发生率。此外，尚有利于肠道蠕动和膀胱收缩功能的恢复，从而减少腹胀和尿潴留的发生。

（3）缝线拆除：一般头、面、颈部在术后4~5日拆线，下腹部、会阴部在术后6~7日拆线，胸部、上腹部、背部、臀部手术7~9日拆线，四肢手术10~12日拆线（近关节处可适当延长），减张缝线14日拆线。

四、术后并发症的防治

手术后可能发生各种并发症，掌握其发生原因及临床表现，如何预防，一旦发生后应采取的治疗措施，是术后处理的一个重要组成部分。

（一）术后出血

术中止血不完善、创面渗血未完全控制、原痉挛的小动脉断端舒张、结扎线脱落、凝血障碍等，都是造成术后出血的原因。在输给足够的血液和液体后，休克征象和监测指标均无好转，或继续加重，或一度好转后又恶化等，都提示有术后出血，应当迅速再手术止血，清除血凝块，用生理盐水冲洗腹腔。

（二）术后发热与低体温

1. 发热　发热是术后最常见的症状。术后发热一般不一定表示伴发感染。非感染性发热通常比感染性发热来得早（分别平均在术后1.4日和2.7日）。术后第一个24小时出现高热（>39℃），如能排除输血反应，多考虑为感染。非感染性发热的主要原因：手术时间长（>2小时）、广泛组织损伤、术中输血、物过药敏、麻醉剂引起的肝中毒等。如体温不超过38℃，可不予处理。

2. 低体温（hypothermia）　轻度低体温也是一个常见的术后并发症，多因麻醉药阻断机体的调节过程，开腹或开胸手术热量散失，输注冷的液体和库存血液。轻度低体温对机体无大妨碍。然而，明显的低体温会引起周围血管阻力明显增加，心脏收缩力减弱，心排血量减少，神经系统受抑制、凝血障碍。

（三）呼吸系统并发症

术后死亡原因中，呼吸系统并发症占第二位。

1. 肺膨胀不全　上腹部手术的病人，肺膨胀不全的发生率为25%，老年、肥胖、长期吸烟和有呼吸系统疾病的病人更常见，最常发生在术后48小时内。可通过叩击胸、背部，鼓励咳嗽和深呼吸，经鼻气管吸引分泌物进行预防和治疗。

2. 术后肺炎　易患因素有肺膨胀不全，异物吸入和大量的分泌物。术后长期卧床、肺清除气道分泌物能力下降酿成术后肺炎的危险性最高。

3. 肺栓塞（pulmonary embolism，PE）　是由内源性或外源性的栓子堵塞肺动脉主干或分

支，引起肺循环障碍的临床和病理生理综合征。临床表现为突发性呼吸困难、胸痛、咯血、晕厥；不明原因的急性右心衰竭或休克、血氧饱和度下降。可给予吸氧、气管插管机械通气、循环支持以及溶栓、抗凝治疗等。

（四）术后感染

1. 腹腔脓肿和腹膜炎　表现为发热、腹痛、腹部触痛及白细胞增多。可根据细菌培养的药敏结果针对性选用抗生素治疗，或根据病人情况选择手术针对感染灶进行干预。

2. 真菌感染　临床上多为假丝酵母菌（念珠菌）所致，常发生在长期应用广谱抗生素的病人，若有持续发热，又未找出确凿的病原菌，此时应考虑真菌感染的可能。

（五）切口并发症

1. 血肿、积血和血凝块　是最常见的并发症，与止血不充分、服用阿司匹林、小剂量肝素、原已存在的凝血障碍、术后剧烈咳嗽，以及血压升高等有关。

2. 血清肿　系伤口的液体积聚而非血或脓液，与手术切断较多的淋巴管有关。

3. 伤口裂开　指手术切口的任何一层或全层裂开。腹壁全层裂开常有腹腔内脏膨出。切口裂开可发生在全身各处，但多见于腹部及肢体邻近关节的部位。

4. 切口感染　表现为伤口局部红、肿、热、疼痛和触痛，有分泌物，伴有或不伴有发热和白细胞增加。处理原则为选择相应的抗生素以及伤口引流。

（六）泌尿系统并发症

1. 尿潴留　手术后尿潴留较为多见，尤其是老年病人、盆腔手术、会阴部手术或蛛网膜下隙麻醉后排尿反射受抑制，切口疼痛引起膀胱和后尿道括约肌反射性痉挛，以及病人不习惯床上排尿等，都是常见原因。

2. 尿路感染　下尿路感染是最常见的获得性医院内感染。泌尿道原已存在的污染、尿潴留和各种泌尿道的操作是主要原因。

第七节　多器官功能障碍综合征

多器官功能障碍综合征（multiple organ dysfunction syndrome，MODS）是指机体受到严重感染、创伤、烧伤等打击后，同时或序贯发生两个或两个以上器官功能障碍以致衰竭的临床综合征，是当前重症病人中后期死亡的主要原因。

一、发病基础

1. 组织损伤　严重创伤、大手术、大面积深部烧伤及病理产科。

2. 感染　为主要病因，尤其脓毒血症、腹腔脓肿、急性坏死性胰腺炎、肠道功能紊乱、肠道感染和肺部感染等较为常见。

3. 休克　尤其是创伤失血性休克和感染性休克。凡导致组织灌注不良，缺血缺氧均可引起 MODS。

4. 心脏、呼吸骤停　造成各脏器缺血、缺氧，而复苏后又可引起"再灌注"损伤，同样可诱发 MODS。

二、MODS 的发病机制

MODS 的发病机制非常复杂，至今尚未完全阐明。感染、创伤是机体炎症反应的促发因素，而机体炎症反应的失控最终导致机体自身性破坏，是 MODS 的根本原因。炎症细胞激活和炎症介质的异常释放、组织缺氧和自由基、肠道屏障功能破坏和细菌和（或）毒素移位均是机体炎症反应失控的表现。MODS 往往是多元性和序贯性损伤的结果，而不是单一打击的结果。第一

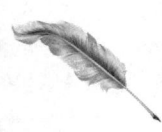

次打击激活机体免疫系统,使炎症细胞处于预激活状态。当病情进展恶化或继发感染、休克等,则构成第二次打击,使已处于预激活状态的机体免疫系统爆发性激活,大量炎症细胞活化、炎症介质释放,结果炎症反应失控,导致组织器官的致命性损伤。另外,基因多态性的研究为进一步深入探索 MODS 的发病机制、寻找有效的治疗途径,开辟了新的领域和思路。

三、MODS 的临床诊表现和诊断

MODS 是特指全身失控的炎症反应过程中出现或加重器官功能不全。关于 MODS 的诊断,国内外尚无统一标准,1997 年提出了修正的 Fry- 多脏器功能障碍综合征(MODS)诊断标准(表 2-3)。脏器衰竭数目与病死率直接相关,一个脏器衰竭死亡率约为 30%,两个脏器约为 60%,三个脏器衰竭约为 85%,四个脏器衰竭死亡率几乎为 100%。

表 2-3　Fry-MODS 诊断标准

系统或器官	诊断标准
循环系统	收缩压<90 mmHg,并持续 1 h 以上,或需要药物支持才能使循环稳定
呼吸系统	急性起病,动脉血压分压/吸入氧浓度≤200 mmHg(无论是否应用 PEEP),X 线正位片见双侧肺浸润,肺动脉嵌顿压<18 mmHg 或无左房压力升高的证据
肾	血肌酐>177 μmol/L,伴少尿或无尿,或需要血液净化治疗
肝	血胆红素>34.1 μmol/L,并伴有转氨酶升高,大于正常值 2 倍以上,或已经出现肝性脑病
胃肠	上消化道出血,24 h 出血量超过 400 ml,或胃肠蠕动消失不能耐受食物,或出现消化道坏死或穿孔
血液	血小板<50×10^9/L 或降低 25%,或出现弥散性血管内凝血
代谢	不能为机体提供代谢所需能量,糖耐量降低,需要用胰岛素;或出现骨骼肌萎缩、无力等现象
中枢神经系统	格拉斯哥昏迷评分<7 分

四、MODS 的预防和治疗

首先要积极治疗原发病,更重要的是预防 MODS 的发生,这是提高危重病人生存率的最重要措施。

1. 重视病人的循环和呼吸,及早纠正低血容量、组织低灌注和缺氧。防治感染是预防 MODS 极为重要的措施。

2. 及早处理最先发生器官功能障碍的器官,阻断病理的连锁反应,以免形成 MODS。

3. 脏器功能障碍时可采取器官功能支持手段。呼吸衰竭可应用呼吸机辅助通气,肾衰竭可采用肾替代治疗,肝衰竭可采用血浆置换及其他人工肝支持手段。重症心肺功能衰竭可采取体外膜肺氧合技术。

4. 尽可能改善全身状况。

5. 维持肠黏膜屏障功能,尽可能采用肠内营养。

6. 免疫调节治疗。

(赵志伶　葛庆岗)

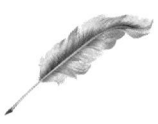

第三章

呼吸系统疾病

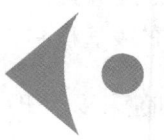

呼吸系统疾病对我国国民的身心健康危害巨大，慢性阻塞性肺疾病、肺癌、肺部感染、肺结核、呼吸衰竭等发病率高，死亡率高。近年来，由于烟草持续流行、环境污染加重、人口老龄化加剧及生活方式的改变，慢性呼吸系统疾病的发病率呈逐年上升的趋势，已发展成为我国面临的重要公共卫生问题。

在呼吸系统疾病诊治过程中，无论是常用检查方法，如肺功能、胸部影像、支气管镜、睡眠呼吸监测等，还是治疗策略，如血流动力学监测、机械通气、体外膜氧合等，都和其他学科特别是理学、工学、农学等的进步密不可分。近年来，随着人工智能、信息分析等科学技术的发展，呼吸系统疾病的影像诊断、微生物诊断飞速进步，交叉学科的兴起，为提升呼吸系统疾病诊治水平起了重要的推动作用。

第一节 肺 炎

一、总论

肺炎是指包括终末气道、肺泡腔及肺间质在内的肺部炎症。

（一）病因

通常肺炎是由病原微生物引起的。从广义上讲，肺炎可由病原微生物、理化因素、免疫损伤、过敏及药物所致。现在主张凡是未表明特定病因者，肺炎即指感染性的。本章节介绍的肺炎均为病原微生物引起的感染性肺炎。

（二）分类

1. 病因分类

（1）细菌性肺炎：如肺炎链球菌、流感嗜血杆菌、金黄色葡萄球菌、大肠埃希菌、肺炎克雷伯杆菌、铜绿假单胞菌等。

（2）非典型病原体所致肺炎：通常把支原体、衣原体和军团菌引起的肺炎称为非典型肺炎。

（3）病毒性肺炎：如流感病毒、腺病毒、呼吸道合胞病毒、巨细胞病毒、麻疹病毒、疱疹病毒、冠状病毒等。

（4）肺真菌病：如隐球菌、肺孢子菌、曲霉、毛霉、念珠菌等。

（5）寄生虫病：如肺包虫、肺吸虫等。

按照不同病原体对肺炎进行病因分类是最理想的分类方法，因为可根据不同的病原体给予相应的治疗方案。由于病原体的培养往往需要一定的时间，确诊存在滞后性，因此这种分类方法在病人初诊时并不现实。

2. 解剖分类　按照肺的解剖和胸部 X 线形态学，可分为大叶性肺炎、小叶性肺炎（支气管肺炎）和间质性肺炎。

（1）大叶性肺炎：病原体先在肺泡引起炎症，经肺泡间孔向其他肺泡扩散，直至肺叶的全

部或大部分。胸部影像显示可见肺叶或肺段的实变阴影。致病菌多为肺炎链球菌，也可为肺炎克雷伯杆菌、军团菌等。

（2）小叶性肺炎：病原体经支气管入侵，继而累及细支气管、终末细支气管，以及肺泡的炎症。胸部影像显示小叶中心磨玻璃影和实变影，以及细支气管管壁增厚。病原体可为支原体、病毒、流感嗜血杆菌等。

（3）间质性肺炎：以肺间质为主的炎症，累及支气管壁以及支气管周围，有肺泡壁增生和间质水肿。X线通常表现为双下肺的不规则磨玻璃影、索条影和网格影。常见病原体为肺孢子菌、病毒。

此类分类方法有助于判断肺炎的病原体，由于"同影异病，同病异影"，因此用胸部影像来诊断病原学并不特异。

3. 患病环境（获得背景）分类

（1）社区获得性肺炎（community acquired pneumonia，CAP）：是指在医院外的环境发生的肺炎，包括在入院48小时内发病的肺炎。本章节重点介绍CAP。

（2）医院获得性肺炎（hospital acquired pneumonia，HAP）：是指病人入院时不存在，也不处于潜伏期，而是在入院48小时后在医院内发生的肺炎。

目前，此种分类方法最为常用，可用于指导抗菌药物的选择。

（三）好发人群

1. 从年龄角度讲，肺炎好发于2岁以下的儿童及65岁以上的老人。
2. 从生活环境角度讲，肺炎好发于居住条件差的人群，包括拥挤、空气污浊、通风差。
3. 从生活习惯角度讲，肺炎好发于有吸烟、酗酒、劳累等不良习惯的人。
4. 从人体状况角度讲，肺炎好发于免疫力低下（患有免疫缺陷病、服用免疫抑制剂等），长期卧床，使用呼吸机，以及具有慢性呼吸系统疾病的人。
5. 支原体肺炎好发于儿童及青年人。
6. 真菌性肺炎（包括肺孢子菌肺炎和侵袭性肺曲霉感染）好发于免疫抑制病人，如艾滋病病人、长期服用免疫抑制剂病人、肿瘤化疗后以及器官移植病人等。

（四）发病机制

健全的免疫功能使气管、支气管和肺泡组织可防御病原体入侵。当免疫功能受损（如受寒、饥饿、疲劳、醉酒、昏迷、营养不良、心肺功能不全、使用糖皮质激素等）或短时间内有数量较多、毒力较强的病原菌进入下呼吸道时，则易发生肺炎。

病原体的主要入侵方式为口咽部定植菌的误吸（aspiration）和带菌气溶胶的吸入（inhalation）。在正常健康人群的口咽部，可有肺炎链球菌、厌氧菌和革兰氏阴性杆菌的定植。因此，口咽部定植菌的误吸是细菌性肺炎最重要的发病机制，特别是HAP。

病毒、支原体可通过短距离飞沫传播，健康人吸入病人咳嗽、打喷嚏喷出的口鼻分泌物而感染，引起散发感染或小流行，因此病毒性肺炎和支原体肺炎具有一定的群体聚集性发病特点。军团菌污染的人工管道供水系统，可通过气溶胶的形式被吸入，是军团菌肺炎的常见传播途径。对于肺炎链球菌等细菌性肺炎，通常没有明确的传染性。

（五）临床表现

1. 症状　肺炎的症状从轻微到严重不等，取决于引起感染的细菌类型、年龄和整体健康状况等因素。

（1）全身感染中毒症状：发热、畏寒、乏力、全身肌肉酸痛。

（2）呼吸道症状：①咳嗽。②咳痰。不同病原体感染时咳痰性质可有所不同。通常细菌肺炎时可有大量脓痰。典型的肺炎链球菌肺炎可有铁锈色痰，肺炎克雷伯杆菌肺炎可有砖红色胶冻样痰。支原体肺炎和病毒性肺炎通常以干咳为主，无痰或少量白痰。③胸痛。常见于炎症累及临近胸膜，深吸气或转动胸廓时明显。④呼吸困难。当炎症累及肺部面积较大，病情严重

时,病人可出现胸闷、气短、呼吸困难。

（3）其他症状：可有头痛、食欲减退、恶心、呕吐、腹泻等。军团菌肺炎除常累及肺外，还可伴有神经系统、消化系统、肝、肾、肌肉等多系统损伤。表现为嗜睡、谵妄、腹泻、转氨酶升高、血尿、蛋白尿、肌酶升高、血钠降低。

2. 体征　病人可呈急性热病面容，肺部可闻及湿啰音。大叶性肺炎时可有肺实变体征，包括患侧视诊呼吸运动减弱，触诊语颤增强，叩诊呈浊音或实音，听诊可闻及异常支气管呼吸音。

3. 并发症　肺炎严重时还可并发脓毒症、感染中毒性休克，表现为血压下降、四肢湿冷、心动过速、发绀等，其他并发症有胸膜炎、脓胸、心包炎、脑膜炎等。

（六）实验室和其他检查

1. 血常规　细菌性肺炎病人可出现血白细胞计数升高，中性粒细胞计数及比例升高。白细胞升高程度是反映炎症严重程度的重要指标，进行有效治疗后迅速下降。支原体感染时血白细胞总数通常正常或略增高。

2. 病原学检测

（1）痰涂片、痰培养及药敏试验：留取痰液进行病原体鉴定，同时可根据药敏试验选择敏感抗菌药物。

（2）血清学抗体：支原体、衣原体、军团菌抗体可阳性，尤其是血清抗体滴度有4倍以上增高者，意义更大。

（3）核酸检测：也可通过PCR方法对呼吸道标本进行DNA扩增。尤其是在2020年新型冠状病毒肺炎流行期间为大家所熟知。

（4）抗原检测：疑诊肺炎链球菌、军团菌感染者，可行尿肺炎链球菌抗原、尿军团菌抗原检测。疑诊真菌感染者，可行G试验和GM试验。G试验针对的是真菌表面的1,3-β-D葡聚糖抗原，GM试验针对的是曲霉表面的半乳甘露聚糖。

（5）基于宏基因组新一代测序技术（mNGS）：新一代测序技术是一个开放的分析和诊断系统，能覆盖较大范围的病原体，病毒、细菌、真菌和寄生虫都能被同时检测，不论临床样本培养成功与否，只要含有可检测到的DNA或RNA即可。目前已经纳入的病原体有8000多种，包括3000余种细菌、4000余种病毒、200余种真菌和100余种寄生虫。自2008年成功应用于临床诊断新发病原体感染以来已被广泛接受。其试验流程包括：样本采集和处理、核酸提取，去人源、文库制备和上机测序、内参及对照品和生物信息分析等。新一代测序技术具有比传统病原微生物检测更强大的效能，优势在于能检测到传统手段无法检测到的病原体，因此尤其适用于脓毒症、免疫抑制宿主并发严重感染，以及重症和疑难肺部感染等疾病。另外，mNGS也可用于"排除"感染，即检测阴性有助于排除感染性疾病的诊断。但前提条件是测序覆盖度足够高，确保样本中存在的病原微生物能被检测出来。目前mNGS对胞内菌和厚壁微生物检出率低，而且目前尚缺乏对测序结果解读的规范，包括序列数阈值、灵敏性和特异性评估的统一临床标准等，在解释数据和报告数据方面仍有很大的困难与挑战。

（6）血气分析：可了解病人是否存在缺氧、CO_2潴留和酸碱平衡状态，有助于判断肺炎严重程度。

（7）其他：如C反应蛋白（CRP）和钙素原（PCT），明显升高提示细菌感染。

3. 胸部影像检查　由于肺泡内充满炎性渗出物，胸片或胸部CT表现为大片炎症浸润阴影或实变影（图3-1，图3-2），可明确肺炎病变位置、严重程度，观察治疗是否有效、监测病情恢复程度，也有利于和其他肺部疾病的鉴别诊断。

（七）治疗

1. 抗菌药物治疗

（1）初始经验性抗感染治疗：由于病人初诊时尚未行病原学检测，同时由于痰培养等病原

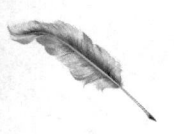

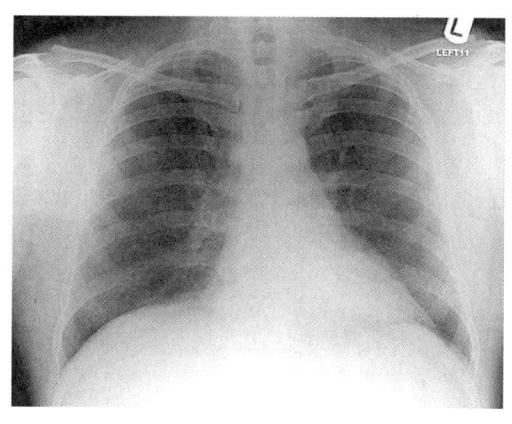
图 3-1 正常胸片（参照）

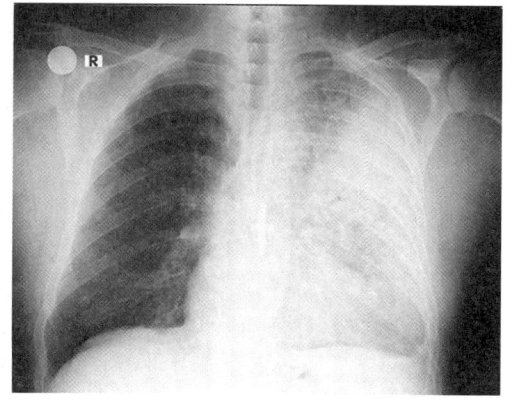
图 3-2 左侧肺炎

学检测需一定的时间，因此临床医生往往会根据"临床经验"，包括患病环境、患者的年龄、基础疾病和健康状态、咳痰情况、外周血白细胞和胸部影像特征，给予经验性抗感染治疗。

（2）目标性抗感染治疗：一旦获得病原学结果，则可参考体外药敏结果进行目标治疗，选择合适的抗菌药物。

2. 辅助、支持疗法　包括休息、氧疗、营养，对症退热、补液、维持水电解质平衡，以及防治并发症等治疗。

拓展与扩充

病原学诊断始终是感染性疾病最重要的环节。明确了病原体，才能有的放矢，避免抗菌药物的过度使用和附加损伤，才能更加合理使用抗菌药物，降低病人的病死率。但传统的病原微生物检测在敏感性、特异性、时效性、信息量等方面均存在一定的局限性，而且对未知或罕见的病原微生物无法快速识别。实现病原微生物的快速、精准诊断则成为感染性疾病未来的重大挑战。

二、社区获得性肺炎

（一）病因

大约 50% 的社区获得性肺炎（community acquired pneumonia，CAP）病人不能获得其病原学结果。表 3-1 和表 3-2 列举不同类型的 CAP 病人的常见病原体。

表 3-1　不同类型的 CAP 病人常见病原体

可于门诊治疗的病人	需住院治疗的病人（非 ICU）	需入住 ICU 的病人
肺炎链球菌	门诊病人的病原体	肺炎链球菌
流感嗜血杆菌	军团菌	葡萄球菌
肺炎克雷伯杆菌	革兰氏阴性杆菌	军团菌
肺炎衣原体	厌氧菌	革兰氏阴性杆菌
金黄色葡萄球菌		鹦鹉热衣原体
呼吸道病毒		

注：不同治疗场所，可参考严重程度评分

表 3-2 不同临床状况与 CAP 可能的病原体

临床状况	常见病原体
酗酒	肺炎链球菌、口腔厌氧菌、肺炎克雷伯菌
慢阻肺或吸烟	流感嗜血杆菌、铜绿假单胞菌、军团菌、肺炎链球菌、卡他莫拉菌、肺炎衣原体
误吸	口腔厌氧菌、革兰氏阴性肠杆菌
发病前 2 周旅游史	军团菌
流感活跃的地区	流感病毒、肺炎链球菌、金黄色葡萄球菌
结构性肺病（支气管扩张、肺纤维化）	铜绿假单胞菌、洋葱伯克霍尔德菌、金黄色葡萄球菌
群居性发病	呼吸道病毒、支原体、军团菌
重症	肺炎链球菌、军团菌、呼吸道病毒、鹦鹉热衣原体
发病前接触鸟类、禽类	隐球菌、禽流感病毒、鹦鹉热衣原体
免疫缺陷	肺孢子菌肺炎、隐球菌、诺卡菌、曲霉、毛霉、结核 / 非结核分枝杆菌

（二）临床表现和诊断

1. 诊断标准

（1）社区发病。

（2）肺炎相关临床表现包括：①新近出现的咳嗽、咳痰或原有呼吸道疾病症状加重，伴或不伴脓痰、胸痛、呼吸困难及咯血；②发热；③肺实变体征和（或）闻及湿啰音；④外周血白细胞 $> 10 \times 10^9$/L 或 $< 4 \times 10^9$/L，伴或不伴细胞核左移。

（3）胸部 X 线检查显示新出现的斑片状浸润性阴影或、叶 / 段实变影、磨玻璃影或间质性改变，伴或不伴胸腔积液。

符合（1）、（3）及（2）中任何一项，并除外肺结核、肺部肿瘤、非感染性肺间质性肺病、肺水肿、肺不张、肺栓塞、肺嗜酸性粒细胞浸润症及肺血管炎等后，可建立临床诊断。

2. 不同类型病原体 CAP 的典型临床特征

（1）细菌性肺炎：急性起病，高热，可伴有寒战、脓痰、褐色痰或血痰，胸痛。查体有肺部湿啰音或实变体征。外周血白细胞明显升高，CRP 和 PCT 明显升高。影像学可表现为呈叶段分布的浸润影或实变影。

（2）支原体肺炎：年龄<60 岁，基础病少，持续咳嗽，无痰或痰涂片检查未发现细菌。肺部体征少。外周血白细胞正常。影像学可表现为小叶中心结节、树芽征、斑片状磨玻璃影或实变影，以及支气管壁增厚。

（3）病毒性肺炎：多数具有季节性，可有流行病学接触史或群居性发病，急性上呼吸道症状（发热、鼻塞、流涕）、全身肌肉酸痛、抗菌药物治疗无效。外周血白细胞正常或减低，PCT 正常。影像学表现为双侧弥漫或多叶受累的磨玻璃影、实变影，可伴有细支气管周围炎。

3. 常用严重程度评分　CAP 常用 CURB-65 作为评价其严重程度的评分系统。CURB-65 评分共有 5 项指标，满足 1 项得 1 分：①意识障碍；②血尿素氮（BUN）>7 mmol/L；③呼吸频率≥30 次 / 分；④收缩压<90 mmHg 或舒张压≤60 mmHg；⑤年龄≥65 岁。该评分系统同时可用于指导选择治疗场所。0～1 分为低危，病人可在门诊治疗。2 分为中危，病人需要住院治疗。3～5 分为高危，病人需入住 ICU 治疗。这一评分系统对细菌性肺炎严重程度的敏

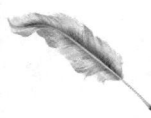

感性优于病毒性肺炎。

重症 CAP 的诊断标准（表 3-3）：符合下列 1 项主要标准或≥3 项次要标准者，可诊断为重症肺炎，病死率高，需密切观察，积极救治。

表 3-3　重症 CAP 的诊断标准

主要标准	次要标准
• 需要气管插管行机械通气治疗 • 脓毒症休克经积极液体复苏后仍需要血管活性药物治疗	• 呼吸频率≥30 次 / 分 • 氧合指数（PaO_2/FiO_2）≤250 mmHg • 多肺叶浸润 • 意识障碍和（或）定向力障碍 • 血尿素氮≥7.14 mmol/L • 收缩压＜ 90 mmHg 需要积极的液体复苏

4. 诊治思路

（1）判断 CAP 诊断是否成立。对于临床疑似 CAP 病人，要注意与肺结核等特殊感染以及非感染性疾病进行鉴别。

（2）评估 CAP 病情严重程度，选择治疗场所。

（3）推测 CAP 可能的病原体和耐药风险。推测依据可结合发病季节、病人的年龄、基础病和危险因素、症状/体征、胸部影像特征、实验室检查、病情严重程度、既往抗菌药物应用史等。

（4）合理安排病原学检查，及时启动经验性抗感染治疗。

（5）动态评估 CAP 经验性抗感染效果，初始治疗失败时查找原因，并及时调整治疗方案。

（6）治疗后随访，健康宣教。

（三）经验性抗感染治疗

由于病人不同的临床基础状态，导致其常见的病原体各有不同，且约 50% 的 CAP 病人并不能获得确定的病原体，而病人的预后又与针对性抗菌药物开始使用的时间相关，因此 CAP 病人往往须尽早开始有效的抗菌药物治疗。按照病人的基础临床状态不同，推荐不同类型的药物选择。

1. 门诊治疗　推荐口服给药，初始经验性抗感染药物推荐包括：

（1）无基础疾病的青壮年：阿莫西林、二代头孢菌素、呼吸喹诺酮类、大环内酯类等。

（2）有基础疾病或老年人（年龄≥65 岁）：加酶抑制剂的青霉素类、二代、三代头孢菌素、呼吸喹诺酮类等。

2. 需入院治疗，但不必要收入 ICU　可选择静脉或口服给药，初始经验性抗感染药物推荐包括：

（1）无基础疾病的青壮年：阿莫西林、加酶抑制剂的青霉素类、三代头孢菌素、头霉素类等联合四环素类 / 大环内酯类；或呼吸喹诺酮类。

（2）有基础疾病或老年人（年龄≥65 岁）：加酶抑制剂的青霉素类、三代头孢菌素加酶抑制剂的复合制剂、头霉素类、氧头孢烯类、厄他培南等碳青霉烯类联合四环素 / 大环内酯类；或呼吸喹诺酮类。

3. 需入住 ICU　推荐静脉给药，初始经验性抗感染药物推荐包括：

（1）无基础疾病的青壮年：加酶抑制剂的青霉素类、三代头孢菌素、头霉素类、氧头孢烯类、厄他培南联合四环素 / 大环内酯类；或呼吸喹诺酮类。

（2）有基础疾病或老年人（年龄≥65 岁）：加酶抑制剂的青霉素类、三代头孢菌素加酶抑制剂的复合制剂、厄他培南等碳青霉烯类联合四环素 / 大环内酯类；加酶抑制剂的青霉素类、三代头孢菌素加酶抑制剂的复合制剂、厄他培南等碳青霉烯类联合呼吸喹诺酮类。

（3）有结构性肺病病人：①具有抗假单胞菌活性的β-内酰胺类；②具有抗假单胞菌活性的喹诺酮类；③具有抗假单胞菌活性的β-内酰胺类联合具有抗假单胞菌活性的喹诺酮类或氨基糖苷类。

（四）特殊类型的肺炎

1. 流感病毒肺炎　流行季节，北方11月底至次年2月底；南方还有5～8月；流感大流行期间可发生在任何季节。高危人群为年龄≥65岁、有基础疾病、免疫功能抑制、妊娠中期以上孕妇。传播途径为经空气、飞沫和直接接触传播潜伏期＜7天，多为2～4天。临床特征包括发热、咳嗽，白细胞正常或减低，淋巴细胞减低，C反应蛋白＜20 mg/dl，肌酸激酶/乳酸脱氢酶可有升高，部分病人进展迅速，可出现持续高热、严重呼吸困难和顽固性低氧血症。影像学可见双肺弥漫磨玻璃影伴实变影。抗病毒治疗药物有奥司他韦、扎那米韦、帕拉米韦。

2. 新型冠状病毒肺炎　人群普遍易感，传染源为新型冠状病毒感染病人，无症状感染者也可能成为传染源。呼吸道飞沫和密切接触为主要传播途径。潜伏期1～14天，多为2～7天。发热、干咳、乏力为主要临床表现，少数伴有鼻塞、流涕、咽痛、肌痛和腹泻等症状。重症病人多在发病1～2周后出现呼吸困难、低氧血症，严重者可快速进展为急性呼吸窘迫综合征、脓毒症休克、难以纠正的代谢性酸中毒、出凝血功能障碍以及多脏器功能衰竭。发病早期外周血白细胞总数正常或减少，可见淋巴细胞减少。胸部有影像早期呈现多发磨玻璃影、小斑片影及间质改变，以肺外带分布为著。进而发展为双肺多发实变浸润影、实变影。目前有关抗新冠病毒药物的获益尚有争议，重症病人可考虑给予糖皮质激素治疗。

3. 军团菌肺炎　外出旅游史或污染水源接触史。表现为肺（发热、咳嗽、气短）、消化道（腹痛、腹泻）、神经（嗜睡、谵妄、共济失调）、肾（血尿、蛋白尿、血肌酐升高）、肝（肝酶升高）、肌肉（肌酶升高、横纹肌溶解）、低钠血症等多系统损伤。外周血白细胞通常升高。胸部影像显示大叶性肺实变。尿军团菌抗原和血军团菌抗体检测阳性有助于诊断。治疗药物首选大环内酯类或喹诺酮类药物。

三、医院获得性肺炎

（一）定义及分类

1. 医院获得性肺炎（hospital acquired pneumonia，HAP）是指病人入院时不存在，也不处于潜伏期，而是在入院48小时后在医院内发生的肺炎。特别需要强调的是，HAP是指与机械通气无关的医院获得性肺炎。

2. 呼吸机相关肺炎（ventilator-associated pneumonia，VAP）是指发生于气管插管48小时后的肺炎。

（二）发病机制

HAP、VAP感染的主要途径是微量吸入已经定植于口咽部（或胃肠道）的微生物，气管插管有可能会加重这一风险。呼吸机管道及其他呼吸机装置的污染也是感染常见的机制。

HAP最主要的危险因素是机械通气，以及年龄＞70岁、慢性肺疾病、意识水平下降、误吸等。

（三）常见病原体

HAP、VAP常见病原体包括革兰氏阴性杆菌，如铜绿假单胞菌、鲍曼不动杆菌、大肠埃希菌、肺炎克雷伯杆菌，以及革兰氏阳性球菌，如金黄色葡萄球菌、肠球菌等，且多药耐药（multidrug resistant，MDR）病原体更为常见。

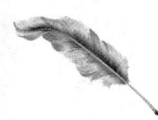

（四）诊断

由于HAP、VAP临床表现缺乏特异性，较难做出确切的临床诊断。对于住院病人，如果肺部影像学检查发现新的或进展性肺部浸润影,并有发热、咳脓痰、白细胞升高、氧合功能下降等临床特征时,应疑诊 HAP 或 VAP。

（五）治疗

1. 影像学检查发现新的或进展性肺部浸润影,加上 3 种临床表现（发热＞38℃、气道脓性分泌物、白细胞升高）中的至少 2 种,则应考虑开始经验性抗菌药物治疗。

2. 抗菌药物的选择应根据发生 MDR 病原体感染的危险因素、最近是否妾受抗菌药物治疗、医院或病区的常居菌群、存在基础疾病及可获得的细菌培养结果等,综合考虑后决定。对于存在 MDR 病原体危险因素的病人,推荐广谱抗菌药物、多药联合治疗,并根据用药前细菌培养的结果及治疗反应调整抗菌药物方案。

3. 推荐常用的针对 MDR 革兰氏阴性杆菌的抗菌药物包括三代头孢菌素、哌拉西林/他唑巴坦、亚胺培南或美罗培南,或者联合左氧氟沙星/环丙沙星或氨基糖苷类,针对 MDR 革兰氏阳性球菌的抗菌药物包括万古霉素、利奈唑胺等。

四、免疫抑制人群肺炎

1. 概述　人类免疫缺陷病毒（HIV）感染、化疗药物、糖皮质激素以及免疫抑制剂的应用,会导致病人出现不同程度的免疫缺陷,易出现机会性感染。由于呼吸道持续暴露于周围环境,因此肺部是免疫缺陷病人最常见的感染部位。

2. 病原体　不同类型的免疫缺陷,其好发的感染病原体也有差异（表 3-4）。

表 3-4　不同免疫缺陷情况下易感的病原体

免疫缺陷类型	常见易感病原体
体液免疫缺陷（B 细胞耗竭药物使用、先天性/获得性免疫球蛋白缺乏症、无脾症）	肺炎链球菌、流感嗜血杆菌、支原体
细胞免疫障碍（糖皮质激素、免疫抑制剂、T 细胞耗竭药物的使用）	巨细胞病毒、军团菌、肺孢子菌、曲霉、毛霉、组织胞浆菌、隐球菌、诺卡菌
中心粒细胞缺乏（化疗、恶性肿瘤累及骨髓造血）	金黄色葡萄球菌、革兰氏阴性杆菌（铜绿假单胞菌）、曲霉
TNF-α 抑制剂	分枝杆菌、真菌、肺孢子菌、军团菌

3. 常见感染的诊断及治疗

（1）侵袭性肺曲霉病（invasive pulmonary aspergillosis, IPA）：典型影像学表现为双肺多发伴晕征的结节,可伴有空洞形成。确诊有赖于肺组织培养及组织病理检查,可见锐角分支分隔的菌丝。血和肺泡灌洗液曲霉半乳甘露聚糖测定（GM 试验）对本病诊断亦有帮助。治疗首选两性霉素 B,还可选用伏立康唑、泊沙康唑、卡泊芬净、米卡芬净等。

（2）肺隐球菌病：诊断需要组织学和微生物学证据。血清隐球菌抗原测定对本病诊断亦有帮助。合并脑膜炎者脑膜炎墨汁染色涂片镜检发现隐球菌有助于诊断。治疗上可选用氟康唑、伊曲康唑或两性霉素 B。

（3）肺孢子菌肺炎（PCP）：典型胸部影像表现为双肺弥漫磨玻璃影。确诊有赖于病原学检查,可用诱导痰、支气管肺泡灌洗液（BALF）或经皮肺穿刺标本。治疗上可选用复方磺胺甲噁唑（TMP-SMZ）、克林霉素、喷他脒、伯氨喹以及卡泊芬净。

（4）诺卡菌肺炎：确诊需要痰液、脓液、肺组织涂片或培养发现弱抗酸阳性的丝状革兰氏阳性细菌。对诺卡菌敏感的药物包括复方磺胺甲噁唑、阿米卡星、米诺环素、亚胺培南等,但不同种属的诺卡菌对药物敏感度不一,应根据细菌学药敏试验确定治疗方案。

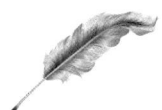

"临床医学+X"病例拓展

男性病人，52岁。发热、咳嗽、咳痰2天，伴呼吸困难1天。

2天前病人劳累受凉（挖地铁隧道时淋冷水）后出现发热，Tmax 39℃，伴咳嗽、咳痰，痰色黄，量多。伴右侧胸部隐痛，深呼吸时明显，头痛、乏力。无畏寒、寒战、腹痛、腹泻。自服用感冒药无好转。1天前病人出现呼吸困难，平地走路200 m即感气短，为求进一步诊治来我院。自发病以来，神志清，精神差，食欲欠佳，尿量较平日少（具体不详）。

既往：体健。吸烟30余年，每日10支。

查体：T 38.8℃，P 120次/分，R 32次/分，BP 110/50 mmHg。神清语利，急性面容，呼吸急促，口唇发绀。右下肺可闻及湿啰音。HR 120 bpm，律齐，各瓣膜区未闻及杂音。腹软，无压痛，肝脾肋下未触及。四肢末梢皮温暖，双下肢无水肿。

辅助检查：

血常规：WBC 5.0×10^9/L，Neu 80.1%，Hb 140 g/L，PLT 202×10^9/L。

尿常规：BLD（+），Pro（2+）。

生化：ALT 64 U/L，AST 210 U/L，ALB 35 g/L，T-Bil 14.1 μmol/L，BUN 30.95 mmol/L，Cr 291 μmol/L，CK 73 U/L，Na 132 mmol/L，K 3.85 mmol/L，LIPA 555 U/L，AMY 91 U/L。PCT：65 μg/L（正常<0.1）。

血气：pH 7.48，$PaCO_2$ 25 mmHg，PaO_2 43 mmHg，HCO_3^- 18.6 mmol/L，Lac 2.9 mmol/L。

胸部CT：右肺下叶实变。

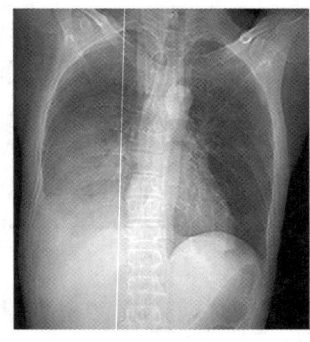 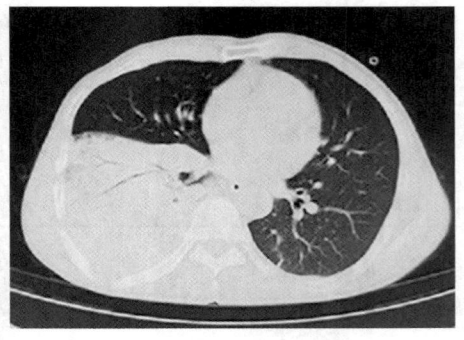

入院诊断：社区获得性肺炎，I型呼吸衰竭，急性肾衰竭。

入院治疗：

1. 快速启动初始经验性抗感染治疗　入院后给予莫西沙星静脉输液抗感染治疗，以覆盖常见CAP的肺炎链球菌、肺炎支原体和军团菌。

2. 积极查找病原学　留取血培养和痰培养，尿抗原。肺炎链球菌尿抗原阳性。军团菌尿抗原阴性。后续血培养和痰培养均为肺炎链球菌。对青霉素、头孢曲松、莫西沙星多种抗菌药物均敏感。

3. 病情变化　病人住院当日出现血压下降，需用血管活性药物维持血压。3天后出现意识障碍，谵妄。脑脊液检查符合细菌性脑膜炎。

4. 调整抗菌药物方案　结合病人肺炎并发血流感染和脑膜炎，根据病原学药敏结果，将莫西沙星调整为头孢曲松抗感染治疗。病人病情逐渐稳定。

5. 对症支持　病人病情严重，有急性呼吸衰竭和急性肾损伤，后来出现血压降低，符合重症肺炎标准。给予有创呼吸机辅助通气改善氧合，病情稳定后根据血气分析结果逐渐减少无创通气时间至停用，改为低流量吸氧维持。

最终诊断：

重症社区获得性肺炎链球菌肺炎

肺炎链球菌血流感染

脓毒症

急性肾损伤

细菌性脑膜炎

治疗结局：

病人痊愈出院。

拓展与扩充

- 复习社区获得性肺炎诊断标准

（1）社区发病。

（2）肺炎相关临床表现包括：新近出现的发热、咳嗽、咳痰，伴脓痰、胸痛、呼吸困难。肺部湿啰音。

（3）胸部影像可见实变影。

患者符合（1）、（2）及（3），临床暂不考虑肺结核、肺部肿瘤、非感染性肺间质性肺病、肺水肿、肺不张、肺栓塞及肺血管炎等，因此可初步建立社区获得性肺炎的临床诊断。

- 复习重症社区获得性肺炎诊断标准

（1）呼吸频率≥30 次 / 分。

（2）氧合指数（PaO_2/FiO_2）≤ 250 mmHg。

（3）多肺叶浸润。

（4）意识障碍和（或）定向力障碍。

（5）血尿素氮≥7.14 mmol/L。

（6）收缩压＜ 90 mmHg 需要积极的液体复苏。

病人满足上述（1）（2）（4）（5）（6），符合重症肺炎诊断标准。

- 病原学在感染性疾病中的重要性

对于感染性疾病，病原学诊断始终是最重要的环节。

传统的病原学检测方法包括形态学检测、培养分离、血清学抗体（如支原体、军团菌）以及抗原检测。

基于宏基因组新一代测序技术（mNGS）不依赖于传统的微生物培养，直接对临床样本中的核酸进行高通量测序，然后与数据库进行比对分析，根据比对到的序列信息来判断样本包含的病原微生物种类，能够快速、客观地检测样本中的病原微生物（包括病毒、细菌、真菌、寄生虫），且无需特异性扩增。尤其适用于急危重症和疑难感染的诊断。

- 对于重症感染的抗感染策略

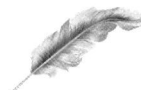

> 由于病人初诊时尚未行病原学检测，同时由于传统的培养等病原学检测需一定的时间，对于急危重症感染病人通常会采用"重锤猛击和降阶梯治疗"策略，即主张初始治疗使用足够广谱的抗菌药物，以覆盖尽可能多的致病菌。同时积极查证病原，一旦获得病原学结果，则可参考体外药敏结果换用窄谱抗菌药物进行目标治疗。

（路 明 沈 宁）

第二节 肺 结 核

肺结核（pulmonary tuberculosis）是由以结核分枝杆菌为主的结核分枝杆菌复合群感染引起的传染性疾病，在本世纪仍然是严重危害人类健康的主要传染病，是全球关注的公共卫生与社会问题，也是我国重点控制的主要疾病之一。

一、流行病学

全球约有 20 亿人曾受到结核分枝杆菌的感染。在 2018 年，全球范围内估算有 1000 万结核病新发病例，约 34% 的新病人和 18% 的复治病人是耐多药结核病，约 145.1 万人死于结核病，造成巨大的社会和经济负担。

我国结核病年发病例 100 万，发病率 78/10 万；全国现有活动性肺结核病人 499 万，患病率 495/10 万；结核病年死亡人数 5.4 万，死亡率 4.1/10 万。我国结核病疫情地区差异较大，西部地区患病率显著高于全国平均水平。

二、病因和发病机制

结核病的病原菌为结核分枝杆菌复合群，包括结核分枝杆菌、牛分枝杆菌等。典型的结核分枝杆菌是细长、稍弯曲、两端圆形的杆菌，可抵抗盐酸酒精的脱色作用，即抗酸染色呈红色，又称为抗酸杆菌（图3-3）。

结核分枝杆菌的培养时间一般为 2~8 周。菌体成分主要是类脂质、蛋白质和多糖。

结核病的传染源主要是结核病人，即痰直接涂片阳性者。飞沫传播是最重要的传播途径，经消化道等其他途径传播较为罕见。

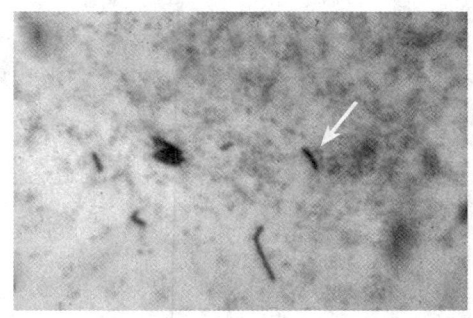

图 3-3 Ziehl-Neelsen 抗酸染色的痰标本，可见抗酸杆菌

三、临床表现

1. 症状 表现多种多样，个体差异较大。

（1）呼吸系统症状：咳嗽、咳痰两周以上或痰中带血是肺结核的常见可疑症状。若合并支气管结核，表现为刺激性咳嗽。约 1/3 病人有咯血，少数为大咯血。还可有胸膜样胸痛，即随呼吸运动、咳嗽加重的胸痛，呼吸困难等。

（2）全身症状：发热是最常见的症状，多为午后低热，即下午或傍晚开始体温升高，凌晨降至正常。可伴有乏力、盗汗、纳差、体重减轻，育龄期女性可有月经不调。

2. 体征 病变范围较小时，可无明显体征。渗出性病变范围较大时，可出现实变体征，听诊可闻及细湿啰音；较大范围纤维索条形成时，气管向患侧移位，患侧胸廓塌陷，叩诊浊音，听诊呼吸音减弱，可闻及湿啰音。支气管结核可有局限哮鸣音。

四、辅助检查

1. 影像学　胸部X线检查是诊断肺结核的常规首选方法。CT能提高分辨率，易发现隐匿的气管、支气管、肺内病变，清晰显示各型肺结核病变特点和性质，与支气管的关系，有无空洞等，能准确显示纵隔淋巴结有无肿大，常用于肺结核的诊断、鉴别诊断，还可用于引导穿刺、引流、介入治疗等。

2. 痰液结核分枝杆菌检查　是确诊肺结核病的主要方法，也是制订化疗方案、考核治疗效果的主要依据。

（1）痰涂片检查：简单、易行、快速、可靠，但欠敏感。

（2）培养法：常作为结核病诊断的"金标准"，可同时做药物敏感性测定，为制订合理的治疗方案提供可靠依据。

（3）药物敏感性测定：对于初治失败、复发以及其他复治病人，应进行药物敏感性测定。

（4）其他检测方法：如Xpert MTB/RIF，可快速、自动分析结核分枝杆菌的复合DNA，并可检测结核分枝杆菌是否出现rpoB基因变异导致的利福平耐药，但费用昂贵，检查方法要求高。

3. 支气管镜检查　常用于支气管结核、淋巴结支气管瘘的诊断。可取气道黏膜活体组织检查，采集气道分泌物、冲洗液标本做病原学检查，或经支气管肺活检获取标本检查。

4. 结核菌素试验　用于检出结核分枝杆菌的感染，而非结核病。结核菌素试验阳性，不能区分结核分枝杆菌的自然感染或卡介苗接种的免疫反应。结核分枝杆菌感染4~8周以内、营养不良、麻疹、水痘、癌症、严重的细菌感染、重症结核病等情况下，结核菌素试验可呈假阴性。

5. γ-干扰素释放试验　可区分结核分枝杆菌的自然感染和卡介苗接种的免疫反应、大部分非结核分枝杆菌感染，诊断结核病特异性优于结核菌素试验，但成本高。

五、诊断程序、分类与诊断要点

肺结核的诊断程序：可疑症状病人的筛选，确定是否为肺结核，有无活动性、是否排菌、是否耐药、明确初治或复治。

我国实施的结核病分类标准（WS196-2017）突出了对痰结核分枝杆菌检查和化疗史的描述，提出结核分枝杆菌潜伏感染者分类。结核病分类与诊断要点为：

1. 原发型肺结核　含原发综合征和胸内淋巴结结核。多见于少年儿童，常无症状或症状轻微。X线片表现为哑铃型阴影，即原发病灶、引流淋巴管炎、肿大的肺门淋巴结。

2. 血行播散型肺结核　包括急性血行播散型肺结核（急性粟粒型肺结核）及亚急性、慢性血行播散型肺结核。急性血行播散型肺结核起病急，多持续性高热，感染中毒症状较重。在发病2周左右，肺部影像学表现为自肺尖至肺底呈大小、密度、分布三均匀的粟粒状结节阴影，结节直径为2 mm左右。亚急性、慢性血性播散型肺结核起病较缓，症状相对较轻，肺部影像学表现为双上、中肺野为主的大小不等、密度不同、分布不均的粟粒状或结节状阴影，新鲜渗出与陈旧硬结、钙化病灶并存。

3. 继发型肺结核

（1）浸润性肺结核：病变多发生在肺尖和锁骨下，影像学表现为小片状或斑点状阴影，可融合或形成空洞。

（2）空洞性肺结核：多有支气管播散病变，临床症状较多，病人痰中经常排菌。

（3）结核球：直径多为2~4 cm，其内可有钙化灶，可液化坏死形成空洞。80%以上结核球有卫星灶。

（4）干酪性肺炎：多发生于机体免疫力降低、受大量结核分枝杆菌感染病人，影像表现为大叶性密度均匀磨玻璃影，伴虫蚀样空洞，可出现播散病灶，痰找结核分枝杆菌可阳性。小叶性干酪性肺炎症状轻于大叶性干酪性肺炎，影像表现为双肺中下部分布的小叶播散斑片灶。

（5）纤维空洞性肺结核：病程长，反复进展恶化，肺组织破坏严重，双侧或单侧出现纤维厚壁空洞广泛纤维增生，患侧肺组织收缩，纵隔向患侧移位，常见胸膜粘连及代偿性肺气肿。结核分枝杆菌长期检查阳性，常耐药。

4. 结核性胸膜炎　包括结核性干性胸膜炎、结核性渗出性胸膜炎、结核性脓胸。

5. 其他肺外结核　按照器官、部位命名，如肾结核、肠结核等。

6. 菌阴肺结核　三次痰涂片及一次培养均阴性的肺结核。

六、结核病的化学治疗

1. 治疗原则　早期、规律、全程、适量、联合。治疗期分为强化、巩固两个阶段。

2. 常用抗结核治疗药物

（1）异烟肼：杀菌药物，肝功能异常者慎用，用药期间需检测肝功能。如有周围神经炎，可口服维生素 B_6。

（2）利福平：杀菌药物，用药后大小便、眼泪为橘红色。可引起肝功能异常、药物热、血小板减少等，需要密切监测。

（3）乙胺丁醇：抑菌剂，主要不良反应为视神经炎，不用于儿童。

（4）吡嗪酰胺：杀菌药物，对于新发现涂阳初治病人，仅在治疗前两个月使用。可导致高尿酸血症、肝损伤、关节痛、恶心等。

3. 其他治疗　对症治疗，支持治疗。

拓展与补充

- 结核菌素试验，又称为 PPD（purified protein derivative）

皮内注射：0.1 ml，打出直径 5～9 mm 皮丘

判断时间：48～72 小时

- 阳性标准

硬结≥5 mm

5～9 mm　　　弱阳性

10～19 mm　　阳性

≥20 mm　　　强阳性

或局部水疱、淋巴管炎

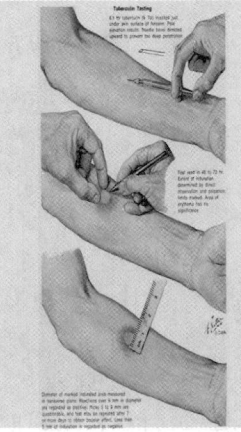

"临床医学+X" 病例拓展

男性病人，35 岁，主因"间断咳嗽咳痰 3 个月，低热、咯血 1 周"就诊。

3 个月前劳累受凉后咳嗽，少许白痰，自觉无发热，无咯血、喘息、呼吸困难等其他不适，自服"止咳药物"，上述症状时轻时重，未诊治。1 周前感发热，测体温 37.8℃，多在下午、傍晚升高，伴盗汗，咯血，为鲜红色，每日 1～2 口，无皮肤出血点，不伴黑便，咳嗽咳痰较前无明显变化，于外院就诊，拍胸片提示"肺部感染"，静

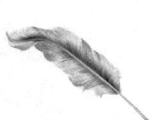

点"头孢"治疗4天，上述症状无明显改善，于我院就诊并收住院。

既往史：否认高血压病、糖尿病、结核病史等。

个人史：4个月前办公室同事诊为"结核病"，具体不详。

查体：T 37.7℃，P 86次/分，R 20次/分，BP 115/75 mmHg。双肺叩诊清音，双肺呼吸音对称，右上肺可闻及少许细湿啰音，未闻及明显哮鸣音。心腹查体未见异常。双下肢无水肿。

辅助检查：

（1）血常规 WBC 10.02×10^9/L，N% 88.5%，HGB 122 g/L，PLT 124×10^9/L。

（2）痰细菌培养：阴性。

入院检查：

（1）痰涂片找抗酸杆菌3次：阴性。

（2）结核菌素试验（PPD）：强阳性（硬结直径14 mm×24 mm，表面有水疱）。

（3）肺部CT（平扫）：右上肺斑片状、结节状影，可见空洞形成，右肺门、纵隔淋巴结稍增大——建议进一步检查。

（4）支气管镜检查：右上叶尖段、后段黏膜充血水肿，表面附着坏死物，予刷检涂片找抗酸杆菌，黏膜活检。

（5）气管镜刷片：抗酸杆菌阴性。

（6）（气道黏膜）病理：可见干酪性坏死性肉芽肿病变。

入院治疗：

（1）止血治疗。

（2）抗结核药物治疗。

（3）报传染病卡（乙类，24小时内网络报卡），开转诊单，转至结核专科医院继续诊治。

 拓展与补充

- **肺结核可疑病人的筛查**

长期低热或发热待查

反复发作或迁延不愈的咳嗽（大于2周）

咯血

胸膜炎

存在好发因素而出现呼吸道症状或胸部X线片异常

有接触史

关节痛、结节性红斑、淋巴结肿大

- 肺结核症状多种多样，个体差异很大，可无明显症状仅体检发现，或显著的呼吸道感染表现等，典型者咳嗽、咯血、低热、盗汗、乏力，若无上述症状，不能除外肺结核
- 接触史在肺结核疾病诊断中很重要
- 肺结核的体征亦个体化差异很大，体征阴性不能除外肺结核
- 肺结核血常规可轻度异常或正常
- 肺结核痰找抗酸杆菌至少3次，阴性不能除外肺结核

> - 结核菌素试验强阳性不能区分结核分枝杆菌的既往感染或活动性结核病，需要结合其他临床资料分析
> - 干酪性坏死性肉芽肿病变为结核病特征性病理改变
> - 肺结核是乙类传染病，明确诊断后，需在 24 小时内上报传染卡

（丁艳苓　沈　宁）

第三节　支气管哮喘

支气管哮喘（bronchial asthma）简称哮喘，是世界范围内严重威胁公众健康的主要慢性疾病。目前，全球哮喘病人至少有 3 亿人，中国 20 岁以上哮喘病人有 4570 万人，近年哮喘患病率在全球范围内有逐年增长的趋势。

一、定义

哮喘是一种以慢性气道炎症和气道高反应性为特征的异质性疾病。主要特征包括气道慢性炎症，气道对多种刺激因素呈现的高反应性，多变的可逆性气流受限，以及随病程延长而导致的一系列气道结构的改变，即气道重构。临床表现为反复发作的喘息、气急、胸闷或咳嗽等症状，常在夜间及凌晨发作或加重，多数病人可自行缓解或经治疗后缓解。

二、病因

病人个体的过敏体质与外界环境的相互影响是发病的重要因素。哮喘是一种复杂的、具有多基因遗传倾向的疾病，其发病具有家族集聚现象。环境因素包括变应原性因素，如室内变应原（尘螨、家养宠物、蟑螂）、室外变应原（花粉、草粉）、职业性变应原（油漆、活性染料）、食物（鱼、虾、蛋类、牛奶）、药物（阿司匹林、抗生素）和非变应原性因素，如大气污染、吸烟、运动、肥胖、精神紧张、焦虑或急性上呼吸道感染等。

三、临床表现

1. 症状　典型症状为发作性伴有哮鸣音的呼气性呼吸困难。多与接触过敏原、冷空气、物理或化学性刺激以及上呼吸道感染、运动等有关。哮喘症状可在数分钟内发作，并持续数小时或数天，可经支气管舒张剂等药物治疗后缓解或自行缓解。夜间及凌晨发作或加重是哮喘的重要临床特征。

2. 体征　发作时典型的体征是双肺可闻及广泛的哮鸣音，呼气相延长。但非常严重的哮喘发作，哮鸣音反而减弱，甚至完全消失，表现为"沉默肺"，是病情危重的表现。非发作期体检可无异常发现，因此未闻及哮鸣音也不能排除哮喘。

四、辅助检查

1. 血液或痰液检查　血常规或痰涂片可见嗜酸性粒细胞增多。诱导痰嗜酸性粒细胞计数可作为评价哮喘气道炎症指标之一，也是评估糖皮质激素治疗反应性的敏感指标。

2. 肺功能检查

（1）通气功能检查：哮喘发作时呈阻塞性通气功能障碍表现，即用力肺活量（FVC）正常或下降，第一秒用力呼气容积（FEV_1）、一秒率（FEV_1/FVC）以及呼气流量峰值（PEF）均下降；残气量（RV）及残气量与肺总量比值可增加。其中以吸入支气管扩张剂后 FEV_1/FVC

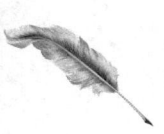

<70% 或 FEV_1 低于正常预计值的 80% 为判断气流受限的最重要指标。

（2）支气管舒张试验（bronchial dilation test，BDT）：用于测定气道的可逆性改变。常用吸入支气管舒张剂为沙丁胺醇。舒张试验阳性判读标准指吸入支气管舒张剂 15 min 后重复测定通气功能，FEV_1 较用药前增加>12%，且其绝对值增加>200 ml。

（3）支气管激发试验（bronchial provocation test，BPT）：用于测定气道反应性。常用吸入激发剂为乙酰甲胆碱和组织胺。FEV_1 下降≥20%，判断激发试验结果为阳性。

（4）PEF 及其变异率测定：PEF 可反映肺通气功能的变化。监测 PEF 日间、周间变异率有助于哮喘的诊断和病情评估。连续 2 周或以上监测 PEF，平均每日昼夜 PEF 变异率>10%，提示存在可逆性的改变。

【PEF 日变异率计算公式】

PEF 日变异率=（最高值−最低值）/0.5（最高值+最低值）×100%

3. 胸部 X 线/肺 CT 检查　哮喘发作早期胸部 X 线可呈过度通气状态；缓解期多无异常表现。部分病人肺 CT 可见支气管壁增厚、黏液阻塞。

4. 特异性变应原检测　测定变应性指标，结合病史有助于对病人进行病因诊断，从而指导病人脱离致敏原，减少哮喘的发作频次。特异性变应原检测包括体外变应原检测和体内变应原试验。

5. 动脉血气分析　严重哮喘发作时可出现缺氧。由于过度通气可使 $PaCO_2$ 下降，pH 上升，表现为呼吸性碱中毒。若病情进一步恶化，出现呼吸肌疲劳，病人可同时出现缺氧和 CO_2 滞留，表现为呼吸性酸中毒。当 $PaCO_2$ 处于正常高限时，要警惕严重气道阻塞的发生，随时有气管插管指征。

6. 呼出气一氧化氮（FeNO）检测　FeNO 测定可以作为评估气道炎症和哮喘控制水平的指标，也可以用于判断吸入激素治疗的反应。

五、诊断

1. 典型哮喘的临床症状和体征

（1）反复发作喘息、气急、胸闷或咳嗽，夜间及凌晨多发，常与接触变应原、冷空气、理化刺激以及病毒性上呼吸道感染、运动等有关。

（2）发作时双肺可闻及散在或弥漫性哮鸣音或呼气相延长。

（3）上述症状和体征可经治疗缓解或自行缓解。

2. 可变气流受限的客观检查

（1）支气管舒张试验阳性。

（2）支气管激发试验阳性。

（3）平均每日 PEF 昼夜变异率>10% 或 PEF 周变异率>20%。

符合上述症状和体征，同时具备气流受限客观检查中的任一条，并除外其他疾病所引起的喘息、气急、胸闷和咳嗽，可以诊断为哮喘。

六、分期

1. 急性发作期　指喘息、气促、咳嗽、胸闷等症状突然发生或原有症状加重，常有呼吸困难，以呼气流量降低为其特征，常因接触变应原、刺激物或呼吸道感染诱发。

2. 慢性持续期　指病人虽然没有哮喘急性发作，但在相当长的时间内仍有不同频度和不同程度的喘息、气急、胸闷、咳嗽等症状，可伴有肺通气功能下降。目前应用最为广泛的慢性持续期哮喘严重性评估方法为哮喘控制水平，这种评估方法包括目前临床控制评估和未来风险评估，临床控制又可分为良好控制、部分控制和未控制 3 个等级，见表 3-5。

表 3-5　哮喘控制水平的分级

哮喘控制水平	哮喘症状控制水平		
	良好控制	部分控制	未控制
A：哮喘症状控制过去四周，病人存在：			
日间哮喘症状≥2 次/周	是□　否□		
夜间因哮喘憋醒	是□　否□	无	存在 1~2 项	存在 3~4 项
使用缓解药次数≥2 次/周	是□　否□		
哮喘引起的活动受限	是□　否□		
B：未来风险评估（急性发作风险，病情不稳定，肺功能迅速下降，药物不良反应）			
与未来不良事件风险增加的相关因素包括：临床控制不佳；过去一年频繁急性发作；曾因严重哮喘而住院治疗；FEV_1 低；烟草暴露；高剂量药物治疗			

3. 临床缓解期　指病人无喘息、气急、胸闷、咳嗽等症状，并维持 1 年以上。

七、治疗

虽然目前哮喘尚不能根治，但长期规范化治疗可使大多数哮喘病人达到良好或完全的临床控制。哮喘治疗的目标是长期控制症状、预防未来风险的发生。

1. 确定并减少致敏原接触　脱离变应原是防治哮喘最有效的方法。

2. 药物治疗　哮喘的治疗药物包括长期控制药物和快速缓解药物两大类。前者指长期使用的药物，主要通过其抗炎作用使哮喘病人维持在临床控制状态，包括吸入糖皮质激素（ICS）、ICS/长效 $β_2$-受体激动剂（ICS/LABA）、全身性激素、白三烯受体调节剂（LTRA）、缓释茶碱、抗 IgE 单克隆抗体。后者指按需使用的药物，通过迅速解除支气管痉挛从而缓解病人哮喘症状，又称急救药，包括速效吸入和短效口服 $β_2$-受体激动剂（SABA）、ICS/福莫特罗、全身性激素、吸入性抗胆碱能药物、短效茶碱。

（1）急性发作期的治疗：治疗原则是去除诱因，使用支气管扩张剂、合理氧疗、适时足量全身使用糖皮质激素。治疗目标是尽快缓解气道痉挛，纠正低氧血症，恢复肺功能，预防进一步恶化或再次发作，防治并发症。

（2）慢性持续期的治疗：慢性持续期的治疗应在评估和监测病人哮喘控制水平的基础上，定期根据长期治疗分级方案作出调整，以维持病人的控制水平。哮喘长期治疗方案分为 5 级。

八、教育与管理

哮喘的长期管理和随访有助于帮助病人有效落实个体化治疗方案的实施，有助于病人实现哮喘治疗目标。哮喘管理包括评估哮喘控制水平（日记卡填写，包括症状、用药、发作诱因、PEF 数值记录和每月 ACT 问卷分值）、评估肺功能（哮喘初始治疗 3~6 个月应复查通气功能，随后多数病人应至少每 1~2 年复查 1 次）、评估治疗（包括用药依从性、吸入装置使用的正确性及治疗效果的评判）。

拓展与扩充

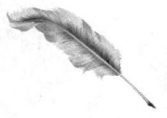

肺功能是哮喘明确诊断的必要检查。但是肺功能检查需要病人的配合。为了获得最佳结果，操作者需要耗费大量精力时间去教会病人配合，工作效率降低。是否可以开发

便携训练器或学习软件使病人在检查等待区即可通过快速标准化学习掌握配合要领,提高医者工作效率,获得最优的检查结果。

采用峰流速仪测定病人 PEF 数值变化有利于哮喘病人的病情评估及管理。目前市面上的峰流速仪只有记录功能,没有统计计算及提醒功能。是否可以通过改良,研制一款具有数据分析处理功能的 PEF 仪,同时具备急性发作预警提示功能。例如当 PEF 日变异率大于 30% 时能报警,提醒病人尽早就医,减少急性发作恶性事件的发生率。

AI 大数据设计帮助医生与病人间建立长期的疾病管理模式。

便携式个人哮喘数据管理仪器(包括 ACT 控制评分表、PEF 数据导入、症状、用药信息等)帮助病人自我管理,预警信号出现提示病人及时就医。

"临床医学+X"病例拓展

女性病人,34 岁。发作性喘息 20 年,给猫洗澡后再发喘息 1 天。

20 年前室内喷洒敌敌畏后突发喘息,自行可闻及喉鸣音,离开房间后自行好转,未诊治。此后多于接触动物毛屑、上呼吸道感染后,或遇到刺激气味后出现喘息,经喷用速效缓解药物可好转。1 年前曾在我院行肺功能检查提示"阻塞性通气功能障碍,可逆试验阳性",考虑"哮喘",开始间断使用 ICS+LABA 吸入治疗。1 天前给猫洗澡后再发喘息,不能平卧,自行喷用急救药后未缓解,即来急诊就诊。

既往:鼻炎未规律治疗,其母亲哮喘。

查体:T 36.7℃,P 96 次/分,R 22 次/分,BP 125/65 mmHg。双肺可闻及少许干鸣音。律齐,腹平软。双下肢无水肿。

辅助检查:

(1) 血常规 WBC 10.02×10^9/L,N% 70.5%,HGB 122 g/L,PLT 124×10^9/L,ESO 6.7%。

(2) 动脉血气分析:pH 7.37,$PaCO_2$ 26 mmHg,PaO_2 70 mmHg,SpO_2 92%,Lac 1.2 mmol/L。

入院诊断:哮喘急性发作期,未控制。

入院治疗:吸氧,雾化平喘,激素抗炎,长期规律吸入 ICS+LABA 治疗,出院后规律用药,长期哮喘管理。

 拓展与补充

- 复习哮喘诊断标准
1. 过敏史及家族史。
2. 症状 反复性、发作性喘息,遇到刺激加重,可用药或自行缓解。体征:双肺可闻及少许干鸣音。
3. 肺功能提示阻塞性通气功能障碍,可逆试验阳性。
4. 血气分析 $PaCO_2$ 26 mmHg↓。

- 虽然现有医学技术可以救治病人,但在很多环节上都有空间去改善以提高病人预后及其生活质量。如病人稳定期吸入药物依从性不佳,吸入药物方法不当,导致其出院

后哮喘控制不满意。

1. 远程督导和监测症状，简单问卷及肺功能评估是否可以通过移动医疗来实现。
2. 是否可以通过大数据分析来辅助医生为病人制订更为合理的个体化治疗方案。
3. 改良吸入装置，增加甄别病人用药是否得当，依从性是否满足要求的功能，提升其临床控制率。

（伍 蕊 沈 宁）

第四节 慢性阻塞性肺疾病

慢性阻塞性肺疾病（chronic obstructive pulmonary disease，COPD），简称慢阻肺，是一种常见的、可以预防和治疗的疾病。其特征为持续存在的呼吸症状和持续的气流受限，通常是由于长期暴露于有毒颗粒或气体引起的气道和（或）肺泡异常所导致。

慢阻肺患病率居高不下。2018年我国慢阻肺流行病学调查显示40岁以上人群慢阻肺的患病率为13.7%。慢阻肺病死率高，造成巨大的社会和经济负担。

一、病因

多种环境因素与机体自身因素长期相互作用的结果。

1. 环境因素 包括吸烟、生物燃料、职业粉尘和化学物质、室外空气污染和感染等。
2. 自身因素 遗传因素先天性 α_1- 抗胰蛋白酶缺乏。α_1- 抗胰蛋白酶缺乏在中国人很少见。但它体现了遗传与环境暴露相互作用导致慢阻肺的机制。

二、临床表现

（一）症状

多40岁以后发病，轻者可无症状，一般出现症状后呈逐渐加重趋势。

1. 咳嗽、咳痰 由于气道及肺泡内分泌物增多，会出现慢性咳嗽、咳痰，一般每年累积咳嗽、咳痰3个月以上，连续2年以上，不特异，需要区分是否存在其他原因。
2. 呼吸困难 由于阻塞性通气功能障碍，会出现劳力性呼吸困难，逐渐加重。如初期可能快走或者爬楼时出现气短，休息可好转，逐渐发展至起床、穿衣服等日常活动即气短，最后静息状态下即有呼吸困难。

（二）体征

早期多无异常体征。由于肺泡及小气道的分泌物增多，可能出现湿啰音，由于小气道狭窄或者痉挛，可能出现干鸣音。肺气肿病人可出现桶状胸体征：胸廓前后径增大，肋间隙增宽，剑突下胸骨下角增宽。叩诊过清音，肺下界的下移，心浊音界缩小，呼气相延长。晚期病人呼吸变浅，呼吸频率加快，前倾坐位。

（三）分期

主要分期为稳定期和急性加重期。急性加重定义：咳嗽、咳痰及（或）呼吸困难加重，需要改变治疗方案。急性加重多由感染导致，反复急性加重促使病情逐渐恶化。

三、辅助检查

（一）肺功能

有危险因素和相应临床表现的病人，应考虑慢阻肺可能，需要肺功能明确病人临床表现

的原因是否为持续可逆的阻塞性通气功能障碍。肺功能检查是确诊慢阻肺的必备条件。如吸入支气管扩张剂后第一秒用力呼气容积（FEV_1）与用力肺活量（FVC）的比值（FEV_1/FVC）<70%，可确定存在持续气流受限。FEV_1占预计值百分比（FEV_1%预计值）体现气道阻塞的程度。肺总量（TLC）、功能残气量（FRC）和残气量（RV）增高，肺活量（VC）减低，RV/TLC增高，均为阻塞性肺气肿的特征性变化（图3-4）。

（二）影像学检查

胸部X线检查：早期可无异常表现，可有肺纹理增粗、紊乱或者肺气肿表现。胸部X线对慢阻肺诊断的特异性不高，但对发现其他疾病有一定意义。

胸部CT检查：高分辨CT对辨别小叶中央型或全小叶型肺气肿以及肺大疱的大小和数量，具有较高的敏感性和特异性。

（三）血气分析

对重症病人需要通过对其动脉血进行血气分析评估低氧血症、高碳酸血症以及酸碱平衡失调的问题（图3-5）。

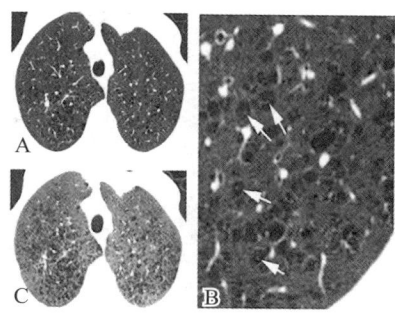

图3-4　左图为小叶中心型肺气肿的病理示意图，上图是高分辨平扫肺CT。黑色和白色箭头分别指示肺气肿部位

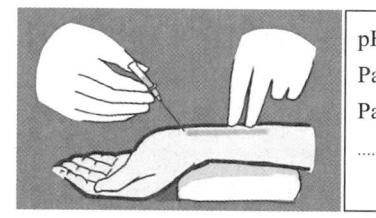

图3-5　血气分析采集

四、诊断

根据有吸烟等危险因素、相应临床表现，临床怀疑慢阻肺，肺功能检查确定持续气流受限是慢阻肺诊断的必备条件，吸入支气管扩张剂后，FEV_1/FVC<70%为确定存在持续气流受限，排除其他气流受限疾病，可明确诊断慢阻肺。

五、并发症

1. 呼吸衰竭　常在慢阻肺急性加重时发生，由于肺功能进一步下降，呼吸困难明显加重，甚至出现神志改变，如嗜睡、昏迷，发生低氧血症和（或）高碳酸血症，出现缺氧和二氧化碳潴留。

2. 自发性气胸　肺大疱发生破裂时，呼吸困难突然加重，可伴有胸痛及发绀。通过X线检查可以确诊。

3. 慢性肺源性心脏病　由于慢阻肺引起肺血管床减少，缺氧导致肺动脉收缩和血管重塑，因此出现肺动脉高压、右心室肥厚扩大的结构改变以及右心功能不全。

六、治疗原则

（一）稳定期治疗

1. 祛除危险因素　如戒烟。

2. 疫苗　如流感疫苗和肺炎链球菌疫苗，预防感染，减少急性加重。

3. 药物治疗　通过改良版英国医学研究委员会呼吸困难问卷（mMRC问卷）、慢阻肺评估测试（COPD assessment test，CAT）问卷评估病人症状严重程度；通过急性加重程度和次数进行急性加重风险评估；通过以上综合评估后为病人制订药物治疗方案。常用药物种类如下（图3-6）：

（1）支气管扩张剂：是目前改善呼吸困难症状的主要药物，主要是吸入用药。包括β_2肾上腺受体激动剂和抗胆碱药物。

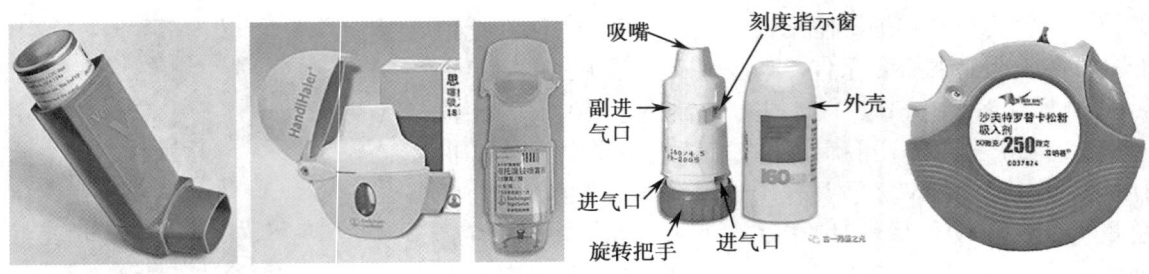

图 3-6　COPD 常用药物

（2）吸入糖皮质激素：对于支气管扩张剂应用后效果不佳、反复急性加重、合并哮喘或者气道高反应、存在嗜酸细胞升高等情况的病人，可应用吸入糖皮质激素，通常是使用吸入装置给药，也可以通过雾化方式给药。

（3）止咳化痰药物。

4. 长期家庭氧疗（long term home oxygen therapy，LTOT）　慢性呼吸衰竭的病人进行长期氧疗（每日吸氧 15 小时以上）可以提高静息状态下严重低氧血症病人的生存率。家庭氧疗多为低流量吸氧，过多的吸氧可能会导致慢性呼吸衰竭病人二氧化碳潴留，增加呼吸性酸中毒的风险。

5. 康复治疗　包括呼吸生理治疗、肌肉训练、营养支持、精神心理支持等。

6. 外科治疗　仅适用于少数有特殊指征病人。手术方式包括肺大疱切除术和肺减容手术。肺移植术为终末期慢阻肺病人提供一种治疗选择，但存在技术要求高、供体资源有限、手术费用、术后治疗等诸多问题。

（二）急性加重期治疗

1. 确定急性加重原因及病情严重程度，根据病情严重程度决定治疗场地，如重症监护室、普通病房、门诊还是家庭。

2. 针对急性加重原因进行治疗　如存在感染，抗感染治疗。

3. 稳定期治疗的调整　对于严重喘息无法接受通过吸入装置给药的病人，支气管扩张剂及吸入激素可改为雾化给药。能够接受吸入装置给药时尽快恢复。部分急性加重病人需要加用静脉或者口服糖皮质激素。

4. 呼吸支持　病人在急性加重期容易出现呼吸衰竭或者出现慢性呼吸衰竭进一步加重，威胁生命。依具体情况予氧疗或者机械通气。

5. 其他　出现其他并发症或者合并症，均需按各自治疗原则积极处理。

拓展与扩充

- 肺功能是慢阻肺明确诊断的必要检查。但是肺功能检查需要病人的配合。一些病人并不能很好地配合这项检查；用力肺活量的检查，需要病人深吸气后再用力向肺量计呼气（图 3-7）。这对肺功能下降明显的病人是很困难的事情，影响检测结果。

- 影像学检查虽然能间接体现肺气肿等慢阻肺的肺部病理改变，但是并不能体现肺泡和小气道的功能改变。

- 在严重呼吸衰竭、无法难受肺功能检查的病人，可以通过血气分析来检测病人是否存在低氧血症及高碳酸血症——肺功能不能满足机体基本需求的体现。但是动脉取血会给病人带来痛苦，尤其是频繁取血时。

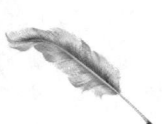

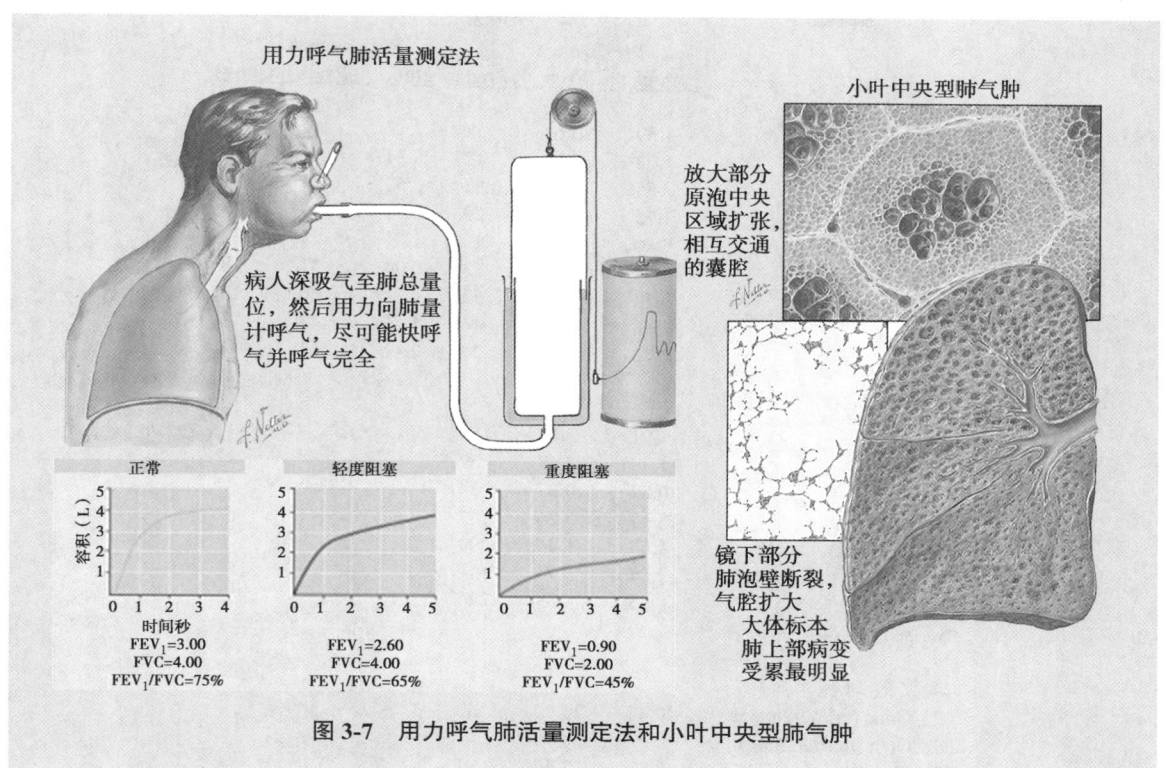

图3-7 用力呼气肺活量测定法和小叶中央型肺气肿

"临床医学+X"病例拓展

男性病人，78岁。咳嗽、咳痰30年，活动后气短8年，加重3天。

30年前开始反复受凉后出现咳嗽、咳白痰，无咯血，冬季易发，每次持续3个月余，予抗菌药物、祛痰药等对症治疗可好转。8年前出现活动后气短，上三层楼即需休息，活动耐力逐渐下降，就诊于我院行肺功能检查提示阻塞性通气功能障碍，考虑"慢阻肺"，予噻托溴铵吸入治疗，病人未规律使用，近半年爬楼半层即气短需要休息，门诊复诊，拟行肺功能检查配合不佳，长期规律应用噻托溴铵及福莫特罗。3天前受凉后咳嗽加重，咳黄痰，痰多不易咳出，穿衣即有呼吸困难，精神差，无发热，自行服用止咳化痰药无好转。今晨病人出现神志恍惚，嗜睡，家属呼叫120送至急诊。

既往：吸烟40余年，每日1~2包。

查体：T 37.7℃，P 96次/分，R 26次/分，BP 155/85 mmHg。浅昏迷，皮肤黏膜发绀；颈静脉无充盈。桶状胸，叩诊过清音，双肺呼吸音低，可闻及少量呼气相哮鸣音，双下肺少许湿啰音。心界不大，心率96次/分，心律齐，$A_2=P_2$，心脏各瓣膜区未闻及杂音。腹平软，无反跳痛，肌紧张；肝脾不大。双下肢无水肿。

辅助检查：

（1）血常规 WBC 13.02×10^9/L，N% 88.5%，HGB 122 g/L，PLT 124×10^9/L。

（2）动脉血气分析：pH 7.21，$PaCO_2$ 96 mmHg，PaO_2 51 mmHg，SpO_2 85%，Lac 1.5 mmol/L，HCO_3^- 35 mmol/L。

（3）CT：符合肺气肿表现。

（4）肺功能（8年前）

入院诊断：慢阻肺急性加重，呼吸衰竭Ⅱ型。

	Pre-Bronch			Post-Bronch		
	Actual	Pred	%Pred	ctual	%Pred	%Chng
----肺通气----						
FVC (L)	1.89	3.63	52	2.17	60	15
FEV1 (L)	1.22	2.88	42	1.34	47	10
FEV1/FVC (%)	65	80	81	62	77	-4
FEF 25% (L/sec)	1.75	6.01	29	2.15	36	23
FEF 50% (L/sec)	0.86	4.62	19	1.04	23	21
FEF 25-75% (L/sec)	0.68	3.01	23	0.94	31	38
FEF Max (L/sec)	3.72	7.13	52	4.31	60	16
FIVC (L)	1.66	3.75	44	1.56	42	-6
FIF Max (L/sec)	2.73	3.59	76	2.41	67	-12
----肺活量----						
SVC (L)	1.91	3.64	53			
IC (L)	1.39	2.67	52			
ERV (L)	0.52	0.97	54			
FRC (SB) (L)	3.47	3.26	107			
RV (Pleth) (L)	5.63	1.94	290			
TLC (Pleth) (L)	7.54	5.74	131			
RV/TLC (Pleth) (%)	75	33	226			
Trapped Gas (L)						
----弥散功能----						
DLCOunc (ml/min/mmH	10.88	20.90	52			
DLCOcor (ml/min/mmH		20.90				
DL/VA (ml/min/mmHg/L	2.32	7.46	31			
VA (L)	4.69	5.43	86			
----气道阻力----						
Raw (cmH2O/L/s)	6.76	1.45	466			
Gaw (L/s/cmH2O)	0.15	1.03	14			
sRaw (cmH2O*s)	41.12	< 4.76				
sGaw (1/cmH2O*s)	0.02	0.20	12			

入院治疗：

（1）针对呼吸衰竭：气管插管、有创呼吸机辅助通气，呼吸性酸中毒纠正，神志清醒后拔出气管插管，续贯无创通气，并根据血气分析结果逐渐减少无创通气时间至停用，改为低流量吸氧维持。

（2）针对慢阻肺急性加重：支气管扩张剂及激素雾化治疗扩张支气管、抗炎。病人拔除气管插管间断应用无创通气时吸入长效支气管扩张剂及吸入激素。辅以止咳化痰。

（3）针对急性加重的原因——感染：抗感染治疗。

治疗结局：

病人好转，出院。

拓展与补充

- 复习慢阻肺诊断标准
1. 长期吸烟——危险因素。
2. 症状 慢性咳嗽咳痰、逐渐加重活动后气短；体征：肺气肿体征——临床表现。
3. 既往肺功能提示存在吸入支气管扩张剂后 $FEV_1/FEC < 70\%$。

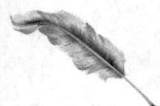

4. 影像学符合肺气肿改变，同时未发现其他可导致阻塞性通气功能障碍的疾病。

● 虽然现有医学技术可以救治病人，但在很多环节上都有空间去改善以提高病人预后及其生活质量：

1. 病人稳定期一直未戒烟，稳定期治疗和随访存在缺陷，应有远程督导和监测；病人在入院前3天前出现慢阻肺急性加重症状，但不能在家庭中自行或者在医生指导下完成病情评估，包括呼吸功能的简单评估——移动医疗的应用。

2. 病史中病人第二次门诊就诊以及此次急性加重均无法完成肺功能检查，如果没有既往肺功能，这名病人的慢阻肺的诊断只能是临床诊断，而不能确诊。临床上需求一种对于严重肺功能损伤或者在慢阻肺急性加重期住院初始及出院前肺功能的检测方法。例如目前医学研究正在尝试的几种检测肺功能方法：①呼吸感应性容积描记；②结构光容积描记法等；对于急性加重应用气管插管、有创呼吸机的病人，有创呼吸机在提供呼吸支持的同时可以监测其的生理参数，简单测量病人的FVC等肺功能指标。但以上检测方法目前都尚未成熟或者广泛应用于临床。

3. 对于阻塞性通气功能受损的慢阻肺病人在病情加重住院期间，为了监测有无呼吸性酸中毒（pH）和二氧化碳潴留（$PaCO_2$）需要反复进行动脉血气分析检查，而该项检查比静脉抽血要疼痛得多。目前对于危重症机械通气的病人，可以进行动脉鞘管留置减少动脉穿刺次数，但仍为一种有创监测手段，具有一定风险，目前应用于临床的无创无痛的二氧化碳检测方法有限，如经皮二氧化碳监测、呼末二氧化碳监测且缺乏稳定性和准确性。

4. 慢阻肺稳定期病人的药物主要是吸入药物，依靠吸入装置的使用，需要病人一定的配合能力。临床医生开具处方但不清楚也无法评估病人是否有能力将药物从吸入装置中吸到支气管内发挥其作用，临床上需要一种可以检测和评估的方法和仪器。

（孙丽娜　沈　宁）

第五节　胸膜疾病

一、胸腔积液

胸膜主要由间皮细胞和结缔组织组成，覆盖在肺实质表面的部分称为脏层胸膜，覆盖在胸壁、膈肌和纵隔表面的部分称为壁层胸膜。正常人胸膜腔内有5~15 ml液体，任何原因导致胸膜腔内液体产生增多或吸收减少，即可产生胸腔积液（pleural effusion）。

（一）病因和发病机制

胸腔积液的生成与吸收和胸膜的血供及淋巴管引流有关，与壁层、脏层胸膜内的毛细血管静水压、胶体渗透压以及胸膜腔内负压有关。胸腔积液临床常见由肺、胸膜和全身疾病引起，常见的发病机制有毛细血管静水压增高、毛细血管内胶体渗透压下降、胸膜腔负压增加、胸膜毛细血管通透性增加、壁层胸膜淋巴引流障碍、损伤等。

（二）临床表现

胸腔积液的临床表现与积液量有关。少量胸腔积液（少于300 ml）一般无明显症状，查体无体征或有胸膜摩擦感和胸膜摩擦音。随着积液量的增大，呼吸困难渐明显，但胸痛减轻或消失，查体可见胸廓饱满，肋间隙增宽；气管向对侧移位；患侧肺部叩诊浊音，听诊呼吸音减弱或消失。

（三）辅助检查

1. 胸部立位片　游离积液量达到 150 ml 左右时侧位胸片即可出现后肋膈角变钝，游离积液量超过 300 ml，肋膈角变钝消失，中量积液于中下肺野上缘呈外高内低的下凹弧形密度均匀阴影。大量积液患侧胸腔全为致密影，仅肺尖透亮，纵隔移向健侧（图3-8）。

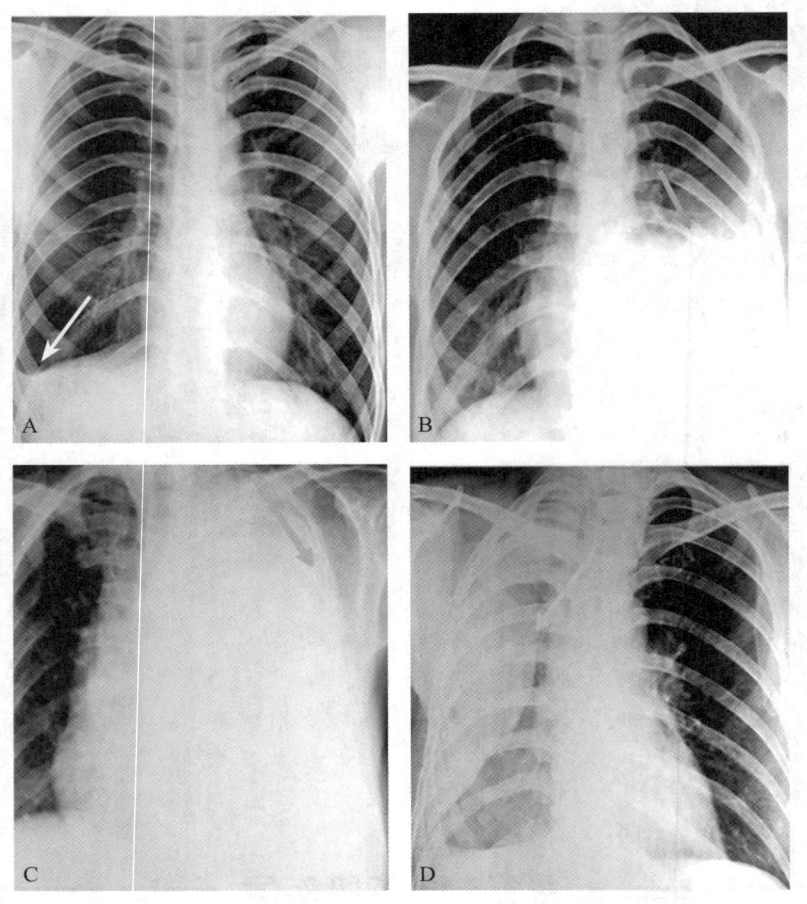

图 3-8　胸部立位片

A 图：右侧少量胸腔积液，肋膈角变钝。B 图：左侧中量胸腔积液，呈外高内低的下凹弧形密度均匀阴影。
C 图：左侧大量胸腔积液，左侧均为致密影。D 图：右侧包裹性胸腔积液，成梭形高密度影

2. 胸腔 B 超　可发现少于 150 ml 的胸腔积液，积液在超声图像中呈暗区或无回声区。B 超引导下的胸腔穿刺准确性高，安全性好，特别适用于少量积液和包裹性积液的穿刺（图3-9）。

3. 诊断性胸腔穿刺及胸腔积液检查

（1）检测项目：为明确胸腔积液的性质，需做胸腔穿刺抽液检查以协助诊断。常用的检测项目有：

1）颜色、透明度和比重：漏出液常表现为淡黄色清亮液体，静置不凝固。渗出液容易凝固，外观浑浊。漏出液比重多<1.018，渗出液多>1.018，两者可有交叉。

2）细胞学检查：漏出液有核细胞数常<100×10^6/L，以淋巴细胞和间皮细胞为主。渗出液有核细胞数通常>500×10^6/L，以白细胞为主。白细胞数达 10×10^9/L 为脓胸。细胞分类以中性粒细胞为主提示胸膜急性炎症，见于肺炎旁胸腔积液、膈下脓肿等。以单核细胞为主提示慢性胸膜病变，见于结核性胸腔积液和恶性胸腔积液；嗜酸细胞增多（>10%）主要见于寄生虫感染、真菌感染、药物过敏和结缔组织疾病。间皮细胞增多（>5%）见于胸膜间皮瘤、

部分恶性胸腔积液。

3）pH：pH<7.20 可能见于肺炎旁胸腔积液、食管破裂、类风湿胸膜炎、结核性胸腔积液、血胸、全身性酸中毒。脓胸、食管破裂所致胸液 pH 多<7.10。系统性红斑狼疮、恶性胸腔积液引起的胸液 pH 多＞7.30。

4）葡萄糖：漏出液中葡萄糖与血糖相近；恶性胸腔积液中葡萄糖含量多正常，葡萄糖下降主要见于脓性胸腔积液和类风湿关节炎所致胸腔积液。

5）蛋白定量：胸腔积液蛋白< 25 g/L，多为漏出液；>30 g/L，或胸腔积液蛋白/血清总蛋白>0.5，多为渗出液。黏蛋白试验（Rivalta 试验）渗出液为阳性，漏出液为阴性。

6）类脂：真性乳糜胸胸腔积液中含有较多三酰甘油，常 >1.21 mmol/L，胆固醇/三酰甘油<1，苏丹Ⅲ染色阳性，多由肿瘤、寄生虫或外伤导致胸导管压迫或破裂形成。假性乳糜胸胆固醇高，多>5.2 mmol/L，主要见于类风湿关节炎胸腔积液、陈旧性结核性胸腔积液，通常三酰甘油正常，苏丹Ⅲ染色阴性。

7）酶类

①腺苷脱氨酶（ADA）：结核性胸腔积液多数 ADA>45 U/L。感染性积液如肺炎并发胸腔积液、脓胸 ADA 也可升高。肿瘤性胸腔积液 ADA 常下降。

②乳酸脱氢酶（LDH）：胸腔积液 LDH 反映了胸膜炎症的程度，值越高，炎症越明显。脓胸 LDH 最高，多>1000 U/L，可达正常血清的 30 倍；其次为恶性胸液，为血清 LDH 3.5 倍，多>500 U/L；结核性胸腔积液的 LDH 仅略高于正常水平。

③胸腔积液淀粉酶升高常见于急性胰腺炎、恶性肿瘤、食管破裂。

8）肿瘤标记物：胸腔积液的癌胚抗原（CEA）升高见于多种恶性胸腔积液，一般诊断标准是 CEA>10～15 μg/L，或胸腔积液/血清 CEA>1。

9）病原学检查：胸腔积液细菌涂片及培养对于病原学诊断有一定的帮助。应用结核聚合酶链反应（TB-PCR）技术检测胸腔积液，能提高结核分枝杆菌的检出率和检出特异性。

（2）闭式胸膜活检术：可以盲穿或者在 B 超引导下进行，简单，创伤小。活检标本进行组织学检查和结核分枝杆菌检查。

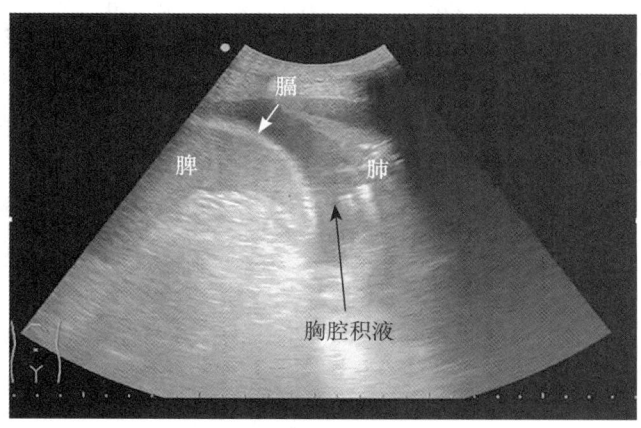

图 3-9　胸腔 B 超

（3）胸腔镜检查术：只需要进行局部麻醉或镇静，90%以上的胸腔积液可以得到明确的病因诊断。

（四）诊断

1. 确定有无胸腔积液。

2. 区别渗出液和漏出液　漏出液或渗出液的鉴别可以根据 Light 标准判定。胸腔积液的蛋白定量与血清中总蛋白的比值大于 0.5；胸腔积液的 LDH 与血清 LDH 的比值大于 0.6；胸腔积液的 LDH 水平大于正常血清水平高限的 2/3，或 >200 U/L，以上三个标准符合任何一条即可判定为渗出液。

3. 漏出液病因　主要有充血性心力衰竭、肾病综合征。其他如缩窄性心包炎、肺栓塞、肺不张、黏液性水肿、腹膜透析、尿液胸等也可导致漏出液。

4. 渗出液病因　主要有结核性胸膜炎、恶性胸腔积液、肺炎旁胸腔积液等。

（五）治疗

1. 结核性胸膜炎　治疗原则是控制活动结核，防止复发，减轻症状，预防胸膜粘连。

（1）一般治疗：休息，营养支持。

（2）抽液治疗：尽快抽尽胸腔积液，每周抽液 2~3 次，首次抽液不能超过 600 ml，以后每次不超过 1000 ml。

（3）规律抗结核治疗：强化期使用异烟肼、利福平、吡嗪酰胺、乙胺丁醇，巩固期使用异烟肼、利福平，强化期 2~3 个月，巩固期 6~9 个月，总疗程 9~12 个月。

（4）糖皮质激素：对结核中毒症状重，胸液多者可短期应用，一般每日 20 mg，疗程 4~6 周，可减少胸膜粘连增厚，但也可能促进结核播散，需要严格掌握指征。

2. 恶性胸腔积液

（1）原发病治疗：恶性胸腔积液表明肿瘤播散或已进展至晚期，对于全身性化疗较敏感的肿瘤如小细胞肺癌、淋巴瘤、乳腺癌可考虑全身性化疗，也可选择适合的病人试用靶向治疗。

（2）胸穿或持续引流缓解症状：反复行治疗性胸腔穿刺术可暂时缓解呼吸困难，使部分预期生存时间短、体能状况差的病人避免住院，适用于体质虚弱和终末期病人。

（3）胸膜腔闭锁术：胸膜固定的原理是胸膜腔内注入硬化剂引起胸膜弥漫性炎症反应，引起壁层和脏层胸膜粘连，最终导致胸膜腔消失而达到治疗的目的。

（4）胸膜腔内化疗：当恶性肿瘤局限于胸腔内时，胸腔内注射抗肿瘤药物除了可减少胸腔积液渗出外，还可治疗肿瘤本身。目前尚无足够的循证医学证据支持此种疗法。

3. 肺炎旁胸腔积液及脓胸　单纯肺炎旁胸腔积液，胸腔积液量少时以抗感染为主，量多时积极抽液。引流是脓胸最基本的治疗方法，推荐胸腔闭式引流，可用生理盐水反复冲洗胸腔，脓液稀薄便于引流。

4. 漏出性胸腔积液　漏出液病人通常存在心、肝、肾基础疾病，需要积极治疗原发病，只有在大量胸腔积液导致呼吸困难时，才考虑进行穿刺抽液。

二、气胸

（一）定义

正常胸膜腔内不含气体，一旦胸膜腔内有气体聚集，即称为气胸（pneumothorax），可分为自发性气胸和创伤性气胸两类。

（二）病因和发病机制

气胸分为闭合性气胸、开放性气胸、张力性气胸三类。

1. 病因

（1）创伤产生胸壁伤口穿破胸膜，导致胸膜腔与外界相通，外界空气进入胸膜腔。

（2）胸腔内含气器官的破裂，如肺组织、气管、支气管、食管等，导致空气逸入胸膜腔。

2. 发病机制与病生理

（1）闭合性气胸导致患侧肺萎陷，使肺的呼吸面积减少，通气血流比例失调，影响肺的通气和换气功能。

（2）开放性气胸时，伴随着呼吸出现两侧胸膜腔压力不均衡的周期性变化，发生纵隔摆动，影响腔静脉回心血流，引起严重的循环功能障碍。

（3）张力性气胸时，气管、支气管或肺损伤处形成活瓣，胸膜腔内的气体累积增加，压力高于大气压，除导致呼吸循环功能障碍外，还可产生纵隔气肿及皮下气肿。

（三）临床表现

1. 症状　急性起病，突然发生胸痛，呈针刺样或刀割样，可伴有胸闷、呼吸困难和刺激性咳嗽。张力性气胸胸膜腔内压力骤然升高，肺明显压缩，纵隔移位，对循环功能影响大，可表现为烦躁不安、发绀、冷汗，甚至意识不清。

2. 体征　①视诊：胸廓隆起、呼吸运动减弱；②触诊：气管向健侧移位、触觉语颤减弱；③叩诊：过清音或鼓音，心、肝浊音界缩小或消失；④听诊：呼吸音减弱或消失；⑤其他：发绀，呼吸、心率增快，血压下降甚至休克。

3. 影像学检查　X线片是诊断气胸的重要方法，典型表现为外凸弧形的细线条形阴影，称为气胸线，气胸线外透亮度高、无肺纹理，线内为压缩的肺组织（图3-10）。CT对于小量气胸、局限性气胸、肺大疱与气胸的鉴别更敏感和准确。

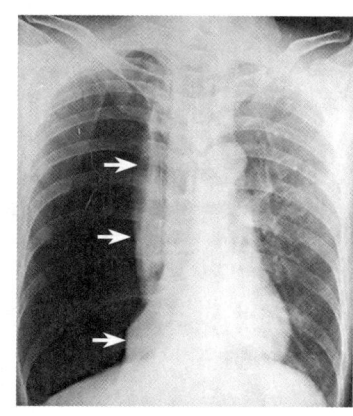
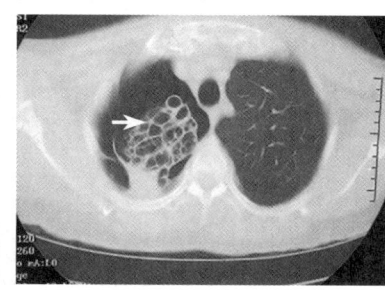

胸片显示右侧气胸，颈部气管右侧可见软组织间隙中积气表现（如箭头所示）

胸部CT显示右侧气胸及右肺上叶多发肺大疱（箭头所示）

图3-10　气胸X线片

（四）诊断

根据病史、典型症状和体征、影像学检查结果可以确诊气胸。

（五）治疗

气胸的治疗目的是促进患侧肺复张、消除病因、减少复发。

1. 保守治疗　少量闭合性气胸（肺组织压缩<30%），如无持续进展，7～10天内可自行吸收。避免剧烈运动，持续低流量吸氧，改善病人呼吸困难症状，同时促进胸膜腔内气体吸收。

2. 胸腔闭式引流　根据临床诊断确定放置胸腔引流管的位置（图3-11）。导管置于水封瓶水面下1～2cm，使胸膜腔内压保持在1～2 cmH$_2$O以下，保持管路通畅，密切观察气体引流情况，复查影像学检查肺膨胀良好，无气体引出后可拔除引流管。

3. 手术治疗　保守治疗无效者，胸腔闭式引流后持续漏气者，合并胸腔内出血、肋骨骨折、其他脏器损伤需要手术治疗者，反复发作气胸者，均需外科手术治疗，通过胸腔镜微创手术或传统开胸手术，切除肺大疱，修补肺组织漏气处（图3-12）。

4. 特殊情况处理　开放性气胸病人急救处理时，首先使用无菌敷料或相对清洁的器材封闭胸壁伤口，将开放气胸转变为闭合性气胸，之后及时转运至医院进行下一步治疗。

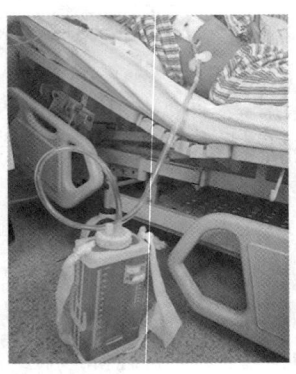 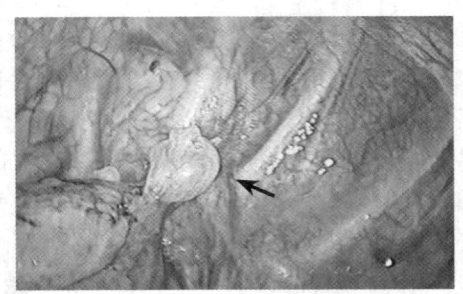

图 3-11　胸腔闭式引流瓶　　图 3-12　胸腔镜手术中所见肺大疱（箭头）

张力性气胸病人病情急重，可迅速致死，首先行胸腔穿刺抽气减压，为后续治疗赢得时间。

拓展与补充

胸膜腔穿刺术

胸膜腔穿刺术（thoracentesis），简称胸穿，是指对有胸腔积液（或气胸）的病人，为了诊断和治疗疾病的需要而通过胸腔穿刺抽取积液或气体的一种技术。

1. 适应证

（1）诊断性：原因未明的胸腔积液，可作诊断性穿刺，作胸腔积液涂片、培养、细胞学和生化学检查以明确病因。

（2）治疗性：通过抽液、抽气或胸腔减压治疗单侧或双侧胸腔大量积液、积气产生的压迫、呼吸困难等症状；向胸腔内注射药物。

2. 选择穿刺点　选在胸部叩诊浊音最明显部位进行，一般常取肩胛下角线第 7~8 肋间；也可选择腋中线第 6~7 肋间或腋前线第 5 肋间为穿刺点。气胸穿刺点一般选择患侧胸部锁骨中线第 2 肋间（图 3-13）。

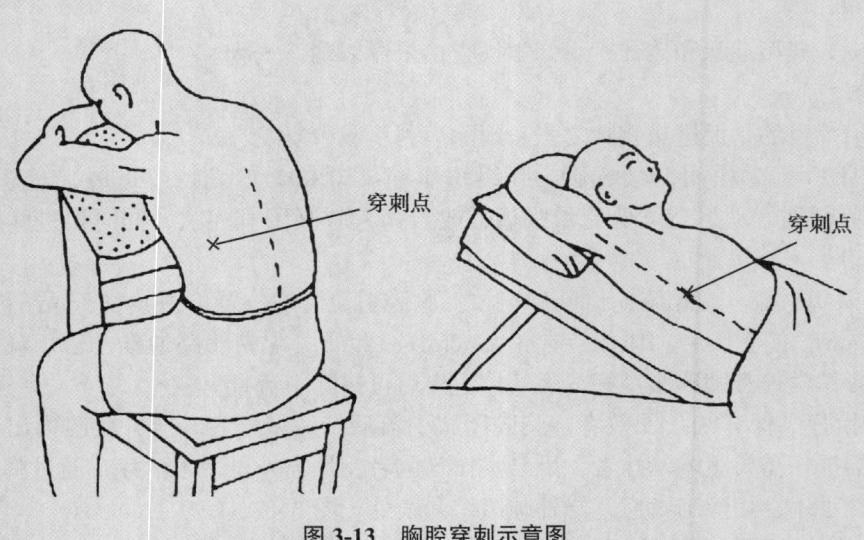

图 3-13　胸腔穿刺示意图

（宋祝沈宁）

第六节 呼吸衰竭

呼吸衰竭（respiratory failure）是指由于各种原因造成的肺通气不足、弥散功能障碍和肺通气/血流比例失调等，使静息状态下吸入空气时出现低氧血症和（或）高碳酸血症，从而导致一系列生理病理改变、代谢紊乱和相应临床表现的综合征。

一、病因和分类

呼吸衰竭的病因包括气道阻塞性疾病、肺实质病变、肺血管疾病、肺水肿性疾病、胸壁与胸膜疾病、神经肌肉疾病等。

临床常用的分类有两种：一种是根据动脉血气分类，另一种根据发病急缓分类。

（一）根据动脉血气分析分类

1. Ⅰ型呼吸衰竭　又称低氧性呼吸衰竭（hypoxic respiratory failure, HRF），血气特点是 $PaO_2 < 60$ mmHg，$PaCO_2$ 正常或降低。常见于肺纤维化、支气管哮喘急性加重、重症肺炎、肺栓塞、心源性肺水肿、ARDS、肺泡出血综合征及肺不张等疾病。

2. Ⅱ型呼吸衰竭　又称高碳酸-低氧性呼吸衰竭（hypercapnic-hypoxic respiratory failure, HHRF），主要是有效肺泡通气量不足，血气特点除低氧血症外，$PaCO_2 > 50$ mmHg。常见病因是慢性阻塞性肺疾病。

（二）根据发病缓急分类

1. 急性呼吸衰竭　病人通常既往无慢性呼吸道疾病，突发致病因素所致，从中枢神经系统一直到整个呼吸系统任何部位的急性损伤和功能障碍均可导致急性呼吸衰竭。通常在数分钟至数小时内发生。因发生发展迅速，机体不能代偿，如不及时救治，可能危及生命。

2. 慢性呼吸衰竭　多见于慢性疾病所致呼吸功能的进行性损伤，例如最常见的慢性阻塞性肺疾病病人，经过较长的时间发展为呼吸衰竭。

二、发病机制与病理生理

（一）低氧血症和高碳酸血症的发生机制

各种病因通过肺通气不足、弥散障碍、通气/血流比例失调、肺内动—静脉解剖分流增加、氧耗量增加五个主要机制，使通气和（或）换气过程发生障碍，导致呼吸衰竭。临床上单一机制引起的呼吸衰竭很少见，往往是多种机制并存或随着病情的发展先后参与发挥作用。

（二）低氧血症和高碳酸血症对机体的影响

低氧血症和高碳酸血症能够影响全身各系统脏器的代谢、功能甚至使组织结构发生变化。在呼吸衰竭的初始阶段，各系统脏器的功能和代谢可发生一系列代偿性反应，以改善组织供氧、调节酸碱平衡、适应内环境的变化。当呼吸衰竭进入严重阶段时，则出现代偿不全，表现为各系统脏器严重的功能和代谢紊乱直至衰竭。

三、临床表现

呼吸衰竭的临床表现主要是低氧血症所致的呼吸困难和多脏器功能障碍。

1. 呼吸困难（dyspnea）　是最早出现的症状。多数病人有明显的呼吸困难，可表现为频率、节律和幅度的改变。

2. 发绀　是缺氧的典型表现，当动脉血氧饱和度低于90%时，可在口唇、指甲等处出现发绀。

3. 精神神经症状　急性缺氧可出现精神错乱、躁狂、昏迷、抽搐等症状。如合并急性 CO_2 潴留，可出现嗜睡、淡漠、扑翼样震颤，甚至呼吸骤停。慢性呼吸衰竭伴 CO_2 潴留时，

随 $PaCO_2$ 升高可表现为先兴奋后抑制现象。

4. 循环系统表现　有心动过速；严重低氧血症和酸中毒可导致心肌损伤，亦可引起周围循环衰竭、血压下降、心律失常、心搏停止。

5. 消化和泌尿系统表现　严重呼吸衰竭对肝、肾功能都有影响，部分病例可出现丙氨酸氨基转移酶与血浆尿素氮升高。因胃肠道黏膜屏障功能受损，导致胃肠道黏膜充血水肿、糜烂渗血或发生应激性溃疡，引起上消化道出血。

四、辅助检查

1. 动脉血气分析　对判断呼吸衰竭和酸碱失衡的严重程度及指导治疗均具有重要意义。pH 可反映机体的代偿状况，有助于鉴别急性或慢性呼吸衰竭。

2. 肺功能检测　通过肺功能可以判断通气功能障碍的性质（阻塞性、限制性或混合性）以及是否合并换气功能障碍，并对通气和换气功能障碍的严重程度进行判断。

3. 胸部影像学检查　包括普通 X 线片、胸部 CT 和放射性核素肺通气 / 灌注扫描、肺血管造影及超声检查等。

4. 支气管镜检查　对明确气道疾病和获取病理学证据具有重要意义。

五、诊断要点

根据呼吸衰竭的定义，临床表现并结合动脉血气分析诊断标准，在综合判断的基础上，可以做出确切的诊断。最好包括其病因、类型和程度，以便指导治疗和估计预后。

六、治疗原则

呼吸衰竭总体治疗原则是：呼吸支持，保持呼吸道通畅、纠正缺氧和改善通气等；呼吸衰竭诱因和病因治疗；一般支持治疗以及对其他重要脏器功能的监测与支持。

（一）保持呼吸道通畅

这是最基本、最重要的治疗措施。气道不通畅使呼吸阻力增加，呼吸功耗增多，加重呼吸肌肉疲劳；气道分泌物阻塞可加重感染，同时可能引起肺不张，减少气体交换面积；如果气道急性完全阻塞会发生窒息，短时间内可致人死亡。

（二）氧疗

无论是急性呼吸衰竭还是慢性呼吸衰竭，氧气疗法均是重要的治疗措施。

1. 吸氧浓度　确定吸入氧浓度的原则是保证 PaO_2 迅速提高到 60 mmHg 或血氧饱和度到达 90% 以上的前提下，尽量降低吸氧浓度。

2. 吸氧装置

（1）鼻导管或鼻塞：主要优点为简单、方便，不影响病人咳痰、进食；缺点为氧浓度不稳定，易受病人呼吸影响（图 3-14）。吸入氧浓度与氧流量关系：吸入氧浓度（%）= 21+4 × 氧流量（L/min）。

（2）面罩：主要包括简单面罩、带储气囊无重复呼吸面罩和文丘里（Venturi）面罩。主要优点为吸氧浓度相对稳定，可按需调节，且对鼻黏膜刺激小；缺点为在一定程度上影响病人咳痰、进食。

（3）经鼻高流量氧疗（high flow nasal cannula，HFNC）：HFNC 可以实现气体流量和氧气浓度单独调节（图 3-15），主要生理学效应包括：吸入氧气浓度更加稳定；产生一定水平的气道内正压（2~7 cmH_2O），增加呼气末肺容积、改善气体交换和降低呼吸功耗；减低生理无效腔，改善通气效率；加强气道湿化，促进纤毛黏液系统的痰液清除能力和改善病人治疗的耐受性；促进气体分布的均一性。

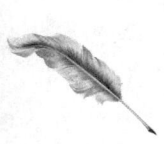

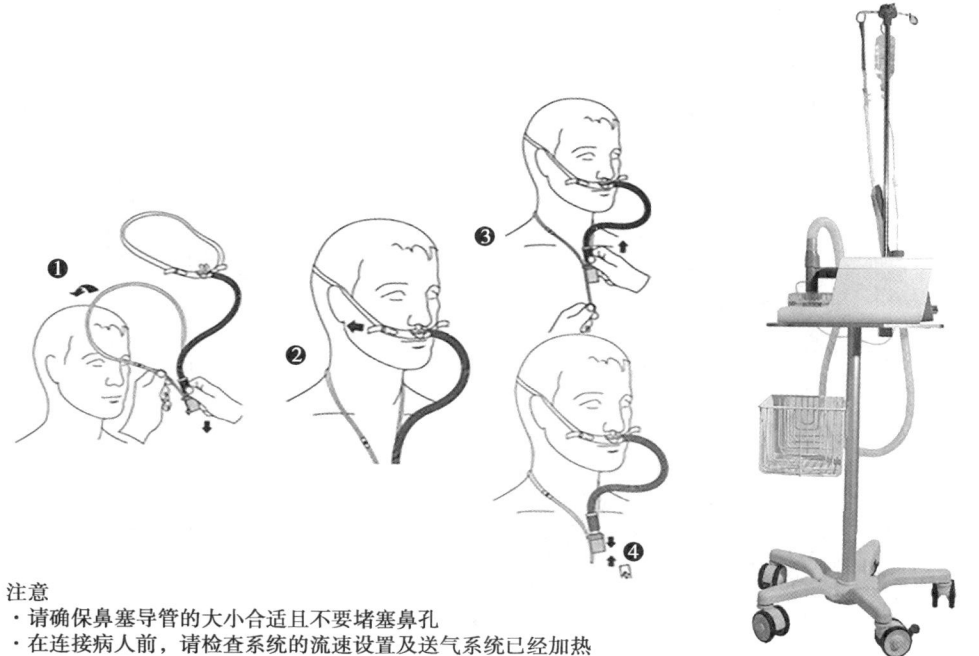

注意
· 请确保鼻塞导管的大小合适且不要堵塞鼻孔
· 在连接病人前,请检查系统的流速设置及送气系统已经加热

图 3-14　经鼻高流量鼻塞导管的使用　　　　图 3-15　经鼻高流量仪器

（三）正压机械通气与体外膜氧合

当机体出现严重的通气和（或）换气功能障碍时,以人工辅助通气装置（有创或无创正压呼吸机）来改善通气和（或）换气功能,即为正压机械通气。机械通气能维持必要的肺泡通气量,降低 $PaCO_2$;改善肺的气体交换效能;使呼吸肌得以休息,有利于恢复呼吸肌功能。正压机械通气可分为经气管插管进行的有创正压通气及经鼻/面罩进行的无创正压通气（non-invasive positive pressure ventilation,NIPPV）（图 3-16）。

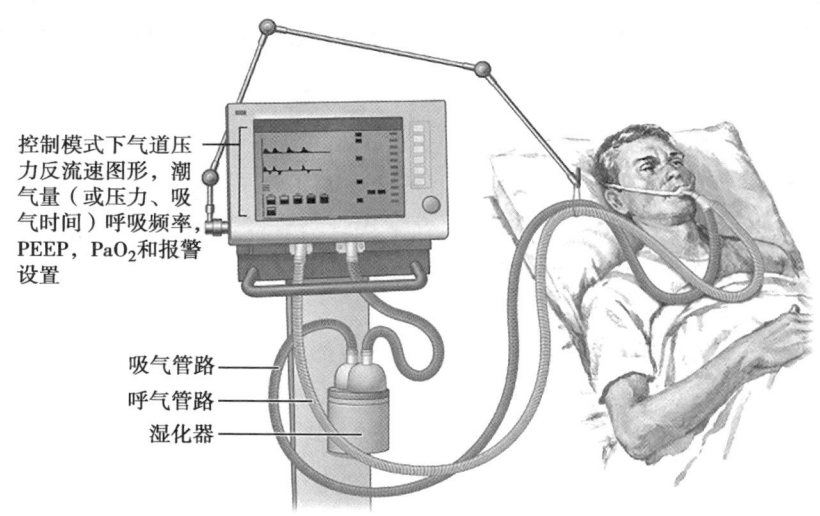

图 3-16　无创正压通气模式图

体外膜氧合（ECMO）是体外生命支持技术中的一种,通过将病人静脉血引出体外后经氧合器进行充分的气体交换,然后再输入病人体内,按照治疗方式和目的,ECMO 可分为静脉-

静脉方式 ECMO（VV-ECMO）和静脉-动脉方式 ECMO（VA-ECMO）两种（图 3-17～图 3-19）。ECMO 是严重呼吸衰竭的终极呼吸支持方式，主要目的是部分或全部替代心肺功能，让其充分休息，减少呼吸机相关性肺损伤的发生，为原发病的治疗争取更多的时间。

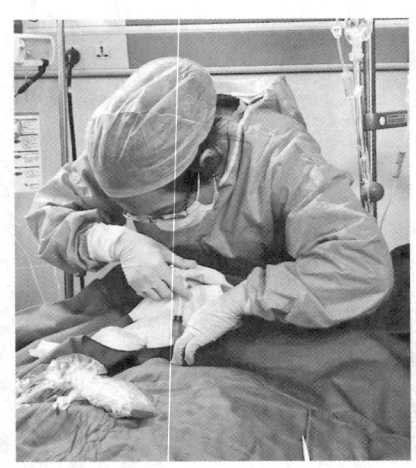
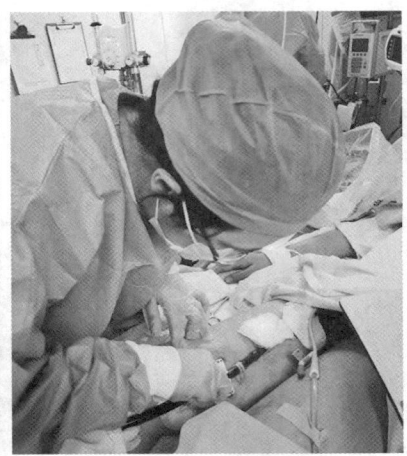

图 3-17　体外膜氧合置管

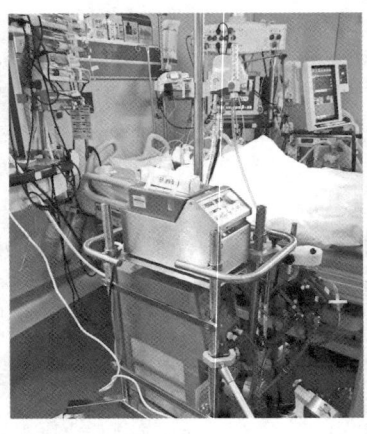

图 3-18　体外膜氧合 + 正压机械通气治疗中

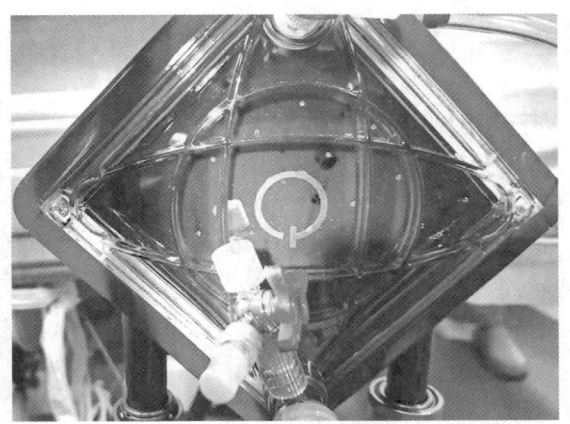

图 3-19　空氧混合器

（四）病因治疗

引起急性呼吸衰竭的原发疾病多种多样，在解决呼吸衰竭本身所致危害的前提下，明确并针对不同病因采取适当的治疗措施十分必要，是治疗呼吸衰竭的根本所在。

（五）一般支持疗法

应及时纠正电解质紊乱和酸碱平衡失调。加强液体管理，防止血容量不足和液体负荷过大，保证血细胞比容（Hct）在一定水平，对于维持氧输送能力和防止肺水过多具有重要意义。呼吸衰竭病人由于摄入不足或代谢失衡，往往存在营养不良，需保证充足的营养及热量供给。

> **拓展与补充**
>
> ECMO 的应用范围在将来可能会扩大，例如用于低流量 ECMO 清除二氧化碳（ECMO for carbon dioxide removal，ECOOR）。此外，ECMO 的简便性和安全性提高有赖于新型氧合器、泵和表面涂层的技术的进展。

现已常规使用聚甲基戊烯中空纤维制成的氧合器,与旧装置相比,其优点很多,使用时间更长。新氧合器预充量更小、预充时间短,血浆渗漏减少,血流阻力更低。

目前,在大多数 ECMO 中心,无需伺服调节的离心泵已经取代了需要持续观察的滚轴泵。其优点是出口压力受到限制,因而高压侧不太可能发生"爆裂"。然而,当入口发生阻塞时,离心泵可引起微小气泡形成和溶血。新型的离心泵具有特殊的转子,能够减少产热和微小气泡形成。这些泵目前已被广泛用于 ECMO。

仿血管内膜并减少血细胞活化的表面涂层尚处于研发阶段。一旦成功开发出仿血管内膜的涂层,可以大大减少血栓形成,避免对持续抗凝的需求,进一步减少抗凝所带来的并发症。此外,可移动 ECMO 目前也处于研发阶段。

"临床医学+X"病例拓展

男性病人,50 岁。主因高热 4 天收入院。病人 4 天前旅行返家后出现发热,最高体温 40℃,伴乏力、肌肉痛,伴畏寒及寒战,无咳嗽、咳痰、咽痛、鼻塞、流涕。2 天前就诊我院发热门诊;完善血常规检查,结果提示:白细胞 $9.21×10^9$/L,中性粒细胞百分数 82.9%↑;胸部 CT:右肺上叶及中叶见斑片状高密度影及磨玻璃密度影。诊断为肺炎,给予莫西沙星、亚胺培南/西司他丁静脉输注,体温仍居高不下,同时伴精神萎靡、言语不利,并进展为意识障碍。鼻导管吸氧 5~10 L/min,血氧饱和度 90%~92%,呼吸频率 26~30 次/分。遂予无创呼吸机持续正压通气(CPAP)6 cmH_2O,FiO_2 80%,SaO_2 95%。入院前 1 天呼吸衰竭进一步加重,呼吸频率 40 次/分,血气分析 PaC_2 75 mmHg,氧合指数 83,紧急给予气管插管接有创呼吸机辅助通气,为进一步诊治收入呼吸重症监护室。

既往史:高血压 4 年余,未系统监测血压。无吸烟史,饮高度白酒 20 年,2 两/日。

查体:T 38.2℃,P 128 次/分,R 20 次/分,BP 140/88 mmHg。气管插管镇静状态。发育正常,营养良好。双肺叩诊清音,双肺散在湿啰音,右肺为著,无胸膜摩擦音。心脏、腹部查体无明显异常。双下肢无水肿。

一、辅助检查

(1)血常规 WBC $10.14×10^9$/L,N% 89.5%,HGB 185 g/L,PLT $324×10^9$/L;

(2)动脉血气分析:pH 7.33,PaCO_2 34 mmHg,PaO_2 81 mmHg,SpO_2 89%,Lac 3.5 mmol/L,HCO_3^- 22 mmol/L。

(3)肺 CT:右上叶大片实变影。

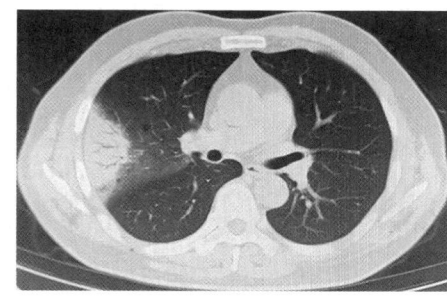 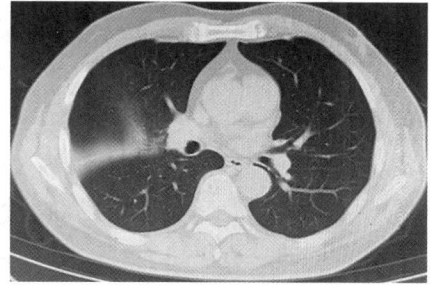

(4)病原体二代测序。

二、RNA 流程检测结果

1. 细菌列表

未检出

2. 真菌列表

未检出

3. 病毒列表

未检出

4. 寄生虫列表

未检出

5. 结核分枝杆菌复合群列表

未检出

6. 支/衣原体列表

属			种			
拉丁名	中文名	序列数	拉丁名	中文名	序列数	基因组覆盖度
Chlamydia	衣原体属	54	Chlamydia psittaci	鹦鹉热衣原体	32	0.317583%（3745/1179220）

7. 细菌耐药基因检出列表

未检出

入院诊断：重症社区获得性肺炎、急性呼吸窘迫综合征。

入院治疗：VV-ECMO，转速 3225 转/分，血液流速 4 L/min，氧流量 4 L/min，氧浓度 100%，肝素泵入，每 4 h 监测 ACT（维持 160~220 s）、APTT（维持 60~80 s）。

持续有创呼吸机辅助呼吸。阿奇霉素＋米诺环素＋亚胺培南联合抗感染治疗。镇痛镇静肌松、肠内营养、丙球、水电平衡。入院 8 天后病人成功脱离 VV-ECMO 的支持。入院 10 天后拔除气管插管，停用有创呼吸机，改为面罩吸氧。最终，病人病愈出院。

（闫 崴 沈 宁）

第七节 支气管肺癌

原发性支气管肺癌（primary bronchogenic carcinoma），简称肺癌，是起源于呼吸上皮细胞（包括支气管、细支气管和肺泡）的恶性肿瘤。根据组织学类型不同可以分为小细胞肺癌和非小细胞肺癌。男性肺癌的发生率位于所有恶性肿瘤的首位，女性则仅次于乳腺癌位于第二位；而死亡率均位列恶性肿瘤首位。

一、病因

肺癌的病因至今不完全明确，与多种风险因素相关：吸烟，空气污染，职业暴露（石棉、无机砷化合物、铬、镉、镍、氡、煤焦油、氯乙烯、电离辐射等），饮食因素（维生素 A 缺乏），遗传因素，基因突变等。

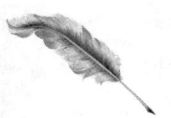

二、分类

1. 解剖部位分类　根据解剖部位不同可以分为中央型肺癌及周围型肺癌。前者指发生在段及以上支气管的肺癌，后者指发生在段支气管以下的肺癌。

2. 组织病理学分类　根据组织病理不同可以分为小细胞肺癌和非小细胞肺癌。后者又包括鳞状上皮细胞癌、腺癌、大细胞癌及其他类型。

三、临床表现

5%～15%的病人没有临床症状，为胸部影像学检查时发现。肺癌的临床表现与肿瘤的大小、位置、病理类型、分期密切相关。

（一）原发肿瘤引起的临床表现

1. 咳嗽　常表现为高调金属音样的刺激性干咳。如果是黏液型腺癌可伴有大量泡沫痰。
2. 咯血　多见于鳞状上皮细胞癌。可以是间断或持续的痰中带血，当肿瘤侵蚀大血管时也可以表现为大咯血。
3. 呼吸困难　当肿瘤或因肿瘤转移而肿大的淋巴结压迫气管及支气管，肿瘤转移引起大量的胸腔积液、心包积液、肺广泛侵犯，以及上腔静脉阻塞时，病人可表现为呼吸困难、喘息、气短。肺部查体时常可以听到局限性的哮鸣音。
4. 消瘦　为晚期肺癌的常见表现，患者呈恶病质状态，主要是与肿瘤本身消耗及感染、疼痛所致食欲减退有关。
5. 发热　肿瘤组织坏死本身是机体致热原，多引起低热；肿瘤压迫支气管引起阻塞性肺炎时也会导致发热，并且往往抗菌药物治疗无效。

（二）肿瘤局部扩展引起的症状和体征

1. 胸痛　当肿瘤累及胸壁时，多出现胸痛，持续性，疼痛常较为剧烈，在呼吸及咳嗽时加重。
2. 吞咽困难　多为肿瘤压迫食管引起。
3. 声音嘶哑　多为肿瘤或转移的淋巴结肿大压迫喉返神经致声带麻痹所致。
4. 胸腔积液　肿瘤累及胸膜或转移至淋巴管致淋巴回流障碍所致。常为大量胸腔积液，并且增长迅速。
5. 心包积液　多为肿瘤累及心包或肿瘤阻塞导致心包腔淋巴回流受阻所致。多为增长迅速的大量心包积液，严重者可以表现为心包填塞。
6. 上腔静脉阻塞综合征　肿瘤压迫或转移的淋巴结肿大压迫上腔静脉，或肿瘤栓塞、血栓堵塞上腔静脉导致静脉回流受阻。病人表现为颜面肿胀，双上肢肿胀，胸壁静脉曲张。
7. Horner综合征　肺尖部肿瘤压迫交感神经所致。表现为患侧上睑下垂、眼球内陷、瞳孔缩小，患侧颜面及胸壁无汗。

（三）肿瘤远处转移引起的症状和体征

1. 淋巴结转移　锁骨上淋巴结转移较为常见。表现为肿大的淋巴结，质硬、固定、融合边界不清，多无压痛或轻压痛。
2. 中枢神经系统转移　病人可以因为脑转移出现颅内压增高的恶心、喷射性呕吐、头痛等症状，也可以出现偏瘫、性格改变或癫痫发作等中枢神经系统受累的表现。
3. 骨转移　表现为受累及的骨疼痛、局部压痛、严重时可以有病理性骨折。
4. 腹腔转移　肿瘤常见肝转移，表现为纳差、恶心、黄疸，右上腹隐痛。体格检查可以发现肝区压痛、叩击痛，肝大及腹部包块等。

（四）副癌综合征引起的症状和体征

副癌综合征可以发生在肺癌发现之前或之后，它是指非肺癌转移导致的胸外表现，包括抗利尿激素分泌异常综合征、异位促肾上腺皮质激素综合征、异位分泌促性腺激素、原发性肥大性骨关节病等。

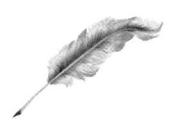

四、辅助检查

（一）影像学检查

1. **X线片** 是最简单易行的影像学检查方法，但对于早期病变不敏感。常见的胸片特征为肺内团块或结节影，有分叶、毛刺及胸膜牵拉征。

2. **胸部CT** 是目前最常用的发现肺癌的影像学手段（图3-20）。胸部CT可以帮助发现肺尖、脊柱旁、心脏后的隐蔽部位的病变及<5 mm的微小结节。CT引导下经皮肺穿刺活检是获取肺组织学标本的重要手段。应用CT模拟成像功能，可以导航进行经支气管镜透支气管壁外周病灶的组织学活检。

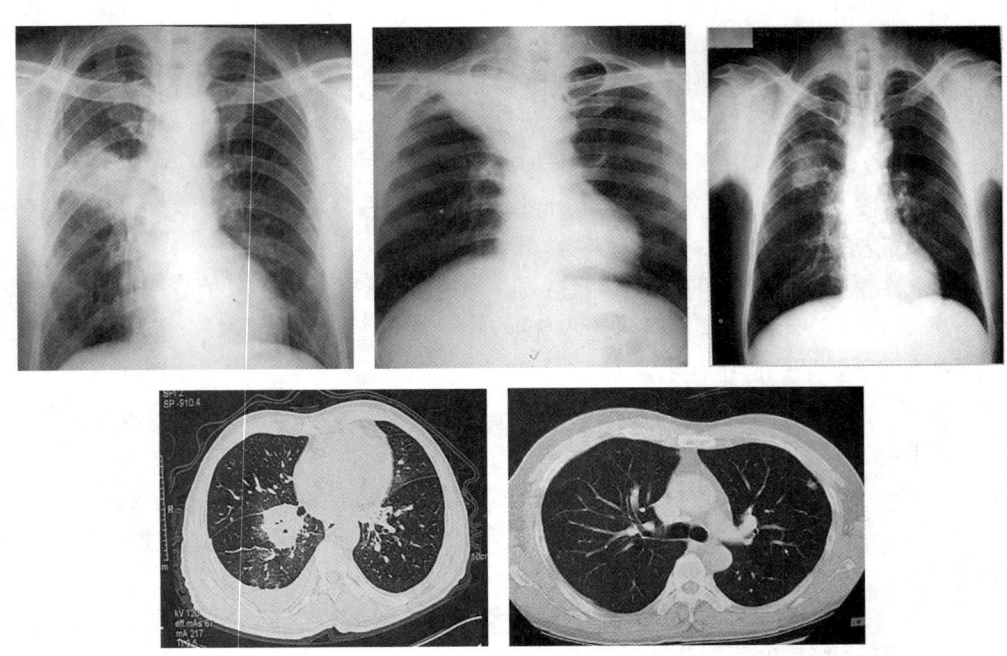

图3-20　胸部CT

> **拓展与补充**
>
> 影像学检查是发现肺癌的必要检查。但是可能遗漏微小病变，尤其是在胸片检查时；胸部CT检查对于某些小病灶，人眼很难识别其细微结构的特点；当病变表现不典型时，也较难判断病变的良恶性。

3. **磁共振显像** 在发现5 mm以下的微小病变或磨玻璃结节方面不如胸部CT敏感，但是在判断肿瘤与周边血管关系、发现脑及脑膜转移方面优于胸部CT。

4. **正电子发射断层显像CT（PET-CT）** 是以亲肿瘤的放射标记化合物（^{18}F脱氧葡萄糖）作为显像剂，结合计算机断层扫描，通过无创探测该放射性核素在机体内分布特点，帮助发现肺癌及转移灶的影像学检查手段。其对于肿瘤分期及疗效评估优于目前现有的其他影像学检查手段（图3-21）。

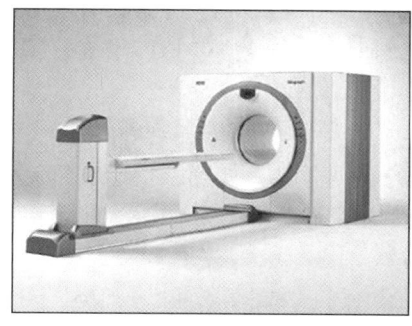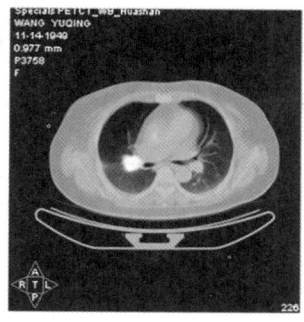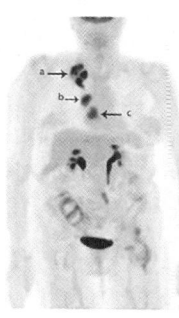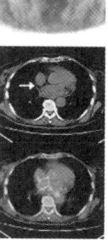

图 3-21 磁共振与 PET-CT

> **拓展与补充**
>
> lPET-CT 目前对于微小病灶（8 mm 以下的病灶）及磨玻璃病灶无法识别。对判断血供较为丰富部位的转移灶（脑转移）劣于磁共振显像。对肺癌与某些良性活动病灶（如肺结核及肺炎）可能区分困难。

（二）病理学检查

1. 痰脱落细胞　痰是最容易获取的病理学标本。但由于敏感性不高，所以需要多次送检。
2. 支气管镜　是诊断肺癌的一种重要方法。对中央型肺癌可以直接行组织活检；对周围型肺癌可以通过细胞刷刷检，经支气管镜肺活检或在超声小探头引导下进行外周肺活检。自荧光支气管镜有助于分别支气管黏膜的肿瘤浸润还是炎症水肿，以提高活检阳性率（图 3-22）。
3. 经皮肺穿刺活检　对于距离胸壁较近的病变，可以通过胸部 CT 或超声引导进行经皮穿刺肺活检（图 3-23）。

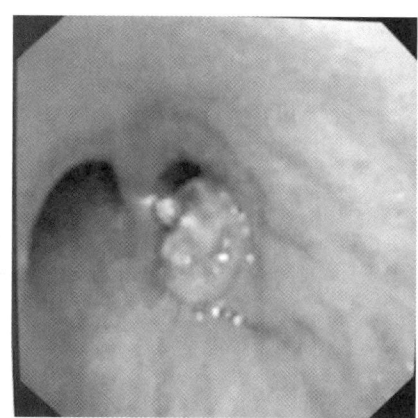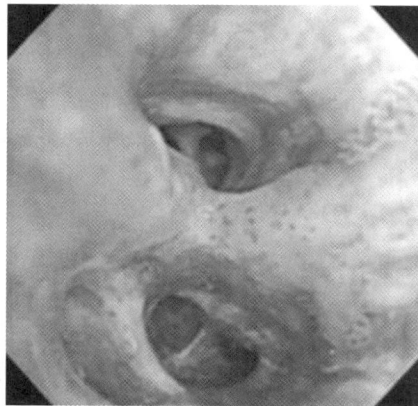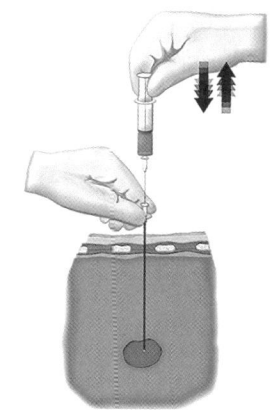

图 3-22　支气管镜检查　　　　　图 3-23　经皮穿刺活检

4. 开胸肺活检　由于创伤性较大在临床上需慎重使用。当通过其他方式无法确诊时可以考虑开胸肺活检。
5. 胸腔穿刺、胸膜活检及胸腔镜　对于存在胸腔积液考虑胸膜转移的病人，可以行胸腔积液穿刺找肿瘤细胞或胸膜活检，也可以通过胸腔镜直视下观察有无胸膜转移病灶并留取病理标本以明确有无胸膜转移。

6. 淋巴结活检　考虑存在淋巴结转移的病人可以通过超声引导行淋巴结穿刺活检或外科切除淋巴结活检明确有无颈部或腋窝的淋巴结转移；也可以通过纵隔镜或经超声支气管镜明确有无纵隔淋巴结转移。

（三）血肿瘤标记物检测

血中某些肿瘤标记物对肺癌的诊断及病情监测有一定的辅助意义。如癌胚抗原、细胞角蛋白 19 片段、鳞癌细胞抗原提示非小细胞肺癌，神经特异性烯醇酶及胃泌素释放肽前体提示小细胞肺癌。

（四）分子标志物检测

在非小细胞肺癌组织中进行 EGFR 基因突变、间变性淋巴瘤激酶融合基因和 ROS1 融合基因重排的检测可以选择出适合口服靶向药物治疗的病人；进行抗程序性细胞死亡蛋白配体 -1（PD-L1）免疫组化检测可筛选能从免疫抑制治疗获益的病人。

拓展与补充

肿瘤组织进行基因检测是病人能否使用口服靶向治疗的金标准。但是实际临床工作中很多病人无法获取组织标本，此时使用外周血循环肿瘤 DNA 进行基因检测是很好的补充，即所谓的"液体活检"。

五、诊断要点

有危险因素或临床症状怀疑肺癌的病人先行胸部 CT 检查明确肿瘤是否存在及位置，之后获取病理学标本明确诊断，有条件的病人在病理确诊的情况下应该进行分子基因检测及 PD-L1 表达水平检测，以便制订之后个体化治疗的方案。

六、临床分期

2015 年国际肺癌研究学会（IASLC）发布的第 8 版肺癌 TNM 分期是目前使用的肺癌分期标准。主要依据原发肿瘤（T）、区域淋巴结（N）、远处转移（M）进行分期。对小细胞肺癌也可以分为局限期（病灶局限于同侧半胸或能安全地被单个放射野包括的）和广泛期（病灶超过同侧半胸，包括恶性胸腔积液或心包积液以及血行转移等）。

七、治疗

根据病人的病理学类型、临床分期、基础疾病情况及机体一般状况采用个体化综合治疗。

（一）手术治疗

1. NSCLC　Ⅰ期病人采用肺癌根治性手术，Ⅱ期及Ⅲ期病人除根治性手术外，术后还应该辅以放化疗的辅助治疗。

2. SCLC　一般不推荐手术治疗，仅对 $T_{1-2}N_0$ 的病人可以肺叶切除加淋巴结清扫，但是术后需要使用含铂双药化疗的辅助治疗。

（二）化疗

1. NSCLC　对晚期 NSCLC 基因检测阴性的病人首选化疗。如果病人体力状况评分≤2 分，重要脏器功能可以耐受，则一线推荐含铂双药化疗 4~6 个疗程，可选择顺铂/卡铂联合紫杉醇/吉西他滨/多西他赛/培美曲塞/长春瑞滨等。一线化疗的缓解率为 30%~40%。

2. SCLC　对于局限期（Ⅱ~Ⅲ期）病人推荐放、化疗为主的综合治疗，对广泛期病人则

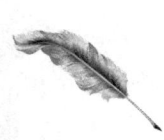

推荐化疗为主的综合治疗。一线化疗推荐依托泊苷/伊立替康联合顺铂/卡铂的双药方案4~6个疗程。

（三）靶向治疗

对不适合根治性手术的局部晚期及晚期NSCLC，尤其是腺癌的病人，如果基因检测阳性，首选靶向治疗。根据检测出基因的不同使用不同的靶向药物，如EGFR阳性推荐使用EGFR-酪氨酸激酶抑制剂：吉非替尼、厄洛替尼、阿法替尼、奥西替尼等；ALK重排阳性瑞金克唑替尼、艾乐替尼、色瑞替尼等；ROS1阳性推荐克唑替尼。

（四）免疫治疗

对不适合根治性手术的局部晚期及晚期NSCLC，如果基因检测阴性但是免疫检查点PD-L1有表达，则推荐免疫治疗。

（五）放射治疗

1. NSCLC　不能耐受手术的早期NSCLC及局部晚期病人，推荐根治性放射治疗；晚期不可治愈的病人如果肺癌引起咯血、肺不张、上腔静脉阻塞综合征等可使用姑息性放疗。一般推荐剂量40~70 Gy，分5~7周完成。

2. SCLC　局限期SCLC经全身化疗达到完全缓解的病人，加用胸部放疗及预防性颅脑放射减少复发及转移风险。

（六）其他

支气管动脉灌注化疗、经支气管镜介入治疗、中医药治疗等。

"临床医学+X"病例拓展

男性病人，68岁，咳嗽3个月，呼吸困难20天。

3个月前无诱因开始咳嗽，为刺激性干咳，夜间明显，无发热、咳痰、咯血、喘息，予以抗菌药物及止咳对症治疗无效。上述症状逐渐加重。20天前出现呼吸困难，右侧卧位略有减轻。于门诊就诊胸片显示右侧大量胸腔积液，肺CT显示右上叶团块影，可见分叶及毛刺，双肺多发大小不等结节影，纵隔及右肺门淋巴结肿大，融合，右侧胸腔积液。为进一步诊治收入院。病人自发病以来精神差，睡眠差，纳差，体重下降10 kg。

既往：吸烟30余年，每日1包。

查体：T 36.2℃，P 90次/分，R 16次/分，BP 130/80 mmHg。右侧锁骨上可及淋巴结肿大，质硬不活动，边界不清，无压痛。右侧中下肺叩诊浊音，呼吸音消失，左肺呼吸音清，无啰音。心腹未见异常。双下肢不肿。

辅助检查：经皮肺穿刺活检病理诊断为肺腺癌，EGFR基因19外显子错义突变，PD-L1表达阳性。

（1）胸腔穿刺结果：淡红色胸腔积液，比重1.038，白细胞$5400×10^6/L$，多核细胞5%，单核细胞95%，胸腔积液LDH 1290 U/L，胸腔积液ADA 8 U/L，胸腔积液CEA 78 mmol/L。胸腔积液涂片找抗酸杆菌阴性，胸腔积液涂片可见腺癌细胞。

（2）血CEA 95 mmol/L。

（3）PET-CT示右上肺团块影、双肺多发结节、纵隔及双侧肺门淋巴结、右侧锁骨上淋巴结、右侧胸膜腔代谢活跃。

（4）经皮肺穿刺活检病理诊断为肺腺癌，EGFR基因19外显子错义突变，PD-L1表达阳性。

入院诊断：肺癌ⅣA期（$T_4N_3M_{1a}$）

入院治疗：

病人晚期肺癌，腺癌，EGFR基因突变阳性，考虑首选靶向治疗，靶点EGFR基因，推荐吉非替尼或厄洛替尼或奥西替尼口服治疗，服药1个月后复查肺CT，如果有效则持续服药，定期复查。

治疗结局：

病人治疗1个月后复查肺CT：右上肺团块影明显缩小，右侧胸腔积液明显吸收，双肺多发结节及纵隔、肺门淋巴结明显缩小。治疗有效，继续服药。

 拓展与补充

- 复习肺癌的诊断标准

1. 病人有多年吸烟的危险因素。

2. 症状　具有刺激性干咳、呼吸困难、消瘦的症状；存在右侧锁骨上淋巴结肿大，及右侧中下肺叩诊浊音，呼吸音消失的胸腔积液的体征。

3. 肺CT　右上叶团块影，可见分叶及毛刺，双肺多发大小不等结节影，纵隔及右肺门淋巴结肿大，融合，右侧胸腔积液；胸腔积液为单核细胞为主的渗出液，血性，胸腔积液中ADA不高，但血CEA明显升高。

4. 胸腔积液中发现肺腺癌细胞，经皮肺穿刺病理支持肺腺癌。

- 复习肺癌的分期标准

1. T分期　肺CT显示同侧不同肺叶有多发结节，考虑T4期。

2. N分期　病人PET-CT上存在对侧纵隔、对侧肺门及同侧锁骨上淋巴结转移，考虑N3期。

3. M分期　病人存在对侧肺内转移及同侧胸膜转移，考虑M1a期。

4. 临床分期　T4N3M1a分期为ⅣA期。

- 复习肺癌的治疗原则

Ⅳ期肺癌需要根据基因检测结果决定个体化治疗方案，有基因突变的病人首选靶向治疗；无基因突变但免疫治疗位点有表达的病人首选免疫治疗；无基因突变并且免疫治疗位点不表达的病人首选化疗。该病人经皮肺穿刺的组织检测显示存在EGFR基因突变，故首选口服靶向药物治疗。

- 该病人虽然基因检测阳性，靶向治疗有效，但是发现时即为晚期肺癌，整体预后差，在一些环节上还有空间去改善病人的整体预后。

病人多年吸烟，应该有社区的监测，如建立家庭医生档案，督导病人戒烟及定期低剂量肺CT进行肺癌的筛查，以便早期发现——移动医疗的应用。

（杨薇　沈宁）

第四章 心血管系统疾病

第一节 概述

循环系统由心脏、血管和调节血液循环的神经体液等组成，其功能是为全身组织器官供应血液和必需物质，并将组织代谢废物运走，以保证人体进行正常新陈代谢。循环系统疾病也称心血管系统疾病，目前已经成为中国乃至全球的首要死亡原因。

一、心血管系统疾病的流行病学

20世纪初，引起人类死亡的主要疾病是感染性疾病，随着经济发展和医学的进步，感染性疾病逐步得到控制。心血管疾病（包括脑血管意外）的死亡人数自20世纪50年代起已经超过肿瘤和其他疾病所引起的死亡，成为发达国家的"第一杀手"。在心血管疾病中，高血压和冠状动脉粥样硬化性心脏病（冠心病）是最常见的病种。据《中国心血管病健康和疾病报告2019》数据显示：中国心血管病患病率处于持续上升阶段。推算心血管病现患人数3.30亿，其中高血压2.45亿，冠心病1100万，心力衰竭890万。2017年心血管病死亡率仍居首位，高于肿瘤及其他疾病。农村心血管病死亡率从2009年起超过并持续高于城市水平。2017年农村心血管病死亡占全部死因的概率为45.9%；城市心血管病死亡占全部死因的概率为43.6%，均较上年有一定升高。

二、心血管系统疾病的诊断和分类

心血管系统疾病的诊断和分类包括病因、病理解剖和病理生理三个方面。病因诊断说明疾病的基本性质，可分为先天性和后天性两大类。病因与疾病的发展、转归、预防和治疗有重要关系。病理解剖诊断与疾病的临床表现、预后密切相关，对准备施行手术治疗的病例更具有重要意义。病理生理诊断可反映疾病的程度和对整个机体的影响，是判断劳动力的主要根据。

三、心血管系统疾病的诊断方法

在全面的病史询问和体格检查基础上，根据情况选择实验室检查和X线、心电图、超声心动图、CT、核素显像、磁共振、心脏导管等其他辅助检查，必要时借助分子心脏病学技术，大部分心血管疾病可以得到明确诊断。近年来，随着单光子发射计算机断层显像术、多排螺旋电子计算机X线断层显像等无创影像检查技术的进步，以及植入型心电记录器、腔内超声显像、光学相干断层扫描、冠状动脉生理功能评价技术等微创侵入性检查技术的发展，心血管疾病的诊断速度和准确性大幅度提高。

四、心血管系统疾病的防治

首先应着重病因的预防和治疗。有许多心血管系统疾病其病因和发病机制已阐明，如针对其病因是可以预防或治愈的。对于一些病因和发病机制尚未完全了解的心血管系统疾病，目前防治仍存在困难，对此类疾病的防治主要是针对其危险因素和可能的发病因素。如对动脉粥样硬化危险因素的控制，包括戒烟以及治疗高脂血症、高血压和糖尿病等，可以降低动脉粥样硬化及其并发症的发生。

心血管系统疾病的病理解剖变化，已有不少可用外科手术纠治。随着心脏直视手术和血管外科手术的发展，大多数先天性心血管畸形可以通过手术治疗；各种心瓣膜病可以施行瓣膜修复术或人造瓣膜替换。动脉病包括冠状动脉病，可行自体血管或人造血管移植或旁路等手术。心肌梗死的并发症如心室壁瘤、室间隔穿孔、乳头肌断裂等，也可考虑用手术治疗。病变严重不能修复的心脏，可进行心脏移植术。

近年来心血管病介入治疗发展迅速，提供了较外科手术创伤性小而且效果也更好的治疗手段。例如，冠心病的介入治疗发展迅速并且已经成熟，对急性 ST 段抬高型心肌梗死病人早期采用包括药物溶栓和急诊经皮腔内冠状动脉介入治疗等再灌注治疗策略，及时处理心律失常、心源性休克和心力衰竭等并发症，显著提高了治疗的成功率；经导管闭合房间隔缺损、未闭的动脉导管及部分室间隔缺损，经导管主动脉瓣植入术治疗主动脉瓣狭窄和经导管二尖瓣修复术治疗二尖瓣关闭不全，是近年来介入治疗心脏瓣膜疾病的新方法，国内已逐步开展这些新技术；针对快速性心律失常，包括大多数的室上性和室性心动过速、部分心房扑动、心房颤动和室性期前收缩，可行射频消融治疗；植入起搏器治疗缓慢型心律失常的技术已非常成熟，植入式心脏复律除颤器可终止危及生命的室性快速型心律失常，预防心源性猝死的发生；心脏再同步起搏治疗可辅助治疗慢性心力衰竭；左心耳封堵术可用于不能应用口服抗凝药物的持续性非瓣膜病心房颤动病人，以预防脑卒中的发生。总之，介入治疗在循环系统疾病的治疗中占比逐年提高，是未来发展的重要趋势之一。

五、心血管系统疾病诊疗发展前景

随着社会经济的发展以及人口老龄化进程的加速，我国心血管疾病危险因素流行趋势呈明显上升态势，心血管疾病的防治已经是一个重大的公共卫生问题。与此同时，科技进步带来医学技术迅猛发展，为心血管系统疾病的防治提供了更广阔的前景。未来研究热点包括人工智能大数据、精准医学在疾病防治体系中的应用，创新药物的研发，新器械设备的应用等，医学发展永无止境。

（韩江莉）

第二节　心力衰竭

心力衰竭（heart failure，HF）是各种心脏结构或功能异常导致心室充盈和（或）射血功能受损，心排血量不能满足机体组织代谢需要，主要表现为呼吸困难、体力活动受限和体液潴留等临床症状的一组综合征。

一、慢性心力衰竭

慢性心力衰竭（chronic heart failure，CHF）是心血管疾病的终末期表现和最主要的死因，也是临床常见危重症。据我国 2003 年的抽样调查，35～74 岁人群中慢性心衰的患病率为 0.9%，70 岁以上人群患病率更上升至 10% 以上。中国高血压调查显示，2012—2015 年≥35 岁的成年人中，心力衰竭的患病率为 1.3%，较 2000 年增加了 44.0%。心力衰竭病死率高，4 年死亡率达 50%，严重心衰病人 1 年死亡率就高达 50%。随着我国医疗水平的发展，心衰病人住

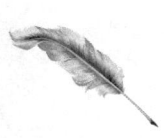

院病死率有下降趋势，China-HF 研究提示 2012—2015 年我国住院心衰病人病死率约为 4.1%。目前冠心病、心肌病和高血压已成为心力衰竭最常见的病因，而风湿性心脏病已位于其后。

(一) 病因

1. 基本病因

(1) 心肌病变

1) 原发性心肌损伤：冠状动脉疾病导致缺血性心肌损伤、心肌炎、心肌病（如扩张型心肌病、肥厚型心肌病、致心律失常性右室心肌病）等。

2) 继发性心肌损伤：包括内分泌代谢性疾病（如糖尿病、甲状腺疾病）、结缔组织病、心脏毒性药物和系统性浸润性疾病（如心肌淀粉样变性）等并发的心肌损伤，酒精性心肌病、围产期心肌病也是常见的病因。

(2) 心脏负荷过度

1) 压力负荷（后负荷）过重：即心脏收缩时承受的阻力负荷增加。左心室压力负荷过度见于高血压、主动脉瓣狭窄等；右心室压力负荷过度见于肺动脉高压、肺阻塞性疾病和肺栓塞等。

2) 容量负荷（前负荷）过度：即心脏舒张时承受的容量负荷过重。见于心脏瓣膜关闭不全，血液反流及左、右心先天性心血管病或动、静脉分流性先天性心血管病，以及伴有全身循环血量增多的疾病（如慢性贫血、甲状腺功能亢进症、围生期心肌病）。

3) 心脏舒张受限：常见于心室舒张期顺应性减低（如冠心病心肌缺血、高血压心肌肥厚、肥厚型心肌病）、限制型心肌病和缩窄性心包炎。

2. 诱因（心衰诱发或加重）

(1) 感染：感染是常见诱因，加重肺淤血，以呼吸道感染占首位。

(2) 心律失常：心动过速增加心肌耗氧，加重心肌缺血；快速心房颤动时心排出量降低；严重心动过缓降低心排出量，均可诱发心衰。

(3) 血容量增加：如钠盐摄入过多，输液过多、过快。

(4) 原有心脏病变加重：如冠心病发生心肌梗死，风湿性心瓣膜病出现风湿活动等。

(5) 药物影响：不恰当停用利尿药物或降血压药等。

(6) 其他：体力活动、情绪激动和气候突变均可以引发血流动力学变化；妊娠、分娩加重心脏负荷；大量出血引发低心排血量和反射性心率加快；电解质紊乱诱发和加重心衰。

(二) 病理生理

慢性心力衰竭时最重要的病理生理变化可归纳为以下 3 个方面。

1. Frank-Starling 机制　Frank-Starling 机制增加心脏前负荷，回心血量增多，心室舒张末期容积增加，维持正常水平的心排血量及心脏做功量，但心房压、静脉压随之升高，达到一定程度时可出现肺循环和（或）体循环静脉淤血。

2. 神经体液机制　当心排血量不足，心腔压力升高时，机体全面启动神经体液机制进行代偿，包括：

(1) 交感神经兴奋性增强：心力衰竭病人血中肾上腺素、去甲肾上腺素（NE）水平升高，增强心肌收缩力并提高心率，提高心排血量。但 NE 缩血管，使心肌耗氧量增加，还能直接促使心肌细胞凋亡。

(2) 肾素 - 血管紧张素 - 醛固酮系统（RAAS）激活：心排血量降低致肾血流量减低，RAAS 被激活，使心肌收缩力增强，周围血管收缩，促进醛固酮分泌导致水钠潴留，增加心脏前负荷。同时，RAAS 激活促进心脏和血管重塑，加重心肌损伤和心功能恶化。

(3) 其他：众多体液调节因子参与并在心肌和血管重塑中起重要作用。

1) 精氨酸加压素（AVP）：由垂体释放，具有抗利尿和血管收缩作用。心衰早期，AVP 有一定的代偿作用，而长期的 AVP 增加将使心衰进一步恶化。

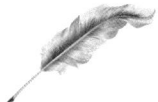

2）利钠肽类：表现为扩张血管、增加排钠的生理作用，对抗肾上腺素和RAAS的水钠潴留效应。心力衰竭时心室壁张力增加，循环中源于心室的脑钠肽（BNP）明显增加，其增高的程度与心衰的严重程度呈正相关，可作为评定心衰进程和判断预后的指标。

此外，内皮素、一氧化氮、缓激肽以及一些细胞因子、炎症介质等均参与慢性心力衰竭的病理生理过程。

3. 心室重塑　心室重塑是心力衰竭发生发展的基本病理机制，具有3个主要特征：病理性心肌细胞肥大、心肌细胞死亡及纤维化。心肌细胞减少使心肌整体收缩力下降；纤维化的增加又使心室顺应性下降，重塑更趋明显，心肌收缩力不能发挥其应有的射血效应，形成恶性循环，最终导致不可逆转的终末阶段。

（三）临床表现

慢性心力衰竭的临床表现主要包括体循环、肺循环淤血和心排出量降低引起的症状和体征。同时可伴有心脏基础疾病的临床表现。

1. 左心衰竭

（1）症状：主要表现为肺循环淤血和心排出量降低。

1）不同程度的呼吸困难：①劳力性呼吸困难：是最早出现的症状，不同程度引发的呼吸困难运动量与心衰的程度呈反比。②夜间阵发性呼吸困难：入睡后因憋气而惊醒，被迫取坐位，多于端坐休息后缓解。其发生机制除睡眠平卧时血液重新分配使肺血量增加外，夜间迷走神经张力增加、小支气管收缩、横膈抬高、肺活量减少等也是促发因素。③端坐呼吸：病人不能平卧，因平卧时回心血量增多且横膈上抬，呼吸更为困难。高枕卧位、半卧位甚至端坐时方可好转。④急性肺水肿：气喘伴哮鸣是呼吸困难最严重状态，是急性心衰的表现。

2）其他：咳嗽是可能较早发生的症状，常发生在夜间，坐位缓解，伴咳白色泡沫样痰，急性左心衰发作时为粉红色泡沫样痰；由于左心室排出量降低，可出现体力下降、乏力和虚弱甚至肾功能不全。

（2）体征

1）肺部体征：肺部湿啰音由于肺毛细血管压增高，液体渗出到肺泡产生，随着左心衰的加重，可从局限于肺底部直至全肺。出现间质性肺水肿或胸腔积液时，呼吸音可能减低。

2）心脏体征：心脏扩大及相对性二尖瓣关闭不全的反流性杂音。

3）一般体征：严重呼吸困难病人可出现口唇发绀、额部潮红、脉压减小、动脉收缩压下降、心率加快。外周血管收缩表现为四肢末梢苍白、发冷、指（趾）发绀；伴随窦性心动过速、心律失常等交感神经活性增高征象。

2. 右心衰竭

（1）症状：主要表现为体循环淤血。

1）消化系统症状：胃肠道及肝淤血引起腹胀、食欲缺乏、恶心、呕吐等是右心衰最常见的症状。长期肝淤血可导致心源性肝硬化。

2）呼吸困难：继发于左心衰的右心衰呼吸困难已存在。单纯性右心衰为分流性先天性心脏病或肺部疾病所致，也有明显的呼吸困难。

（2）体征

1）体循环淤血：包括颈外静脉充盈，肝大和压痛；水肿是右心衰的典型体征，也可伴有胸腔积液和腹水。

2）除基础心脏病的相应体征外，三尖瓣听诊区可闻及右室舒张期奔马律、收缩期杂音，提示心肌损伤、相对性三尖瓣关闭不全。右心衰多由左心衰引起，可见全心扩大征象。

3. 全心衰竭　全心衰见于心脏病晚期，病情危重。同时具有左、右心衰竭的临床表现，由左心衰并发右心衰的病人，左心衰症状和体征有所减轻。

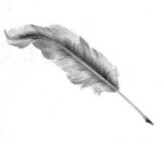

(四)实验室和辅助检查

1. 实验室检查

(1)脑钠肽(BNP):脑钠肽是心衰诊断、病人管理、临床事件风险评估中的重要指标,临床上常用 BNP 及 NT-proBNP。未经治疗者若脑钠肽水平正常,可基本排除心衰诊断,已接受治疗者脑钠肽水平的变化幅度可以评估预后。

(2)肌钙蛋白:严重心衰病人的肌钙蛋白可有轻微升高,检测肌钙蛋白更重要的目的是明确是否存在急性冠状动脉综合征。

2. 心电图 心力衰竭并无特异性心电图表现,但能帮助判断心肌缺血、心律失常等。

3. 影像学检查

(1)X线检查:是确诊左心衰竭肺水肿的主要依据。

(2)超声心动图:更准确地评价各心腔大小变化及瓣膜结构和功能,方便快捷地评估心功能和判断病因,是诊断心力衰竭最主要的仪器检查。射血分数是反映心室收缩功能的重要指标;超声心动图也是临床上最实用的判断舒张功能的方法。

(3)心脏磁共振:能评价左右心室容积、心功能、节段性室壁运动、心肌厚度、心脏肿瘤、瓣膜、先天性畸形及心包疾病等,是评价心室容积、室壁运动的金标准。延迟强化能为心力衰竭的病因提供诊断依据。

(4)放射性核素检查:能相对准确地评价心脏大小和左心室射血分数,通过计算左心室最大充盈速率以反映心脏舒张功能,还常同时行心肌灌注显像评价存活/缺血心肌。

(5)其他:冠状动脉造影明确是否存在冠心病,心内膜心肌活检适用于心肌疾病的病因诊断。

(五)诊断和鉴别诊断

1. 诊断 心力衰竭需综合病史、症状、体征及辅助检查做出诊断。心力衰竭完整的诊断包括病因学诊断、心功能评价及预后评估。

(1)病因学:某些引起左心室功能不全的情况如瓣膜病能够治疗或逆转,判断原发病非常重要;同时应明确是否存在可导致症状发生或加重的并发症。

(2)心功能的评估

1)美国纽约心脏病协会(NYHA)心功能分级:Ⅰ级,日常活动无心衰症状;Ⅱ级,日常活动出现心衰症状(呼吸困难、乏力);Ⅲ级,低于日常活动出现心衰症状;Ⅳ级,在休息时亦出现心衰症状。

2)6分钟步行试验:是一项简单易行、安全方便的试验,要求病人在平直走廊里尽可能快地行走,6分钟步行距离<150 m 为重度心衰,150~450 m 为中重度心衰,>450 m 为轻度心衰,用于评定慢性心衰病人的运动耐力和预测病人预后。

(3)预后评估:LVEF 降低、NYHA 分级恶化、低钠血症、血细胞比容下降、QRS 波增宽、持续性低血压、心动过速、肾功能不全、传统治疗不能耐受、顽固性高容量负荷、BNP 明显升高等均为心衰高风险及再入院、死亡的预测因子。

2. 鉴别诊断

(1)左心衰的鉴别诊断:左心衰以呼吸困难为主要表现,应与肺部疾病引起的呼吸困难相鉴别,如慢性阻塞性肺疾病、支气管哮喘。检测血浆脑钠肽显著升高有助于鉴别诊断。

(2)右心衰的鉴别诊断:右心衰和(或)全心衰引起外周水肿、肝大、腹水和胸腔积液,应与急性心包炎或慢性缩窄性心包炎、肾源性水肿、门脉性肝硬化等引起的水肿相鉴别。甲状腺功能减退也可伴有水肿,呈非凹陷性,甲状腺功能检查也是必要的。老年人单纯下肢水肿需要检查下肢静脉,警惕下肢深部静脉瓣疾病。

(六)治疗

心衰的治疗目标:防止和延缓心力衰竭的发生发展;缓解临床症状,提高生活质量;改善

长期预后，降低病死率与住院率。

1. 病因治疗

（1）基本病因治疗：包括冠心病通过经皮冠状动脉介入治疗或旁路手术改善心肌缺血；心脏瓣膜病行瓣膜置换手术；先天性心血管畸形行矫正手术；治疗心肌炎和心肌病、治疗高血压及其靶器官损害、控制糖尿病和血脂异常等。

（2）去除心衰诱因：最常见的诱因为感染，特别是呼吸道感染，应积极选用适当的抗感染治疗。

2. 一般治疗

（1）监测体重：体重迅速增加往往出现在心力衰竭病人临床体液潴留症状和体征之前，此时应调整利尿剂的应用。

（2）调整生活方式：主要包括：①限钠：心衰病人血容量增加，体内水钠潴留，减少钠盐摄入有利于减轻上述情况。②限水：总液体摄入量以每天 1.5～2.0 L 为宜，重度心衰合并低钠血症者（血钠<130 mmol/L）应严格限制水摄入量。③营养和饮食：宜低脂饮食，肥胖者应减轻体重，戒烟戒酒；严重心衰伴明显消瘦（心脏恶病质）者，应给予营养支持。④休息和适度运动：失代偿期需卧床休息，多做被动运动，预防深部静脉血栓形成；稳定的慢性心衰病人根据病情轻重不同，在不诱发症状的前提下从床边小坐开始逐步增加有氧运动。

3. 药物治疗

（1）利尿剂：利尿剂是心力衰竭治疗中改善症状的基石，是心衰治疗中唯一能够控制体液潴留的药物，但不能作为单一治疗。原则上在慢性心衰急性发作和明显体液潴留时应用。具体包括传统的以呋塞米（速尿）为代表的袢利尿剂，噻嗪类利尿剂，保钾利尿剂以及近年来应用于临床的 AVP 受体拮抗剂（托伐普坦）。电解质紊乱是利尿剂长期使用最常见的副作用，特别是低血钾或高血钾均可导致严重后果，应注意监测。

（2）RAAS 抑制剂

1）血管紧张素转换酶抑制剂（angiotensin converting enzyme inhibitors，ACEI）：是治疗心衰的基石，除可缓解症状外，还能延缓心衰进展，降低不同病因、不同程度心力衰竭病人及伴或不伴冠心病病人的死亡率。

2）血管紧张素受体阻滞剂（angiotensin receptor blockers，ARB）：ARB 可阻断经 ACE 和非 ACE 途径产生的 ATⅡ与 ATⅡ受体结合。不主张心衰病人 ACEI 与 ARB 联合应用。

3）血管紧张素受体脑啡肽酶抑制剂（ARNI）：抑制血管收缩，改善心肌重构，显著降低心衰住院和心血管死亡风险，改善心衰症状和生活质量。

4）醛固酮受体阻滞剂：能阻断醛固酮效应，抑制心血管重塑，改善心衰的远期预后。

（3）β 受体阻滞剂：能减轻病人症状、改善预后、降低死亡率和住院率，与 ACEI 联合应用具有叠加效应。

（4）正性肌力药：以洋地黄类药物为代表，也包括 β 受体兴奋剂、磷酸二酯酶抑制剂等非洋地黄类药物。短期应用正性肌力药物能一定程度缓解心衰发作危重状态，但心衰病人的心肌处于血液或能量供应不足的状态，过度或长期应用正性肌力药物将扩大能量的供需矛盾，加重心肌损伤，增加死亡率。同时，洋地黄制剂应用过程中应警惕洋地黄中毒的发生。

4. 非药物治疗

（1）心脏再同步化治疗：心衰病人的左右心室及左心室内收缩不同步时，可致心室充盈减少，使心室排血效率下降。CRT 通过改善房室、室间和（或）室内收缩同步性增加心排量，可改善心衰症状、运动耐量，提高生活质量，减少住院率并明显降低死亡率。

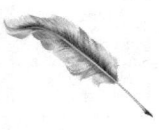

（2）植入型心律转复除颤器（ICD）：中重度心衰病人逾半数死于恶性室性心律失常所致的心脏性猝死，ICD 可用于 LVEF<35%，优化药物治疗 3 个月以上 NYHA 仍为Ⅱ级或Ⅲ级病

人的一级预防。

（3）左室辅助装置（left ventricular assistant device，LVAD）适用于严重心脏事件后或准备行心脏移植术病人的短期过渡治疗和急性心衰的辅助性治疗。LVAD 的小型化、精密化、便携化已可实现，有望用于药物疗效不佳的心衰病人，成为心衰器械治疗的新希望。

（4）心脏移植：是治疗顽固性心力衰竭的最终治疗方法。但因其供体来源有限，易出现移植排斥而难以广泛开展。

（5）寻找优化心肌细胞能量使用的药物可能是今后有希望的研究方向。其他治疗手段如经导管二尖瓣修复术、经皮左心室室壁瘤减容术、心肌细胞增殖的技术及基因治疗等，目前仍处于临床试验阶段，可能将为心衰治疗提供新方法。

二、急性心力衰竭

急性心力衰竭（acute heart failure，AHF）临床上以急性左心衰竭最为常见，急性右心衰竭则较少见。急性左心衰竭指急性发作或加重的左心室功能不全所致的心肌收缩力明显降低、心脏负荷加重，造成急性心排血量骤降、肺循环压力突然升高、周围循环阻力增加，引起肺循环淤血而出现急性肺水肿并可伴组织器官灌注不足和心源性休克的临床综合征。急性右心衰竭是指某些原因使右心室心肌收缩力急剧下降或右心衰的前后负荷突然加重，从而引起右心排血量急剧减低的临床综合征。急性心衰可以突然起病或在原有慢性心衰基础上急性加重。

（一）病因

1. 急性左心衰竭的病因

（1）慢性心衰急性加重：参见本节"慢性心力衰竭"中的病因。

（2）急性弥漫性心肌损伤引起的心肌收缩力下降，如急性心肌梗死、急性重症心肌炎、药物所致的心肌损伤与坏死，以及围生期心肌病等。

（3）急性血流动力学障碍：如急性的心脏容量负荷加重、高血压危象、急性起病的机械性阻塞引起心脏压力负荷加重或排血受阻、主动脉夹层、急性疾病导致的左心室舒张受限、严重的心律失常等。

2. 急性右心衰竭的病因　急性右心衰竭多见于急性右心室心肌梗死、急性大块肺栓塞和右侧心脏瓣膜病。

（二）发病机制与病理生理

1. 心肌收缩功能障碍　原发或继发的心肌收缩力下降，是绝大多数心力衰竭发生的基础，其直接后果是心输出量减少，引起心肌收缩力减弱的发生机制包括：①心肌细胞数量减少；②心肌能量代谢障碍；③兴奋-收缩耦联障碍。

2. 心肌舒张功能障碍　心脏舒张功能不全的机制大体上分为两大类：①主动舒张功能障碍；②心肌顺应性减退及充盈障碍。

（三）临床表现

急性心力衰竭表现为迅速发生或加重的心衰症状和体征。多发生在慢性心衰的基础上或以急性起病，前者常有诱因。临床表现主要为突发严重的呼吸困难、大汗、烦躁、咳粉红色泡沫状痰。极重者可因脑缺氧而致神志模糊。病情严重时血压可持续下降至休克。听诊时可两肺满布湿啰音和哮鸣音，心尖部第一心音减弱，心率增快，同时有舒张早期第三心音奔马律，肺动脉瓣第二心音亢进。

心源性休克的主要表现：持续性低血压，收缩压降至 90 mmHg 以下持续 30 min 以上，肺毛细血管楔压（PCWP）≥18 mmHg，心脏指数（CI）≤2.2 L/（min·m^2），伴组织低灌注状态，如皮肤湿冷、苍白和发绀，尿量显著减少，意识障碍，代谢性酸中毒。

（四）辅助检查

1. **实验室检查** 有多种实验室检查有助于急性心力衰竭的诊断，包括反映心脏功能的 B 型利钠肽（BNP）或 N 末端 B 型利钠肽原（NT-proBNP），反映心肌坏死的肌钙蛋白、肌酸磷酸激酶等。

2. **心电图检查** 心力衰竭并无特异性心电图表现，但能协助判断心肌缺血，同时对危重病人的床旁连续心电图监测，有助于及时发现和处理严重心律失常，避免不良后果。

3. **影像学检查**

（1）胸部 X 线片：早期间质水肿时，上肺静脉充盈、肺门血管影模糊、小叶间隔增厚；肺水肿时表现为蝶形肺门；严重肺水肿时，为弥漫满肺的大片阴影（图 4-1）。

（2）超声心动图：超声心动图方便、快速，可床旁检查，是评价心脏、血管形态及功能的重要辅助检查技术，可协助评估心功能并判断病因。

（3）有创性血流动力学检查：重症心衰病人必要时采用床旁右心漂浮导管（Swan-Ganz 导管）检查，经静脉将漂浮导管插入至肺小动脉，测定各部位的压力及血液含氧量，计算心脏指数（CI）及肺毛细血管楔压（PCWP），直接反映左心功能，正常时 $CI > 2.5\ L/(min \cdot m^2)$，$PCWP < 12\ mmHg$。

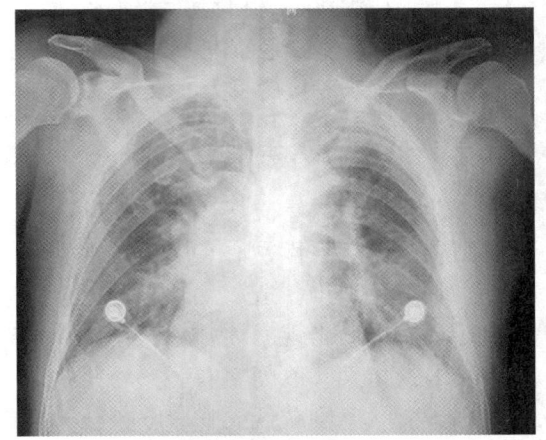

图 4-1 急性肺水肿：双侧肺门充盈，伴典型的肺水肿表现

危重病人也可采用脉搏指示剂联系心排血量监测（PiCCO）动态监测，经外周动、静脉置管，应用指示剂热稀释法估测血容量、外周血管阻力、全心排血量等指标，更好地指导容量管理，通常仅适用于具备条件的 CCU、ICU 等病房。

（五）诊断和鉴别诊断

根据病人病史、症状和体征、相关检查结果（包括血氧饱和度测定、动脉血气分析、心电图、胸部 X 线检查，有条件可做超声心动图）做出初步诊断。同时，需要注意与可引起明显呼吸困难的疾病如支气管哮喘和哮喘持续状态、急性肺栓塞、肺炎等相鉴别，还应与其他原因所致的非心源性肺水肿（如急性呼吸窘迫综合征）以及非心源性休克等疾病相鉴别。

（六）治疗

急性左心衰竭时的缺氧和严重呼吸困难是致命的威胁，必须尽快缓解。治疗目标是改善症状，稳定血流动力学状态，维护重要脏器功能，避免复发，改善预后。

1. **一般处理**

（1）体位：半卧位或端坐位，双腿下垂，以减少静脉回流。

（2）吸氧：立即高流量鼻导管吸氧，严重者采用无创呼吸机持续加压（CPAP）或双相气道正压（BiPAP）给氧，增加肺泡内压，既可加强气体交换，又可对抗组织液向肺泡内渗透。

（3）救治准备：开放静脉通道，留置导尿管，心电监护及经皮血氧饱和度监测等。

2. **药物治疗** 包括镇静、扩血管、利尿药物等减轻心脏负荷，必要时可以加用正性肌力药物。

3. **非药物治疗**

（1）机械通气：包括无创机械通气和气管插管机械通气，应用于合并严重呼吸衰竭经常规治疗不能改善者及心肺复苏的病人。

（2）连续性肾替代治疗：在高容量负荷且对利尿剂抵抗、低钠血症且出现相应临床症状、肾功能严重受损且药物不能控制时，可用于代谢废物和液体的滤除，维持体内稳态。

（3）机械辅助循环支持装置：急性心衰经常规药物治疗无明显改善时可应用。

1）主动脉内球囊反搏（IABP）：可用于冠心病急性左心衰病人，有效改善心肌灌注，降低心肌耗氧量并增加心输出量（图4-2）。

2）体外膜氧和器（ECMO）：在心脏不能维持全身灌注或者肺不能进行充分气体交换时提供体外心肺功能支持。急性心衰时可替代心脏功能，使心脏有充分的时间恢复，可作为心脏移植过渡治疗。

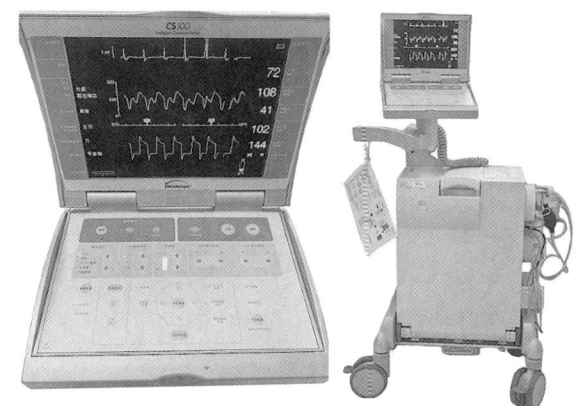

图4-2　主动脉内球囊反搏工作图

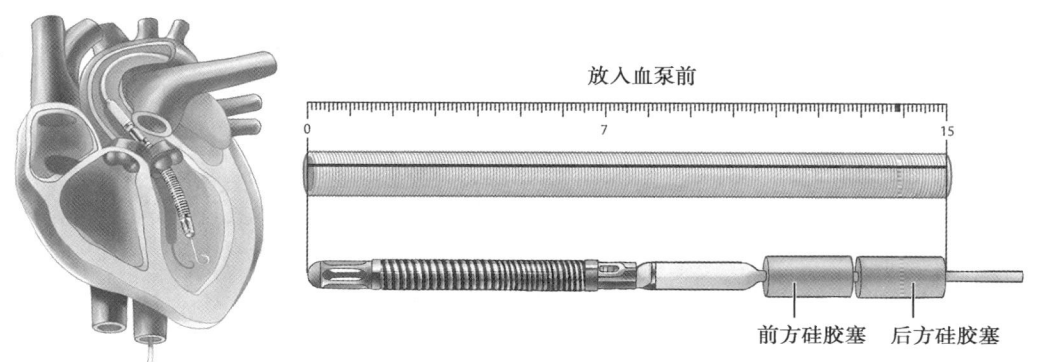

图4-3　左室辅助装置 Impella

3）人工心脏：主要包括心室辅助装置和全人工心脏，是一种能够长时间替换或辅助心脏的泵功能的机械装置（图4-3，图4-4）。若要置入全人工心脏，需摘除原有双心室，若使用心室辅助装置，心脏仍可以保留，此项治疗的目的是为病人提供一个安全、有效的系统，允许病人自由活动，一定程度上提升生活质量。但根据目前的医疗资源分配，仅在最大限度地进行治疗失败后考虑心脏机械辅助装置。可用于心脏骤停后的心脏复苏，心脏手术后心源性休克的恢复，以及一些等待心脏移植的慢性心力衰竭病人。

4. 病因治疗　应根据条件适时对诱因及基本病因进行治疗。

5. 门诊随访管理　经过治疗病人病情好转出院后，应对其进行长期跟踪管理。采用医疗 APP 对病人的症状、用药、门诊复诊情况进行记录，及时调整药物治疗。采用可穿戴设备监测病人血压、心率和心律，及时发现恶性心律失常，采取相应治疗措施。

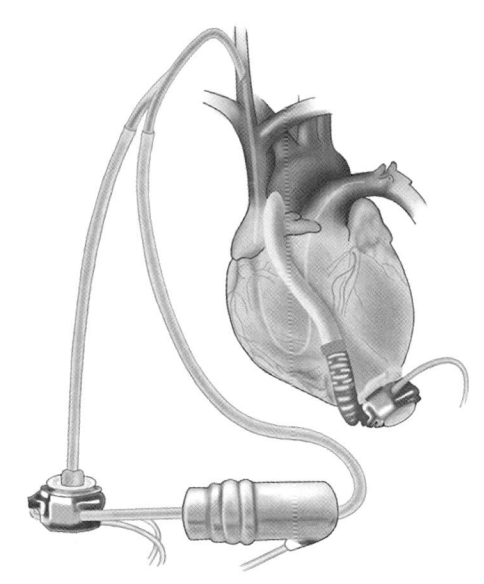

图4-4　双心室辅助装置示意图

"临床医学+X"病例拓展

女性病人，66岁，主因"呼吸困难伴双下肢水肿10余天"入院。

10余天前病人于"上呼吸道感染"后出现劳力性呼吸困难，步行200米左右或爬2层楼时即可出现，活动时无明显胸闷、胸痛、心悸不适，夜间平卧时伴干咳、气短，坐起后可减轻，同时出现双下肢对称性水肿，由足背逐渐蔓延至膝关节以下，伴腹胀、纳差。

既往史：高血压、2型糖尿病均20余年，血糖、血压控制欠佳。否认吸烟史。父亲50岁诊断为"冠心病"。

查体：T 36.5℃，BP 186/89 mmHg，P 103次/分，R 28次/分。神清，精神欠佳，急性面容，喘息貌，颈静脉怒张，肝颈静脉回流征阳性，双肺呼吸音清，双下肺可闻及细湿啰音，心律齐，心率103次/分，各瓣膜听诊区未闻及杂音，心界向左下扩大，腹软，无压痛反跳痛，肠鸣音正常。双下肢对称性可凹性水肿。

辅助检查：

1. 血常规 白细胞：6.7×10^9/L，中性粒细胞百分比：67%，血红蛋白：123 g/L，血小板：135×10^9/L。

2. NT-proBNP 4675 ng/dl。

3. 心肌损伤标志物 cTnT：阴性；CKMB：正常。

4. 血气分析（未吸氧状态） pH：7.39，$PaCO_2$：30 cmH_2O，PaO_2：56 cmH_2O，SpO_2：89%。

5. 心电图 窦性心律，心率98次/分，胸前导联T波倒置。

6. 胸部X线 双肺渗出影，心影增大，双侧肋膈角钝。

7. 超声心动图 节段性室壁运动异常（前壁-前间壁中段至心尖段），二尖瓣反流（轻度），三尖瓣反流（轻度），LVEF：55%（2-D）；下腔静脉宽度22 cm，呼吸动度下降。

入院诊断：

1. 急性心力衰竭 冠状动脉性心脏病 陈旧性前壁心肌梗死 心律失常-窦性心动过速 心界扩大 心功能Ⅲ级（NYHA分级）。

2. Ⅰ型呼吸衰竭。

3. 高血压病3级 极高危。

4. 2型糖尿病。

治疗：

1. 卧床，鼻导管吸氧，予心电血氧饱和度监测，记出入量。

2. 建立静脉通路，给予利尿、扩血管治疗。

3. 病因治疗 病情稳定后行冠脉造影：左主干正常，左前降支近中段弥漫长病变，狭窄70%~90%，左回旋支中远段狭窄80%，右冠状动脉弥漫狭窄30%~50%，对左前降支及左回旋支行经皮冠状动脉介入治疗，共植入药物洗脱支架3枚。术后予冠心病二级预防药物治疗。

4. 其他治疗 积极控制血压、血糖。

（邓湘宁 徐 玲 冯杰莉 孙 超）

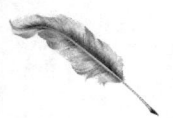

第三节 心律失常

一、总论

心律失常是指心脏电活动的异常，由于心脏冲动起源和冲动传导的异常引起心脏节律的紊乱，可表现为心动过速、心动过缓、心律不齐或心脏停搏。心律失常的危害主要取决于心跳频率和节律对于血流动力学的影响，轻者出现心悸、乏力，重者可诱发或加重心力衰竭，而心脏停搏和心室颤动是心脏性猝死的重要病因。

学习心律失常首先要了解心脏电活动的解剖基础。心脏传导系统由负责正常心电冲动形成与传导的特殊心肌组成，包括窦房结、结间束、房室结、希氏束、左右束支和浦肯野纤维网（图4-5）。

窦房结是心脏正常窦性节律的起搏点，位于右心房的后上部与上腔静脉交界处的深层心肌内，其中的P细胞（起搏细胞）形成冲动并向窦房结以外的心肌组织传导。冲动经过结间束传导至房室结，房室结位于房间隔的后下部，冲动在该处延迟后传导至希氏束，进而激动双侧束支以及浦肯野纤维网，从而使全部心室肌在较短的时间内同时被激动，引起收缩。

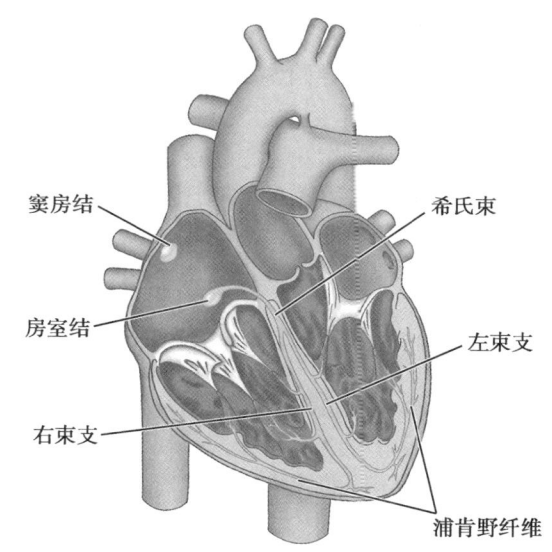

图 4-5 心脏传导系统示意图

二、病因

心律失常的病因可分为遗传性和后天获得性。

1. 遗传性心律失常　多为基因突变导致的离子通道病，导致心肌细胞离子流异常。目前已经明确的遗传性心律失常包括长QT间期综合征、短QT间期综合征、Brugada综合征、儿茶酚胺敏感性室性心动过速、早期复极综合征等，部分心房颤动和预激综合征病人也具有基因突变位点。临床上确定或者怀疑遗传性心律失常疾病导致的心脏性猝死病人或幸存者及其直系亲属，应强调离子通道病和心肌病的基因检测和风险评估。

2. 后天获得性心律失常

（1）生理性因素：如运动、情绪变化等可引起交感神经兴奋而产生快速型心律失常。或因睡眠等迷走神经兴奋而发生缓慢型心律失常。

（2）病理性因素：可分为心脏本身、全身性和其他器官障碍的因素。心脏本身的因素主要为各种器质性心脏病，包括冠心病、高血压性心脏病、风湿性心脏病、瓣膜病、心肌病、心肌炎和先天性心脏病等；全身性因素包括药物毒性作用、各种原因的酸碱失衡及电解质紊乱、神经与体液调节功能失调等。交感与副交感神经系统张力平衡时心电稳定，当平衡失调时容易发生心律失常。心脏以外的其他器官在发生功能性或结构性改变时亦可诱发心律失常，如甲状腺功能亢进、贫血、重度感染、脑卒中等。此外，胸部手术、麻醉过程及药物与毒素等均可诱发心律失常。

三、分类

按照发生的原理，心律失常可以分为冲动形成异常和冲动传导异常两大类；按照心律失常发生时心率的快慢，可以分为快速性心律失常和缓慢性心律失常。这是一组异质性极高的疾病谱，对应的临床表现和治疗方式都存在较大差异。

1. 冲动形成异常

（1）窦性心律失常：包括窦性心动过速、窦性心动过缓、窦性心律不齐、窦性停搏。

（2）异位心律失常

1）缓慢性：① 房性逸搏及房性逸搏心律；② 交界区逸搏及交界区逸搏心律；③ 室性逸搏及室性逸搏心律。

2）快速性：① 房性/交界性/室性期前收缩；② 心动过速（房性、交界性、房室折返性、室性）；③ 心房扑动/颤动；④ 心室扑动/颤动。

2. 冲动传导异常

（1）干扰及干扰性房室分离。

（2）心脏传导阻滞：①窦房阻滞；②房内阻滞；③房室阻滞（一度、二度和三度房室阻滞）；④室内阻滞（左束支、右束支和分支阻滞）。

（3）折返：阵发性心动过速（常见房室结折返、房室折返和心室内折返）。

（4）房室间传导途径异常：预激综合征。

四、临床表现

心律失常可以导致包括心悸、胸闷、头晕、乏力、黑矇、晕厥乃至猝死等一系列的症状谱，部分心律失常因无明显的症状而在体检中被发现。有些类型的心律失常存在特征性症状，例如阵发性室上性心动过速的特征在于心动过速突然发作，突然终止。而早搏的典型症状为心悸伴漏搏感。

触诊脉搏可出现如脉搏过快、过慢或者不齐等。听诊心脏可有心率过快、过慢或不齐。有些心律失常异常的体格检查具有特征性，如心房颤动表现为脉率小于心率，心音强弱不等，心律绝对不齐。

五、辅助检查

1. 心电图检查　心电图检查是诊断各种类型心律失常最重要、有时甚至是唯一的依据。一些典型的心律失常心电图见图 4-6~图 4-9。

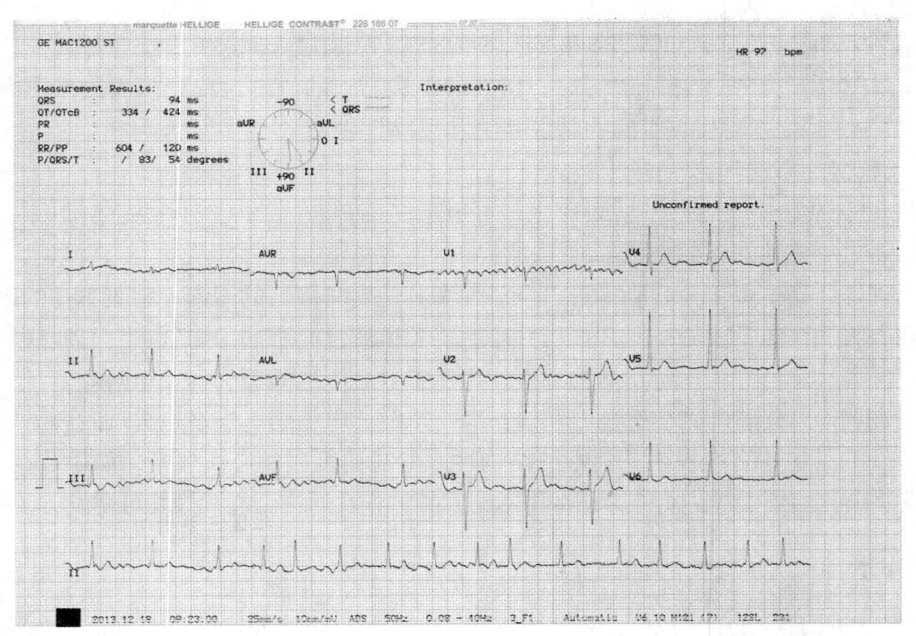

图 4-6　心房颤动：心房颤动波（f 波）频率约 375 次/分，平均心室率约 97 次/分

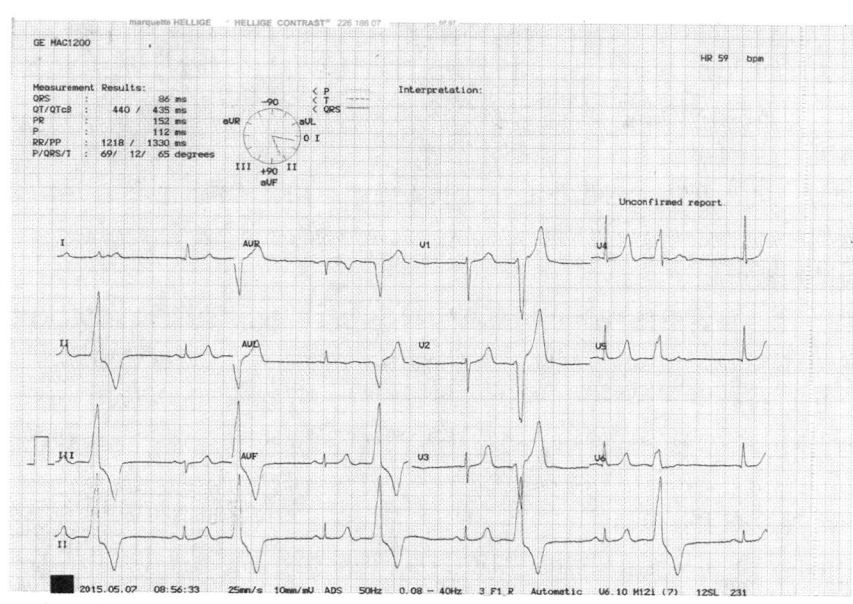

图 4-7　室性期前收缩：在规律的窦性搏动后，提前出现的宽大畸形的 QRS 波群

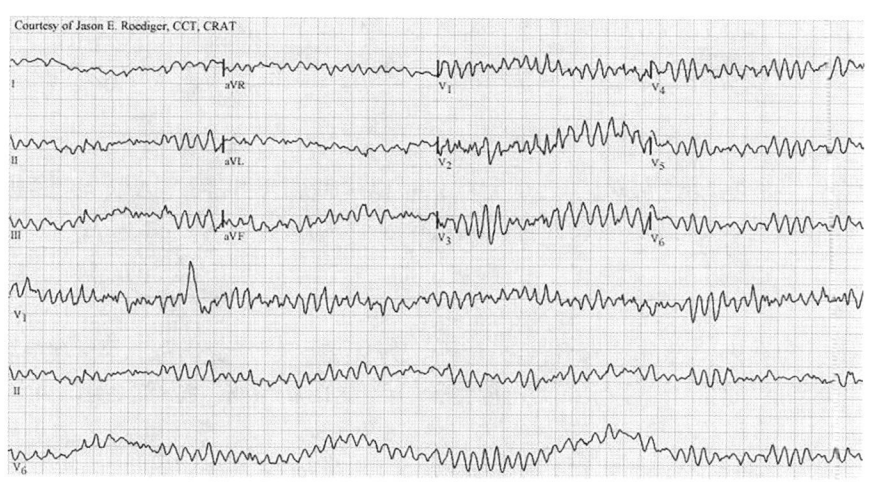

图 4-8　心室扑动及心室颤动：需紧急进行电除颤治疗，否则会危及生命

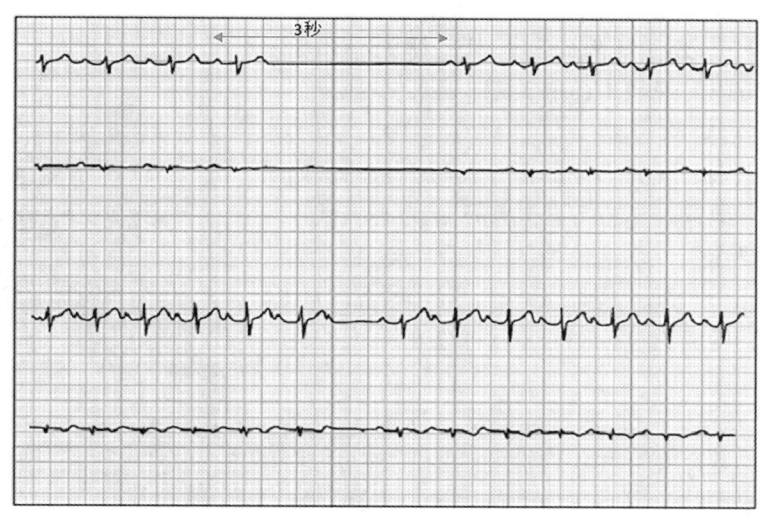

图 4-9　窦性停搏：Ⅱ导联中第 4 次心搏和第 5 次心搏的间歇长达 3 s

2. 动态心电图（Holter） 使用一种小型便携式记录器连续记录病人24～72小时的心电图，病人日常工作与活动均不受限制。主要用于阵发性心律失常检查，因为相当多的心律失常并非持续发作，而常规心电图检查在病人未发病时无法取得心律失常的诊断信息，因此Holter检查很好地解决了这一问题。

3. 运动试验 病人在运动时出现心悸症状，可做运动试验协助诊断。运动试验常用于评估与儿茶酚胺和交感神经兴奋有关的心律失常如儿茶酚胺敏感性室性心动过速，并评估心律失常危险性，协助判断预后等。

4. 电生理检查 食管电生理检查相对创伤较小，可以在门诊检查。心腔内电生理检查是将几根多电极导管经静脉和（或）动脉置于心腔内的不同部位，连接多导生理仪，同步记录各部位电活动，包括右心房、右心室、希氏束和冠状静脉窦。同时，可应用快速心房或心室起搏，测定心脏不同组织的电生理功能，诱发临床曾发作过的心动过速，预测和评价不同治疗措施的疗效。

心腔内电生理检查主要包括三个目的：①诊断性应用：确诊心律失常及其类型，并明确心律失常的起源部位与发生机制。②治疗性应用：以电刺激终止心动过速发作，或评价某项治疗措施能否防止电刺激诱发的心动过速；植入性电装置能否正确识别与终止电诱发的心动过速；通过电极导管，以不同种类的能量（射频、冷冻、超声等）消融参与心动过速形成的心肌，以达到治愈心动过速的目的。③判断预后：通过电刺激确定病人是否易于诱发室性心动过速、有无发生心脏性猝死的危险。

六、诊断

心律失常的诊断主要依赖心电图，部分病人可以根据病史和体征做出初步诊断。常规心电图不能帮助诊断时，Holter或电生理检查可以进一步辅助诊断。

七、治疗

1. 治疗病因和诱因 消除或避免一些诱因，如焦虑、紧张、失眠、刺激性饮食等可以避免或减少心律失常的发作。治疗与心律失常相关的基础心脏病或系统性疾病，有利于心律失常的控制和好转。

2. 控制心率和恢复正常节律 这是针对心律失常的治疗，对于心动过速、早搏等心律失常，终止心动过速，维持正常心律，不仅可以有效缓解病人的症状，还可以避免诱发或加重心力衰竭等更严重的后果。对于一些导致循环障碍和心脏停搏的心律失常，恢复正常的节律是挽救生命的关键，目前在部分公共场所配有自动转复除颤器（AED）(图4-10)。AED是一种可以自动识别心律并转复的医疗器械，目前国内广泛配置于机场、地铁、学校等公共场所，为心脏性猝死的救治起到重要作用，掌握使用的时机和方法是普通民众所必备的技能。对于一些难以终止的心律失常，如持续性心房颤动，可以通过控制心室率来缓解病人的症状，改善心功能。

3. 避免再次发作 一些阵发性心动过速由于病因难以有效根除或心脏存在一些病理性的结构基础，如心肌梗死瘢痕、房室旁路等，心律失常可以反复发作，适当的药物治疗可以减少发作。一些非药物治疗例如导管

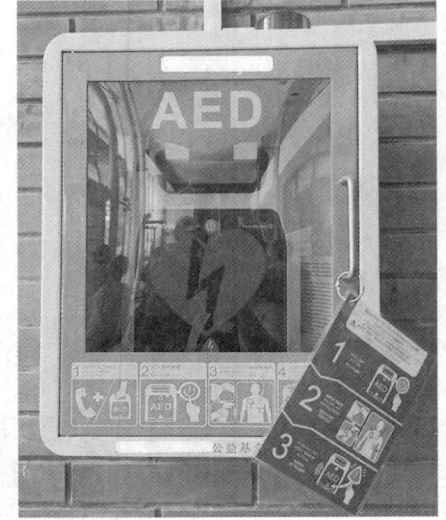

图4-10 北京高校公共场所的AED

消融（射频消融或冷冻消融）可以有效地对这些心律失常（室上速、预激综合征、房速、房扑、房颤、室早、室速）的基质进行治疗，从而达到根治或明显改善的效果。对于缓慢性心律失常，可以使用起搏器避免心率过于缓慢，对于一些有可能反复发作、危及生命的快速型心律失常如室速和室颤等，可以植入 ICD 预防心源性猝死。

拓展与补充

射频导管消融术（radiofrequency catheter ablation，RFCA）：为目前最常见的快速性心律失常非药物治疗手段之一，最早于1985年开始应用于临床。该手术是在 X 光血管造影机以及三维电磁标测系统的指引下，通过穿刺血管，把电极导管送入心脏，先检查确定引起心动过速的异常结构的位置，然后在该处局部释放高频电流（通常在 500 kHz，更低频的电流可能对心肌组织产生电刺激），在导管头端电极下的心肌产生阻抗热，使局部组织细胞坏死，达到治疗目的（图 4-11）。

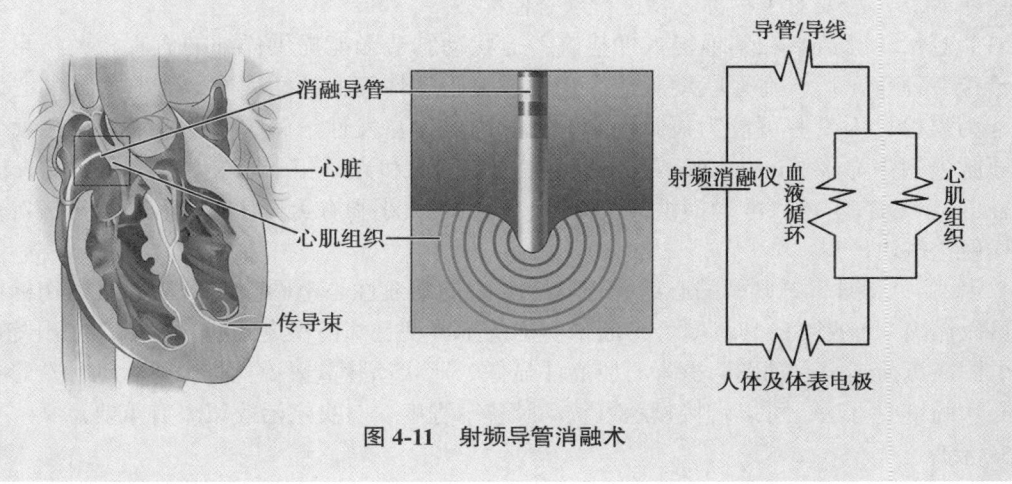

图 4-11　射频导管消融术

（周公哺　李蕾）

第四节　冠状动脉性心脏病

一、急性冠脉综合征

急性冠脉综合征（acute coronary syndrome，ACS）是由于急性心肌缺血所致的一组临床综合征。主要包括不稳定性心绞痛（unstable angina，UA）、非 ST 段抬高型心肌梗死（non-ST-segment elevation myocardial infarction，NSTEMI）和 ST 段抬高型心肌梗死（ST-segment elevation myocardial infarction，STEMI）。由于 UA 和 NSTEMI 病人的病理生理和治疗方法类似，因此又将这两组进一步归类为非 ST 段抬高型 ACS（non-ST-segment elevation ACS，NSTE-ACS）。

（一）非 ST 段抬高型急性冠脉综合征

1. 病因和发病机制　NSTE-ACS 的发病机制是冠状动脉不稳定粥样硬化斑块破裂或糜烂基础上血小板聚集，并发生血栓形成、血管痉挛及远端微血管栓塞，导致急性或亚急性心肌供氧的减少和缺氧加重。UA/NSTEMI 的病因和临床表现相似但程度不同，主要不同表现在缺血程度以及是否导致心肌损伤，NSTEMI 常因心肌严重的持续性缺血导致心肌坏死，病理上出现

灶性或心内膜下心肌坏死。

2. 临床表现　NSTE-ACS 的常见症状是突然发生的胸骨后疼痛，可放射到颈部、肩部或下颌。胸痛通常发生在静息或轻微活动时，持续至少 10 min。对于有心绞痛病史的病人，NSTE-ACS 可由较以往更轻的体力活动诱发，其发作的频率或强度更高以及持续时间更长。其他的伴随症状包括出汗、恶心和呼吸困难等。详细的体格检查可发现潜在的加重心肌缺血的因素，是判断预后的重要依据。

3. 辅助检查

（1）心电图：静息心电图对评估可疑 ACS 病人非常重要，症状发作时的心电图尤其有意义。ACS 病人初始心电图可能正常，对高度怀疑 ACS 的病人需在 15~30 min 后复查。NSTE-ACS 的心电图表现包括 ST 段压低、T 波倒置和一过性 ST 段抬高。

（2）心肌损伤标记物：心肌坏死的生物标志物，如肌酸激酶（creatine kinase，CK）肌酸激酶同工酶 MB（creatine kinase-MB isoenzyme，CK-MB），肌钙蛋白 T 和 I，对 ACS 病人的诊断和预后至关重要，其中肌钙蛋白是心肌坏死的首选生物标志物。初始正常的肌钙蛋白水平不能除外 ACS，需要对生物标志物进行动态监测。

（3）冠状动脉造影和其他侵入性检查：冠状动脉造影能提供详细的血管相关信息，帮助指导治疗并评价预后。在冠状动脉造影正常或无阻塞性病变的病人中，有些病人的心绞痛诊断可能为误诊，而有些可能为冠脉痉挛、冠脉内血栓自发性溶解、微循环灌注障碍所致。此外，冠脉内超声显像（intravenous ultrasound，IVUS）和光学相干断层显像（optical coherence tomography，OCT）可以准确提供斑块分布、性质、大小和有无斑块破溃及血栓形成等更准确的粥样硬化斑块信息。

4. 诊断　根据病史典型的心绞痛症状、典型的缺血性心电图改变以及心肌损伤标记物测定，可以做出 UA/NSTEMI 诊断。诊断未明确的不典型且病情稳定的病人，可以在出院前做负荷心电图或负荷超声心动图、核素心肌灌注显像、冠状动脉造影等检查。冠状动脉造影仍是诊断冠心病的重要方法，可以直接显示冠状动脉狭窄程度，对决定治疗策略有重要意义。

5. 治疗

（1）治疗原则：NSTE-ACS 是严重且具有潜在危险的疾病，其治疗主要目的是：即刻缓解缺血和预防严重不良后果。对疑诊的病人首先要做出恰当的诊断，进而评估病人的危险分层。心肌梗死溶栓治疗（the thrombolysis in myocardial infarction，TIMI）风险评分是常用的危险分层工具之一。对高危病人应立即开始抗栓和抗心肌缺血治疗，而心电图和心肌标志物正常的低危病人在急诊经过一段时间治疗观察后可进行运动试验，若运动试验结果阴性，可以考虑出院继续药物治疗。

（2）一般治疗：包括卧床休息、消除紧张情绪、保持环境安静，可以应用小剂量的镇静剂和抗焦虑药物，同时积极处理可能引起心肌耗氧量增加的疾病，如发热、感染、贫血、心力衰竭、低氧血症等。

（3）药物治疗

1）抗心肌缺血药物：可以减少心肌耗氧量或扩张冠状动脉，缓解心绞痛发作。主要包括硝酸酯类药物、β 受体阻滞剂和钙通道阻滞剂。

2）抗血小板治疗：主要包括阿司匹林和氯吡格雷、替格瑞洛等血小板二磷酸腺苷（adenosine diphosphate，ADP）受体拮抗剂。

3）抗凝治疗：抗凝治疗常规应用于中危和高危的 NSTE-ACS 病人中，常用的抗凝药包括普通肝素、低分子肝素、磺达肝癸钠和比伐芦定等。

4）调脂治疗：他汀类药物在急性期应用可促使内皮细胞释放一氧化氮，有类硝酸酯的作用，远期有抗炎症和稳定斑块的作用，能降低冠状动脉疾病的死亡和心肌梗死发生率。无论基

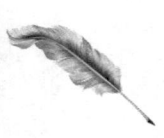

线血脂水平如何，UA/NSTEMI 病人均应尽早开始使用他汀类药物。

（4）冠状动脉血运重建术

1）经皮冠状动脉介入治疗（percutaneous coronary intervention，PCI）：由于技术的进步、操作成功率提高和并发症降低，PCI 在 NSTE-ACS 病人中的应用增加。根据 NSTE-ACS 心血管事件危险的急迫程度及相关并发症的严重程度，选择不同的侵入治疗策略。

2）冠状动脉旁路搭桥术（coronary artery bypass grafting，CABG）：对于病变严重、有多支血管病变的症状严重和左心室功能不全的病人具有较大获益。术式的选择主要根据临床因素、术者经验和基础冠心病的严重程度。

（5）预后和二级预防：NSTE-ACS 住院期间的死亡率低于 STEMI，但其长期的心血管事件发生率与 STEMI 接近，因此出院后要坚持长期药物治疗，严格控制危险因素，进行有计划及适当的运动锻炼。根据住院期间的各种事件、治疗效果和耐受性予以个体化治疗。

（二）急性 ST 段抬高型心肌梗死

STEMI 是指急性心肌缺血性坏死，大多是在冠脉病变的基础上发生冠脉血供急剧减少或中断，使相应的心肌严重而持久地急性缺血所致。通常原因为在冠脉不稳定斑块破裂、糜烂基础上继发血栓形成导致冠状动脉血管持续、完全闭塞。

1. 病因和发病机制　STEMI 的基本病因是冠脉粥样硬化，偶为冠脉栓塞、炎症、先天性畸形、痉挛和冠状动脉口阻塞所致。大量的研究已证明，绝大多数的 STEMI 是由于不稳定的粥样斑块溃破，继而出血和管腔内血栓形成，从而使管腔闭塞。少数情况下粥样斑块内出血或血管持续痉挛，也可使冠状动脉完全闭塞。STEMI 后发生的严重心律失常、休克或心力衰竭，均可使冠状动脉灌流量进一步降低，心肌坏死范围扩大。

2. 临床表现　STEMI 病人的临床表现与心肌梗死的面积大小、部位、冠状动脉侧支循环情况密切相关。大部分病人会有典型的前驱症状，如发病前数日有乏力、胸部不适、活动时心悸、烦躁等。其中最常见的症状是在休息或低于一般平时活动量时出现的类似于心绞痛的胸部不适。

心肌梗死的胸痛程度不一，通常程度剧烈甚至难以忍受，而且疼痛持续时间较长，一般大于 30 分钟，多持续数小时。典型的胸部不适表现为压榨样、紧缩感或压迫感。疼痛多位于胸骨后，常向前胸两侧放射，以左侧为著。某些病人急性心肌梗死可以腹痛为首发症状，易与腹部疾病混淆。在一些病人尤其是老年人，心肌梗死在临床上并不表现为疼痛，而是急性左心功能衰竭的症状和胸闷，或严重乏力或晕厥，可伴出汗、恶心和呕吐。

STEMI 病人还可以出现并发症相关体征：合并左心室功能不全可导致肺水肿、低血压以及外周灌注不足引起的四肢湿冷和花斑。合并急性二尖瓣关闭不全的病人可能有显著的左心功能不全的临床表现，听诊时可闻及全收缩期杂音。出现第三心音通常提示严重的左心功能障碍伴充盈压升高。明显的颈静脉怒张是右心室梗死、右心功能不全的证据。

3. 辅助检查

（1）心电图：STEMI 病人心电图的特征性表现为 ST 段成弓背向上型抬高、宽而深的病理性 Q 波和 T 波倒置，并常有动态性改变，对诊断、定位、定范围、估计病情演变和预后都有帮助（图 4-12）。

（2）心肌损伤标记物：心肌损伤标记物是心肌梗死的证据和风险预测指标，其增高水平与心肌坏死范围及预后明显相关。临床所用的标志物中肌钙蛋白最具有特异性，但在无心肌缺血的其他心脏疾病或非心脏疾病中也可升高。因此，应对心肌坏死标记物的测定进行综合评价。

（3）超声心动图：二维和 M 型超声心动图有助于了解心室壁的运动和左心室功能，诊断室壁瘤和乳头肌功能失调，检测心包积液及室间隔穿孔等并发症。

（4）放射性核素检查：正电子发射计算机断层扫描可观察心肌代谢变化，是目前唯一能直接评价心肌存活性的影像技术。

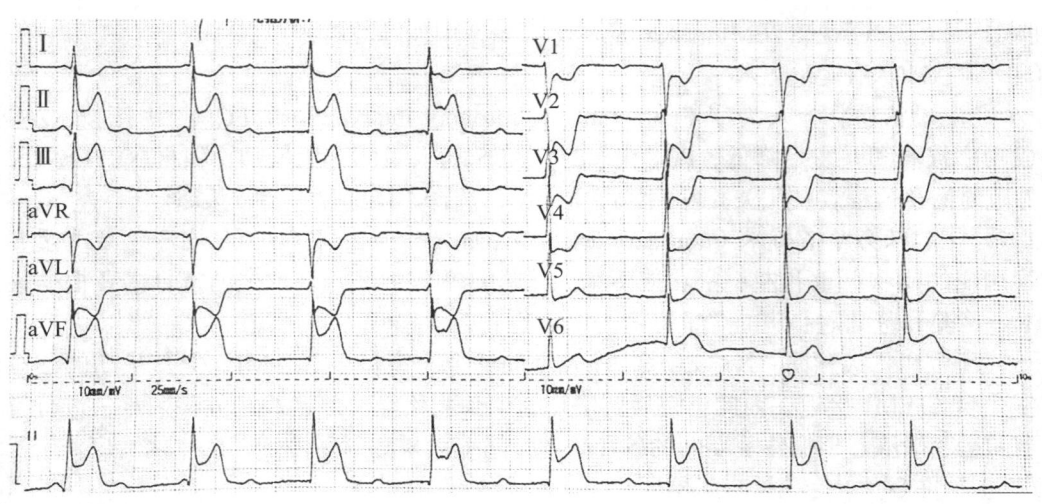

图 4-12 急性下壁心肌梗死心电图

可见 Ⅱ、Ⅲ、aVF 导联 ST 段抬高，Ⅰ、aVL、V1-V4 导联 ST 段镜像压低

（5）冠状动脉造影和其他侵入性检查：冠状动脉造影可明确血管病变情况指导冠状动脉介入治疗。此外，冠状动脉病变情况复杂需要进一步明确斑块或血栓情况时，IVUS 和 OCT 可以提供更准确信息（图 4-13，图 4-14）。通过微循环阻力指数测定可以判断病人微循环灌注情况，评估预后。

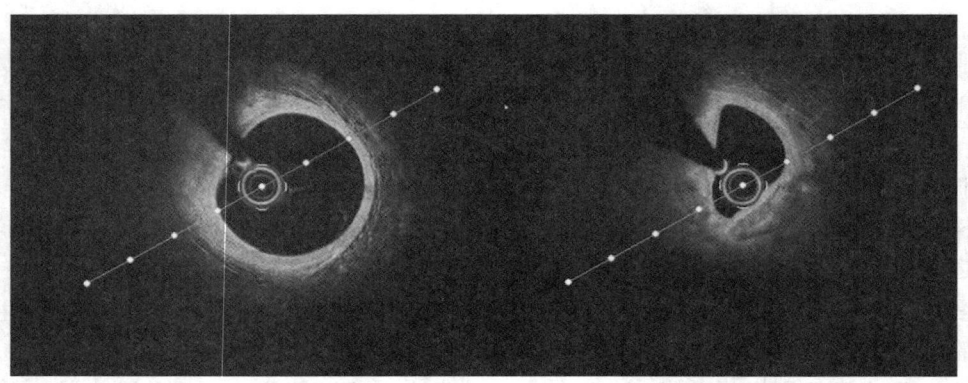

图 4-13 光学相干断层显像（optical coherence tomography，OCT）

正常（左），冠状动脉粥样硬化（右）

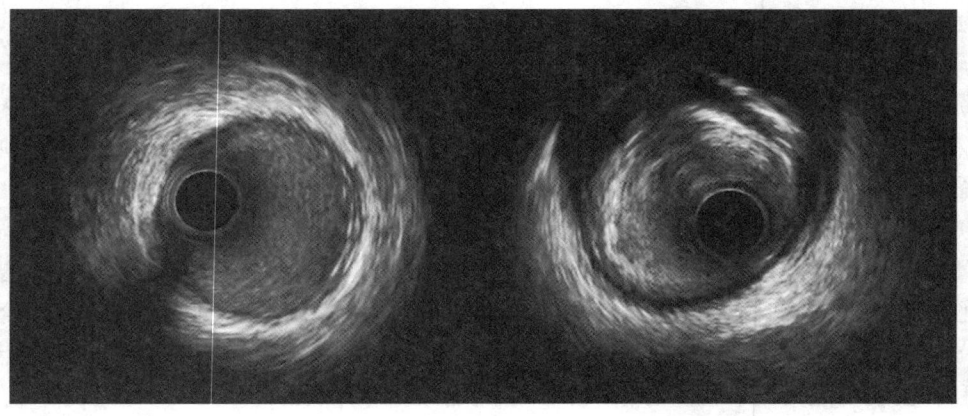

图 4-14 血管内超声显像（intravenous ultrasound，IVUS），

正常（左），冠状动脉粥样硬化（右）

4. 诊断　根据典型的临床表现、特征性的心电图改变以及实验室检查发现可以诊断 STEMI。对于老年病人，突然发生严重心律失常、休克、心力衰竭而原因未明，或突然发生较重而持久的胸闷或胸痛者，都应考虑本病的可能。

5. 治疗

（1）治疗原则：对 STEMI 的治疗强调及早发现，及早住院，并加强住院前的就地处理。治疗原则是尽快恢复心肌的血液灌注以挽救濒死的心肌、防止梗死扩大、保护和维持心脏功能，并及时处理严重心律失常、泵衰竭和各种并发症，防止猝死，使病人不但能度过急性期，且康复后还能保持尽可能多的、有功能的心肌。

（2）一般治疗：包括休息、监测、吸氧、护理和建立静脉通道等。心肌再灌注治疗开通梗死相关血管、恢复缺血心肌的供血是解除疼痛最有效的方法，但在再灌注治疗前可选用吗啡、哌替啶、硝酸酯类药物或 β 受体阻滞剂等药物尽快解除疼痛。

（3）药物治疗：各种类型的 ACS 均需要联合应用包括阿司匹林和 ADP 受体拮抗剂在内的口服抗血小板药物，负荷剂量后给予维持剂量。STEMI 病人抗血小板药物选择和用法与 NSTEMI 相同。凝血酶使纤维蛋白原转变为纤维蛋白是最终形成血栓的关键环节，因此抑制凝血酶等抗凝治疗也非常重要。ACEI 有助于改善恢复期心肌的重构，减少急性心肌梗死病人的病死率和充血性心力衰竭的发生。他汀类调脂药物的使用同 UA/NSTEMI 病人。

（4）再灌注治疗：在起病 3~6 小时或最多在 12 小时内使闭塞的冠状动脉再通，心肌得到再灌注，濒临坏死的心肌可能得以存活或使坏死范围缩小，减轻梗死后心肌重塑，改善预后。再灌注心肌治疗包括：

1）溶栓疗法：无条件施行介入治疗或因病人就诊延误、转送病人到可施行介入治疗的单位将会错过再灌注时机，如无禁忌证应在接诊后 30 分钟内行静脉溶栓治疗。

2）PCI 治疗：具备施行介入治疗条件的医院在病人抵达急诊室明确诊断后，对需施行直接 PCI 者边给予常规治疗和术前准备，边将病人送到心导管室。减少时间延误是 STEMI 实施再灌注治疗的关键问题，应尽量缩短首次医疗接触（first medical contact，FMC）至 PCI 的时间从而降低院内死亡风险。对首诊可开展急诊 PCI 的医院，要求 FMC 至 PCI 时间<90 分钟，对首诊不能开展急诊 PCI 的医院，当预计 FMC 至 PCI 的时间延迟<120 分钟时，应尽可能将病人转运至有直接 PCI 条件的医院。如预计 FMC 至 PCI 的时间延迟>120 分钟，对有适应证的病人应于 30 分钟内尽早启动溶栓治疗。

3）紧急 CABG：介入治疗失败或溶栓治疗无效有手术指征者，宜争取 6~8 小时内施行紧急 CABG，但死亡率明显高于择期手术。

6. 并发症的治疗

（1）心力衰竭：心力衰竭不仅是 STEMI 最为常见的并发症，也是最重要的预后不良指标之一。STEMI 合并心力衰竭病人应持续监测心律、心率、血压和尿量。合并呼吸衰竭时可选择无创或有创机械通气治疗。伴有难治性心力衰竭且对利尿剂反应不佳的 STEMI 病人，可行超滤或血液净化治疗。

（2）心源性休克：心源性休克可为 STEMI 的首发表现，也可发生在急性期的任何阶段，通常是由于大面积心肌梗死或合并严重的机械并发症所致，是 STEMI 病人最主要的死亡原因。主动脉球囊反搏（intra-aortic balloon pump，IABP）可作为辅助治疗手段，心源性休克难以纠正的病人也可考虑短期使用机械循环辅助装置，包括体外膜肺氧合（extracorporeal membrane oxygenation，ECMO）、左心室辅助装置、心室辅助系统或体外循环。但与 IABP 相比，心室辅助系统不能改善 STEMI 合并心源性休克病人 30 天预后。

（3）心律失常：STEMI 发病早期心律失常较为常见，且与预后密切相关，院前发生的室性心动过速及心室颤动是心脏性猝死的主要原因。早期再灌注治疗可减少室性心律失常和心血管死亡风险。经完全血运重建及优化药物治疗后仍反复发作或电风暴的 STEMI 病人可考虑在植入植入式心脏转复除颤器（implantable cardioverter defibrillator，ICD）后行射频消融治疗。伴有血液动力学不稳定的窦性心动过缓或无稳定逸搏心律的高度房室传导阻滞的 STEMI 病人，有指征使用正性传导药物。药物治疗无效时应安装临时起搏器。

（4）机械并发症：再灌注治疗虽使 STEMI 病人合并机械并发症的发生率明显降低，但仍然是其致死的主要原因，主要包括游离壁破裂、室间隔穿孔和乳头肌或腱索断裂等。出现机械并发症后内科治疗的目标是稳定病人的血液动力学状况，为尽快手术作准备。必要时可行机械循环支持。

7. 预后　STEMI 病人的预后与梗死范围的大小、侧支循环产生的情况以及治疗是否及时有关。急性期住院病死率过去一般为 30% 左右，采用监护治疗后降至 15% 左右，采用溶栓疗法后再降至 8% 左右，住院 90 分钟内施行 PCI 治疗后进一步降至 4% 左右。由于冠状动脉疾病及其并发症，急性心肌梗死初期幸存的病人仍存在风险。死亡多发生在第一周内，尤其在数小时内发生严重心律失常、休克或心力衰竭者，病死率尤高。当务之急是降低风险，并且将预防性治疗推广到尚未发生心脏事件的高危病人。

二、慢性稳定性冠心病

慢性稳定性冠心病（stable coronary artery disease，SCAD）指慢性稳定性劳力型心绞痛、缺血性心肌病和急性冠状动脉综合征（acute coronary syndrome，ACS）之后稳定的病程阶段。慢性稳定性劳力型心绞痛是在冠状动脉固定性严重狭窄基础上，由于心肌负荷的增加引起的心肌急剧的、短暂的缺血缺氧临床综合征，通常为一过性的胸部不适，其特点为短暂的胸骨后压榨性疼痛或憋闷感（心绞痛），可由运动、情绪波动或其他应激诱发。缺血性心肌病指由于长期心肌缺血导致心肌局限性或弥漫性纤维化，从而产生心脏收缩和（或）舒张功能受损，引起心脏扩大或僵硬、慢性心力衰竭、心律失常等一系列临床表现的临床综合征。ACS 之后稳定的病程阶段通常无症状，表现为长期、静止、无典型缺血症状的状态。

（一）发病机制

稳定型心绞痛的发病机制主要是冠状动脉存在固定狭窄或部分闭塞的基础上发生需氧量的增加。当冠脉狭窄或部分闭塞时，其扩张性减弱，血流量减少，对心肌的供血量相对比较固定，如心肌的血液供应减低到尚能应付心脏平时的需要，则休息时可无症状。在劳力、情绪激动、饱食、受寒等情况下，一旦心脏负荷突然增加，使心率增快、心肌张力和心肌收缩力增加等导致心肌氧耗量增加，而冠状动脉的供血却不能相应地增加以满足心肌对血液的需求时，即可引起心绞痛。

（二）临床表现

与心肌缺血相关的胸部不适（心绞痛）通常从以下 4 个方面描述：

1. 部位　心肌缺血引起的胸部不适通常位于胸骨后，可波及心前区，有手掌大小范围，甚至横贯前胸，界限不很清楚。常放射至左肩、左臂内侧达环指和小指，或至颈、咽或下颌部。

2. 性质　胸痛常为压迫、闷胀、紧缩或胸口沉重等钝痛感，有时被描述为颈部紧缩或胸骨后烧灼感，而非针刺或刀扎样尖锐性疼痛。可伴有呼吸困难，也可伴有非特异性症状，如乏力或虚弱、头晕、恶心、坐立不安或濒死感。呼吸困难可能为 SCAD 的唯一临床表现，有时与肺部疾病引起的气短难以鉴别。胸痛发作时，病人往往被迫停止正在进行的活动，直至症状缓解。

3. 持续时间　通常持续数分钟至 10 余分钟，大多数情况为 3~5 分钟，很少超过 30 分钟，若症状仅持续数秒，则很可能与心绞痛无关。

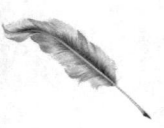

4. 诱因　与劳累或情绪激动相关是心绞痛的重要特征。当负荷增加，如走坡路、逆风行走、饱餐后或天气变冷时，心绞痛常容易诱发。疼痛多发生于劳累或激动的当时，而不是劳累之后。心绞痛症状常在含服硝酸酯类药物的数分钟内缓解。

心绞痛通常无特异性体征。胸痛发作时常见心率增快、血压升高、表情焦虑、面色苍白或出汗，有可能出现第三、第四心音和轻度的二尖瓣关闭不全，但均无特异性。体格检查对于鉴别由贫血、高血压、瓣膜病、梗阻性肥厚型心肌病引起的胸痛有重要意义。

（三）辅助检查

1. 实验室检查　所有病人均建议行全血细胞计数检查，包括血红蛋白水平和白细胞计数；测定空腹血脂水平（包括 LDL-C）；筛查 2 型糖尿病，先检查 HbA1c 和空腹血糖，若以上检查不足以确诊，再行葡萄糖耐量试验；行血清肌酐测定并评测肾功能（肌酐清除率）；在开始他汀类药物治疗之前对病人行肝功能检查，服用他汀类药物且自诉症状提示肌病的病人行肌酸激酶检查；若存在临床疑似甲状腺疾病，则应行甲状腺功能检查。疑似心力衰竭的病人应考虑行 BNP/NTproBNP 检查。所有确诊 SCAD 的病人均建议每年检查血脂、葡萄糖代谢和血清肌酐。

2. 心电图检查　对于疑诊 SCAD 的病人，应行静息心电图检查。静息心电图正常并不能除外心肌缺血，但静息心电图能提供病人罹患冠心病的某些信息，如既往存在心肌梗死或复极异常等。静息心电图可作为病人病情发生变化时的心电参照。动态心电图有助于发现日常活动时心肌缺血的证据和程度。

3. 超声心动图检查　静息经胸超声心动图可帮助了解心脏结构和功能。部分 SCAD 病人左心功能正常，但可见局部心室壁活动异常，这种情况提示罹患冠心病的可能性大。经胸超声心动图还有助于排除其他结构性心脏疾病，如瓣膜病、肥厚型心肌病等。

4. 诊断心肌缺血的负荷试验

（1）负荷心电图：疑诊冠心病的低危病人，应行 12 导联负荷心电图辅助诊断（图 4-15）。负荷心电图具有诊断意义的异常变化包括负荷运动过程中心电图 2 个以上导联 J 点后 0.06～0.08 s 的 ST 段出现水平或下斜性下移≥0.1 mV。约 15% 的 SCAD 病人 ST 段的变化发生在负荷试验恢复期，也有诊断意义。

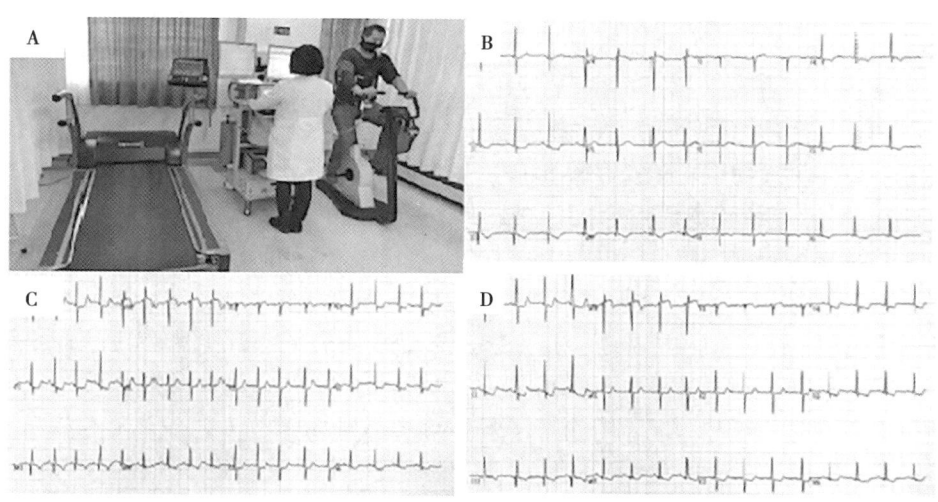

图 4-15　负荷心电图

A：负荷 ECG 检查；B：静息 ECG；C：运动 2 分钟 ECG；D：运动 5 分钟 ECG

（2）负荷影像检查

1）负荷超声心动图：超声心动图运动负荷试验可提供生理状态下的数据，如运动时长和运动量，心率、血压和心电图变化等，可以作为有运动能力病人的首选；如病人静息状态下存

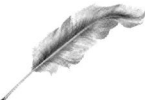

在室壁节段性运动异常,和(或)病人不能进行充分运动时,可行药物(如多巴胺)负荷检查。室壁增厚异常是负荷超声心动图提示心肌缺血的标志。除此之外,心肌声学造影超声心动图还可额外评估心肌灌注水平,但目前临床应用经验较少。

2)核素心肌负荷显像(SPECT/PET):单光子发射CT(single photon emission computed tomography,SPECT)较运动心电图能更精确地诊断冠心病,由于以 ^{99m}Tc 标记的放射性药物作为示踪剂,因其放射性更强,现在已不常应用。当病人无运动能力时,可使用药物负荷。腺苷是常用的负荷药物,可使心肌达到最大充血状态而诱发缺血。多巴酚丁胺、瑞加德松可作为其替代用药,用于无腺苷禁忌证病人。无上述药物时可考虑使用三磷酸腺苷替代。

使用正电子发射断层扫描(positron emissiontomography,PET)进行心肌灌注显像,图像质量、诊断准确性优于SPECT。但SPECT应用更为广泛,价格相对便宜。PET在诊断SCAD方面不常使用,但在微血管疾病中对血流定量具有独特优势。

5. 冠状动脉CT血管成像(computed tomography angiography,CTA) 有较高的阴性预测价值,敏感度为95%~99%,特异度较低,为64%~83%。若冠状动脉CTA未见狭窄病变,一般可不进行有创性检查。对于中低度疑诊SCAD者,冠状动脉CTA的诊断价值较大。钙化会显著影响CTA对狭窄程度的判断,可能高估狭窄程度。因此,CTA对此类病人仅能作为参考。

6. 冠状动脉造影 对无法进行负荷影像学检查、LVEF<50%且有典型心绞痛症状的病人,或从事特殊行业(如飞行员)的病人,冠状动脉造影在SCAD的确诊或排除中有较高价值。经无创性检查危险分层后若需确定是否需行血运重建治疗,则应行冠状动脉造影检查。对高疑诊度伴有典型性胸痛,或临床证据提示不良事件风险高的病人,可不进行无创性检查,直接行早期冠状动脉造影以确立血运重建策略。冠状动脉造影检查发现心外膜下冠状动脉直径狭窄超过50%,且病人有典型心绞痛症状或无创性检查显示病人有心肌缺血证据,可诊断为冠心病。

> **拓展与补充**
>
> 冠脉介入技术高速发展的今天,关于冠脉介入诊断的新技术层出不穷。其中,冠脉血流储备分数(fractional flow reserve,FFR)、血管内超声(intravascular ultrasound,IVUS)和光学相干断层成像术(optical coherence tomography,OCT)就是常用的几种。
>
> 冠脉FFR是指在冠状动脉存在狭窄病变的情况下,该血管所供心肌区域能获得的最大血流与同一区域理论上正常情况下所能获得的最大血流之比。FFR主要通过在冠脉内或静脉内腺苷或ATP是冠脉扩张达到冠脉最大灌注血流来测量狭窄远端压力,通过计算冠状动脉狭窄远端压力与主动脉根部压力之比来获得FFR。正常冠脉FFR值等于1.0,FFR有很清晰的阈值,FFR值大于0.8意味着狭窄导致心肌可逆缺血的可能性非常小(准确性高达90%以上),FFR小于0.75,提示该病变可导致心肌可逆缺血(特异度100%),需要行PCI手术处理。经过长期的基础与临床研究,FFR已经成为了冠脉大血管狭窄功能性评价的公认指标,其成为了冠脉造影的有效辅助工具,在介入治疗中的重要价值日益凸显。
>
> 冠脉IVUS将微型化的超声探头通过导管的技术送入血管腔内,可以360°实时从内部观察血管壁的情况。应用软件进行测量,提供包括管腔和管壁在内的横截面图像,既可以观察管腔的形态,也可以根据病变的回声特性判断病变的性质,精确测定管腔、最小管腔面积、面积狭窄百分比以及参考血管直径等参数,并可以用于指导介入。由于其利用的是声波的反射现象,因此有利于显示深部结构,但对微细结构图像的分辨却受限。

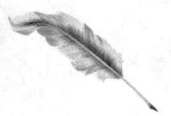

冠脉 OCT 开创了冠状动脉内检查新的里程碑。它是一种高分辨率的影像学技术，其利用近红外光，可探查生物组织微米级结构，从而比较清晰观察动脉壁中的超微结构，在冠脉介入治疗中应用越来越广泛，可以用于准确定量、定性的判断斑块性质，识别血管内膜破裂，夹层，斑块破裂继发的血栓等细节特征，为决定进一步冠脉介入治疗措施提供依据，也可以用于评价支架贴壁情况及支架新生内膜覆盖情况。但其组织成像深度有限，对于增厚的、病变的血管，往往不能反映内膜以外的结构。

可见冠脉 FFR 是对冠脉狭窄进行的功能学评价，而 IVUS 和 OCT 则是评价冠脉结构，甚至内膜细微结构的介入检查手段。目前，已经有研究者正在研究集 IVUS、OCT 和 FFR 功能于一身的新一代的血管内检查手段，如果能获得成功将是革命性的突破。我们期待这些新技术的应用可以更好地服务于临床。

（四）诊断

根据病史和临床表现，进一步结合心电图、超声心动图、负荷试验、CTA 等无创检查手段，大多情况下可以明确诊断，近年来冠状动脉造影的普及使更多病人可以早期明确诊断。

（五）治疗

1. 药物治疗

（1）缓解症状、改善缺血的药物：目前缓解症状及改善缺血的药物主要包括三类：β 受体阻滞剂、硝酸酯类药物和钙通道阻滞剂（calcium channel blocker，CCB）。缓解症状与改善缺血的药物应与预防心肌梗死和死亡的药物联合使用，其中 β 受体阻滞剂同时兼有两方面的作用。其他如曲美他嗪、尼可地尔可以作为辅助用药。

（2）改善预后的药物：此类药物可改善 SCAD 病人的预后，预防心肌梗死、死亡等不良心血管事件的发生。主要包括抗血小板药物、调脂药物、β 受体阻滞剂和血管紧张素转换酶抑制剂（ACEI）或血管紧张素 II 受体拮抗剂（ARB）。

2. 血运重建　对强化药物治疗下仍有缺血症状及存在较大范围心肌缺血证据的 SCAD 病人，如预判选择 PCI 或冠状动脉旁路移植术（coronary artery bypass grafting，CABG）治疗的潜在获益大于风险，可根据病变特点选择相应的治疗策略。建议上述病人根据 SYNTAX 评分和 SYNTAX II 评分评估其中、远期风险，选择合适的血运重建策略。对有典型心绞痛症状或无创性检查有心肌缺血证据的病人，建议以 CAG 显示的心外膜下冠状动脉病变的直径狭窄程度及或血流储备分数（fractional flow reserve，FFR）作为是否干预的决策依据。病变直径狭窄≥90% 时，可直接干预；当病变直径狭窄<90% 时，建议仅对有相应缺血证据，或 FFR≤0.8 的病变进行干预。

"临床医学+X" 病例拓展

女性病人，52 岁。晚餐后 2 小时突发胸痛，伴大汗、头晕，40 分钟前由 "120" 急救车送至急诊，胸痛症状仍不缓解。

既往：高血压 3 年，血压最高 180/100 mmHg，不规律服用降压药，血压控制不佳。2 年前诊断糖尿病，未治疗。

查体：T 36.4℃，BP 149/88 mmHg，R 18 次/分，P 62 次/分，神清，双肺呼吸音清，未闻及干、湿啰音，无胸膜摩擦音，心浊音界正常，心律齐，心音略低顿，各瓣膜听诊区未闻及杂音及额外心音，腹软，无压痛、反跳痛、肌紧张，肠鸣音正常，5 次/分。双下肢无水肿。

辅助检查：心电图（图4-16）：窦性心律不齐，Ⅱ、Ⅲ、aVF导联ST段抬高，Ⅰ、aVL、V2～V4导联ST段压低，化验：CK-MB 47 U/L，CK 412 U/L，K 3.9 mmol/L，Cr 76 μmol/L，TnI 1.56 ng/mL，NT-proBNP 457 pg/ml，D-Dimer 0.26 μg/ml。

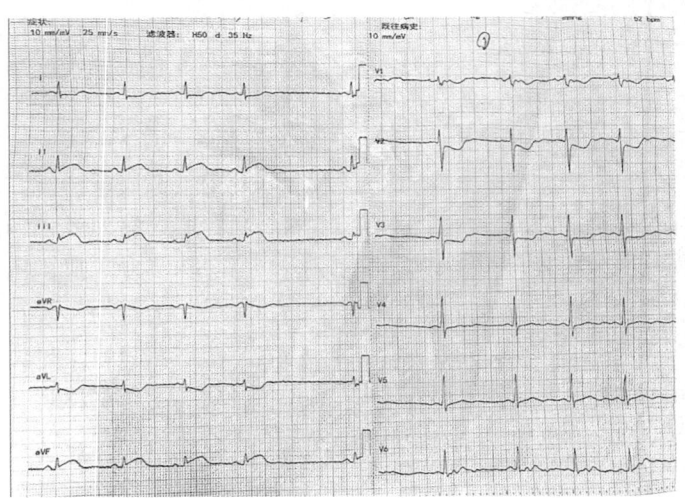

图4-16　心电图表现

诊断：
1. 冠状动脉性心脏病
　急性下壁心肌梗死
　心界不大
　心律齐
　心功能Ⅰ级（Killip分级）
2. 高血压病3级，极高危
3. 2型糖尿病

治疗：
即刻予口服阿司匹林300 mg、替格瑞洛180 mg，行急诊冠脉造影提示右冠状动脉近端100%闭塞，行急诊介入治疗，植入支架1枚。植入支架后患者胸痛症状缓解，收入CCU病房，术后规律阿司匹林100 mg/d、替格瑞洛90 mg×2次/天，同时予瑞舒伐他汀10 mg/d、福辛普利10 mg/d等药物治疗，请内分泌科会诊后加用口服降糖药治疗。

急诊冠状动脉造影结果（图4-17，图4-18）：

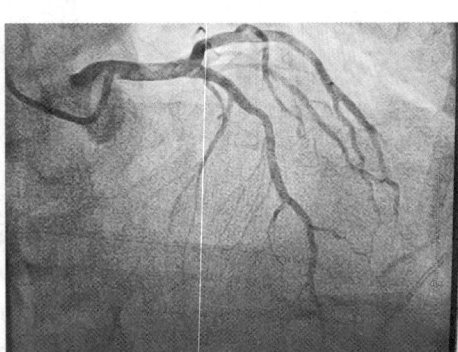 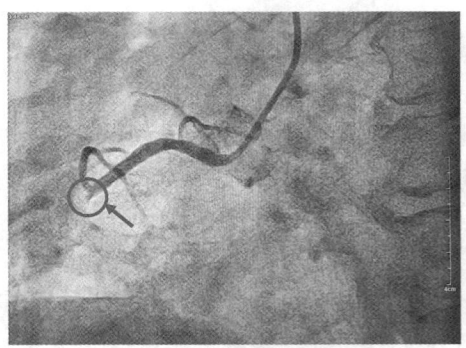

图4-17　左冠状动脉造影，投照体位：头位　　图4-18　右冠状动脉造影，箭头指示闭塞部位，投照体位：左前斜位

急诊介入治疗术后（图 4-19）：

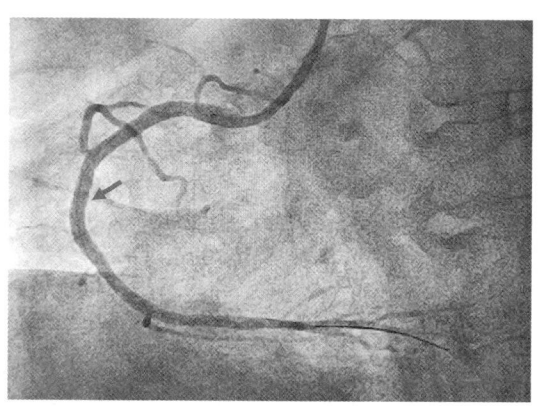

图 4-19　右冠状动脉造影（血管开通后），箭头指示支架位置

（刘　丹　祁　雨　赵　威　孙丽杰）

第五节　原发性高血压

高血压是最常见的心血管疾病之一，也是导致人类死亡的常见疾病之一，是脑卒中、冠心病、心力衰竭等的重要危险因素。临床上高血压分为两类，一类为原发性高血压（essential hypertension），是一种以血压升高为主要临床表现，而病因尚未明确的独立疾病（占所有高血压病人的 90%～95%）；另一类为继发性高血压（secondary hypertension），这类疾病病因明确，高血压仅是该种疾病的临床表现之一。本节主要简述原发性高血压。

一、发病机制

参与人体血压调节的机制很多，有诸多神经、活性因子的作用，有中枢神经和周围反射的整合作用，还有体液和血管因素的影响。因此，血压水平的维持是一个复杂的过程。高血压的病因和发病机制虽有不少假设得到实验室和临床材料的支持，但至今未明。目前认为本病是在一定的遗传易感性基础上多种后天因素综合作用的结果。

1. 遗传　本病发病具有较明显的家族聚集性。目前认为本病是多基因的遗传病，具有遗传背景的病人占整个高血压人群的比例达 30%～50%。

2. 钠过多　①钠摄入过多：钠潴留使细胞外液增多，心排血量增加；小动脉壁含水量增高，引起周围阻力增高；细胞内外钠浓度比值变化引起小动脉张力增高。②肾排钠障碍：部分高血压病人在血压升高时肾不能排除体内多余的钠和水分。

3. 肾素 - 血管紧张素 - 醛固酮系统平衡失调　在肾素 - 血管紧张素 - 醛固酮系统中，血管紧张素Ⅱ（AngiotensinⅡ，ATⅡ）是最重要的活性成分，其可通过与Ⅰ型受体结合产生促血管收缩、促醛固酮分泌、水钠潴留、增加交感神经活力，最终导致血压升高。ATⅡ及醛固酮等还是组织生长的刺激因素，可以说 ATⅡ在高血压的发生发展、靶器官的组织重构以及出现并发症等多个环节中都具有重要作用。

4. 高胰岛素血症/胰岛素抵抗　高胰岛素血症及胰岛素抵抗可导致交感神经活性升高，促进肾小管对水、钠的重吸收，提高血压对盐的敏感性，以及增加缩血管物质分泌、减少扩血管物质的生成。

5. 精神、神经作用　长期精神焦虑紧张等可使各类感受器传入病理信号增加，大脑皮质的兴奋-抑制平衡失调，导致交感神经活动增强、小动脉收缩、周围血管阻力上升、血压上升。

神经系统可根据人体的需要和环境刺激对血压进行快速而精确的调节，也参与血压慢性长期的调节。交感神经系统及其相关的神经体液因子对周围血管和心脏进行调节，与副交感神经系统相比，对高血压的发生发展起着更重要的作用。

6. 其他　缺少运动、吸烟、饮酒过度和睡眠呼吸暂停也易患高血压。

二、临床表现

依据病情进展的缓急及病程的长短，高血压可分为缓进型和急进型。前者又称为良性高血压，绝大部分病人属于此型；后者又称恶性高血压，在未经治疗的原发性高血压病人中约占1%。

（一）缓进型高血压

早期病人由于血压波动幅度较大，可有较多症状，而在长期高血压后即使在血压水平较高时也可无明显症状。头痛、头晕和头胀是高血压常见的神经系统症状，也可有头枕部或颈项板紧感。高血压同样可影响心血管系统，心力衰竭多为长期未控制的高血压的临床结局，心功能失代偿时可出现呼吸困难、急性肺水肿等表现。肾脏方面，肾血管病变的程度和高血压程度及病程密切相关，逐步进展，最终出现尿毒症。此外，高血压可导致急性大动脉夹层，可有剧烈的胸腹痛；高血压也可导致下肢周围血管病变，出现间歇性跛行。

（二）急进型高血压

表现基本与缓进型高血压类似，但症状与头痛明显，病情严重、发展迅速、出现视网膜病变和肾衰竭。常在短时间内出现严重脑、心、肾损伤，发生脑血管意外、心力衰竭和尿毒症。常有视物模糊或失明。肾损伤严重，如治疗不及时多因尿毒症而死亡。

三、辅助检查

1. 动态血压监测（ABPM）　可观察被测试者24小时的血压变化，一般日间每15~20分钟，夜间每20~30分钟测定血压1次，并可将各时间点测得的血压值连成曲线或取不同时间段均值观察。本项检查有助于：①明确高血压诊断；②了解血压的昼夜变化；③反映血压变异性；④观察药物的疗效和安全性；⑤判断预后。ABPM诊断高血压的标准是24小时血压平均值≥130/80 mmHg，日间血压≥135/85 mmHg，夜间血压≥120/75 mmHg。

2. 心电图　心电图上左心室肥大兼有劳损是新发心力衰竭和心力衰竭死亡的不良预后指标，也可对高血压病人是否合并心律失常进行初步判断。

3. 超声心动图　对左室心肌肥厚的诊断更加敏感和可靠。在出现心力衰竭后，超声心动图检查可发现左心室、左心房心腔扩大，左心室壁收缩活动减弱等。

4. 眼底检查　测量视网膜中心动脉压可见增高；在病情发展不同阶段可有不同的眼底变化，可以一定程度反映高血压对全身小动脉的损害情况。

5. 其他　对于怀疑继发性高血压者，根据需要可选择完善肾及肾上腺的超声、CT及MRI检查，肾动脉的超声或造影检查等，注意除外由肾实质或肾血管性疾病、内分泌性疾病导致的继发性高血压。高血压病人还可伴有血清总胆固醇、三酰甘油、低密度脂蛋白胆固醇的升高和高密度脂蛋白胆固醇的下降，亦有血糖增高和高尿酸血症。部分病人血浆肾素活性、血管紧张素Ⅱ水平升高。

四、诊断

依据《中国高血压防治指南（2018年修订版）》，我国采用正常血压值、正常高值和高血压进行血压水平分类。该标准适用于18岁以上任何年龄的成年人。分类标准详见表4-1。

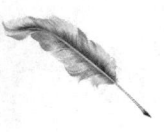

表 4-1　血压水平分类与定义

分类	收缩压（mmHg）	舒张压（mmHg）
正常血压	<120 和（或）	<80
正常高值	120~139 和（或）	80~89
高血压	≥140 和（或）	≥90
1级高血压（轻度）	140~159 和（或）	90~99
2级高血压（中度）	160~179 和（或）	100~109
3级高血压（中度）	≥180 和（或）	≥110
单纯收缩期高血压	≥140	<90

注：当收缩压与舒张压分属不同级别时，以较高的分级为准

血压的测量方法包括诊室血压、ABPM 及家庭血压监测（HBPM）。诊室血压由医护人员在标准条件下按统一规范进行测量，是我国目前诊断高血压并对血压水平进行分级及观察降压治疗效果的常用方法。ABPM 用于评估 24 小时血压昼夜节律，HBPM 则可辅助调整降压治疗方案。

目前我国高血压的定义为：在未使用降压药物的情况下，非同日 3 次测量诊室血压，收缩压≥140 mmHg 和（或）舒张压≥90 mmHg。病人既往有高血压史，目前正在使用降压药物，血压虽然低于 140/90 mmHg，仍应诊断为高血压。临床中，需除外的其他导致血压升高的临床情况，包括肾病、肾动脉狭窄、阻塞性睡眠呼吸暂停综合征、内分泌疾病（如甲状腺功能亢进、原发性醛固酮增多症等）引起的血压升高等。

五、高血压的危险分层

高血压是影响心血管事件发生与预后的独立危险因素，但并非唯一决定因素，大部分高血压病人还有血压升高以外的心血管危险因素。因此，高血压病人的诊断和治疗不能只依据血压水平，必须对病人进行心血管综合风险的评估并分层。高血压病人的心血管危险分层，有利于确定启动降压治疗的时机，优化降压治疗方案，确立更合适的血压控制目标和进行病人的综合管理。

六、治疗

（一）高血压治疗原则

根本目标是降低发生心、脑、肾及血管并发症和死亡的总危险。降压治疗的获益主要来自于血压降低本身。在改善生活方式的基础上，应根据高血压病人的总体风险水平决定基于降压药物，同时干预可纠正的危险因素、靶器官损伤和并存的临床疾病。降压目标为一般高血压病人应降低至<140/90 mmHg；能耐受者和部分高危及以上的病人可进一步降至<130/80 mmHg。

（二）生活方式干预

生活方式干预在任何时候对任何高血压病人（包括正常高值者和需要药物治疗的高血压病人）都是合理、有效的治疗，其目标是降低血压、控制其他危险因素和临床情况。生活方式干预对降低血压和心血管危险的作用肯定，所有病人都应采用，主要措施包括：①减少钠盐摄入，每人每日食盐摄入量逐步降低至<6 g，增加钾摄入；②合理膳食，平衡膳食；③控制体重，使 BMI<24，腰围男性<90 cm，女性<85 cm；④不吸烟，彻底戒烟，避免被动吸烟；⑤不饮酒或限制饮酒；⑥增加运动，中等强度，每周 4~7 次，每次持续 30~60 分钟；⑦减轻精神压力，保持心理平衡；⑧保持规律的作息习惯，避免熬夜。

（三）高血压的药物治疗

常用的降压药物包括钙通道阻滞剂（CCB）、血管紧张素转化酶抑制剂（ACEI）、紧张素

受体拮抗剂（ARB）、利尿剂和β受体阻滞剂五类，以及由上述药物组成的固定配比复方制剂。α受体阻滞剂或其他种类降压药有时亦可应用于某些高血压人群。

五大类降压药物均可作为初始和维持用药的选择，应根据病人的危险因素、临床靶器官损伤以及合并临床疾病情况合理使用药物，优先选择某类降压药物。

（四）高血压的非药物治疗

去肾神经术（RDN）为一种新兴技术，其通过去除肾交感神经的传入与传出纤维，减少水钠潴留、降低肾素-血管紧张素系统活性，使血压下降（图4-20）。该技术目前正处于不断发展的阶段，手术技术在不断提高，新的手术器械也有望更可靠地阻断肾神经。相关研究表明，RDN可安全有效地治疗未用药物治疗的高血压或轻、中度高血压。

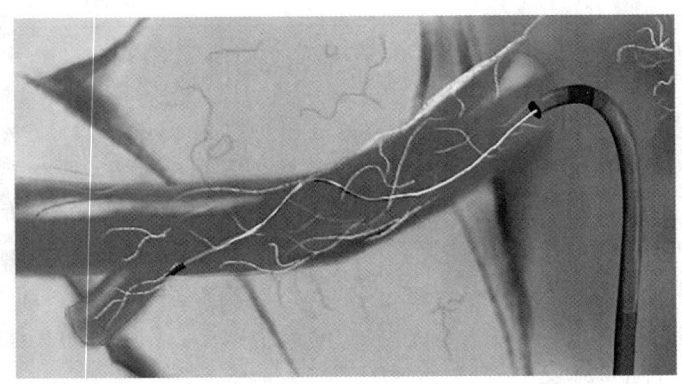

图 4-20　去肾神经术手术示意图

此外，还有一些器械降压治疗的方法，如压力感受性反射激活疗法、髂动静脉吻合术、颈动脉体化学感受器消融、深部脑刺激术和减慢呼吸治疗等。但其安全性及有效性尚不明确，是否具有临床应用前景尚不清楚。

（杨林承　徐伟仙）

第六节　心 肌 病

心肌病是一组异质性心肌疾病，由不同病因（遗传性病因较多见）引起的心肌病变导致心肌机械和（或）心电功能障碍，常表现为心室肥厚或扩张。该病可局限于心脏本身，也可为系统性疾病的部分表现，最终可导致心脏性死亡或进行性心力衰竭。由其他心血管疾病继发的心肌病理改变不属于心肌病范畴。

一、扩张型心肌病

扩张型心肌病（dilated cardiomyopathy，DCM）是一类以左心室或双心室扩大伴收缩功能障碍为特征的心肌病。临床表现为心脏扩大、心力衰竭、心律失常、血栓栓塞及猝死。我国发病率为13/10万~84/10万。

（一）病因

多数DCM病因不清，已知病因包括感染、炎症、中毒、内分泌与代谢紊乱、遗传、精神创伤等。

（二）病理解剖和病理生理

以心脏扩大为主，肉眼可见心室腔扩张，室壁变薄伴纤维瘢痕组织形成，且常有附壁血栓形成。组织学为非特异性心肌细胞肥大、变性以及纤维化。

（三）临床表现

本病起病隐匿，早期可无明显症状。临床可表现为活动时呼吸困难和活动耐量下降，并逐渐进展为夜间阵发性呼吸困难、端坐呼吸等左心功能不全症状，以及食欲下降、腹胀及下肢水肿等右心功能不全症状。如合并心律失常，可表现为心悸、头晕、黑矇甚至猝死；亦可表现为顽固性低血压、血栓栓塞相关部位疼痛等。主要体征为心界扩大，心音减弱，可闻及第三或第四心音，可出现奔马律、心尖部闻及收缩期杂音。肺部听诊可闻及湿啰音，病情加重时遍布双肺或出现哮鸣音。颈静脉怒张、肝大及外周水肿等液体潴留体征也较常见。长期肝淤血可出现肝硬化、胆汁淤积和黄疸。

（四）辅助检查

1. 胸部 X 线　心影通常增大，可出现肺淤血、肺水肿及肺动脉压力增高的 X 线表现，亦可见胸腔积液。

2. 心电图　可表现为 R 波递增不良、室内传导阻滞或左束支传导阻滞，同时可存在各类期前收缩、非持续性室速、心房颤动等心律失常。心室严重纤维化者可见病理性 Q 波。ST 段压低和 T 波导致也常见。

3. 超声心动图　是诊断和评估 DCM 最常用的重要手段。早期可表现为左室轻度扩大，后期全心室扩大，以左室扩大为主。室壁运动普遍减弱，心肌收缩功能下降，左室射血分数（LVEF）降低。

4. 心脏磁共振　对心肌病诊断、鉴别诊断及预后评估有很高价值，有助于鉴别浸润性心肌病、致心律失常性心肌病、心肌致密化不全、心肌炎、结节病等。

5. 心肌核素显像　核素血池扫描可见舒张末期和收缩末期左心室容积增大，LVEF 减低。采用运动或药物负荷心肌显像可除外冠状动脉病变引起的缺血性心肌病。

6. 冠状动脉 CT 或造影检查　有助于鉴别冠状动脉狭窄造成缺血性心肌病。

7. 实验室检查　合并心力衰竭时脑钠肽升高，有助于呼吸困难的鉴别诊断。部分病人也可出现肌钙蛋白轻度升高，但缺乏特异性。

8. 心内膜活检　心内膜心肌活检和组织病理学检查有助于心肌病的病因诊断与鉴别诊断。

（五）诊断与鉴别诊断

对于有慢性心力衰竭临床表现，心脏超声检查有心腔扩大和心脏收缩功能减低的病例，即应考虑 DCM 诊断。鉴别诊断主要应该除外引起心脏扩大、收缩功能减低的其他继发原因，包括心脏瓣膜病、高血压、冠心病、先天性心脏病等。可通过病史、查体及超声心动图、心肌核素显像、心脏核磁共振、冠状动脉 CT、冠脉造影等检查进行鉴别诊断。必要时做心内膜心肌活检，可明确病理诊断。诊断家族性 DCM 首先应除外各种继发性及获得性心肌病。仔细询问家族史对诊断极为重要。家庭成员基因筛查有助于确诊遗传性 DCM。

（六）治疗

DCM 的防治宗旨是阻止基础病因介导心肌损伤，有效控制心力衰竭和心律失常，预防猝死和栓塞，提高病人的生活质量及生存率。

1. 病因治疗　应积极寻找病因，如控制感染、严格限酒、避免心脏毒性药物、治疗基础疾病等。

2. 针对心力衰竭的药物治疗　一旦出现心脏扩大、收缩功能损伤，即使无心力衰竭临床表现，也应积极进行药物干预，针对心力衰竭病理生理机制的三大系统（交感神经系统、肾素－血管紧张素－醛固酮系统、利钠肽系统）的异常激活使用 β 受体阻滞剂、血管紧张素转换酶抑制剂（ACEI）/血管紧张素受体拮抗剂（ARB）/血管紧张素受体-脑啡肽酶抑制剂（ARNI）、醛固酮受体拮抗剂（MRA）治疗能够降低心力衰竭病人的患病率和病死率。

3. 非药物治疗　对于充分药物治疗后纽约心功能（NYHA）分级Ⅲ级或非卧床Ⅳ级的病人，可考虑心脏再同步化治疗（CRT）。对晚期或难治性心力衰竭病人，必要时可以考虑心脏机械循环支持，有条件时可考虑心脏移植治疗。对于合并持续性室性心动过速、室性心动过速或心室颤动导致心脏骤停病人，以及 LVEF < 35%、NYHA 分级Ⅱ-Ⅲ级并且预期有质量生存时间 > 1 年的病人，可考虑植入式心脏复律除颤器（ICD）。

二、肥厚型心肌病

肥厚型心肌病（hypertrophic cardiomyopathy，HCM）是一种以心肌肥厚为特征的心肌疾病，主要表现为左心室壁增厚，通常指二维超声心动图测量的室间隔或左心室壁厚度 ≥ 15 mm，或者有明确家族史者厚度 ≥ 13 mm，通常不伴有左心室腔的扩大，需排除负荷增加如高血压、主动脉瓣狭窄和先天性主动脉瓣下隔膜等引起的左心室壁增厚。国外报道人群患病率为 200/10 万，我国调查显示患病率为 80/10 万。本病预后差异很大，是青少年和运动员猝死的最主要原因之一。

（一）病因与分子遗传学

绝大部分 HCM 为常染色体显性遗传，约 60% 的成年 HCM 病人可检测到明确的致病基因突变。最常见的基因突变为 β-肌球蛋白重链及肌球蛋白结合蛋白 C 的编码基因。5% ~ 10% 的 HCM 是由其他遗传性或非遗传性疾病引起，包括先天性代谢性疾病、神经肌肉疾病、线粒体肌病、畸形综合征、系统性淀粉样变等。另有 25% ~ 30% 为不明原因的心肌肥厚。约 7% 的 HCM 病人存在多基因或复合突变。

（二）病理生理

1. 左心室流出道梗阻　在梗阻性 HCM 中，肥厚的心肌在收缩期使左室流出道狭窄；同时，左心室收缩时快速血流通过狭窄的流出道产生负压，引起二尖瓣前叶前向运动，导致二尖瓣关闭不全并加重左室流出道梗阻。

2. 舒张功能不全　肥厚、瘢痕形成、间质纤维化和细胞结构紊乱等因素导致 HCM 病人心室顺应性降低，是病人出现心力衰竭的可能机制。

3. 微血管功能异常　微血管功能异常促进左室重构，出现进行性心力衰竭、收缩功能不全以及远期的心血管死亡。

（三）临床表现

最常见的症状是劳力性呼吸困难和乏力。1/3 的病人可有劳力性胸痛，症状类似心绞痛，是由肥厚的心肌需氧量增加而冠状动脉供血相对不足所致。病人可有心悸症状，与心功能减退或心律失常有关。部分病人有头晕或晕厥，常于运动时出现，与室性快速型心律失常或流出道梗阻导致的心排血量骤减有关。典型体征与左心室流出道梗阻有关，无或梗阻轻的病人可无明显的阳性体征。可见心脏轻度增大，可闻及第四心音。流出道梗阻的病人可于胸骨左缘第 3 ~ 4 肋间闻及较粗糙的喷射性收缩期杂音。心尖部也常可听到收缩期杂音，这是因为二尖瓣前叶移向室间隔导致二尖瓣关闭不全。增加心肌收缩力、减少心室容量的药物和动作，如应用正性肌力药物、做 Valsalva 动作、取站立位、含服硝酸甘油等均可使杂音增强；相反，凡是减弱心肌收缩力或增加心室容量的因素，如使用 β 受体拮抗剂、取蹲位等均可使杂音减弱。

（四）辅助检查

1. 胸部 X 线检查　普通胸部 X 线检查示心影可以正常大小或左心室增大。

2. 心电图　超过 90% 的 HCM 病人有心电图改变，多表现为复极异常。主要表现为 QRS 波左心室高电压、倒置 T 波和异常 q 波。

3. 超声心动图　是 HCM 最主要的诊断手段。心室不对称肥厚而无心室腔增大为其特征（图 4-21）。伴有流出道梗阻的病例可见室间隔流出道部分向左心室内突出、二尖瓣前叶在收缩期前移（systolic anterior motion，SAM）、左室舒张功能障碍等。

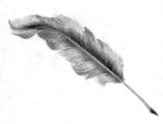

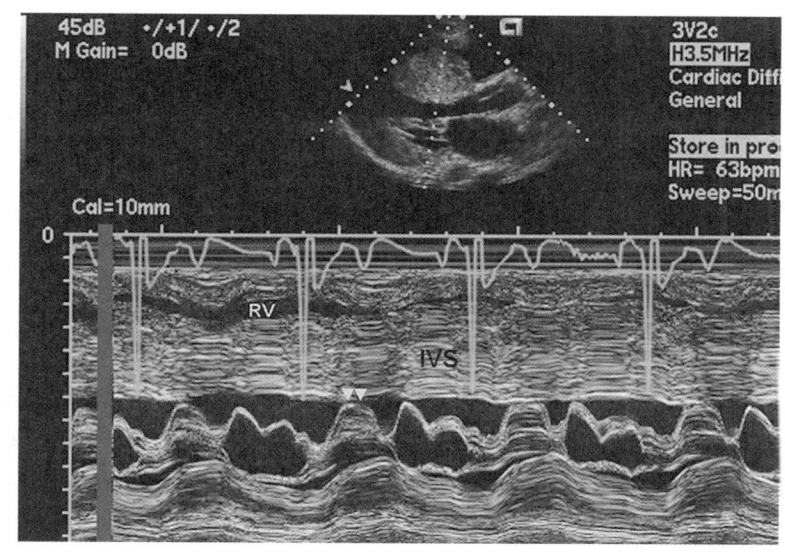

图 4-21　肥厚型心肌病超声心动图 SAM 征

4. 动态心电图监测　用以评估室性心律失常和猝死的风险，判断心悸或晕厥的原因。

5. 运动负荷检查　用以排除隐匿性梗阻。

6. 心脏磁共振成像（CMR）　CMR 显示心室壁局限性（室间隔多见）或普遍性增厚，同位素钆延迟增强扫描可见室间隔与右心室游离壁交界处局灶性片状强化（图 4-22），梗阻性 HCM 可见左心室流出道狭窄、SAM 征、二尖瓣关闭不全。

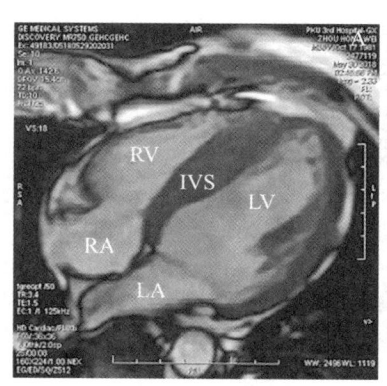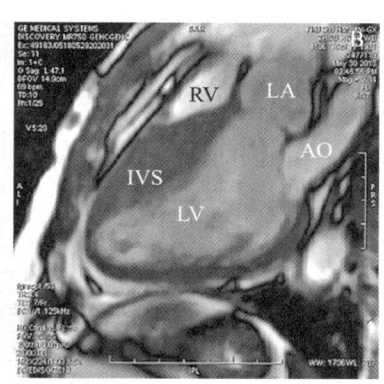
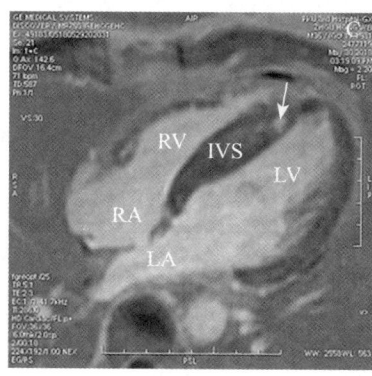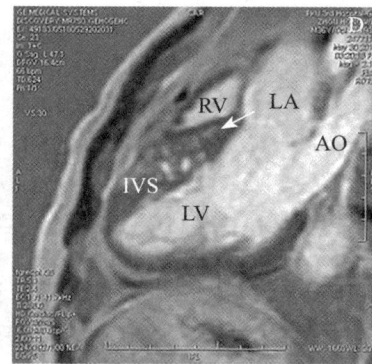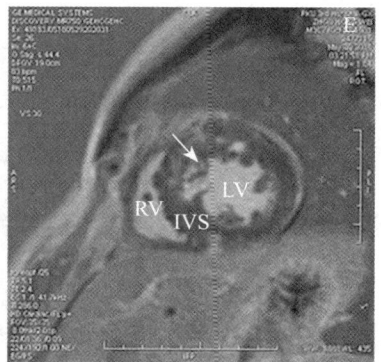

图 4-22　肥厚型心肌病的心脏核磁检查

四腔心切面（A）、三腔心切面（B）见室间隔中段肥厚；钆延迟显像在四腔心切面（C）、三腔心切面（D）及左室短轴切面（E）可见室间隔点片状强化

7. 心导管检查和冠状动脉造影 心导管检查可显示左心室舒张末期压力增高,有左心室流出道梗阻者在心室腔与流出道之间存在收缩期压力阶差。心室造影显示左心室变形,可呈香蕉状、犬舌状或纺锤状（心尖部肥厚时）。冠状动脉造影多无异常,对除外有疑似心绞痛症状和心电图存在 ST-T 段改变的病人有重要鉴别价值。

8. 心内膜心肌活检 可见心肌细胞肥大、排列紊乱、局限性或弥散性间质纤维化。心肌活检对除外浸润性心肌病有重要价值。

9. 基因诊断 基因突变是绝大部分 HCM 病人的最根本原因,因此应对 HCM 病人及亲属进行基因筛查。

（五）诊断与鉴别诊断

1. 诊断 根据病史及体格检查,超声心动图示舒张期室间隔厚度达 15 mm 或与后壁之比≥1.3。近年来 CMR 越来越多地用于诊断,如有阳性家族史（猝死、心肌肥厚等）更有助于诊断。基因检查有助于明确遗传学异常。

2. 鉴别诊断 鉴别诊断需要除外左心室负荷增加引起的心室肥厚（如高血压、主动脉瓣狭窄、先天性心脏病、运动员心脏肥厚等）、异常物质沉积引起的心肌肥厚（如淀粉样变、糖原贮积症）、全身或遗传代谢性疾病引起的心肌肥厚（如嗜铬细胞瘤、Fabry 病、血色病、线粒体肌病等）。

（六）治疗

治疗目标是改善症状、减少合并症和预防猝死。其方法是通过减轻流出道梗阻、改善心室顺应性、防治血栓栓塞事件、识别高危猝死病人。

1. 药物治疗 β 受体阻滞剂可减轻左心室流出道梗阻是梗阻性 HCM 的一线治疗用药。非二氢吡啶类钙通道拮抗剂对减轻左心室流出道梗阻也有一定治疗效果,用于不能耐受 β 受体阻滞剂者。疾病后期可出现心功能不全表现,治疗药物选择包括 ACEI 或 ARB、β 受体阻滞剂、螺内酯、小剂量利尿剂甚至地高辛。对于持续性心房颤动,可予 β 受体阻滞剂控制心室率。

2. 非药物治疗 对药物治疗无效、心功能不全（NYHA Ⅲ-Ⅳ级）的严重流出道梗阻病人可行室间隔切除术。酒精室间隔消融术通过经冠状动脉间隔支注入无水乙醇造成该供血区域心室间隔坏死达到治疗目的。选择最佳的房室起搏间期并放置右心室心尖起搏有望减轻左心室流出道梗阻,对药物治疗效果差而又不太适合手术或消融的病人可以选择双腔起搏。ICD 能有效预防猝死的发生。预测高风险的因素包括：曾经发生过心搏骤停、一级亲属中有 1 个或多个 HCM 猝死发生、左心室严重肥厚（≥30 mm）、左室流出道压力阶差、Holter 检查发现反复非持续性室性心动过速、运动时出现低血压、不明原因晕厥（尤其是发生在运动时）。

（李延广 周乐群 何立芸 王新宇）

第七节 心 肌 炎

心肌炎是一种涉及一种或多种心肌组成部分的炎症过程。诱发炎症过程的病因包括感染、药物、中毒、超敏反应和物理损伤。心肌炎也可为全身系统性疾病累及心脏的一种表现。

心肌炎因病因不同而存在多种临床表现。多数病人表现为亚临床、自限性的过程,但是也可表现为暴发性、急性或慢性病程。心肌炎的整体疾病负担难以准确评估,因为其临床表现复杂且只有在排除其他心脏疾病后才可诊断。心肌炎的准确诊断和治疗方法是未来的研究方向。研究表明病毒性心肌炎与远期扩张型心肌病存在相关性。

一、病因和发病机制

大部分心肌炎继发于病毒感染。许多病毒均与心肌炎密切相关。早期研究提示肠道病毒感染如柯萨奇B病毒为心肌炎的主要病因。但是，随着分子生物学和心肌活检技术的进步，腺病毒、细小病毒、丙型肝炎病毒的检出率逐渐升高。

心肌炎的心肌损伤机制目前仍未完全阐明。发病初期的心脏损伤可能是由病毒黏附、直接攻击细胞产生，引起心肌细胞坏死。宿主免疫反应在心肌损伤中也扮演了重要角色。动物模型研究表明病毒进入细胞后进行复制，炎症细胞（包括自然杀伤细胞和巨噬细胞）浸润并释放促炎细胞因子。T淋巴细胞通过经典的细胞免疫途径激活。细胞毒T细胞通过主要组织相容性复合物（MHC）限制的方式识别细胞表面的病毒蛋白片段。在细胞内抗原成分与病毒多肽存在交叉反应时可以出现分子模拟现象，包括持续性的T淋巴细胞激活。肿瘤坏死因子α（TNF-α）、白介素-1（IL-1）等细胞因子介导了慢性炎症过程。这些细胞因子导致细胞损伤、心肌收缩单位减少、心肌收缩功能损伤。

二、临床表现

心肌炎临床表现多样。病毒性心肌炎轻者可无症状，以心律失常为主要症状者可表现为心悸、黑矇、晕厥；当炎症累及心包膜或胸膜时，可出现胸闷、胸痛，严重者可出现心源性休克及猝死。在急性期后免疫介导的慢性心肌损伤或心肌细胞中病毒基因持续性表达会导致心脏扩大和心功能不全。

轻症病例体格检查可仅表现为低热和心包摩擦音。如果存在心力衰竭，可出现第三心音、颈静脉怒张和肺水肿的表现。心肌炎病人与体温升高不匹配的窦性心动过速十分显著。

三、诊断

心肌损伤标记物肌酸激酶-MB（CK-MB）、钠尿肽（BNP或NT-proBNP）和肌钙蛋白浓度通常是升高的，证明存在心肌损伤和心功能不全。心肌炎病人也可出现系统性感染的表现如白细胞计数和红细胞沉降率的升高。急性期和恢复期病毒抗体滴度可以提供近期感染的证据，尤其是恢复期病毒中和抗体滴度升高2~4倍。

典型的心电图表现包括非特异性的ST段和T波异常、房性和室性心律失常、房室传导阻滞、QRS波增宽，少数病例中也可出现病理性Q波。室内传导障碍与弥漫性心肌损伤相关，通常预示预后不良。心肌炎没有特异性的影像学表现，但是可以出现心脏扩大和肺水肿的表现。超声心动图可发现心肌炎的相关表现，包括室壁增厚、心室内血栓、瓣膜功能障碍、心包受累。心导管检查可排除冠心病或评估心力衰竭引起的血流动力学障碍。心肌核素检查如抗心肌抗体扫描能够识别心肌炎症但未广泛开展。核磁共振检查（MRI）能够识别与心肌炎相关的组织病变，近期数据提示增强检查效果更优。

诊断心肌炎的金标准是心内膜活检。心脏病理学家建立了心肌炎心内膜活检病标本理组织学诊断的达拉斯标准（Dallas标准）。心肌炎的特征性病理组织学表现为心肌炎症细胞浸润和心肌细胞溶解。心肌炎病人心肌的不均一性受累或点灶状受累可导致取样误差。此外，不同观察者对诊断结果的解读存在差异，因此阴性结果不能排除心肌炎。通过聚合酶链式反应或原位杂交技术确认病毒基因组的存在是相对新的技术，具有提高心肌炎诊断能力、评估预后的潜力。

四、管理和治疗

（一）非药物治疗

支持治疗是心肌炎治疗的重要手段。急性期应限制体力活动，应卧床或进行轻度的体力活

动。在心肌炎的动物模型中,心肌炎的急性期进行锻炼加重心肌损伤。运动员应该限制6个月的训练直到心脏大小和功能恢复正常。合并心律失常的病人应限制竞争性的体育活动直到心律失常完全缓解。心肌炎病人应控制食盐摄入,尤其是在合并心功能不全和心力衰竭的病人中。在少见的发展为严重心力衰竭的病人中,可进行左室辅助装置(LVAD)和心脏移植等支持治疗。所有非必须的药物应该停用,因为任何药物均有诱发超敏反应导致心肌炎的风险。

（二）传统药物治疗

心肌炎病人的治疗方案应建立准确的病因评估基础上。继发于心肌炎的扩张型心肌病病人应进行左心功能不全的传统治疗,包括肾素血管紧张系统抑制剂、β受体阻滞剂、利尿剂控制容量超负荷,严重心力衰竭者需给予螺内酯,只有心力衰竭症状持续时才可应用地高辛。在心肌炎急性期使用地高辛需谨慎,因急性期心肌对洋地黄敏感性升高进而导致洋地黄中毒可能性增高。

（三）免疫抑制治疗

病毒性心肌炎的远期效应被认为与免疫机制相关。美国国立卫生研究院资助的多中心、前瞻性、随机对照临床试验在心内膜活检确诊且左室射血分数小于45%的心肌炎病人中评估了泼尼松联合环孢素或硫唑嘌呤的效果。在28周时免疫抑制剂和安慰剂两组间左室射血分数和生存率没有显著差异。小样本研究评估了心肌炎病人静脉注射免疫球蛋白的效果,结果各异。因此,在没有安慰剂对照的随机对照临床试验证据前,静脉注射丙种球蛋白只有在获益可能性大时才考虑应用,如系统性自身免疫疾病、免疫检查点抑制剂引起T淋巴细胞激活或者心内膜活检证实的失代偿性心肌炎。

（张瑞涛　朱　丹）

第八节　心脏瓣膜病

心脏瓣膜病是由于先天性发育异常或其他各种病变,如风湿热、黏液变性、退行性变、缺血、感染、结缔组织病、创伤等病变引起心脏瓣膜及其附属结构发生解剖结构或功能上的异常,造成单个或多个瓣膜急性或慢性狭窄和（或）关闭不全,出现一系列的临床综合征。心脏瓣膜病的患病率随衰老而增加,我国近年来随着心血管疾病谱的变化,风湿性心脏瓣膜病比例相对减少,老年退行性心脏瓣膜病的发病率趋于增加。其中主动脉瓣狭窄和二尖瓣关闭不全是老年人群中最常见的心脏瓣膜病。

一、二尖瓣狭窄

1. 病因　在我国,风湿性心脏病为二尖瓣狭窄的主要病因,而西方发达国家以老年退行性钙化为主要病因。二尖瓣狭窄的少见病因包括先天性发育异常及结缔组织病等。

2. 病生理机制　二尖瓣狭窄使左心房压升高,左心房压力升高导致肺毛细血管扩张和瘀血,严重时致肺泡水肿,出现呼吸困难、咳嗽、发绀等临床表现。肺静脉的压力增高导致肺动脉的压力被动升高,肺动脉高压增加右心室后负荷,引起右心室肥厚扩张,终致右心衰竭。

3. 临床表现　呼吸困难为最常见也是最早期的症状。咳嗽常见,多在夜间睡眠或活动后出现,为干咳无痰或泡沫痰。肺毛细血管破裂时可出现痰中带血或血痰,严重时肺静脉破裂出血导致大咯血,当病人合并左心衰竭时可出现粉红色泡沫痰等。

4. 辅助检查　超声心动图是确诊该病最敏感、可靠的方法。超声心动图可以测量二尖瓣的瓣口面积,显示二尖瓣增厚、开放受限、观察瓣叶情况,从而帮助干预方式的选择。经食管

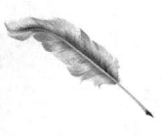

超声有利于左心耳及左心房附壁血栓的检出。

5. 诊断　发现心尖部舒张中晚期低调的隆隆样杂音，要考虑二尖瓣狭窄。超声心动图可明确诊断。

6. 并发症　心房颤动为二尖瓣狭窄最常见的心律失常，急性肺水肿为重度二尖瓣狭窄的严重并发症，20% 的二尖瓣狭窄病人可发生体循环栓塞，以脑栓塞最常见。右心衰竭为晚期常见并发症。病人易合并肺部感染，感染性心内膜炎较少见。

7. 治疗

（1）内科治疗：内科治疗的目的包括预防风湿热复发、改善症状和预防血栓栓塞。

（2）手术治疗和介入治疗：对于中、重度二尖瓣狭窄、呼吸困难进行性加重或有肺动脉高压发生病人，需通过手术或介入的方法解除。对于瓣膜无钙化且活动度较好、二尖瓣反流小于中度且无左心耳血栓的二尖瓣狭窄病人，可以选择经皮二尖瓣球囊扩张术（percutaneous balloon mitral valvuloplasty，PMBC）。如果瓣膜形态不适合做 PMBC，或先前 PMBC 失败者，则建议进行手术治疗。手术治疗方法多选择人工瓣膜置换术。

二、二尖瓣关闭不全（二尖瓣反流）

1. 病因　风湿性二尖瓣关闭不全的比例逐渐减少，非风湿性二尖瓣反流逐渐增多。非风湿性病因以腱索断裂最常见，其次是感染性心内膜炎、二尖瓣黏液样变性、缺血性心脏病等。

2. 病生理机制　急性二尖瓣反流时左心房容量负荷骤增，致使左心房压和肺毛细血管楔压急剧升高，导致肺淤血及急性肺水肿的发生。慢性二尖瓣反流随着病程的延长，持续严重的过度容量负荷导致左心房和左心室扩大，并最终导致左心房压和左心室舒张末压明显上升，继而发生肺淤血、心力衰竭。

3. 临床表现　急性二尖瓣反流轻者可仅有轻微劳力性呼吸困难，重者可很快发生急性左心衰竭，甚至急性肺水肿、心源性休克。慢性轻度二尖瓣反流可以持续终身没有症状。较重的二尖瓣反流因心排血量减少，出现疲乏无力，因肺静脉淤血出现程度不等的呼吸困难。一旦出现心力衰竭，通常进展较为迅速。

4. 辅助检查　二维超声心动图可显示二尖瓣的形态特征，有助于明确病因。彩色多普勒超声诊断二尖瓣反流的敏感性可达 100%，并可对二尖瓣反流程度进行半定量及定量诊断。

5. 诊断　如果病人有呼吸困难等症状，心尖部响亮的收缩期杂音，要考虑二尖瓣反流。通过超声心动图可以明确诊断。

6. 并发症　急性二尖瓣反流者早期出现心力衰竭，慢性二尖瓣反流者较晚出现心力衰竭；心房颤动见于 3/4 的慢性重度二尖瓣反流病人；感染性心内膜炎较二尖瓣狭窄病人多见；栓塞较二尖瓣狭窄少见。

7. 治疗

（1）内科治疗：急性二尖瓣重度反流时，病人常有心力衰竭症状，甚至发生休克。治疗以控制心力衰竭症状为主，如已发生低血压则不宜使用，而可行主动脉内球囊反搏（IABP），在提高体循环舒张压的同时，减低心室后负荷，从而提高心排出量。慢性二尖瓣反流在相当时期内可无症状，此时无需治疗，但应定期随访。一旦出现心力衰竭症状，则预后差。

（2）手术治疗和介入治疗：急性重度二尖瓣反流应在药物控制症状的基础上，采取紧急或择期手术治疗。慢性重度二尖瓣反流病人，如出现心力衰竭症状，或左心室明显增大，或左心室收缩功能下降，则应尽早手术治疗。常用的手术方法有二尖瓣修复术和二尖瓣置换术。近年来，经导管二尖瓣修复术和经导管二尖瓣置换术发展迅速。如果病人外科手术风险高，可以选择经导管的治疗方法，包括二尖瓣钳夹术等（图 4-23）。

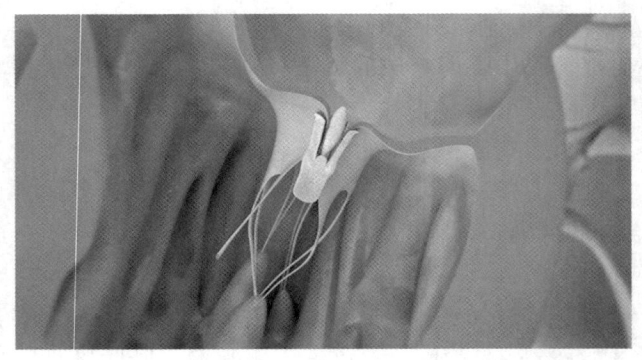

图 4-23　经导管二尖瓣钳夹术示意图

经导管二尖瓣钳夹术是使用一个特制的二尖瓣夹合器，夹住二尖瓣的前后两个叶，使二尖瓣由大的单孔变成小的双孔，从而减少二尖瓣反流

经导管二尖瓣钳夹术

三、主动脉瓣狭窄

（一）病因

主动脉瓣狭窄最常见的病因是先天性主动脉瓣畸形、老年退行性主动脉瓣钙化和风湿性主动脉瓣狭窄。其中，欧美国家主动脉瓣狭窄病因是前两者为主，而我国风湿性主动脉瓣狭窄较多见，随着老龄化进展，老年退行性主动脉瓣钙化有增加趋势。

（二）病理生理

正常成人主动脉瓣口面积为 3~4 cm^2。当主动脉瓣口面积≤1.0 cm^2 时，左心室和主动脉之间收缩期的压力阶差明显，致使左心室壁向心性肥厚，左心室壁松弛速度减慢，使左心室舒张末压进行性升高；该压力通过二尖瓣传导至左心房，长期左心房负荷增加，将导致肺静脉压、肺毛细血管楔压和肺动脉压等相继增加，临床上出现左心衰竭的症状。另外，主动脉瓣口狭窄导致的左心室肥厚、左心室射血时间延长，使心肌耗氧量增加；主动脉瓣狭窄时常因主动脉根部舒张压降低、左心室舒张末压增高压迫心内膜下血管使冠状动脉灌注减少，同时主动脉瓣狭窄时前向输出不足，也会引起冠脉及脑供血不足。上述机制导致心肌缺血缺氧和心绞痛发作，进一步损伤左心功能，并可导致头晕、黑矇及晕厥等脑缺血症状。

（三）临床表现

主动脉瓣狭窄病人，无症状期长，直至瓣口面积≤1.0 cm^2 时才出现临床症状。心绞痛、晕厥和呼吸困难是典型主动脉瓣狭窄的常见三联征。

1. 呼吸困难　劳力性呼吸困难为晚期病人常见的首发症状，见于 95% 有症状的病人。随病情发展，可出现阵发性夜间呼吸困难、端坐呼吸乃至急性肺水肿。

2. 心绞痛　对于重度主动脉瓣狭窄病人来说，心绞痛是最早出现也是最常见的症状。常由运动诱发，休息及含服硝酸甘油可缓解，反映了心肌需氧和供氧之间的不平衡。

3. 晕厥　见于 15%~30% 有症状的病人，部分仅表现为黑矇，可为首发症状。晕厥多与劳累有关，发生于劳力当时，少数在休息时发生。

（四）辅助检查

二维超声心动图可见主动脉瓣瓣叶增厚、回声增强提示瓣膜钙化，瓣叶收缩期开放幅度减小、速度减慢。左心室后壁及室间隔对称性肥厚，可发现二叶、三叶主动脉瓣畸形。通过测定主动脉瓣口的最大血流速度，可计算最大跨瓣压力阶差及瓣口面积，从而评估其狭窄程度。

（五）诊断

典型主动脉瓣区喷射样收缩期杂音，较易诊断主动脉瓣狭窄，确诊有赖于超声心动图。

（六）并发症

1. 心律失常　10%病人可发生心房颤动，主动脉瓣钙化累及传导系统可致房室传导阻滞，左心室肥厚、心内膜下心肌缺血或冠状动脉栓塞可致室性心律失常。
2. 心脏性猝死　无症状者发生猝死少见，多发生于先前有症状者。
3. 充血性心力衰竭　发生左心衰竭后自然病程缩短，若不行手术治疗，50%的病人于2年内死亡。
4. 其他　如感染性心内膜炎、体循环栓塞、胃肠道出血等较少见。

（七）治疗

1. 内科治疗　无症状者无需治疗，应定期随访。一旦出现症状，即需手术治疗。若不做主动脉瓣置换，3年死亡率可达75%。主动脉瓣置换后，存活率接近正常。
2. 手术治疗　人工瓣膜置换术为治疗成人主动脉瓣狭窄的主要方法。直视下主动脉瓣分离术适用于儿童和青少年的非钙化性先天性主动脉瓣严重狭窄者，甚至包括无症状者。

经导管主动脉瓣置入术，对一些不适合外科手术的高危病人（如极高龄、慢性肺部疾病、肾衰竭、贫血、肿瘤）是很好的选择（图4-24）。可以通过两种途径进行，一是经股动脉穿刺途径把人工瓣膜输送到原来瓣膜位置后，扩张以后取代原来的瓣膜行使正常功能；另一途径是经胸部切开一个小的切口，通过心尖直接把人工心脏瓣膜植入。

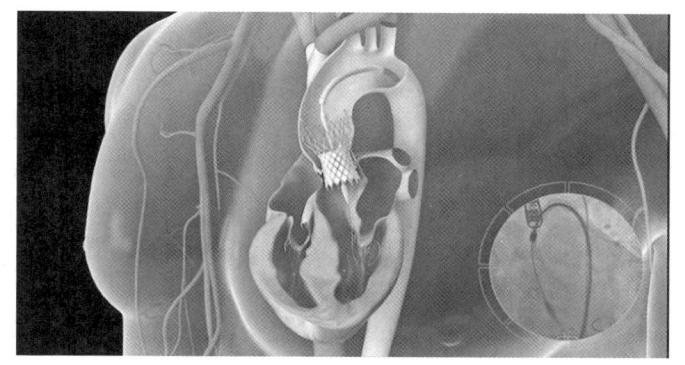

图4-24　经导管主动脉瓣置入术示意图
通过股动脉或心尖，送入导管，将人工心脏瓣膜输送至主动脉瓣区打开

经导管主动脉瓣置入术

四、主动脉瓣关闭不全

（一）病因

主动脉瓣膜本身病变和（或）主动脉根部疾病可致主动脉瓣关闭不全。有以下常见原因：老年性瓣叶钙化者、二叶式主动脉瓣、风湿性、感染性心内膜炎、结缔组织疾病，其他如主动脉瓣下狭窄、外伤等。

（二）病理生理机制

急性主动脉瓣关闭不全时，收缩期左心室难以将左心房回血及主动脉反流血充分排空，前向搏出量下降；舒张期主动脉血流反流入左心室，使左心室舒张末压迅速升高，引起肺淤血、肺水肿。

慢性主动脉瓣关闭不全时，舒张期主动脉内血流大量反流入左心室，使左心室舒张末容量增加。随病情进展反流量增多，左心室进一步扩张，左心室舒张末容积和压力显著增加，最终导致心肌收缩力减弱，心搏出量减少，左心室功能降低，可发展为左心功能不全。

（三）临床表现

慢性主动脉瓣关闭不全可在较长时间无症状，轻症者一般可维持20年以上。随反流量增大出现与心搏量增大有关的症状,如心悸、心前区不适、头颈部强烈动脉搏动感等。心力衰竭的症状早期为劳力性呼吸困难,随着病情进展可出现夜间阵发性呼吸困难和端坐呼吸。心绞痛发作较主动脉瓣狭窄时少见。晕厥罕见,改变体位时可出现头晕或眩晕。

急性主动脉瓣关闭不全轻者可无任何症状,重者可出现突发呼吸困难,不能平卧,全身大汗,频繁咳嗽,咳白色或粉红色泡沫痰,更重者可出现烦躁不安,神志模糊,甚至昏迷。

（四）辅助检查

超声心动图 M 型超声显示舒张期二尖瓣前叶快速高频的振动,二维超声可显示主动脉瓣关闭时不能合拢。多普勒超声显示主动脉瓣下方（左心室流出道）探及全舒张期反流,为诊断主动脉瓣反流高度敏感及准确的方法,与心血管造影术有高度相关性,可定量判断其严重程度。

（五）诊断

有典型主动脉瓣关闭不全的舒张期杂音伴周围血管征,可诊断为主动脉瓣关闭不全,超声心动图可明确诊断。

（六）并发症

感染性心内膜炎较常见,常加速心力衰竭发生；充血性心力衰竭,慢性者常于晚期出现,急性者出现较早；室性心律失常常见,但心脏性猝死少见。

（七）治疗

1. 慢性

（1）内科治疗：无症状且左心室功能正常者不需要内科治疗,但需随访。

（2）手术治疗：出现下列情况的严重主动脉瓣关闭不全应手术治疗：①有症状和左心室功能不全者；②无症状伴左心室功能不全者,经系列无创检查显示持续或进行性左心室收缩末容量增加或静息射血分数降低者应手术；③症状明显,即使左心室功能正常者。

2. 急性　急性主动脉瓣关闭不全的危险性比慢性主动脉瓣关闭不全高得多,因此应及早考虑外科治疗。人工瓣膜置换术或主动脉瓣修复术为治疗急性主动脉瓣关闭不全的根本措施。

（李　丹　沈　涛　陈少敏　王方芳）

第九节　心包炎和心包积液

心包疾病除原发感染性心包炎症外,尚有肿瘤、代谢性疾病、自身免疫性疾病、尿毒症等所致非感染性心包炎。按病情进展可分为急性心包炎（伴或不伴心包积液）、慢性心包积液、亚急性渗出性缩窄性心包炎、慢性缩窄性心包炎等。心包疾病占心脏疾病住院病人的 1.5%～5.9%。

急性心包炎（acute pericarditis）为心包脏层和壁层的急性炎症。

一、病因

急性心包炎的常见病因包括：①感染性：包括结核、细菌、真菌、病毒、寄生虫等。②风湿性疾病：风湿性关节炎、系统性红斑狼疮。③肿瘤：淋巴瘤、支气管癌、乳腺癌、间皮瘤。④创伤性：包括钝挫伤或手术创伤。⑤代谢及遗传性疾病：尿毒症、乳糜心包、家族性心包炎等。⑥放射治疗后。⑦急性心肌梗死后。⑧特发性心包炎。

二、病理

根据病理变化,急性心包炎可以分为纤维蛋白性和渗出性两种。在急性期尚无明显液体积聚,为纤维蛋白性心包炎；随后如液体增加,则转变为渗出性心包炎,液体量可由 100 ml 至

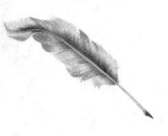

2~3L不等，多为黄而清的液体，少部分呈化脓性或呈血性。积液一般在数周至数月内吸收，也可伴随发生壁层与脏层的粘连、增厚及缩窄。液体也可在较短时间内大量积聚引起心脏压塞。急性心包炎时，心外膜下心肌有不同程度的炎性变化，如范围较广可称为心肌心包炎。此外，炎症也可累及纵隔、横膈和胸膜。心包可出现增厚粘连、脏壁层融合钙化。

三、病理生理

急性纤维蛋白性心包炎或少量积液不致引起心包内压力升高，故不影响血流动力学。如液体迅速增多，心包无法伸展以适应其容量的变化，使心包内压力急骤上升，导致心室舒张期充盈受阻，并使周围静脉压升高，最终使心排血量降低，血压下降，构成急性心脏压塞的临床表现。

当心包增厚粘连、脏壁层融合钙化、缩窄时，其顺应性消失，心腔的舒张期充盈受限，导致左心房、肺动脉、右心系统和静脉压升高。相对固定的心脏容积使吸气时静脉压的降低过程受到限制，但在吸气过程中通过右心的血流并未减少，故吸气时颈静脉扩张充盈明显，即 Kussmaul 征。当体力活动增加时，可能出现呼吸困难、水钠潴留，外周动脉压下降，静脉压增加。临床上表现为肝大、双下肢水肿、胸腔积液及腹水，严重者出现黄疸、蜘蛛痣和肝掌等。

四、临床表现

（一）纤维蛋白性心包炎

1. 症状　心前区疼痛为主要症状，疼痛性质可尖锐或呈压榨样，与呼吸运动有关，常因咳嗽、深呼吸、变换体位或吞咽而加重；可放射到颈部、左肩、左臂等；常见于急性非特异性心包炎及感染性心包炎；缓慢发展的心包炎疼痛症状可能不明显。本病所致的心前区疼痛可能与心肌梗死疼痛类似，需注意鉴别。

2. 体征　心包摩擦音是纤维蛋白性心包炎的典型体征，因炎症而变得粗糙的壁层与脏层在心脏活动时相互摩擦，呈抓刮样粗糙音；典型的摩擦音可听到与心房收缩、心室收缩和心室舒张相一致的三个成分，但大多为与心室收缩、舒张相一致的双相性摩擦音；多位于心前区，以胸骨左缘第 3、4 肋间最为明显；坐位时身体前倾或深吸气更容易听到。当积液增多将两层心包分开时，摩擦音即消失。心前区听到心包摩擦音就可作出心包炎的诊断。

（二）渗出性心包炎

临床表现取决于积液对心脏的压塞程度，轻者仍能维持正常的血流动力学，重者则出现循环障碍或衰竭。

1. 症状　呼吸困难是心包积液时最突出的症状，病人呈端坐呼吸，身躯前倾、呼吸浅速，可有发绀。也可因压迫气管、食管而产生干咳、声音嘶哑及吞咽困难。此外，可伴有心前区或上腹部闷胀、乏力、烦躁等。

2. 体征　心脏叩诊浊音界向两侧增大，皆为绝对浊音区；心尖搏动弱，位于心浊音界左缘的内侧或不能扪及；心音低而遥远；在有大量积液时可在左肩胛骨下出现浊音及左肺受压迫所引起的支气管呼吸音，称心包积液征（Ewart 征）；少数病例中，在胸骨左缘第 3、4 肋间可闻及心包叩击音。严重心脏压塞时脉搏可减弱或出现奇脉，脉压变小，同时可出现颈静脉怒张、肝大、腹水及下肢水肿等。

（三）心脏压塞

快速心包积液时可引起急性心脏压塞，出现明显心动过速、血压下降、脉压变小和静脉压明显上升，如心排血量显著下降，可产生急性循环衰竭、休克等。如积液积聚较慢，可出现亚急性或慢性心脏压塞，表现为体循环静脉淤血、颈静脉怒张、静脉压升高、奇脉等。

（四）缩窄性心包炎

各种原因所引起的心包纤维化、钙化及心包增厚等导致心包缩窄、心室舒张期充盈受阻、

心排血量下降和静脉压升高等一系列循环障碍。心脏被致密厚实的纤维化心包所包围，心包腔内可有积液或完全性心包闭塞。

1. 症状　可表现为体循环淤血和肺淤血症状。早期表现为劳力性呼吸困难，常常合并心悸、乏力、头晕、腹胀、食欲减退、体重减轻和肝区疼痛等；后期由于胸腔积液、腹水造成膈肌上抬及肺部充血，出现静息时呼吸困难，甚至端坐呼吸。

2. 体征　心浊音界正常或稍增大。颈静脉怒张、肝颈静脉回流征阳性，吸气时怒张更为明显，只有舒张早期可见塌陷（Kusmaul征），可闻及心包叩击音。常有心动过速、第二心音分裂、房早、房扑和房颤等心律失常；少部分病人可出现奇脉。肝大、腹水及下肢水肿、脉压变小；肝淤血严重病人还可出现黄疸、蜘蛛痣和肝掌等表现。

五、辅助检查

（一）化验检查

常有白细胞计数增加、红细胞沉降率增快等炎症反应。缩窄性心包炎病人因淤血性肝硬化常伴有肝功能异常，白蛋白减少，白、球蛋白比值降低。

（二）X线检查

对纤维蛋白性心包炎诊断价值不大，对渗出性心包炎有一定价值；可见心脏阴影向两侧增大，心脏搏动减弱或消失；尤其是肺部无明显充血现象而心影显著增大是心包积液的有力证据，可与心力衰竭相区别。成人液体量少于 250 ml，X 线难以检出其积液。缩窄性心包炎者可见心房扩大，左右心缘正常弧弓消失，呈平直僵硬，心脏搏动减弱；上腔静脉明显增宽；20%～50% 的病人可见心包钙化征。

（三）心电图

心包本身不产生电动力，急性心包炎时心电图异常来自心包下的心肌，可表现为 ST 段抬高，见于除 aVR 导联以外的所有常规导联中，呈弓背向下型，aVR 导联中 ST 段压低；数日后，ST 段回到基线，出现 T 波低平及倒置，持续数周至数月后 T 波逐渐恢复正常；心包积液时有 QRS 低电压，大量渗液时可见电交替；除 aVR 和 V1 导联外 PR 段压低，提示心包膜下心房肌受损；无病理性 Q 波，无 QT 间期延长；常有窦性心动过速，可合并房颤、房扑等房性心律失常。

（四）超声心动图

对诊断心包积液简单易行，迅速可靠。M 型或二维超声心动图中均可见液性暗区以确定诊断。心脏压塞时的特征为右心房及右心室舒张期塌陷；吸气时右心室内径增大，左心室内径减少，室间隔左移等。可动态监测以了解心包积液量的变化。缩窄性心包炎可见心包不规则增厚、回声增强，室间隔在吸气时膨入左室、突出的舒张早期充盈以及肝静脉和下腔静脉扩张等。

（五）CT 和磁共振显像

CT 可明确心包的厚度和形状，显示心包增厚、钙化、转移性肿瘤灶、心腔受压及腔静脉扩张等征象。MRI 能清晰地显示心包积液的容量和分布情况，并可分辨积液的性质，低信号强度一般系病毒感染等非出血性渗液；中、重度信号强度可能为含蛋白、细胞较多的结核性渗出液等。此检查费用高，较少用。

（六）心包穿刺

可证实心包积液的存在并对抽取的液体做生物学（细菌、真菌等）、生化、细胞分类的检查，包括寻找肿瘤细胞等；抽取一定量的积液也可解除心脏压塞症状；同时，必要时可经穿刺在心包腔内注入抗菌药物或化疗药物等。心包穿刺的主要指征是心脏压塞和未能明确病因的渗出性心包炎。

（七）心包镜及心包活检

心包镜及心包活检有助于明确病因。

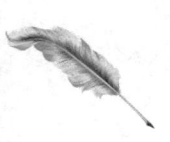

六、诊断和鉴别诊断

常见心包炎病因类型包括急性非特异性心包炎、结核性心包炎、化脓性心包炎、肿瘤性心包炎、心脏损伤后综合征等。根据临床表现、X线、心电图及超声心动图检查可做出心包炎的诊断,然后需结合不同病因性心包炎的特征及心包穿刺、活体组织检查等资料对其病因学做出诊断。

七、治疗及预后

急性心包炎的治疗与预后取决于病因,也与是否早期诊断及正确治疗有关。各种心包炎如出现压塞综合征,均应行心包穿刺排液以缓解症状。

结核性心包炎如不积极抗结核治疗,常可演变为慢性缩窄性心包炎。因此,发现结核性心包炎需尽早启动抗结核治疗。

急性非特异性心包炎和心脏损伤后综合征病人在其初次发作后,可有心包炎症反复发作,称为复发性心包炎,发生率为20%~30%,是急性心包炎最难处理的并发症。临床表现与急性心包炎相似,在初次发病后数月至数年反复发病并伴严重的胸痛。大部分病人再次给予大剂量非甾体类抗炎药物治疗,并用数月的时间缓慢减量直至停药。如果无效,则可给予皮质激素治疗,常用泼尼松40~60 mg/d,1~3周,症状严重者可静脉给予甲泼尼龙。多数病人的症状在几天内可有减轻,当激素减量时,症状往往会再现。

顽固性复发性心包炎伴严重胸痛的病人可考虑外科心包切除术治疗。近年认为秋水仙碱对预防复发性心包炎似乎有效且副作用较小。秋水仙碱的推荐剂量为0.5~1 mg/d,至少1年,缓慢减量停药。但治疗后仍有一部分病人呈复发倾向。

缩窄性心包炎的治疗原则包括:心包穿刺抽液,改善血流动力学状态;增加心搏出量;心包穿刺仍有持续性心包缩窄表现者需行外科干预治疗,手术切除心包脏层和壁层;治疗病因,如治疗肿瘤结核等。一旦确诊,应在急性期症状消退后及早行心包剥离手术或心包切除术。缩窄性心包炎多因衰竭、腹水及周围水肿或严重心脏并发症而致残或死亡,如果能及早进行彻底的心包剥离手术,大部分病人可获得满意的效果。有活动性结核病者,应积极进行抗结核治疗;对于病程较长、心功能减退较明显者,围术期需进行充分的抗心衰治疗;单有心包钙化而无静脉压增高者不需特殊治疗。

(范媛媛 白 瑾)

第十节 感染性心内膜炎

感染性心内膜炎(infective endocarditis,IE)是指由细菌、真菌和其他微生物(如病毒、立克次体、衣原体、螺旋体等)直接感染而产生心瓣膜或心室壁内膜的炎症,心脏瓣膜为最常受累部位,但感染也可发生在室间隔缺损部位、腱索和心壁内膜。感染发生在自体瓣膜的IE称为自体瓣膜感染性心内膜炎(native valve endocarditis,NVE),感染发生在人工瓣膜的IE称为人工瓣膜感染性心内膜炎(prosthetic valve endocarditis,PVE)。

一、自体瓣膜感染性心内膜炎

(一)病因与发病机制

感染性心内膜按病程分为急性和亚急性的病程。2/3的病例表现为亚急性病程,其病原草绿色链球菌最常见,其次为D族链球菌(牛链球菌和肠球菌)、表皮葡萄球菌,其他细菌较少见。其发病与器质性心脏病造成的血流动力学改变以及各种感染或细菌寄居的皮肤黏膜的创伤

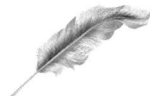

（如手术、器械操作等）导致短暂性菌血症有关。

急性病程者发病机制尚不清楚，主要累及正常心瓣膜。病原菌来自皮肤、肌肉、骨骼或肺等部位的活动性感染灶，主要由金黄色葡萄球菌引起，少数由肺炎球菌、淋球菌、A 族链球菌和流感杆菌等所致。此类细菌毒力强，具有高度侵袭性和黏附于内膜的能力。

（二）临床表现

小部分病人可有 2 周之内的短暂菌血症的病史，多数病人以发热起病，伴有头痛、背痛和肌肉关节痛，可有全身不适、乏力、厌食和体重减轻等非特异性症状。此外，常伴有贫血、苍白无力和多汗，主要由于感染抑制骨髓所致。急性者呈暴发性败血症过程，有高热、寒战，突发心力衰竭者较为常见，表现为呼吸困难。80%~85% 的病人可闻及心脏杂音，可由基础心脏病和（或）心内膜炎导致瓣膜损伤所致。典型表现的病人可以看到血管或者免疫学表现，如皮肤和黏膜瘀点、指甲和趾甲下线状出血、视网膜上的 Roth 斑、Osler 结节、Janeway 损伤和动脉栓塞。可以出现感染的非特异性症状，如脾大、贫血。

（三）辅助检查

最重要的辅助检查为血液细菌培养及超声心动图。

1. 血培养　是诊断菌血症和感染性心内膜炎的最重要方法，能够明确菌血症的存在并且确定病原菌。

2. 超声心动图　如果超声心动图发现赘生物（图 4-25）、瓣周并发症等支持心内膜炎的证据，可帮助明确 IE 诊断。超声心动图和多普勒超声还可明确基础心脏病（如瓣膜病、先天性心脏病）和 IE 的心内并发症（如瓣膜关闭不全，瓣膜穿孔、腱索断裂、瓣周脓肿、心包积液等）。

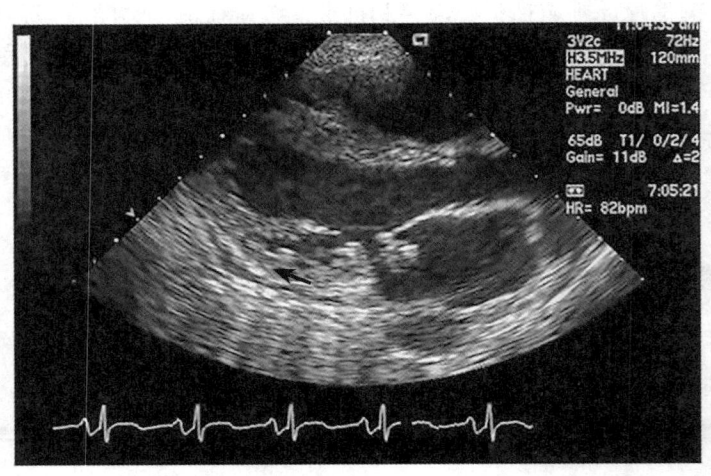

图 4-25　感染性心内膜炎的超声心动图影像（箭头所指是二尖瓣的赘生物）

（四）诊断

明确诊断需满足下列三条之一：①符合 2 条主要标准；②符合 1 条主要标准和 3 条次要标准；③符合 5 条次要标准。疑似诊断需有下列两条之一：①符合 1 条主要标准和 1 条次要标准；②符合 3 条次要标准。

1. 主要标准

（1）IE 血培养阳性：① 2 次独立取样的血培养结果显示存在典型微生物感染：草绿色链球菌、牛链球菌、H ACEK 细菌组、金黄色葡萄球菌；或社区获得性肠球菌，但未发现感染灶。②连续血培养阳性发现的微生物符合 IE 诊断：相隔≥12 小时取样的≥2 次血培养结果阳性，或所有 3 次血培养或≥4 次独立取样血培养（首末次取样间隔时间≥1 小时）结果中多数阳性;③单次血培养发现伯纳特氏立克次氏体阳性或I期IgG抗体滴度大于1:800。

(2)成像技术提示IE

1)超声心动图提示IE:①赘生物。②脓肿、假性动脉瘤或心内瘘。③瓣膜穿孔或动脉瘤。④人工瓣膜新发部分裂隙。

2)经 ^{18}F FDG PET/CT(仅当假体植入超过3个月时)或放射性标记白细胞SPECT/CT发现植入部位附近存在异常活动。

3)经心脏CT确定发现瓣膜周围病变。

2. 次要标准 ①易于发病的心脏病基础或静脉药物依赖者。②发热,体温>38℃。③血管征象(仅包括通过成像技术发现的血管事件):大动脉栓塞、化脓性肺梗死、真菌感染性动脉瘤、颅内出血、结膜出血及Janway损伤。④免疫征象:肾小球肾炎、Osler结节、Roth点和类风湿因子。⑤微生物学证据:血培养阳性但不满足上述有关微生物的主要标准或符合IE诊断的微生物活动性感染的血清学证据。

(五)治疗

本病以药物抗感染治疗为主。如引起严重的血流动力学改变,还需要手术治疗。

1. 一般治疗 包括充分休息、避免劳累、剧烈运动;积极控制血压;心绞痛病人可服用硝酸酯类、钙离子拮抗剂缓解症状;心力衰竭病人限制钠盐摄入,慎用利尿剂;积极治疗易导致血流动力学不稳定的心律失常。

2. 抗感染治疗 用药原则包括早期应用,连续3~5次血培养后即开始治疗;足量用药,大剂量、长疗程应用杀菌剂;静脉用药为主,维持高血药浓度;病原学未明时,经验治疗为主;病原学明确时,根据病原微生物对药物的敏感度用药。轻症病人:可选青霉素、阿莫西林或氨苄西林,联合庆大霉素。青霉素过敏者使用头孢曲松。严重脓毒症:万古霉素联合庆大霉素(无肠杆菌科细菌、绿脓杆菌属危险因素);万古霉素联合美罗培南(有多重耐药肠杆菌科细菌、绿脓杆菌感染危险因素)。

3. 外科治疗 有严重心内并发症或抗生素治疗无效的病人应及时考虑手术治疗。

(六)预后

未治疗的急性病人几乎在4周内死亡。亚急性病人的自然史一般≥6个月。预后不良因素中以心力衰竭最为严重,其他包括主动脉瓣损伤、肾衰竭、革兰氏阴性杆菌或真菌致病、瓣环或心肌脓肿、老年等。

(七)预防

有易患因素(人工瓣膜置换术后、感染性心内膜炎史、体-肺循环分流术后、心脏瓣膜病和先天性心脏病)的病人,接受可因出血或明显创伤而致短暂性菌血症的手术和器械操作(如拔牙、侵入性导管检查及治疗等)时,应予预防感染性心内膜炎的措施。

二、人工瓣膜感染性心内膜炎

人工瓣膜心内膜炎(prosthetic valve endocarditis,PVE)是一种累及人工瓣膜(机械瓣或生物瓣)及其周围组织的病原微生物感染性疾病,是IE最严重的形式,发生于1%~6%的人工瓣膜病人。发生在瓣膜置换术后1年内的IE定义为早期PVE,而1年后发生者则定义为晚期PVE。葡萄球菌、革兰氏阴性杆菌和真菌是早期PVE的主要致病菌,晚期PVE最常见的致病菌为葡萄球菌、链球菌和肠球菌。PVE诊断较为困难,临床表现通常不典型,尤其是在术后的早期阶段,不伴发热的情况也比较常见。同样,可根据Duke诊断标准(2015年修订版)来评估诊断。感染的临床征象和经胸超声心动图所见人工瓣膜结构和功能异常是确诊PVE的重要依据。必要时可联合经食管超声心动图以及PET/CT明确诊断。PVE住院死亡率较高,可高达20%~40%。PVE的抗生素治疗与NVE相似,但应将用药时间延长至6~8周或更长。

PVE 的手术应遵循 NVE 的一般原则，需要去除所有的感染异物，包括最初植入的人工瓣膜及既往手术残留的钙化组织，并且应尽早手术。

（任　川　汪宇鹏）

第十一节　主动脉夹层

主动脉夹层（aortic dissection，AD）是主动脉腔内的血液从主动脉内膜撕裂口进入动脉壁中层，并沿主动脉长轴方向进一步撕裂动脉壁，造成主动脉真、假腔两腔分离的一种病理改变，从而导致一系列包括撕裂样疼痛、内脏肢体缺血等临床表现。

一、病因

1. 高血压　主动脉夹层因高血压所致者占 80%～90%，严重的高血压可使主动脉壁长期处于应激状态，弹力纤维常发生囊性变性或坏死，易被持续高压血流冲破导致夹层形成。
2. 主动脉中层病变　主动脉粥样硬化、马方综合征、先天性心血管畸形、特发性主动脉中膜退行性变化、主动脉炎性疾病等均会造成主动脉壁薄弱或结构异常，形成夹层。
3. 损伤　严重外伤如车祸等。
4. 妊娠　与妊娠期间血流动力学改变相关。

二、病理改变及分型

主动脉内膜裂口形成后，血流走行于内膜和中膜或者中膜和外膜之间，夹层内膜片将主动脉分为真假两腔。血液流向多为螺旋形，最后在远端某一部位穿回主动脉腔。根据主动脉夹层内膜裂口的位置和夹层累及的范围，目前医学上有两种主要的分类方法。最广泛应用的是 1965 年 DeBakey 等提出的 3 型分类法。Ⅰ型：主动脉夹层累及范围自升主动脉到降主动脉甚至到腹主动脉。Ⅱ型：主动脉夹层累及范围仅限于升主动脉。Ⅲ型：主动脉夹层累及降主动脉，如向下未累及腹主动脉者为ⅢA型；向下累及腹主动脉者为ⅢB型。1970 年，Stanford 大学 Daily 等提出了另一种主要依据近端内膜裂口位置的分类方法：Stanford A 型：相当于 DeBakey Ⅰ型和Ⅱ型；Stanford B 型：相当于 DeBakey Ⅲ型，目前 Stanford 分型更加常用。

三、临床表现

（一）症状

疼痛是 AD 病人最为普遍的主诉。AD 导致的疼痛常被描述为"撕裂样"或"刀割样"持续性难以忍受的锐痛。Stanford A 型 AD 常表现为前胸痛或背痛，Stanford B 型 AD 常表现为背痛或腹痛。

心脏是 Stanford A 型 AD 最常受累的器官，可导致心脏正常解剖结构破坏或心脏活动受限从而引起相关症状：①夹层导致主动脉根部扩张、主动脉瓣对合不良等可引起主动脉瓣关闭不全，可出现心力衰竭甚至心源性休克；②夹层累及冠状动脉开口可导致急性心肌梗死或恶性心律失常，病人可表现为典型的冠状动脉综合征，如胸痛、胸闷和呼吸困难；③夹层假腔渗漏或夹层破入心包可引起心包积液或心包压塞。

AD 累及主动脉的其他重要分支血管可导致脏器缺血或灌注不良的临床表现：①夹层累及无名动脉或左颈总动脉可导致中枢神经系统症状；②夹层累及一侧或双侧肾动脉可有血尿、无尿、严重高血压甚至肾衰竭；③夹层累及腹腔干、肠系膜上及肠系膜下动脉时可引起胃肠道缺血表现，如急腹症和肠坏死；④夹层累及下肢动脉时可出现急性下肢缺血症状，如疼痛、无脉

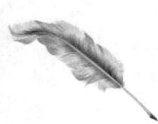

甚至下肢缺血坏死等。

(二)体征

血压异常 AD 常可引起远端肢体血流减少,导致四肢血压差别较大。主动脉瓣区舒张期杂音提示夹层所致急性主动脉瓣反流可能。AD 大量渗出或者破裂出血时,可出现气管向右侧偏移,左胸叩诊呈浊音,左侧呼吸音减弱。AD 导致腹腔脏器供血障碍时,可造成肠麻痹甚至坏死,表现为腹部膨隆,叩诊呈鼓音,广泛压痛、反跳痛及肌紧张。脑供血障碍时出现淡漠、嗜睡、昏迷或偏瘫。脊髓供血障碍时,可有下肢肌力减弱甚至截瘫。

四、辅助检查

(一)超声心动图

对 AD 的诊断准确性较 CT、MRI 低,其优点是无创,无需造影剂,可在床边进行,可定位内膜裂口,显示真、假腔的状态及血流情况,还可显示并发的主动脉瓣关闭不全、心包积液及主动脉弓分支动脉的阻塞等情况。

(二)主动脉 CTA

主动脉 CTA 是目前最常用的术前影像学评估方法。CTA 断层扫描可观察到夹层隔膜将主动脉分割为真假两腔,重建图像可提供主动脉全程的二维和三维图像。

(三)主动脉 MRA

主动脉 MRA 对主动脉夹层病人的诊断敏感性和特异性与 CTA 接近,核磁所使用的增强剂无肾毒性。

(四)数字减影血管造影(DSA)

主动脉血管造影是诊断主动脉夹层的"金标准",但目前已基本被 CTA 所替代。

五、诊断

对于存在高危病史、症状及体征的初诊病人,应考虑 AD 可能。结合辅助检查,都可以获得明确诊断。

六、并发症

主动脉夹层最严重的并发症是夹层破裂引起的死亡,可以在心包腔、胸腔、腹腔等部位破裂出血,引起心包填塞、呕血、咯血、休克,导致病人死亡。

七、治疗原则

(一)内科治疗

AD 内科治疗的原则是有效镇痛、控制心率和血压,减轻主动脉剪应力,降低主动脉破裂的风险。静脉应用 β 受体阻滞剂(如美托洛尔、艾司洛尔等)是最基础的药物治疗方法,但应保证能维持最低的有效终末器官灌注。药物治疗的目标为控制收缩压至 100~120 mmHg、心率 60~80 次/分。

(二)Stanford A 型 AD 的治疗

Stanford A 型 AD 一经确诊,原则上均应积极外科手术治疗。急性 Stanford A 型 AD 合并脏器灌注不良综合征是影响其治疗策略及预后的主要危险因素,目前普遍达成的共识是主动脉修复术后多数病人的脏器灌注不良可得到纠正,但对合并严重脏器灌注不良者是否应进行外科手术尚存在争议。

(三)Stanford B 型 AD 的治疗

药物治疗是 Stanford B 型 AD 的基本治疗方式,一般而言,Stanford B 型 AD 病人急性期

药物保守治疗的病死率较低，部分病人可获得长期良好的预后。Stanford B 型 AD 手术治疗的方法主要有腔内修复术（TEVAR）、开放性手术和 Hybrid 手术治疗等。

八、预后

主动脉夹层病人自然病程预后极差，如果不及时进行恰当的治疗，破裂的机会大，死亡率非常高。

（吴　松　韩江莉）

第五章 消化系统疾病

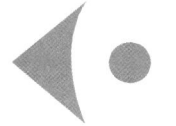

第一节 概　述

消化系统疾病包括食管、胃、肠、肝、胆、胰等脏器的器质性和功能性疾病，临床上十分常见。据统计胃肠病和肝病引起的疾病负担几乎占所有疾病的 1/10，在我国胃癌和肝癌分别是引起恶性肿瘤病人死亡的第二位和第三位病因。掌握消化系统的主要结构功能特点以及疾病特点，对预防和诊治消化系统疾病、提升公众健康具有重要的作用。

一、消化系统的基本生理功能

胃肠道的主要生理功能是摄取、转运和消化食物，吸收营养和排泄废物。

食物在胃肠道内经过一系列复杂的消化分解过程成为小分子物质，被肠道吸收，再经肝加工变为体内物质供全身组织利用，其余未被吸收的物质即残剩物被排出体外。以上这些生理功能的顺利完成有赖于消化系统各脏器的协调运动以及各种物质的正常分泌。

肝是体内碳水化合物、蛋白质、脂质、维生素合成代谢的重要器官，通过各种复杂的酶促反应而运转完成其功能。肝也是一个免疫器官，在人体先天性和后天获得性免疫反应中均起主要作用。

胰的功能主要有两方面：一是外分泌功能，胰分泌淀粉酶、脂肪酶、蛋白酶等帮助消化食物；二是内分泌功能，胰分泌胰岛素、胰高血糖素等调节血糖，维持血糖的正常水平。

胆囊的生理功能主要有储存胆汁、浓缩胆汁、分泌黏液，胆汁可以帮助消化食物。

二、消化系统疾病的病因

能够引起消化系统疾病的因素众多，病因也非常复杂。目前常见的病因包括感染、理化因素、营养缺乏、代谢-吸收障碍、变态反应、自身免疫、先天性发育异常或缺陷、外伤、神经系统功能失调、遗传和医源性等因素，还有一些迄今尚不明确的病因。

三、消化系统疾病的分类

消化系统疾病按病变器官分类，包括食管疾病、胃十二指肠疾病、小肠疾病、结肠疾病、肝病、胆道疾病、胰腺疾病、腹膜肠系膜疾病。按消化系统的病理生理分类，包括消化吸收功能障碍和分泌异常、胃肠道转运异常、免疫调节异常、炎症、代谢性异常、肠道供血异常、肿瘤、功能性疾患、遗传因素引起的疾患等。

四、消化系统疾病相关诊疗技术

随着技术的发展，消化系统疾病的诊疗手段日益丰富。除常规的血液检查、尿便常规、影像学检查等诊疗技术外，内镜检查在消化系统疾病诊治的应用中发挥着重要的作用。

内镜根据不同部位的需要分为胃镜、十二指肠镜、小肠镜、结肠镜、腹腔镜、胆道镜、超声内镜等，应用消化内镜可以直接观察消化道内腔，包括溃疡、出血、炎症、肿瘤等的各种病变。随着消化内镜设备的不断改进，对病变的观察逐渐增加了色素对照、放大观察、窄带光成像、激光、共聚焦内镜等技术，有效地提高了早期肿瘤的检出率。

胶囊内镜由胶囊、信号接收系统及工作站组成，能动态清晰地显示肠腔内病变，具有无痛、安全等优点。

经内镜逆行胰胆管造影术（endoscopic retrograde cholangiopancreatography，ERCP）是在十二指肠镜直视下，经十二指肠乳头向胆总管或胰管内插入造影导管，逆行注入造影剂后，在X线下显示胆系和胰管的形态。

消化道钡餐和钡灌肠检查有助于了解整个胃肠道动力状态，对肿瘤、溃疡、憩室的诊断有一定帮助，近来应用气钡双重造影已提高了阳性率。

胃肠动力检查包括食管压力测定、食管pH-阻抗监测、肛门直肠压力测定等，对消化道动力障碍性疾病的诊断有重要作用。

五、消化系统疾病的防治和展望

消化系统疾病的治疗包括一般治疗、药物治疗、内镜和手术治疗三大方面。随着技术的不断发展，内镜治疗成为消化系统疾病治疗的重要手段，以往需要外科手术的许多消化系统疾病可用创伤较小的内镜治疗替代，从而大大开拓了消化系统疾病治疗的领域。在胃肠镜的直视下，可对各种消化道出血病变进行止血治疗；取出胃肠腔内异物；对较小或有蒂的息肉等良性肿瘤可采用圈套、电凝等将其完整切除；对于较大的良性肿瘤、早期癌及癌前病变，可根据情况行内镜下黏膜切除或剥离术，从而实现肿瘤的治愈性切除；消化道狭窄的内镜下扩张或支架置入；治疗性ERCP包括内镜下乳头肌切开、胆总管取石、胆胰管狭窄的支架置入等。

消化外科的历史上写满了术式，Whipple手术（Allen Whipple于1935年第一次报道了胰十二指肠切除及相应重建方式）、Billroth-Ⅰ手术（Billroth Theodor于1881年完成了胃癌的手术，并进行了消化道重建）……这些外科先驱们创造了沿用至今的经典手术。随着时代发展，消化外科的手术技术已经日臻完善，外科的发展已经不再着眼于手术本身的创新，技术的进步使我们可以探究人体生理的极限。随着对生理学、病理学研究的深入，各种围手术期治疗的完善，消化外科的"禁区"越来越少。随着手术安全性的保证，手术技术的天花板不断突破，外科医生更多考虑的是如何让病人从手术中获益，病人得到更加长期的存活。在21世纪最初的20年里，微创手术和器官移植是消化外科发展的主流。1987年法国医生Fililipe Mouret进行了世界首例腹腔镜胆囊切除术，随后腹腔镜技术在全球范围内得到迅速推广，时至今日以腹腔镜为代表的微创理念已得到广泛认同。以腹腔镜为代表的微创技术在21世纪得到暴发式的发展，今天几乎所有的消化外科手术都可以安全地在腹腔镜下完成。1910年Alexis Carrell首创血管吻合法，并于1912年获诺贝尔奖，这一技术使器官移植成为可能。随着免疫的基础研究的深入和抗排斥药物的发展，器官移植不断发展壮大，而Joseph Murray于1990年因器官移植获得诺贝尔奖。1963年Starzl教授开展了肝移植，并将其不断完善，时至今日肝移植已经成为治疗肝病的重要措施，器官移植已经成为消化外科的重要分支。

随着对疾病认识的深入、治疗手段的更新和循证医学的发展，消化外科的治疗领域也有进有退，过去许多依靠外科手术解决的疾病现在可以通过药物或内镜治疗获得治愈。随着幽门螺杆菌的发现和溃疡药物治疗的发展，外科手术已经逐渐从消化性溃疡的治疗中退出，曾经广泛用于治疗消化道穿孔的胃大部切除手术被穿孔修补联合药物治疗所代替，手术逐渐退出消化性溃疡的一线治疗。对于胰腺坏死合并感染，手术清除坏死组织曾经是治疗的首要措施，然而开

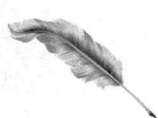

腹坏死组织清除术的围手术期死亡率可达 25%～30%，特别是在发病 14 天内行开腹坏死组织清除死亡率可达 75%，目前坏死性胰腺炎手术的原则已经是延后、阶梯治疗和损伤控制，即以保守治疗为主。早期食管癌、胃癌和结肠癌现在可以通过内镜下切除获得痊愈，并不需要外科手术治疗。晚期恶性胆道梗阻病人通过内镜置入支架治疗延长生存期……随着对肥胖、代谢综合征、糖尿病认识的深入，以及临床证据的增加，胃的手术（袖状胃切除、胃旁路手术等）逐渐开始用于肥胖、代谢综合征和糖尿病的治疗，未来代谢外科一定会成为消化外科的重要内容。

随着我国经济发展、生活水平提高和生活方式的改变，一些原来在西方国家的常见病如炎症性肠病、酒精性肝病等在我国发病率逐年增高。另外，消化系统恶性肿瘤，如肝癌、胃癌发病率依然居高不下，结肠癌和胰腺癌又不断增加。目前对消化系统疾病的早期防治及诊疗还存在很多疑问，这无疑是日后应着力研究和探索的关键问题。

（张　静　王行雁）

第二节　胃　炎

胃炎（gastritis）是胃黏膜对胃内各种刺激因素产生的炎症反应，代表着组织学的显微镜下炎症。根据常见的病理生理特点和临床表现，可将胃炎分为急性胃炎和慢性胃炎（图 5-1）。

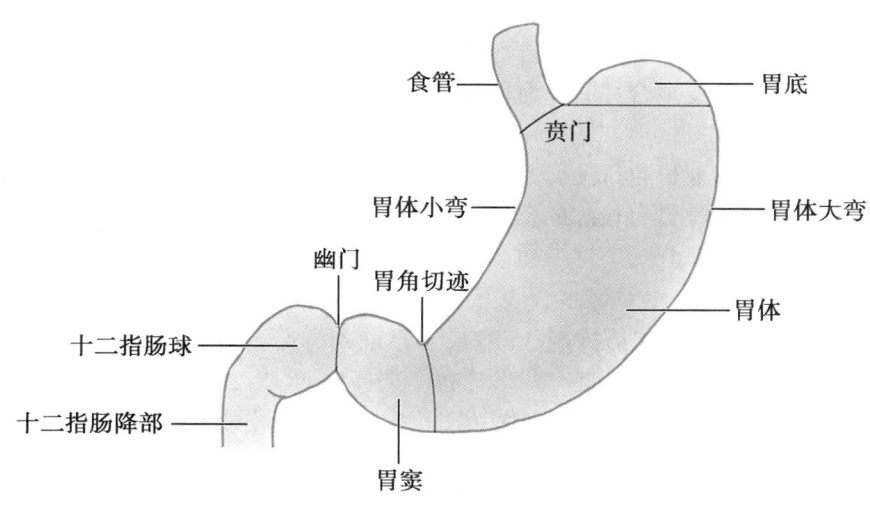

图 5-1　胃大体观

一、急性胃炎

急性胃炎（acute gastritis）是指由多种病因引起的胃黏膜急性炎症，组织学上通常可见中性粒细胞浸润。在胃镜下可见胃黏膜糜烂、充血水肿、出血，临床上按病因及病理类型的不同，分为糜烂性胃炎、出血性胃炎、化脓性胃炎和腐蚀性胃炎等。

（一）病因

1. 化学刺激　烈酒、浓茶、咖啡、香料及药物（如阿司匹林、抗肿瘤化疗药物、水杨酸盐制剂、消炎痛、保泰松、糖皮质激素、口服铁剂）等可导致胃黏膜糜烂及黏膜出血，其中腐蚀性胃炎通常由吞服强碱、强酸或其他腐蚀性物质所致。

2. 物理刺激　冷热刺激、辛辣刺激、过于粗糙的食物，胃镜下各种止血技术、息肉摘除等微创手术及大剂量 X 射线照射都可能致胃黏膜糜烂甚至溃疡。

3. **生物因素** 进食污染细菌及其毒素可致呕吐和腹泻。沙门氏菌、致病性大肠埃希菌、葡萄球菌、肉毒梭菌等均可引起急性胃炎。

4. **神经精神因素** 精神紧张、情绪波动、烧伤创伤、急重症和大手术导致的应激状态、体内各种因素引起的过敏反应、神经功能失调等,均可能引起胃黏膜糜烂和出血。

急性糜烂性胃炎在临床中较常见,又称急性糜烂出血性胃病、急性胃黏膜病变、急性胃黏膜损伤等,非甾体抗炎药(non-steroid anti-inflammatory drugs,NSAIDs)、应激、乙醇等是引起急性糜烂性胃炎的主要原因。

(二)临床表现

常有上腹痛、腹胀、恶心、呕吐和厌食等表现;重症病人可表现为呕血、黑便、脱水、酸中毒甚至休克;轻症病人可无症状,仅在胃镜检查时发现。

(三)诊断

具有上述临床症状及有相关病因者应考虑该诊断,确诊则有赖于胃镜检出糜烂、出血及浅表溃疡病灶。由于胃黏膜修复速度较快,当临床上拟诊本病时,应尽早行胃镜检查确诊。

(四)治疗

针对原发病和病因进行防治,积极纠正异常的病理生理状态。

1. **抑酸治疗** 予 H_2 受体拮抗剂或质子泵抑制剂(proton pump inhibitor,PPI)等抑制胃酸药物。

2. **胃黏膜保护剂** 如硫糖铝、替普瑞酮、吉法酯、果胶铋等。

3. **出血的治疗** 对于已发生上消化道大出血者,应按上消化道出血的治疗原则进行诊治,采取综合措施进行治疗,根据病情选择胃镜检查及镜下治疗或外科手术治疗。PPI 或 H_2 受体拮抗剂静脉给药可促进病变愈合并有止血作用,应作为常规药物使用。

(五)预后

多数胃黏膜糜烂和出血可自行愈合并止血;少数病人胃黏膜糜烂可发展为溃疡,甚至出现并发症,但通常对药物治疗具有较好的反应。

(六)预防

饮食规律,避免酗酒。尽量减少不必要的 NSAIDs 药物使用,对需要长期使用 NSAIDs 的病人,应视情况给予 H_2 受体拮抗剂、PPI 或米索前列醇等药进行预防。对于关节痛需服用 NSAIDs 药物的病人,可予美洛昔康、塞来昔布等选择性 COX-2 抑制剂,以减少对 COX-1 的抑制,降低胃黏膜损伤风险。对于长期服用阿司匹林或氯吡格雷等抗血小板药物的病人,以及发生严重烧伤、创伤、主要脏器衰竭和进行大型手术的病人,可以酌情给予预防性 PPI 治疗。

二、慢性胃炎

慢性胃炎(chronic gastritis)主要指胃黏膜上皮在各种致病因素的作用下,发生慢性炎症性改变。根据病理组织学改变和病变在胃内的分布部位,可将慢性胃炎分为非萎缩性(non-atrophic,以往称浅表性)、萎缩性(atrophic)和特殊类型(special forms)三大类。

(一)病因

1. **生物因素** 细菌感染可引起慢性胃炎,尤其是幽门螺杆菌(helicobacter pylori,Hp)感染,通常认为 Hp 是慢性胃炎的主要病因之一。Hp 可附着于胃窦黏液层,通过鞭毛运动穿过黏液层定植于胃黏膜上皮细胞表面,并产生尿素酶。尿素酶可以分解尿素产生氨起到中和胃酸的作用,形成利于细菌生存的环境,使细菌逃避机体的免疫清除,导致感染慢性化。

2. **理化因素** 饮食习惯不良,如进食速度过快、食物温度过高或过低、咀嚼不细致等;乙醇、浓茶、咖啡、烟草、高盐及辛辣食物等均可引起慢性胃炎。

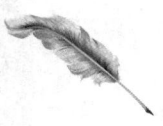

3. 免疫因素 有少部分慢性胃炎病人以胃体萎缩为主，称为自身免疫性胃炎，又称 A 型胃炎。此类病人血清中可检测出抗壁细胞抗体（parietal cell antibody，PCA）和内因子抗体（intrinsic factor antibody，IFA）。内因子由胃体腺的壁细胞分泌，可保护经食物摄入机体的维生素 B_{12} 不被酶消化，从而在到达回肠后得以被机体吸收。机体内产生 PCA 和 IFA 时壁细胞总数减少，内因子功能障碍，出现维生素 B_{12} 吸收不良，由此可导致巨幼红细胞性贫血，即恶性贫血。

4. 十二指肠-胃反流 与各种原因引起的胃肠道动力异常、肝胆道疾病及远端消化道梗阻有关。

5. 营养缺乏 长期进食单一食物、营养缺乏、消化吸收不良均可影响胃黏膜修复功能，导致腺体萎缩，炎症慢性化。

（二）病理

在胃黏膜慢性炎症的基础上，可发生胃黏膜萎缩、肠上皮化生、异型增生（部分学者推荐使用"上皮内瘤变"这一术语），甚至发展为胃癌。目前较为认可的肠型胃癌发生发展模式为 Correa 等提出的"正常胃黏膜-慢性浅表性胃炎（chronic superficial gastritis，CSG）-慢性萎缩性胃炎（chronic atrophic gastritis，CAG）-肠上皮化生（intestinal metaplasia，IM）-异型增生（dysplasia）-胃癌"，其中肠上皮化生和异型增生是较为公认的胃癌前病变。Warthin-starry（WS）染色常用于判定 Hp 感染情况，WS 染色结果显示"+ ~ +++"可判定为胃黏膜组织检查 Hp。

（三）临床表现

多数患者无明显症状。部分患者可表现为中上腹部疼痛、饱胀等，也可表现为厌食、嗳气、反酸、胃烧灼感、恶心、呕吐等消化不良症状。由于食欲减退和消化不良，也可出现贫血、乏力、消瘦等表现。少数病人还可能伴有焦虑、抑郁、失眠、心悸等神经精神症状。体格检查多无阳性发现，也可表现为中上腹部压痛。

（四）诊断

由于慢性胃炎无典型临床表现，在诊断之前需要排除其他疾病。胃镜与组织学病理检查是诊断的主要方法，虽然临床症状程度与慢性胃炎组织学之间没有必然联系。病因诊断除通过了解病史外，还可以进行 Hp 检测、血清 PCA、血清 IFA 和维生素 B_{12} 水平测定等实验室检测。

（五）治疗

治疗原则为去除致病因素，纠正不良生活、饮食习惯，加强胃黏膜防御功能，对癌前病变进行随访，必要时手术治疗，预防癌变发生，以及对症支持治疗。

1. 合理使用 NSAIDs 药物 慎用致胃黏膜损伤药物。

2. 防治十二指肠-胃反流 可使用促胃肠动力药物，如莫沙必利、伊托必利，也可使用中和胆汁药物，如铝碳酸镁片。

3. 根除 Hp 根除 Hp 对降低胃癌发生和改善胃黏膜状况有意义。特别是对于有胃癌家族史、消化性溃疡、胃黏膜糜烂、萎缩、肠上皮化生等情况的病人，推荐根除 Hp。

4. 保护胃黏膜药 硫糖铝、铋剂等。

5. 对症治疗 反酸可使用抑酸药物，腹胀可使用促胃肠动力药物，腹痛可予解痉药物，消化不良可使用消化酶、益生菌。自身免疫性胃炎可考虑予糖皮质激素，恶性贫血病人需长期注射维生素 B_{12}。抑郁和焦虑病人可酌情使用抗抑郁和抗焦虑药。

6. 宣教 避免偏食，补充多种营养物质；不吃发霉食物；多吃新鲜食物，少吃熏、腌、烤和油炸食品；少吃富含亚硝酸盐的食物；避免食用过于粗糙及刺激性强的食物；避免长期大量吸烟饮酒；保持睡眠充足及心理状态健康。

（六）预后

慢性非萎缩性胃炎通常预后良好；部分萎缩性胃炎可能有所好转；进展至肠上皮化生则通常难以逆转；中重度异型增生者易进展为胃癌，对这部分病人需进行更为密切的胃镜及病理随访。

拓展与补充

慢性胃炎的临床表现：腹痛、腹胀，但症状并不特异，且无典型临床体征。

慢性胃炎如何与其他引起腹痛、腹胀等症状的消化系统疾病鉴别，胃镜检查及活检是最重要的方法，对诊断癌前病变有重要意义。

随着内镜技术的发展，电子染色内镜及放大内镜的问世及应用，早期胃癌诊断率在提高，但因缺乏确切的内镜下诊断标准、复杂的成像技术、操作者的经验差异，诊断的准确率迥异。

Hp是胃癌的一级致病因子，因此癌前病变是根除Hp的绝对适应证。

"临床医学+X"病例拓展

男性病人，42岁，腹痛、腹胀3年，加重2天。现病史：病人近3年反复发作上腹部疼痛，钝痛，餐后加重，无放射至其他部位，每年冬春季节发作较频繁，伴腹胀、反酸、嗳气、恶心，未就医，间断服用"法莫替丁、吗丁啉"等药物，可有所缓解。2天前病人进食刺激性食物后再次发作上腹部胀痛，无放射，持续时间长，程度较前加重，伴恶心、嗳气、无黑便、便血、呕血、无胸痛、胸闷、心悸，自觉服用上述药物效果欠佳，至医院消化科进行诊治。

既往史：酗酒，平素喜食腌制食品。否认药物过敏史。

查体：T 36.5℃，P 72次/分，R 14次/分，BP 128/72 mmHg。神志清楚，精神可，口唇无苍白，双肺呼吸音清，未闻及干、湿啰音，心律齐，未闻及杂音、额外心音，腹壁无静脉曲张，腹部柔软，上腹轻压痛，无反跳痛、肌紧张，肝脾不大，Murphy征阴性，麦氏点无压痛，肠鸣音4次/分。双下肢无水肿。

辅助检查：血常规 WBC 5.62×10^9/L，N% 65.2%，HGB 142 g/L，PLT 235×10^9/L。肝肾功能、凝血功能正常。幽门螺杆菌快速尿素酶检测为阳性。胃镜检查：慢性萎缩性胃炎伴糜烂（图5-2）。病理：（胃窦小弯）重度萎缩性胃炎伴重度肠上皮化生，WS++。

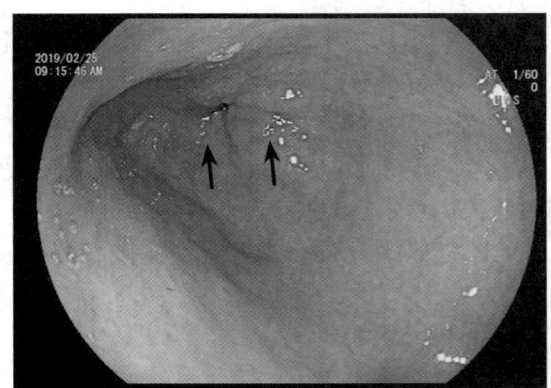

图5-2　慢性萎缩性胃炎的胃镜下表现（→：胃镜下表现为糜烂，病理结果显示肠上皮化生）

诊断：
慢性萎缩性胃炎伴糜烂
幽门螺杆菌感染

治疗：
Hp根除治疗：阿莫西林1 g每日2次、克拉霉素0.5 g每日2次、埃索美拉唑20 mg

每日2次、枸橼酸铋钾220 mg 每日2次、四联抗 Hp 药物口服14天。

对症治疗：莫沙必利5 mg 每日3次口服，促进胃肠动力。

宣教：戒酒，规律饮食，多吃新鲜蔬菜水果，减少剩菜剩饭、刺激性食物、高盐、腌制食物等的摄入。

转归：病人腹痛、腹胀等症状好转，停药1个月后复查 ^{13}C 呼气试验阴性。

（胡　南　田雪丽　张　静）

第三节　消化性溃疡

消化性溃疡（peptic ulcer，PU）指消化道黏膜发生的炎性缺损，病变穿透黏膜肌层到达黏膜下层或更深层次，通常与胃液的胃酸和消化作用有关。消化性溃疡常发生于胃、十二指肠，分别为胃溃疡（gastric ulcer，GU）和十二指肠溃疡（duodenal ulcer，DU）。此外，消化性溃疡也可发生于食管-胃吻合口、胃-空肠吻合口或附近、含有胃黏膜的 Meckel 憩室等位置。

一、病因及发病机制

侵袭黏膜因素与黏膜防御修复机制失衡是 PU 的主要发病机制。位于黏膜最表面的黏液和碳酸氢盐屏障（HCO_3^-）是保护胃黏膜最重要的物理屏障，而上皮细胞分泌黏液和 HCO_3^- 的功能以及胃黏膜丰富毛细血管网内血流提供的能量物质在保护这个屏障方面起到重要作用。目前认为，胃十二指肠黏膜的这一完善有效的防御和修复机制，足以抵御胃酸或胃蛋白酶侵蚀黏膜导致溃疡形成，只有当某些因素损害这一机制才可能发生胃酸或胃蛋白酶侵蚀黏膜而导致溃疡形成。在这些损害因素中，幽门螺杆菌感染和非甾体抗炎药是最常见的病因，其他如吸烟、饮酒、应激、手术等也可导致 PU 的发生。

二、临床表现

（一）症状

主要临床表现为上腹痛，特点为：

1. 慢性病程，可达数年或数十年。
2. 反复或周期性发作，发作多有季节性，多在秋冬或冬春之交发病，可因精神紧张或过度劳累诱发，发作期与缓解期互相交替。
3. 部分病人有与进餐相关的节律性上腹痛，餐后痛多见于 GU，饥饿痛或夜间痛、进餐缓解多见于 DU。当疼痛节律性发生变化时，应考虑病情发展加剧，或出现并发症。
4. 腹痛可被抑酸或抗酸剂缓解。

部分病例仅表现为上腹胀、上腹部不适、厌食、嗳气、反酸等消化不良症状。还有一类无症状性溃疡，这些病人无腹痛或消化不良症状，而以消化道出血、穿孔等并发症为首发症状，以长期服用 NSAIDs 病人及老年人多见。

（二）体征

大多数病人无明显阳性体征，有些病人发作时剑突下、上腹部或右上腹部可有局限性压痛，缓解后可无明显体征。

三、并发症

1. 出血　PU 是上消化道出血中最常见的病因。当 PU 侵蚀周围或深处的血管时，可产生

不同程度的出血。轻者表现为大便隐血阳性，重者表现为黑便、呕血或暗红色血便。

2. 穿孔　当溃疡穿透胃、十二指肠壁时，发生穿孔。1/3~1/2 的穿孔与服用 NSAIDs 药物有关，多数是老年病人，穿孔前可以没有症状。穿孔可引发弥漫性腹膜炎。

3. 幽门梗阻　多由幽门前、幽门管溃疡反复发作所致，十二指肠球部溃疡也可以导致幽门变形发生幽门梗阻。临床症状有上腹胀痛，餐后加重，呕吐后腹痛可稍缓解，呕吐物为隔夜宿食；体检可见胃型，伴蠕动波，闻及振水音等。

4. 癌变　GU 需鉴别良恶性以及警惕恶变的风险，一般估计，胃溃疡癌变的发生率不过 2%~3%。DU 一般不发生癌变。

四、辅助检查

（一）胃镜检查及活检

胃镜检查是 PU 诊断的首选方法和金标准，其作用如下：

1. 确定有无病变、部位及分期。
2. 鉴别溃疡的良恶性。
3. 治疗效果的评价。
4. 对合并出血者给予止血治疗。
5. 对合并狭窄的梗阻性病人给予内镜下气囊扩张或支架治疗。

（二）X 线钡剂造影

随着内镜技术的普及和发展，上消化道钡剂造影的应用越来越少，但钡剂造影有其特殊意义，适宜于：

1. 了解胃的运动情况。
2. 胃镜禁忌者。
3. 不愿接受胃镜检查者和没有胃镜检查条件时。

气钡双重造影能较好地显示胃肠黏膜形态，但总体效果仍逊于内镜检查，且无法通过活检进行病理诊断。

（三）Hp 检查

对于 PU 病人，无论溃疡处于活动期还是瘢痕期，均应考虑行 Hp 检测。常用检测方法包括侵入性和非侵入性两大类，前者需通过胃镜检查取胃黏膜活组织进行检测，主要包括快速尿素酶试验、组织学检查（如 Warthin-Starry 染色等）和 Hp 培养，后者主要有 ^{13}C- 或 ^{14}C- 尿素呼气试验、粪便 Hp 抗原和血清学检查等。

五、诊断

慢性病程，周期性发作，节律性上腹痛，NSAIDs 服药史等是疑诊 PU 的重要病史。胃镜检查可以确诊，如鉴别良、恶性有困难，应在胃镜下取黏膜活组织检查。不能接受胃镜检查者，行上消化道钡剂造影可诊断溃疡，但难以区分其良恶性。

六、治疗

治疗原则为消除病因，控制症状，促进溃疡愈合，预防复发和避免并发症。

（一）病人教育

适当休息，减轻精神压力；改善进食规律、戒烟、戒酒，以及少饮浓茶、浓咖啡等。停服不必要的 NSAIDs、其他对胃有刺激或引起恶心、不适的药物。

（二）药物治疗

1. 抑制胃酸分泌　目前消化性溃疡的首选药物为质子泵抑制剂（proton pump inhibitor,

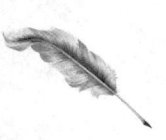

PPI）。PPI 可与质子泵即 H^+-K^+-ATP 酶结合，抑制该酶的活性从而抑制胃酸的分泌。新型的 K^+ 竞争性酸阻滞剂（如伏诺拉生），其药物原型发挥作用，起效迅速，且半期长，抑酸作用显著。其他抗酸剂或中和胃酸的药物如 H_2 受体拮抗剂、铝碳酸镁片等，也可中和胃酸、促进溃疡面愈合。

2. 根除 Hp 治疗　根除 Hp 可使大多数 Hp 相关性溃疡病人达到治疗目的，显著减少溃疡的复发，所以 Hp 阳性的 PU 病人均应根除 Hp。根除 Hp 一般采用三联疗法或四联疗法，三联疗法为两种抗生素联合一种 PPI，四联疗法为两种抗生素联合一种 PPI 以及铋剂，可选择的抗生素有阿莫西林、克拉霉素、左氧氟沙星、甲硝唑，呋喃唑酮和四环素作为补救治疗的药物在根除失败时可替代易发生耐药的抗生素，根除疗程一般为 2 周。

3. PU 疗程　为了达到溃疡愈合，一般推荐 DU 的 PPI 疗程为 4~6 周，GU 疗程为 6~8 周。根除 HP 所需的疗程可重叠在 4~8 周的抑酸药物疗程内，也可在抑酸疗程结束后进行。

4. NSAIDs 溃疡的治疗和预防　对于服用 NSAIDs 后出现的溃疡，如病情允许应立即停用，并予常规疗程的 PPI 治疗；病情不允许可换用特异性 COX-2 抑制剂，PPI 治疗的同时严密监测有无出血情况。

（三）内镜及外科治疗

1. 内镜治疗　伴有活动性出血或裸露血管的溃疡一般需内镜下治疗，包括出血部位注射 1∶10 000 肾上腺素、血管夹治疗（图 5-3）和热凝固术等。

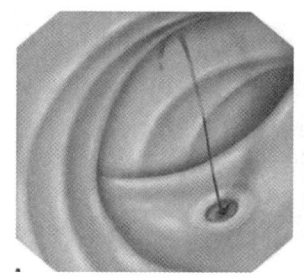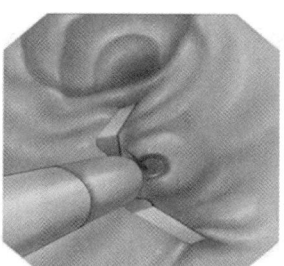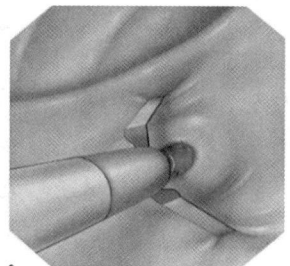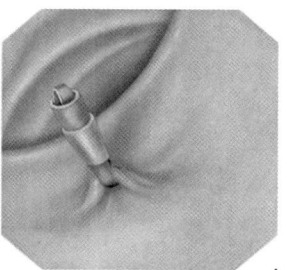

图 5-3　内镜下血管夹夹闭止血示意图

2. 外科治疗　大多数 PU 及其并发症的治疗已不需要外科手术治疗。但在下列情况时，要考虑手术治疗：①并发消化道大出血经药物、胃镜治疗无效时；②急性穿孔、慢性穿透溃疡；③瘢痕性幽门梗阻，内镜治疗无效；④GU 疑有癌变。

 拓展与补充

随着内镜治疗技术的发展，绝大多数消化性溃疡伴出血，内镜下治疗可止血，但某些特殊部位、巨大溃疡等，有时操作医生也无法成功止血。OTSC（over-the-scope clip）是一款内镜用闭合器，有利于内镜下较大创口的闭合，对内镜下常规止血术无效的病人可以尝试，但费用昂贵（图 5-4）。

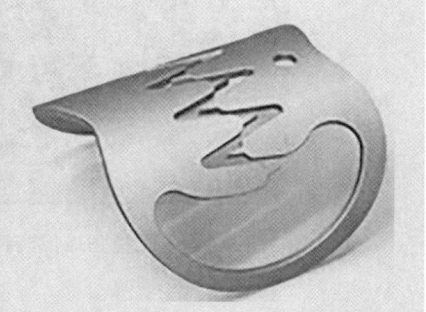

图 5-4　OTSC 示意图

拓展与补充

复习 PU 诊断及治疗

1. PU 常表现为周期性上腹痛，DU 疼痛的特点更典型：一般表现为饥饿痛，进食后缓解。
2. PU 最常见的并发症为上消化道出血，可表现为黑便，查体有贫血貌。
3. 临床表现为饥饿性上腹痛、黑便，辅助检查提示血红蛋白降低、血尿素氮水平升高提示上消化道出血。
4. 胃镜检查是诊断 PU 的金标准，病理检查时行 WS 染色阳性提示 Hp 感染。
5. PPI 是治疗 PU 的首选药物，可抑制胃酸分泌。DU 应用 PPI 的疗程为 4~6 周。
6. PU 病人若 Hp 阳性，应根除 Hp。

"临床医学 +X" 病例拓展

男性病人，55 岁。腹痛 7 月，黑便 1 天。

病人 7 个月前无明显诱因出现上腹痛，为饥饿样疼痛，每天夜间饥饿时显著，进食或口服碳酸铝镁后可缓解。无腹胀，无恶心、呕吐，无腹泻。未予重视，未诊治。1 天前病人无明显诱因排黑色柏油样便 1 次，量约 500 g，后陆续解黑色柏油样大便 3 次，每次量约 200 g。就诊于急诊。

既往：吸烟 20 余年，每日 10~20 支。

查体：T 36.8℃，P 75 次/分，R 18 次/分，BP 135/82 mmHg。贫血貌。双肺呼吸音清，未闻及干、湿啰音。心界不大，心率 75 次/分，心律齐，心脏各瓣膜区未闻及杂音。腹平软，无压痛；肝脾不大，肠鸣音 8 次/分。双下肢无水肿。

辅助检查：

（1）血常规：WBC 8.02×10^9/L，N% 65%，HGB 82 g/L，PLT 124×10^9/L。

（2）血生化：尿素氮 10.1 mmol/L。

（3）胃镜检查：十二指肠球部溃疡 A2 期 Forrest IIa 级（图 5-5）。

（4）病理检查：WS 染色（++）（图 5-6）。

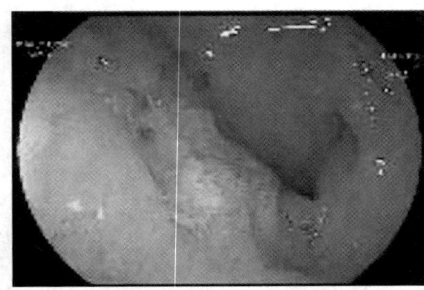
图 5-5　十二指肠球部溃疡镜下表现

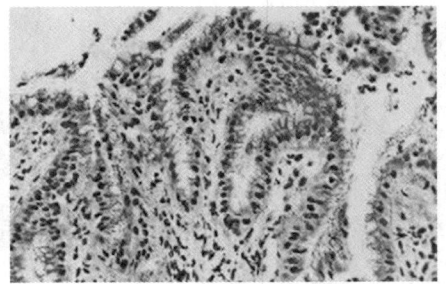
图 5-6　WS 染色（++）

诊断：

上消化道出血

十二指肠球溃疡伴出血

> 治疗：
> 内镜下予钛夹夹闭血管断端。予禁食禁水，PPI 静脉输液，适量补液。后病人未再排黑便，逐渐恢复饮食，PPI 改为口服，同时予四联疗法根治 Hp。根治 Hp 疗程 2 周，PPI 总疗程 6 周。
> 治疗结局：
> 病人好转，未再排黑便，在停药 1 月后复查 ^{13}C- 尿素呼气试验为阴性。

（赵中凯　田雪丽　张　静）

第四节　消化道出血

消化道出血（gastrointestinal bleeding）是指从食管到肛门之间的消化道的出血，是消化系统常见的一种病症。

一、病因与出血部位

根据出血部位将消化道出血分为上消化道出血和下消化道出血，以屈氏韧带为分界，韧带以近的为上消化道出血，主要包括食管、胃、十二指肠和胆胰病变所致的出血，韧带以远的为下消化道出血，包括小肠和结直肠出血。

1. 上消化道出血　最常见的病因是消化性溃疡、食管胃底静脉曲张破裂、急性糜烂出血性胃炎和胃癌。其他常见病因包括食管贲门黏膜撕裂、食管癌、门脉高压性胃病、胆胰疾病等。
2. 下消化道出血　常见病因包括憩室、结肠炎、结肠癌、痔疮等。
3. 全身性疾病　血管性疾病、血液疾病等均可导致消化道出血。

二、临床表现

（一）症状

1. 呕血与黑便　是上消化道出血的特征性症状，呕血多表现为呕吐物咖啡渣样，亦有呕鲜血或血块者。黑便呈柏油样。
2. 血便　多见于下消化道出血。
3. 失血性周围循环衰竭　急性大量失血病人可出血头晕、心悸、乏力、晕厥等症状。
4. 发热　大量出血病人可在 24 小时内出血低热，持续 3~5 天后降至正常。

（二）体征

急性大量出血病人可表现为心率增快、血压降低、肢端发冷，活动性出血病人腹部查体可及肠鸣音活跃。

三、辅助检查

可有贫血、血尿素氮升高以及呕吐物和粪便隐血试验阳性。

四、诊断

（一）确定消化道出血

根据症状，呕吐物或粪便隐血试验阳性，血红蛋白浓度、红细胞计数下降等辅助检查结果，可诊断。

（二）出血程度评估

成人每日消化道出血 >5 ml，粪便隐血试验阳性；每日出血量 >50 ml 可出现黑便；胃内

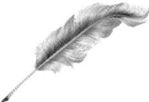

积血量>250 ml 可出现呕血；出血量>400 ml 可出现头晕、心悸、乏力等症状；短时间内出血量>1000 ml 可出现休克表现。

（三）出血部位及病因判断

根据临床表现初步判断，一般上消化道出血通常表现为呕血、呕咖啡样物和（或）黑便，而下消化道出血通常表现为血便。

五、辅助检查

有助于判断消化道出血的部位及病因。主要包括内镜、影像学、手术三大方面。

（一）内镜

1. 胃镜和结肠镜　分别是诊断上和下消化道出血部位病因的首选方法。
2. 胶囊内镜　目前是小肠出血的一线检查方法。

（二）影像学

1. X 线钡剂造影有助于发现憩室或肿物。
2. 腹部 CT、超声有助于胆、胰及肝病、腹部包块等的诊断。
3. 当内镜未能发现病灶，但估计存在消化道动脉性出血时，可进行选择性血管造影、放射性核素等检查。
4. 手术　各种检查不能明确出血灶，而持续大出血危及生命，需行手术探查。

六、治疗

消化道出血病情紧急，严重者可有生命危险，因此需迅速采取抢救。抗休克、迅速补充血容量应放在所有治疗的首位。

（一）一般急救措施

卧床休息，避免误吸，必要时吸氧，出血活动期禁食水。严密监测生命体征和血常规。

（二）积极补充血容量

尽快建立静脉通路，补充血容量。

（三）止血措施

1. 食管胃底静脉曲张破裂出血

（1）药物：血管活性药物如生长抑素、奥曲肽、血管加压素等。

（2）内镜治疗：当出血量为中等以下时，应行急诊内镜下套扎治疗或注射液态栓塞胶至曲张静脉。

（3）经颈静脉肝内门-体静脉分流术（TIPS）：对于大出血，估计内镜治疗成功率低的病人应在 72 小时内行 TIPS 治疗。

（4）在药物治疗无效的大出血时，可暂时使用三腔两囊管（图 5-7）压迫止血，等待后续止血治疗。

2. 非静脉曲张性上消化道出血

（1）抑制胃酸分泌：常用药物包括质子泵抑制剂（PPI）和 H_2 受体拮抗剂。

（2）内镜治疗：根据急诊内镜所见的出血灶 Forrest 分型决定是否进行内镜下止血，常用

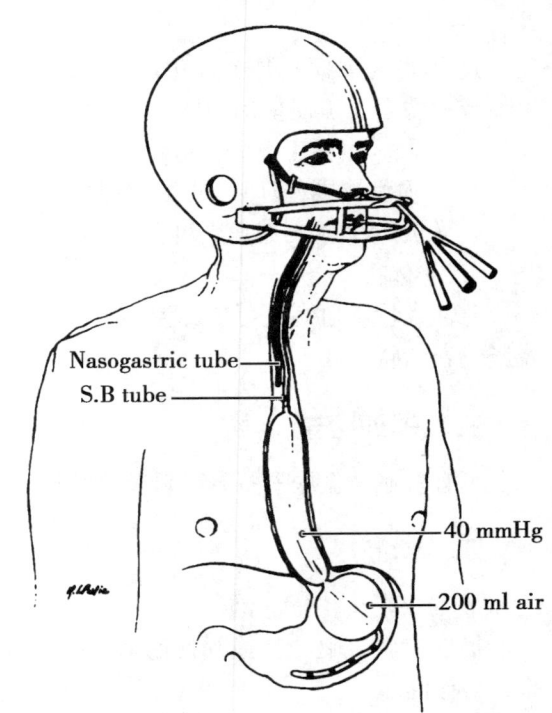

图 5-7　三腔两囊管示意图

方法包括注射药物、电凝、止血夹等。

（3）介入治疗：内镜治疗不成功时，可通过血管介入栓塞胃十二指肠动脉。

（4）药物、内镜、介入治疗下仍不能止血，危及生命的病人，需考虑急诊手术治疗。

3. 下消化道出血　可能有用的药物包括凝血酶、血管加压素、生长抑素、抗炎治疗等；急诊肠镜若发现出血灶，可试行内镜下止血；对药物治疗无效者，可考虑行动脉栓塞治疗；内科保守治疗无效者，有急诊手术治疗指征。

"临床医学+X" 病例拓展

女性病人，74岁，发现肝功能异常4年，呕血伴乏力1天。

病人4年前体检时发现肝功能异常，医院诊断为原发性胆汁性肝硬化，4个月前胃镜检查提示食管胃底静脉曲张。1天前病人晨起后出现乏力，伴心悸、头晕、出汗，进食后症状不缓解，如厕后心悸加重，伴呕吐暗红色物质2次，每次量为150～200 ml，120送至我院。

既往史：6个月前发现贫血，查血红蛋白71 g/L。

查体：T 36.7℃，P 102次/分，R 24次/分，BP 101/56 mmHg。神清，贫血貌，全身皮肤黏膜无黄染，无肝掌、蜘蛛痣，双肺呼吸音清，未及干、湿啰音，心率102次/分，律齐，腹平软，未见腹壁静脉曲张，肝脾肋下未触及，右下腹压痛，无反跳痛，无肌紧张，肝区叩痛阴性，移动性浊音阴性，肠鸣音4～5次/分，双下肢轻度可凹性水肿。

辅助检查：

血常规：WBC 10.21×10^9/L，N% 79.3%，HGB 63 g/L，PLT 163×10^9/L。

呕吐物隐血试验：阳性；粪便隐血试验：弱阳性。

血生化：ALT 26 U/L，AST 30 U/L，Tbil 9.7 μmol/L，Alb 33.3 g/L，Cr 43 μmol/L，BUN 12.89 mmol/L。

凝血功能：PT 11.3 s，APTT 30.2 s。

腹盆动脉及门脉成像：肝硬化，胃底食管静脉曲张，脾大，左中腹腔部分小肠周围积液。

入院诊断：

1. 上消化道出血

食管胃底静脉曲张破裂出血

2. 肝硬化失代偿期

肝功能B级（Child-Pugh 7分）

门静脉高压

食管胃底静脉曲张

脾大

3. 贫血　中度

入院治疗：

1. 一般治疗　平卧休息，吸氧，禁食水，监测生命体征，开放静脉，监测血常规变化。

2. 补充血容量　予输血、补液。

3. 止血治疗　药物：奥曲肽止血，PPI抑酸；内镜治疗：入院后第3天行内镜下曲张静脉套扎治疗（图5-8，图5-9）。

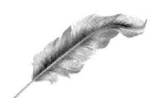

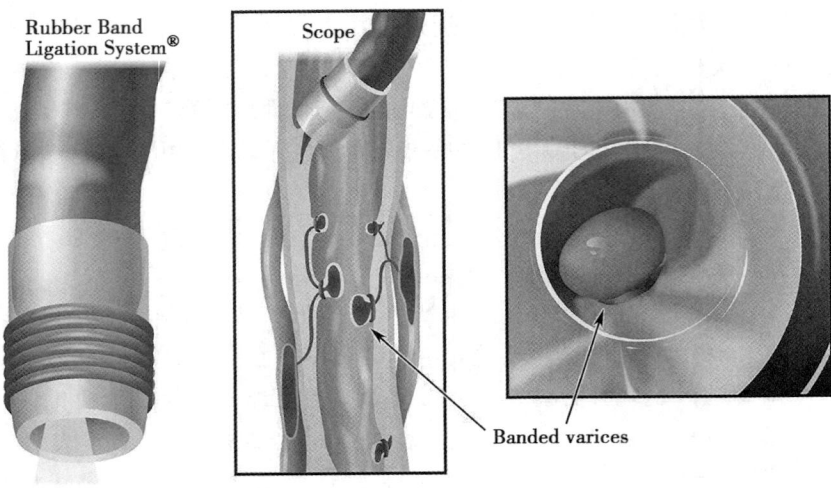

图 5-8　内镜下曲张静脉套扎治疗示意图

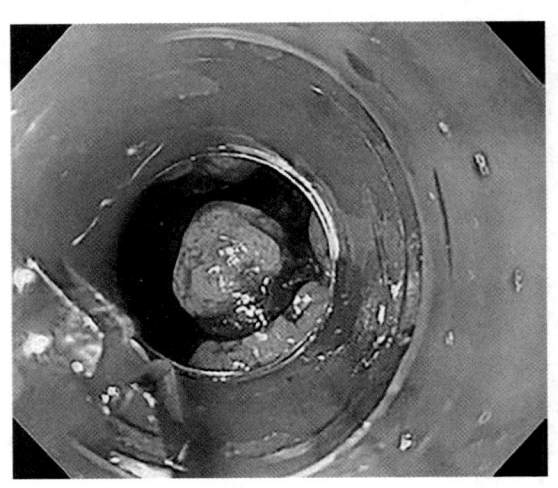

图 5-9　内镜治疗图像

4. 其他治疗　杜密克通便，输白蛋白，利尿控制出入量。

治疗结局：病人好转，出院。

（温　越　王　晔　丁士刚）

第五节　胃　癌

胃癌（gastric carcinoma）是最常见的恶性肿瘤之一，在全球范围内，胃癌的发病率居恶性肿瘤第五位，死亡率居第三位。全球每年新发病例约 120 万，中国约占 40%。

一、病因和发病机制

胃癌确切的致病原因仍不明确，目前认为可能与多种危险因素共同作用相关。

（一）地域环境

胃癌的发病有明显的地域分布差异。我国西北地区及东南沿海城市的发病率高于南方和西南地区。世界范围内，亚洲国家的发病率明显高于欧美国家。

（二）饮食及生活习惯

长期食用熏烤、腌制食物的人群发病率升高，可能与亚硝酸盐、真菌及多环芳烃化合物含量高相关。缺乏新鲜蔬菜与水果也与发病有一定相关性。吸烟者较不吸烟者胃癌发病率升高50%。

（三）幽门螺杆菌（Hp）感染

幽门螺杆菌感染也是引起胃癌的主要因素之一，Hp感染与胃癌发病率升高呈平行关系。

（四）慢性疾病与癌前病变

易发生胃癌的慢性疾病包括胃息肉、慢性萎缩性胃炎以及部分切除术后的残胃。癌前病变指容易发生癌变的胃黏膜病理组织学改变，本身尚不具有恶性特征，是从良性上皮组织转化为癌过程中的病理变化。

（五）遗传

有血缘关系的亲属其胃癌发生率较正常人群高约4倍，一级亲属显著高于二、三级亲属。

二、胃癌的病理特点

（一）大体分型

1. 早期胃癌（early gastric cancer，EGC）　指病变仅限于黏膜与黏膜下层，不论病灶大小或有无淋巴结转移。

2. 进展期胃癌（advanced gastric cancer，AGC）　指癌组织浸润深度超过黏膜下层的胃癌。Borrmann分型（1923年）根据癌肿在黏膜面的形态及对胃壁的浸润方式分为四型（图5-10）：Ⅰ型（结节型），为边界清楚突入胃腔的块状癌灶；Ⅱ型（局限溃疡型），为边界清楚并略隆起的溃疡型病灶；Ⅲ型（浸润溃疡型），为边界不清的溃疡并向周围浸润；Ⅳ型（弥漫浸润型），癌肿沿胃壁各层全周性浸润生长，边界不清。若全胃受累胃腔缩窄、胃壁僵硬如革囊状，称革囊胃，恶性度极高，发生转移早。

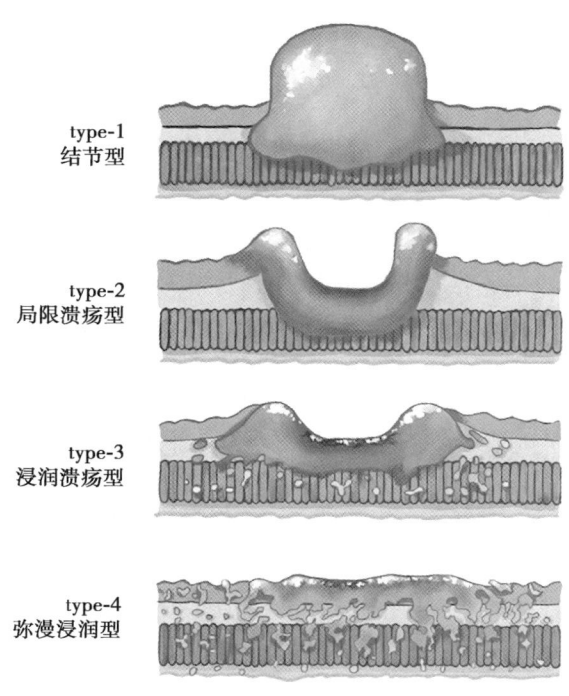

图5-10　胃癌Borrmann分型

（刘孜妍）

（二）病理分型

Lauren（1965年）根据胃癌的组织形态和生物学行为分为肠型、弥漫型及混合型。WHO（2010年）将胃癌分为腺癌及其他类型，腺癌包括5种主要类型：乳头状腺癌、管状腺癌、低黏附癌（包括印戒细胞癌及其变异型）、黏液腺癌及混合型腺癌。

（三）胃癌的扩散与转移

1. **直接浸润** 浸润性生长的胃癌突破浆膜后，易扩散至网膜、结肠、肝、胆、胰等邻近器官。当胃癌组织浸润至黏膜下层时，可沿组织间隙与淋巴网蔓延，可向食管下端及十二指肠浸润。

2. **淋巴结转移** 淋巴结转移是胃癌的主要转移途径，进展期胃癌的淋巴结转移率为70%，侵犯黏膜下层的早期胃癌淋巴结转移率为20%。通常将胃的淋巴结分为16组，胃癌淋巴结通常是循序渐进的，即先向胃周淋巴结转移（1~6组），继之随胃周血管向更远重要血管转移（7~16组）。但有时也可发生跳跃性转移，终末期胃癌可经胸导管向左锁骨上淋巴结转移，或经肝圆韧带转移至脐部（图5-11）。

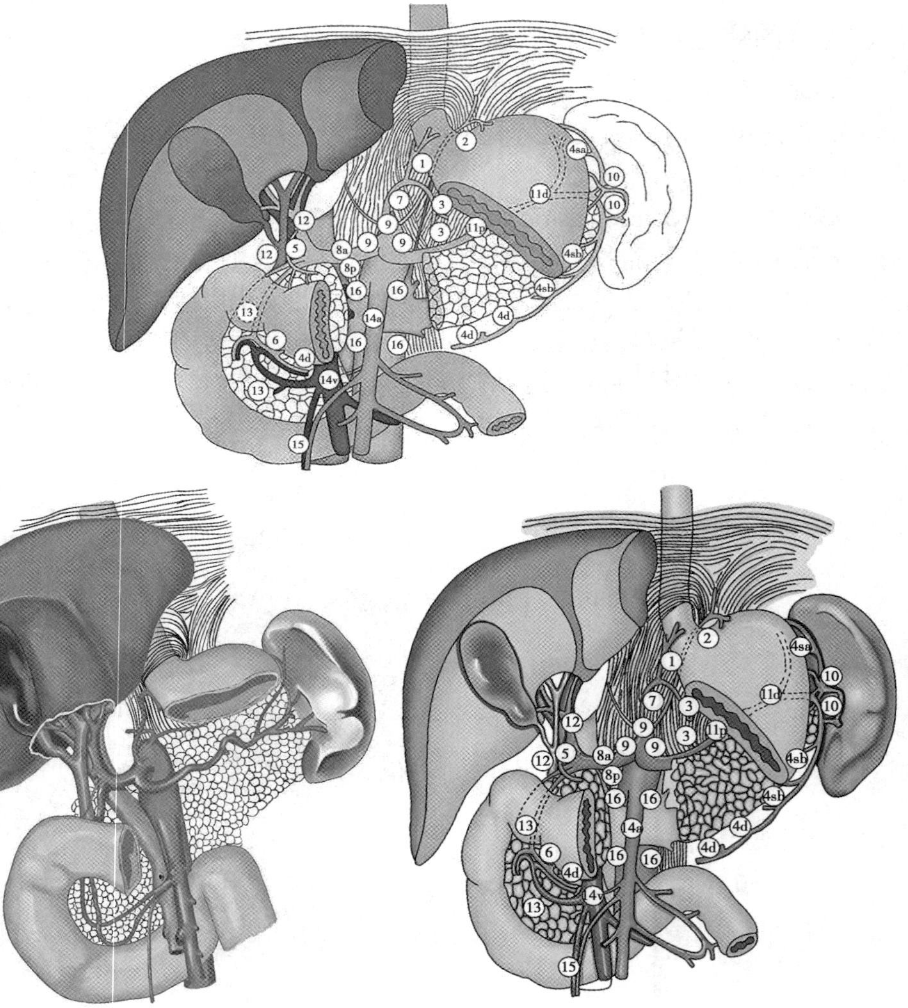

图 5-11 胃癌的淋巴结分组

①贲门右淋巴结；②贲门左淋巴结；③胃小弯淋巴结；④sa胃短血管淋巴结；④sb胃网膜左血管淋巴结；④d胃网膜右血管淋巴结；⑤幽门上淋巴结；⑥幽门下淋巴结；⑦胃左动脉淋巴结。⑧a肝总动脉前淋巴结；⑧p肝总动脉后淋巴结；⑨腹腔干淋巴结；⑩脾门淋巴结；⑪p脾动脉近端淋巴结；⑪d脾动脉远端淋巴结；⑫肝十二指肠韧带淋巴结；⑬胰头后淋巴结；⑭v肠系膜上静脉淋巴结；⑭a肠系膜上动脉淋巴结；⑮-结肠中血管淋巴结；⑯腹主动脉旁淋巴结

（罗仁欣）

3. 血行转移 癌细胞进入门静脉或体循环向其他部位转移，常见转移器官有肝、肺、骨等。

4. 腹膜播散 当胃癌浸润至浆膜外后，肿瘤细胞脱落并种植在腹膜或脏器浆膜上。女性胃癌形成卵巢转移性肿瘤，称为 Krukenberg 瘤。腹膜广泛转移时可发生大量腹水。

三、胃癌的临床表现

（一）症状

胃癌早期无特异性症状，随着肿瘤的发展影响功能时才出现较明显症状，但这些症状也非特异，常与胃炎、溃疡病等相混淆。

1. 上腹部疼痛 胃癌最常见的症状。初起时仅感上腹部不适，或有膨胀、沉重感，有时心窝部隐隐作痛，给予相应的治疗症状也可暂时缓解。随着病情进一步进展，疼痛逐渐发作频繁，症状持续。若肿瘤穿孔，则可出现剧烈疼痛。

2. 食欲减退、消瘦、乏力 常见的胃癌症状，也可作为胃癌首发症状。早期即可出现，且可不伴上腹痛等症状。

3. 恶心、呕吐 早期仅有食后饱胀及轻度恶心，是由于肿瘤引起的梗阻或功能紊乱所致。贲门部肿瘤可发生吞咽困难及食物反流，胃窦部引起幽门梗阻可呕吐隔夜宿食。

4. 出血及黑便 早期胃癌出现的比例约为 20%。小量出血仅表现为便潜血阳性，大量出血时出现呕血及黑便。

5. 其他 可有因胃酸缺乏、胃排空加快而出现腹泻，可有便秘及下腹不适。可出现副癌综合征：皮肤症状（黑棘皮症、皮肌炎、环状红斑、类天疱疮、脂溢性角化病）、中枢神经症状（痴呆、小脑共济失调）及其他症状（血栓性静脉炎、微血管病性溶贫、膜性肾病）。

（二）体征

1. 常无明显体征，上腹深压痛，有时伴轻度肌紧张常是唯一阳性体征。
2. 上腹部包块、盆腔肿物、脐部肿块、锁骨上淋巴结肿大均是胃癌晚期的体征。
3. 淋巴结 锁骨上淋巴结（Virchow 结节）、脐周淋巴结及左腋前淋巴结（Irish 结节）。

四、胃癌的诊断

（一）普查原则

1. 40 岁以上，既往无胃病史而出现上述消化道症状者，或已有溃疡病史但症状和疼痛规律明显改变者。
2. 有胃癌家族病史者。
3. 有胃癌前期病变者，如萎缩性胃炎、胃溃疡、胃息肉、胃大部切除病史者。
4. 有原因不明的消化道慢性失血或短期内体重明显减轻者。

（二）诊断原则

1. 内镜活检组织病理学诊断是胃癌确诊和治疗的依据。通过使用染色内镜及放大内镜，可显著提高小胃癌及微小胃癌的检出率。采用超声内镜可了解肿瘤在胃壁内的浸润深度及向壁外浸润的情况，是术前判断肿瘤侵犯深度的最佳方法，也可检测胃周淋巴结转移情况，有助于术前胃癌临床分期，以及是否适用于内镜下切除。

2. 胸腹盆腔 CT 检查是治疗前分期的基本手段，增强 CT 在评估胃癌病变范围、局部淋巴结转移和远处转移方面有较高价值。

3. MRI、腹腔镜探查及 PET 分别作为 CT 疑诊肝转移、腹膜转移及全身转移的备选手段。

五、胃癌的治疗

对于可切除胃癌者，依据临床分期进行治疗选择。对于失去手术根治机会或复发转移的胃癌患者，目前公认应采取以全身药物治疗为主的综合治疗，如姑息手术、放疗、射频消融、腹腔灌注及动脉介入栓塞灌注等局部治疗手段。

1. 早期胃癌　内镜黏膜下剥离术（ESD）已取代传统外科手术成为 EGC 的主要治疗手段。
2. 进展期胃癌　目前治疗标准是胃切除、淋巴结清扫切除联合术后辅助化疗。
3. 对于分期较晚的可切除胃癌，新辅助治疗也是治疗推荐之一。

拓展与补充

- 目前胃癌的治疗强调综合治疗，对于进展期胃癌除手术外，还应进行术后化疗。
- 常见的化疗方案包括：顺铂联合氟尿嘧啶类药物（CF/ECF）；奥沙利铂联合氟尿嘧啶类药物（FOLFOX）；紫杉烷类联合氟尿嘧啶类药物。
- 术后随访：通常术后 2 年内，每 3 个月门诊复查 1 次。术后 2～5 年，每半年复查 1 次。
- 术后 5 年每年复查 1 次，终身随访。通常关注肿瘤的复发及转移。

拓展与扩充

- 淋巴结转移是胃癌预后的独立危险因素，故理想的手术目标是清扫所有的转移性淋巴结，但术前及术中暂无确切的办法获知准确的阳性淋巴结。为了获得更确切的淋巴结清扫，目前国际上推崇至少清扫 15 枚淋巴结。
- 吲哚菁绿（ICG）近红外光成像技术作为一种新的外科导航技术在乳腺癌、非小细胞肺癌等肿瘤前哨淋巴结清扫定位上取得了较为肯定的效果，在胃癌根治术淋巴结清扫中的应用价值成为新的探索方向。

拓展与扩充

- 电子胃镜是对于疑诊胃癌病人最有效的检查，其能直接观察胃黏膜病变的位置及范围，并可以对病灶钳取小块组织做病理检查。
- 必要时可使用超声内镜检查，可了解肿瘤的浸润程度及淋巴结转移情况，有助于术前临床分期。
- 入院后的常规检查应注意哪些？

病人入院是为下一步治疗作准备，病人考虑进展期胃癌诊断明确，首选手术治疗。入院后需进行系统检查，了解病人一般情况，并为其做好术前准备。

- 根治性手术原则为彻底切除原发灶，按临床分期标准清除胃周围淋巴结并重建消化道。
- 具体手术入路要根据病人自身情况及所在医院诊疗水平权衡选择。
- 腹腔镜技术在胃肠外科也广泛应用，但其有管状视野的局限性。计算机导航及手术机器人的应用有望弥补这些局限。

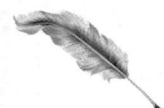

"临床医学+X"病例拓展

主诉：男性病人，59岁。上腹部隐痛不适伴食欲减退3个月。

现病史：病人3个月来感觉上腹正中剑突下方疼痛，为持续性隐痛，偶有反酸和嗳气症状。无进食哽咽感，无腹胀，无呕吐。按"慢性胃炎"服用"胃黏膜保护剂"治疗，效果不佳。症状于近日有所加重。发病以来，食欲减退明显，体重下降5 kg，大小便正常。

既往史：10年前因间断上腹痛于外院行胃镜检查诊断为"慢性胃炎，幽门螺杆菌（＋）"，未行规律药物治疗，后未复查。吸烟史20余年，10支/日。无手术外伤史。其父健在，其母12年前因"胃癌"去世。

查体：T 37.7℃，P 96次/分，R 26次/分，BP 155/85 mmHg。神志清楚，皮肤黏膜无黄染；颈静脉无充盈。胸肺（－）。腹平软，无反跳痛，肌紧张；肝脾不大。双下肢无水肿。

辅助检查：

胃镜：食管、贲门、胃底胃体黏膜色泽正常，未见溃疡与异常隆起，胃窦小弯侧可见2.5 cm×2 cm溃疡型病变，周围黏膜隆起水肿，溃疡面渗出，质脆，取活检5块送病理检查。超声内镜提示该病变侵及胃壁肌层达浆膜层。胃小弯侧可探及数个肿大淋巴结。幽门未累及，十二指肠球部未见异常。病理结果：（胃窦部）腺型胃组织中有异型细胞浸润，符合中分化腺癌。

入院后检查：

（1）常规检查：WBC $5.7×10^9$/L，Hb 98 g/L，ALB 35 g/L，电解质正常，CEA 12.3 ng/ml，CA199 25.6 U/ml，便潜血（＋）。

（2）胸部X线检查：双肺未见转移灶。

（3）腹部增强CT：胃窦部小弯侧胃壁增厚性改变，肝无转移。

手术治疗：病人在全麻下行开腹探查胃癌根治术。

术后情况：病人术后恢复好，无发热，腹腔引流液为淡血性液体，100～200 ml，逐渐减少，术后第四天拔除腹腔引流管。胃肠减压量100～25 ml/d，术后第三天排气，术后第四天拔除鼻胃管并嘱饮水。分别于术后第五、第六、第七天给予流食和半流食。术后第七天排便。

术后第七天病理结果回报：远端胃切除标本：胃角小弯侧溃疡性中-低分化腺癌，肿瘤大小2.5 cm×1.5 cm×0.9 cm，浸润胃壁全层达外膜，未突破间皮层，可见脉管癌栓及神经侵犯，手术两断端净。淋巴结：（小弯侧No.3）3/17，（幽门上No.5）2/4，（肝动脉周围No.8）1/3可见转移癌；（大弯侧No.2）0/11，（幽门下No.6）0/2，（贲门右No.1）0/3，（胃左动脉周围No.7）0/4，（腹腔动脉周围No.9）0/2及网膜组织内未见癌。

术后选择XELOX方案化疗。

（周　鑫　王行雁）

第六节　肝　癌

原发性肝癌（primary liver cancer，PLC），以下简称肝癌，是常见的恶性肿瘤。原发性肝癌主要包括肝细胞癌（hepatocellular carcinoma，HCC）、肝内胆管细胞癌（ICC）和肝细胞癌-肝内胆管细胞癌混合型等病理类型。由于其中 HCC 占 90% 以上，故本文所指的"肝癌"主要是指 HCC。根据 2015 年中国国家癌症中心发布的流行病学数据，肝癌在我国男性恶性肿瘤发病率中为第 4 位，在女性恶性肿瘤发病率中为第 6 位，在我国恶性肿瘤致死率中占第 3 位。可见目前我国肝癌相关卫生负担仍较重，防治工作任重道远。

一、病因和发病机制

不同地区肝癌病因不完全相同。总体来说，目前比较确定的肝癌的病因有：

1. 病毒性肝炎　目前乙型肝炎病毒（hepatitis B virus）和丙型肝炎病毒（hepatitis C virus）仍是肝癌最主要的病因。HBV 属嗜肝 DNA 病毒，HCV 属于 RNA 病毒。多数病人从罹患慢性病毒性肝炎开始至发生肝癌病程可长达数十年，多数经历慢性病毒性肝炎-肝硬化-肝癌三个过程。

2. 黄曲霉素　黄曲霉素多与霉变食物有关。世界卫生组织已认为黄曲霉素特别是黄曲霉素 B1 是人类致癌剂。

3. 水土污染　早在 20 世纪 70 年代，我国流行病学研究即发现肝癌的发病与水土污染相关，有研究认为污水中蓝绿藻可能促进肝癌发生。

4. 其他因素　如代谢性脂肪性肝病、饮酒、遗传等。

二、肝癌的临床表现

（一）肝癌的症状

肝癌的亚临床前期是指从病变开始至诊断亚临床肝癌之前，病人没有临床症状与体征，临床上难以发现，期间少数病人可能有上腹闷胀、腹痛、乏力和厌食等慢性肝病的相关症状。一旦出现典型症状，往往已达中、晚期，此时病情发展迅速，有 3~6 个月，其主要表现：

1. 腹痛　多为右上腹痛最常见，疼痛原因主要是肿瘤生长使肝包膜绷紧所致，常为间歇性或持续性隐痛、钝痛或胀痛。突然发生的剧烈腹痛和腹膜刺激征，可能是肝包膜下癌结节破裂出血引起腹膜刺激。

2. 消耗相关症状　食欲减退，消瘦，乏力。晚期病人可呈现恶液质。

3. 发热　发热多为癌性热，与肿瘤坏死物的吸收有关，表现为持续性低热，37.5~38℃，抗生素治疗效果不显著。有时可因癌肿压迫或侵犯胆管而致胆管炎，引起高热，多伴有寒战，针对此种类型发热使用抗生素治疗有效。

4. 肝外转移症状　肝癌以肝内转移为主，晚期部分病例可有肝外转移。如肺转移可以引起咳嗽、咯血；骨转移可以引起骨痛或病理性骨折等。

5. 肝病背景相关症状　晚期病人常出现黄疸、出血倾向（呕血、黑便、牙龈出血、鼻衄及皮下瘀斑等）、肝性脑病等。

6. 癌旁综合征（paraneoplastic syndrome）　即肿瘤组织本身或其对机体产生影响引起的临床症候群。临床表现多样且缺乏特异性，常见的有自发性低血糖症、红细胞增多症等，但比较少见。

（二）肝癌的体征

1. 肝大　往往呈进行性肿大，有大小不等的结节甚至巨块，边缘清楚，常有程度不等的触压痛。肝癌突出至右肋弓下或剑突下时，常可触及肿块质地坚硬、表面凹凸不平。

2. 黄疸　皮肤巩膜黄染，常在晚期出现，多是由于癌肿或肿大的淋巴结压迫胆管引起胆道梗阻所致，亦可因为肝细胞损伤而引起。

3. 门静脉高压征象　肝癌病人多有肝硬化背景，故常有门脉高压和脾大。腹水为晚期

表现。

4. 肝病背景相关体征 肝掌、蜘蛛痣、男性乳房发育等。

三、肝癌的辅助检查

(一) 肝癌的影像学检查

1. 超声检查 (ultrasonography, US) 超声检查是临床上最常用的肝影像学检查方法。常规灰阶超声可早期、敏感地检出肝内占位性病变，可鉴别其是囊性或实质性、良性或恶性，并观察肝内或腹腔内相关转移灶、肝内血管及胆管侵犯情况等。超声造影检查可提示肝肿瘤的强化特点，帮助鉴别诊断不同性质肝肿瘤，在评价肝癌的微血管灌注和引导介入治疗及介入治疗后即刻评估疗效方面具有优势。超声联合影像导航技术为肝癌的精准定位和实时微创消融提供了有效的手段。术中超声及术中超声造影检查能更敏感地显示肝内直径约为 5 mm 的肝癌，更好地协同手术治疗。超声弹性成像可检测肝实质和肝内占位性病灶的组织硬度，为明确肝癌手术的可行性提供更多的辅助信息。

2. X 线计算机断层成像 (computed tomography, CT) 和磁共振成像 (magnetic resonance imaging, MRI) 动态增强 CT 和 MRI 动脉期（主要在动脉晚期）肝肿瘤呈均匀或不均匀明显强化，门静脉期和（或）平衡期肝肿瘤强化低于肝实质，即"快进快出"的强化方式。肝细胞特异性对比剂 Gd-EOB-DTPA（钆塞酸二钠注射液）增强 MRI 检查显示：肝肿瘤动脉期明显强化，门静脉期强化低于肝实质，肝胆特异期常呈明显低信号。可提高直径≤1.0 cm 肝癌的检出率以及对肝癌诊断与鉴别诊断的准确性。借助图像处理技术可进行三维血管重建、肝体积和肝肿瘤体积测量、肺和骨等其他脏器转移评价。

3. 其他影像学检查 包括数字减影血管造影 (digital subtraction angiography, DSA) 和正电子发射计算机断层成像 (positron emission tomography/CT, PET/CT)。DSA 为有创检查。该技术现在多用于肝癌局部治疗或急性肝癌破裂出血止血治疗等。PET/CT 主要用于对肿瘤进行分期、疗效评价、指导放疗生物靶区的勾画、评价肿瘤的恶性程度和预后等。目前最经典的为使用氟 -18- 脱氧葡萄糖（18F-FDG）的 PET/CT 全身显像。

(二) 肝癌的肿瘤标志物

血清甲胎蛋白（AFP）是当前诊断肝癌和疗效监测常用且重要的指标。血清 AFP≥400 μg/L，排除妊娠、慢性或活动性肝病、生殖腺胚胎源性肿瘤以及消化道肿瘤后，高度提示肝癌。其他肝癌肿瘤标记物的筛选和验证工作也是当前肝癌分子生物学的研究热点。

四、肝癌的治疗

肝癌诊疗须加强重视多学科诊疗团队 (multidisciplinary team, MDT) 的模式，特别是对疑难复杂病例的诊治。肝癌治疗方法包括肝切除术、肝移植术、局部消融治疗、经导管动脉栓塞化疗、放射治疗、全身治疗等多种手段。

(一) 肝癌的外科治疗

肝癌的外科治疗是肝癌病人获得长期生存最重要的手段，主要包括肝切除术和肝移植术。肝切除术的基本原则：①肿瘤学原则：完整切除肿瘤，切缘无残留。②外科学原则：保留足够体积且有功能的肝组织以保证术后肝功能代偿。

(二) 局部消融治疗

局部消融治疗是借助医学影像设备（多使用超声）的引导对肿瘤定位，局部采用物理或化学的方法直接杀灭肿瘤组织的一类治疗手段。具有对创伤小的特点，使一些不适合手术切除的肝癌病人亦可获得治疗机会。主要包括射频消融 (radiofrequency ablation, RFA)、微波消融 (microwave ablation, MWA)、无水乙醇注射治疗 (percutaneous ethanol injection, PEI)、冷冻

治疗、高强度超声聚焦消融（high intensity focused ultrasound ablation，HIFU）、激光消融、不可逆电穿孔（irreversible electroporation，IRE）等。其中射频消融也被认为是肝癌的根治性治疗手段之一。

（三）肝动脉栓塞

经导管动脉栓塞化疗（transcatheter arterial chemoembolization，TACE）目前被公认为是肝癌非手术治疗的最常用方法之一。TACE治疗前应全面造影检查了解肝癌的动脉供血情况，包括肝动脉和异位侧支血管供血情况。

（四）系统治疗

对于晚期肝癌病人，有效的系统治疗可以减轻肿瘤负荷，改善肿瘤相关症状，提高生活质量，延长生存时间。目前系统治疗效果仍不尽如人意，病人可以参加合适的临床研究。目前国内FDA批准的一线药物有索拉非尼、仑伐替尼，二线药物有瑞戈非尼。

> **拓展与补充**
>
> 目前针对病人的治疗方案推荐行多学科诊疗团队（MDT）的模式，团队成员来源包括但不限于普通外科（肝脏外科）、感染科（肝病内科）、消化内科、介入科、肿瘤内科、肿瘤放疗科、影像科、营养科、病理科等相关科室。
>
> 肝切除仍然是肝细胞肝癌首选的根治性治疗方案。
>
> 肝切除评价主要包括肿瘤学评估及外科学评估两方面。

"临床医学+X"病例拓展

男性病人，58岁。右上腹痛2个月余，体检发现肝占位1周。

病人2个月余前开始无明显诱因出现右上腹疼痛，呈胀痛，伴乏力、纳差，未予特殊重视。1周前体检发现肝占位。否认发热、腹胀、皮肤黏膜黄染、尿黄等。

既往：HBsAg（+）20余年，未予特殊诊治。

查体：T 36.7℃，P 76次/分，R 16次/分，BP 115/70 mmHg。心界不大，心率76次/分，心律齐，心音可，心脏各瓣膜区未闻及杂音。双肺呼吸音清，未闻及干、湿啰音。腹平软，全腹无压痛及反跳痛，右肋缘下可触及一肿块。双下肢无水肿。

辅助检查：

（1）血常规：WBC 8.12×10^9/L，N% 70.5%，HGB 122 g/L，PLT 124×10^9/L。

（2）肝功能：ALT 30 IU/L，AST 22 IU/L，ALB 25 g/L，TBil 9 μmol/L。

（3）凝血功能：PT 11 s，FIB 4 g/L。

（4）HBV-DNA<500 copy/ml，HBsAg（+），HBeAb（+），Anti-HbcAg（+）。

（5）AFP 12 500 ng/ml。

（6）CT：肝Ⅵ段下缘可见一大小约3 cm×2 cm肿物，动脉期明显强化，强化程度高于周围肝实质，门脉期强化消退，强化程度低于周围肝实质，静脉期强化程度与周围肝实质类似。

（7）MRI（普美显造影剂）：肝Ⅵ段下缘可见一大小约2.5 cm×2 cm肿物，动脉期明显强化，强化程度高于周围肝实质，门脉期强化消退，强化程度低于周围肝实质，静脉期强化程度与周围肝实质类似，肝实质期普美显不摄取。

入院诊断：
肝细胞肝癌
慢性乙型病毒性肝炎
入院治疗：
（1）完善术前检查，MDT 讨论评估是否具有手术切除指征，排除手术相关禁忌证。影像学评估病人肿瘤可切除，且预计剩余肝体积大于标准肝体积 40%。肝功能 Child-Pugh 评分为 5 分，A 级。
（2）完善术前准备后行肝切除治疗。
（3）术后行保肝、抗乙肝病毒、对症支持等治疗。
治疗结局：病人好转，出院。定期复诊。

（李慕行　王行雁）

第七节　胆道肿瘤

胆道肿瘤是指发生于胆道系统的肿瘤，包含良性肿瘤和恶性肿瘤。

一、胆囊息肉

胆囊息肉（gallbladder pylops）是形态学的名称，泛指向胆囊腔内突出或隆起的病变，呈球形或半球形，有蒂或无蒂。由于在术前很难确定性质，所以统称为"胆囊息肉样病变"。胆囊息肉样病变包括多种疾病，既有息肉型早期胆囊癌、胆囊腺瘤、血管瘤、脂肪瘤等真性肿瘤，也有胆固醇性息肉、炎性息肉、腺瘤样增生等假性肿瘤。胆固醇性息肉最为多见，占全部病例的 60% 以上（图 5-12）。

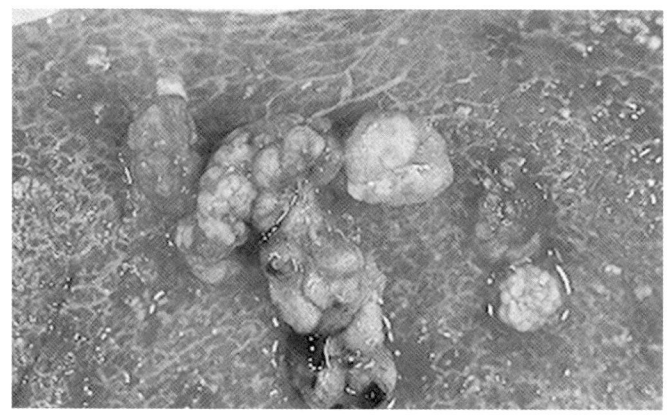

图 5-12　胆固醇性息肉

（一）临床表现

大多数的胆囊息肉没有明显的临床症状，多为体检时发现。部分较大的息肉或者位于胆囊管开口附近的息肉可能影响胆囊的收缩及排空，病人可能出现右上腹疼痛，餐后特别是进食油腻食物后症状较为明显。极个别病人可能因息肉脱落至胆管内引起梗阻性黄疸、胆管炎或胆源性胰腺炎。

（二）辅助检查

1. 实验室检查　胆囊息肉多数没有特异的实验室检查。对于某些存在临床症状的病人，

血生化可能出现转氨酶、胆红素的升高。如果为恶性息肉，有可能出现肿瘤标志物的升高。

2. 影像学检查

（1）腹部超声：腹部超声是检查胆囊息肉最常用的检查方法，主要表现为胆囊壁上凸向腔内的隆起性病变，无蒂或有蒂，不移动，后方不伴有声影。

（2）内镜超声：对良性疾病可清楚地分出三层胆囊壁，恶性病灶可以造成胆囊壁结构层次消失，使胆囊息肉的诊断率进一步提高。克服了常规超声因病人腹壁肥厚、肠腔充气、胆囊充满型结石、萎缩性胆囊显影不佳的缺陷。但是属于有创性检查。

（3）增强 CT 或核磁：对于微小息肉容易漏诊，因此不列为首选检查。

（4）超声造影：通过静脉超声造影剂的应用，可以较为敏感地显示出实质脏器或肿块的血流增强状况，而且没有辐射风险，较 CT 具有一定的优越性。

（三）治疗

胆囊息肉为常见疾病，目前还没有有效的药物能够治疗。胆囊息肉的最大风险在于癌变。由于胆囊癌的预后较差，所以治疗的关键在于在其癌变之前或癌变早期就做出诊断并且及时干预。

目前认为胆囊息肉癌变的危险因素包括：息肉直径大于 1 cm；单发病变且基底部宽大；短期内息肉增大迅速；年龄大于 50 岁；合并胆囊结石或者具有症状的胆囊息肉。如果病人存在这些危险因素或已经存在癌变的表现，应进行手术治疗。手术方式为腹腔镜或开腹胆囊切除术。术中最好做快速冰冻病理检查，根据情况决定是否行胆囊癌根治性手术。对于没有上述危险因素的胆囊息肉，需要进行动态的定期随访观察。一般每 3~6 个月复查 1 次腹部超声，待 1~2 年后可以延长至每 6~12 个月复查 1 次腹部超声。

（四）预防

胆囊息肉的发病原因尚不明确，常见的高发因素包括饮食及作息不规律、高脂饮食、饮酒、运动较少等。病人可根据自身情况改善生活饮食习惯，某些较小的息肉有自行消失的可能，较大的息肉完全消失较为困难，应该坚持定期随访。

二、胆囊癌

胆囊癌是指发生于胆囊（包括胆囊底部、体部、颈部以及胆囊管）的恶性肿瘤，我国胆囊癌的发病率居消化道肿瘤的第 6 位，其发病率低，但是恶性程度却极高，胆囊癌的 5 年总体生存率仅为 5%。

（一）病因和发病机制

胆囊癌的发病机制与环境、遗传因素有关。流行病学调查显示 85% 的胆囊癌病人合并胆囊结石。胆囊结石病人患胆囊癌的风险是无结石人群的 13.7 倍，胆囊结石直径、数目和胆囊癌的发生呈正相关，而胆囊结石至发生胆囊癌的时间为 10~15 年，说明胆囊结石发生胆囊癌是结石长期对黏膜的物理刺激的结果。此外，胆囊息肉样病变、瓷化胆囊、胆囊腺肌症、先天性胰胆管汇合异常、原发性硬化性胆管炎、吸烟、长期化学物质暴露（黄曲霉素、某些重金属）以及遗传因素也可能与胆囊癌的发生有关。

（二）病理

胆囊癌的大体类型可分为浸润型、腔内生长型和混合型。组织学上胆囊癌可分为腺癌、鳞癌、黏液癌、未分化癌和色素癌。其中 75%~90% 为分化良好的腺癌，约 10% 的胆囊癌为未分化癌，5% 为鳞状上皮细胞癌，腺癌又分为以乳头状腺癌、浸润型腺癌和黏液型腺癌。

（三）临床表现

胆囊癌无特异临床症状，常被胆囊炎、胆囊结石及其并发症所掩盖，如右上腹不适、有时可放射至右肩背部、食欲减退或体重减轻等。约有一半病人癌肿侵犯胆总管而引起阻塞性黄疸，如果继发感染，可产生急性胆管炎。胆囊管受阻时可继发急性胆囊炎。胆囊紧贴肝，有丰

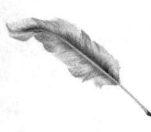

富的淋巴血管网，癌肿极易扩散，可直接浸润肝、胆总管、十二指肠、肾、胰和前腹壁，血行转移可见于直肠、卵巢、乳腺、肺、脊椎和皮肤；经淋巴道可扩散至胆囊周围淋巴结，腹主动脉旁淋巴结，晚期病人还可出现远处转移。病程晚期常有腹胀、黄疸、发热、贫血、腹水、胆道出血和全身衰竭。

（四）辅助检查

1. 实验室检查　一般无特异性的实验室检查。病程晚期，总胆红素可明显增高，多为胆道梗阻造成，部分病人可出现胆固醇、碱性磷酸酶增高。长期胆汁淤滞可引起谷草转氨酶及谷丙转氨酶升高，红细胞沉降率增快。血清肿瘤标志物是最常用的检查，血清CA19-9、CA125、癌胚抗原（CEA）均可出现升高。合并梗阻性黄疸时，CA19-9的诊断特异性低。

2. 影像学检查

（1）腹部超声：超声检查是胆囊疾病初步筛查及动态随访的首选检查方法（图5-13）。

（2）内镜超声：内镜超声可以精确显示胆囊腔内肿物、浸润囊壁结构及深度，以及肝、胆道受侵情况。内镜超声引导下肿物穿刺活检可以明确病理性质。

（3）腹部增强CT：是胆囊癌诊断的最常用的检查（图5-14）。常见的CT表现为胆囊壁局限性或弥漫性不规则增厚，增强扫描可见强化。

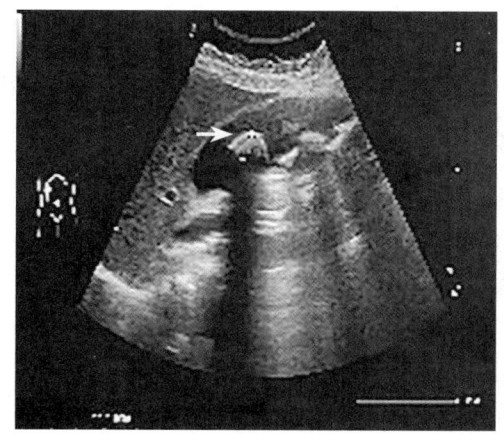

图5-13　胆囊癌超声，可见蕈伞状肿块（白色箭头）

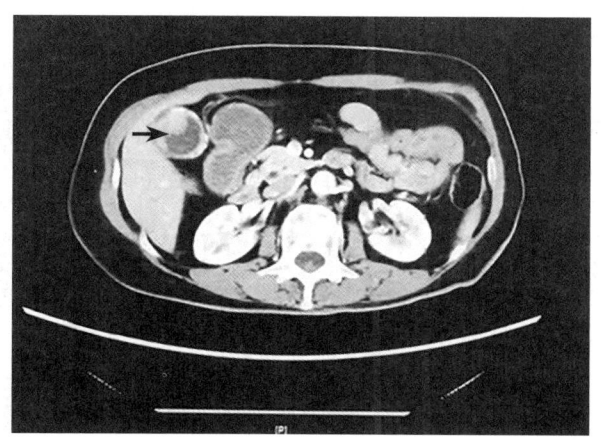

图5-14　胆囊癌CT：可见胆囊腔内肿物，强化明显（黑色箭头）

（4）磁共振成像（MRI）：胆囊癌核磁表现与CT类似，磁共振胰胆管成像（MRCP）可以清晰显示胆胰管解剖关系，显示胆管梗阻的灵敏度和准确度均较好。

（5）正电子发射型计算机断层显像（PET）：PET检查对胆囊癌灵敏度高，可发现胆囊癌早期病变。检出最大直径≤1.0 cm的转移淋巴结和转移病灶。

（五）治疗

胆囊癌的治疗模式为手术结合辅助性治疗手段的综合治疗，其中根治性手术是治愈胆囊癌的唯一方式。胆囊癌的辅助治疗包含化疗、放疗、靶向治疗和免疫治疗等一系列综合治疗，对提高胆囊癌的整体生存情况有一定的改善。胆囊癌的总体生存率很低，因此重在预防。对有症状的胆囊结石病人，特别是结石直径>3 cm者；胆囊单发息肉直径>1 cm，基底宽广或增长迅速者；腺瘤性息肉以及"瓷化"胆囊，应积极行胆囊切除术。

三、肝外胆管癌

胆管癌（bile duct cancer，BDC）是指胆管系统衬覆上皮所发生的恶性肿瘤，按所发生的部位可以分为肝内胆管癌和肝外胆管癌。

（一）病因和发病机制

胆管癌的发病原因尚不明确。可能的危险因素包括高龄、胆管结石、胆管腺瘤、胆管乳头状瘤病、Caroli病、胆总管囊肿、病毒性肝炎、肝硬化、原发性硬化性胆管炎、溃疡性结肠炎、化学毒素、吸烟、血吸虫病等。

（二）病理

肝外胆管癌的病理分型包括大体分型和组织学分型。

1. 大体分型　息肉型、结节型、硬化缩窄型和弥漫浸润型。结节型和硬化缩窄型倾向于侵犯周围组织；弥漫浸润型倾向于沿胆管扩散；息肉型可因脱落而发生转移，肿瘤局限于胆管壁者手术预后较好。

2. 组织学分型　腺癌最常见，组织学亚型包括胆管型、胃小凹型、肠型。少见类型有黏液腺癌、透明细胞腺癌、印戒细胞癌、腺鳞癌、未分化癌和神经内分泌肿瘤等。

（三）临床表现

肝外胆管癌的病人多可出现皮肤及巩膜黄染，且逐渐加重。病人小便颜色逐渐加深至浓茶色，大便可变灰白（陶土样便），可伴有厌食、乏力和贫血。大约50%的病人出现皮肤瘙痒和体重减轻。少数无黄疸者可出现上腹部不适或疼痛，晚期病人可触及腹部包块。病程中可以出现右上腹疼痛、寒战、高热的急性胆管炎表现，甚至导致感染中毒性休克。

（四）体格检查

远端胆管癌的病人可在右上腹触及肿大的胆囊，肝门胆管癌则无明显胆囊肿大。病人可出现肝大，肋缘下可触及肝，黄疸时间较长导致肝功能受损严重者可以出现腹水及双下肢水肿。肿瘤侵犯或压迫门静脉者可造成门静脉高压而导致上消化道出血。

（五）辅助检查

1. 实验室检查　胆道梗阻时，血清肝功能检查提示转氨酶、胆红素、碱性磷酸酶和γ谷氨酰转移酶等升高，尤其是伴有胆管炎时会显著升高。胆管癌无特异性的肿瘤标志物，仅CA19-9、CA125、癌胚抗原（CEA）有一定价值。

2. 影像学检查

（1）腹部超声：超声是诊断胆管癌的首选方法，超声的优势在于能有效地鉴别肿块与结石，并可根据肝内外胆管是否扩张初步确定梗阻的部位。

（2）CT：腹部CT能显示胆管狭窄，增厚，上游胆管扩张等征象，但通常不能准确判断胆管癌的浸润范围，腹部淋巴结肿大并不一定是转移性病变。增强CT扫描有助于较好地显示肿瘤与肝动脉或门静脉的关系并评价大血管的解剖变异，薄层视野图像有助于评价胆系受累程度。胸部CT有助于评价远处转移。

（3）磁共振成像（MRI）：MRI是诊断胆管癌的最佳方法。MRI能显示肝和胆管的解剖和肿瘤范围、是否有肝转移等情况。磁共振血管成像可显示肝门部血管受累的情况。磁共振胰胆管造影（MRCP）可较好地显示胆道分支，可反映胆管的受累范围，对判断胆道梗阻有较高的敏感性。超声初步确定梗阻的部位后，应选用MRCP对胆管癌的受累范围进行全面评估（图5-15）。

（4）超声内镜：超声内镜检查可以更好地观察远端肝外胆道、局部淋巴结和血管。对远端胆管肿瘤所致的胆道梗阻，若其他影像

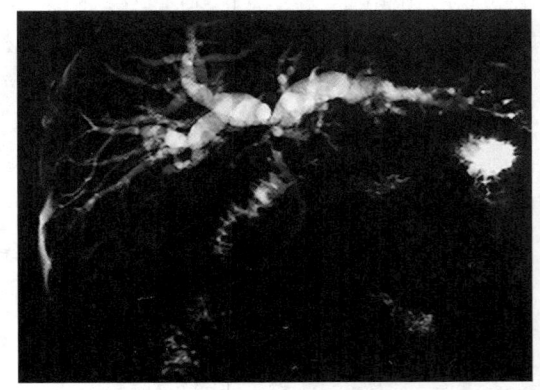

图5-15　肝门胆管癌，可见肝内胆管扩张，远端胆管不扩张

学检查无法明确诊断,可选用超声内镜检查,并可引导细针对病灶和淋巴结穿刺行活组织检查。

(5)正电子发射计算机断层扫描(PET-CT):PET-CT可用于对肿块的良恶性以及是否存在远处转移的评估。但胆管黏液腺癌可表现为假阴性。

(六)治疗

胆管癌原则上应争取做根治性切除术,不同部位的胆管癌手术方法不同,其他治疗方法包括化疗、癌基因靶向治疗、放疗、射频、腹腔热灌注化疗等。

"临床医学+X"病例拓展

男性病人,70岁。全身皮肤及巩膜黄染2周,发热6小时。

病人2周前无明显诱因出现全身皮肤及巩膜黄染,伴有尿色加深似浓茶状,大便颜色变浅。无腹痛、腹泻等症状。6小时前病人诉右侧上腹部不适,寒战,体温升高至38℃,家人将其送至急诊就诊。

既往:体健,否认高血压、糖尿病、冠心病、脑血管病史,否认肝炎、肾病史。否认手术、外伤或输血史。

体格检查:T 38.5℃,P 100次/分,R 18次/分,BP 100/60 mmHg。神志清楚。全身皮肤及巩膜黄染,全身浅表淋巴结未及明显肿大。心律齐,双肺呼吸音清,腹部平坦,右上腹可及包块,较光滑,轻度压痛,未及明显反跳痛及肌紧张。肝区叩击痛(+),肾区未及叩击痛。移动性浊音(−),肠鸣音正常。

辅助检查:血常规 WBC $11.5×10^9$/L,N 80%。血生化:ALT 58 U/L,T-Bil 210 μmol/L,D-Bil 179 μmol/L。血肿瘤标志物:CEA 20 ng/ml,CA19-9 300 U/ml。

影像学检查:

腹部超声:胆囊体积增大,肝内外胆管扩张,胆总管下端显示不清。

腹部增强CT:胆囊增大,肝内外胆管扩张,胆总管下端管壁增厚,可见软组织肿块,动脉期可见强化——胆管下端占位,CA?(图5-16)

MRCP:胆囊体积增大,肝内外胆管扩张,胆总管下端狭窄,管壁增厚,建议ERCP。

ERCP:十二指肠乳头略增大,细胞刷取胆总管下端组织行病理活检,结果提示:胆总管中分化腺癌。

入院诊断:梗阻性黄疸,急性胆管炎,胆总管下端癌。

入院治疗:①内镜下放置鼻胆管引流,减轻黄疸,控制感染。②静脉输液,使用抗生素治疗胆道感染。③感染控制后,行胆管癌根治,胰十二指肠切除术。

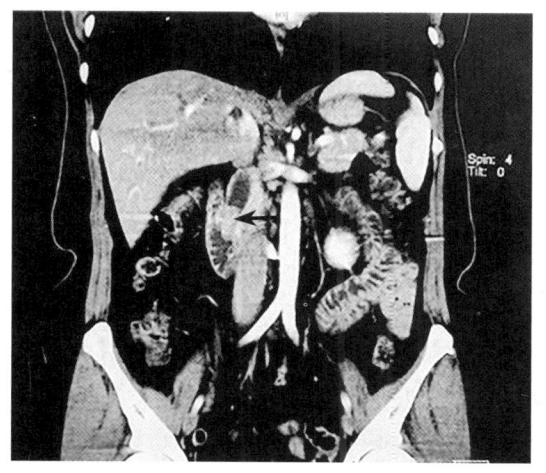

图5-16 胆总管扩张,下端可见占位(黑色箭头)

(崔 龙 王行雁)

第八节 急性胰腺炎

急性胰腺炎（acute pancreatitis，AP）是多种病因导致胰腺组织自身消化所致的胰腺炎症性疾病。其以急性上腹痛及血淀粉酶或脂肪酶升高为特点，可表现为轻度、自限性疾病，也可并发多器官功能障碍，危及生命。

一、病因

1. 胆道系统疾病　由于胰管与胆总管汇合成共同通道开口于十二指肠壶腹部（图5-17），胆管炎症、结石、寄生虫、奥狄（Oddi）括约肌水肿、痉挛等病变使壶腹部发生梗阻时，胆汁会通过共同通道反流入胰管，激活胰酶原，从而引起胰腺炎。

2. 乙醇　乙醇导致胰腺炎的机制尚不完全明确，可能与乙醇促进胰液分泌以及乙醇代谢副产物的副作用相关。

3. 胰管梗阻　胰管结石、肿瘤、胰腺分裂等可导致胰管梗阻使胰液分泌受阻，胰管内压力升高而诱发急性胰腺炎。

4. 高三酰甘油血症　血三酰甘油超过

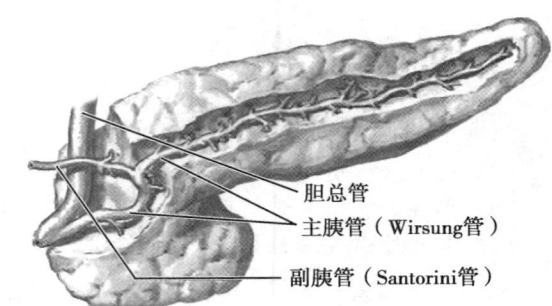

图 5-17　胰管与胆总管汇合成共同通道

11 mmol/L 时可诱发急性胰腺炎，可能与脂代谢产物对胰腺的副作用及胰微循环障碍相关。

5. 经内镜逆行性胰胆管造影（endoscopic retrograde cholangiopancreatography，ERCP）胰管器械操作导致的机械损伤和造影剂注射导致的流体静力学损伤是ERCP术后胰腺炎发生的主要机制。

6. 其他　高钙血症、某些药物（如噻嗪类利尿剂、糖皮质激素、磺胺类药物、硫唑嘌呤等）、感染（流行性腮腺炎、柯萨奇病毒）、自身免疫性疾病等因素也可促发AP。

胆石症是目前我国AP最主要的病因，其次是酒精性AP。近年来，随着我国人民生活水平的提高，高三酰甘油血症性AP呈上升趋势。

二、临床表现

（一）症状

腹痛是AP最常见的表现之一，为持续性疼痛，常位于中上腹部，有时向腰背部放射，弯腰或前倾坐位可减轻。同时，可出现发热、恶心、呕吐，大多数病人呕吐后腹痛并不缓解。重症病人还可出现呼吸困难、少尿、无尿、意识障碍，甚至休克表现。

（二）体征

腹部压痛是最常见的查体表现，其范围一般在上腹或左上腹部，轻者仅有压痛，重者可伴有反跳痛及肌紧张、范围亦较广泛。肠鸣音常减弱或消失。严重出血坏死性胰腺炎的病人脐周皮肤或两侧腰部可出现蓝紫色瘀斑，分别称为 Cullen 征及 Grey-Turner 征。其是由于血性腹水穿过腹膜、肌层进入皮下引起脂肪坏死所致。

三、辅助检查

（一）诊断AP的重要血清标志物

1. 淀粉酶　AP时血清淀粉酶于起病后2~12小时开始升高，48小时开始下降，持续3~5天。AP时尿淀粉酶也可升高；但其对临床诊断价值不大。

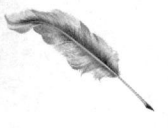

2. 脂肪酶　血清脂肪酶于起病后 4~8 小时开始升高，24 小时达峰，持续 8~14 天，其有助于 AP 后期就诊病人的诊断。

3. 其他血清标志物　能反映 AP 严重程度的血清标志物包括 C 反应蛋白、尿素氮、肌酐、血钙和降钙素原等，病程中需加以监测。

> **补充与拓展**
>
> 高淀粉酶血症不仅见于急性胰腺炎，小肠梗阻、十二指肠溃疡穿孔、某些肿瘤及巨淀粉酶血症等疾病时也可出现。

（二）影像学检查

1. 腹部超声　常用的初筛影像检查，可有胰肿大，边界不清，胰周围少量渗出等表现，还可提示有无胆囊结石、胆管扩张等表现。

2. 腹部 CT　有助于确定有无胰腺炎、胰坏死及渗出范围以及胰外并发症（胸腔积液、腹水，脾、门静脉血栓，胃流出道梗阻等）（图 5-18）。

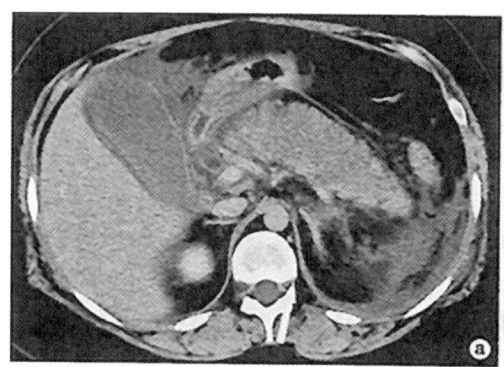
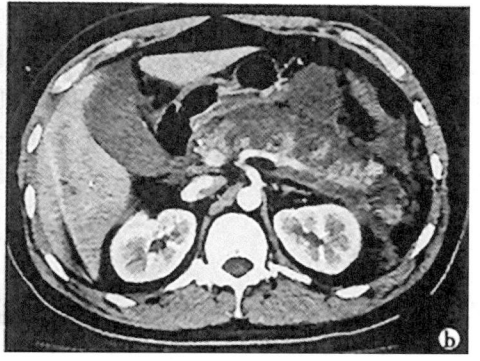

图 5-18　a. 急性水肿性胰腺炎，CT 平扫示胰体积增大，密度减低，边缘模糊，胰周有渗出；
b. 急性坏死性胰腺炎，增强 CT 示胰内可见多发无强化的低密度灶，系坏死区

四、诊断

AP 的诊断内容包括如下内容：

（一）确定是否为 AP，应具备下列 3 条中任意 2 条：

1. 急性、持续中上腹痛。
2. 血淀粉酶或脂肪酶≥正常值上限 3 倍。
3. 符合 AP 的典型影像学改变。

（二）确定 AP 程度分级

根据有无器官衰竭及是否伴有局部或全身并发症，将 AP 严重程度分为下列 3 种：①轻症急性胰腺炎（mild acute pancreatitis，MAP）；②中度重症急性胰腺炎（moderately severe acute pancreatitis，MSAP）；③重症急性胰腺炎（severe acute pancreatitis，SAP）。

（三）寻找病因

应努力明确病人的病因，尽早解除病因有助于缩短病程、预防 SAP 及避免日后复发。

五、并发症

轻症急性胰腺炎极少有并发症发生，而重症急性胰腺炎则常出现多种并发症。

（一）局部并发症

AP 的局部并发症包括急性液体积聚、急性坏死物积聚、胰周假性囊肿（图 5-19）、包裹性坏死和感染性胰坏死。

（二）全身并发症

全身并发症主要包括器官功能衰竭、全身炎性反应综合征、脓毒症、腹腔内高压或腹腔间隔室综合征以及胰性脑病。

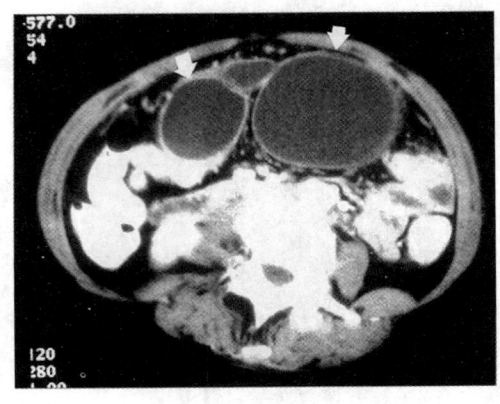

图 5-19 巨大胰周假性囊肿（白色箭头）

1. 全身炎症反应综合征 是 AP 最常见的全身并发症，多发生于 MSAP 和 SAP。其是 AP 时大量炎症因子大量释放，导致机体对炎症反应的失控，引起一系列的器官脏器受损的一组临床表现。

2. 器官功能衰竭 AP 病人可能出现的器官功能衰竭包括急性呼吸窘迫综合征（急性肺损伤）、心力衰竭、急性肾衰竭、肠道功能衰竭（肠麻痹）等。同时出现两个以上脏器功能衰竭称为多器官衰竭。

3. 脓毒症 AP 病人脓毒症主要以革兰氏阴性杆菌感染为主，也可有真菌感染。

4. 腹腔内高压和腹腔间隔室综合征 是 AP 的严重全身并发症，主要表现为高度腹胀、腹痛，或伴恶心、呕吐，体格检查可见全腹膨隆、张力较高，肠鸣音减弱或消失。

5. 胰性脑病 是 AP 的严重全身并发症之一，可表现为反应迟钝、定向力障碍、语言障碍及肢体僵硬、昏迷等，多发生于 AP 早期。

六、治疗

AP 治疗的目标包括寻找并去除病因、控制炎症及预防复发。

（一）器官支持

1. 液体复苏 应尽早进行液体复苏，目的是快速纠正缺氧，保证组织灌注，维持血容量及水、电解质平衡。

2. 呼吸功能支持 一般可予鼻导管或面罩吸氧，使动脉氧饱和度>95%，发生急性肺损伤时可予呼吸机辅助通气。

3. 胃肠功能维护 病人疾病初期应禁食、禁水，予静脉营养，直至腹痛和压痛消失，肠鸣音恢复。如有严重呕吐或肠麻痹，可予胃肠减压。肠麻痹病人及早给予促肠道动力药物。

4. 其他 急性肾衰竭可予肾替代治疗，出现肝功能异常时可予以保肝药物。腹痛明显时可予哌替啶控制疼痛。

（二）抑制胰外分泌和胰酶抑制剂的应用

质子泵抑制剂如奥美拉唑、泮托拉唑等可通过抑制胃酸分泌而间接抑制胰分泌，还可以预防应激性溃疡的发生。生长抑素及其类似物（奥曲肽）可以直接减少胰外分泌，且有助于抑制胰及全身炎症反应。蛋白酶抑制剂（乌司他丁、加贝酯）能够广泛抑制与 AP 进展有关的胰酶的释放和活性。

（三）营养支持

病人在可耐受的情况下可尽早开放饮食。饮食类型采用流质，低脂或正常脂含量，软食或普食，但要依病情确定。

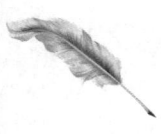

（四）预防和抗感染治疗

AP 病人是否需要预防性使用抗生素仍有争议，对胰坏死面积>30%的病人可考虑使用。

尽早恢复胃肠功能及早期肠内营养有助于预防感染。对胆源性 MAP 或伴有感染的 MSAP、SAP 应常规使用抗菌药物。胰感染的致病菌主要为革兰氏阴性菌和厌氧菌等肠道常驻菌，抗生素可选择碳青霉烯类、喹诺酮类、第三代头孢菌素、甲硝唑等。

（五）AP 的内镜治疗

内镜治疗主要适用于伴有胆道梗阻或胆道感染的 AP 病人。对于伴有胆总管结石嵌顿、急性胆管炎或胆源性败血症的急性胆源性胰腺炎，应尽早行治疗性 ERCP，其有助于减低胰管内高压、控制感染，可迅速缓解症状，缩短病程，改善预后。对于不伴有胆总管结石嵌顿或急性胆管炎的急性胆源性胰腺炎，多在恢复后择期行内镜治疗。

（六）手术治疗

当出现胰假性囊肿、胰脓肿且内科保守治疗效果不佳时，可考虑行手术治疗。此外，胆囊结石性胰腺炎的病人，由于存在较高的复发风险，首次胰腺炎恢复后应择期行胆囊切除术。

七、预后

轻症病人常在 1 周左右康复，不留后遗症。重症病人死亡率约为 15%。未去除病因的部分病人可经常复发 AP，反复炎症及纤维化可演变为慢性胰腺炎。

"临床医学 +X" 病例拓展

女性病人，28 岁。上腹持续性绞痛 2 天。

病人 2 天前禁食油腻食物后出现上腹部绞痛，为持续性绞痛，进行性加重，无放射痛，伴反酸、嗳气，无恶心、呕吐、腹泻，无发热、头晕、心悸，无呕血、黑便，就诊于外院，行腹部 CT 平扫提示胰边界模糊，胰增大，尿淀粉酶明显升高，病人遂就诊于我院急诊，行血常规提示 WBC 11.77×10^9/L，N% 71.7%，血红蛋白 158 g/L，血淀粉酶 3016 U/L，脂肪酶＞2000 U/L，急诊予病人禁食禁水、补液、泮托拉唑抑酸、善宁抑酶、可乐必妥抗感染治疗，之后病人腹痛较前好转。现病人为进一步诊治收入我科，病人发病以来精神、睡眠可，禁食禁水，小便无明显异常，大便无明显异常，未停止排气排便，体重无明显变化。

既往：体健。

查体：T 36.2℃，P 82 次 / 分，R 15 次 / 分，BP 101/61 mmHg。神清，全身皮肤黏膜无黄染，双肺呼吸音清，未闻及干、湿啰音。心界不大，心率 96 次 / 分，心律齐，心脏各瓣膜区未闻及杂音。腹部未见 Grey-Turner 征或 Cullen 征，腹平软，上腹部及左右侧腹部轻压痛，无反跳痛、肌紧张，肝脾肋下未触及，Murphy 征阴性。双下肢无水肿。

辅助检查：

（1）血常规：WBC 11.77×10^9/L，N% 71.7%，HGB 158 g/L，PLT 289×10^9/L。

（2）血生化：血淀粉酶 3016 U/L，脂肪酶＞2000 U/L，谷丙转氨酶 13 U/L，谷草转氨酶 22 U/L，总胆红素 6.9 μmol/L，γ 谷氨酰转移酶 16 U/L。

（3）CT：胰边界模糊，胰增大，符合急性胰腺炎表现。

（4）MRCP：胰增粗、肿胀、胰管未见明显扩张，胰周脂肪间隙模糊，胆囊不大，壁不厚，胆管未见扩张。符合急性胰腺炎。

入院诊断：急性胰腺炎　轻型

补充与拓展

复习急性胰腺炎诊断标准：① 急性、持续中上腹痛；② 血淀粉酶或脂肪酶≥正常值上限 3 倍；③ AP 的典型影像学改变。符合 3 项中的 2 项，除外其他急腹症后可诊断。

AP 明确诊断后，需判断 AP 的程度，本案例病人未见器官功能衰竭或局部并发症表现，考虑为轻型。

完成 AP 诊断和程度判断后，需进一步寻找病因，在我国胆石症是最常见的病因，对所有 AP 病人都需评估。CT 是诊断 AP 最重要的影像学检查手段。MRCP 是近年发展起来的一种非介入性胰胆管成像技术，其对胆胰管结石的敏感性优于 CT 检查。

本案例病人无胆石症表现，胰腺炎病因考虑进食油腻食物所致高脂血症可能性大。

入院治疗：
1. 一般治疗　入院后予病人禁食、禁水、静脉补液。
2. 抑制胰酶分泌　泮托拉唑抑酸、善宁抑制胰酶分泌。
3. 抗感染治疗　使用甲硝唑及可乐必妥抗感染治疗。
4. 营养支持　病人初始为全肠外营养，治疗 2 天后腹痛症状缓解，开始逐步从流食恢复饮食，恢复饮食过程中病人未再发作腹痛。

治疗结局：病人好转，出院。

补充与拓展

善宁是一种人工合成的天然生长抑素的八肽衍生物，其保留了与生长抑素类似的药理作用，且作用持久。

（周明新　王晔　丁士刚）

第九节　胰腺肿瘤

胰腺肿瘤（pancreatic tumor）是来源于胰腺组织的肿瘤，其发病率和死亡人数呈逐年上升的趋势。胰腺恶性肿瘤起病隐匿，发现时多处于晚期，预后较差。胰腺常见的肿瘤包括胰腺癌、胰腺神经内分泌肿瘤、胰腺实性假乳头状肿瘤等，其中以胰腺癌最为常见，胰腺神经内分泌肿瘤仅占原发性胰腺肿瘤的 3%。胰腺癌恶性程度高、切除率低、术后易于早期转移、预后差。近年来，腹腔镜手术、机器人辅助手术逐渐在胰腺癌的治疗中发挥了重要作用。

一、病因和发病机制

胰腺癌多见于男性，随着年龄增加发病率逐渐提高，老年病人多见，其中 60~80 岁占 80%。胰腺癌主要的危险因素是吸烟，其他可能的危险因素还有肥胖、慢性胰腺炎等。胰腺癌和糖尿病的相关性尚不完全明确，新发糖尿病可能是胰腺癌的早期症状。在遗传性肿瘤综合征病人中，其罹患胰腺癌的概率明显升高；在遗传性胰腺炎和囊性纤维化的病人中，胰腺癌的发病率也明显升高。

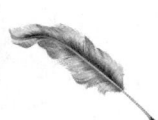

二、病理

胰腺癌以来源于导管上皮细胞的导管腺癌最常见，约占90%，其他少见类型包括腺泡细胞癌、胶样癌、髓样癌、鳞癌及等未分化癌。胰腺转移癌较少，多见于肾癌胰腺转移。

胰头和钩突部的癌占胰腺癌的60%~70%，其余位于体尾部。导管腺癌恶性程度高、侵袭性强，诊断时多有淋巴结转移、邻近脏器侵犯或远处转移，其中肝转移是胰腺癌预后差的最主要原因。胆管腺癌还具有嗜神经性，胰腺腺体内和周围具有丰富的神经组织，这些是导管腺癌易于神经侵犯的解剖基础。同时，肿瘤细胞和神经组织存在相互作用，神经侵犯等是术后肿瘤复发、预后差的重要因素。

三、临床表现

胰腺癌早期症状不典型，发展到一定程度时才表现出临床症状，早期临床症状通常无特异性，易与上腹部的其他脏器的疾病（如胃十二指肠、肝胆等器官的疾病）相混淆。在胰腺癌的首发症状中，以上腹部疼痛不适、黄疸、食欲下降和消瘦为最多见。

（一）症状

1. 腹痛　多数病人都有程度不一的腹痛，因疼痛原因和肿瘤部位不一，临床表现也多种多样。

2. 纳差和消瘦　大部分胰腺癌病人都有明显的体重减轻，平均体重减轻10 kg。体重下降原因包括胆管和胰管梗阻引起的胰液胆汁排泄不足导致的食欲减退和消化吸收不良、严重疼痛、肿瘤消耗等。部分早期肿瘤可仅表现为不明原因的进行性消瘦，尤其是胰体尾癌。

3. 黄疸　无痛性进行性黄疸是胰头癌的首发症状之一，黄疸持续加重，尿液颜色加深，粪便呈白陶土色，同时伴有皮肤瘙痒。

4. 其他　少数黄疸病人因胆道感染出现持续性低热，甚至出现寒战、高热，表现为胆管炎；少数胰腺癌由于胰管梗阻，可有急性或亚急性胰腺炎发作；胰腺癌压迫门静脉、门静脉血栓（瘤栓）形成以及腹膜种植转移时可出现腹水。当侵犯胃、十二指肠时，可以出现呕吐、呕血、黑便等。

（二）体征

早期多无异常体征，进展期病人可有上腹部压痛。合并黄疸者可于肋缘下触及无痛、胀大的胆囊，称为Courvoisier征。

四、辅助检查

（一）实验室检查

1. 血清生化检查　黄疸病人可有血清胆红素和酶类（碱性磷酸酶等）的升高，其胆红素常超过256.5 μmol/L。其他生化检查还可出现血、尿淀粉酶升高，空腹血糖升高，糖耐量异常等。

2. 肿瘤标志物　胰腺癌相关肿瘤标志物包括CA19-9、癌胚抗原（CEA）、胰腺癌相关抗原（PCAA）、CA125、CA195、CA242等。其中CA19-9是最重要的标记物，临床中应用广泛，对胰腺癌的诊断、治疗和随访具有一定意义。

（二）影像学检查

尽早发现癌灶、对肿瘤进行准确评估、判断可切除性是治疗胰腺癌的关键，而这些都依赖于影像学检查，特别是胰腺增强CT和增强MRI。术前详细的影像学检查能够提供肿瘤局部侵犯范围、血管关系、淋巴结受累以及远处转移的相关信息，可用于临床决策。胰腺增强CT薄层扫描（<3 mm）能提供高质量的图像用于胰腺癌的诊断和分期，临床中最为常用；胰腺增强核磁在胰腺癌的诊断和分期中的作用和CT相似。内镜超声（EUS）在胰腺病灶的检出方面

非常敏感,但是 EUS 是操作复杂,同时是有创检查,且检查范围局限于胰,通常作为增强 CT 的辅助和获得穿刺病理。正电子发射断层成像/计算机断层成像(PET/CT)可以用于胰腺病灶性质的鉴别和远处转移灶的发现,以及化疗效果的评价,但不能替代高质量的胰腺薄层增强 CT 检查,特别是对血管受侵情况的评估。

胰腺癌在增强 CT 中表现为边界不清的肿块,多数为乏血供,与明显强化的正常胰腺实质相比表现为强化减低,胰管突然中断并伴远端扩张是胰腺癌在 CT 上的重要间接征象。肝转移灶的评估是胰腺癌可切除评估的重要一环,可以避免不必要的手术或手术探查,肝转移的评估常采用 CT 或者 MRI,MRI 可以更加敏感地发现小的转移灶,对 CT 难以定性的病灶,MRI 可用来进行再评估。当出现腹膜增厚、腹膜结节和(或)腹水时,应当考虑腹膜转移。CT、MRI 都不能敏感地发现胰腺癌的早期腹膜转移灶。对于术前影像检查评估为可切除的胰腺癌,术中会在肝和腹膜处已发生了未被 CT 发现的、小的转移灶,从而导致不可切除。

五、诊断

老年病人,根据有吸烟等危险因素、相应临床表现,应考虑胰腺肿瘤可能,以 CA199 为代表的肿瘤标记物升高对肿瘤有提示作用,影像学是诊断胰腺癌的重要依据。病理学证据是诊断胰腺癌的金标准,但胰腺解剖位置深,穿刺较为困难。

六、治疗

胰腺癌病人传统的手术、化疗以及放疗治疗效果均不理想,5 年生存率低于 20%,进展期多于 1 年内死亡。选择治疗前需要通过各项检查确定病人的分期,必要时可以采用腹腔镜探查,对肿瘤进行可切除性评估和分期,以确定肿瘤的治疗方案,减少不必要的开腹探查。治疗方案应由包括胰腺外科、影像科、病理科、消化内科、化疗科、放疗科、核医学科、超声诊断科等在内的多学科团队共同制定,选择对病人最优的治疗方案。

根治性手术被认为是胰腺癌唯一可能的治愈方法,但因发现时多已远处转移或局部晚期,手术切除率仅有 20%。随着腹腔镜技术的进步和设备的发展,腹腔镜下胰腺癌根治手术正在逐渐开展,包括腹腔镜胰体尾癌根治术和腹腔镜胰十二指肠切除术,但关于开腹手术和腹腔镜手术肿瘤学效果的比较还缺少进一步的循证医学证据。机器人手术也已经应用于胰腺外科,手术设备及高额的费用是限制应用的最重要因素。技术水平的提高和围手术期支持治疗的进步使胰腺手术死亡率在大的胰腺中心降低到 5% 以内,但围手术期并发症发生率仍可达 30% 以上,由于胰腺癌术后复发和转移的概率高达 70%~85%,化疗特别是新辅助化疗在胰腺癌治疗中的作用也越来越重要。放射治疗对部分病例能起到缓解症状的作用,少数病人病情可得到暂时控制,延长生存期,也用于术前的新辅助治疗和术后辅助治疗。出现胆道梗阻时,采用 ERCP 或 PTCD 放置引流管或金属支架行胆道引流,缓解胆道梗阻和胆管炎,改善由于梗阻性黄疸引起的各种症状,提高生活质量。

拓展与扩充

胰腺癌恶性程度高,起病隐匿,早期诊断和治疗对于改善预后具有重要意义。

腹痛严重程度和明显的体重下降与病人预后有关。体重减轻越多、越快,肿瘤分期越晚,切除的可能性越小。

对于无家族史和高危因素新发糖尿病病人和无常见病因的胰腺炎,要注意有无胰腺癌的可能。

拓展与扩充

腹部超声在胰腺癌病灶检出率较低，特别是早期病灶。

CT是评估肿瘤可能切除性的重要依据，可切除性判定是胰腺癌治疗选择的基础，主要依据肿瘤与相应血管的关系和有无远处转移分为可切除、不可切除和临界可切除。

PET/CT不是常规检查项目，不能替代高质量的CT或者MRI检查，但PET/CT对鉴别胰腺占位、发现远处转移和评估化疗效果方面是有价值的。

拓展与扩充

腹痛或者后背痛、体重下降、黄疸是胰腺癌的典型症状。

以CA199为代表的肿瘤标记物的升高对于诊断、评估预后和术后监测复发有重要意义。

典型影像学（断层影像增强扫描提示乏血供病灶）对于诊断有重要意义。

诊断不清病例，可考虑穿刺获得病理诊断。超声内镜-细针穿刺活检（EUS-FNA）较少引起肿瘤的腹膜种植转移，其发生率低于各种经皮穿刺活检。

"临床医学+X"病例拓展

男性病人，72岁。后背疼痛3个月，皮肤巩膜黄染1个月就诊。

病人3个月前出现后背疼痛，逐渐加重，夜间明显，目前疼痛较重，VAS评分9分，夜间不能入睡，需口服止痛药。1个月前出现皮肤巩膜黄染，小便颜色加深，呈浓茶色，大便颜色逐渐变浅呈白陶土色，伴有皮肤瘙痒。发病以来无明显寒战及发热，无明显恶心及呕吐。进食差，近半年来体重下降10 kg。

既往：吸烟50余年，每日1~2包。1年前发现血糖异常，6个月前诊断为糖尿病。

查体：T 36.7℃，P 96次/分，R 16次/分，BP 125/85 mmHg。皮肤巩膜黄染，结膜无明显苍白，锁骨上未及肿大淋巴结。腹软，上腹部压痛，肝下可及肿大胆囊，触痛不明显，肝区及双肾区无叩痛，肠鸣音4次/分。

辅助检查：

（1）血常规：WBC 6.02×10^9/L，N% 68.5%，HGB 122 g/L，PLT 124×10^9/L。

（2）生化检查：T-Bil 281.2 μmol/L，D-Bil 200.6 μmol/L。

（3）肿瘤标记物：CA199 860 U/L。

（4）CT：胰头可见2 cm低密度肿物，增强扫描强化弱于胰腺实质，未累及周围血管，远端胰管扩张。胆囊体积增大，肝内外胆管扩张，肝未见明显占位（图5-20~图5-22）。

入院诊断：梗阻性黄疸
　　　　　胰腺癌
　　　　　糖尿病

入院治疗：

1. 完善术前检查，评估心肺功能。

2. 术前肠内营养支持，使用维生素 K_1。

3. 进一步评估肿瘤可切除性，除外远处转移，限期行胰腺癌根治性手术（图 5-23）。

治疗结局：病人术后 10 天出院，术后病理提示胰腺中分化导管腺癌，淋巴结转移 2/18。

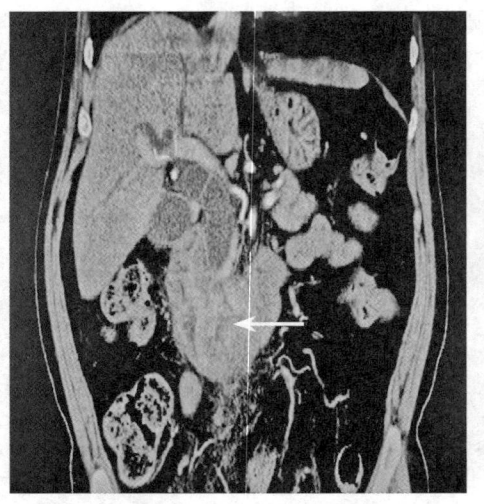

图 5-20　胰头肿物（箭头所示），伴胆管扩展

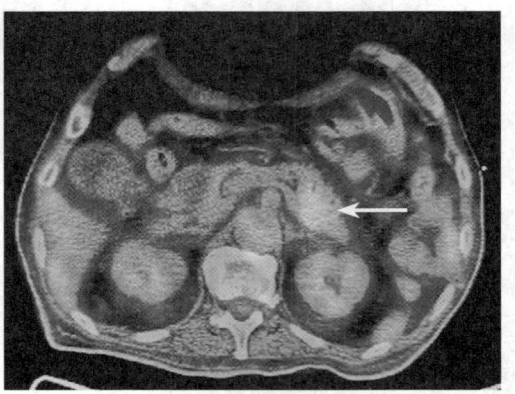

图 5-21　胰尾癌，PET/CT 可见放射性浓聚（箭头所示）

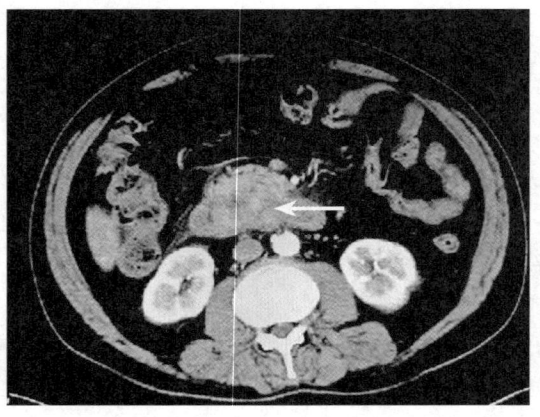

图 5-22　胰头癌，增强 CT 可见胰头乏血供病变（箭头所示）

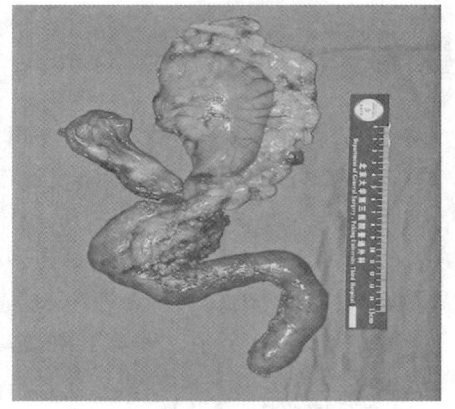

图 5-23　胰十二指肠切除标本

（王行雁　崔　龙）

第十节　结直肠癌

一、结肠癌

结肠癌（colon cancer）是胃肠道中常见的恶性肿瘤。我国以 41～65 岁人群发病率高。近 20 年来尤其在大城市发病率明显升高，且有结肠癌多于直肠癌的趋势。

（一）病因和发病机制

半数以上的结肠癌由结肠腺瘤癌变产生。从形态学上可以见到增生、腺瘤及癌变各个阶段以及相应的染色体改变。随着分子生物学技术的发展，目前研究提示肠癌的发生是一个多步骤、多阶段、多基因参与的细胞遗传性疾病。

结肠癌病因虽未明确，但其相关的高危因素逐渐被认识，如过多的动物脂肪及动物蛋白饮食，缺乏新鲜蔬菜及纤维素食品，缺乏适度的体力活动。遗传易感性在结肠癌的发病中也具有重要地位，如遗传性非息肉性结肠癌的错配修复基因突变携带者的家族成员应视为结肠癌的一组高危人群，有些病如家族性肠息肉病已被公认为癌前期病变，结肠腺瘤、溃疡性结肠炎与结肠癌的发生有较密切的关系。

（二）病理

结肠癌发生淋巴转移首先到结肠壁和结肠旁淋巴结，再到肠系膜血管周围和肠系膜血管根部淋巴结。血行转移多见于肝，其次为肺和骨。结肠癌也可直接浸润邻近器官，如乙状结肠癌常侵犯膀胱、子宫、输尿管。横结肠癌可侵犯胃壁甚至形成内瘘。脱落的癌细胞也可在腹膜种植转移。根据肿瘤的大体形态可以区分为：

1. 隆起型　肿瘤向肠腔内生长，好发于右侧结肠，特别是盲肠。
2. 浸润型　沿肠壁浸润，容易引起肠腔狭窄和肠梗阻，多发生于左半结肠。
3. 溃疡型　其特点是向肠壁深层生长并向周围浸润，是结肠癌常见类型。

（三）临床表现

结肠癌早期常无特殊症状，发展后主要有下列症状：

1. 排便习惯与粪便性状的改变　常为最早出现的症状。多表现为排便次数增加、腹泻、便秘、粪便中带血、脓液或黏液。
2. 腹痛　也是早期症状之一，常为定位不确切的持续性隐痛，或仅为腹部不适或腹胀感，出现肠梗阻时则腹痛加重或为阵发性绞痛。
3. 腹部肿块　多为瘤体本身，有时可能为梗阻近侧肠腔内的积粪。肿块大多坚硬，呈结节状。
4. 肠梗阻　梗阻一般属于结肠癌的中晚期症状。多表现为慢性低位不全肠梗阻，主要表现是腹胀和便秘，腹部胀痛或阵发性绞痛，当发生完全梗阻时症状加剧。
5. 全身症状　由于慢性失血、癌肿溃烂、感染、毒素吸收等，病人可出现贫血、消瘦、乏力、低热等。

由于癌肿病理类型和部位的不同，临床表现也有区别。一般右侧结肠癌以全身症状、贫血、腹部肿块为主要表现；左侧结肠癌以肠梗阻、便秘、腹泻、便血等症状较为显著。

（四）诊断

结肠癌早期症状多不明显，易被忽视。凡 40 岁以上有以下任一表现者，应列为高危人群：Ⅰ级亲属有结直肠癌病史者；有癌症史或肠道腺瘤或息肉史；大便隐血试验阳性者。以下 5 种表现具有两项以上者：黏液血便、慢性腹泻、慢性便秘、慢性阑尾炎史及精神创伤史。对此组高危人群行纤维结肠镜检查或 X 线钡剂灌肠或气钡双重对比造影检查不难明确诊断。超声和 CT 扫描检查，对了解腹部肿块和肿大淋巴结，发现肝内有无转移等均有帮助。约 45% 的结肠癌病人血清癌胚抗原（CEA）值升高，用于术后判断预后和复发更有价值。

（五）治疗

原则是以手术切除为主的综合治疗，手术切除范围必须包括癌肿所在肠袢及其系膜和区域淋巴结（图 5-24），其他治疗包括化疗、放疗、靶向治疗、免疫治疗等。

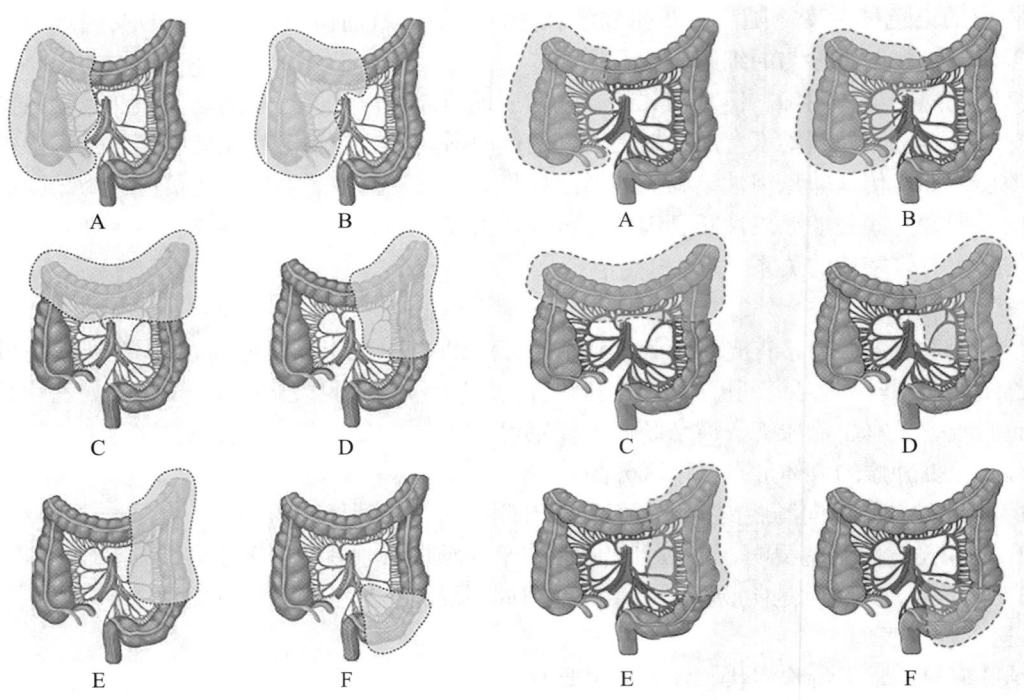

图 5-24 结肠癌部位与手术范围

A：盲肠癌；B：结肠肝区肿瘤；C：横结肠肿瘤；D：结肠脾曲肿瘤；E：降结肠肿瘤；F：乙状结肠肿瘤

（刘孜妍）

二、直肠癌

直肠癌（rectal cancer）是乙状结肠直肠交界处至齿状线之间的癌，我国发病率较高。我国直肠癌具有以下特点：直肠癌比结肠癌发生率高，占比可达 60%；低位直肠癌所占比例高，占直肠癌的 60%～75%，绝大多数肿瘤可在直肠指诊时触及；青年人直肠癌发生比例高，占 10%～15%。

（一）病理

1. 大体分型　分为溃疡型、肿块型、浸润型三型。

2. 组织学分型

（1）腺癌：主要包括管状腺癌、乳头状腺癌、黏液腺癌、印戒细胞癌等类型。根据分化程度可分为高分化、中分化和低分化腺癌。

（2）腺鳞癌：肿瘤由腺癌细胞和鳞癌细胞构成。主要见于直肠下端和肛管。

（3）未分化癌：细胞弥漫成片或呈团状，不形成腺管状结构，细胞排列无规律，此类病人预后较差。

（二）临床表现

直肠癌早期无明显症状，肿瘤破溃形成溃疡或感染时才出现症状。

1. 直肠刺激症状　表现为排便频繁、排便习惯改变、排便前肛门有下坠感、里急后重、排便不尽感等，晚期可伴有下腹痛。

2. 肠腔狭窄症状　瘤侵犯导致肠管狭窄，可表现为大便变细。严重狭窄可导致肠梗阻，表现为腹痛、腹胀、停止排气排便等。

3. 肿瘤破溃感染症状　表现为大便表面带血及黏液，是最为常见的临床表现。部分病人甚至出现血便、脓血便。

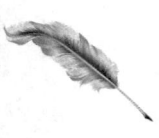

肿瘤侵犯前列腺、膀胱时出现尿频、尿痛、血尿等症状。如侵犯骶前神经，可出现剧烈持续性疼痛。

（三）诊断

直肠癌根据病史、体检、影像学和内镜检查不难做出临床诊断。其中病理活检是诊断的金标准。直肠癌的筛查应遵循由简到繁的步骤进行，常用的检查方法有以下几种：

1. 大便潜血检查　此为大规模普查或对高危人群作为结直肠癌的初筛手段。大便潜血阳性者可做进一步检查。无症状阳性者的肿瘤发生率可达1%以上。

2. 直肠指诊　是诊断直肠癌最重要的方法，由于中国人直肠癌约70%为低位直肠癌，可在直肠指诊时触及。因此，凡遇到病人有便血、大便习惯改变、大便变形等症状时，均应进行直肠指诊。指诊可以明确肿瘤的位置、距肛缘的距离、肿瘤的大小、范围等因素。

3. 内镜检查　包括肛门镜、乙状结肠镜、纤维结肠镜检查。明确直肠癌的病人在手术前必须进行纤维结肠镜检查，因为结直肠癌可为多发癌，应当避免遗漏潜在的肿瘤。

4. 影像学检查

（1）消化道造影：是结肠癌的重要检查方法，对直肠癌的诊断意义不大。

（2）腔内超声检查：对中低位直肠癌推荐进行腔内超声检查以检测癌肿浸润肠壁的深度及有无邻近器官的侵犯，可在术前对直肠癌的局部浸润程度进行评估。

（3）核磁共振（MRI）检查：推荐在中低位直肠癌病人中进行核磁共振检查，以评估肿瘤在肠壁内的浸润程度。

（4）CT检查：可以了解直肠癌盆腔内扩散情况，明确有无膀胱、子宫及盆壁侵犯，是术前常用的检查方法。腹部CT扫描可检查有无肝转移及腹主动脉旁淋巴结肿大。

（5）PET-CT检查：对明确有无远处转移评价是否可行根治性手术具有一定的作用。但费用较高，对微小病灶敏感性较低，不推荐作为初始检查。

（6）腹部超声检查：由于结直肠癌病人较容易发生肝转移，推荐在术前进行腹部超声或CT检查。

5. 肿瘤标记物　目前公认的在结直肠癌诊断和术后监测中有意义的肿瘤标记物是癌胚抗原（carcinoembryonic antigen，CEA）和CA19-9。但目前认为CEA缺乏对早期结直肠癌的诊断价值，且仅有45%的病人升高。

（四）治疗

1. 手术　手术切除仍然是直肠癌的主要治疗方法。术前的放疗和化疗（临床上称为新辅助放化疗）可在一定程度上提高手术疗效，改善病人预后。手术切除包括肿瘤、足够的两端肠段、已侵犯的邻近器官的全部或部分、四周可能被浸润的组织及全直肠系膜。手术方式的选择根据肿瘤所在部位、大小、活动度，肿瘤分化程度，以及术前的排便控制能力等因素综合判断。

2. 放射治疗　放射治疗作为手术切除的辅助疗法，有提高疗效改善预后的作用。术前放疗可以提高手术切除率，降低病人术后局部复发风险。术后放疗适用于局部晚期病人、术后局部复发等病人。

3. 化疗　结直肠癌的辅助化疗通常以氟尿嘧啶为基础用药。给药途径包括静脉输注、手术区域放置缓释颗粒、术后腹腔置管灌注给药及热灌注化疗等方法。通常以静脉给药为主，常用药物有奥沙利铂、伊立替康等。

4. 新辅助放化疗　侵犯肌层或淋巴结转移的直肠癌行新辅助放化疗目前已形成共识。术前放化疗能够使直肠癌体积缩小，达到降期作用，从而提高手术切除率，降低术后局部复发风险。近年来有许多研究报道，部分病人在新辅助治疗后可以出现肿瘤组织完全消退的情况，对

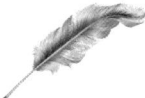

此类病人可采用观察等待（watch and wait）的策略，但准确判断是否达到完全消退目前尚存在一定难度。

5. 其他治疗　目前对直肠癌的治疗正进行着非常广泛的研究，如基因治疗、靶向药物治疗、免疫治疗等。

> **"临床医学+X"病例拓展**
>
> 男性病人，68岁。便中带血4个月就诊。
>
> 病人4个月前出血便中带血，为鲜血，与大便混合，伴有里急后重及排便不尽感，无明显腹痛及腹胀。进食差，近半年来体重下降8 kg。
>
> 既往：吸烟50余年，每日1包。父亲及兄长患有结肠癌。
>
> 查体：T 36.5℃，P 92次/分，R 12次/分，BP 100/60 mmHg。皮肤巩膜黄染，结膜苍白，锁骨上未及肿大淋巴结。腹软，无压痛，肝区及双肾区无叩痛，肠鸣音4次/分。肛门指诊未及明显肿物，指套染血。
>
> 辅助检查：
>
> （1）血常规：WBC 5.4×10^9/L，N% 68.5%，HGB 82 g/L，PLT 124×10^9/L。
>
> （2）肿瘤标记物：CA199 860 U/L。
>
> （3）CT：直肠上段可见肠壁明显增厚，肠周未见肿大淋巴结，腹腔未见转移。
>
> （4）肠镜：距肛门10 cm可见菜花样肿物，累及1/2肠腔，表面可见溃疡出血，肠镜病理为中分化腺癌。
>
> 入院诊断：直肠癌
> 　　　　　　贫血
>
> 入院治疗：
>
> 1. 完善术前检查，评估心肺功能。
> 2. 术前营养支持，纠正贫血。
> 3. 限期行腹腔镜下直肠癌根治性手术。
>
> 治疗结局：病人术后8天出院。

（王冰炎　王行雁）

第六章

运动系统疾病

第一节 颈椎病

颈椎病（cervical spondylosis）是指颈椎间盘及椎间关节退变及其继发改变，压迫或刺激相邻的脊髓、神经根、椎动脉、交感神经等两种或两种以上相关结构，引起的一系列相应的临床表现。

颈椎病是一种因颈椎发生退行性改变而引起的疾患，是一种中、老年的常见病、多发病。近年来随着生活方式转变和互联网时代手机、电脑等电子产品的广泛普及，颈椎病的发病率呈逐年升高的趋势。根据山东省和东北地区的普查报告，颈椎病在成年病人中占10%~15%。

一、病因和发病机制

颈椎病的病因和发病机制尚未完全清楚。一般认为是多种因素共同作用的结果。颈椎椎间盘退变及其继发性椎间关节退变是颈椎病的发病基础。目前存在以下三种学说。

（一）压迫学说

1. 静态压迫　自20岁左右颈椎椎间盘开始出现退行性改变，纤维环中弹性纤维含量逐渐减少，胶原纤维含量逐渐增多，髓核含水量降低，纤维环受到牵拉、压缩负荷的能力减退，出现椎间隙减小、椎间盘膨出或突出。由于椎间隙高度减低导致椎间关节周围韧带松弛，椎体间活动度增加，在椎体上下缘出现牵拉性骨刺。椎间盘的膨出或突出、椎体后缘骨刺突入椎管，导致脊髓或神经根受到压迫（图6-1）。

2. 动态压迫　颈椎是人体脊柱活动度最大的节段，当颈椎屈曲时，颈脊髓被动拉长，脊髓的横截面积变小，脊髓变细；当颈脊髓处于仰伸位时，脊髓的横截面积增加，脊髓变粗、变短。同时，当颈椎相邻的运动节段发生不规则相对运动时，突入椎管的椎间盘以及椎体后缘的骨赘就可以压迫脊髓腹侧（图6-2）。

（二）不稳定学说

当颈椎屈伸活动异常时，脊髓在椎体后缘的骨赘上反复摩擦，可引起脊髓微小创伤而导致脊髓病理损伤。另外，不稳定造成的椎间关节活动增加，可刺激小关节、纤维环及其周围韧带内的交感神经末梢，通过窦椎神经的反射引起脊髓及神经根周围营养血管的痉挛，导致脊髓和神经根局部缺血。受到刺激的交感神经末梢还可通过颈前交感神经链的反射引起整个交感神经系统的功能紊乱。

（三）血运障碍学说

颈椎椎间盘突出所致的脊髓受压病理学证据显示，脊髓损伤区域与脊髓前中央动脉供血区基本一致，推测可能是突出的椎间盘压迫、扭曲脊髓前中央动脉及其分支，导致血供减少造成脊髓缺血性损伤。此外，也有报道神经根袖周围纤维化束缚了根动脉，从而导致脊髓血供减

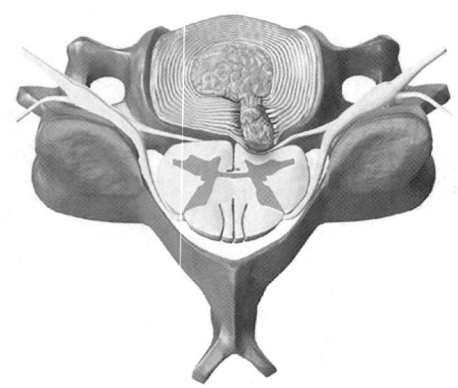 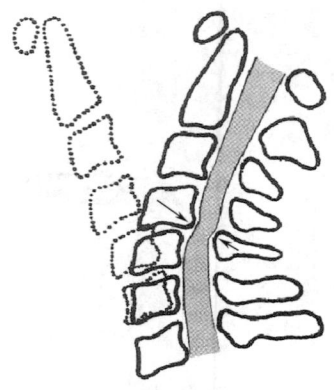

图 6-1 退变的颈椎间盘纤维环撕裂，髓核组织突出，导致颈脊髓和神经根受压

图 6-2 颈椎运动时的动态变化导致脊髓受压

少，并强调根动脉在椎间孔内受压是导致脊髓和神经根缺血性损伤的原因。

二、分型及临床表现

根据临床表现和病理损伤不同，颈椎病分为神经根型、脊髓型、交感型和椎动脉型；同时具有以上两种或以上的典型表现的为混合型。

（一）神经根型颈椎病

1. 颈痛（neckpain）、颈部发僵（stiffness） 最早出现，常伴肩部及肩胛骨内缘疼痛。

2. 上肢放射性疼痛（radiatingpain）和（或）麻木（numbness） 沿神经根走行和支配区放射，颈部活动、咳嗽、喷嚏时可加重。

3. 患侧上肢感觉沉重、握力减退，可有血管运动神经症状，如手部肿胀等。

4. 以三角肌麻痹为主要表现（无力、萎缩）（图 6-3）。

（二）脊髓型颈椎病（图 6-4）

1. 慢性起病，外伤后加重。

2. 四肢麻木无力、活动不灵活。

3. 上肢 持筷、系扣困难。

4. 下肢 行走不便、不稳、踩棉花感、瘫痪。

5. 胸腹部束带感。

6. 括约肌功能障碍。

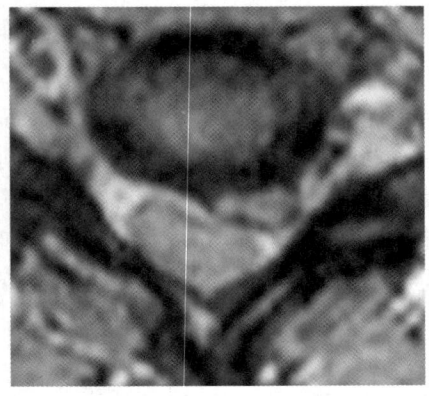 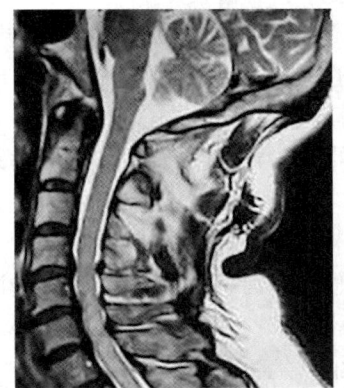

图 6-3 颈椎核磁共振横断面显示 C5/6 椎间盘脱出，压迫左侧神经根

图 6-4 颈椎核磁共振矢状面 T2 加权像显示颈椎管狭窄，C4/5、C5/6、C6/7 椎间盘突出，脊髓受压，髓内异常高信号

7. 尿频、尿急、排尿无力、尿不尽感、尿失禁和尿潴留。

（三）交感型颈椎病

1. 头部症状　头晕、头痛、注意力不集中等。
2. 眼部症状　眼胀、视物不清、干涩等。
3. 耳部症状　耳鸣、耳堵、听力下降等。
4. 胃肠道症状　恶心、呕吐、腹胀、腹泻、消化不良等。
5. 心血管症状　心悸、心率变化、心律失常、血压变化等。
6. 面部或某一肢体多汗、无汗、畏寒等。

以上症状往往与体位或活动有明显关系，颈部活动或劳累时明显，休息时好转。

（四）椎动脉型颈椎病

当颈椎出现节段性不稳定和椎间隙狭窄时，可以造成椎动脉扭曲并受到挤压；椎体边缘及钩椎关节等处的骨赘可以直接压迫椎动脉，或刺激其周围的交感神经使椎动脉痉挛（图6-5），出现椎动脉血流瞬间变化，导致椎-基底动脉环供血不全而出现症状。

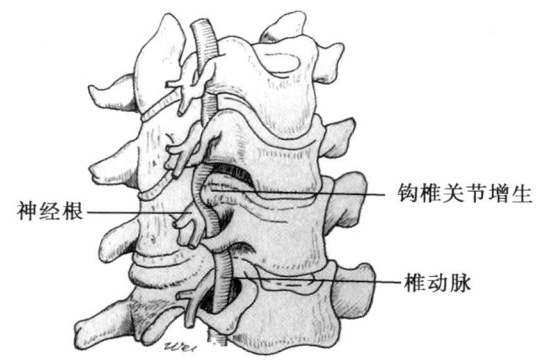

图 6-5　钩椎关节增生导致一侧椎动脉受压

三、影像学检查

（一）颈椎 X 线片

正位 X 线片可观察钩椎关节退变情况及椎间隙高度变化和椎板硬化程度；侧位 X 线片关注颈椎曲度、椎间隙高度、椎体前后缘骨赘等；过伸过屈位 X 线片可判断是否存在节段性不稳定。

（二）颈椎 CT

可显示椎管形状及后纵韧带骨化，配合造影可显示硬膜囊、脊髓和神经根受压情况。

（三）颈椎 MRI

可以清晰显示椎管内、脊髓内部的改变及脊髓受压部位及形态改变。

四、治疗

（一）颈椎病的易患人群

从职业方面来看，长期低头伏案工作或颈部活动频繁者易患颈椎病。例如办公室工作人员、电脑操作人员、教师、会计、缝纫工等，在工作中经常从事上述职业工种的人，都有可能引起颈椎病。这是由于长时间低头、屈颈和过多活动颈椎，使椎间盘承受的负荷较大，较早发生劳损和退行性改变。

从生活方面来看，睡眠姿势不当，如枕头过高、过低；经常落枕；半坐半卧或躺着看书、看电视等，也有可能导致颈椎病。由于颈椎长时间处于非生理性的位置，致使颈肩部的平衡失调,椎间盘负荷过高,颈椎因此而产生劳损,导致退行性改变。曾有头颈部累积性轻微外伤史的病人,由于其颈椎椎间盘已有不同程度损伤,使椎间盘的退变加速,容易患颈椎病。

(二)颈椎病的预防

随着年龄的增长,颈椎间盘退行性改变几乎是不可避免的,但在生活和工作中,注意避免促进椎间盘退行性改变的一些因素,将有助于防止颈椎病的发生与发展。

1. 医疗体育保健操的锻炼　无任何症状者,可以每日早、晚各数次进行缓慢低头、仰头、左右旋转颈部及侧屈颈部的运动。

2. 避免长期低头姿势　工作中应特别注意避免将颈部固定在长期低头伏案办公的姿势,这种体位使颈部肌肉长期受到牵拉,易发生颈背肌劳损。所以,需要改变这种姿势,如将文件斜置垫高阅读及书写等。

3. 颈部放置在生理状态下休息　放置于中立位为宜,一般成年人颈垫高约 10 cm 高度较好,"高枕无忧"的说法不妥,高枕有害健康。躺在沙发上,颈置于扶手上看电视或睡觉,同样也是有害的不良姿势,其道理如同长期低头工作有害一样。

4. 严防颈部外伤　如乘坐小卧车时睡觉,而且不系安全带,当紧急刹车时,也极易发生意外伤害,严重者可致高位截瘫。

5. 加强颈背肌锻炼　锻炼方法:双手交叉相抱,置于脑后(枕部),双手用力将头部推向前方,同时头颈用力向后顶手,做抵抗练习。或者立位,后背贴墙,后脑勺用力顶墙,持续 4～5 s 后,放松停息数秒为一次。再重复上述动作,每回练 20 余次,每两小时练一回。长期坚持练习有益。

6. 理疗或轻柔按摩　对有轻微症状如颈肩痛时,经医师检查后,当确认无颈椎管狭窄、椎间孔狭窄或颈椎不稳定时,方可行轻柔按摩。若有上述情况,按摩应视为禁忌,避免发生瘫痪等意外。

有明显症状者,及时去医院找有经验的骨科医师检查治疗。

(三)颈椎病的非手术治疗

大部分颈椎病经非手术治疗效果优良,仅一小部分病人颈非手术治疗无效而需要手术治疗。非手术治疗适用于绝大部分的神经根型、交感型和椎动脉型颈椎病。具体非手术治疗的方法包括休息、牵引、颈部制动、理疗、药物等。

(四)颈椎病的手术治疗

1. 手术目的　充分解除脊髓及神经根压迫,恢复颈椎生理曲度,重建颈椎的稳定。

2. 手术指征　脊髓型颈椎病一旦确诊,应当积极手术。其他各型出现以下情形者考虑手术:保守治疗无效或反复发作、症状明显并严重影响病人生活和工作、出现严重的神经根损伤。

3. 手术方式　从手术入路选择分类可以分为颈椎前路手术、颈椎后路手术和一期颈椎前后路联合手术。

(1)颈椎前路手术:椎间盘切除或椎体次全切除、椎体间植骨融合内固定术;颈椎人工椎间盘置换术等。

(2)颈椎后路手术:"单开门"椎管扩大成形术;"双开门"椎管扩大成形术;椎板切除、侧块螺钉/椎弓根螺钉内固定、植骨融合术。

(3)一期颈椎前后路联合手术。

(周非非　田　华)

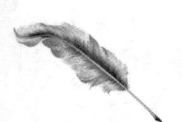

第二节 腰椎间盘突出症

一、定义

腰椎间盘突出症（lumbar disc herniation，LDH）是临床较为常见的脊柱退行性疾病之一，主要是指椎间盘髓核、纤维环及软骨板等各个部分，尤其是髓核，发生不同程度的退行性变后，在外力因素的作用下，纤维环发生破裂，髓核组织突出（或脱出）于后方椎管内，从而导致硬膜囊内马尾神经或脊神经根遭受刺激或压迫，引起腰腿疼痛或麻木等相应神经症状的疾病。主要表现为腰腿疼痛、坐骨神经痛或二便功能障碍等症状。

二、流行病学

LDH好发于年龄在20~50岁的病人，男女发病比例为4~6:1；多有弯腰劳动或长期坐位工作史；首次发病常在弯腰持重或突然扭腰过程中；腰椎间盘突出症以腰4/5节段、腰5/骶1节段发病率最高，约占95%。

三、椎间盘解剖与病理生理

椎间盘是脊柱主要活动节段中的一部分。它包括三个组成部分：①外层纤维环，由Ⅰ型胶原纤维按照一定方向致密包绕并插入椎体中的环状结构；②内层纤维软骨环包含不很致密的任意方向排列的Ⅱ型胶原纤维；③位于中央的髓核含有能产生高度黏弹性核心的高浓度蛋白聚糖。

椎间盘的血液供应和神经支配十分有限。血液供应位于外层纤维环的周围，在这里椎体的血管穿透终板，但并不进入椎间盘中。因此，营养物质及代谢产物通过弥散作用进入髓核完成椎间盘的营养过程。虽然外层纤维环的表面存在末梢神经的末端部分，但并没有证据证实椎间盘中间部分存在神经支配功能。环形裂隙出现的原因有很多不为所知，但假定这是因为纤维环的退变，椎间盘内脱水和破裂，已经发生改变的结构可以导致过度负担的生物力学特性。其他已经提出的危险因素包括举起重物，扭转力，身体活动，坐过长时间。有趣的是，大多数椎间盘突出发生在早晨，病人由仰卧位坐起来之后不久。假设椎间盘在水化和平卧位时膨胀扩张，当压力作用于椎间盘时易导致其疝出。椎间盘突出通常发生在外层纤维环附着于椎体的地方。

椎间盘突出症所带来疼痛的机械原因尚处于研究之中。由于缺少神经支配，髓核的破裂及碎裂大多是无症状的。通过对20%~30%无症状病人MRI上退变并脱水的椎间盘的观察，得到以上事实的临床证据。当外层纤维环撕裂时，出现疼痛。这种情况发生的机制可能是多因素的：对外层纤维环神经末梢的机械性刺激，对神经根的直接压迫，包括或者不包括髓核暴露引发的化学炎性级联反应。

四、病因

（一）椎间盘退变是根本病因

腰椎间盘在脊柱的运动和负荷中承受巨大的应力。随着年龄的增长，椎间盘逐渐发生退化改变，在退化的基础、劳损积累和外力作用下，椎间盘发生破裂，然后椎间盘内的髓核向后突出，压迫神经产生症状。

（二）损伤

积累损伤是椎间盘退变的主要原因。反复弯腰、扭转等动作最易引起椎间盘损伤。

（三）妊娠

妊娠期间整个韧带处于松弛状态，而腰骶部又承受比平时更大的应力，增加了椎间盘突出的风险。

（四）腰椎发育异常

腰椎发育异常使下腰椎承受异常应力，从而增加椎间盘损伤的风险。

五、临床表现

（一）症状

根据压迫部位不同，病人常表现出不同的临床症状，主要表现为腰腿痛、下肢麻木、马尾综合征等。椎间盘突出压迫神经根和马尾神经将出现足下垂、大小便障碍、鞍区感觉异常。

1. 腰痛　是大多数病人所具有的症状，常为首发症状，多数病人先有反复的腰痛，此后出现腿痛。部分病人腰痛与腿痛同时出现，也有部分病人只有腿痛而无腰痛。腰椎间盘突出症所引发的腰痛是由于突出的椎间盘顶压纤维环外层、韧带，刺激椎管内的神经所致。

2. 坐骨神经痛　大部分腰椎间盘突出病人椎间盘突出发生在腰 4/5 及腰 5/骶 1 节段，疼痛多为逐渐发生，具有放射性，疼痛由臀部向足部放射。有的病人为了减轻疼痛，松弛坐骨神经，常表现为行走时向前倾斜，卧床时取弯腰侧卧屈髋屈膝位。

3. 马尾综合征　腰椎间盘突出可压迫马尾神经（马尾神经是指在脊髓圆锥以下的腰骶神经根），出现 S2 以下支配区麻木、括约肌功能障碍导致二便功能异常。

（二）体征

根据椎间盘突出压迫的神经根不同，可以引起不同神经根支配区所支配的肌群无力，比较典型的有足下垂，因为突出的椎间盘压迫 L4 或者 L5 神经根所致。

六、辅助检查

（一）体格检查

1. 直腿抬高试验及加强试验　病人平躺位，双腿伸直，被动抬高患肢。正常人下肢抬高至 60°~70° 时感到腘窝（膝后区）不适。腰椎间盘突出症病人抬高在 70° 以内即可出现坐骨神经痛（L4、L5、S1 神经根支配区疼痛），称为直腿抬高试验阳性。在阳性病人中，缓慢降低患肢高度，待放射痛消失，这时再被动屈曲患侧踝关节，再次诱发产生放射痛称为加强试验阳性。

2. 股神经牵拉试验　病人取俯卧位，患肢膝关节完全伸直。检查者将伸直的下肢高抬，使髋关节处于过伸位，当过伸到一定程度出现大腿前方股神经分布区域疼痛时，则为阳性。此检查阳性表明为腰 2/3、腰 3/4 节段椎间盘突出的病人。

3. 神经系统检查　感觉障碍：早期多表现为皮肤感觉过敏，渐而出现麻木、刺痛及感觉减退。

4. 肌力检查　若神经受压严重或时间较长，病人可出现神经根支配区肌群肌力下降。

（二）影像学检查

1. X 线片　是椎间盘突出症诊断的基本检查，包括脊柱正位、侧位、动力位的 X 线片。通过 X 线检查可以除外骨质破坏性病变，也可以观察骨质增生、椎间隙狭窄、脊柱生理曲线的变化及椎间关节稳定性情况。此外，X 线片可以发现有无结核、肿瘤等骨病，还可以看到退行性变的表现。必要时可进行造影判断椎间盘突出及程度，但此检查需慎用，只有在一般检查不能明确时才谨慎进行。

2. CT 检查　椎间盘突出症诊断常用检查。其可以清晰显示骨组织结构及其轮廓，可较清

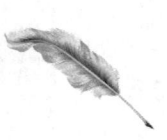

楚看到钙化组织，但对脊髓、神经根、椎间盘的影像显示较差，是帮助明确骨性结构情况的重要依据。

3. 磁共振成像（MRI）检查　对椎间盘突出症诊断具有重要价值，MRI 检查可以很好显示脊髓的病损及脊髓的轮廓，也可显示神经根的形态。可以全面地观察椎间盘是否病变，清晰地显示椎间盘突出的形态及其与硬膜囊、神经根等周围组织的关系，另外可鉴别是否存在椎管内其他占位性病变。

七、诊断与鉴别诊断

腰椎间盘突出症的诊断需要结合症状、体征与影像学检查，三者相对应共同做出明确诊断。需要鉴别的诊断包括但不限于以下疾病：

1. 腰肌劳损　中年人多发，与长期保持一种劳动姿势有关。无明显诱因的慢性疼痛为主要症状，腰痛为酸胀痛，休息后可缓解。在疼痛区有固定的压痛点，在压痛点进行叩击，疼痛反而减轻。直腿抬高试验阴性，下肢无神经受累表现。痛点局部封闭有良好的效果。

2. 梨状肌综合征　病人主要表现臀部和下肢疼痛，症状的出现和加重主要和运动有关，休息可明显缓解。

3. 腰椎管狭窄症　病人多以下腰痛、马尾神经、腰神经受压症状为主要表现，以神经源性间歇性跛行为主要特点。影像学检查结果是鉴别的重要依据。

八、治疗

该病治疗以保守治疗为主，尤其对于症状较轻、病程较短的病人首选保守治疗（包括生活管理、物理治疗、药物治疗等）。对于保守治疗无效的病人，可以根据其年龄、病情严重程度、椎间盘突出位置等因素，酌情考虑是否具有微创手术治疗指征，可进行经皮微创脊柱内镜下髓核摘除术治疗，尤其是经皮脊柱内镜治疗。对于部分病情严重、微创技术难以治愈的病人，可以考虑开放手术治疗。

（一）适应证

腰腿痛症状严重，反复发作，经 3 个月以上非手术治疗无效，且病情逐渐加重，影响工作和生活者；有马尾神经综合征，括约肌功能障碍者（大小便功能障碍如失禁等），应尽快手术治疗；有明显的神经受累表现者，如足下垂，应尽快手术治疗。

（二）手术方式

1. 单纯髓核摘除术　适用于单纯型椎间盘突出症病人。通过切除黄韧带，经椎板间隙显露和切除突出的椎间盘。该术式特点是软组织分离少，骨质切除局限，对脊柱的稳定性影响小。如经皮脊柱内镜手术具有创伤小、恢复快等特点，适合部分病人。

2. 半椎板切除术　适用于椎间盘突出合并明显退行性改变，需广泛探查减压者。此术式视野清晰，易显露突出椎间盘，可直接切除髓核，神经根减压充分，近期疗效肯定，但生物力学研究及长期临床随访观察有发生腰椎不稳的可能，术后腰背肌锻炼是稳定的一种好方法。

3. 全椎板切除术　适用于同一间隙双侧突出，或中央型突出粘连较紧密伴钙化不易从一侧摘除，或合并明显退行性椎管狭窄需要双侧探查及减压者。此术式由于显露充分，可充分减压，故近期疗效肯定。但有报道认为，其易致腰椎不稳，或形成不规则新生骨，与硬膜囊或神经根粘连，造成继发型椎管狭窄的可能。

4. 椎间融合术　适用于椎间盘突出合并腰椎不稳或因手术减压需要腰椎稳定性受到影响者（如椎间小关节内聚）。目前临床上多采用各种融合器合并植骨融合。椎间融合术可恢复椎间隙高度，扩大椎间孔，解除神经压迫症状，增加受累节段的稳定性。但仍有导致未融合椎间隙承载力加大继发相邻椎间不稳的可能。

"临床医学+X"病例拓展

女性病人，46岁。反复发作腰痛2年，近2个月来腰痛加重并出现左下肢后侧放射痛，由臀部经大腿后侧、小腿外侧到足背，2小时前打喷嚏后左下肢疼痛显著加重并出现尿失禁。查体：强迫体位，腰椎屈伸活动受限，左侧直腿抬高试验30°（+），肛周及左侧第一、二足趾间皮肤针刺觉减弱，左踇背伸肌肌力4级，余下肢各肌肌力均为Ⅴ级，双下肢腱反射正常，双侧Babinski征（−）。查腰椎X线片示腰椎退变，L4～L5椎间隙变窄，腰椎MRI的矢状位与轴位片如下。

请根据以上的病史内容做出分析
1. 诊断。
2. 诊断依据。
3. 鉴别诊断（至少3个，包括分析）。
4. 为帮助诊断和治疗还应做哪些辅助检查？
5. 该病人应如何治疗？

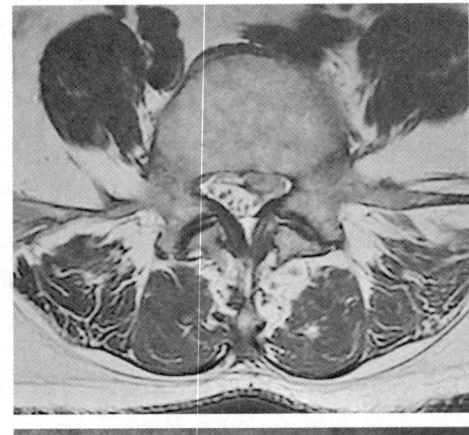
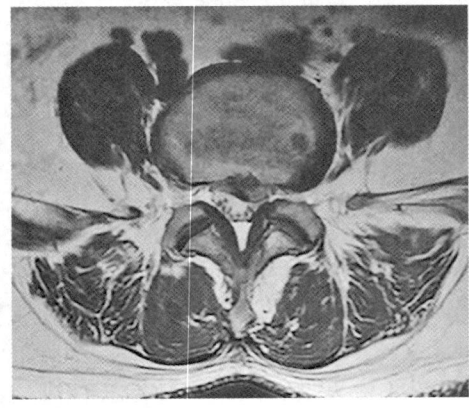
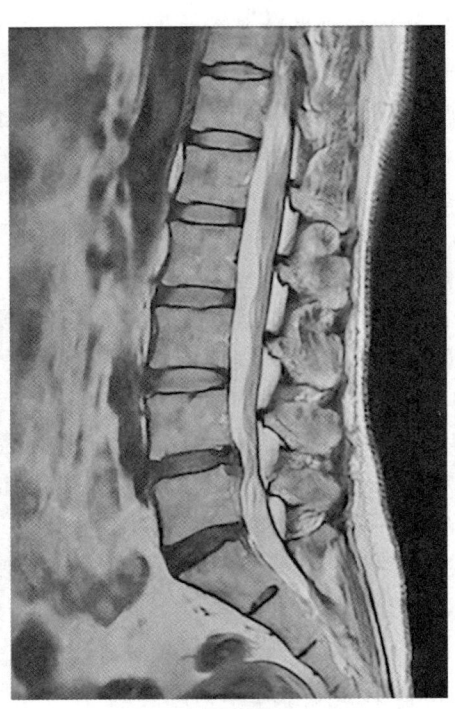

（姜 宇 田 华）

第三节　骨关节炎

一、定义和分类

（一）定义

骨关节炎（osteoarthritis，OA）指由多种因素引起关节软骨纤维化、皲裂、溃疡、脱失而导致的以关节疼痛为主要症状的退行性疾病。病因尚不明确，其发生与年龄、肥胖、炎症、创伤及遗传因素等关。

（二）病理特点

病理特点为关节软骨变性破坏、软骨下骨硬化或囊性变、关节边缘骨质增生、滑膜病变、关节囊挛缩、韧带松弛或挛缩、肌肉萎缩无力等（图6-6）。

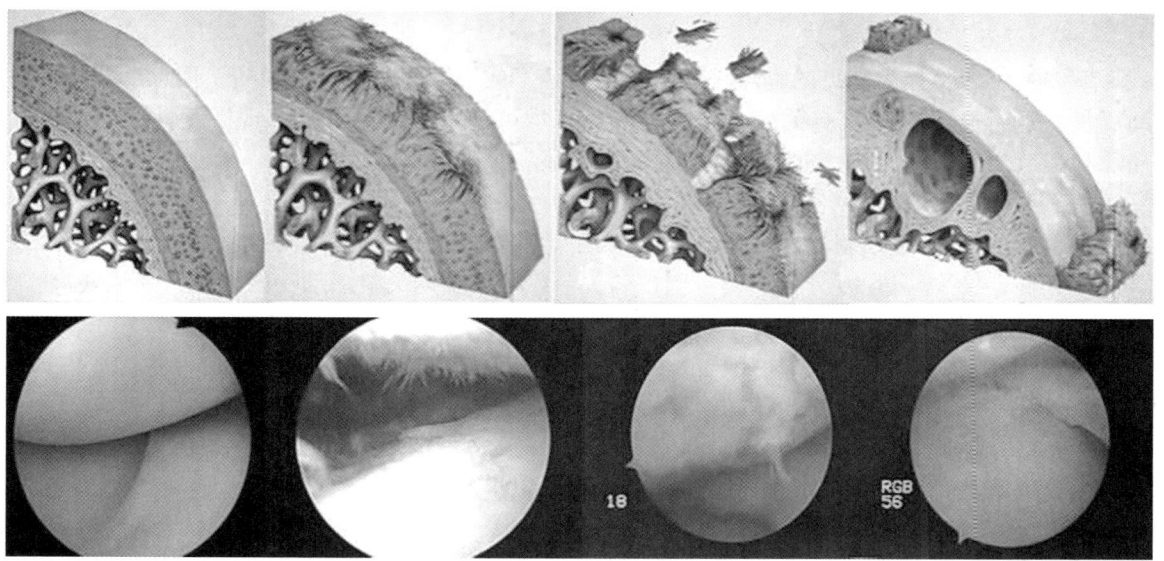

图6-6　OA不同时期关节镜下表现与示意图

（三）分类

1. 原发性骨关节炎（primary osteoarthritis）　约占40%，病因尚不清楚，可能与老化、肥胖、损伤及性别因素有关。

2. 继发性骨关节炎（secondary osteoarthritis）　可发生于青壮年，继发于创伤、炎症、关节不稳定、积累性劳损或先天性疾病等。

（1）炎症性：如类风湿关节炎（rheumatoid arthritis，RA）；强直性脊柱炎（ankylopoietica spondylitis，AS）。

（2）机械性或解剖学异常。

（3）代谢异常。

（4）内分泌异常。

（5）神经性缺陷。

二、流行病学

OA好发于中老年人群，发病率高，65岁以上的人群50%以上为OA病人。累及部位包括膝、髋、踝、手和脊柱（颈椎、腰椎）等关节。

来自中国健康与养老追踪调查数据库（China health and retirement longitudinal study，CHARLS）的研究结果显示，我国膝关节症状性 OA（膝关节 Kellgren & Lawrence 评分≥2 分，同时存在膝关节疼痛）的患病率为 8.1%；据文献报道，目前全球已有超高 3 亿 OA 病人，而我国 40 岁以上人群原发性 OA 的总体患病率已经高达 46.3%。女性高于男性；呈现明显的地域差异，即西南地区（13.7%）和西北地区（10.8%）最高，华北地区（5.4%）和东部沿海地区（5.5%）相对较低。从区域特征来看，农村地区膝关节症状性 OA 患病率高于城市地区。随着我国人口老龄化的进展，OA 的发病率还有逐渐上升的趋势。OA 可导致关节疼痛、畸形与活动功能障碍，进而增加心血管事件的发生率及全因死亡率。尤其是症状性膝关节 OA，研究认为可导致全因死亡率增加近 1 倍。导致 OA 发病的相关因素较多，女性、肥胖和关节损伤与膝关节 OA 发病有关。

三、临床表现

（一）疼痛及压痛

疼痛及压痛是最为常见的临床表现，初期为轻度或中度间断性关节隐痛，休息后好转，活动后加重；常与天气变化有关，寒冷、潮湿环境均可加重。晚期可以出现持续性疼痛或夜间痛。膝关节局部可有压痛，在伴有肿胀时尤其明显。

（二）关节活动受限

晨起时关节僵硬及发紧感（晨僵），活动后可缓解。关节僵硬持续时间一般较短，常为几至十几分钟，极少超过 30 分钟。偶可出现膝关节绞锁，晚期关节活动受限加重，导致残疾。

（三）关节畸形

膝关节因骨赘形成或滑膜炎症积液也可以造成关节肿大，出现内翻或外翻畸形，尤其前者常见。

（四）骨摩擦音（感）

由于关节软骨破坏，关节面不平整，活动时可以出现骨摩擦音（感）。

（五）肌萎缩

关节疼痛和活动能力下降可以导致受累关节周围肌萎缩，关节无力。

四、影像学检查

（一）X 线检查

X 线是首选的影像学检查。在 X 线片上 OA 的三大典型表现为：①受累关节非对称性关节间隙变窄；②软骨下骨硬化和（或）囊性变；③关节边缘骨赘形成。

部分病人可有不同程度的关节肿胀，关节内可见游离体，甚至关节变形。常采用 Kellgren&Lawrence 分级对病情严重程度进行评估（表 6-1）。

表 6-1　Kellgren & Lawrence 分级

分级	描述
0 级	无改变（正常）
Ⅰ级	轻微骨赘
Ⅱ级	明显骨赘，但未累及关节间隙
Ⅲ级	关节间隙明显变窄
Ⅳ级	关节间隙中度狭窄，软骨下骨硬化

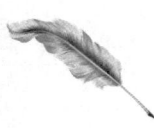

（二）MRI

表现为受累关节的软骨厚度变薄、缺损，骨髓水肿、半月板损伤及变性、关节积液及腘窝囊肿。MRI 对临床诊断早期 OA 有一定价值。

（三）CT

常表现为受累关节间隙狭窄、软骨下骨硬化、囊性变和骨赘增生等，多用于 OA 的鉴别诊断。

五、实验室检查

骨关节炎病人血常规、蛋白电泳、免疫复合物及血清补体等指标一般在正常范围内。若病人同时有滑膜炎症，可出现 C 反应蛋白（C-reactiveprotein，CRP）和红细胞沉降率（erythrocyte sedimentation rate，ESR）轻度增高。继发性 OA 病人可出现与原发病相关的实验室检查异常。

六、诊断与鉴别诊断

OA 诊断需根据病人病史、症状、体征、X 线（影像学）表现及实验室检查做出临床诊断，详见图 6-7。

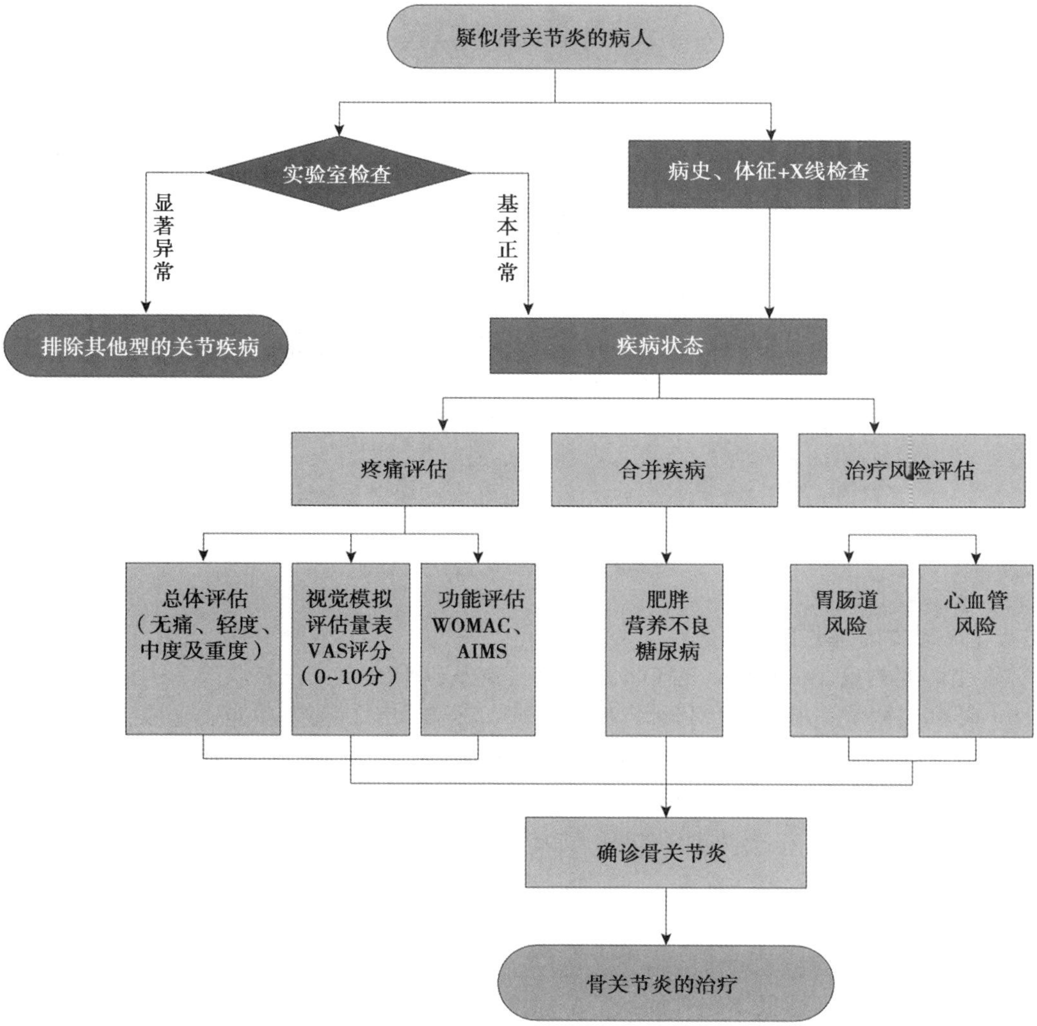

图 6-7　骨关节炎的诊断与评估流程

拓展与扩充

	膝关节骨关节炎的诊断标准
序号	症状或体征
1	近 1 个月内反复的膝关节疼痛
2	X 线片（站立位或负重位）示关节间隙变窄、软骨下骨硬化和（或）囊性变、关节边缘骨赘形成
3	年龄≥50 岁
4	晨僵时间≤30 min
5	活动时有骨摩擦音（感）

● 注：满足诊断标准 1+（2、3、4、5 条中的 2 条）可诊断膝关节骨关节炎

七、治疗

膝关节 OA 的治疗目的是：缓解疼痛，延缓疾病进展，矫正畸形，改善或恢复关节功能，提高病人生活质量。

总体治疗原则是依据病人年龄、性别、体重、自身危险因素、病变部位及程度等选择阶梯化及个体化治疗（图 6-8）。

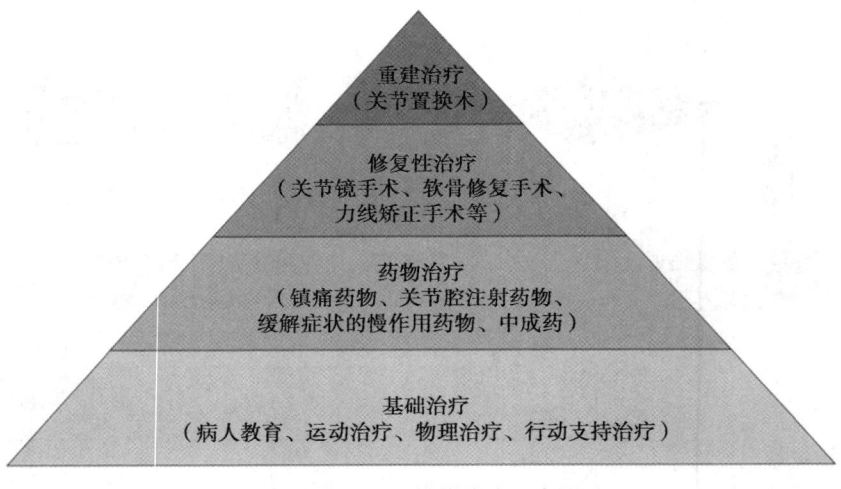

图 6-8　OA 阶梯化治疗示意图

（一）基础保守治疗

对病变程度不重、症状较轻的 OA 病人是首选基础保守方式。强调改变生活及工作方式的重要性，使病人树立正确的治疗目标，减轻疼痛、改善和维持关节功能，延缓疾病进展。

1. 健康教育　建议病人改变不良的生活及工作习惯，避免长时间跑、跳、蹲，同时减少或避免爬楼梯、爬山等。减轻体重不但可以改善关节功能，还可减轻关节疼痛。

2. 运动治疗　选择正确的运动方式，制订个体化的运动方案，从而达到减轻疼痛，改善和维持关节功能，保持关节活动度，延缓疾病进程的目的。

（1）低强度有氧运动：采用正确合理的有氧运动方式可以改善关节功能，缓解疼痛。应依据病人发病部位及程度，在医生的指导下选择。

（2）关节周围肌肉力量训练：加强关节周围肌肉力量，既可改善关节稳定性，又可促进局部血液循环，但应注重关节活动度及平衡（本体感觉）的锻炼。由医生依据病人自身情况及病

变程度指导并制订个体化的训练方案。

（3）关节功能训练：主要指膝关节在非负重位的屈伸活动，以保持关节最大活动度。

3. 物理治疗　　主要是通过促进局部血液循环、减轻炎症反应，达到减轻关节疼痛、提高病人满意度的目的。常用方法包括水疗、冷疗、热疗、经皮神经电刺激、按摩、针灸等。不同治疗方法适用人群不同，临床医生应根据病人的具体情况选择合适的治疗方法。

4. 行动辅助　　通过减少受累关节负重来减轻疼痛和提高病人满意度，但不同病人的临床收益存在一定差异。病人必要时应在医生指导下选择合适的行动辅助器械，如手杖、拐杖、助行器、关节支具等。

（二）药物治疗

应根据 OA 病人病变的部位及病变程度，进行个体化、阶梯化的药物治疗。

1. 非甾体类抗炎药物（nonsteroidalanti-inflammatorydrugs，NSAIDs 类）　是 OA 病人缓解疼痛、改善关节功能最常用的药物，包括局部外用药物和全身应用药物。

（1）局部外用药物：在使用口服药物前，建议先选择局部外用药物，如氟比洛芬凝胶贴膏。局部外用药物可迅速、有效缓解关节的轻、中度疼痛，其胃肠道不良反应轻微，但需注意局部皮肤不良反应的发生。对中、重度疼痛可联合使用局部外用药物与口服 NSAIDs 类药物。

（2）全身应用药物：根据给药途径可分为口服药物、针剂以及栓剂，最为常用是口服药物。用药原则：

1）用药前进行危险因素评估，关注潜在内科疾病风险。

2）根据病人个体情况，剂量个体化。

3）尽量使用最低有效剂量，避免过量用药及同类药物重复或叠加使用。

4）用药 3 个月后，根据病情选择相应的实验室检查。

 拓展与扩充

口服 NSAIDs 类药物的疗效与不良反应对于不同病人并不完全相同，包括上消化道、脑、肾、心血管疾病风险后选择性用药。如果病人上消化道不良反应的危险性较高，可使用选择性 COX-2 抑制剂，如使用非选择性 NSAIDs 类药物，应同时加用 H_2 受体拮抗剂、质子泵抑制剂或米索前列醇等胃黏膜保护剂。如果病人心血管疾病危险性较高，应慎用 NSAIDs 类药物（包括非选择性和选择性 COX-2 抑制剂）。同时口服两种不同的 NSAIDs 类药物不但不会增加疗效，反而会增加不良反应的发生率。

2. 镇痛药物　　对 NSAIDs 类药物治疗无效或不耐受者，可使用非 NSAIDs 类药物、阿片类镇痛剂、对乙酰氨基酚与阿片类药物的复方制剂。

3. 关节腔注射药物　　可有效缓解疼痛，改善关节功能。但该方法可能会增加感染的风险，必须严格无菌操作及规范操作。

（1）糖皮质激素：起效迅速，短期缓解疼痛效果显著，但反复多次应用激素会对关节软骨产生不良影响，建议每年应用最多不超过 2~3 次，注射间隔时间不应短于 3~6 个月。

（2）玻璃酸钠：可改善关节功能，缓解疼痛，安全性较高，可减少镇痛药物用量，对早、中期 OA 病人效果更为明显，但其在软骨保护和延缓疾病进程中的作用尚存争议。

（3）医用几丁糖：可以减轻关节疼痛，改善功能，适用于早、中期 OA 病人，每疗程注射 2~3 次，每年 1~2 个疗程。

（4）生长因子和富血小板血浆：可改善局部炎症反应，并可参与关节内组织修复及再生；但目前对于其作用机制及长期疗效尚需进一步研究。

4. 缓解OA症状的慢作用药物（symptomatic slow-acting drugs for osteoarthritis, SYSADOAs） 包括双醋瑞因、氨基葡萄糖等。有研究认为这些药物有缓解疼痛症状、改善关节功能、延缓病程进展的作用，但也有研究认为其并不能延缓疾病进展，因此该类药物对OA的临床疗效尚存争议。

（三）手术治疗

外科手术治疗包括关节软骨修复术、关节镜下清理手术、截骨术及人工关节置换术，适用于非手术治疗无效、影响正常生活的病人。手术的目的是减轻或消除病人疼痛症状、改善关节功能和矫正畸形。

1. 关节软骨修复术　采用组织工程及外科手段修复关节表面损伤的透明软骨，主要适用于年轻、活动量大、单处小面积负重区软骨缺损，包括自体骨软骨移植和微骨折等技术。

2. 关节镜清理术　关节镜兼具诊断和治疗的作用，对伴有机械症状的膝关节OA治疗效果较好，如存在游离体、半月板撕裂移位、髌骨轨迹不良、滑膜病变、软骨面不适合等，通过关节镜下摘除游离体、清理半月板碎片及增生的滑膜等，能减轻部分早、中期OA病人症状，但有研究认为其远期疗效与保守治疗相当。

3. 膝关节截骨术　能最大限度地保留关节，通过改变力线来改变关节面的接触面。该方法适合青中年活动量大、力线不佳的单间室病变，膝关节屈曲超过90°、无固定屈曲挛缩畸形、无关节不稳及半脱位、无下肢动静脉严重病变的病人。

4. 人工关节置换术　终末期OA成熟且有效的治疗方法，应用日益广泛。

　拓展与扩充

膝关节置换术

1. 全膝关节置换术　适用于严重的膝关节多间室OA，尤其伴有各种畸形时其远期疗效确切。全膝关节置换术后15年生存率为88%～89%。

2. 单髁置换术　适用于力线改变5°～10°、韧带完整、屈曲挛缩不超过15°的膝关节单间室OA病人。单髁置换术后15年假体生存率为68%～71%。全膝关节置换术与单髁置换术后症状改善评分等的短期随访结果相似，且均较截骨术有更好的运动和生存率优势。

3. 髌股关节置换术　主要适用于单纯髌股关节OA病人。

（赵旻暐　田华）

第四节　治疗肩关节复发性前脱位的创新术式——Cuistow

一、概述

肩关节是人体活动度最大的关节，由肩胛骨的关节盂、肱骨头、关节囊以及韧带所组成（图6-9），由于肱骨头大，关节盂小的解剖特点，结构上稳定性较差，因此成为最容易脱位的关节（图6-10）。

大多数病人在发生第一次脱位后均选择保守治疗，而忽略了骨性及软组织的问题，后期导致肩关节反复脱位，据统计初次肩关节脱位后，其中48%的病人会逐渐发展为肩关节复发性前脱位。肩关节反复脱位过程中，肱骨头与前下方关节盂撞击可导致前下关节囊韧带复合体损

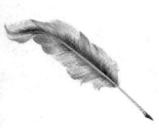

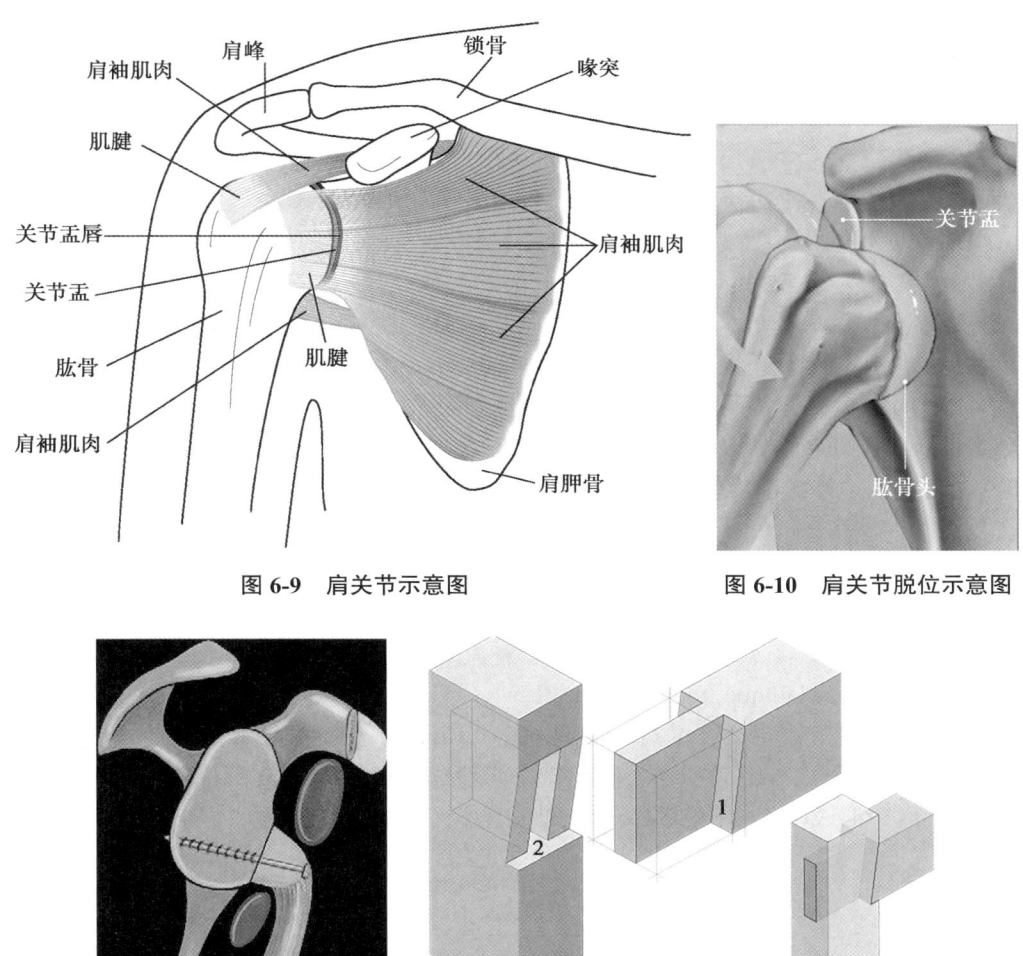

图 6-9 肩关节示意图　　图 6-10 肩关节脱位示意图

图 6-11 关节镜下 Bristow 手术示意图　　图 6-12 榫卯结构示意图

伤（Bankart 损伤），甚至关节盂骨缺损（骨性 Bankart 损伤）。同时，反复脱位过程中，部分病人肱骨头后外侧与肩胛盂撞击会产生对应的骨性损伤（Hill-Sachs 损伤），进一步增大了肩关节再脱位的风险。另外，目前也有研究表明，肩关节发作次数与肩关节退行性骨关节炎之间存在相关性。与接受手术治疗的病人相比，不治疗的病人中重度关节病的发生率更高。而且有学者认为脱位次数与手术后疗效存在相关性。术前多次脱位人群的复发率和再手术率分别是术前只有一次脱位人群的 4 倍和 6 倍。因此，对于肩关节复发性脱位的病人来说，早期实行稳定手术不仅能够重建肩关节的功能，更重要的是能够减少退行性骨关节炎的发生，提高生活质量。

现在常规使用关节镜下盂唇缝合手术（Bankart 修复手术）对肩关节复发性前脱位病人进行治疗。但是，Bankart 手术只是软组织修复手术，对于运动水平高的专业运动员或运动爱好者以及关节盂骨缺损较大的复杂病人，传统关节镜下 Bankart 修复手术复发率偏高。传统关节镜下 Bankart 修复手术在运动员中复发率更是高达 28%。随着全民健身的广泛开展，广大人民群众的运动项目及水平发生很大变化，运动项目越来越多样，水平越来越高，有些体育爱好者的运动强度甚至接近专业运动员，在这些人群中肩关节脱位时有发生，这种软组织修复强度远远无法满足其重新恢复运动的要求。

这时往往就需要施行喙突移位手术，也就是骨性的修复。对于关节盂骨缺损较大的病人以及 Bankart 修复术后复发的复杂病人，喙突移位手术也是修复的金标准。喙突移位手术是将喙突和联合腱一起移位到缺损的关节盂的前下方，利用喙突尖骨块填补了关节盂的缺损，同时止于喙突尖的联合腱在肩关节处于外展外旋位时可以阻挡在肱骨头的前下方，阻止肱骨头向前下脱出，使病人的术后复发的概率大幅降低。这两种术式都可以在开放直视下或者关节镜下进行。

目前喙突移位手术主要有两种经典手术方式，分别为 Bristow 术式（图 6-11）与 Latarjet 术式。两者主要差别在于喙突骨块的截取长度以及固定时相对于关节盂的位置上的不同。通常认为，Bristow 手术因为所需截取的喙突骨块相较于 Latarjet 手术更小，所以造成的创伤更小，且固定喙突骨块所需要的固定物也更少。最新的研究显示，Bristow 手术在喙突骨块位置、术后骨质吸收、术后疼痛、术后不稳发生率以及术后骨性关节炎的发生率方面都要明显优于 Latarjet 手术，但在骨愈合率上 Bristow 则要低于 Latarjet 手术。

虽然以上两种喙突移位手术大大减少了肩脱位复发概率，加大了病人重新恢复运动的可能。但是，这种术式的骨块愈合率仍然只有 73% 左右，骨块不愈合意味着手术失败的概率大大增加，无法达到预计的术后恢复效果。如何提高骨块的愈合率是喙突移位手术进入新一阶段的最大挑战。

崔国庆教授团队自 2014 年开始探索如何提高喙突移位手术的骨块愈合率。历经 5 年时间，创造性地将中国古建筑学中经典的"榫卯"结构引入经典的 Bristow 手术中（图 6-12），中西合璧、古为今用、交叉融合，在国际上首创一种基于"榫卯"结构的改良嵌入式喙突移位手术——Cuistow-Chinese Unique Inlay Bristow。

这种技术使用关节镜观察，暴露并截取 10～15 mm 长喙突尖端骨块，并且在关节盂侧预置 7～9 mm 深，直径 10 mm 骨槽，将喙突骨块修整成为直径 10 mm 圆柱状，将喙突骨块嵌入关节盂侧骨槽内，形成榫卯结构，称为 Cuistow 技术（图 6-13）。

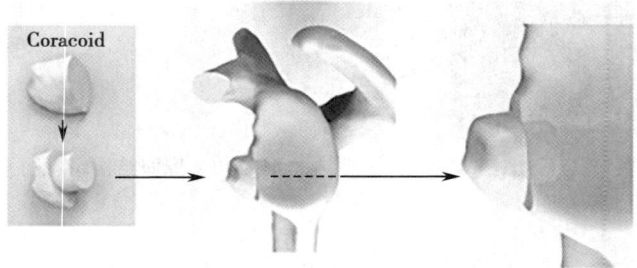

图 6-13　Cuistow 术式榫卯结构

通过以上 Bristow 和 Cuistow 示意图，可以很明显地看出，Bristow 手术是平面结构，是截取的喙突面与关节盂面的结合。而 Cuistow 术式是立体结构，将截取的绘图骨块嵌入关节盂侧的骨槽内，将 Onlay 变为 Inlay，从而将面与面接触的不稳定性和接触面积小的问题迎刃而解，大大提高了术后喙突骨块的愈合率，从根本上解决了传统 Bristow 手术因为骨接触面积小而导致的骨愈合率较低这一难题。

当然，Cuistow 不仅是术式的创新。在治疗方案设计时，它以骨与组织损伤最小、手术耗时最短、康复过程最快、复发概率最低、治疗效果最优、生物力学最合理为目标，不断革新诊疗方案，在单一解决肩关节脱位病人病痛的基础上，倡导功能恢复、短期康复、重返运动理念，一切以病人为中心。在已有的术后 3 年以上随访病例中，Cuistow 术式从数据上也证实了其理念和术式的先进性。术后病人的骨愈合率达到 96.4%，远高于国外报道的 Bristow 手术的 73%，并发症的发生率为 3.6%，也远低于已有文献报道，术后重返运动概率高达 97.4%。

二、Cuistow 术式配套器械研发过程

根据 Cuistow 术式的理念，可以将手术主要步骤简单分为四步：第一步是截取喙突骨块，

第二步是在关节盂上打孔——制作骨槽,第三步是将喙突修整成与关节盂上的骨槽相符的大小,第四步是将修整好的喙突块嵌进关节盂上的骨槽。

对于手术的第一步,Cuistow 跟之前的喙突移位手术并无二异,都是截取术中需要的喙突,但从手术的第二步就与传统的喙突移位手术截然不同了。因此,为了创新 Cuistow 术式,提高手术的精确性和安全性,崔国庆教授团队不断进行探索和改进,最终自主研发出一整套该手术的配套手术器械。包括肩胛盂嵌入式骨槽双齿定位器;用于在前下关节盂做圆形骨槽的"一字"钻头和用于将喙突塑形成与关节盂骨槽相匹配的限深骨钻。

(一)骨槽双齿定位器研发过程

精准对于任何手术都至关重要。对于 Cuistow 手术来说,精准确定喙突移植的位置是手术成功的第一步。团队设计的第一版导向器(图 6-14),肩盂面定位片按照解剖学和人体呈 14°,定位器展开后双齿分别卡于关节盂底部和关节盂骨面,距中心克氏针出针处均为 7.5 mm,理论上在水平和垂直方向

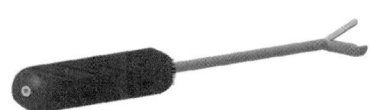

图 6-14 第一版双齿定位器

上实现精确双向定位。但由于肩关节周围神经、血管和组织比较多,实际可用性不高,"叉形"设计不适合镜下手术使用。

第二版定位器在第一版的基础上,保留双向定位,将单一"叉形"变为定位片闭合状态进入人体通道和组织(图 6-15),到达解剖位置后手动控制打开(图 6-16,图 6-17),然后从手柄最后端的小孔插入克氏针(图 6-18)。手柄可以控制实现双向控制,左右肩手术都适用,从而使术中骨块位置的优良率达到 94.6%。但是定位器不易清洗,精良度不够。

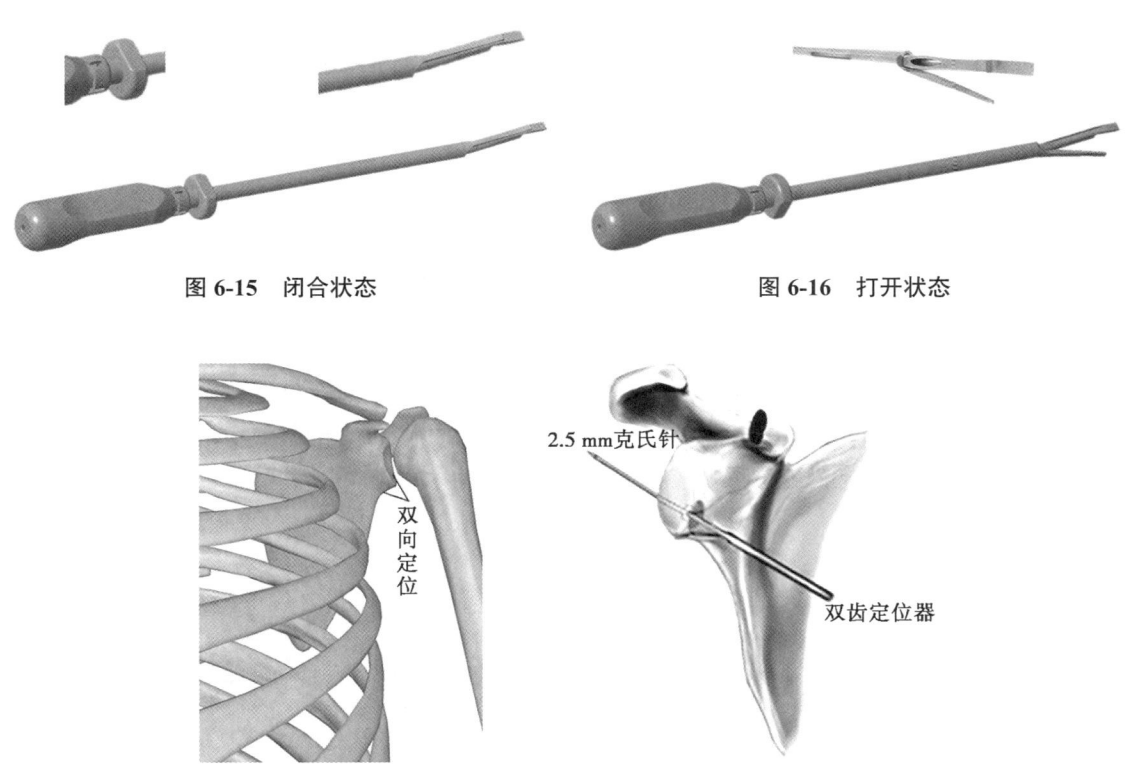

图 6-15 闭合状态　　　　　　　　图 6-16 打开状态

图 6-17 定位器双向定位　　图 6-18 定位器在手术中的示意图

因此,在第二版的基础上对定位器再次进行改进,增加配合精度,使产品旋转更顺滑,在手柄旋钮处增加左右旋转标志,使用更方便;在手柄和杆部各增加清洗槽,易于清洗,满足使用和维护要求(图 6-19)。

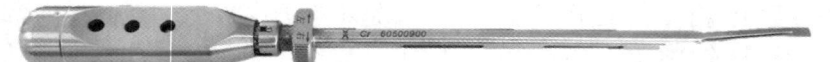

图 6-19　第三版定位器

（二）一字骨钻的研发过程

在导向器的帮助下，确定喙突移植的位置，2.5 mm 克氏针已经贯穿肩胛盂。下一步就需要根据所取喙突长度以及肩胛盂骨缺损大小做相应深度的、直径为 10 mm 的圆形骨槽。

现有的骨钻为类似钻木头或铁板的麻花钻头或螺旋钻头，这种钻头为圆柱形，在手术过程中，要先将病人皮肤和皮下组织用手术刀打开，然后将骨钻伸入皮肤和皮下组织内，到达要钻孔的骨头后，电机带动钻头旋转，将骨头钻孔。现在大多数的手术基本是在关节镜或类似手术镜下完成，医生在手术操作过程中只能看到显示屏所接受到的图像，骨钻进刀的深度医生无法准确估算。但是 Cuistow 钻取喙突移植骨道必须有精确的直径和深度。因此，在现有骨钻的基础上，带刻度的圆形骨钻设计成功（图 6-20）。

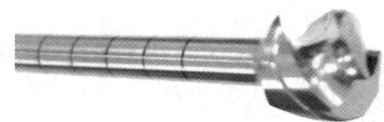

图 6-20　圆形带刻度的骨钻

但是在手术过程中，团队发现钻头端部为圆柱的话，不能有效避开皮下组织的筋膜和肌肉，会对筋膜和肌肉造成损伤。由骨钻切削下来的骨渣只能由骨钻上的螺旋刃形成的沟槽导出，有时医生为了及时将骨渣导出，要在钻骨的过程中进行反钻才能将骨渣导出。为了减少不必要的损伤，团队设计出第一版一字骨钻，一字骨钻端部为扁平形状，可以有效避开皮下组织的筋膜和肌肉，同时一字钻并不影响旋转时钻出同样的圆形骨槽（图 6-21）。但是这一版仍然靠刻度读取深度，不容易精确把握骨槽深度，也不能及时将骨渣导出。

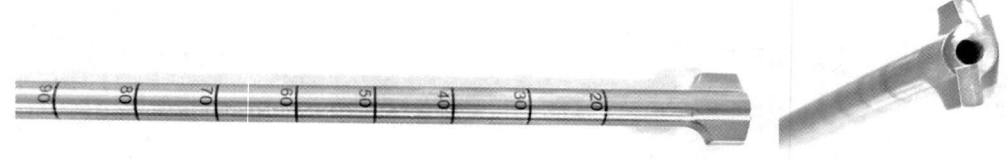

图 6-21　第一版一字骨钻

因此，在第一版一字骨钻的基础上，第二版又加上了限深台阶和内部钻片间的沟槽（图 6-22），这样在钻骨槽时就能够限深，实现"盲打"。手术中削下来的骨渣也可以从钻刀片之间形成的沟槽导出，不再需要进行反钻（图 6-23）。

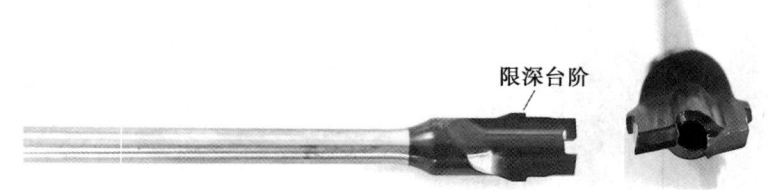

图 6-22　第二版一字骨钻

（三）限深骨钻的研发过程

Cuistow 手术的第三步是将喙突修整成与关节盂上的孔相符的大小，那么如何才能使修正后的喙突能合适的放到钻取好的骨道内呢？现有的骨钻只能对骨头钻一个孔，而 Cuistow 则要在骨头上做出类似关节的凹槽，因此手术器械制造只能从头开始。团队首先从需求出发，确定

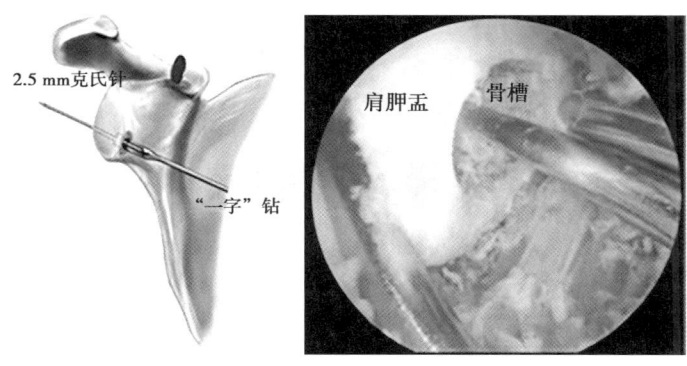

图 6-23　术中一字钻的使用

器械需求一是将喙突外缘修正，与一字钻做的圆形骨槽相匹配，需求二是限深。在这两个需求下，第一版的限深骨钻产生（图 6-24）。

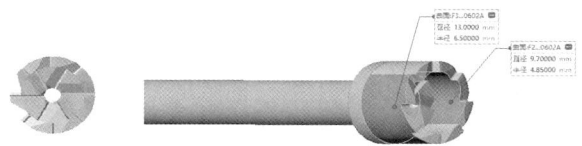

图 6-24　第一版限深骨钻

但是在使用第一版限深骨钻过程中发现钻取过程不能观察、排削不好；外径对喙突大于 13 mm 的无法一次修整成型。于是在第二版中将外径加大至 15 mm，增加 1/4 圆的观察窗孔和椭圆形的排渣槽（图 6-25）。这样就可以使骨渣顺利从排渣槽中导出，医生也能够及时观察了解。

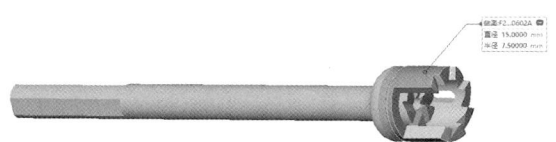

图 6-25　第二版限深骨钻

在术中，第二版限深骨钻在遇到骨质硬的切削速度慢且困难，因此团队又在第二版的基础上增加了齿数，以加快切削速度；钻头也改为全齿保证强度，在不影响观察效果的前提下，将窗口改成矩形窗（图 6-26）。至此，第三版限深骨钻改造完成，使医生能够快速完美地将喙突进行修整并放入骨槽内（图 6-27）。

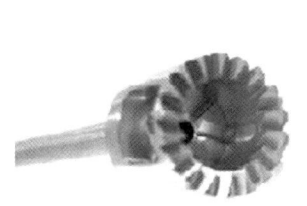

图 6-26　第三版限深骨钻

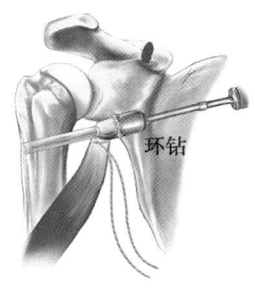

图 6-27　限深骨钻（环钻）在手术中的应用

（崔国庆）

第七章 泌尿系统疾病

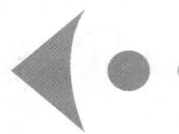

第一节 概 述

泌尿系统的主要功能是将机体代谢过程中产生的不为机体所利用或有害物质通过泌尿系统器官组成的尿路排出体外。泌尿系统的主要器官包括肾、输尿管、膀胱及尿道。此外，泌尿外科诊治范畴还包括男性生殖系统，如睾丸、附睾、前列腺、阴茎、阴囊等。泌尿系统对于维持体内水、电解质平衡，酸碱平衡以及其他系统功能具有重要意义。

一、先天性疾病

先天性疾病涉及各种先天性泌尿系统解剖异常，男性外生殖器异常最为显著，睾丸解剖异常多于阴茎异常，尤其是隐睾（睾丸出生后未降入阴囊内）。泌尿系先天性解剖异常，如膀胱外翻、尿道下裂、蹄铁形肾、肾盂输尿管交界部狭窄、重复肾盂输尿管畸形、单肾发育不全、下腔静脉后输尿管等，大多数泌尿系解剖异常比较隐匿，通常仅在做泌尿系影像学检查时发现。尿路解剖异常可以继发其他疾病，如肾盂输尿管交界部狭窄可引起上尿路梗阻，造成肾功能下降，尿道发育异常可能造成反复发作的尿路感染。

二、肾小球疾病

肾小球疾病（glomerular disease）是导致终末期肾脏病（end-staged kidney disease，ESKD）的重要原因，其病理可表现为免疫学介导的肾小球炎症性损伤，或结构性或功能性肾小球损伤而无炎症。肾小球疾病的临床分类通常描述为以下四种主要类型：① 肾病综合征：大量蛋白尿（>3.5 g/天），低蛋白血症，水肿，脂质尿和高脂血症。② 肾小球肾炎（肾炎综合征）：急性肾小球肾炎可表现为血尿突然发作、蛋白尿、水肿、高血压和短暂性肾功能不全；快速进行性肾小球肾炎可表现为急性肾炎的特征，肾小球病理可出现新月形的局灶性坏死，数周内可迅速进展的肾衰竭。③ 混合的肾病/肾炎表现综合征：肾小球肾炎是全身性疾病的一部分（例如系统性红斑狼疮性肾炎、过敏性紫癜性肾炎），肾病综合征可以与肾炎综合征同时存在。④ 无症状血尿或蛋白尿，或两者兼有。

三、慢性肾病

目前，慢性肾病（chronic kidney disease，CKD）一词已取代了慢性肾衰竭或慢性肾功能不全等术语。慢性肾病是一个描述性术语，适用于任何潜在原因所导致的肾功能恶化疾病状态。慢性肾病意味着长期（>3 个月），潜在的肾功能进行性损害。但是，在大多数 1~3 期慢性肾病病例中，肾功能不会随着时间的推移而继续下降，并且大多数病人不会因慢性肾疾病而直接死亡。

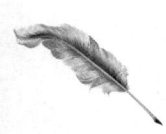

四、泌尿系结石

泌尿系结石（urinary tract calculi）又称为尿石症（urolithiasis），是多种病理因素相互作用引起的泌尿系统内任何部位的结石病。泌尿系结石较常见发生在上尿路，在世界范围内非常普遍，终身患病风险为 5%～10%，且复发率高，超过 50% 的病人会在第一次结石的 10 年内经历第二次结石。泌尿系结石虽然属于良性疾病，但可以引起尿路梗阻，造成肾功能下降，未经有效治疗可以导致尿路感染、肾衰竭。

五、尿路感染

尿路感染（urinary tract infection，UTI）很常见，尤其是在女性中，最常见于下尿路感染，膀胱炎最常见。所有妇女中有一半会在一生中经历尿路感染。大多数尿路感染是孤立发生的，经抗菌治疗预后良好。但是其他泌尿系疾病（如解剖异常、尿路梗阻、尿路手术）或全身疾病（如糖尿病、免疫功能下降）可能造成反复感染，上尿路感染可能造成肾功能的损伤甚至丧失。控制不良的尿路感染可能进展为全身性感染，甚至出现危及生命的脓毒血症。

六、尿路梗阻性疾病

尿路梗阻可发生在肾和尿道口之间的任何位置。梗阻可能是部分或完全梗阻，并导致尿液不能正常排出，尿路（包括肾内）压力升高，导致肾功能损伤，如果梗阻累及双侧肾，最终可以导致肾衰竭。尿路梗阻的病因可能是机械性的（如结石、肿瘤、狭窄等），也可能是动力性的（如神经源性膀胱功能障碍）。引起上尿路梗阻常见的疾病包括上尿路结石、上尿路肿瘤、泌尿系结核感染、先天性输尿管发育异常、周围器官病变累及输尿管等。引起下尿路梗阻常见的疾病包括良性前列腺增生、膀胱或尿道结石、尿道狭窄、膀胱颈挛缩、神经源性膀胱等。下尿路梗阻可以进展为上尿路梗阻。

七、肾囊性疾病

随着年龄的增长，单发或多发性肾囊肿比较常见。50 岁以上的人中有 50% 患有一个或多个单纯性肾囊肿，但复杂性肾囊肿需要与肾肿瘤相鉴别。这些囊肿通常无症状，由于其他原因在泌尿系影像学检查中发现。先天性遗传因素引起的双肾多发囊肿被称为多囊肾（polycystic kidney），巨大囊肿会压迫肾实质，可引起高血压、自发性出血，造成肾功能损伤。

八、泌尿男性生殖系肿瘤

泌尿男性生殖系肿瘤主要包括：①肾细胞癌（renal cell carcinoma，RCC）：来自近端肾小管上皮，是成人中最常见的肾肿瘤，以手术切除治疗为主。②肾母细胞瘤（Wilms 肿瘤）：是儿童最常见的肾恶性肿瘤，主要表现为腹部肿块，手术切除联合化疗和放射治疗可以显著提高生存率。③尿路上皮肿瘤：肾盏、肾盂、输尿管、膀胱和尿道被覆尿路上皮，其中膀胱尿路上皮肿瘤最为常见，主要表现为肉眼血尿，早期病变可以经尿道内镜下肿瘤切除。④前列腺癌：是老年男性常见恶性肿瘤，早期多无典型症状，晚期最常见转移部位为淋巴结和骨骼，局限于前列腺内的病变可以行根治性切除或放射治疗，晚期病例多采用内分泌治疗。⑤睾丸肿瘤：肿瘤成分复杂、组织学表现多样，原发睾丸肿瘤主要分为生殖细胞肿瘤（如精原细胞瘤、胚胎癌、畸胎瘤等）和非生殖细胞肿瘤（如间质细胞瘤、支持细胞瘤），治疗的选择主要根据肿瘤成分决定。⑥阴茎癌：原发部位在阴茎头、冠状沟、包皮内板上皮的恶性肿瘤，包皮过长、包茎、慢性包皮龟头炎是其危险因素，治疗以手术切除为主，辅以放疗、化疗。

（刘余庆　黄　毅）

第二节 急性肾损伤

一、定义

急性肾损伤（acute kidney injury，AKI）指各种病因所引起肾功能在短期内急剧恶化，导致尿量减少、血肌酐升高以及水电酸碱平衡紊乱的临床综合征。2005年国际急性肾损伤网络工作组（AKI，Network）将AKI明确定义为：①血肌酐在48小时内升高≥26.5 μmol/L，或在已知或推测的7天之内较基础值升高≥50%以上；②尿量<0.5 ml/kg/h且持续6个小时以上。

二、分期

1. 血肌酐升高≥26.5 μmol/L或1.5~1.9倍；或者尿量<0.5 ml/kg/h超过6小时。
2. 血清肌酐升高2.0~2.9倍；或者尿量<0.5 ml/kg/h超过12小时。
3. 血清肌酐升高＞3.0倍或达到＞353.6 μmol/L；或者尿量<0.3 ml/kg/h超过24小时，或无尿＞12小时。

三、分类、病因、发病机制

根据病变部位和病理类型不同，急性肾损伤可以分为肾前性、肾性、肾后性三大类：

1. **肾前性** 主要原因包括大失血，恶心、呕吐、腹泻丢失大量体液，急性心力衰竭、严重肝硬化等造成有效循环血容量下降，导致肾小球灌注压和滤过率急剧降低。
2. **肾性** 包括肾小球、肾血管、肾间质、肾小管急性病变导致的肾小球滤过率急剧降低，其中以急性肾小管坏死最为多见。
3. **肾后性** 主要是尿路梗阻包括尿路结石、肿瘤、出血，尿路腔外压迫，尿道狭窄等引起尿液潴留及梗阻性肾病。

四、临床表现

主要表现为肾小球滤过率急剧下降造成的尿量减少，体内水潴留引发的高血压、心力衰竭、肺水肿，以及毒素和代谢废物蓄积刺激胃肠道，出现纳差、恶心、呕吐，严重者可以引起神经系统功能异常出现意识模糊等。

上述临床表现以急性肾小管坏死最为典型，大致可以分为以下3期：

1. **起始期** 主要是有效血容量不足引起的心悸、头晕、低血压、口渴等。
2. **维持期** 主要表现为少尿或无尿，可能维持7~14天或更长时间，期间并发心血管、消化系统症状，严重者出现意识模糊等神经系统症状。部分病人尿量减少不明显，称为非少尿型。
3. **恢复期** 主要表现为病人尿量逐渐增多，超过2500 ml/d，进入多尿阶段，然后再回到正常尿量。随着尿量增加，肾功能逐渐恢复。

五、化验检查

1. **尿改变** 尿量减少，严重者呈现少尿或者无尿；尿蛋白、红细胞增加（肾小球病变为主），或者尿比重、渗透压降低，尿糖阳性（肾小管间质改变为主）。
2. **血生化** 血尿素、肌酐升高，常伴有血钾升高、二氧化碳结合力降低。

六、辅助诊断

B超检查：肾大小对于诊断AKI非常重要。一般说来，AKI时肾大小多数正常，部分增大；肾后性AKI存在双侧肾盂、输尿管扩张和梗阻。

七、诊断和鉴别诊断

1. 明确病人是否发生AKI。起病急，尿量减少甚至少尿或无尿，血肌酐快速升高，高血钾，代谢性酸中毒，支持AKI；血红蛋白、血钙磷代谢、甲状旁腺激素无明显异常，有助于除外慢性肾脏病（CKD）。

2. 明确病人是肾前性、肾性还是肾后性AKI。根据病人发病原因判断是否存在肾前性因素，根据肾超声检查判断是否存在肾后梗阻，排除肾前性和肾后性大致确定为肾性AKI。

3. 明确病人肾性AKI是肾小血管、小球病变，还是肾小管、间质病变。尿蛋白、红细胞比较突出，起病原因不明，血清免疫学异常，常提示肾小血管、小球病变；尿比重降低，尿糖阳性，血肌酐升高而尿酸降低，低血压、过敏、中毒后发生，往往提示肾小管、间质病变，必要时肾穿刺病理检查明确。

八、治疗

1. **病因治疗** 如病因为失血、失液等肾前性因素，需及时进行补液治疗；如病因为肾后性梗阻因素，需及时排除梗阻；如病因为肾性因素，需及时明确损伤原因，采取病因治疗。其他还有停用肾损伤药物，避免增强CT等。

2. **对症治疗** 如病人出现水盐代谢紊乱、高钾血症、酸中毒等并发症，需及时就医进行相应的治疗，如通过药物治疗无法缓解病情，或出现心力衰竭、脑水肿、严重高血钾、酸中毒等，可紧急透析治疗。

3. **日常护理** 保证充足的营养摄入，根据临床表现实时给予限制或者补充液体、维持水、电解质、酸碱平衡。

"临床医学+X"病例拓展

梁某，男，29岁，主因腹部外伤16小时，脾切除术后少尿12小时入院。

16小时前病人从高处坠地，紧急送至当地医院，测血压60/40 mmHg，神志模糊，四肢湿冷，心率136次/分，律齐，心音略弱，腹胀，压痛阳性，脾区叩痛尤甚，移动性浊音阳性，急诊诊断"低血容量休克、脾破裂"，予以补液、输血、升压后腹探查，证实脾破裂并予以手术切除，继续补液输血，血压逐步稳定至110/70 mmHg，但术后12小时尿液总量不足150 ml，尿常规蛋白-/+，RBC 2～3/HP，尿比重1.005，血肌酐210 μmol/L，尿素氮20 mmol/L，血钾5.8 mmol/L，二氧化碳结合力18.6 mmol/L，给予试验性补液即2小时内补充生理盐水1000 ml、5%碳酸氢钠250 ml，同时加大利尿剂剂量，尿量每小时仍然不足15 ml，复查血BUN 32.8 mmol/L，Cr 547 μmol/L，血钾7.1 mmol/L，CO_2 CP 11.2 mmol/L，立即给予血液透析治疗，血钾、二氧化碳结合力很快纠正，血肌酐和尿素氮逐步降低，但少尿持续2周不见恢复，行肾穿刺，病理诊断"急性肾小管坏死"，继续血液透析至22天，尿量逐步增加，最多达到4600 ml/d，血肌酐和尿素氮恢复正常，多尿持续3天后，尿量再次逐渐恢复正常。

出院诊断：急性肾损伤3期，急性肾小管坏死，低血容量性休克，外伤性脾破裂术后。

拓展与扩充

肾功能主要分为泌尿功能和内分泌代谢功能。急性肾损伤主要表现为泌尿功能异常，突出表现为尿量减少，血肌酐升高，伴水、电解质、酸碱平衡紊乱，而慢性肾衰竭则主要表现为血肌酐升高和内分泌代谢功能异常，如肾性贫血、钙磷代谢紊乱、肾性骨病、血管钙化，以及尿毒症毒素蓄积导致的多系统功能障碍。

拓展与扩充

急诊透析指征：包括①少尿或者无尿达到48小时；②水潴留导致严重的心力衰竭、肺水肿等；③严重高血钾和酸中毒，药物保守治疗不能纠正；④尿毒症脑病、明显尿毒症症状、合并严重多脏器衰竭，需要急诊透析治疗。

拓展与扩充

临床上，肾前性因素造成肾小球有效滤过压和滤过分数减少可以引起尿量减少，肾小球、小管和间质病变也可以引起尿量减少，及早鉴别肾前性因素所致早期功能性改变和晚期器质性病变对于纠正肾损伤、防止病变加重意义重大。目前，临床上主要通过肾衰分数、尿钠排泄分数进行鉴别，期待影像学技术带来更早期、直观鉴别。

（何 莲 王 悦）

第三节 慢性肾衰竭

慢性肾衰竭（chronic renal failure，CRF）是指各种慢性肾脏病（chronic kidney disease，CKD）持续进展、肾功能严重损伤引起机体出现明显代谢产物潴留，水、电解质及酸碱平衡紊乱和多系统异常表现的临床综合征。

一、定义

国际公认的慢性肾脏病预后质量倡议（K/DOQI）将 CKD 定义为各种原因引起的肾结构或功能异常超过 3 个月，并按照肾小球滤过率（glomerular filtration rate，GFR）改变分为 1~5 期，见表 7-1。

表 7-1　K/DOQI CKD 分期

分期	特征	GFR（ml/min/1.73 m^2）
1	GFR 正常或升高	≥90
2	GFR 轻度降低	60~89
3a	GFR 轻~中度降低	45~59

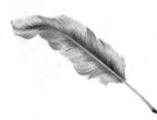

续表

分期	特征	GFR（ml/min/1.73 m²）
3b	GFR 中~重度降低	30~44
4	GFR 重度降低	15~29
5	终末期肾病（ESRD）	<15 或透析

CRF：是 CKD 进展至严重和终末期阶段，包括 CKD4 期和 5 期。

二、病因

CRF 病因在不同国家地区略有不同。在我国目前常见病因依次为肾小球肾炎、糖尿病肾病、高血压肾小动脉硬化、常染色体显性遗传多囊肾病、慢性小管间质性肾病。欧美国家中糖尿病肾病、高血压肾小动脉硬化列前两位。随着经济发展，我国糖尿病肾病导致的 CRF 也在逐年增加。

三、发病机制

CRF 发生进展的机制主要包括：

1. **肾小球高灌注、高滤过** 研究认为 CKD 病人残余肾小球出现高灌注和高滤过状态，激活炎症和硬化反应，引起肾小球硬化。

2. **肾小管高代谢** CKD 病人残余肾小管高代谢导致上皮细胞转分化、肾小管萎缩、间质纤维化。

3. **内分泌代谢异常** 主要表现为肾素-血管紧张素-醛固酮系统活化，水钠潴留、血压升高；促红细胞生成素合成减少，导致肾性贫血；维生素 D 活化减少，出现低血钙，排磷减少，出现高血磷，引起继发性甲状旁腺功能亢进、肾性骨病及转移性钙化。

四、临床表现

CRF 病人肾功能失代偿明显，可以出现多系统的异常：

1. **代谢物潴留和水、电解质紊乱** 常表现为血肌酐、尿素氮升高，代谢性酸中毒，高血钾，低血钙，高血磷，水潴留。

2. **消化系统表现** 通常最早出现，主要表现纳差、恶心、呕吐、口腔有尿味等。

3. **心血管系统表现** 常见并发症和最主要死因，可表现为高血压、左心室肥厚、心力衰竭、尿毒症性心肌病、心包积液、血管钙化等。

4. **血液系统表现** 常表现为贫血，主要由于肾分泌促红细胞生成素（EPO）减少所致。

5. **呼吸系统表现** 多与心力衰竭、贫血、酸中毒、水潴留有关。尿毒症毒素可诱发"尿毒症肺水肿"。

6. **神经肌肉系统表现** 可有疲乏、失眠、注意力不集中等，严重者可出现淡漠、谵妄、昏迷等表现，称为"尿毒症脑病"。

7. **钙磷及骨骼系统表现** 1,25-$(OH)_2D_3$ 不足、继发性甲状旁腺功能亢进导致低血钙、高血磷、肾性骨病、血管钙化等改变，称为 CKD 合并矿物质和骨异常（CKD-mineral and bone disorder，CKD-MBD）。

五、辅助诊断

1. **B 超检查** 肾大小对于诊断 CRF 很重要。一般来说，随着肾功能恶化，双肾逐步萎缩。

2. **同位素肾图** 可以检测肾血流量、肾小球滤过率、输尿管排泄水平。

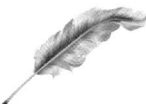

六、诊断与鉴别诊断

CRF 诊断主要依据病史、肾功能检查及相关临床表现。CRF 病人贫血、低钙血症、高磷血症、血 PTH 升高、肾缩小等临床表现有助于鉴别急性肾损伤。

七、预防

CKD 三级预防：一级预防主要是预防 CKD 发生，二级预防主要是预防 CKD 进展，三级预防是指预防 CKD 合并症出现。

八、治疗

CRF 是 CKD 晚期阶段，治疗上主要包括：

1. 合理饮食　限制蛋白饮食是重要手段。CRF 病人进入透析前推荐蛋白摄入量 0.6～0.8 g/kg/d，其中 50% 蛋白质应为高生物价蛋白如蛋、奶制品。同时仍需保证足够热量及维生素摄入。为了预防高钾血症的发生，建议病人避免吃香蕉、橘子等高钾食物。

2. 控制高血压　24 小时持续、有效地控制高血压对保护靶器官具有重要作用。

3. 利尿、纠正高血钾、酸中毒　根据病人水肿情况及血钾、二氧化碳结合力水平，适当予以利尿、降血钾、纠正酸中毒药物治疗，必要时透析。

4. 吸附疗法和导泻疗法　口服氧化淀粉、活性炭制剂或大黄制剂等，从胃肠道途径增加尿毒症毒素的排出。

5. 肾性贫血治疗　传统应用重组人促红细胞生成素（rhEPO）注射治疗。新型缺氧诱导因子脯氨酰羟化酶抑制剂（HIF-PHI）为病人提供了新的口服剂型选择。缺铁是影响疗效的重要原因，应根据铁贮备、利用等指标评估给予合适的铁剂补充。

6. CKD-MBD 治疗　根据血钙、磷、PTH 水平的不同，应用磷结合剂、骨化三醇、拟钙剂等治疗。超声、SPECT 甲状旁腺造影检查可以协助诊断甲状旁腺腺瘤，并指导消融治疗或手术切除。

7. 肾脏替代治疗　包括血液透析、腹膜透析和肾移植。

"临床医学 +X" 病例拓展

男性病人，42 岁，蛋白尿 10 年，血肌酐升高 8 年，纳差、水肿 1 个月。

10 年前开始受凉后出现"浓茶色尿"，伴尿中泡沫增多，尿常规蛋白 2+，红细胞 10～15/HP，尿蛋白定量 2.8 g/d，血肌酐 105 μmol/L，肾穿刺活检病理诊断"局灶增生性 IgA 肾病"，给予氯沙坦、醋酸泼尼松、吗替麦考酚酸酯联合治疗约 1.5 年，尿蛋白波动在 1.5～3 g/d。8 年前化验发现血肌酐升高到 160～180 μmol/L，之后血肌酐缓慢升高至 200～600 μmol/L。近 1 个月来，病人恶心明显，厌食，双下肢水肿进行性加重，尿量减少到 600～800 ml/d。

查体：P 84 次/分，BP 165/85 mmHg，贫血貌，颈静脉充盈，双下肺呼吸音减低，双下肺少许湿啰音，未闻及胸膜摩擦音，心界不大，心率 84 次/分，心律齐，心脏各瓣膜区未闻及杂音。腹部移动性浊音阳性，双下肢中度可凹性水肿。

辅助检查：

（1）血常规：WBC 7.02×10^9/L，N% 68.5%，HGB 92 g/L，PLT 124×10^9/L。

（2）尿常规：尿蛋白 2+，尿潜血 2+，pH 6.0，SG 1.010，镜检 RBC 5～8/HP。

（3）血生化：ALB 35.8 g/L，BUN 29.7 mmol/L，Cr 854 μmol/L，Ca 1.98 mmol/L，P 2.05 mmol/L，K$^+$ 5.9 mmol/L，HCO$_3^-$ 13 mmol/L。

（4）B 超：右肾 9.0 cm×4.4 cm，左肾 8.9 cm×4.2 cm，双肾实质回声增强，皮髓分界不清，输尿管、膀胱未见异常。腹水，液深 8.2 cm。

（5）CT：双侧胸腔积液。

入院诊断：

慢性肾衰竭（CKD5 期），IgA 肾病，肾性高血压，肾性贫血，继发性甲状旁腺功能亢进，高钾血症、代谢性酸中毒。

入院治疗：

（1）中心静脉置管，紧急血液透析，短时间内行自体动静脉内瘘造瘘术。

（2）并发症治疗：纠正贫血、高血压、继发性甲状旁腺功能亢进。

（3）护理：液体摄入、营养摄入、运动锻炼、回归社会等教育指导。

拓展与扩充

B 超测定肾的大小对诊断 CRF 很重要。如果能够借鉴 B 超诊断肝硬化的方法，开发一种无创检查早期识别和诊断肾硬化，则对诊断 CRF 非常有帮助。

拓展与扩充

CRF 病人每日蛋白质、热量、食盐、钾和磷的摄入量要求较为严格，实际生活中病人很难精确每天 3 餐摄入的营养成分，开发食物营养分析软件对评价和指导病人合理饮食很有帮助。

（王 松 王 悦）

第四节　肾脏替代治疗

一、概念

肾脏替代治疗是指借助人为手段弥补丧失的肾功能的方法。狭义的肾脏替代治疗主要是指替代终末期肾病即尿毒症病人肾功能的手段，主要包括血液透析、腹膜透析和肾移植。广义的肾脏替代是指血液净化治疗，涵盖需要借助人工手段实现纠正肾功能不足引起的水、电解质和酸碱平衡紊乱，清除炎症因子、致病抗原和（或）抗体、毒物，以及补充营养元素等所有方法。

二、透析

透析（dialysis）是指一种溶液（溶液 A）通过半透膜与另一种溶液（溶液 B）进行溶质交换的过程。

透析疗法是将终末期肾病病人体液多余的水、电解质、酸根离子以及小分子代谢废物如肌

酐、尿素等成分通过半透膜分离出来、排出体外的治疗方法，一般可分为血液透析和腹膜透析两种。

透析疗法仅能替代肾部分泌尿功能，不能替代肾内分泌代谢功能，大多数透析病人仍需服药降压药物，补充促红细胞生成素，并酌情补充活性维生素 D。

三、血液透析

血液透析（hemodialysis，HD）是指血液通过血管通路进入血液透析器中，在半透膜内与半透膜外的透析液通过弥散、超滤和对流原理进行物质交换，清除多余水分和代谢废物后，再通过血管通路回到人体。

（一）原理

1. 溶质转运　主要通过弥散、对流、吸附来实现。
2. 水转运　主要通过超滤来实现。

（二）设备

如果把血液透析比作"洗血"的话，完成这一过程需要：

1. 血液透析机和透析器　相当于"洗衣机"，其中透析器俗称"人工肾"，是最重要的部件。
2. 水处理系统　通过过滤、除铁、软化、吸附、反渗等一系列净化过程产生反渗水，提供血液透析用"洗衣水"。
3. 透析液　由富含电解质及碱基"洗衣液"即透析浓缩液与反渗水按比例稀释而成。

（三）适应证

1. 急性肾损伤晚期、多脏器衰竭、严重水潴留、高血钾、酸中毒等急救。
2. 尿毒症病人，水电酸碱紊乱和毒素蓄积。

（四）连续性肾脏替代治疗

连续性肾脏替代治疗（continuous renal replacement therapy，CRRT），指模仿肾小球的滤过、肾小管重吸收的原理，采用连续不间断方式，通过血液滤过器滤过清除血浆内的水分和中小分子量溶质，同时又以补充置换液的形式将机体需要的物质输入体内，维持内环境的稳定。CRRT 将血液净化治疗扩展至临床各科室，改变了许多疑难危重疾病的预后，为临床治疗开创了新途径，成为继药物治疗、手术治疗外第三种疗法，和机械通气、体外膜肺合称为危重病人的"三大生命支持技术"。

四、腹膜透析

腹膜透析（peritoneal dialysis，PD）是通过腹膜透析管将腹膜透析液灌进腹腔，利用腹膜的半渗透膜特性，实现血液与腹膜透析液之间溶质弥散、水分渗透，纠正水电解质平衡紊乱，清除代谢废物潴留。

（一）原理

利用腹膜作为透析膜，毛细血管腔内的血液与透析液进行物质交换，清除体内代谢产物和毒物。其中，溶质交换的方式主要是弥散和对流，水分的清除主要靠渗透超滤完成。

（二）影响因素

影响腹膜透析效率的主要因素有：①透析液在腹腔内容量和停留时间；②透析液葡萄糖浓度和腹膜的血液循环；③被清除物质的浓度梯度差；④腹膜与透析液接触面积；⑤透析液温度等。

（三）适应证

基本同血液透析，对于伴有血流动力学不稳定、心力衰竭、凝血功能异常、传染病病人，以及来往医院或者透析中心进行血液透析不便的病人，更加首选。

（四）自动化腹膜透析治疗

早期，腹膜透析主要是采用手动的连续不卧床腹膜透析（continuous ambulatory peritoneal dialysis，CAPD）技术，治疗过程需要病人或者家属反复手工操作。自动化腹膜透析（automatic peritoneal dialysis，APD）机的出现使腹膜透析技术有了重大的飞跃，处方更加灵活，可以个体化设定入液量、治疗时间、交接次数，让病人在睡眠期间自动交换腹透液，并可根据病人的腹腔容量和腹膜功能进行治疗的相应调整，达到充分透析。除外，腹膜透析机具有预警修正系统，可以更大程度地保障治疗的有效性和安全性，可提升病人的生活质量。目前，发达国家利用 APD 机进行 APD 已成为肾脏替代治疗中增长最快的一种形式。

APD 治疗适用于所有终末期肾病病人，尤其是有求学、工作需求的人群；白天无法执行多次换液者；大体型病人；小儿病人，包括新生儿；需要帮助的老年病人；以及腹膜高转运的病人。

五、肾移植

肾移植（renal transplantation）俗称"换肾"，是将健康者的肾移植给丧失肾功能的病人，是最理想的肾脏替代治疗。

移植肾可以替代肾的泌尿功能和内分泌代谢功能，真正实现替代作用。

为了避免宿主对移植肾的排斥反应，肾移植病人需要服用激素和免疫抑制剂。

（一）原理

人体有两个肾，通常一个肾就可以支持"供体"正常的代谢需求，可以替代"受者"全部肾功能，包括泌尿功能和内分泌代谢功能。

（二）适应证

各种原因引起的终末期肾病，包括：

1. 包括各种原发性肾小球疾病、肾小管间质疾病，效果稳定。
2. 继发于内分泌代谢性疾病病人，如糖尿病肾病和高血压小动脉肾硬化，糖尿病肾病病人胰肾联合移植效果最好。
3. 继发于风湿免疫性疾病病人，如系统性红斑狼疮、小血管炎肾损伤，需要原发病稳定至少半年后再接受肾移植。

（三）禁忌证

肾移植是治疗终末期肾病最有效的方法，但并非所有肾衰竭病人都能耐受移植手术及术后大剂量免疫抑制药物。在肾移植前必须判断病人是否适合并预测效果，某些病人肾移植可能会带来危及生命的严重并发症，如活动性肝炎、确诊肝硬化不宜做肾移植；冠心病症状明显、活动性消化性溃疡、活动性慢性感染病的病人，宜先治疗相应疾病再接受肾移植；恶性肿瘤转移或治疗两年以内的病人禁忌行移植。

（四）亲属肾移植

由于目前供体的短缺，亲属捐肾成为重要的供体渠道。在美国，活体肾移植数量占肾移植总数的 50% 左右。根据我国目前的法规规定，只允许具有密切血缘关系的供受者之间进行的肾移植，包括父母与子女之间、兄弟姐妹及夫妻之间作为供者与受者的肾移植。

亲属肾移植与传统尸肾相比，具有许多优点，但也存在弊端，主要表现在捐献者是一个体格健康的人，亲属活体肾移植违反了"不得以损害一个健康人去换取另一个的健康"的原则，且捐献者还需要承担手术风险。

亲属活体肾移植必须遵循：①完全自愿原则，不能受到家庭成员的压力而捐献；②完全无偿原则，不能通过亲属捐肾来达到经济上的要求；③慎之又慎原则，这是一项有风险手术，决策时需要慎之又慎。

拓展与扩充

尽管血液透析、滤过和置换以及血液吸附治疗均属于血液净化治疗，但由于膜材料的局限，滤过和吸附治疗只能分别开展，每种治疗效果受限，费用较高。如果能够改良膜材质，使其既有滤过功能，又有吸附不同物质的能力，滤过和吸附能力合二为一，可提高治疗效率和效果并降低治疗费用。例如，透析膜具有肝素抗凝作用，可避免透析过程全身肝素化造成的出血风险；透析膜具有吸附无机磷的作用，可有效预防透析病人高血磷及其带来危害。

拓展与扩充

腹膜透析液采用增加葡萄糖浓度的办法提高渗透性超滤作用，增加水分子和溶质的清除率，但葡萄糖不是理想的渗透剂，长期使用可能导致微炎症状态、腹膜硬化和纤维化，降低腹膜透析的效率和效果。如果能够找到生物相容性更佳的渗透物质，或可以有效改善腹膜的结构和功能，提高腹膜透析治疗的效率和效果。

拓展与扩充

肾移植是肾脏替代治疗的最佳手段，但由于供体肾源的不足限制了其临床开展，使许多符合肾移植的病人不得不继续接受透析治疗，影响其生活质量，增加家庭和社会的医疗费用。如果能够开发出真正意义上的"生物人工肾"、实现高效透析治疗，或者体外培养出人体肾弥补移植肾源不足，既可以提高肾脏替代治疗的效率和效果，又可以降低家庭和社会经济负担。

（唐 雯 王 悦）

第五节 前列腺增生症

前列腺增生症也称良性前列腺增生（benign prostate hyperplasia，BPH）、前列腺增生。常见于老年男性，50岁以上男性发病率高达50%，且发病率随年龄增长而增加。

一、病因

BPH的确切发生机制尚不清楚，目前已有的假说包括激素、炎症和代谢机制。

（一）激素机制

雄激素，即睾酮（testosterone，T）和双氢睾酮（dihydrotestosterone，DHT），在正常前列腺以及前列腺增生和前列腺癌的发病机制中起着重要作用。T由睾丸和肾上腺产生，由5-α还原酶转化为对雄激素受体亲和力更强的DHT。T和DHT尤其是DHT能促进前列腺生长。一些研究表明，雌激素和正常衰老时雌激素与雄激素比值的升高，也可能在BPH的发病机制中发挥作用。

（二）炎症机制

慢性炎症所产生的炎症因子可以促进前列腺上皮细胞的生长。临床研究发现，BPH 组织的病理学检查中存在炎症浸润，前列腺内炎症与症状的严重程度和发生急性尿潴留的风险相关。

（三）代谢机制

代谢综合征所产生的各种介质刺激人前列腺基质细胞产生生长因子增多，从而导致前列腺上皮增生。此外，也会导致自主神经系统过度敏感，通过 α-肾上腺素受体介导，导致膀胱颈和前列腺平滑肌收缩，形成膀胱出口的动力性梗阻。

二、发病机制与病生理

前列腺增生包括上皮和间质组织增生，增生主要位于前列腺的移行区。增生结节压迫尿道导致尿道阻力增大，从而造成膀胱出口的机械性梗阻，并可继发膀胱病生理改变。

1. 代偿期　随着膀胱压力的增加，出现膀胱逼尿肌代偿性肥厚、逼尿肌不稳定，此阶段膀胱收缩力增强。
2. 失代偿期　逼尿肌失去代偿能力，膀胱收缩力下降，残余尿增多，导致输尿管反流及上尿路改变，如肾积水及肾功能损伤。

三、临床表现

（一）症状

前列腺增生压迫尿道导致膀胱出口梗阻，从而引起下尿路症状（lower urinary tract symptom，LUTS），包括排尿症状：踌躇、费力、尿线变细、尿不尽感；储尿症状：尿频、尿急、急迫性尿失禁。

BPH 膀胱出口梗阻导致尿潴留合并尿路感染及膀胱结石，或导致肾功能不全的病人会出现相应的合并症表现。

（二）体征

直肠指检（digital rectal examination，DRE）前列腺增生表现为两侧叶增大、光滑、对称。如发现腺体不对称，质硬，或触及结节，应进一步检查除外前列腺癌。此外，DRE 时发现肛门括约肌张力减弱可能提示潜在的神经系统病变。

（三）症状评分

美国泌尿外科协会（AUA）症状评分是一个有效的问卷，可用于客观测量 LUTS 的严重程度。其中包括尿不尽、尿频、间断排尿、尿急、尿线变细、腹压排尿和夜尿等症状的评估以及对生活质量的影响。总分 0~7 分为轻度，7~19 分为中度，20~35 分为重度。

四、辅助检查

（一）尿液分析

应常规行尿液检查，以评估是否有尿糖阳性或尿红白细胞阳性。糖尿病可能导致 LUTS，应与 BPH 相鉴别。尿路感染则应进一步行尿培养及抗生素治疗。如果前列腺增生合并反复尿路感染，则需积极的手术治疗。

（二）前列腺特异性抗原

前列腺特异性抗原（prostate specific antigen，PSA）升高可由前列腺癌导致。对于 BPH 病人常规行血 PSA 检查可对前列腺癌进行早期筛查。此外，PSA 还是急性尿潴留、前列腺增生病情进展需要接受手术治疗的危险因素。

（三）超声检查

经腹或经直肠超声检查能够比较准确地测量前列腺体积，还可测量排尿后残留在膀胱里的尿量（残余尿）。因此，在前列腺增生的初步评估及拟行手术干预之前，应完善超声检查。

（四）尿动力学检查

最大尿流率低于 15 ml/s，提示可能存在 BPH 导致膀胱出口梗阻；但膀胱收缩力减弱或神经源性膀胱也可同样表现为尿流率下降。尿动力学检查（压力流率研究）有助于明确膀胱出口梗阻，其典型表现为排尿过程中逼尿肌压力升高而尿流率降低。尿动力学检查仅用于复杂的 LUTS 病例，例如当临床症状与前列腺体积不相符和神经系统疾病时，或既往前列腺增生治疗疗效不佳时。

五、鉴别诊断

下尿路的解剖异常：尿道狭窄或膀胱颈挛缩也可能导致排尿困难。通常这些病人有下尿路器械操作病史、阴茎或会阴创伤史或反复的尿路感染的病史。

神经源性膀胱：膀胱收缩力降低或膀胱尿道括约肌协同障碍可导致排尿困难，通过尿动力检查结合病史可以鉴别。

前列腺癌：通过前列腺癌的筛查及穿刺活检可以鉴别。

六、并发症

1. 急性尿潴留　病人完全无法自行排尿，伴下腹胀痛。
2. 尿路感染　膀胱失代偿期，产生残余尿，容易继发感染，出现尿频、尿急、尿痛等症状。
3. 膀胱结石　长期尿流不畅、残余尿增多、感染，可继发膀胱结石。
4. 血尿　腺体增生、血供丰富，当排尿时膀胱收缩局部压力增大，或合并尿路感染可导致血尿。
5. 肾积水　膀胱失代偿期，大量残余尿，膀胱内压上升、反流，可以导致双肾积水。

七、治疗原则

（一）观察等待

由于 BPH 相关 LUTS 的治疗旨在改善生活质量，对轻度症状（AUA 症状评分<8 分）或中度至重度症状（生活质量受损程度最小）的病人进行观察等待，包括教育、改变生活方式，减少危险因素（例如减肥、体育锻炼、减少咖啡因和乙醇摄入）以及每年重新评估。

（二）药物治疗

1. α_1 受体阻滞剂　α_1 受体阻滞剂通过减少前列腺和膀胱颈平滑肌张力来缓解动力性梗阻，从而减轻 LUTS 症状。常见的副作用包括头晕、疲劳、直立性低血压、鼻塞和逆行射精。临床常用的 α_1 受体阻滞剂包括坦索罗辛、特拉唑嗪、多沙唑嗪、阿夫唑嗪。
2. 5-α 还原酶抑制剂　5-α 还原酶抑制剂（非那雄胺、度他雄胺）通过抑制 5-α 还原酶，阻止 T 向 DHT 的转化。DHT 水平降低可导致前列腺体积减小。5-α 还原酶抑制剂可显著改善症状及尿流量、降低患急性尿潴留的风险以及需要手术治疗的风险。5-α 还原酶抑制剂的副作用包括阳痿、性欲下降、射精量减少等。
3. BPH 常用药物还包括磷酸二酯酶 5 型抑制剂和一些植物制剂。

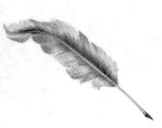

(三) 手术治疗

前列腺增生需行手术治疗的指征包括：膀胱出口梗阻导致上尿路积水和（或）肾功能不全、反复尿路感染、继发膀胱结石、反复血尿。中重度 LUTS 药物治疗疗效不佳和较多的残余尿也是外科干预的相对指征。

1. **经尿道前列腺切除术（transurethral resection of prostate，TURP）** 是前列腺增生外科手术治疗的金标准，它通过内窥镜经尿道电切增生的前列腺组织，可恢复尿道通畅，显著改善排尿症状（图 7-1）。TURP 手术主要的并发症包括术中、术后出血，以及因术中冲洗液吸收过多造成的电切综合征。近年来，随着术中采用生理盐水做冲洗液的等离子双极电切设备的出现，可有效避免电切综合征的发生（图 7-2）。

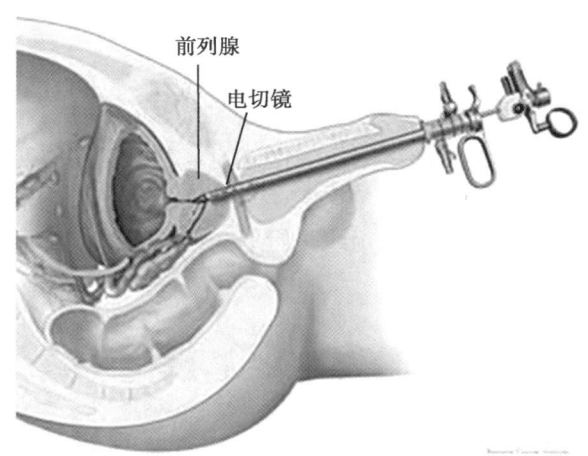 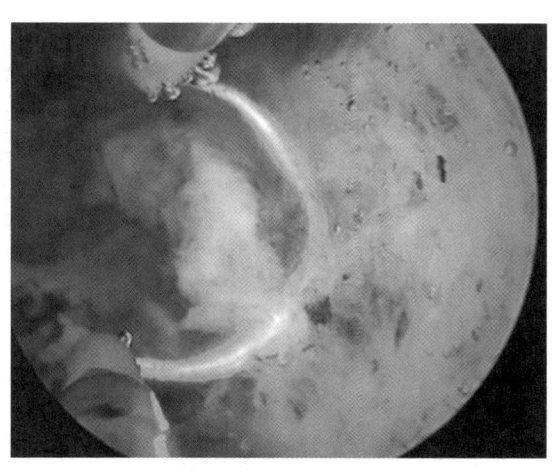

图 7-1　经尿道前列腺电切示意图　　　　图 7-2　等离子前列腺电切术

2. **经尿道激光汽化、消融和剜除术**　前列腺激光汽化术和前列腺激光消融术可显著减少失血，使这些手术可以在门诊进行。采用绿激光对前列腺进行光选择性汽化术（photoslective vaporization of the prostate，PVP）是通过绿激光激发后产生的光热效应，将其照射到的前列腺组织气化消融。经尿道前列腺剜除术通常采用钬激光或铥激光进行。其中，钬激光前列腺剜除术（holmium laser enucleation of the prostate，HoLEP）是通过钬激光激发后在光纤头端产生的等离子体效应，向周围冲洗液中释放热能，使光纤头端与目标组织之间的冲洗液迅速气化形成气泡，气泡快速膨胀破裂在局部产生的爆破会形成机械推动力，加之等离子体可破坏组织间的离子键，从而沿腺体与外科包膜之间的解剖层面将腺体完整剥离（图 7-3）。铥激光前列腺剜除术（thulium laser enucleation of the prostate，ThuLEP）则是采用铥激光激发后产生的光热效应，对与光纤头端接触的前列腺组织进行气化切割，并辅以剜除镜鞘的机械性撬剥，将腺体剥离。剜除后的腺体回退进入膀胱，再通过组织粉碎器将游离腺体在膀胱内粉碎吸出。

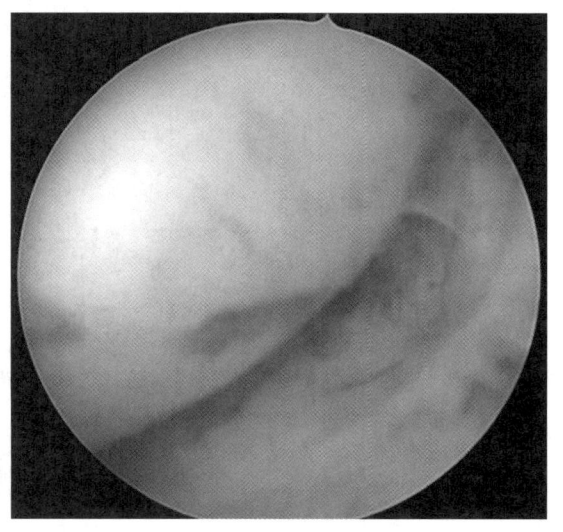

图 7-3　钬激光前列腺剜除术中显露包膜平面

3. **单纯前列腺切除术**　是一种通过下腹部切口或腹腔镜方法进行的前列腺摘除手术。通

常适用于前列腺体积较大的病人。与经尿道手术相比，术后住院时间延长，并发症发生率均升高。

4. 经尿道水蒸气消融术（TUWVT） 其原理是利用射频提供能量，将无菌液态水加热，产生对流的高温水蒸气。当释放进入前列腺后，高温水蒸气迅速通过细胞间隙弥散，随着水蒸气迅速冷凝液化，释放大量热能，促使细胞膜变性、细胞死亡，最终使增生的腺体萎缩。

5. 前列腺部尿道悬吊术（PUL） PUL 是通过植入 Urolift 微型尿道悬吊装置来悬吊和压缩增生的前列腺侧叶，从而扩张被阻塞的前列腺部尿道（图 7-4）。

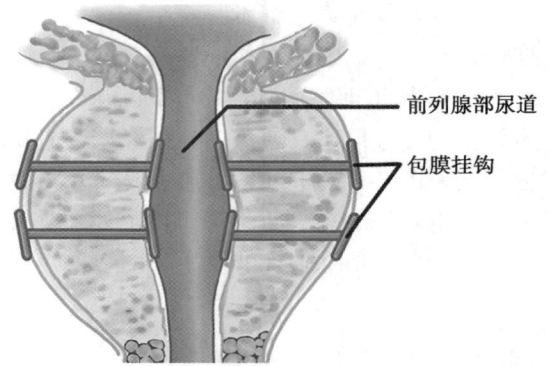

图 7-4　前列腺部尿道悬吊术示意图（罗仁欣）

6. 高能水刀（Aquablation TM 系统） 根据内镜及直肠超声图像数据，确定需要切除前列腺组织的范围，并在 Aquablation TM 系统上设置程序，然后将该系统的机械臂置入病人前列腺部尿道，按照预设程序精准释放高速水流对目标区域的前列腺组织进行切割，同时保留血管和前列腺被膜。

拓展与扩充

尿动力学检查是泌尿外科学的一个分支学科，它主要依据尿流体力学和电生理学的基本原理和方法，检测尿路各部压力、流率及生物电活动，从而了解尿路排送尿液的功能和机制，以及排尿功能障碍性疾病的病理生理学变化。全面的尿动力学检查是直观量化尿路功能较为理想的方法（图 7-5，图 7-6）。

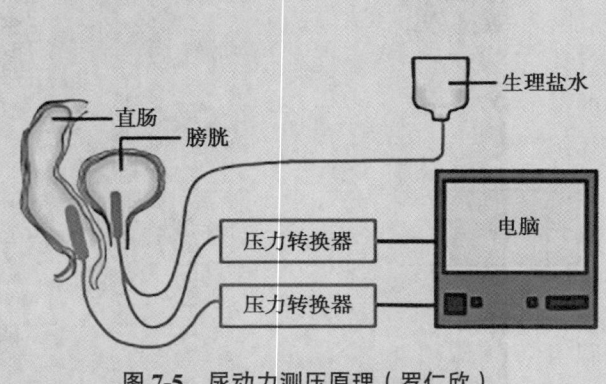

图 7-5　尿动力测压原理（罗仁欣）

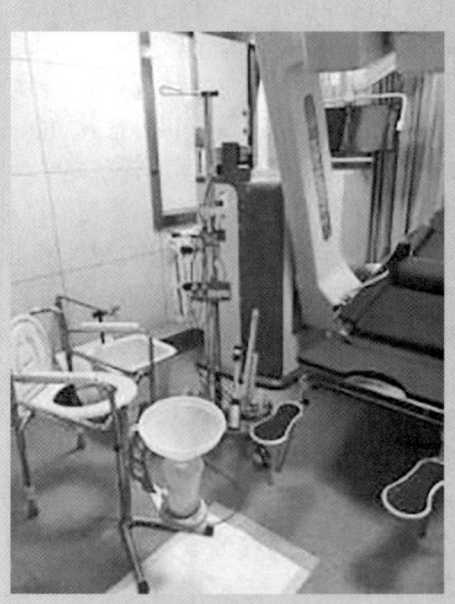

图 7-6　尿动力设备
包括尿流率计、灌注泵、压力传感器、影像尿动力检查床

> **"临床医学+X"病例拓展**
>
> 男性病人，76岁，主诉"进行性排尿困难6年，加重半年"。近半年排尿费力、尿分叉、排尿等待、尿不尽感，夜尿4次。2次出现急性尿潴留，每次急诊留置尿管1周后拔除，1个月前B超提示前列腺5.6 cm×6.2 cm×5.0 cm，凸入膀胱1 cm，双侧肾盂轻度扩张，残余尿120 ml。
>
> 入院诊断：诊断为前列腺增生症，诊断依据包括老年男性，进行性排尿困难，B超提示前列腺增大；鉴别诊断包括：尿道狭窄，应有较明确的尿道手术史或尿路感染史；神经源性膀胱，多合并有脊柱裂、脊髓栓系等疾病，症状上可同时合并排便困难，查体及尿动力学检查可帮助鉴别。
>
> 应完善的辅助检查：应查血肌酐了解肾功能受损程度；应行PSA检查，除外前列腺癌，因为良性前列腺增生与前列腺癌治疗方案不同。病人反复尿潴留，B超提示残余尿偏多，可完善尿动力学检查，明确膀胱出口梗阻，并进一步了解膀胱功能。
>
> 治疗：因病人已出现2次急性尿潴留，且B超提示有上尿路积水，所以应考虑行手术治疗，包括TURP或HoLEP，可评估病人一般状况及既往疾病史，明确其是否能够耐受手术。

（刘 可 黄 毅）

第六节 前列腺癌

前列腺癌（prostate cancer）是男性泌尿生殖系统最常见的肿瘤之一，且在中国发病率呈逐年递增的趋势。前列腺癌病人主要是老年男性，65岁以上病人约占60%，其发病率随年龄增长。我国前列腺癌死亡为3~4/10万。

一、病因

（一）遗传因素

前列腺癌有一定的遗传倾向，如果一个一级亲属患有前列腺癌（父亲或兄弟），其本人患有前列腺癌的风险会增加一倍以上。目前已知的与前列腺癌遗传相关的突变基因包括 *BRCA2*、*HOXB13* 等。

（二）炎症与感染

越来越多的证据表明炎症和感染可能是前列腺癌的病因之一，急慢性炎症反应可导致前列腺上皮细胞过度增生，诱发癌前病变，如前列腺增生性炎症性萎缩或前列腺上皮内瘤。

（三）分子化学因素

雄激素对于正常前列腺的发育及功能是必须的，早期前列腺癌的生存也依赖于雄激素的存在。然而雄激素轴的作用非常复杂，目前还难以精确确定雄激素对前列腺癌的作用。雌激素、胰岛素样生长因子、维生素D等均与前列腺癌的发展有关。

（四）其他因素

饮食因素：高脂肪、高胆固醇饮食可能增加前列腺癌的发病率。肥胖、吸烟、饮酒：以上因素均可能增加前列腺癌的发病率。

二、病理

前列腺癌以腺泡细胞癌为主，多发生于前列腺的外周带。Gleason 分级是目前前列腺癌的病

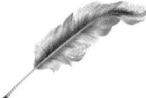

理评估应用最广泛的分级系统。Gleason 分级不以肿瘤细胞本身分化程度及核型为准,而是以低倍镜下前列腺癌的腺体排列结构类型为评价核心,分为 3、4、5 三级。在 Gleason 分级系统上建立 Gleason 评分系统,后者为最常见的肿瘤生长形式组织学分级加上次常见的组织学分级分数之和。Gleason 分数一般在 6~10 分之间,分化最好者,即 3+3=6 分,直至分化最差者,即 5+5=10 分。

三、分期

前列腺癌的肿瘤分期包括临床分期和病理分期,目前最常采用的是 2017 年版 AJCC 的 TNM 分期(表 7-2)。

表 7-2 前列腺癌的临床与病理分期

原发肿瘤(T)	
临床分期(cT)	病理分期(pT)
cTx 原发肿瘤不能评价	pT2 局限于前列腺
cT0 无原发肿瘤证据	pT3 突破前列腺包膜
cT1 不可扪及和影像学难以发现的临床隐匿肿瘤	pT4 肿瘤固定或侵犯除精囊外的其他邻近组织结构,如尿道外括约肌、直肠、膀胱、肛提肌和(或)盆壁
cT2 肿瘤可触及,仅局限于前列腺内	
cT3 肿瘤突破前列腺包膜	
cT4 肿瘤固定或侵犯除精囊外的其他邻近组织结构,如膀胱颈、尿道外括约肌、直肠、肛提肌和(或)盆壁	
区域淋巴结(N)	
N0 无区域淋巴结转移	
N1 区域淋巴结转移	
远处转移(M)	
M0 无远处转移	
M1 远处转移	

四、临床表现

早期前列腺癌没有特异性的临床症状,通常在前列腺特异性抗原(PSA)筛查、直肠指诊、前列腺增生的诊疗过程中被发现。当前列腺癌增大造成膀胱出口梗阻时,病人可表现出排尿困难、尿潴留等症状,但血尿并不常见;晚期前列腺癌易发生骨骼转移,病人可能会有骨痛的表现。前列腺癌直肠受累时可能会发生排便困难。

五、筛查与诊断

筛查:血清前列腺特异性抗原(prostate specific antigen,PSA)。一般情况下总 PSA 的正常值小于 4 ng/ml。如果总 PSA 的数值超过 4 ng/ml,但是没有超过 10 ng/ml,而游离 PSA 和总 PSA 的比值如果小于 0.16,则应进一步检查。如果总 PSA 的数值超过 10 ng/ml,发生前列腺癌概率较高,应进一步检查。

直肠指诊:可能触及突出前列腺轮廓的肿块,应注意前列腺的大小、外形、硬度、有无结节及腺体活动情况。

盆腔磁共振检查：常表现为外周带 T2 期短信号、DWI 相高信号及 ADC 相低信号。同时可观察精囊腺受侵情况及是否有体积增大的盆腔淋巴结。

穿刺活检：病理学诊断为前列腺癌诊断的金标准。超声引导下的前列腺系统穿刺为常用的方法，磁共振与超声的融合穿刺可以明显提高肿瘤的检出效率。

骨扫描：用于判断是否存在骨骼转移。

腹盆腔 CT 或 MRI：用于判断是否存在腹盆腔的软组织转移。

常规正电子发射计算机断层显像（PET-CT）或基于前列腺特异性膜抗原（PSMA）的 PET-CT 有助于对转移灶的寻找，特别是对前列腺癌根治术后 PSA 再次升高的病人的体内肿瘤病灶的寻找具有重要作用。

六、治疗

前列腺癌总体预后相对较好，对于局限性前列腺癌，预期寿命超过 5~10 年的病人且在身体可耐受的情况下可以给予积极的治疗，主要包括：

1. **根治性手术**　对预期寿命较长、一般身体条件较好的病人可行根治性前列腺切除术。目前国内常采用的手术方式包括腹腔镜前列腺根治术及操作更为灵活的机器人辅助腹腔镜前列腺根治术（图 7-7）。

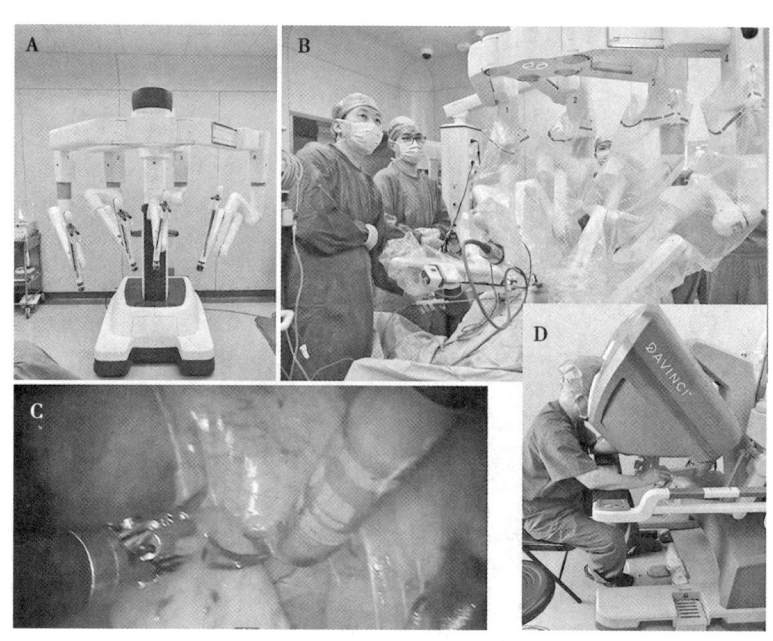

图 7-7　机器人辅助腹腔镜手术技术

A：机器人辅助腹腔镜手术系统的手术操作装置；B：该操作系统在手术中的外景；C：机器人辅助腹腔镜系统的机械臂在腹腔内进行操作；D：外科医生在操作台控制机器人系统的机械臂进行手术操作。

2. **外放疗**　对一般身体条件较差或不愿行根治性手术治疗的病人可行外放疗。

3. **放射性粒子植入**　对身体不耐受全麻手术或不愿行根治性手术治疗的病人可行放射性粒子植入术。

4. **其他局部治疗**　包括冷冻治疗、微波治疗等。

5. **积极监测**　对低危、极低危前列腺癌病人可有选择地行积极监测。

6. 对于转移性前列腺癌或无法承受局部治疗的局部晚期前列腺癌病人，可以采用内分泌治疗联合放疗或化疗等综合治疗，内分泌治疗去除雄激素的方法包括通过手术或药物去除睾丸

所分泌的雄激素，或者通过雄激素生成所需要的 CYP17A1 抑制剂醋酸阿比特龙抑制雄激素的生成。AR 阻断药物包括比卡鲁胺、阿帕他胺、恩扎卢胺等。

> **拓展与扩充**
>
> 达芬奇机器人辅助手术系统是美国宇航局（NASA）将外太空遥控机械臂缩小用于临床医学的产物，是尖端的外科科技水平。达芬奇机器人辅助手术系统不仅具备传统微创外科手术的所有优点，还拥有更多、更突出的优势：
>
> 1. 裸眼直视三维立体高清视野并可以放大10倍，为术者提供了更清晰的术野和更加真实的深度感知，使超精细操作成为可能。
> 2. 颤抖自动滤除和 INTUITVE 直觉式操控技术，让医生的操作更稳定、自然，手术更精准、更精细、更安全。
> 3. 术者可以自主控制镜头和器械的操作，避免与助手之间配合不熟练引发的安全性及低效率等问题。
> 4. 拥有7个自由度的可转腕手术器械，其弯曲及旋转的程度远超越人手极限，比外科医生的手指更为灵活巧妙。

"临床医学+X"病例拓展

男性病人，66岁，反复尿频6年、加重1个月于我院门诊就诊。
查体：直肠指诊：前列腺质地坚硬，直肠间隙有粘连但尚可推动。
辅助检查：TPSA 23.56 ng/ml，FPSA 2.591 ng/ml，比值 0.11。
盆腔 MRI：前列腺弥漫性占位性病变，侵犯双侧精囊（图7-8）。

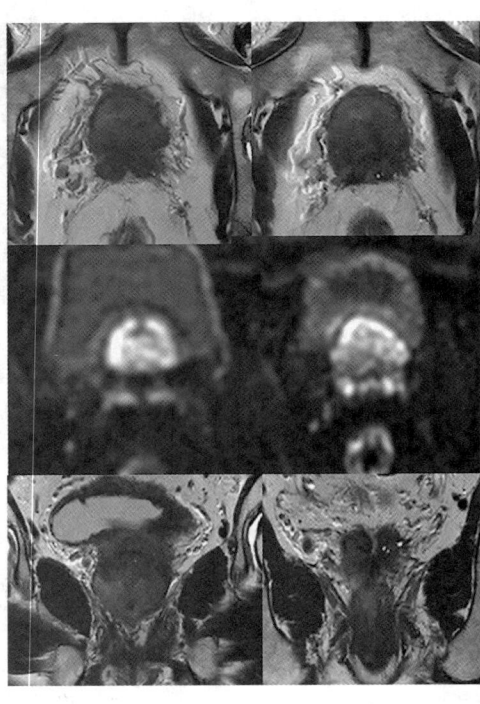

图 7-8　盆腔 MRI

骨扫描：未见骨骼转移倾向。
穿刺活检：前列腺腺泡细胞癌，11/12针阳性，最高Gleason评分5+4=9分。
既往：体健。
后续治疗情况：
新辅助内分泌治疗：给予亮丙瑞林+比卡鲁胺抗雄激素治疗三个月。
复查PSA示：TPSA 2.306 ng/ml。
复查盆腔MRI示：前列腺癌，双侧精囊腺受累，较前缩小。
机器人辅助腹腔镜下前列腺癌根治性切除术+盆腔淋巴结清扫术（图7-9）。

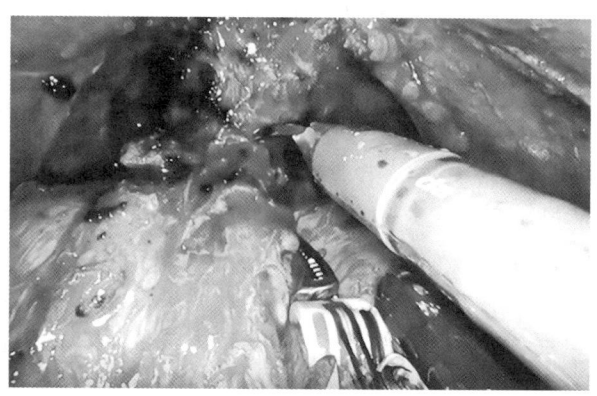

图7-9　机器人辅助腹腔镜下手术

术后病理：前列腺癌内分泌治疗后，部分肿瘤具有治疗反应，部分反应欠佳，反应欠佳者Gleason评分5+4=9分，预后分组V/V，可见导管内癌成分，癌广泛分布于前列腺左右两叶、基底及尖端，可见左侧腺外浸润，右侧基底及左下切缘阳性，可见广泛神经侵犯，双侧精囊腺可见癌累及，膀胱颈可见癌累及。双侧淋巴结未见转移（0/18）。

术后情况：术后恢复良好，5天拔除引流管，术后6天出院；术后2周拔除尿管，拔除尿管1周后可控尿；术后6周复查PSA，降至测不出水平；术后1年复查PSA，降至测不出水平。

（刘　承　黄　毅）

第七节　上尿路结石

泌尿系结石又称为尿石症（urolithiasis），是多种病理因素相互作用引起的泌尿系统内任何部位的结石病。上尿路结石是指发生于肾、输尿管的泌尿系结石。

尿石症是泌尿系统的常见病之一，近年来，我国泌尿系结石的发病率呈逐年增高的趋势。2014年的一项流行病学调查结果显示，我国目前的肾结石患病率已高达5.8%，在中国南部地区，肾结石的患病率甚至已达到10.0%以上的水平。泌尿系结石不仅发病率居高不下，其复发率也很高。即使彻底清除体内肾结石的病人，5年内的复发率仍可达50%，10年的复发率为80%~90%。

泌尿系结石主要由晶体和基质组成，主要的晶体成分有10余种，根据化学成分可概括为五大类，即草酸钙类、磷酸钙类、尿酸类、磷酸铵镁和胱氨酸，其中草酸钙类结石所占比例约为86.7%。临床上多数结石是混合性结石，含两种以上的成分，以其中的一种结石成分为主。

一、病因

目前普遍认为，泌尿系结石的形成不是单一因素所致，而是多种因素共同促成的结果，其具体形成机制尚未完全揭示。其中，尿中成石物质浓度过高所致的尿液过饱和是结石形成过程中的关键步骤。在非钙（如尿酸、胱氨酸、磷酸铵镁）结石形成的过程中，一般单纯尿液过饱和就是成石的充分条件，但含钙结石却非如此，除尿液过饱和外，往往是由于尿饱和度与结晶抑制因子之间的失衡。泌尿系结石的病因，主要是导致尿液过饱和的危险因素，如高尿钙尿、高草酸尿、低枸橼酸尿、胱氨酸尿等。其中有少部分，是由于病人代谢异常（内因）或环境气候因素（外因）的单一作用所致，但在多数情况下是内因与外因共同作用的结果。

二、发病机制与病理生理

上尿路结石的形成大致经过以下几个步骤：①晶核形成；②结晶生长；③结晶聚集；④结晶滞留。上尿路结石在肾内形成。绝大多数泌尿系结石起源于肾乳头，脱落后随尿液向外排出，小结石可随尿液自然排出，如果停留于尿路某一部位可能继续长大。输尿管结石一般是肾结石排出过程中，在输尿管相对狭窄处停留所致。

上尿路结石可以直接引起泌尿系的损伤、梗阻、感染甚至恶变。结石本身的直接刺激可致尿路黏膜充血、水肿甚至糜烂或脱落。一些体积较大或嵌顿在管腔内的结石可在局部引起溃疡、肉芽肿或瘢痕性狭窄，长期慢性的物理性刺激可能导致黏膜恶变。上尿路结石造成梗阻后，最为重要的病理性改变是肾积水和肾功损伤，这取决于梗阻的部位和程度。由于输尿管的管腔较细，引起的梗阻程度往往较重，容易导致进行性肾损伤，主要表现为肾盂内、集合管内和肾间质的压力升高，肾盂和肾盏扩张，同时肾小球滤过率和肾血浆流量下降。如梗阻持续存在，肾功能在一定程度上将发生不可逆损伤。肾盂的容积相对较大，对尿路内压有一定的缓冲作用，所在部位的结石一般仅导致部分性梗阻，对肾的损伤程度较输尿管结石为轻。尿路结石合并梗阻时，由于尿液淤滞，有时可能会并发尿路感染，而感染又会引发结晶的析出和沉淀，使原有的结石体积迅速增大，结果进一步加重了尿路梗阻，由此形成恶性循环。

三、临床表现

（一）症状

1. 疼痛　肾绞痛是因上尿路结石引起急性梗阻后过度牵张肾盂输尿管所致；肾钝痛则是由于肾包膜膨胀或尿外渗引起的。肾绞痛是一种突发性严重疼痛，大多先从患侧腰部或胁部开始，沿输尿管向下放射到下腹部或外阴区。疼痛可持续数分钟至数小时。发作时病人精神恐惧，面色苍白，坐卧不宁，痛极时伴恶心呕吐。一般8～12h后，随着肾盂内压逐渐降低，绞痛发作次数减少，亦可自行缓解。

2. 血尿　血尿多发生在疼痛之后，有时是唯一的症状。血尿一般轻微，表现为镜下血尿，少数为肉眼血尿。在绞痛发作期间，血尿的出现是肾绞痛与其他各种急腹症相鉴别的重要佐证。

3. 排石　少数病人可能发觉自行排出细小结石，传统医学称为"砂淋"，是尿路结石的有力证据。

（二）体征

肾绞痛的病人在体格检查时，患侧肾区可有明显的叩击痛（图7-10）。结石并发重度积水时可触及肿大的肾。在肾绞痛发作期，应仔细检查腹部，以排除其他各种急腹症。

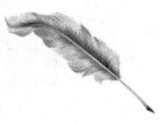

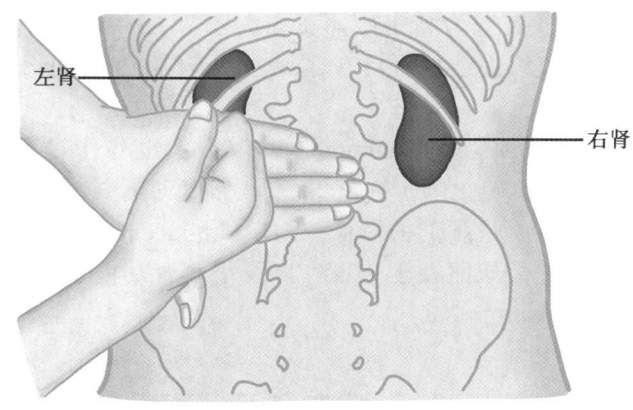

图 7-10　左侧肾区叩诊示意图（罗仁欣）

四、辅助检查

（一）影像学检查

1. B 超检查　B 型超声检查是上尿路结石的重要筛查手段。由于肾为均质性组织，可以充当结石良好的"声窗"，衬托结石的超声影像特征：高回声区（俗称强回声光团）伴声影，使之在 B 超下较易识别，并能检出各种性质（包括 X 线不显影）的结石（图 7-11）。

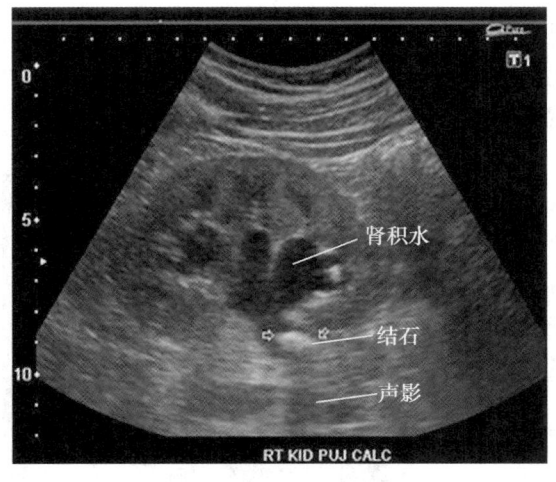

图 7-11　右侧肾盂输尿管交接部结石的 B 超影像

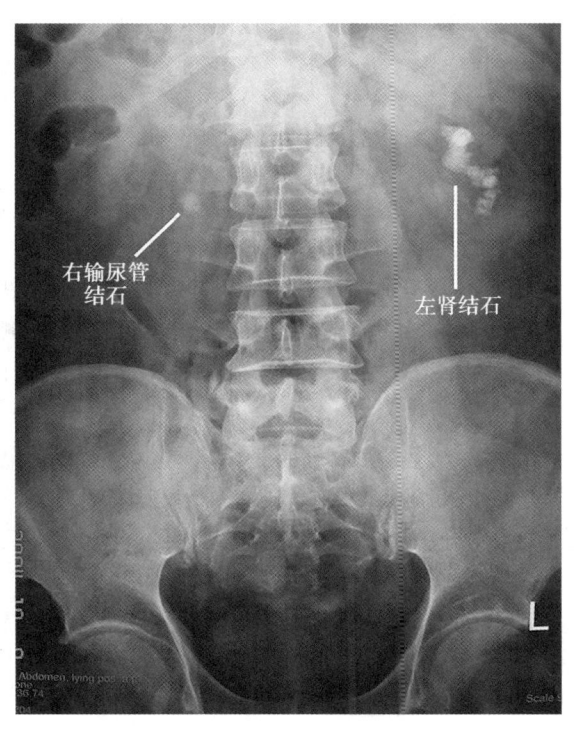

图 7-12　左侧肾结石合并右侧输尿管上段结石的 KUB 平片

2. X 线片

（1）KUB 平片：是一种腹部 X 线摄片检查，确诊上尿路结石的常规检查方法之一，与 B 超联合使用可以使诊断准确率提高。90% 以上的上尿路结石可以有效阻挡 X 线通过（X

线显影），在 KUB 中大多表现为高密度影（图 7-12）。KUB 可以清晰显示结石的大小、数目、形状及位置，比 B 超检查结果更具有客观性。若结石直径小于 2 mm，X 线将无法清晰显示。

（2）静脉尿路成像（intravenous urography，IVU）：也称作排泄性尿路造影，是指由静脉注入造影剂（主要为有机碘化物水溶液），造影剂通过肾排泄，自肾盏排到肾盂、输尿管及膀胱，通过 X 线片可显示造影剂的影像。与单纯的 KUB 平片相比，IVU 有助于确认结石是否造成尿路梗阻，并评估尿路梗阻程度，以及了解肾功能状态、其他潜在的泌尿系异常（图 7-13）。

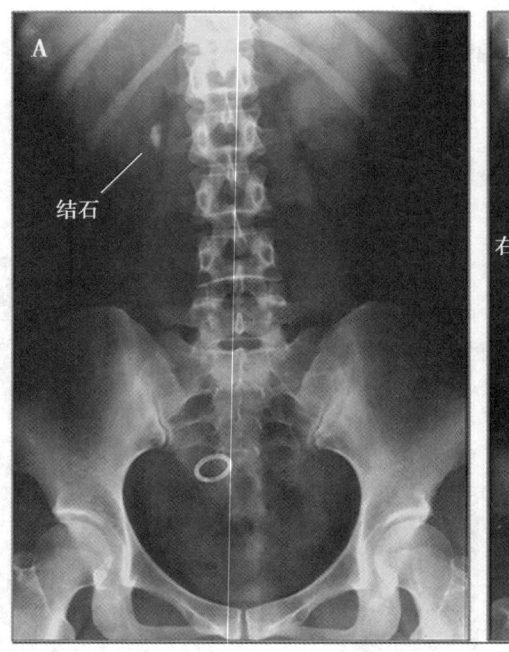
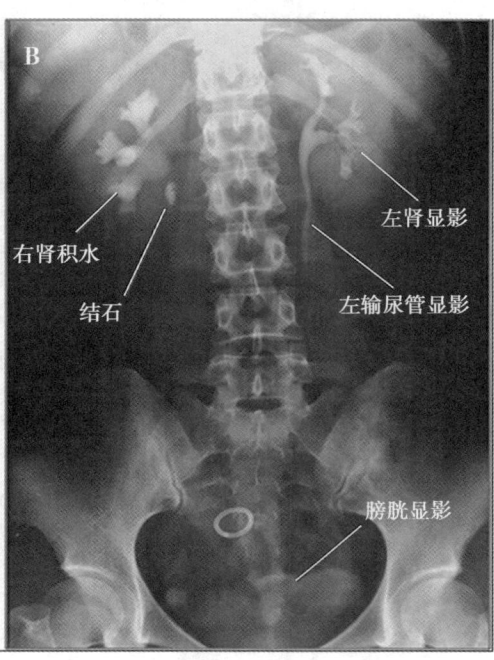

图 7-13　同一患者右侧输尿管结石的 KUB（A）与 IVU（B）

KUB 显示右侧输尿管上段高密度影，提示右侧输尿管结石，但不能显示上尿路积水情况。静脉注射造影剂后，IVU 显示造影剂正常经左侧肾盂、输尿管排泄进入膀胱，因右侧输尿管结石造成梗阻，造影剂仅在右侧肾内显影，显示右侧肾盂肾盏扩张积水，未排入右侧输尿管。

3. 电子计算机断层扫描 CT（computed tomography）能分辨出 0.5 mm 的微小结石，并且能够显示任何成分的结石，包括 X 线不显影的结石，也可以清晰显示尿路以及周围器官形态（图 7-14）。CT 检查费用昂贵，X 线辐射量较大，不建议作为上尿路结石的首选影像学检查。

（二）实验室检查

1. 尿液检查　上尿路结石可能损伤尿路上皮，即使没有肉眼可见血尿，尿液检查仍可能发现红细胞，这是诊断尿石症的重要证据；少量白细胞出现常提示为炎症，但不一定存在细菌感染，需进一步行尿液细菌培养；尿液细菌培养可以指明病源菌种类，有助于确定感染与结石的因果关系，也可为选用抗生素提供参考。

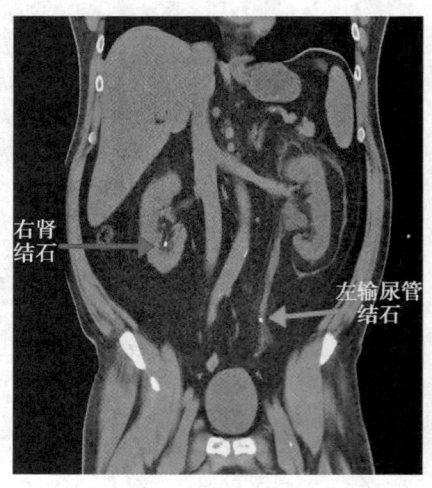

图 7-14　泌尿系非增强螺旋 CT 重建成像显示上尿路结石

2. 血液检查 对于复杂性尿路结石的病人（指结石反复复发、合并其他复发危险因素的病人），应进行系统性代谢评估。代谢评估的重要指标，如血钙升高（>2.60 mmol/L）、血磷降低、甲状旁腺激素升高，是甲状旁腺功能亢进的定性诊断标准；血氯升高、血钾和二氧化碳结合力降低提示肾小管酸中毒；血尿酸升高可见于痛风并发尿酸结石；尿素氮和肌酐是临床上评估肾功能的惯用指标。

3. 结石成分分析 结石成分分析是明确结石的化学成分的检测方法，是根据结石的理化性质制订治疗及预防措施的重要依据。目前结石成分分析的主要方法分为物理分析法和化学分析法。化学分析法因分析误差大，而且需要结石标本量较大（100 mg 以上），因此目前已被基本淘汰。物理分析法主要为红外光谱法，是利用红外分光技术来检测和研究结石分子的红外吸收光谱来确定结石成分和含量的方法，结果准确、方便快捷，所需结石标本仅为 1 mg。

五、诊断要点

病史对上尿路结石诊断有很大帮助。出现典型肾绞痛并且伴有血尿时，应首先考虑上尿路结石。但仅仅诊断病人存在上尿路结石是不够的，还应通过实验室检查、影像学检查，进一步明确诊断及是否存在并发症，包括尿路感染、梗阻程度和肾功能损伤等。为查明结石的病因，应详细询问病人的生活环境、饮食习惯、服药史、家族史、感染史和既往病史等，并结合病人的生化检查，对泌尿系结石的病因进行评估。

六、并发症

（一）上尿路感染

泌尿系结石可能并发尿路感染，结石在形成过程中可以促进感染。尿路结石合并梗阻时，由于尿液淤滞，有时可能会并发尿路感染，而感染又会引发结晶的析出和沉淀，使原有的结石体积迅速增大，结果进一步加重尿路梗阻，由此形成恶性循环。

（二）肾功能损害

上尿路结石阻塞后，梗阻以上部位的输尿管、肾盂内和肾间质的压力升高，肾盂和肾盏扩张，同时肾小球滤过率和肾血流量下降。如梗阻持续存在，肾功能在一定程度上将发生不可逆损伤。

（三）上尿路肿瘤

上尿路结石可以直接引起肾盂、输尿管黏膜的损伤，结石本身的直接刺激可致尿路黏膜充血、水肿，甚至糜烂或脱落。长期嵌顿在管腔内的结石，可在局部引起溃疡、肉芽肿或瘢痕性狭窄，有可能引起黏膜恶性病变。

七、治疗原则

（一）非手术治疗

1. 保守观察 对于无梗阻、无感染、无症状的肾盏结石，可以建议定期复查。如果在随访期间出现结石相关症状，或结石继发梗阻、尿路感染，则需采取外科治疗。

2. 药物治疗 对于单纯的尿酸结石、胱氨酸结石，可以口服枸橼酸盐药物碱化尿液，促进结石溶解缩小。对于含钙结石，目前尚无有效的溶石药物，但增加尿液中的枸橼酸盐浓度，有助于预防草酸钙结石复发。α_1 受体阻滞剂，如坦索罗辛、萘哌地尔等，有助于促进下段输尿管结石的排出。

（二）外科治疗

1. 体外冲击波碎石术（extracorporeal shock wave lithotripsy，ESWL） 是利用体外产生的

冲击波，通过介质传导并聚焦至体内的结石，在冲击波的作用下使结石粉碎，从而促使结石碎片排出体外的一种微创治疗方法。液电式冲击波源是利用在液体中放电引发火花，从而产生冲击波的一种常用的冲击波源装置，因其技术成熟、临床效果好，而被广泛用于体外冲击波碎石术治疗。液电式体外冲击波碎石机的工作原理是（图7-15）：将放电电极安置于一个半椭圆球体金属反射体内，电极位置处于椭圆球体的第一焦点（F1），反射体内充满水或其他液体作为冲击波传播介质，当放电电极在液体中放电时，在电极（即第一焦点）处产生高压高温，通过液电效应形成高能冲击

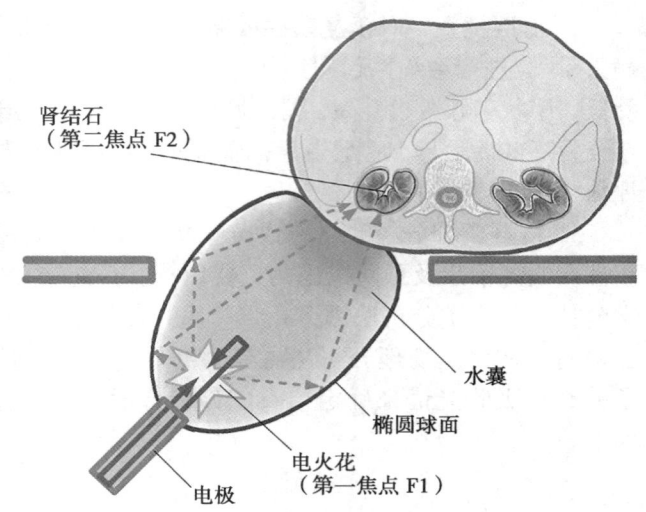

图7-15 液电型体外冲击波碎石机工作原理示意图（刘孜妍）

波，冲击波向外传播的过程中，在椭圆球体内壁的金属面而发生反射，根据椭圆球面的反射特性，冲击波反射后将向椭圆球体的第二焦点（F2）聚集，并在第二焦点（F2）形成强大的冲击波焦区。利用这一原理，通过B超、X线等定位装置，将泌尿系结石置于椭圆球体的第二焦点（F2），冲击波通过传播介质传导入体内，引起结石在不同层面发生共振，从而导致结石粉碎，并随尿液排出体外。

2. 输尿管镜取石术　是通过硬性或软性管状输尿管镜，经自然通道（尿道、膀胱、输尿管）进入上尿路，在内镜直视下利用激光、气压弹道等碎石设备粉碎上尿路结石的一种微创手术方法。硬性输尿管镜取石术是治疗输尿管下段结石的首选方法，也用于不适用ESWL治疗的输尿管上段结石。软性输尿管镜主要用于治疗肾内小于2 cm、且不适用ESWL治疗的结石（图7-16）。

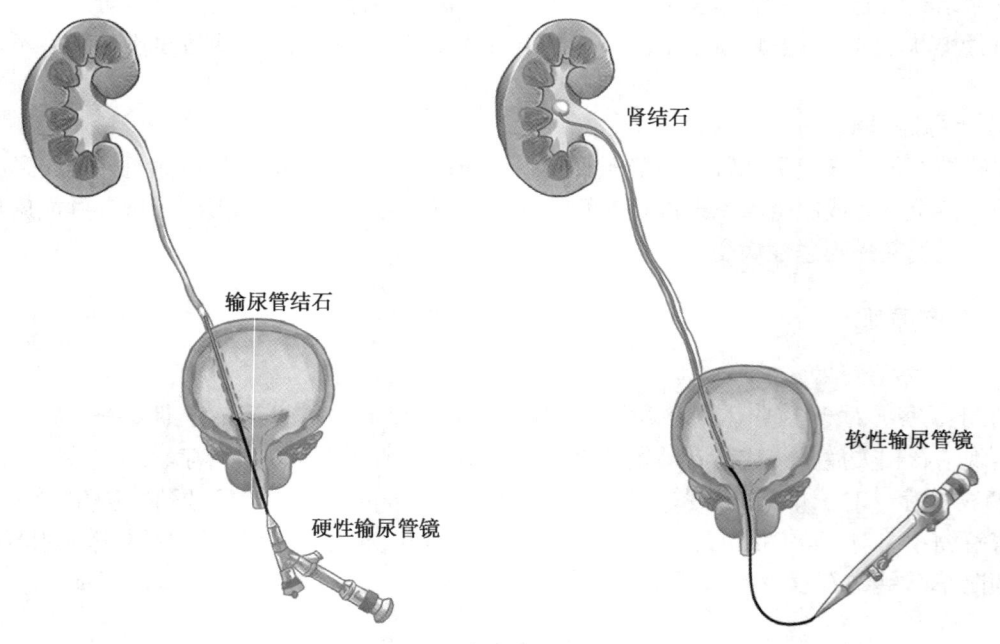

图7-16 硬性及软性输尿管镜手术操作示意图（刘孜妍）

3. 经皮肾镜取石术　是利用穿刺装置经腰部皮肤穿入肾盂肾盏内，建立经皮肾通道，沿此通道置入肾镜，在内镜直视下在体内碎石的一种微创手术方法，术中可以通过经皮肾通道取出上尿路结石。经皮肾镜取石术主要用于治疗复杂性上尿路结石，如直径大于 2 cm 的肾结石，不适用于 ESWL 和输尿管镜治疗的输尿管上段结石等（图 7-17）。

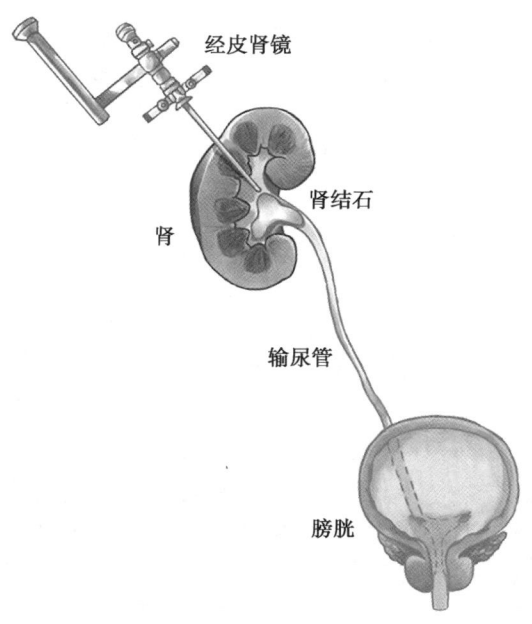

图 7-17　经皮肾镜手术操作示意图（刘孜妍）

4. 腹腔镜或开放手术　目前开放取石手术比例已大幅度降低，当上述微创手术方法不适用时，可以行腹腔镜或开放式肾盂切开取石或输尿管切开取石，该类手术也用于治疗合并其他泌尿系解剖异常的上尿路结石。

拓展与扩充

B 超检查已成为诊断上尿路结石首选的筛查方法。主要优点是不受结石性质的影响，无论是否 X 线显影，其还可用来鉴别腹腔内其器官疾病。B 超检查是一种主观性较强的检查法，操作者本人的经验对 B 超结果的影响较大。在 B 超影像中，需要一个均质体（如肾组织或膀胱内的尿液）作为衬托，结石才能清晰显示，但输尿管中下段结石因缺乏这种背景衬托而较难检出，诊断存在一定误差。

拓展与扩充

KUB 是诊断上尿路结石的常规检查方法。虽然在理论上 90% 的泌尿系结石为 X 线阻光性结石，但由于病人大都存在肠内容物，有时由于肠道内容物的掩盖或结石后方骨骼的遮挡，可造成结石漏诊。此外，腹腔或盆腔内的其他疾病，如血管硬化斑块、淋巴结钙化灶，以及体表的异物，都会在 KUB 平片上表现为高密度影，临床上需结合其他检查结果予以鉴别。

拓展与扩充

非增强螺旋CT可进行无漏层连续扫描，非常精确，是诊断上尿路结石最可靠的影像学方法。在结石的定性和定位诊断上，螺旋CT的灵敏度为94%～100%，特异性为92%～99%，诊断精确度为94%～100%。由于CT的敏感度极高，即使X线不显影的尿酸结石以及小于0.5mm的微小结石，也能清晰显示，有时可将肾内细小钙化点显示出来。

拓展与扩充

IVU曾被认为是诊断上尿路结石的金标准，其最大特点是能同时显示结石和尿路形态，在各种介入性手术之前的IVU具有重要意义。有些结石在常规X线片不能显影（如尿酸结石），但在IVU造影剂的衬托下可呈现"充盈缺损"的影像。但IVU检查的前提是，肾必须具有一定的排泄功能，如果肾功能损伤明显，功能下降的肾不能有效排泄造影剂，则尿路不能显影，肾功能越差，显影效果越差。此外，其他一些上尿路疾病，如肾盂肿瘤、输尿管肿瘤等，在IVU造影剂的衬托下也可呈现"充盈缺损"的影像，需结合病史和其他检查结果予以鉴别。尽管KUB结合IVU对上尿路结石检出率很高，但在定位诊断方面与其他方法相比，并无显著优越性，而且造影剂会加重肾负荷，造影剂滞留可能造成肾功能损伤，近年来国内外已较少采用。

"临床医学+X"病例拓展

男性病人，37岁。左腰痛1小时，急诊就诊。

病人1小时前运动后突然出现左侧腰痛，并向左侧下腹部、左大腿内侧、左侧会阴部放射，伴有尿量减少，尿色发红，未见明显血块，病人感到阵发性恶心，伴有呕吐，呕吐少量胃内容物，自诉疼痛呈阵发性加重，发作时难以忍受、大汗淋漓，任何体位均无明显缓解。

既往：否认其他既往病史。

查体：T 36.8℃，P 96次/分，R 20次/分，BP 130/80 mmHg，一般情况可，心肺查体未见异常，腹平软，全腹部无明显压痛，无反跳痛，无肌紧张，肝区无叩痛，左肾区叩痛明显，右侧肾区无明显叩痛，肠鸣音正常。

辅助检查：

（1）尿常规：潜血（+++），尿糖（-），尿蛋白（±），尿白细胞（-），尿红细胞90/μl，尿沉渣镜检，红细胞30～40个/高倍镜视野。

（2）血生化结果，Glu 6 mmol/L，ALT 46 U/L，AST 50 U/L，Scr 71 μmol/L。

（3）B超：左肾大小形态正常，左侧肾盂轻度扩张，宽约1.2 cm，左侧输尿管上段扩张，宽约0.8 cm，左侧输尿管上段可见高回声伴声影，大小约1.0 cm×0.7 cm。右肾大小形态正常，右肾盂输尿管无明显扩张。其余腹腔脏器未见明显异常。

诊断：左侧输尿管结石，左侧肾积水

治疗：

（1）急诊应先予解痉镇痛药物治疗，缓解病人肾绞痛。

（2）该病人急诊治疗后，疼痛缓解。予保守治疗1周后门诊复诊，行IVU提示双肾功能良好，左侧上尿路引流不畅，仍可见左输尿管上段高密度影，大小约1.0 cm×0.7 cm。排除治疗禁忌证后，该病人接受体外冲击波碎石术治疗。

（3）病人接受ESWL治疗后1周，尿中可见结石排出，将结石碎片做红外光谱结石成分分析，结果显示"二水草酸钙"。复查B超双侧肾大小形态正常，双侧肾盂输尿管无明显扩张。建议病人多饮水、调节饮食，定期复查，预防结石复发。

治疗结局：病人治愈。

（刘余庆　黄　毅）

第八章

血液系统疾病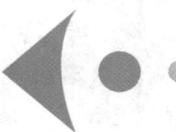

第一节 概 述

血液系统主要由造血组织及血液组成，造血组织包括骨髓，胸腺、淋巴结、肝、脾等。血液系统疾病系指原发或主要累及血液及造血组织的疾病，简称血液病。血液病学是以血液和造血组织的形态、发生、生理、病理等基础医学领域和以造血系统异常为主要表现的血液病临床各个方面为主要研究对象的科学。血液病的种类较多，其共同的特点多表现为外周血细胞和血浆成分的病理性改变，机体免疫功能低下以及出、凝血机制的功能紊乱，还可以出现骨髓、脾、淋巴结等造血组织和器官的结构及其功能异常。

一、血液系统疾病分类

1. 红细胞疾病　各类贫血和红细胞增多症等。
2. 粒细胞疾病　如粒细胞缺乏症，急、慢性粒细胞白血病及类白血病反应等。
3. 单核细胞和巨噬细胞疾病　如炎症性组织细胞增多症、恶性组织细胞病等。
4. 淋巴细胞和浆细胞疾病　如各类淋巴瘤，急、慢性淋巴细胞白血病，多发性骨髓瘤等。
5. 造血干细胞疾病　如再生障碍性贫血、骨髓增生异常综合征、骨髓增殖性肿瘤等。
6. 脾功能亢进。
7. 出血性及血栓性疾病　如血管性紫癜、血小板减少性紫癜、凝血障碍性疾病、弥散性血管内凝血以及血栓性疾病等。

二、诊断要点

血液以液体状态存在，不停地在体内循环灌注着每一个器官，因此血液病的表现多为全身性。同时，由于血液是执行不同生理功能的血细胞和血浆成分的综合体，并且与造血组织共同构造一个完整的动态平衡系统，血液病的症状与体征多种多样，往往缺乏特异性；实验室检查在血液病诊断中占有突出地位；继发性血液学异常比原发性血液病更多见，几乎全身所有器官和组织的病变都可引起血象的改变，甚至有些还可引起严重或持久的血象异常。

（一）病史采集

血液病的常见症状有贫血，出血倾向，发热，肿块，肝、脾、淋巴结肿大，骨痛等。对每一个病人应了解这些症状的有无及其特点。还应询问有无药物、毒物或放射性物质接触史，营养及饮食习惯，手术史，月经孕产史及家族史等。

（二）体格检查

皮肤黏膜颜色有无改变、有无黄疸、出血点及结节或斑块；舌乳头是否正常；胸骨有无压痛；浅表淋巴结、肝、脾有无肿大，腹部有无肿块等。

（三）实验室检查

1. 正确的血细胞计数、血红蛋白测定以及外周血涂片细胞形态学是最基本的诊断方法，常可反映骨髓造血病理变化。

2. 网织红细胞计数　反映骨髓红细胞的生成功能。

3. 骨髓检查及细胞化学染色　包括骨髓穿刺液涂片及骨髓活体组织检查，对某些血液病有确诊价值（如白血病、骨髓瘤、骨髓纤维化等）及参考价值（如增生性贫血）。细胞化学染色对急性白血病的鉴别诊断是必不可少的，如过氧化物酶、碱性磷酸酶、非特异性酯酶等。

4. 出血性疾病检查　出血时间、凝血时间、凝血酶原时间、部分凝血活酶时间、纤维蛋白原定量为基本的检查，尚可完善血块回缩试验、血小板聚集及黏附实验以了解血小板功能。

5. 溶血性疾病检查　常用的试验有游离血红蛋白测定、血浆结合珠蛋白测定Rous试验、尿潜血（血管内溶血）；酸溶血试验、蔗糖溶血试验（阵发性睡眠性血红蛋白尿）；抗人球蛋白试验Coombs试验（自身免疫性溶血性贫血）等以确定溶血原因。

6. 生化及免疫学检查　如缺铁性贫血的铁代谢检查，自身免疫性血液疾病及淋巴系统疾病常伴有免疫球蛋白的异常、细胞免疫功能的异常及抗血细胞抗体异常。近年来已应用单克隆抗体对急性白血病进行免疫学分型。

7. 细胞遗传学及分子生物学检查　如急性白血病病人进行进一步染色体检查及基因诊断。

8. 造血细胞的培养与检测技术。

9. 器械检查　如超声波、电子计算机体层显像（CT）、磁共振显像（MRI）及正电子发射计算机体层显像（PET/CT）等对血液病的诊断有很大帮助。

10. 放射性核素　应用于红细胞寿命或红细胞破坏部位测定、骨髓显像、淋巴瘤显像等。

11. 组织病理学检查　如淋巴结或浸润包块的活检、脾活检以及体液细胞学病理检查。淋巴结活检对诊断淋巴瘤与淋巴结炎、转移癌的鉴别有意义；脾活检主要用于脾显著增大的疾病；体液细胞学检查包括胸腔积液、腹水和脑脊液中瘤细胞（或白血病细胞）的检查，对诊断、治疗和预后判断有价值。

血液病的实验室检查项目繁多，如何从中选择恰当的检查来达到确诊的目的，应综合分析，全面考虑。

三、治疗原则

血液系统疾病的治疗原则包括病因去除、营养支持、保持正常血液成分及功能和去除异常的血液成分和抑制异常功能等。具体应根据疾病的类型和病情程度采取不同的治疗方案，包括营养不良性疾病给予补充必要的营养物质；免疫性疾病给予免疫抑制剂治疗，如糖皮质激素等；恶性肿瘤给予化学治疗和放射治疗等。造血干细胞移植技术是一种可以根治部分血液系统恶性肿瘤疾病的现代治疗方法，通过预处理化疗，最大限度地清除异常的肿瘤组织，然后植入健康的造血干细胞，使之重建造血与免疫系统以达到治疗目的。

（高锦洁　董　菲）

第二节　贫　血

贫血（anemia）是指单位容积血液中血红蛋白（hemoglobin，Hb）浓度、红细胞计数（red blood cell，RBC）和（或）血细胞比容（hematocrit，HCT）低于同年龄、性别和地区正

常值低限的一种常见的临床症状。

贫血不是一种独立的疾病,各系统疾病均可引起贫血。一般认为在我国海平面地区,贫血诊断的标准为:成年男性 Hb<120 g/L,成年女性 Hb<110 g/L,妊娠期女性 Hb<100 g/L。

一、分类

(一)按贫血的病因与发病机制分类

1. 红细胞生成减少性贫血 由造血干祖细胞异常、造血微环境受损、造血原料不足或利用障碍所致,包括再生障碍性贫血、骨髓病性贫血、缺铁性贫血、巨幼细胞性贫血等。

2. 红细胞破坏过多性贫血 由内在性缺陷或外部因素作用引起红细胞破坏增多所致,又称溶血性贫血。前者如球形红细胞增多症、酶缺乏导致的贫血等;后者如免疫性溶血性贫血、理化因素或感染所致的贫血。

3. 失血性贫血 常见于各种原因引起的急性或慢性失血。

(二)根据血红蛋白的浓度分类

根据血红蛋白的浓度可将贫血的严重程度划分为四个等级(表8-1)。

表8-1 贫血的严重程度划分

贫血的严重程度	血红蛋白浓度(g/L)	临床表现
轻度	>90	症状轻微
中度	60~90	活动心悸气促
重度	30~59	静息状态下心悸气促
极重度	<30	常合并贫血性心脏病

(三)按红细胞形态特点分类

根据平均红细胞体积、平均红细胞血红蛋白浓度,可将贫血分为大细胞性贫血、正常细胞性贫血及小细胞低色素性贫血(表8-2)。

表8-2 贫血的细胞形态学分类

贫血类型	MCV(fl)	MCHC(%)	临床表现
大细胞性贫血	>100	32~36	巨幼细胞贫血、伴网织红细胞大量增生的溶血性贫血等
正常细胞性贫血	80~100	32~36	再生障碍性贫血、溶血性贫血、骨髓病性贫血、急性失血性贫血等
小细胞低色素性贫血	<80	<32	缺铁性贫血、铁粒幼细胞贫血、珠蛋白生成障碍性贫血

注:MCV,平均红细胞体积,正常值为80;MCHC,平均红细胞血红蛋白浓度,正常值为32%~36%

(四)按骨髓红系增生情况分类

分为骨髓增生性贫血(缺铁性贫血、巨幼细胞贫血、溶血性贫血等)和增生低下性贫血(如再生障碍性贫血)。

二、临床表现

贫血的临床表现由多种因素决定,包括贫血的病因、发生速度和程度,机体对缺氧的代偿能力和适应能力(如发病的年龄、有无肺及心脑血管等基础疾病等)。

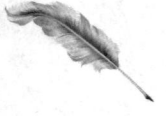

（一）一般表现

疲乏、困倦、虚弱无力为贫血最常见和出现最早的症状。皮肤黏膜苍白则是贫血最突出的体征。

（二）神经系统表现

贫血导致的脑组织缺血、缺氧，病人常可出现头晕、头痛、耳鸣、目眩、失眠、多梦、记忆力下降及注意力不集中等症状，严重贫血者甚至可以出现晕厥。

（三）呼吸系统表现

多见于中度以上贫血的病人，主要表现为呼吸频率的加快等程度不同的呼吸困难初期症状，与机体对缺氧的代偿性反应有关。若后期出现心力衰竭时，肺淤血可导致病人的呼吸困难症状进一步加剧，可出现咳嗽、咳痰等。

（四）心血管系统表现

心悸、气促，活动后明显加重，是贫血病人心血管系统的主要表现。严重者还可出现心绞痛、心律失常，甚至全心衰竭。

（五）消化系统表现

胃肠黏膜因缺氧引起消化液分泌减少和胃肠功能紊乱。

（六）泌尿生殖系统表现

由于肾、生殖系统缺氧，部分病人可出现轻度蛋白尿及尿浓缩功能减退，表现为夜尿增多。女性贫血病人月经失调较为常见；男性病人亦伴发性功能减退。

（七）其他

严重贫血者，部分病人可出现低热。贫血病人创口愈合较慢，易合并各种感染，偶见眼睑苍白、视网膜出血。

三、辅助检查

（一）血常规检查

红细胞计数及血红蛋白是确定病人有无贫血及严重程度的首选检查项目。外周血涂片检查，可观察红细胞、白细胞及血小板的数量及形态的改变，有无异常细胞及原旦等，从而对贫血的病因提供诊断线索

（二）网织红细胞计数

网织红细胞计数（reticulocyte，Ret）是反映骨髓红系增生情况的重要指标，是临床工作中鉴别红系增生不良性贫血和溶血性贫血最简单的方法。

（三）骨髓检查

为了明确贫血的原因，骨髓检查常为必不可少或具有确诊意义的实验诊断方法之一，包括骨髓细胞涂片分类和骨髓活检。

（四）病因相关检查

主要是根据病人的不同情况选择病因相关的检查项目，包括原发病诊断的相关检查、造血原料水平测定等。

四、治疗原则

（一）病因治疗

积极寻找并去除病因是治疗贫血的首要原则。

（二）药物治疗

如缺铁性贫血的铁剂补充；叶酸、维生素 B_{12} 治疗巨幼细胞贫血；雄激素、抗淋巴细胞球蛋白、环孢素治疗再生障碍性贫血；糖皮质激素治疗自身免疫性溶血性贫血；促红细胞生成素

可纠正肾性贫血，常与血液透析同时应用等。

（三）对症和支持治疗

进食高蛋白质、高维生素等易消化食物。根据病人具体情况输注全血或选择红细胞成分输血。

（四）其他

高遗传性球形细胞增多症、脾功能亢进以及自身免疫性溶血性贫血病人可行脾切除术治疗，重型再生障碍性贫血、重型珠蛋白生成障碍性贫血和骨髓增生异常综合征病人可进行骨髓移植。

拓展与扩充

自动血细胞分析仪可获得血红蛋白、红细胞数、红细胞平均体积、红细胞平均血红蛋白含量等参数，根据血细胞信号的获取方式不同，其原理可以归纳为5种：光电式、电容式、电阻式、离心式和激光散射式。

（汪羚利　董　菲）

第三节　白血病

白血病是造血系统恶性肿瘤，俗称"血癌"，是国内十大高发恶性肿瘤之一，表现为造血系统中某一类型的白血病细胞在骨髓或其他造血组织中发生的恶性增生，并浸润体内各脏器、组织，导致正常造血细胞生成受抑制，产生各种症状，以发热、出血、贫血、肝大、脾大为特点。经积极治疗，大部分病人可缓解，但仅部分病人可长期存活甚至治愈。我国白血病年发病率约2.76/10万，多见于儿童及青壮年。小儿的恶性肿瘤中以白血病的发病率最高。据调查，我国<10岁小儿白血病的发病率为2.28/10万。

一、病因与发病机制

人类白血病的确切病因至今未明。许多因素被认为和白血病发生有关。

（一）病毒

人类白血病的病毒病因研究已有数十年历史，目前比较肯定的是成人T细胞白血病由病毒（HTLV-1）引起，其他类型白血病尚无法证实其病毒因素。

（二）电离辐射

电离辐射包括X射线、γ射线、电离辐射等，其致白血病作用与放射剂量大小、照射部位有关，一次大剂量或多次小剂量照射均有致白血病作用。

（三）化学物质

苯致白血病作用比较肯定。其他含苯有机溶剂和某些药物如烷化剂、氯霉素等也可诱发白血病。

（四）遗传因素

某些白血病发病与遗传因素有关，家族性白血病约占白血病的7‰。

二、分类

（一）根据白血病细胞的成熟程度和自然病程分类

1. 急性白血病（acute leukemia，AL）　以原始细胞及早期幼稚细胞为主，病情发展迅速，

病程仅几个月。

2. 慢性白血病（chronic leukemia，CL）多为晚期幼稚细胞和成熟细胞，病情发展缓慢，病程为数年。

（二）根据主要受累的细胞系列分类

1. 急性白血病　其分类分型对指导治疗、判断预后和研究病因非常重要。

（1）FAB 分类法：1976 年，法、美、英三国协作组（简称 FAB）提出的划分各型白血病的标准，分为急性髓细胞白血病（acute myeloblastic leukemia，AML）及急性淋巴细胞白血病（acute lymphocytic leukemia，ALL）两大类。AML 又分为 M0～M7 共 8 个亚型，ALL 又分为 L1～L3 共 3 个亚型。

（2）MICM 分型：2001 年世界卫生组织（简称 WHO）又提出结合形态学（morphology）、免疫学（immunology）、细胞遗传学（cytogenetics）及分子生物学（molecular biology）检查的 MICM 分型。MICM 分型将 AML 分为四大类：伴有重现性遗传学异常的 AML、伴有发育不良的 AML、治疗相关的 AML 和其他 AML。

2. 慢性白血病　主要指慢性髓细胞白血病（chronic myelocytic leukemia，CML）。

3. 少见类型白血病　如毛细胞白血病、幼淋巴细胞白血病等。

三、急性白血病

（一）临床表现

1. 起病　起病急骤，部分老年人可以缓慢起病。常见的首发症状包括：进行性加重的贫血、显著的出血倾向、发热或感染以及骨关节疼痛等。

2. 发热　发热是急性白血病最常见的症状之一。发热的主要原因是感染，以呼吸道感染和消化道感染常见，严重者还可发生败血症、脓毒血症等，严重感染是白血病的主要死亡原因之一。

3. 出血　出血亦是急性白血病的常见症状，出血部位可遍及全身，皮肤黏膜、内脏均可发生出血。

4. 贫血　早期即可出现，表现为乏力、面色苍白、心悸、气促，活动后加重。少数病例可在确诊前数月或数年先出现难治性贫血，以后再发展成急性白血病。

5. 白血病细胞浸润体征

（1）肝、脾和淋巴结肿大。

（2）神经系统：白血病可发生在疾病的各个时期，部分高危病人早期就出现中枢神经系统白血病浸润，但最常发生在 ALL 病人治疗后缓解期。

（3）骨与关节：白血病的重要症状之一，ALL 多见。胸骨下段压痛是急性白血病的重要体征。

（4）皮肤：可有特异性和非特异性皮肤损伤两种，前者表现为斑丘疹、脓疱、肿块、结节、红皮病、剥脱性皮炎等，多见于成人急性单核细胞白血病；后者则多表现为皮肤瘀斑、斑点等。

（5）口腔：齿龈肿胀、出血多见于 AML-M5，严重者整个齿龈可极度增生，肿胀如海绵样、表面破溃易出血。

（6）心脏：大多数表现为心肌白血病细胞浸润，心外膜出血，心包积液等。

（7）肾：白血病有肾病者高达 40% 以上。

（8）胃肠系统：表现为恶心、呕吐、食欲减退、腹胀、腹泻等。

（9）肺及胸膜：主要浸润肺泡壁和肺间隙，也可浸润支气管、胸膜、血管壁等。

（10）其他：子宫、卵巢、睾丸、前列腺等均可被白细胞浸润。女性病人常有阴道出血和

月经周期紊乱，男性病人可有性欲减退。

（二）辅助检查

1. 血常规检查　大多数病人白细胞数量增多，也可以正常或减少，分类检查可见数目不等的原始或幼稚细胞，红细胞/血红蛋白和血小板减少常见。有时血象无明显异常。

2. 骨髓检查　是诊断急性白血病的主要依据。WHO 标准原始细胞比例≥20% 以上即可诊断。Auer 小体仅见于 AML，有独立诊断意义（图 8-1，图 8-2）。

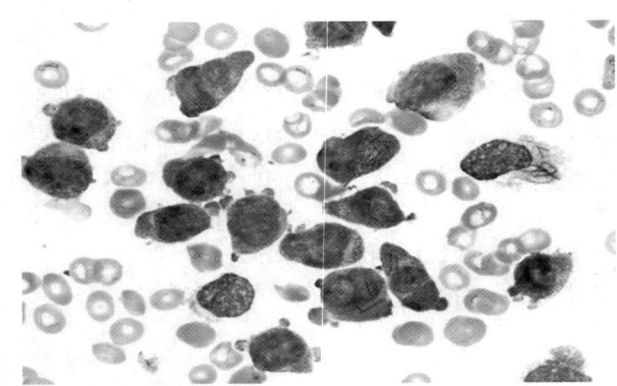

图 8-1　急性髓细胞白血病（内可见 Auer 小体）　　图 8-2　急性淋巴细胞白血病骨髓象

3. 细胞化学染色　主要用于急淋、急粒及急单白血病的诊断与鉴别诊断。常用方法有过氧化物酶染色、糖原染色、非特异性酯酶及中性粒细胞碱性磷酸酶测定等。

4. 免疫学检查　根据白血病细胞表达的系列相关抗原，确定其系列来源，不但可以分类 AML 和 ALL，还可以分类 T 细胞和 B 细胞，以及双克隆、双系列或混合细胞来源，通常应用流式细胞仪来完成。

5. 遗传学检查　白血病常伴有特异的染色体和基因改变，这是 AML 危险分层的主要依据，目前有 G 显带技术和免疫荧光技术。

6. 生化改变　血清尿酸、乳酸脱氢酶升高等。

7. 脑脊液检查　出现中枢神经系统白血病时脑脊液压力升高，白细胞数增加，蛋白质增多，糖定量减少。脑脊液涂片可找到幼稚细胞。

（三）诊断要点

根据病人的临床症状、体征、血象、骨髓象特点，急性白血病一般不难诊断，结合细胞化学、免疫学遗传学等能够比较准确分类。关键是按预后因素进行危险分层治疗。急性白血病需注意与再生障碍性贫血、骨髓增生异常综合征、巨幼细胞贫血、急性粒细胞缺乏症恢复期及某些感染、实体瘤引起的白细胞异常如类白血病等相鉴别。

（四）治疗原则

应根据病人的 MICM 结果及临床特点，进行预后危险分层，设计最优治疗方案。

1. 一般治疗

（1）处理高白细胞血症：白细胞 $>100×10^9/L$，应考虑进行白细胞分离术，清除过高的白细胞，防止白细胞瘀滞。同时给予化疗药物和水化处理，碱化尿液，预防高尿酸血症、酸中毒、电解质紊乱、凝血异常等并发症。

（2）防治感染：急性白血病病人常有中性粒细胞减少，特别在化疗、放疗后粒细胞缺乏将持续较长时间，容易发生感染。在此期间病人住进消毒隔离病房或净化病房可有效减少感染机会。G-CSF 的使用可以缩短粒细胞缺乏时间。如有发热感染，应做相应病原学检查并积极抗

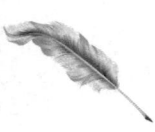

感染治疗。

（3）输血支持：对于有贫血、出血表现者，血红蛋白和血小板明显减少的应给予相应的成分输血支持。

（4）防治尿酸性肾病：化疗期间白细胞的大量破坏，可使血清中尿酸水平明显升高，尿酸结晶的析出积聚于肾小管，可导致病人出现少尿甚至急性肾功能不全。因此，应嘱病人多饮水或通过静脉补液等，保证足够尿量，并应碱化尿液和同时口服别嘌醇抑制尿酸形成。

（5）维持营养：白血病是严重消耗性疾病，给病人高蛋白质、高热量、易消化食物，必要时经静脉补充营养，同时维持水、电解质平衡。

2. 抗白血病治疗　抗白血病治疗分为三期：诱导缓解期治疗、巩固期治疗和维持期治疗。

（1）联合化疗：贯穿治疗的始终，是急性白血病治疗的核心。设计化疗方案时，应考虑周期特异性与周期非特异性药物联合应用，选择周期特异性药物时，应选用不同时相的药物配伍。

（2）诱导分化治疗：治疗急性早幼粒细胞白血病应用全反式维A酸（ATRA）诱导细胞分化，治疗有效率达90%以上，砷剂的使用具有类似作用，并且对维A酸耐药的也有效，体外研究具有促进白血病细胞凋亡作用。两者联合应用疗效更佳。

（3）基因靶向治疗：治疗成人ALL部分病人伴PH染色体或 *bcr/abl* 融合基因。此类病人化疗同时联合伊马替尼或达沙替尼抑制 *bcr/abl* 融合基因产生酪氨酸激酶活性，治疗缓解率明显提高。

（4）造血干细胞移植：仍然是治愈白血病的最有效手段。其原理是指采用全身照射、化疗和免疫抑制预处理后，将正常供体或自体的造血细胞经血管输注给病人，重建其正常的造血和免疫功能。年龄≤55岁，治疗取得缓解并行早期强化治疗后HLA相合供体者可行异基因造血干细胞移植，以期达到根治。

拓展与扩充

流式细胞仪（flow cytometer）是对细胞进行自动分析和分选的装置。它可以快速测量、存贮、显示悬浮在液体中的分散细胞的一系列重要的生物物理、生物化学方面的特征参量，并可以根据预选的参量范围把指定的细胞亚群从中分选出来。

免疫荧光技术（immunofluorescence technique）又称荧光抗体技术，是标记免疫技术中发展最早的一种。它是在免疫学、生物化学和显微镜技术的基础上建立起来的一项技术。很早以来就有一些学者试图将抗体分子与一些示踪物质结合，利用抗原抗体反应进行组织或细胞内抗原物质的定位。

血细胞分离仪通过离心原理，将全血分离成主要成分：红细胞、白细胞、血小板以及血浆。自供者或病人体内抽取全血，加入抗凝剂，泵入管路组件，通过离心，物理性将血液成分分离，然后系统收集特异性血液成分，将剩余成分回输到供者或病人体内。

（汪羚利　董　菲）

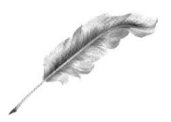

第四节 淋巴瘤

淋巴瘤（lymphoma）起源于淋巴结和淋巴组织，其发生大多与免疫应答过程中淋巴细胞增殖分化产生的某种免疫细胞恶变有关，是免疫系统的恶性肿瘤。淋巴瘤可发生于身体的任何部位，通常以实体瘤形式生长于淋巴组织丰富的组织器官中，其中以淋巴结、扁桃体、脾及骨髓等部位最易受累。原发部位可在淋巴结，也可在结外的淋巴组织。临床上以无痛性进行性淋巴结肿大和局部肿块为特征，同时可有相应器官受压迫或浸润受损症状。组织病理学上将淋巴瘤分为霍奇金淋巴瘤（Hodgkin disease，HD）和非霍奇金淋巴瘤（non Hodgkin lymphoma，NHL）两大类，两者在流行病学、病理特点和临床表现等方面有明显差异。我国以非霍奇金淋巴瘤多见，男性发病率高于女性，以 20~40 岁多见，死亡率居恶性肿瘤死亡的第 11~13 位。

一、病因与发病机制

淋巴瘤的病因与发病机制尚不清楚，可能与病毒感染及免疫缺陷等因素有关。此外，宿主的免疫功能也与淋巴瘤的发病有关；幽门螺杆菌可能与胃黏膜相关淋巴组织淋巴瘤有关。

二、发病机制与病理生理

淋巴瘤典型的淋巴结病理学特征为正常滤泡性结构、被膜周围组织、被膜及被膜下窦由大量异常淋巴细胞或组织细胞所破坏。①霍奇金淋巴瘤：分为结节性淋巴细胞为主型和经典型（富于淋巴细胞型、结节硬化型、混合细胞型及淋巴细胞削减型）。②非霍奇金淋巴瘤：病理分型较复杂，2016 年 WHO 将其分为前体淋巴细胞肿瘤、成熟 T 细胞和 NK 细胞肿瘤、成熟 B 细胞肿瘤，各自又包括诸多亚型，不同的病理分型对病人预后及治疗策略影响较大。

三、临床表现

HD 多见于青年，儿童少见。NHL 可见于各年龄组，随年龄的增长而发病增多。临床表现因病理类型、分期及侵犯部位不同而错综复杂。

（一）淋巴结肿大

多以无痛性、进行性的颈部或锁骨上淋巴结肿大为首发症状，其次是腋下、腹股沟等处的淋巴结肿大，以 HD 多见。肿大的淋巴结可以活动，可相互粘连，融合团块，触诊有软骨样的感觉。深部淋巴结肿大可引起压迫症状。

（二）发热

热型多不规则，可呈持续高热，也可间歇低热，30%~40% 的 HD 病人以原因不明的持续发热为首发症状，少数 HD 病人中出现周期热。但 NHL 一般在病变较广泛时才发热，且多为高热，热退时大汗淋漓可为本病特征之一。

（三）皮肤瘙痒

HD 较特异的表现，也可为 HD 唯一的全身症状。局灶性瘙痒发生于病变部淋巴引流的区域，全身瘙痒大多发生于纵隔或腹部有病变的病人。多见于年轻病人，特别是女性。

（四）组织器官受累

NHL 远处扩散及结外侵犯较 HD 常见，肝受累可引起肝大和肝区疼痛，少数可发生黄疸，胃肠道损伤可出现食欲减退、腹痛、腹泻、肿块、肠梗阻和出血。肾损伤表现为肾肿大、高血压、肾功能不全及肾病综合征。中枢神经系统病变多以累及脑膜及脊髓为主。脊髓损伤以胸椎及腰椎最常见。骨髓受累，部分 NHL 在晚期会发展为急性淋巴细胞白血病。还可见肺实质浸

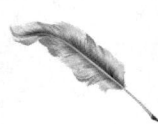

润，胸腔积液，口、鼻咽部等处受累。

四、辅助检查

（一）血象与骨髓象

HD 血象变化较早，常有轻或中度贫血，少数白细胞轻度或明显增加，中性粒细胞增多，约 20% 病人嗜酸性粒细胞升高。骨髓浸润广泛或有脾功能亢进时，全血细胞下降。骨髓象多为非特异性，若能找到里斯（R-S）细胞则有助于诊断。NHL 白细胞多正常，伴淋巴细胞绝对或相对增多。

（二）其他检查

淋巴结活检、胸部超声或 CT 等。HD 活动期有红细胞沉降率增快、血清乳酸脱氢酶升高，提示预后不良；骨骼受累时血清碱性磷酸酶活力或血钙增加。NHL 可并发溶血性贫血，抗人球蛋白试验阳性。

五、分期

多采用 Ann Arbor 会议推荐的临床分期法。各期又可分为：全身无症状者为 A 组；有发热（38℃以上，连续 3 天，且除外感染原因）、盗汗、体重减轻（6 个月减轻 10% 以上）等全身症状为 B 组。

六、治疗原则

以化疗为主的化疗、放疗结合的综合治疗是淋巴瘤治疗的基本策略。

（一）化学治疗

HD Ⅲ、Ⅳ期和低度恶性 NHL Ⅲ、Ⅳ期以及中高度恶性 NHL 即使临床分期 Ⅰ、Ⅱ 期病人均以化疗为主，必要时局部放疗。

（二）放射治疗

放射治疗有扩大照射及全身淋巴结照射两种。扩大照射主要用于 HD ⅠA 和 ⅡA 病人，疗效较好。NHL 对放射治疗敏感但易复发，但若原发病灶在扁桃体、鼻咽部或为原发于骨骼的组织细胞型 NHL，局部放疗后可以获得较为满意的长期缓解。

（三）生物治疗

CD20 阳性的 B 细胞淋巴瘤均可用 CD20 单抗（利妥昔单抗）治疗，CD20 单抗联合传统的 CHOP 化疗组成 R-CHOP 方案治疗惰性和侵袭性 B 细胞淋巴瘤，可提高完全缓解率和延长无病生存期。目前，包括 Car-T 细胞治疗在内的多种免疫治疗也不断进入临床探索阶段。

（四）骨髓或造血干细胞移植

对 55 岁以下、重要脏器功能正常的病人，如缓解期短、难治易复发的侵袭性淋巴瘤，经过 4 个疗程 CHOP 方案使淋巴结缩小超过 3/4 者，可考虑全淋巴结放疗及大剂量联合化疗后进行自身骨髓（或外周血造血干细胞）或异基因移植，以期获得长期缓解和无病生存。

七、预后

一般而言，HD 的预后明显优于 NHL。HD 已成为化疗可治愈的肿瘤之一。低度恶性 NHL 病变相对缓和，存活期较长，中高度恶性 NHL 在现代治疗中已取得较显著疗效。

> **拓展与扩充**
>
> 嵌合抗原受体T细胞免疫疗法（chimeric antigen receptor T-Cell immunotherapy CAR-T）：利用嵌合抗原受体（CARs）对T细胞进行修饰，增加T细胞对癌细胞的免疫清除作用，达到治疗癌症的目的。

（高锦洁　董　菲）

第五节　多发性骨髓瘤

多发性骨髓瘤（multiple myeloma，MM）是浆细胞恶性增殖性疾病，其特征为骨髓中克隆性浆细胞异常增生，导致相关器官或组织损伤。常见临床表现为骨痛、贫血、肾功能损伤、血钙增高和感染等。随着我国老龄人口的逐年增加，其发病率也逐年升高，现已达到2/10万左右，低于西方国家（约5/10万）。此病多发于中、老年人，男性多于女性，目前仍无法治愈。

一、发病机制

遗传、电离辐射、化学物质、病毒感染、抗原刺激等可能与骨髓瘤的发病有关。尽管发病机制尚不清楚，但对MM分子机制的研究显示，MM是一种由复杂的基因组改变和表观遗传学异常所驱动的恶性肿瘤。遗传学的不稳定性是其主要特征。

二、临床表现

1. 骨骼损伤　骨痛为主要症状，活动或扭伤后剧痛者有病理性骨折的可能。
2. 贫血　贫血为本病的另一常见表现，发生缓慢，与骨髓瘤细胞浸润抑制造血、肾功能不全等有关。
3. 肾功能损伤　可发生急性或慢性肾损伤。
4. 高钙血症　主要由广泛的溶骨性改变和肾功能不全所致。
5. 其他临床表现　感染、高黏滞综合征、出血、神经系统损伤、髓外浸润等。

三、辅助检查

1. 血常规检查　多为正常细胞正色素性贫血。
2. 骨髓检查　骨髓瘤细胞大小形态不一，成堆出现，核内可见4个核仁，并可见双核或多核浆细胞（图8-3）。
3. 血M蛋白鉴定　血清中出现M蛋白是本病的突出特点。血清蛋白电泳可见一染色浓而密集、单峰突起的M蛋白，正常免疫球蛋白减少。
4. 尿液检查　约半数病人尿中出现本周蛋白（Bence-Jones protein）。本周蛋白即从病人的肾排出的轻链，或为k链，或为λ链。
5. 血液检查　血钙、磷、碱性磷酸酶测定因骨质破坏，出现高钙血症。约95%病人血清

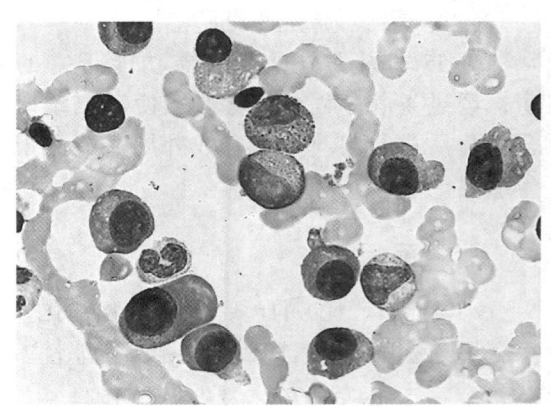

图8-3　多发性骨髓瘤骨髓象

总蛋白超过正常，球蛋白增多，白蛋白减少与预后密切相关。C 反应蛋白（CRP）和血清乳酸脱氢酶（LDH）可反映疾病的严重程度。伴肾功能减退时肌酐（Cr）和尿素氮（BUN）可以升高。

6. 细胞学 荧光原位杂交（FISH）可发现 90% 以上 MM 病人存在细胞遗传学异常。

7. 影像学改变 溶骨改变、骨质疏松、病理性骨折。

四、诊断标准

有症状骨髓瘤（活动性骨髓瘤）需满足第 1 条及第 2 条，加上第 3 中任何 1 项。

1. 骨髓单克隆浆细胞比例≥10% 和（或）组织活检证明有浆细胞瘤。
2. 血清和（或）尿出现单克隆 M 蛋白。
3. 骨髓瘤引起的相关表现。

（1）靶器官损害表现（CRAB）：①［C］校正血清钙＞2.75 mmol/L；②［R］肾功能损伤；③［A］贫血；④［B］溶骨性破坏。

（2）无靶器官损伤表现但出现以下 1 项或多项指标异常：①［S］骨髓单克隆浆细胞比例≥60%；②［Li］受累/非受累血清游离轻链比≥100；③［M］MR 检查出现＞1 处 5 mm 以上局灶性骨质破坏。

五、治疗原则

对有症状的 MM 应采用系统治疗，包括诱导、巩固治疗（含干细胞移植）及维持治疗。无症状骨髓瘤暂不推荐治疗。

对于适合自体移植的病人，诱导治疗中避免使用干细胞毒性药物，避免使用烷化剂以及亚硝脲类药物。

（汪羚利　董　菲）

第六节　特发性血小板减少性紫癜

特发性血小板减少性紫癜（idiopathic thrombocytopenic purpura，ITP）是一组因血小板被免疫性因素破坏，导致外周血小板减少的出血性疾病。ITP 在血小板减少性紫癜中发病率最高。临床分为急性型和慢性型，前者多见于儿童，后者好发于 40 岁以下女性。男女发病比例约为 1∶4。

一、病因与发病机制

（一）病因

多数病人病因未明。急性病人发病前 1 周常有上呼吸道感染等诱发因素，如病毒、细菌感染或预防接种史。慢性 ITP 病人常起病隐匿、病因不清，但并发病毒或细菌感染时血小板减少和出血症状加重。

（二）发病机制

1. 体液免疫和细胞免疫介导的血小板过度破坏。将 ITP 病人血浆输给健康受试者可造成后者一过性血小板减少。50%～70% 的 ITP 病人血浆和血小板表面可检测到血小板膜糖蛋白特异性自身抗体。自身抗体致敏的血小板被单核巨噬细胞系统过度破坏。另外，ITP 病人体内的细胞毒 T 细胞可直接破坏血小板。

2. 体液免疫和细胞免疫介导的巨核细胞数量和质量异常，血小板生成不足。自身抗体还

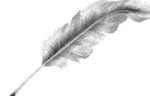

可损伤巨核细胞或抑制巨核细胞释放血小板，造成ITP病人血小板生成不足。另外，CD_8^+细胞毒T细胞可通过抑制巨核细胞凋亡，使血小板生成障碍。血小板生成不足是ITP发病的另一项重要机制。

二、临床表现

临床上常根据病人的病程将ITP划分为急性型和慢性型，病程在6个月以内者称为急性型，在6个月以上者称为慢性型，有些急性型ITP可能转为慢性型。

急性ITP一般起病急骤，出现全身性皮肤、黏膜出血表现。起病时常首先出现肢体皮肤瘀斑，病情严重者部分瘀斑可融合成片或形成血疱。口腔黏膜也常发生出血或血疱，也常出现牙龈和鼻腔黏膜出血。少数病人有消化道和泌尿道出血或视网膜出血。轻型病例一般仅见皮肤散在瘀点和瘀斑。急性ITP多见于儿童，有自限性，80%~90%的病人在病后半年内恢复，其中多数在3周内好转，少数病人病程迁延而转为慢性型ITP。

慢性型ITP约1/3病人在诊断时血小板计数大于$30\times10^9/L$，无任何症状，一般起病缓慢或隐袭，常表现为不同程度的皮肤与黏膜出血。出血症状常呈持续性或反复发作，皮肤紫癜及瘀斑可发生于全身任何部位，以四肢远端多见，尤其在抓皮肤或外伤后易于出现皮肤紫癜和瘀斑，黏膜出血程度不一，以口腔黏膜、牙龈、鼻黏膜出血和女性月经过多为多见，也可出现血尿或消化道出血。ITP病人除出血症状和体征外常缺乏其他体征，一般无脾大。慢性型病人有（不足3%）轻度脾大。

三、辅助检查

（一）血小板异常

血小板计数减少；血小板平均体积偏大；出血时间延长，血块收缩不良。90%以上的病人血小板生存时间明显缩短，血小板的功能一般正常。50%~70%的病人血小板膜糖蛋白特异性自身抗体阳性。

（二）骨髓象

急性型骨髓巨核细胞数量轻度增加或正常，慢性型骨髓象中巨核细胞显著增加；巨核细胞发育成熟障碍，未成熟型巨核细胞增加；有血小板形成的巨核细胞显著减少（<30%）；红系及粒、单核系正常（图8-4）。

四、诊断要点

ITP的主要诊断依据是：多次化验血小板数$<100\times10^9/L$，血细胞形态无异常。脾一般不大；骨髓检查巨核细胞数增多或正常，有成熟

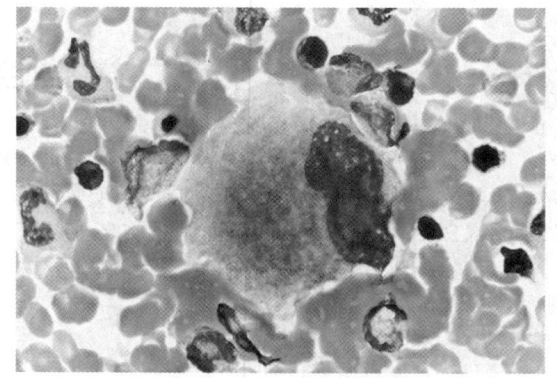

图8-4 ITP骨髓象，可见未成熟型巨核细胞

障碍；能排除其他继发性血小板减少症，如假性血小板减少、先天性血小板减少、自身免疫性疾病、甲状腺疾病、药物性血小板减少、同种免疫性血小板减少、淋巴系统增殖性疾病、骨髓增生异常（再生障碍性贫血和骨髓增生异常综合征等）、恶性血液病、慢性肝病、脾功能亢进、血小板消耗性减少、妊娠血小板减少以及感染等导致的继发性血小板减少。

五、治疗原则

发病时病人血小板计数在$(30~50)\times10^9/L$以上时，一般不会有出血危险性，可以不治疗，仅给予观察和随诊；如果发病时病人血小板计数严重减少（$<30\times10^9 L$）并伴明显出血，

则需紧急和适当处理。

1. 糖皮质激素 是初始治疗 ITP 的首选药物，可选择泼尼松或地塞米松。
2. 免疫球蛋白 静脉输注大剂量丙种球蛋白（IVIG）可作为泼尼松（强的松）或脾切除无效，或脾切除术后复发，严重出血紧急治疗的措施。
3. 其他免疫抑制剂 慢性 ITP 经糖皮质激素或脾切除后疗效不佳者、或不宜使用糖皮质激素而又不适于脾切除的病人，可给免疫抑制剂治疗。常用药物有长春新碱、环磷酰胺、硫唑嘌呤和环孢素 A。
4. 达那唑（danazol） 与皮质激素合用有协同作用，对某些难治病例也可能起效。
5. 脾切除 有效率为 70%~90%。适应证：正规糖皮质激素治疗无效，病程迁延 3~6 个月；糖皮质激素维持量需大于 30 mg/d；有糖皮质激素使用禁忌证。
6. 输注血小板 适用于血小板低于 20×10^9/L 者；出血严重、广泛者；疑有或已发生颅内出血者；近期将实施手术或分娩者。输入的血小板有效作用时间为 1~3 天，为达到止血效果要时可 3 天输注 1 次。
7. 利妥昔单抗（抗 CD20 单抗、美罗华） 有报道对难治性 ITP 的有效率为 52%，作用机制是抑制生成抗血小板自身抗体的异常 B 淋巴细胞。
8. 促血小板生成素（TPO） 主要应用于难治性 ITP；多数病人近期疗效好，但是部分学者认为可能产生 TPO 抗体。
9. 其他药物 促血小板生成素受体激动剂如艾曲波帕，治疗顽固性慢性 ITP 病人取得较好效果。

> **"临床医学 +X" 病例拓展**
>
> 女性病人，25 岁，因"发现双下肢出血点 3 天"就诊入院。3 天前，病人无意中发现双下肢出血点，就诊于社区医院，查血常规：WBC 8.0×10^9/L，Hb 122 g/，PLT 13×10^9/L。病人无任何不适症状，食欲睡眠好，体重无减轻，大小便正常。既往体健，月经规律，无毒物线接触史，无特殊用药史，无烟酒嗜好，无输血史，无肝炎病史。无出血性疾病家族史。
>
> 体格检查：除出血的体征外，无其他阳性发现。
>
> 拟诊：原发免疫性血小板减少症。进行下述检查：血常规：WBC 8.3×10^9/L，Hb120 g/L，PLT 7×10^9/L。外周血涂片：白细胞比值及细胞形态正常，红细胞及血小板形态正常，未见特殊病理细胞。风湿系列的 ENA 系列、抗核抗体（ANA）、anti-dsDNA 均为阴性。肝肾功能正常。乙肝五项及丙肝抗体均为阴性。骨穿报告：全片巨核细胞 325 个，分类 25 个。其中幼稚巨核细胞 4 个，成熟不产血小板巨核细胞 21 个，血小板少见。骨髓穿刺考虑：符合原发免疫性血小板减少症表现。腹部 B 超：肝、胆、胰、脾、肾未见异常。
>
> 后续转归：虽然血小板计数低于 10×10^9/L，但出血症状不重，仅有双下肢散在的出血点，其余皮肤黏膜未见出血情况，所以暂未输注血小板。在明确诊断后，应用大剂量地塞米松（地塞米松 40 mg/d，连用 4 天），住院第 3 天病人血小板升至 56×10^9/L，住院第 7 天病人血小板升至 253×10^9/L，完全好转出院。

（高锦洁 董 菲）

第九章

内分泌和代谢疾病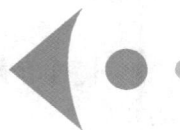

第一节 概 述

内分泌学是生物学和医学中的一门重要学科。人体为了适应不断变化的内外环境，保持机体内环境的相对稳定，必须依赖内分泌系统、神经系统和免疫系统的共同调节，构成一个调控生物整体功能的系统。这一总的调控系统保持机体稳定、脏器功能协调、对环境变化的适应，完成代谢、生长、发育、生殖、运动、思维等功能，维持人体的心身健康。

一、内分泌的基本概念

内分泌系统是由内分泌腺和分布在各组织的激素分泌细胞（或细胞团）以及它们所分泌的激素组成。

（一）激素及其分泌方式

经典的内分泌激素是指细胞分泌的微量活性物质，由血液运输至远处组织并通过受体发挥调节作用的化学物质。随着医学的不断发展，激素的范围业已扩展到具有局部调节作用的旁分泌活性物质和具有细胞自身调节作用的自分泌物质。分子结构清楚者称为激素，结构尚不明确者称为因子。激素的分泌方式包括以下几种。

1. 内分泌　分泌的激素先进入毛细血管，再经腺体静脉进入体循环，随着血液分布于机体各组织器官中，与靶细胞的特异性受体结合后发挥调节作用。

2. 旁分泌　即在激素产生的局部发挥作用，一般不进入血液。例如睾酮可以分泌进入血液，也可以作用在睾丸局部控制精子形成。

3. 自分泌　激素作用于分泌它的自身细胞，是细胞自我调节的重要方式之一。例如胰岛β细胞分泌的胰岛素可以抑制同一β细胞的胰岛素分泌。

4. 其他　例如胞内分泌、神经分泌、邻分泌、腔分泌、双重分泌等多种激素分泌方式。

（二）内分泌腺和激素分泌细胞

1. 内分泌腺　传统的内分泌腺体主要包括下丘脑、腺垂体（垂体前叶）、神经垂体（垂体后叶）、甲状腺、甲状旁腺、肾上腺、性腺、内分泌胰腺（胰岛和胰岛外的激素分泌细胞）等。

2. 激素分泌细胞　近年来发现大量的非内分泌组织的细胞也可以具有激素和（或）细胞因子的合成和分泌功能，例如心房肌细胞、脂肪细胞、血管内皮细胞、成纤维细胞等。

二、内分泌激素的调节模式

内分泌激素主要分为肽类和蛋白质类激素、氨基酸类激素、胺类激素、类固醇激素等。内分泌激素的调节模式包括：

（一）反馈调节

反馈环将那些相互分开的器官连接成为一个整体。特别是下丘脑 - 垂体 - 靶腺轴（具体分泌激素和其作用器官见表 9-1），存在相互依赖、相互制约的关系。这种关系即反馈调节，包括负反馈调节和正向调节。

表 9-1 下丘脑 - 垂体 - 靶腺轴所分泌的激素

下丘脑激素	垂体激素	靶腺（器官）	靶腺激素
生长激素释放激素（GHRH）	生长激素（GH）	肝	胰岛素样生长因子（IGF-1）
促肾上腺皮质激素释放激素（CRH）	促肾上腺皮质激素（ACTH）	肾上腺皮质	皮质醇
促甲状腺激素释放激素（TRH）	促甲状腺激素（TSH）	甲状腺	甲状腺激素
促性腺激素释放激素（GnRH）	黄体生成素（LH） 卵泡刺激素（FSH）	性腺 （睾丸、卵巢）	睾酮（T） 雌二醇（E_2）、孕酮（P）
生长抑素（SS）	生长激素		
多巴胺（DA）	催乳素（PRL）	乳腺、性腺	

1. **负反馈调节** 血中的靶腺激素浓度升高时，抑制相应的下丘脑 - 垂体激素分泌，于是靶腺激素浓度降到正常；反之，血中的靶腺激素浓度降低时，下丘脑 - 垂体相应激素的分泌增加，使血中靶腺激素浓度升至正常。

2. **正向调节** 下丘脑的促激素释放激素因子使垂体的促激素分泌，作用于靶腺引起靶腺激素分泌增加。

（二）综合代偿反应

许多生理反应需要多种不同类型的细胞和器官协同参与。这种反应需要某一激素作用在不同部分和引起多种反应，由此产生整体效应。在这种反应中某一激素要调节其他激素的合成和作用，神经系统也被整合进这种全身反应中，这种综合反应包括应激、饥饿、生殖活动等。

（三）周期和节律

神经系统节律存在于反馈环中并与激素反应协同出现，许多垂体激素呈脉冲式分泌，长节律与脉冲式节律相叠加。血中激素浓度的变化周期自数分钟、数小时、数天至数周、数月不等。还有一些激素可出现昼夜节律的变化，而在生长发育的不同阶段也可以出现不同的变化。因此，测定激素水平必须考虑处于周期和节律的哪个阶段。

三、内分泌疾病的分类

内分泌疾病通常根据腺体的功能分类，即功能低下型和功能亢进型；根据其病变发生部位在下丘脑、垂体、还是靶腺，分为原发性（靶腺）或继发性（下丘脑、垂体）。内分泌疾病分类和举例见表 9-2。

表 9-2 内分泌疾病的分类及举例

内分泌腺	激素过量	激素缺乏	激素高敏	激素抵抗	非功能性内分泌肿瘤
下丘脑和垂体后叶	抗利尿激素分泌失调综合征	中枢性尿崩症	家族性肢端肥大症	神经源性尿崩症	颅咽管瘤
垂体前叶	泌乳素瘤 肢端肥大症 库欣病	垂体功能低下		ACTH 受体缺陷	垂体腺瘤

续表

内分泌腺	激素过量	激素缺乏	激素高敏	激素抵抗	非功能性内分泌肿瘤
肾上腺皮质	原发性醛固酮增多症 库欣综合征	Adisson病 先天性肾上腺皮质增生症	Liddle综合征	糖皮质激素抵抗	肾上腺皮质癌（通常为功能性）
肾上腺髓质	嗜铬细胞瘤				
卵巢	多囊卵巢综合征	Turner综合征			卵巢癌
睾丸	间质细胞瘤	Klinefelter综合征		5α还原酶缺陷	
甲状腺	Graves病 亚急性甲状腺炎	桥本氏甲状腺炎		甲状腺激素抵抗	分化癌 髓质癌 淋巴瘤
甲状旁腺	甲状旁腺功能亢进症	甲状旁腺功能减退症		假性甲状旁腺功能减退症	
胰	胰岛素瘤 胰高糖素瘤	糖尿病		胰岛素抵抗综合征	
其他		骨软化症		维生素D抵抗性佝偻病	

（一）激素产生过多

1. 内分泌腺肿瘤 例如甲状腺腺瘤、甲状旁腺腺瘤、嗜铬细胞瘤、醛固酮瘤、胰岛素瘤等。这些肿瘤可以自主分泌激素，临床表现为该腺体功能亢进；也可以无分泌激素功能，临床上不会出现功能异常的表现。

2. 多发性内分泌腺瘤病 多个内分泌腺体出现肿瘤或者增生，产生过多的激素，肿瘤性质可以是良性或者恶性。

3. 伴瘤内分泌综合征 也称异位激素分泌综合征，分泌异位激素的肿瘤细胞多数起源于神经内分泌细胞。

4. 自身抗体的产生 例如甲状腺刺激性抗体刺激甲状腺细胞表面的TSH受体，引起甲状腺功能亢进。

5. 基因异常 由于基因的异常表达或者缺失，导致激素分泌异常。

6. 外源性激素过量摄入 例如糖皮质激素过量导致的医源性皮质醇增多症、甲状腺激素摄入过多导致的甲状腺毒症等。

（二）激素产生减少

1. 内分泌腺体的破坏 涉及多种病因，可包括自身免疫损伤（如1型糖尿病、桥本甲状腺炎等）、肿瘤压迫（垂体瘤压迫产生垂体前叶功能减退症等）、感染（病毒感染所致亚急性甲状腺炎等）、放射损伤（放射碘治疗所致甲状腺功能减退症等）、手术切除（甲状腺全切术后甲状腺功能减退症等）、缺血坏死（产后大出血导致的Sheean综合征等）。

2. 内分泌激素合成缺陷 多为遗传性疾病。

3. 内分泌腺以外的疾病 如肾病所致活性维生素D减少等。

（三）激素在靶腺组织抵抗

激素受体突变或者受体后信号传导系统障碍导致激素在靶组织不能实现生物学作用，例如

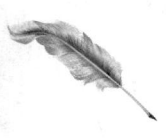

甲状腺激素受体基因突变所致甲状腺激素抵抗综合征等。

四、内分泌疾病的诊断

内分泌疾病分为临床型和亚临床型。临床型疾病有特异/非特异的临床表现和体征，实验室检查证据充足。亚临床型疾病缺乏明显的临床表现和体征，可能仅有轻度实验室检查异常，需要根据亚临床疾病的危害和预后决定治疗策略。

内分泌疾病的诊断通常包括功能诊断、病因诊断和定位诊断（解剖诊断）三个方面。为了更精准治疗疾病和评估预后，有时候还需要进行分型和分期。

（一）临床表现

详细的病史收集和体格检查是内分泌疾病诊断的基础，也是对一个内分泌腺或者一种内分泌功能做出判断的第一步。内分泌疾病相关的症状和体征多种多样，包括身材过高或矮小、肥胖与消瘦、多饮与多尿、高血压伴低钾血症、皮肤色素沉着与色素减退、多毛与毛发脱落、皮肤紫纹、痤疮、月经紊乱、溢乳、男性乳腺发育、骨痛与自发骨折等。部分内分泌疾病有其特殊的症状和体征，例如 Graves 眼病的浸润性突眼、Cushing 综合征的皮肤紫纹等。

（二）功能诊断

1. 激素相关的生化异常　生化异常是反应激素水平的间接证据。血液中某些电解质与某些激素之间有相互调节作用，例如甲状旁腺功能亢进症所致的高钙血症、原发性醛固酮增多症所致的低钾血症等。

2. 激素及其代谢产物的测定　血液中激素浓度水平是评估内分泌腺功能的直接证据。同时测定内分泌反馈轴中的上位激素（例如下丘脑-垂体激素）和靶腺激素对某些内分泌疾病的定位诊断很有帮助。部分激素需要限定特殊的采血时间，例如测定皮质醇节律。24 小时尿液的激素水平测定是内分泌腺功能的重要指标，例如 24 小时尿游离皮质醇浓度等。尿液中的激素代谢产物也可以反映体内相关激素水平，例如 24 小时尿香草基杏仁酸（VMA）可以反映血液儿茶酚胺水平。

 拓展与扩充

激素及其代谢产物的测定受到采集样本时间、姿势、状态、饮食和药物等多方面影响，需要注意避免由于上述问题导致的测定不准确，甚至需要多次测定才能更加精确。一些样本因为可以持续代谢、降解，需要在低温下分离血浆，尽快送检。

3. 激素的功能试验　根据激素生理调节机制进行的动态试验是内分泌功能的重要评估手段，主要包括兴奋试验和抑制试验。兴奋试验的目的是检测内分泌腺的激素储备量，抑制试验的目的是检测内分泌腺合成和释放激素的自主性。目前临床常用的功能试验见表 9-3。

表 9-3　内分泌疾病常用的功能试验

试验名称	检测指标	临床意义
兴奋试验		
TRH 兴奋试验	TSH	甲状腺功能亢进的功能诊断
GnRH 兴奋试验	LH，FSH	性腺功能低下的定位诊断（原发性、垂体性、下丘脑性定位诊断）

续表

试验名称	检测指标	临床意义
GHRH 刺激试验	GH	鉴别下丘脑性和垂体性生长激素缺乏、异位 GHRH 综合征的诊断
CRH 刺激试验	ACTH、血皮质醇	垂体前叶功能减退症、继发性垂体性肾上腺皮质功能减退症的诊断
ACTH 兴奋试验	血皮质醇	原发性肾上腺皮质功能减退症的诊断
TSH 兴奋试验	甲状腺 ^{131}I 扫描	自主功能亢进性甲状腺结节的诊断
低血糖激发试验	GH、皮质醇	生长激素缺乏、肾上腺皮质功能减退症的诊断
胰岛素释放试验	血糖、胰岛素（或 C 肽）	糖尿病分型
立卧位试验	血醛固酮	原发性醛固酮增多症分型的鉴别诊断
抑制试验		
葡萄糖抑制试验	GH	生长激素瘤的诊断
小剂量地塞米松抑制试验	血皮质醇、24 小时尿游离皮质醇	皮质醇增多症的诊断
大剂量地塞米松抑制试验	血皮质醇、24 小时尿游离皮质醇	Cushing 病和异位 ACTH 分泌综合征的鉴别
卡托普利抑制试验	血醛固酮	原发性醛固酮增多症的诊断
负荷试验		
生理盐水试验	血醛固酮	原发性醛固酮增多症的诊断
耐受试验		
口服葡萄糖耐量试验	血糖	糖尿病
禁水 - 垂体加压素试验	尿量、尿比重和（或）血、尿渗透压	中枢性尿崩症的诊断、完全性与部分性尿崩症的鉴别诊断
饥饿试验	血糖与胰岛素	胰岛素瘤的诊断

 拓展与扩充

有些试验所需的试剂，国内和国外临床上并不一定能够获取，仅局限于基础研究或者小样本量的测定，无法常规开展。兴奋试验和抑制试验也存在相应禁忌证，需要根据病人的临床表现和一般情况，以决定是否进行。

（三）定位诊断

确定某种激素分泌异常后，需要对内分泌腺进行形态定位和病变定性。

1. 影像学检查 X 线、CT、MRI、超声等可以显示垂体、甲状腺、甲状旁腺、肾上腺、性腺、胰等的形态学改变。PET-CT 可以发现原位肿瘤或者肿瘤转移情况等。

2. 放射性核素检查 内分泌腺体细胞摄取应用放射性核素标记后特定物质，用以评价相关腺体功能、肿瘤定位等。例如摄碘率、生长抑素显像、间碘苄胍显像等。

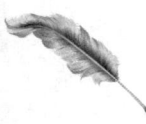

3. 穿刺细胞学检查或活检 可以获得组织标本，评价其良恶性。例如甲状腺结节细针穿刺细胞学检查，可以明确其良恶性。

4. 静脉插管分段采血测定激素水平 当临床症状提示有某种激素分泌过多，而其他定位检查不能进行精确的病变部位定位时，应该考虑此项技术，例如肾上腺静脉分段采血、岩下窦采血等。

（四）病因诊断

1. 自身抗体检测 通过测定血液中存在的相关自身抗体，可以确定疾病与自身免疫有关，这是病因学诊断的一部分，进一步指导临床治疗方案。例如检测促甲状腺激素受体抗体（TRAb）可以鉴别甲状腺毒症的病因；胰岛细胞抗体（ICA）、胰岛素自身抗体（IAA）、谷氨酸脱羧酶抗体（GAD）可以协助诊断 1 型糖尿病的病因。

2. 染色体检查 以性分化异常疾病为代表的内分泌部分先天性/遗传性疾病是由染色体异常所致，例如 Turner 综合征，染色体核型是 45，XO；Klinefelter 综合征则多了一个 X 染色体或嵌合染色体。

3. 分子生物学检查 明确受体基因突变所致的疾病，也用以明确内分泌肿瘤、代谢酶缺陷、激素不敏感综合征等疾病的分子病因。

4. 基因检查 例如 CYP21 基因突变可致先天性肾上腺皮质增生症。

5. 病理诊断 对病理组织利用分子病理学方法和免疫组化染色有助于激素成分的鉴定和激素分泌细胞的分类。体细胞突变所致的单基因遗传性疾病的突变鉴定则完全依赖于病变细胞的分子生物学分析。

五、内分泌疾病的治疗

（一）病因治疗

任何疾病都应该针对病因进行治疗。许多内分泌肿瘤的发生与一些原癌基因的激活或者肿瘤抑制基因的失活有关，可以针对病因采用基因治疗，利用基因工程合成的酶可以治疗代谢酶缺陷症。针对代谢性疾病的发病机制的对症治疗也是病因治疗的一种。例如苯丙酮尿症病人限制含有苯丙氨酸食物的摄入具有良好的防治效果；葡萄糖 -6- 磷酸脱氢酶缺陷者避免进食蚕豆，避免应用阿司匹林、对乙酰氨基酚等药物。

（二）功能亢进疾病的治疗

1. 手术治疗 激素分泌性肿瘤和增生性病变，可以应用手术切除导致功能亢进的肿瘤或者增生组织，达到彻底治愈。例如导致 Cushing 病的垂体 ACTH 瘤、嗜铬细胞瘤、甲状旁腺瘤等。

2. 药物治疗 目的是抑制或者阻滞激素的合成或者分泌。例如咪唑类和硫脲类药物可以抑制甲状腺激素的合成，用以治疗甲亢；生长抑素可以用于生长激素瘤、胰岛素瘤、胃泌素瘤的治疗；螺内酯可以治疗醛固酮增多症等。但是需要注意，药物治疗多数只能改善症状，对病因无根治作用。

3. 核素治疗 某些内分泌腺有浓聚某种化合物的功能，可用核素标记的该化合物达到治疗的目的。例如放射性 ^{131} 碘治疗 Graves 病。

4. 放射治疗 利用深度 X 线、直线回旋加速器、γ 刀等，破坏内分泌肿瘤或者增生组织，减少激素的合成。有些良性肿瘤，如生长激素瘤，在手术切除后也可以用放射治疗来根除残存的肿瘤组织。

5. 介入治疗 采用动脉栓塞的放射介入治疗肾上腺、甲状腺、甲状旁腺肿瘤，也有较好的疗效。

（三）功能减退疾病的治疗

1. **激素替代治疗** 对于病因不能根除的内分泌疾病，可以采用激素替代治疗，原则是"缺什么，补什么；缺多少，补多少"。激素替代的剂量可能需要根据体内、外环境的变化而增减，还应尽量模拟生理节律给药。例如肾上腺皮质功能减退者补充糖皮质激素；甲状腺功能减退者补充甲状腺激素。有些是直接补充激素产生的效应物质，例如甲状旁腺功能减退者补充钙和活性维生素 D。

2. **药物治疗** 利用化学药物刺激某种激素分泌或者增强某种激素的作用。例如磺脲类药物刺激胰岛素分泌治疗糖尿病。

3. **内分泌腺体、组织或细胞移植** 一些内分泌腺功能减退症可用同种器官、组织或细胞移植，以期达到取代相应内分泌腺功能的目的。例如胰岛或者胰岛细胞移植治疗 1 型糖尿病；甲状旁腺组织移植到前臂肌肉组织治疗甲状旁腺功能减退症等。

（田　勍　肖文华　高洪伟）

第二节　糖 尿 病

糖尿病（diabetes mellitus，DM）是一组以长期高血糖为主要特征的代谢综合征，由于胰岛素缺乏和（或）胰岛素生物作用障碍导致糖代谢紊乱，同时伴有脂肪、蛋白质、水、电解质等代谢障碍，并可并发眼、肾、神经、心血管等多脏器的慢性损害。1997 年 WHO 将 DM 分为四类：即 1 型糖尿病（T1DM）、2 型糖尿病（T2DM）、其他类型糖尿病及妊娠糖尿病（GDM）。

由于 T2DM 占全部 DM 的 90% 以上，所以很多有关 DM 总发病率的调查报告事实上主要反映 T2DM 的患病率。随着经济的发展和人民生活方式的改变以及人口老龄化，T2DM 的发病率在全球范围内呈逐年增加趋势，尤其在发展中国家和部分发达国家中，其增加速度更快，造成了较大的医疗以及经济负担。

一、病因与发病机制

（一）T1DM

T1DM 主要存在 β 细胞破坏和功能损害，胰岛素分泌缺乏。T1DM 为胰岛 β 细胞发生细胞介导的自身免疫性损伤而引起，胰岛 β 细胞破坏导致岛素分泌的绝对缺乏。目前认为其病因与发病机制主要是以易感人群为背景的病毒感染、化学物质所致的胰岛 β 细胞自身免疫性炎症，发病前经过一段 β 细胞破坏却无症状期，此时多数病人体内存在针对胰岛素或胰岛细胞的抗体，但是血糖水平正常。经典的 T1DM 多见于青少年，症状明显，病情严重，呈酮症酸中毒倾向。目前临床认为此类型病人必须终身依赖胰岛素治疗。

（二）T2DM

T2DM 有明显的遗传异质性，并受到多种环境因素的影响，其发病与胰岛素抵抗和胰岛素分泌的相对性缺乏有关，两者均呈不均一性。有 DM 遗传易感性的个体并非都会发生 DM。环境因素在 T2DM 的发生发展中起重要作用，这些环境因素主要有肥胖、饮食不合理、体力活动减少、吸烟、年龄、应激等。

目前已发现许多与 T2DM 有关的基因，但尚不清楚致病的主要基因。目前认为此类型是多基因遗传病。T2DM 早期反应是胰岛素释放正常或减少，但缺乏生理分泌波动性。逐渐 B 细胞失去对血糖升高的反应能力导致对糖调节功能受损，大多数病人同时存在组织胰岛素的抵抗，其机制主要为肌肉对周围组织中的葡萄糖吸收和利用减少，组织对胰岛素反应下降，引起

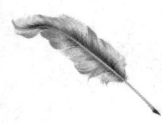

持久高血糖，也可能与组织的胰岛素受体数量减少以及受体对胰岛素敏感性下降有关。T2DM 多见于成年，发病缓慢，病情相对较轻。

（三）特殊类型糖尿病

导致高血糖的病因相对明确，例如：①胰岛 B 细胞功能缺陷；②胰岛素作用的遗传缺陷；③胰岛外分泌疾病；④内分泌疾病；⑤药物或化学物诱导；⑥感染；⑦免疫介导伴 DM 的其他遗传综合征等疾病。

（四）GDM

妊娠是一种生理性慢性应激过程。由于个体素质及内外环境因素的作用，有些妊娠妇女可发生妊娠性 DM，其病因复杂。

二、病理与病理生理

DM 可累及全身很多脏器和组织，但其病变性质和程度很不一致，不同类型的 DM、不同的个体的病理改变差异较大，有些病变是 DM 时较特异的，如视网膜微小动脉瘤等。但有些病变却不是特异性的，如动脉粥样硬化，但有 DM 者其发生率更高，病变发展更快。

大血管病变：动脉粥样硬化，可累及脑血管、心脏血管和外周大血管。

微血管病变：管腔直径小于 100 μm 以下的毛细血管以及微血管网的病变。典型改变为微循环障碍、微血管瘤形成和微血管基底膜增厚。

三、临床表现

（一）糖代谢紊乱表现

典型病人有多尿、多饮、多食、体重减轻为特点的"三多一少"症状，T1DM 病人多数起病较快，病情较重可出现酮症酸中毒；T2DM 病人症状多不典型或缺如，仅在体检或出现急、慢性并发症时，或因各种疾病需手术治疗，在手术期检查时才确诊为糖尿病。

（二）反应性低血糖

由于 T2DM 病人进食后胰岛素分泌高峰延迟，胰岛素水平不适当的升高可引起反应性低血糖，为糖尿病早期的临床表现。

（三）糖尿病慢性并发症表现

糖尿病慢性并发症由糖尿病性大血管病变及糖尿病性微血管病变所引起，累及心、脑、肾、眼、神经等，出现相应器官损伤的临床症状及体征。

（四）糖尿病急性并发症表现

包括糖尿病特有的急性并发症，如糖尿病酮症酸中毒、高渗性非酮症糖尿病昏迷、乳酸酸中毒、低血糖昏迷；以及因糖尿病导致免疫功能下降，糖尿病病人常发生疖、痈等皮肤化脓性感染，有时可发生败血症和脓毒血症、肺部感染、胆道感染等。

四、辅助检查

（一）尿糖测定

尿糖阳性是诊断糖尿病的重要线索，但不作为糖尿病的诊断依据。尿糖阴性也不能排除患糖尿病的可能。

（二）尿酮体测定

尿酮见于重症或饮食失调伴酮症酸中毒时，也可因感染、高热等进食很少（饥饿性酮症）。

（三）血糖测定

血糖测定和 OGTT 血糖升高是诊断糖尿病的主要依据，又是判断糖尿病病情和控制情况的主要指标。血糖值反映的是瞬间血糖状态。当血糖高于正常范围而又未达到诊断糖尿病标准

时，须进行 OGTT 检测。

（四）糖化血红蛋白和糖化血清蛋白测定

糖化血红蛋白在未良好控制的糖尿病病人中明显增高，反映近 3 个月病人血糖控制的总体范围。因而定期测定糖化血红蛋白可判断糖尿病的控制程度。人血浆白蛋白与葡萄糖化合生成果糖胺（FA）测定可反映近 2～3 周平均血糖水平。

（五）糖尿病相关自身免疫抗体

常用抗体包括：胰岛细胞抗体（ICA）、胰岛素抗体（IAA）、谷氨酸脱羧酶自身抗体（GADAb），其中以 GADAb 的价值最大，阳性有助于糖尿病分型。T1DM 发病一年以内阳性率达 60%～85%，T2DM 仅 10% 呈阳性。

（六）其他

对部分病人需评估其胰岛素抵抗、β 细胞功能或血糖控制情况时，尚可以做下列测定：胰岛素释放试验、胰岛素或 C 肽浓度。

五、诊断标准

目前广泛采用的是 WHO1999 糖尿病诊断标准：将空腹血糖（FPG）≥110 mg/dl（6.1 mmol/L）但＜126 mg/dl（7.0 mmol/L）称为空腹血糖受损（impaired fasting glucose，IFG），将 OGTT 中 2 小时静脉血浆葡萄糖（2 h PG）≥140 mg/dl（7.8 mmol/L）但＜200 mg/dl（11.1 mmol/L）称为糖耐量异常（impaired glucosetolerance，IGT）。

1. 空腹血浆葡萄糖分类　①正常：FPG＜6.1 mmol/L。②空腹血糖受损（IFG）：6.1≤FPG＜7.0 mmol/L。③糖尿病（需再次证实）：≥7.0 mmol/L。

2. OGTT 中 2 小时血糖（2 hPG）分类　①正常：OGTT＜7.8 mmol/L。②糖耐量减低（IGT）：OGTT7.8≤2 hPG＜11.1。③糖尿病（需再次证实）：OGTT≥11.1 mmol/L。

3. 糖尿病的诊断标准　①症状＋随机血糖≥11.1 mmol/L；②FPG ≥7.0 mmol/L；③OGTT 中 2 hPG≥11.1 mmol/L。症状不典型，需再测血糖以证实。

六、并发症

（一）糖尿病慢性并发症

1. 糖尿病心血管病并发症包括心脏和大血管及微血管病变、心肌病变、心脏自主神经病变和冠心病。

2. 糖尿病性脑血管病是指由糖尿病所并发的脑血管病，包括颅内大血管和微血管病变。糖尿病特别是 2 型糖尿病病人，有 20%～40% 最终要发生脑血管病，并成为糖尿病主要死亡原因之一。临床上主要表现为脑动脉硬化、缺血性脑血管病、脑出血、脑萎缩等。

3. 糖尿病外周动脉性疾病。

4. 糖尿病神经病变（diabetic neuropathy）是糖尿病的主要慢性并发症之一，其最常见的类型为慢性远端对称性感觉运动性多发性神经病变和自主神经病变。

5. 糖尿病视网膜病变（diabetic retinopathy，DR）属于微血管病变，是糖尿病常见慢性并发症之一，造成糖尿病病人视力的损伤。

6. 糖尿病肾病（diabetic nephropathy，DN）是糖尿病常见的慢性并发症之一，亦是目前美国和欧洲终末期肾疾病（ESRD）最常见的单一病因，据统计高达 44.5%，在我国约占 25%。

7. 糖尿病足（diabetic foot）指糖尿病病人由于合并神经病变及不同程度的血管病变而导致下肢感染、溃疡形成和（或）深部组织的损伤。糖尿病足造成的截肢是非糖尿病病人的 15 倍。

（二）糖尿病急性并发症

1. 糖尿病酮症酸中毒（diabetic ketoacidosis，DKA）是糖尿病常见的急性并发症之一。是由于胰岛素活性重度缺乏及升糖激素不适当升高，引起糖、脂肪和蛋白质代谢紊乱，以致水、电解质和酸碱平衡失调，出现高血糖、酮症，代谢性酸中毒和脱水为主要表现的临床综合征。

2. 高渗性高血糖状态（hyperosmolar hyperglycemic state，HHS）是糖尿病严重急性并发症之一，多发生于那些已有数周多尿、体重减轻和饮食减少病史的老年 2 型糖尿病病人，指上述病人最终出现的精神错乱、昏睡或昏迷的状态。临床上多表现为严重高血糖而基本上无酮症酸中毒，血浆渗透压升高、失水和意识障碍等精神神经系统症状。

3. 乳酸性酸中毒（lactic acidosis）是由于各种原因导致组织缺氧，乳酸生成过多，或由于肝的病变致使乳酸利用减少，清除障碍，血乳酸浓度明显升高引起。它是糖尿病的急性并发症之一，多发生于伴有全身性疾病或大量服用双胍类药物的病人。

七、治疗原则

糖尿病采取综合性治疗，包括饮食疗法、运动疗法、药物治疗、糖尿病知识教育和血糖监测。其目的是使病人血糖控制在正常或接近正常范围，纠正糖代谢和营养物质代谢紊乱，防止或减少并发症，降低病死率。

1 型糖尿病主要是胰岛素替代治疗，现在常用的胰岛素种类有动物胰岛素、人胰岛素以及胰岛素类似物。必要时可辅以口服降糖药。

2 型糖尿病需口服降血糖药。目前主张不同作用机制的降糖药物联合应用，可达到更好的降糖效果，并减少单一药物的不良反应。常用口服降血糖药物包括：①磺脲类：主要机制是促进胰岛 β 细胞分泌胰岛素；②双胍类：主要增加外周组织对胰岛素的敏感性；③ α - 糖苷酶抑制剂：抑制 α - 糖苷酶、延缓碳水化合物的吸收，降低餐后高血糖；④噻唑烷二酮类：降低胰岛素抵抗性、增强胰岛素的作用；⑤非磺脲类促胰岛素分泌剂：作用机制类似于磺脲类，但两种药物在 B 细胞上结合的位点不同；⑥二肽基肽酶 4（DPP-4）抑制剂：升高内源性 GLP-1 浓度，达到葡萄糖依赖的促胰岛素分泌作用降糖；⑦ GLP-1 类似物：人工合成的 GLP-1 类似物，使用后达到葡萄糖依赖的促胰岛素分泌作用降糖；⑧钠 - 葡萄糖同向转运蛋白 2 抑制剂：通过抑制肾对葡萄糖的重吸收，降低肾糖阈值，降低血糖（降糖机制见图 9-1）。

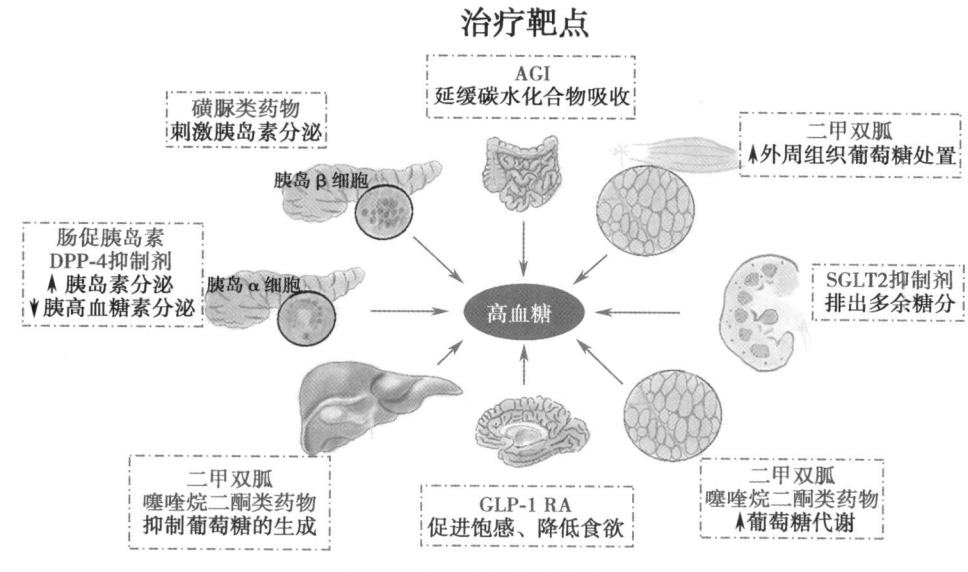

图 9-1 口服降糖药的作用机制

2 型糖尿病经饮食和口服降血糖药物治疗，若血糖控制不理想，应改用或合用胰岛素治疗。

糖尿病的治疗应该以病人为中心，设定个体化的治疗目标，积极控制病人血糖，同时关注病人体重、血压、血脂等相关指标，进行综合控制。

拓展与扩充

糖尿病的诊断和治疗都依赖于血糖的监测。但是目前血糖监测依赖于静脉采血和毛细血管血糖，前者准确度较好，但是获得结果时间较长；后者能够即刻获得血糖结果，但是准确度相对较差。目前的血糖监测方式有赖于创伤性的检查，病人难以长期多次坚持监测，所以很多病人血糖监测次数较少，不能及时发现血糖的波动，临床亟待开发出新的血糖监测的方式，目前有持续的皮下动态血糖检测，将探头植入病人的皮下，将血糖波动的信号转化为电信号，一定时间之内能够获得持续的血糖数据，但是大多数使用的耗材较多而且要借助相关仪器设备，病人持续植入皮下探头，相对临床体验不佳，并且有局部感染和创伤的风险。临床需要进行相关的进一步研究、探索，开发出更无创的血糖监测方式，目前已经有的方向是用特定波长的光线将血糖信号转化为光电信号，或者使用离子膜的技术贴敷于病人皮肤或者角膜，依赖两侧血糖浓度的不同，产生相应的电信号，达到监测血糖的目的。这些方式目前都在探索之中，需要进一步研究。如果能够达到相对的稳定性和准确性，对病人的血糖监测是一个大的进步。

糖化血红蛋白的监测是病人血糖控制的金标准，目前糖化血红蛋白最佳的检测方法仍旧是离子交换高效液相色谱分析法（HPLC），该方法是相对来说目前检测的金标准，这种检测方法的准确度重复性都相对较好。但是操作有一定的难度，不是所有的单位都能够进行检测，而且相对得到结果时间较长。在临床中，实际上需要的是能够在床旁很快得到准确的糖化血红蛋白值的方法。这期待进一步的技术研究。

"临床医学+X"病例拓展

女性病人，46岁，主诉：皮肤瘙痒伴血糖升高15年，血糖控制不佳1个月。

现病史：病人15年前无明显诱因出现双下肢皮肤瘙痒，不伴口干、多饮、多尿、体重减轻，病人未重视，后体检查午餐后血糖20 mmol/L，就诊外院查尿酮体阳性，予补液消酮治疗后皮肤瘙痒好转，外院予口服二甲双胍500 mg tid+格列吡嗪控释片5 mg qd，未规律监测血糖，偶测空腹血糖6～7 mmol/L，餐后血糖9～11 mmol/L。3年前病人测空腹血糖13 mmol/L，餐后血糖16 mmol/L，外院予加用拜唐苹100 mg tid，偶测空腹血糖6～7 mmol/L，餐后血糖9～11 mmol/L。1个月前来我院门诊复查空腹血糖12.5 mmol/L，HbA1c 11.8%。病人目前无口干、多饮，饮水量约1500 ml/d，排尿次数4～5次/日，夜尿1次/晚，尿量约1200 ml/d，尿中无泡沫。目前降糖方案：二甲双胍500 mg tid+阿卡波糖100 mg bid+格列吡嗪控释片5 mg qd。病人诉近2日偶感心悸，不伴胸痛、憋气。现为进一步诊治收入院。

既往史：发现血脂升高1年，不规律口服辛伐他汀1片qn。

家族遗传史：父亲2型糖尿病，老年发病。否认其余家族遗传病史。

体格检查：T 36.0℃，P 79次/分，R 18次/分，BP 125/75 mmHg。身高160 cm，体重70 kg。发育正常，营养良好，心肺查体未见异常。

专科检查：双侧针刺觉、振动觉、关节位置觉、皮温度对称，无异常；腱反射可引

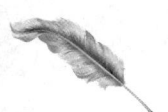

出；双下肢皮肤颜色正常，无破溃。双侧足背动脉可触及，搏动有力。

辅助检查：血生化：肌酐 66.0（μmol/L），估算的肾小球滤过率 91.0 [ml/(min·1.73 m²)]，葡萄糖（12.5 mmol/L）↑；糖化血红蛋白 A1c（11.8%）↑。

入院诊断：糖尿病 2 型，高脂血症

入院后治疗：

（1）饮食运动宣教及监督。

（2）监测血糖。

（3）筛查糖尿病并发症。

（4）动态血糖监测机＋胰岛素泵强化治疗＋缓解急性高血糖状态。

（5）4 次胰岛素注射平稳病人血糖。

（6）治疗结局：病人血糖平稳，坚持治疗出院。

拓展与扩充

结合病人的病情复习糖尿病的诊断标准：病人的随机血糖≥11.1 mmol/L 多次，诊断为糖尿病。

回顾病人的整个诊疗过程。病人起病之初没有典型的糖尿病的症状。虽然起病的时候合并有酮症。但是经过胰岛素治疗之后，病人有较长时间可以仅使用口服药物治疗。不依赖胰岛素生存，结合该病史，病人不是典型的 1 型糖尿病，病人中年起病，体型较肥胖，有糖尿病家族史，病人诊断为 2 型糖尿病。

2 型糖尿病治疗的基础是生活方式的改变，包括饮食和运动，血糖监测。如果生活方式改变不能够让病人的血糖达标，则应该起始口服药物的治疗，随着病人病程的延长，其胰岛功能逐渐衰退，口服药物不能够达到良好的降糖效果，病人应该及时起始胰岛素的治疗。

饮食控制是糖尿病治疗中重要的一个方法，但是目前关于饮食的成分和质量，相对来说没有较好的检测方式，如果能够开发出容易使用的食物称量方式，同时能够相对准确地提示食物中含有的成分百分比（主要是碳水化合物、脂肪、蛋白质），对糖尿病病人饮食的控制会有较大的帮助。

运动疗法是糖尿病治疗中的另外一个方面，目前可穿戴式的运动记录仪已经层出不穷，但都不能做到比较准确监测病人运动的作用。糖尿病病人需要的可穿戴式运动检测设备，应该能够准确记录其运动量和时间，能够相对准确记载各种运动的方式，准确提示病人运动的强度和消耗的能量，并且能够及时提示病人运动的阈值，这对病人个体化的运动方式指导具有更大的意义。

该病人在此次入院早期的治疗中使用了动态血糖监测和胰岛素泵，动态血糖监测的探头将病人皮下的血糖波动转化为电信号，经过矫正之后再转化为医师可以解读的血糖值，临床医师根据血糖值调节胰岛素泵的输注速度，达到平稳病人血糖的目的，目前这是相对较好的胰岛素使用方案，但是有赖于医师的参与。胰岛素泵目前研发的方向是将动态血糖监测信号和胰岛素泵调节信号结合在一起，达到模拟人类胰岛细胞对血糖调节的作用，目前这一系统尚未能做到完全的闭环，还是需要人工多次的参与。目前研究比较成功的是设定血糖的低限，当血糖到某一个低限时，停止胰岛素泵的输注可以明显减

少病人低血糖的风险。但是目前该方案无法做到对高血糖及时的调整。人工胰腺的闭环体系是目前研究的方向，这有待于及时的血糖监测，还有更精密的算法以及预测的数学模型，能够及时调整胰岛素泵的输入输出，达到完全闭环的调节体系。

1型糖尿病病人依赖于胰岛素生存。2型糖尿病病人随着患病时间的延长，如本病例病人，也会需要胰岛素的治疗。目前胰岛素的给药途径更多地有赖于多次的皮下注射。对注射给药的恐惧造成一部分病人难以接受胰岛素治疗，即使接受了胰岛素治疗的病人也有一部分因为注射给药而不能坚持。所以改变胰岛素的给药途径一直是相对热门的研究方向。目前有几个研究方向试图改变胰岛素的给药方式，包括吸入胰岛素，通过肺毛细血管来吸收雾化的胰岛素；通过对胰岛素进行各种包装，包括纳米的结构形成的微胶囊，包括使用微型的针头；通过胃肠道或者皮肤贴片进行胰岛素的给药。这些给药方式相对来说更容易被病人接受，其所受创伤较小，但是目前相关的研究对于药物的吸收的精确性还有待于进一步提高。

（王 琛　肖文华　高洪伟）

第三节　甲状腺疾病

一、概述

甲状腺激素包括甲状腺素（T_4）和三碘甲状腺原氨酸（T_3），由甲状腺的滤泡细胞合成、释放。T_4在1型脱碘酶的作用下形成T_3，T_3发挥绝大多数的生理作用。超过99%的T_3、T_4在血液循环中与甲状腺球蛋白等血浆蛋白结合，不足1%呈游离状态，即游离甲状腺素（FT_4）和游离三碘甲腺原氨酸（FT_3）。FT_3和FT_4是甲状腺激素的活性部分，直接发挥生理学效应。

（一）甲状腺激素的生理作用

1. 维持生长发育　甲状腺激素对哺乳类神经系统和骨骼的发育、正常生长必不可少。胎儿至儿童期，若因各种原因出现胎儿甲状腺激素不足，将出现智力低下、身材矮小的"呆小症"。

2. 增加产热　直接或间接地通过促进物质代谢和肌肉收缩，增加机体产热，参与维持正常的体温。

3. 对物质代谢的影响　增加碳水化合物的吸收和利用，促进肝的糖异生；促进胆固醇的降解和排泄；参与蛋白质的合成和分解。若甲状腺异常增多，总体上增加机体的分解代谢。

4. 增加交感神经系统的兴奋性。

（二）甲状腺激素的分泌调节

甲状腺激素的分泌符合下丘脑-垂体-靶腺轴的反馈-负反馈调控机制。下丘脑分泌促甲状腺激素释放激素（TRH）。TRH促进垂体前叶分泌促甲状腺激素（TSH）。TSH随着血液循环到达甲状腺，与甲状腺细胞的TSH受体相结合，促进甲状腺细胞增生，以及T_3、T_4的合成和释放入血。当循环中的甲状腺激素水平降低时，TRH和TSH的分泌增多，以促进甲状腺激素的合成分泌；当循环中甲状腺激素水平升高时，又可对上游的下丘脑、垂体产生负反馈调节，使TRH和TSH的合成释放减少，以降低其对甲状腺的刺激作用，由此维持甲状腺功能的平衡。若因为某些因素，甲状腺的激素合成分泌能力过度活跃，会产生甲状腺亢进症；反之，甲状腺激素合成分泌能力不足，则呈现甲状腺功能减退。

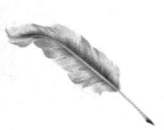

二、甲状腺功能亢进症

(一)定义、病因及发病机制

1. 定义和病因 甲状腺毒症(thyrotoxicosis)是指血液循环中甲状腺激素过多,引起以神经、循环、消化等系统兴奋性增高和代谢亢进为主要表现的一组临床综合征。根据甲状腺本身的功能状态,又分为甲状腺功能亢进类型和非甲状腺功能亢进类型。其中最常见的是甲状腺功能亢进症(hyperthyroidism),简称甲亢,是指甲状腺腺体本身产生甲状腺激素过多而引起的甲状腺毒症。非甲状腺功能亢进类型引起的甲状腺毒症包括破坏性甲状腺毒症(如亚急性甲状腺炎等)和外源性甲状腺激素过量。甲亢的病因主要包括弥漫性毒性甲状腺肿(又称Graves病)、结节性毒性甲状腺肿、甲状腺自主高功能腺瘤、碘甲亢等(表9-4),本章节主要讨论Graves病。

表9-4 甲状腺毒症的常见病因

甲状腺功能亢进症	非甲状腺功能亢进类型
弥漫性毒性甲状腺肿(Graves病)	亚急性甲状腺炎
多结节性毒性甲状腺肿	无痛性甲状腺炎
甲状腺自主高功能腺瘤	桥本甲状腺炎
碘致甲状腺功能亢进症	产后甲状腺炎
桥本甲状腺毒症	外源性甲状腺激素
新生儿甲状腺功能亢进症	异位甲状腺激素产生
垂体TSH腺瘤	
人绒毛膜促性腺激素相关性甲亢	

2. 发病机制 Graves病(简称GD)是器官特异性自身免疫病之一,病人血清中可存在1种或多种针对甲状腺的自身抗体,甲状腺内淋巴细胞浸润,可以伴发1型糖尿病、Addison病、系统性红斑狼疮等其他自身免疫疾病。

TRAb是GD的特征性抗体,也是Graves病的致病性抗体。TRAb与TSH竞争性地与TSH受体结合,持续兴奋TSH受体,导致甲状腺滤泡上皮细胞增生、合成分泌甲状腺激素。这种异常的兴奋作用不受下丘脑-垂体-甲状腺轴的负反馈调节,所以出现甲状腺功能亢进、甲状腺素分泌过量,引发甲状腺毒症。同时,TRAb还可与甲状腺外、表达TSH受体的组织结合,引发局部炎症反应,Graves眼病就可能与此相关。

拓展与扩充

TRAb又包括甲状腺刺激性抗体(TSAb)和甲状腺阻断性抗体(TBAb)。TSAb是Graves病甲亢的致病抗体,存在于90%以上的病人,其与TSH竞争性地结合于TSH受体,激活下游信号通路,刺激甲状腺激素合成增多。TBAb的作用与TSAb相反,它阻断TSH与TSH受体的结合,可引起甲状腺功能减退。GD病多为TSAb占优势,但也可以发生TSAb与TBAb抗体滴度的互相变化。多数商业试剂盒检测的是TRAb的整体浓度,不能区分TSAb与TBAb。近年来已出现能够检测TSAb的试剂盒,但尚未在临床中普遍推广。

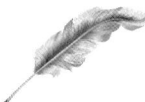

（二）临床表现

1. 神经系统　甲状腺激素过多使交感神经兴奋性增强。病人多表现为情绪波动、失眠、焦虑、烦躁易激惹或振奋欣快。但老年病人可能表现为另一极端，冷漠、抑郁、回避。甲亢病人可表现有肌肉震颤（手抖、腿抖或舌颤），精细动作时更为突出。同时，甲亢病人可有肌无力症状，甚至出现周期性麻痹。

2. 心血管系统　过量的甲状腺激素能够直接和间接地干扰心血管系统功能。心动过速为最常见表现，同时心排出量增加、收缩压升高、脉压差增大，甚至诱发严重心律失常（心房颤动最为常见）和心力衰竭。及时治疗、纠正甲状腺毒症，心房颤动和心衰可以改善，称为甲亢性心脏病。若甲状腺毒症长期未得到控制，也可导致永久性的心脏功能和结构改变。

3. 消化系统　由于代谢亢进，营养物质消耗加重，病人易饥多食，但甲亢时分解代谢占主体，病人多体重下降。甲亢病人胃肠道蠕动增快，大便次数增加甚至出现腹泻，若出现纳差恶心、呕吐表现，提示甲亢已发展到严重阶段，需警惕甲亢危象前期。

4. 周围组织　例如甲状腺相关眼病、下肢胫骨前黏液性水肿等。

5. 代谢紊乱　甲亢的主要特点是高代谢状态、营养消耗增加。病人基础代谢率升高、食欲亢进、基础体温升高，常有怕热、多汗、皮肤潮湿。血糖升高，出现血脂紊乱；机体处于负氮平衡状态，体重下降、肌肉消耗。同时，甲亢可导致骨量丢失和轻度高钙血症。

6. 甲状腺局部体征　GD 病人多有不同程度的甲状腺肿大。甲状腺肿为弥漫性，触诊质地软或中等，病史较久者可韧，无压痛。甲状腺上、下极可触及震颤，闻及血管杂音。

（三）实验室检查

1. 甲状腺相关激素的测定　包括 TT_4、TT_3、FT_4、FT_3 和 TSH，其中血清 TSH 的浓度变化是反应甲状腺功能最敏感的指标，而 FT_4 和 FT_3 是直接发挥生物学效应的成分，其浓度也和甲状腺毒症的临床表现存在一定相关性。

2. 甲状腺 ^{131}I 摄取率测定　甲亢病人的 ^{131}I 摄取率表现为总摄取量增加，且摄取高峰前移。该方法目前主要用于甲状腺毒症的病因鉴别。

3. 甲状腺影像学检查

（1）甲状腺超声：是评估甲状腺的首选影像学检查。GD 病人在甲状腺超声下多表现为弥漫、对称性增大，腺体内血流丰富，血流信号呈火焰状称为"火海征"，甲状腺上动脉血流速度增快。同时，超声可以评估甲状腺内有无急性炎性病变、有无结节并判断结节的性质，以帮助医生与其他甲亢和甲状腺毒症的病因相鉴别。

（2）CT、MR、PET 显像：很少用于甲亢的评估。可以应用于甲状腺结节，尤其是甲状腺癌的诊治，观察甲状腺病变的范围、与周围组织的关系和转移情况。

4. 免疫学检查　GD 病人应进行甲状腺相关抗体的检测，尤其是 TRAb（或 TSAb）的检测，未经治疗的 GD 病人 TRAb 检测的阳性率可>90%。TRAb 是 GD 诊断、计划停药和判断复发的重要指标。此外，GD 可同时存在其他的甲状腺相关抗体。

（四）诊断

1. 甲亢的诊断（功能学诊断）　①高代谢的症状和体征；②甲状腺肿大；③血清 T_3、T_4 水平升高、TSH 水平降低。具备以上 3 项诊断即可成立。应当注意的是，部分病人高代谢症状不明显，仅表现为消瘦或心房颤动，尤其在老年人。少数病人甲状腺无肿大。

2. GD 的诊断（病因学诊断）　①甲亢诊断确立；②甲状腺弥漫性肿大（触诊或超声证实），但少数病人可无肿大；③眼球突出和其他浸润性眼征；④胫前黏液性水肿；⑤ TRAb 阳性。以上标准中，①②为诊断的必备条件，③④⑤为诊断辅助条件。

3. 鉴别其他病因 ①甲状腺毒症的其他病因：破坏性甲状腺毒症，如亚急性甲状腺炎也可引起甲状腺素一过性释放增多，血清中 T_3、T_4 水平升高，可出现高代谢症状，但结合病史、甲状腺体征、超声和 ^{131}I 摄取率可鉴别。②甲亢的其他病因：如结节性毒性甲状腺肿、甲状腺自主高功能腺瘤、桥本氏病，可通过甲状腺超声、放射性核素扫描、相关抗体检测予以鉴别。

（五）治疗

1. 一般治疗 精神放松，注意休息。鼓励病人多进食高热量、高蛋白质、富含维生素的食品。

2. GD 的治疗

（1）药物治疗：抗甲状腺药物包括硫脲类和咪唑类两大类。硫脲类的代表药物是丙硫氧嘧啶（PTU）；咪唑类代表药物是甲巯咪唑（MMI）。它们的作用机制是抑制碘的有机化和甲状腺酪氨酸偶联，减少甲状腺激素的合成，但对已经合成的甲状腺激素没有抑制作用。此外，丙硫氧嘧啶还能够抑制外周 T_4 向 T_3 的转化。

（2）放射性同位素 ^{131}I 治疗：又名放射碘治疗。机制是 ^{131}I 被甲状腺组织特异性摄取后在局部释放 β 射线，破坏部分甲状腺组织细胞，从而恢复甲状腺正常功能。β 射线在组织内的射程仅为 2 mm，极少破坏毗邻组织，该方法高效、经济、治愈率高，不增加肿瘤和生殖异常的风险。

（3）手术疗法的适应证、禁忌证及并发症：临床多采用甲状腺次全切除术，减少有功能的甲状腺组织。

拓展与扩充

甲亢虽不是传统慢性疾病，但其治疗尤其是抗甲状腺药物疗程较长，良好的长期依从性是治疗成功的重要因素。现实中有相当一部分病人未规律用药，常漏服药、不及时复查复诊，导致病情反复甚至加重。因此，需要一个能够监测体温、心率等甲亢常规临床参数，同时又能监督病人规律用药和随诊的辅助系统，来提高甲亢的治疗依从性。

三、甲状腺功能减退症

（一）定义、病因及发病机制

甲状腺功能减退症（hypothyroidism）简称甲减，是由各种原因导致的低甲状腺激素血症或甲状腺激素抵抗而引起的全身性代谢综合征。

成人甲减的最主要病因是自身免疫损伤，如慢性淋巴细胞性甲状腺炎（又称桥本氏病）、产后甲状腺炎等，其次是甲状腺破坏包括手术切除甲状腺、^{131}I 治疗、颈部照射史等。

（二）临床表现

由于本病多慢性起病、病程较长，多数病人早期症状和体征不典型，逐渐发展可先后出现如下表现，严重程度不一：①神经系统：交感神经兴奋性下降，出现嗜睡、记忆力下降、反应迟钝。②心血管系统：心率下降、心包积液甚至心力衰竭。③消化系统：腹胀、食欲下降、便秘。④其他：表情呆滞、面色苍白、颜面和（或）眼睑水肿，唇厚舌大（黏液性水肿面容），皮肤干燥粗糙、脱屑、少汗，毛发稀疏、干燥、脱落，可以出现肢端的黏液性水肿。由于基础代谢率降低，可有体重增加、血清胆固醇和三酰甘油水平升高。肌酸激酶也可升高。⑤胎儿或儿童期甲减可导致身材矮小、智力发育迟滞（"呆小症"）。⑥生殖系统：引起月经

紊乱、不孕。

（三）实验室检查

1. 甲状腺相关激素检查是确诊甲减的必要检查。表现为血清TSH升高，血清TT_3和FT_3早期可正常，后逐渐降低。

2. 甲状腺相关抗体　甲状腺球蛋白抗体（TGAb）和甲状腺过氧化物酶抗体（TPOAb）的滴度升高，是对桥本氏病有诊断意义的指标。

（四）诊断

1. 功能学诊断　甲减的症状和体征，结合T4水平降低，可以诊断。

2. 定位/病因学诊断　TGAb或TPOAb阳性，超声提示甲状腺弥漫病变、网格样改变，诊断原发性甲减，桥本氏病。

（五）治疗

左甲状腺素（L-T4）替代治疗：替代治疗是甲减治疗的主要策略。目标是将血清TSH和甲状腺激素水平恢复到正常范围内，多数病人需要终身替代。

（刘　烨　肖文华　高洪伟）

四、甲状腺癌

甲状腺癌（thyroid carcinoma）是最常见的甲状腺恶性肿瘤，约占全身恶性肿瘤的1%，近年来呈上升趋势，包括乳头状癌、滤泡状癌、未分化癌和髓样癌四种病理类型，其中以恶性度较低、预后较好的乳头状癌最常见。除髓样癌外，绝大部分甲状腺癌起源于滤泡上皮细胞。绝大多数甲状腺癌发生于一侧甲状腺腺叶，常为单个肿瘤。任何年龄均可发病，但以青壮年多见。发病率与地区、种族、性别有一定关系，女性发病较多，男女发病比例为1：（2~4）。常表现为无痛性颈部肿块或结节，手术治疗是甲状腺癌最主要的治疗手段，多数甲状腺癌预后良好，可以长期生存。

（一）病因

与大多数恶性肿瘤类似，根本病因尚不清楚。

1. 碘与甲状腺癌　碘缺乏导致甲状腺激素合成减少，促甲状腺激素（TSH）水平增高，刺激甲状腺滤泡增生肥大，发生甲状腺肿大，出现甲状腺激素水平升高，使甲状腺癌发病率增加，但目前意见尚不一致，也有观点认为高碘饮食可能增加甲状腺乳头状癌的发生率。

2. 放射线与甲状腺癌　用X线照射实验鼠的甲状腺能促使动物发生甲状腺癌，细胞核变形，甲状腺素的合成大为减少，导致癌变；另外，使甲状腺破坏而不能产生内分泌素，由此引起的TSH大量分泌也能促发甲状腺细胞癌变。

3. TSH慢性刺激与甲状腺癌　血清TSH水平增高诱导出结节性甲状腺肿，给予诱变剂和TSH刺激后可诱导出甲状腺滤泡状癌，而且临床研究表明，TSH抑制治疗在分化型甲状腺癌手术后的治疗过程中发挥重要的作用，但TSH刺激是否是甲状腺癌发生的致病因素仍有待证实。

4. 性激素的作用与甲状腺癌　在分化良好甲状腺癌病人中，女性明显多于男性，因而性激素与甲状腺癌的关系受到重视，有人研究发现甲状腺组织中存在性激素受体：雌激素受体（ER）和孕激素受体（PR），而且甲状腺癌组织中有ER的表达，但性激素对甲状腺癌的影响至今尚无定论。

5. 生甲状腺肿物质与甲状腺癌　凡能干扰甲状腺激素正常合成而产生甲状腺肿的物质，就称为生甲状腺肿物质，包括木薯、萝卜、卷心菜、硫脲嘧啶、硫氰酸盐、对氨基水杨酸钠、

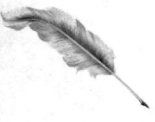

保泰松、过氯酸钾、钴、锂盐等食物和药物，以及含硫碳氢化物、钙、氟过多的饮用水。一般认为，甲状腺肿物质可能与甲状腺癌相关。

6. 其他甲状腺疾病与甲状腺癌　在一些甲状腺良性疾病，如结节性甲状腺肿、甲状腺增生、甲状腺功能亢进症的病人中，有少数合并甲状腺癌。甲状腺腺瘤也有发生癌变的可能。

7. 家族因素与甲状腺癌　5%～10%的甲状腺髓样癌病人有明显家族史，呈常染色体显性遗传。临床上也可以见到一个家庭中两个以上成员同患乳头状癌者。

（二）病理分类

主要病理类型包括乳头状癌、滤泡状癌、未分化癌和髓样癌，不同类型的甲状腺癌其生物学特性、临床表现、诊断、治疗及预后均有所不同。其中乳头状癌和滤泡癌预后较好，未分化癌预后极差。

（三）临床表现

早期多无明显症状和体征，通常在体检时由甲状腺超声检查发现，肿瘤较大时可出现压迫症状。晚期可产生声音嘶哑、呼吸及吞咽困难和交感神经受压引起 Horner 综合征等表现。髓样癌由于肿瘤本身可产生降钙素和 5-羟色胺，从而引起腹泻、心悸、面色潮红等症状。

（四）辅助检查

1. B 超　颈部超声检查是诊断甲状腺肿物性质的首选检查，且可以发现触诊难以发现的较小肿物，常表现为边界欠清，内有细点状强回声、纵横比＞1 的低回声结节。

2. 核素扫描　实体性甲状腺结节应常规行核素扫描检查，常用示踪剂有碘 131 和锝 99，甲状腺癌显像多表现为冷结节。

3. CT 和磁共振成像　主要用于了解甲状腺癌侵犯范围和转移情况。

4. 甲状腺穿刺活检　在超声引导下行针吸细胞学（FNAB）检查或穿刺组织学检查，用以判断肿物的良恶性，但 FNAB 的判读常受到穿刺技术和病理诊断的影响。

（五）诊断要点

对于所有甲状腺的肿块，无论年龄大小、单发还是多发，均应提高警惕。明显的甲状腺癌主要根据临床表现，若甲状腺肿块质硬、固定，颈淋巴结肿大，或有压迫症状者，或存在多年的甲状腺肿块，在短期内迅速增大者，均应怀疑为甲状腺癌。随着体检甲状腺超声的普及，越来越多的早期甲状腺癌通过超声被发现。结合 B 超、核素扫描、针吸细胞学检查等，基本可在术前确定肿物性质。

（六）治疗原则

大部分甲状腺癌预后良好，其治疗原则为以手术为主的综合治疗。治疗方法主要取决于肿瘤的病理类型、病人的年龄、病变的程度以及全身状况等。多数甲状腺癌以手术为首选，术后辅以内分泌治疗，必要时选用 ^{131}I 的核素治疗和靶向治疗。

"临床医学+X"病例拓展

男性病人，39 岁，右侧甲状腺肿物 2 周入院。

查体：甲状腺未触及肿物，双颈未及肿大淋巴结。

无放射线接触史、家族中无 1 级亲属患甲状腺乳头状癌。

B 超显示右叶下极直径约 0.9 cm 结节，边界欠清，内有砂砾样钙化，肿物血流丰富，双颈未探及明显肿大淋巴结。

细胞学：有甲状腺乳头状癌细胞。

入院诊断：甲状腺乳头状癌

入院治疗：

（1）手术切除范围：甲状腺右叶及峡部＋右侧6区淋巴结清扫。

（2）术后恢复情况：术后未出现声嘶、呛咳、手脚麻木及音调改变等并发症，术后第5天出院。

（3）出院后内分泌治疗：口服优甲乐（左旋甲状腺素片）。

（张铃福　王行雁　高洪伟）

第十章

神经系统疾病

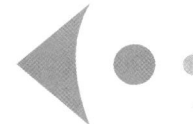

神经系统是人体最精细、结构和功能最复杂的系统，包括周围神经系统和中枢神经系统。神经系统所涵盖的疾病广泛，如血管性疾病、感染性疾病、免疫性疾病、遗传性疾病、退行性疾病、代谢性疾病、肿瘤性疾病、外伤性疾病等。其中一些疾病是危害人类生命健康的重大疾病，造成巨大的社会及经济负担，如脑血管病、阿尔茨海默症、帕金森病、癫痫等。

在神经系统疾病的诊断和治疗过程中，涉及大量与其他学科相互交叉的领域，如在诊断方面，阿尔茨海默病针对分子生物标志物的核素显像技术，人工智能对早期诊断和疾病发展的预测；在治疗方面，脑血管病的各种新型导丝、支架技术，帕金森病的脑深部电刺激术等。

本章节主要介绍神经系统的常见疾病，包括脑梗死、脑出血、蛛网膜下腔出血、癫痫、颅内压增高、颅内肿瘤、帕金森病、阿尔茨海默病、多发性硬化。并结合具体临床案例，对一些多学科交叉点进行启发和探索。

（叶　珊　樊东升）

第一节　脑　梗　死

一、概述

脑卒中在我国已经是第一位的致死病因。根据2017年发表的Ness-China中国脑卒中流行病学调查研究，每年新发病例约240万，每年死亡病例约110万，存活病例中残障比例很高。而缺血性卒中（以脑梗死为主）约占整个脑卒中病例数的3/4。

脑梗死（cerebral infarction）是指各种脑血管病变所致脑部血液供应障碍，导致局部脑组织坏死，而迅速出现相应神经功能损伤的一类临床综合征。

二、发病机制和病因分型

（一）发病机制

简单来说，脑梗死的发病机制主要有血管狭窄导致的灌注不足和栓塞。前者就像给农田灌溉的水渠窄了，流量不够用，而离水渠远的或者需水量大的作物遭殃最显著；后者就是血管壁或者心脏内的栓子顺着血流方向流到脑部，在不同口径的血管（栓子大小不同）卡住了，从而阻塞了脑血管向脑组织供血。

（二）病因分型

临床上目前常采用TOAST病因分型。

1. 大动脉粥样硬化（large artery atherosclerosis，LAA）　具有颅内、颅外大动脉或其皮质分支因粥样硬化所致的明显狭窄（＞50%），或有血管堵塞的临床表现或影像学表现。一般指

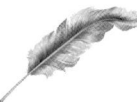

较大的单独病灶，或者分布于某一支脑血管供血区的散在病灶。

2. 心源性栓塞（cardio embolism） 来源心脏的栓子致病。病灶分布常不限于单一脑血管供血区。临床发现心房纤颤是重要的支持证据。

3. 小动脉闭塞（small-artery occlusion） 常被称为腔隙性梗死，多表现为单一小灶梗死。

4. 有其他明确病因（stroke of other determined cause） 除外以上3种明确的病因，由其他少见病因所致的脑卒中。如凝血障碍性疾病，血液成分改变（红细胞增多症），各种原因引起的血管炎、血管畸形等。

5. 不明原因型（stroke of undetermined cause） 经全面检查未能发现病因者。

三、临床表现

（一）整体特征

脑梗死首要的特征是急，症状的出现多以分钟、小时来计，很少是发病数周、数月逐渐进展的。大多数是损伤部分的神经功能，少数累及全面的神经功能。

（二）不同脑血管闭塞导致脑梗死的临床特点

1. 颈内动脉闭塞的表现 严重程度差异较大。症状性闭塞可表现为大脑中动脉和（或）大脑前动脉缺血症状。颈内动脉缺血可出现单眼一过性黑矇，偶见永久性失明（视网膜动脉缺血）或Horner征（颈上交感神经节后纤维受损）。颈部触诊可发现颈动脉搏动减弱或消失，听诊有时可闻及血管杂音，但血管完全闭塞时血管杂音消失。

2. 大脑中动脉闭塞的表现 据主干闭塞、皮质支闭塞、深穿支闭塞不同。主干闭塞可导致"三偏症状"，即病灶对侧偏瘫、偏身感觉障碍及双眼向病灶侧凝视，优势半球受累出现失语。非优势半球受累出现体象障碍，并可以出现意识障碍。

3. 大脑前动脉闭塞的表现 也与主干、远端等不同部位有关，临床可以有下肢为主的瘫痪、小便障碍、意志缺失、运动性失语和额叶精神症状、人格改变等。

4. 大脑后动脉闭塞的表现 因血管变异多和侧支循环代偿差异大，故症状复杂多样。典型临床表现是对侧同向性偏盲、偏身感觉障碍。

5. 椎-基底动脉闭塞的表现 血栓性闭塞多发生于基底动脉起始部和中部，栓塞性闭塞通常发生在基底动脉尖。基底动脉或双侧椎动脉闭塞是危及生命的严重脑血管事件，引起脑干梗死，出现眩晕、呕吐、四肢瘫痪、共济失调、肺水肿、消化道出血、昏迷和高热等。脑桥病变可出现针尖样瞳孔。

四、辅助检查

（一）辅助检查项目

卒中常规实验室检查的目的是排除类卒中或其他病因，了解脑卒中的危险因素。所有病人都应做的辅助检查项目：①脑CT平扫或MRI；②血糖；③全血细胞计数、PT、INR和APTT；④肝肾功能，电解质，血脂；⑤肌钙蛋白、心肌酶等心肌缺血标志物；⑥氧饱和度；⑦心电图；⑧胸部X线检查。

对于初步诊断脑梗死的病人，如果在溶栓治疗时间窗内，最初辅助检查的主要目的是进行溶栓指征的紧急筛查。血糖化验对明确溶栓指征是必需的。如果有出血倾向或不能确定是否使用了抗凝药，还需化验全血细胞计数（包括血小板）、凝血酶原时间（PT）、国际标准化比值（INR）和活化部分凝血活酶时间。脑CT平扫是最重要的初始辅助检查，可排除脑出血和明确脑梗死诊断。

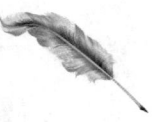

（二）重点辅助检查项目

1. 脑CT 可准确排除颅内出血，是疑似脑卒中病人首选的快速影像学检查。多数病例发病 24 小时后脑 CT 逐渐显示低密度梗死灶，发病后 2～15 日可见均匀片状或楔形的明显低密度灶。大面积脑梗死有脑水肿和占位效应，出血性梗死呈混杂密度。头颅 CT 是最方便、快捷和常用的影像学检查手段，缺点是对脑干、小脑部位病灶及较小梗死灶分辨率差。

2. MRI　普通 MRI（T_1 加权、T_2 加权及质子相）在识别急性梗死灶和后颅窝梗死方面明显优于平扫脑 CT。MRI 可清晰显示早期缺血性梗死。MRI 弥散加权成像（DWI）在症状出现数分钟内就可显示缺血灶。灌注加权成像（PWI）可显示脑血流动力学状况和脑组织缺血范围。弥散-灌注不匹配（PWI 显示低灌注区而无与其相应大小的 DWI 异常）可提示可能存在的缺血半暗带大小。

3. 血管病变检查　常用检查方法包括颈动脉 B 超、磁共振血管成像（MRA）、CT 血管成像（CTA）和数字减影血管造影（DSA）等。颈动脉 B 超对发现颅外颈动脉血管病变，特别是狭窄和斑块很有帮助。CTA 和 MRA 可以发现血管狭窄、闭塞及其他血管疾变，如动脉炎、脑底异常血管网病（烟雾病，moyamoya disease）、动脉瘤和动静脉畸形等，以及评估侧支循环状态，为卒中的血管内治疗提供依据。DSA 是脑血管病变检查的"金标准"，缺点为有创和存在一定风险。

诊断颈动脉狭窄最常见的、最简便的无创检查是颈动脉超声，也是发现颈动脉狭窄的"初筛"。数字减影血管造影（digital subtraction angiography，DSA）过去一直是颈动脉狭窄诊断和 CEA 术前评估的金标准。事实上除 DSA 外，无创性检查已经得到充分肯定，其中，CT 血管成像（computed tomography angiography，CTA）也具备相似的优势，但不建议仅以容积重现（volume rendering，VR）技术产生的三维重建图像作为术前影像判定标准，应结合曲面重建（curved planar reformation，CPR）、最大密度投影（maximum intensity projection，MIP）等技术；磁共振血管成像（magnetic resonance angiography，MRA）虽然也可以获得较好的图像质量，但非强化的 MRA 特异性较差。颈动脉高分辨磁共振（high resolution magnetic resonance imaging，HRMRI）在颈动脉狭窄诊断方面有较高灵敏度和特异度，在分析斑块性质方面具有很高的灵敏度和特异度，在术前预判颈动脉粥样硬化斑块性质方面具有重要诊断价值，同时对诊断狭窄程度也有较高价值。

4. 其他检查　对心电图正常但可疑存在阵发性心房纤颤的病人可进行动态心电图监测。超声心动图和经食管超声可发现心脏附壁血栓、心房黏液瘤、二尖瓣脱垂和卵圆孔未闭等可疑心源性栓子来源。

五、诊断及鉴别诊断

1. 需明确是否为卒中　中年以上的病人，急性起病，迅速出现局灶性脑损伤的症状和体征，并能用某一动脉供血功能损伤解释，排除非血管性病因，临床应考虑急性脑卒中。

2. 明确是缺血性还是出血性脑卒中　CT 或 MRI 检查可排除脑出血和其他病变，当影像学检查发现责任梗死灶时，即可明确诊断。

3. 需明确是否适合溶栓治疗　卒中病人首先应了解发病时间及溶栓治疗的可能性。若在溶栓治疗时间窗内，应迅速进行溶栓适应证筛查，对有指征者实施紧急血管再灌注治疗。此外，还应评估卒中的严重程度（如 NIHSS 卒中量表）。

4. 需进行脑梗死病理分型　可采用 TOAST 分型或 CISS 分型（如前介绍），并进行危险因素的分析。

5. 脑梗死主要需与脑出血、颅内占位病变等相鉴别　CT 及 MRI 等多项辅助检查有助于明确诊断。

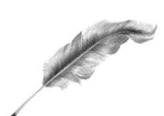

六、脑梗死治疗

（一）急性期治疗

挽救缺血半暗带，避免或减轻原发性脑损伤是急性脑梗死治疗的最根本目标。"时间就是大脑"，对有指征的病人应力争尽早实施再灌注治疗。临床医师应重视卒中指南的指导作用，根据病人发病时间、病因、发病机制、卒中类型、病情严重程度、伴发的基础疾病、脑血流储备功能和侧支循环状态等具体情况，制订适合病人的最佳个体化治疗方案。在脑卒中病人超急性期评估中，时间非常宝贵。在大多数病例中，病史、体格检查、血清葡萄糖、氧饱和度和非增强 CT 扫描足以指导急性期治疗。

急性期的处理包括一般情况的管理，血压、血糖、吸氧等内科情况的稳定，对于合适的急性缺血性脑卒中病人，静脉用阿替普酶是一线治疗，但前提是在症状发作后或最后一次被观察到情况良好（即处于基线神经功能状态）时的 4.5 小时内开始治疗。对于前循环大动脉闭塞所致急性缺血性脑卒中的病人，无论是否接受静脉溶栓治疗，如果可以在具有相应专业技术的脑卒中中心、于症状发作或最后一次被观察到情况良好时的 24 小时内进行治疗，则适合接受血管内治疗如机械取栓术。

（二）脑梗死的二级预防

脑梗死的主要可控危险因素有高血压、糖尿病、吸烟以及血脂异常等。治疗可修正的缺血性脑卒中常见病因包括心房颤动和颈动脉狭窄。大多数缺血性脑卒中或短暂性脑缺血发作（TIA）病人应接受所有可行的风险降低策略。当前可行的策略包括降压、抗血栓治疗、他汀类药物治疗和生活方式改变；某些症状性颈段颈内动脉疾病病人可能获益于血运重建。几乎所有源于动脉粥样硬化的 TIA 或缺血性脑卒中病人均应接受抗血小板药物治疗。早期短时间采用双联抗血小板疗法（DAPT）对部分高危 TIA 或轻型缺血性脑卒中病人有益，对近期有症状的颅内大动脉粥样硬化病人可能也有益。长期治疗可以选择氯吡格雷或阿司匹林。对于发生过缺血性脑卒中或 TIA 的慢性非瓣膜性心房颤动病人，应长期预防性抗凝治疗。对源于动脉粥样硬化的 TIA 或脑梗死病人，无论基线 LDL-C 如何，推荐使用他汀类药物降低 LDL-C 来降低脑卒中和心血管事件的风险。

（三）缺血性脑血管病的外科治疗

颈动脉内膜切除术（CEA）是通过外科手段将颈动脉管腔内的粥样硬化斑块连同增厚的内膜取出，使管腔重新通畅，并防止栓子脱落及血栓形成，从而预防脑卒中发生。CEA 的适应证归纳为：①症状性病人：在 6 个月内有过非致残性缺血性卒中或一过性脑缺血症状（TIA 或一过性黑矇）的低中危外科手术风险患者，无创性成像狭窄超过 70% 或造影发现狭窄超过 50%，预期围手术期卒中或死亡率小于 6%。②无症状病人：颈动脉狭窄程度在 70% 以上，预期围手术期卒中或死亡率小于 3%。③狭窄率低于 50% 不推荐手术。④慢性闭塞病人：不推荐，可尝试。症状性病人仅在有经验的中心或医生中实施。⑤各种指南均以狭窄率为标准，几乎都未考虑颈动脉斑块的性质。事实上对于易损斑块（不稳定斑块、软斑、非钙化斑块），或斑块伴有溃疡、出血等情况，更应适当考虑积极手术。

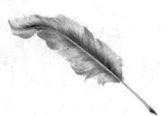

"临床医学+X"病例拓展

男性病人，68 岁，主因"右侧肢体乏力伴言语不清 3 小时"到我院急诊就诊。

就诊前 3 小时，病人早餐后突然出现右侧肢体乏力，不能站立，右手不能持物，同时家属发现其说话含糊不清，可部分理解家属的问话，但自己表达不清。无头痛头晕、恶心、呕吐以及肢体抽搐。休息1小时症状无缓解，又自服"降压零号"1片仍然无效，家属遂用私家车将病人送至我院急诊。

既往史：高血压病20年，最高可达200/100 mmHg，平时未规律服药，未监测血压，否认糖尿病病史，否认心房纤颤病史。

个人史：长期吸烟，30支/天×30年，长期饮白酒，半斤/天×30年。右利手。

内科查体：BP 170/100 mmHg，HR 72次/分，R 16次/分，T 36.4℃，皮肤黏膜无黄染，浅表淋巴结无肿大，心肺听诊无异常，肝脾肋下未及，四肢无水肿。

神经系统查体：神志清楚，精神尚可，言语含混不清，表达不连贯，不能完整回答问话，双瞳等大正圆，D=3 mm，光反射灵敏，右侧鼻唇沟浅，伸舌右偏。右侧肢体肌张力略低，右上肢肌力Ⅱ级，右下肢Ⅲ级。右侧偏身针刺觉减退。右侧Babinski sign（+）。

辅助检查

血常规：WBC $8.1×10^9$/L，Hb 136 g/L，PLT $232×10^9$/L，中性68.3%，淋巴24%。

生化：BUN 6.6 mmol/L，Cr 104 μmol/L，ALT 12 U/L，AST 13 U/L，K^+ 3.87 mmol/L，Na^+ 140.1 mmol/L，Glu 6.2 mmol/L，CK 171 U/L，CK-MB 24 U/L。

凝血指标：Fib 2.75 g/L，INR 0.95。

ECG：窦性心律，ST-T改变。

头CT：双侧基底节区多发腔梗，脑白质脱髓鞘变性（图10-1）。

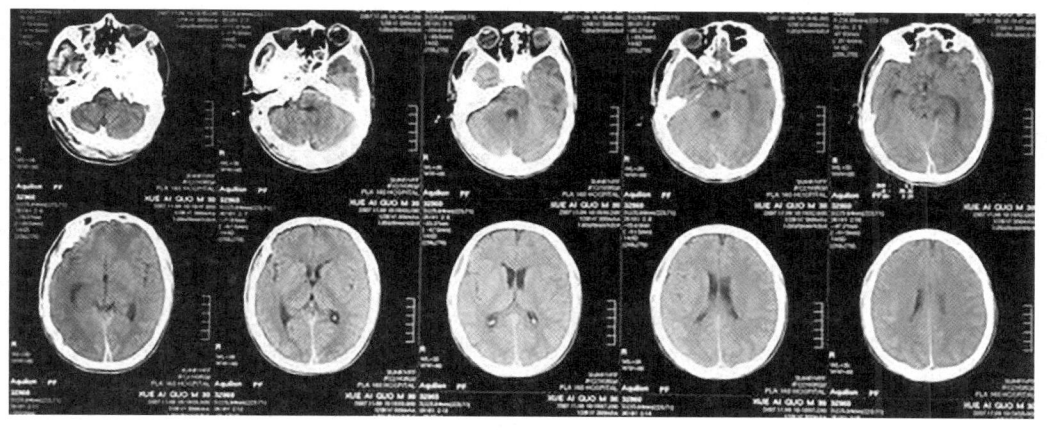

图10-1　病人头CT

急诊诊断：急性脑梗死，并立即予静脉溶栓治疗，之后收入病房。

入院后完善头MRI检查见图10-2。

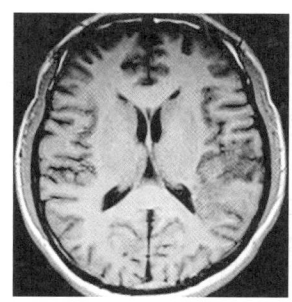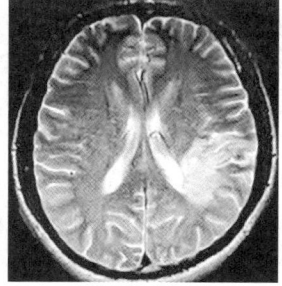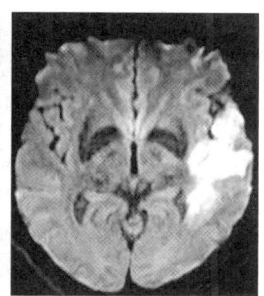

图10-2　病人头MRI

入院后的化验检查提示：LDL-C 3.01 mmol/L；HbA1 5.7%，Hcy 14.01 mmol/L。

颈动脉B超：左侧颈内动脉多发混合回声斑块，较大者1.6 cm×0.3 cm，管腔狭窄约50%，右侧颈内动脉多发强回声斑块。

头颅MRA：轻度脑动脉硬化。

治疗：降压药物：硝苯地平控释片 30 mg 每天1次1片。

抗血小板药物：阿司匹林 100 mg 每天1次1片。

抗动脉粥样硬化药物：阿托伐他汀 20 mg 每晚1次1片。

康复训练，健康教育。

结局：治疗好转，但是遗留右侧肢体肌张力稍高，上肢肌力4级，下肢肌力4+级，言语欠清楚，出院后进一步卒中二级预防，嘱定期复查。

拓展与扩充

对于颈动脉狭窄病人，术前超声检查常因不同的检查者而有不同的结果，也就是说，超声具有一定程度的检查者差异。因此，临床上不要单纯以超声结果作为手术的依据，而应结合CTA等客观检查。另外，常有内科医生做MRA只做颅内段，而忽视颅外段。同时，普通MRA的成像质量有限，临床上不应单独以此为手术依据。DSA、CTA固然影像质量有保障，但有的病人因碘过敏而不能做，临床上可以用CEMRA来替代。

剥离颈动脉斑块后，到底血流通畅与否、有无血栓形成，可以术中直接用超声探头在刚缝合的颈动脉上实时检查。神经外科更有显微镜下吲哚菁绿荧光造影检查，在刚剥离斑块、关闭缝合血管后，立即进行荧光造影，能判断血流通畅情况等。

病人的卒中危险因素分析：卒中的危险因素中，有一些是不可干预的，如年龄、性别、家族史、种族等；有一些是可以干预的，如高血压、糖尿病、高脂血症、吸烟、饮酒等，案例病人存在多种危险因素，平时并未有效管理。

拓展与扩充

静脉溶栓的方法

rt-PA 0.9 mg/kg（最大剂量90 mg）/0.6 mg/kg（最大剂量60 mg），先将10%剂量用1 min输注，余下剂量60 min输完。

收入重症监护室或卒中单元监护。

定时测量血压，最初2 h每15 min1次，随后6 h每30 min1次，最后每小时1次，直至rt-PA治疗后24 h。

如果收缩压≥180 mmHg或舒张压≥105 mmHg，要提高测血压的频率；给予降压药以维持血压等于或低于这些水平。

> **拓展与扩充**
>
> 卒中二级预防中的三大基石 ASA：
> 1. antihypertensive agents　抗高血压药物。
> 2. statins　他汀类药物（抗动脉粥样硬化及降脂药物）。
> 3. antiplatelet　抗血小板药物，阿司匹林和（或）氯吡格雷等。

（王丽平　王　涛　张新宇　樊东升）

第二节　脑出血

脑出血（intracerebral hemorrhage，ICH）又称自发性脑出血，是指非外伤性脑实质内出血。脑出血占全部脑卒中的 20%～30%，在脑卒中各亚型的发病率中位居第二，仅次于缺血性脑卒中，具有发病率高、致残率高、死亡率高的特点。

一、病因

最常见病因为高血压合并小动脉硬化，脑淀粉样血管病是老年人脑叶出血的常见病因，其他病因包括脑血管畸形、动脉瘤、血液系统疾病、抗凝或溶栓治疗、moyamoya 病、脑动脉炎、瘤卒中等。

二、发病机制与病理生理

颅内动脉与身体其他部位动脉的结构存在不同，其管壁薄弱，中层肌细胞及外膜结缔组织较少，且缺少外弹力层。长期高血压可使脑内小动脉硬化、玻璃样变，形成微动脉瘤，当血压骤然升高时血管发生破裂导致脑出血。

高血压性脑出血常发生在基底节区，缘于供应此处的豆纹动脉从大脑中动脉呈直角发出，在原有血管病变的基础上，受到压力较高的血流冲击后易致血管破裂。

脑出血后，血液进入脑实质形成血肿，局部脑组织受压、推移、软化、坏死。病灶周围脑组织受压，导致缺血、缺氧、水肿、颅内压升高，后者又阻碍静脉回流，增加脑灌流阻力，加重脑缺血。大量脑出血可引起脑疝，如幕上半球出血，血肿向下挤压下丘脑和脑干，使其变形、移位和继发出血，并常出现小脑天幕疝，是导致病人死亡的直接原因。

三、临床表现

脑出血常发生在 50～60 岁以上病人，高血压病人最多见，男性多于女性。多在激动、兴奋、用力排便、咳嗽等血压升高时突然发病，少数在安静时发病。发病后在数分钟至数小时达高峰。血压常明显增高，出现头痛、呕吐等颅内压增高症状，并出现肢体瘫痪、感觉障碍、脑膜刺激征等局灶神经功能缺损症状，其临床表现主要取决于出血量及出血部位。此外，脑出血后数小时内可出现血肿扩大，进一步加重神经功能损伤，需要密切监测。

脑出血好发于基底节区，约占脑出血的 70%，脑干、小脑和脑叶各占约 10%（图 10-3）。不同部位出血的临床表现如下：

（一）基底节区出血

高血压性脑出血最好发部位，其中壳核出血占脑出血的 50%～60%；丘脑出血占 5%～10%，尾状核出血少见。

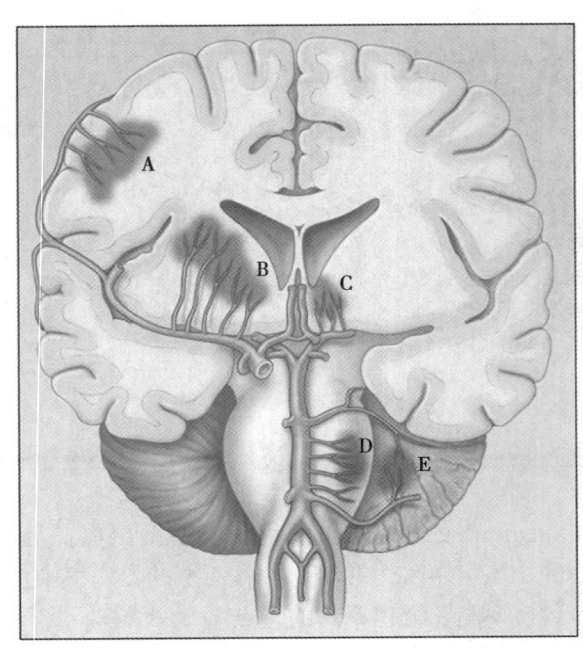

图 10-3　常见出血部位及出血来源

A 脑叶出血，由大脑前动脉、大脑中动脉或大脑后动脉的皮层穿支破裂所致；B 基底节区出血，由大脑中动脉分支豆纹动脉破裂所致；C 丘脑出血，由大脑后动脉的分支破裂所致；D 脑桥出血，由基底动脉的脑桥支破裂所致；E 小脑出血，由小脑前下动脉、后下动脉或小脑上动脉的穿支破裂所致

引自 Qureshi AI，Tuhrim S，Broderick JP，Batjer HH，et al. Spontaneous intracerebral hemorrhage. N Engl J Med. 2001 May 10；344（19）：1450-60.

1. 壳核出血　主要由豆纹动脉破裂引起。出现对侧偏瘫、对侧偏身感觉障碍、对侧同向性偏盲；两眼向病灶侧凝视；优势半球受累可有失语；出血量大时出现昏迷。

2. 丘脑出血　主要为丘脑膝状体动脉或丘脑穿通动脉破裂引起。可出现对侧偏瘫；对侧偏身感觉障碍较重。

3. 尾状核头出血　出血量常不大，多破入脑室。可出现头痛、呕吐、对侧中枢性面舌瘫；可仅表现为脑膜刺激征。

（二）脑叶出血

主要为大脑皮质的穿支动脉破裂引起。老年人以高血压动脉硬化致病者为多，其次为脑淀粉样血管病等，年轻人则多见于血管畸形、moyamoya 病等。脑叶出血常累及 1 个脑叶，也可累及相邻两个脑叶。表现为头痛、呕吐，部分有局灶或全身性癫痫；不同脑叶受累出现不同表现：如额叶出血出现尿便障碍、运动性失语、对侧偏瘫等；顶叶出血出现对侧偏身感觉障碍；颞叶出血出现感觉性失语、癫痫等；枕叶出血出现对侧同向性偏盲。

（三）脑干出血

绝大多数为脑桥出血，偶见中脑出血，延髓出血罕见。

脑桥出血由基底动脉的脑桥支破裂导致。出现头痛、呕吐、眩晕、复视、眼震、瘫痪等。大量出血（出血量＞5 ml）时出现意识障碍、针尖样瞳孔、四肢瘫痪、呼吸障碍、去大脑强直、中枢性高热等，常在 48 小时内死亡。

（四）小脑出血

最常见为小脑上动脉分支破裂导致。出现眩晕、频繁呕吐、眼震、共济失调、后枕部疼痛等；出血量增加时，可出现桥脑受累，重者出现颅高压表现和意识障碍，呼吸节律不规则，甚至并发枕骨大孔疝而死亡。

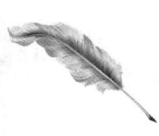

(五)脑室出血

与蛛网膜下腔出血表现相似,出现头痛、呕吐,脑膜刺激征阳性。大量出血者出现意识障碍、四肢瘫痪等,多迅速死亡。

四、辅助检查

(一)头颅 CT 平扫

头颅 CT 平扫是诊断脑出血的首选方法,可显示出血部位、出血量、占位效应、是否破入脑室、脑水肿情况等,有助于指导治疗和判定预后。早期血肿在 CT 上表现高密度影,多为圆形或卵圆形,也可有不规则形状,边界清楚(图 10-4)。

血肿体积计算方法:①可根据多田公式粗略计算:血肿体积(ml)= $\pi/6 \times L \times S \times Slice$,式中 L 为血肿的长轴,S 为短轴,Slice 为所含血肿层面的厚度(cm)。②目前有相关软件可根据 CT 图像精确计算血肿体积。

(二)头颅 MRI

在 MRI 上脑出血的表现主要取决于血肿所含血红蛋白氧合状态及血红蛋白的分解代谢程度。不同时期颅内血肿的 MRI 信号演变见表 10-1。

多模式 MRI 包括弥散加权成像、灌注加权成像、FLAIR、梯度回波序列(GRE)和磁敏感加权成像(SWI)等,有助于提供脑出血更多的信息,比 CT 更易发现脑血管畸形、肿瘤及血管瘤等病变。GRE 和 SWI 对急性出血的诊断与 CT 敏感性相当,并对陈旧出血的鉴别更胜一筹。

表 10-1 颅内血肿的 MRI 信号演变

分期	时间	T1	T2
超急性期	发病 1 天内	低信号	高或混合信号
急性期	第 2~7 天	逐渐变高	逐渐变低
亚急性期	第 8~30 天		
	初期	血肿周边高信号,中心低信号	
	后期	血肿全部为高信号	
慢性期	1~2 个月后	慢性血肿的中心高信号,周边可见环状低信号	
囊腔形成期	出血 2 个月后	均为混杂信号	

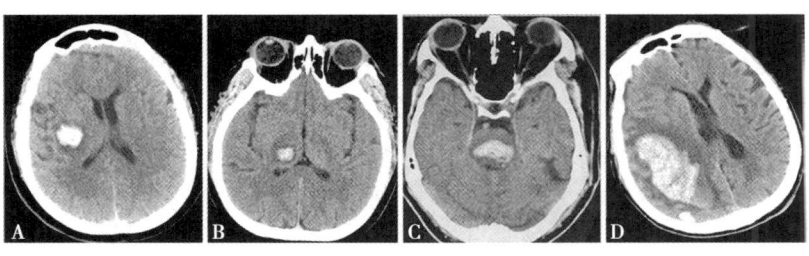

图 10-4 头颅 CT 扫描显示不同部位脑出血

图 A 为右侧壳核出血;图 B 为右侧丘脑出血;图 C 为桥脑出血;图 D 为右侧脑叶出血,累及顶叶、部分颞叶及枕叶

(三)脑血管检查

头颅 MRA、CTA 和 DSA 等可显示脑血管的位置、形态及分布,并易于发现脑血管畸形、脑动脉瘤和 moyamoya 病等脑出血病因。

增强 CT 和 CTA 检查有助于早期评价血肿扩大风险，可根据造影剂外渗情况或 CTA 点征（spot-sign）预测脑血肿扩大风险。

（四）其他检查

需行血常规、尿常规，血糖、肝肾功能、血电解质、凝血功能及心电图等检查评估病人的全身状态。

五、诊断要点

50 岁以上中老年病人，有长期高血压病史，活动中或情绪激动时突然起病，血压常明显升高，并出现头痛、恶心及呕吐等颅内压升高的表现，有偏瘫、失语等局灶神经功能缺损症状，可有脑膜刺激征，可伴有意识障碍，应高度怀疑脑出血。头颅 CT 有助于明确诊断。

如病人在 45 岁以下，无高血压病史，则应进行头颅 MRI、MRA 或血管造影等检查，以明确脑出血是否为脑血管畸形、动脉瘤或 moyamoya 病等所致。

六、鉴别诊断

1. **脑梗死** 老年人多见，多有动脉粥样硬化的危险因素，可有短暂性缺血发作，头痛、恶心及呕吐等高颅压表现少见，头颅 CT 及 MRI 有助于鉴别。

2. **蛛网膜下腔出血** 各年龄均可出现，以青壮年多见，多在活动时起病，起病急骤，头痛剧烈，多有恶心、呕吐，多无局灶性神经功能缺损表现，严重者出现意识障碍，头颅 CT、MRI 有助于诊断，必要时可行脑脊液检查明确诊断。

3. **外伤性颅内血肿、硬膜下血肿** 多有头部外伤史，多表现为颅内压增高症状，头颅 CT 可明确诊断。

4. **其他疾病所致昏迷** 对于发病突然、迅速昏迷、局灶体征不明显的病人，需鉴别引起昏迷的全身性疾病，如低血糖、肝性脑病、尿毒症、急性酒精中毒、低血糖、药物中毒和一氧化碳中毒等。应详细询问病史和全面查体，进行实验室和影像学检查，头颅 CT 能除外脑出血。

七、治疗原则

基本治疗原则：脱水降颅压，减轻脑水肿；调整血压；防止继续出血；保护血肿周围脑组织；促进神经功能恢复；防治并发症。

（一）内科治疗

1. **一般情况的处理** 卧床休息 2~4 周，避免情绪激动及血压升高，保持排便通畅，昏迷或吞咽困难病人需鼻饲保持营养。应密切观察病情，包括血压、呼吸及瞳孔，直至病情稳定为止；缺氧者应给予吸氧，尿潴留时应予导尿，意识不清者应定时改变体位，以预防压疮。昏迷病人可酌情用抗生素预防感染。

严重脑出血病人多数伴有意识障碍和延髓麻痹，应注意呼吸道管理，保持呼吸道通畅，定时翻身拍背，协助排痰，痰液黏稠时可雾化吸入，咳痰有困难者人工吸痰，必要时行气管切开。

2. **脱水降颅压，减轻脑水肿** 脑水肿在脑出血后第 2 天开始出现，第 3~5 天达到高峰。颅内压升高可引起脑疝而导致死亡，因此降低颅内压是治疗脑出血的重要措施。常用的降低颅内压的方法包括：①抬高床头。②镇痛和镇静。③药物脱水降低颅内压：20% 甘露醇、呋塞米甘油果糖、20% 人血白蛋白等。

3. **控制血压** 脑出血病人常出现血压明显升高，多种因素（应激、疼痛、高颅压等）均可使血压升高，且血压升高（＞180 mmHg）与血肿扩大和预后不良相关。也有观点认为脑出

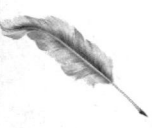

血时血压升高是在颅内压升高的情况下，为了保证脑组织供血出现的脑血管自动调节反应，如血压控制过低，容易导致血肿周围脑组织发生缺血性损伤。因此，急性期降压的时机及控制目标尚存争议。应综合管理脑出血病人的血压，分析血压升高的原因，再根据血压情况决定是否进行降压治疗。目前我国指南推荐，对于收缩压150～220 mmHg者，在没有降压禁忌的情况下，数小时内降压至130～140 mmHg是安全的，但其改善神经功能的有效性尚待验证。对于收缩压＞220 mmHg病人，收缩压目标值为160 mmHg。降压期间应严密观察血压变化，避免血压波动。

4. 病因治疗　对于严重凝血因子缺乏或严重血小板减少的病人，推荐补充凝血因子和血小板。华法林相关性脑出血病人可考虑应用凝血酶原复合物或新鲜冰冻血浆，同时应用维生素K。对新型口服抗凝药物（达比加群、阿哌沙班、利伐沙班）相关脑出血，有条件者可应用相应拮抗药物（如依达赛珠单抗）。对于普通肝素相关性脑出血，推荐使用硫酸鱼精蛋白治疗。

5. 亚低温治疗　初步的基础与临床研究认为亚低温是一项有前途的治疗措施，而且越早应用越好。

6. 并发症的防治　包括继发性癫痫、肺炎、呼吸衰竭、肺栓塞、下肢静脉血栓、上消化道出血、水电解质紊乱等。

（二）外科治疗

主要目的是清除血肿、降低颅高压、挽救生命，其次是尽可能减少血肿对周围脑组织的损伤，减少残疾。同时，针对脑出血的病因，如动静脉畸形、脑动脉瘤等进行治疗。手术适应证和禁忌证尚无一致意见，如果病人全身情况允许，下列情况可考虑手术治疗：①基底节区出血：中等量出血（壳核出血≥30 ml，丘脑出血≥15 ml）。②小脑出血：易形成脑疝，出血量≥10 ml，或直径≥3 cm，或合并脑积水，应尽快手术治疗。③重症脑室出血（脑室铸型）。④合并脑血管畸形、动脉瘤等血管病变。

手术治疗方法包括：去骨瓣减压术、小骨窗开颅血肿清除术、钻孔血肿抽吸术、脑室穿刺引流术、内镜血肿清除术、微创血肿清除术等。

（三）康复治疗

早期将患肢置于功能位，在病情允许时尽早开展康复治疗。

八、预后

主要取决于出血量和出血部位、脑血肿扩大、全身状态、各脏器功能、治疗与护理等。

　拓展与扩充

　　病人出现局灶性神经系统症候，应首先怀疑脑卒中，但仅通过临床表现往往难以判断是出血还是缺血。呕吐、收缩压＞220 mmHg、严重头痛、昏迷或意识障碍、症状在数分钟或数小时内进展等临床特点均提示脑出血，但上述症状特异度不高，故有必要进行神经影像学检查来明确诊断。

　　CT和MRI均可用于初步评估。CT对于急性出血非常敏感，被认为是脑出血诊断的"金标准"。

　　多模式MRI对陈旧出血的鉴别更胜一筹，且更易发现脑血管畸形、肿瘤及血管瘤等病变。但因为存在检查时间较长、费用较高、设备可能离急诊较远、病人不耐受或临床状态不允许、无相应设备等原因，往往限制了其在急诊情况下的应用。

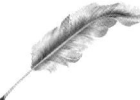

拓展与扩充

复习脑出血的诊断要点：①中老年患者；②有长期高血压病史；③活动中或情绪激动时突然起病；④血压常明显升高，并出现颅高压表现，伴局灶神经功能缺损症状；⑤头颅CT有助于明确诊断。

脑出血后数小时内可出现血肿扩大，进一步加重神经功能损伤。

（1）需密切观察患者病情变化，必要时及时复查颅脑CT。

（2）CT增强显示的"点征"，是目前较公认的预测脑血肿扩大的影像学标志。平扫CT显示的征象（混杂征、黑洞征、漩涡征、岛征、卫星征等）有助于预测血肿扩大，检查方便、不需要使用造影剂，但特异度和敏感度均不高。基于人工智能技术的医学影像数据学习和分析方法将来可能有助于发现和评定预测脑血肿扩大的影像学标志。

脑出血具有高发病率高、致残率高、死亡率高的特点，造成高额的社会负担，而目前的治疗手段有限。需要重视脑出血的预防工作，控制高血压，避免长期大量饮酒等危险因素。

脑出血病人同样面临缺血性卒中的风险。头颈部CTA提示脑动脉粥样硬化，将来可能存在缺血性卒中的风险。然而，脑出血后的抗栓治疗常面临两难困境，对脑出血复发的担忧常影响后续行抗栓治疗。对此患者的抗栓治疗需个体化，权衡潜在的缺血和出血获益风险比来决定，影响因素包括发生动脉或静脉血栓栓塞的风险、脑出血复发风险、脑小血管病严重程度（如颅脑MRI显示的微出血的部位、数量等）及病人整体状况等。

"临床医学+X"病例拓展

男性病人，65岁，突发头痛，伴右侧肢体无力8小时余。

病人8小时余前行走时突发头痛，伴恶心，呕吐咖啡样胃内容物，为喷射样，伴右侧肢体无力，右上肢不能抬起，右下肢不能行走，病情逐渐加重，出现言语不清，睡眠增多，家属送来急诊。

既往：发现血压升高2个月，最高血压200/120 mmHg，未予治疗。

内科查体：血压225/100 mmHg，心肺腹查体无明显异常。神经系统查体：嗜睡，言语含糊。脑膜刺激征（－）。双瞳孔等大正圆，直径3.5 mm，对光反射灵敏。双眼左侧凝视。双侧额纹对称，右侧鼻唇沟浅，伸舌右偏。右侧肢体肌张力低，右侧肢体肌力Ⅱ级，右侧针刺觉减退，右侧病理征（＋）。

辅助检查：血常规大致正常。生化：钾3.40 mmol/L↓，血糖、肝肾功能、心肌酶、电解质大致正常。凝血功能大致正常。ECG：未见异常。

头颅CT：左侧基底节区出血（图10-5）。头颈部CTA：脑动脉粥样硬化，CT增强未发现点征。

入院诊断：脑出血（左侧基底节区），高血压病入院治疗：

病人左侧基底节区出血，出血量约 20 ml，予内科治疗。予卧床、避免情绪激动；乌拉地尔静脉泵入控制血压；同时予对症支持治疗：留置胃管、营养支持；尿潴留时予导尿；予补钾、补液、保护胃黏膜、通便等。密切监测病情，包括血压、呼吸及瞳孔及其他体征变化。发病 24 小时复查颅脑 CT 提示脑血肿无明显扩大，开始予甘露醇脱水治疗。次日病人发热、咳嗽、咳痰，存在肺部感染，予抗生素抗感染、雾化、化痰等治疗。病人神经系统病情逐渐稳定，床旁康复治疗。

治疗结局及门诊随访：病人病情稳定，转康复科进行康复锻炼。口服降压药物控制血压，预防脑出血复发。

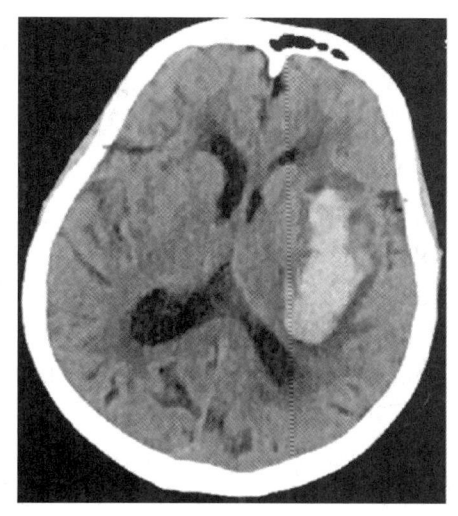

图 10-5　头颅 CT 示左侧基底节区出血

（杨　琼　傅　瑜）

第三节　蛛网膜下腔出血

蛛网膜下腔出血（subarachnoid hemorrhage，SAH）是指颅内血管破裂、血流流入蛛网膜下腔，分为外伤性和自发性（又分为原发性和继发性）。原发性是指脑底或脑表面血管病变（如先天性动脉瘤、脑血管畸形、高血压动脉硬化所致微动脉瘤等）破裂，继发性是脑内血肿穿破脑组织导致血液流入蛛网膜下腔。

一、危险因素

1. SAH 危险因素　吸烟、过量饮酒和高血压。
2. 动脉瘤相关危险因素

（1）从动脉瘤角度：分为动脉瘤发生、动脉瘤增大及形态改变和动脉瘤破裂的危险因素。

（2）从干预角度：分为可干预（吸烟、酗酒、高血压、低脂血症、治疗时不全栓塞以及女性激素替代治疗）和不可干预（性别、年龄、动脉瘤或 SAH 家族史、多发动脉瘤、常染色体显性多囊肾病）危险因素。

二、病因

1. 颅内动脉瘤　是 SAH 最常见原因（占 75%～80%），导致动脉瘤性蛛网膜下腔出血（aneurysmal subarachnoid hemorrhage，aSAH）。囊性动脉瘤占绝大多数，还可见高血压或动脉粥样硬化所致梭形动脉瘤、夹层动脉瘤以及感染所致的炎性动脉瘤。
2. 脑血管畸形　约占 SAH 的 10%，其中 80% 为动静脉畸形，多见于青年人。
3. 其他　如 Moyamoya 病（占儿童 SAH 的 20%）、颅内肿瘤、垂体卒中、血液系统疾病、颅内静脉系统血栓和抗凝治疗并发症等。此外，约 10%SAH 病因不明。

三、发病机制、病理与病生理

(一)发病机制

1. 动脉瘤　囊性动脉瘤可能与遗传和先天性发育缺陷有关。尸检发现 80% 病人颅底动脉环(Willis 环)动脉壁弹力层及中膜发育异常或受损。随年龄增长,动脉壁粥样硬化、高血压和血涡流冲击等使动脉壁弹性减弱,管壁薄弱处逐渐向外膨胀突出,形成囊状动脉瘤,其体积从 2 mm 到 3 cm 不等,平均为 7.5 mm。

2. 脑动静脉畸形　是发育异常形成的畸形血管团,血管壁薄弱而处于破裂的临界状态,激动或不明显的诱因可导致其破裂。

3. 其他　如肿瘤或转移癌直接侵蚀血管壁导致破裂出血。

(二)病理

1. 病变分布　动脉瘤主要位于 Willis 环及其主要分支血管,尤其是动脉分叉处。多为单发,约 20% 为多发。随年龄增长破裂概率增加。直径大于 10 mm 或不规则、多囊状动脉瘤易破裂。动静脉畸形常见于大脑中动脉分布区。

2. 病理改变　可见紫红色的血液沉积在脑底池和脊髓池中。出血量大时可形成薄层血凝块覆盖于颅底血管、脑表面等,蛛网膜呈无菌性反应及软膜增厚,导致脑组织与血管或神经粘连。脑实质内广泛白质水肿,皮质可见多发斑片状缺血灶。

(三)病理生理学

1. 血液流入蛛网膜下腔刺激颅内痛敏结构(包括静脉窦,脑膜前、中动脉,颅底的硬脑膜,三叉神经、舌咽神经及迷走神经、颈内动脉近段及 Willis 环附近的分支、脑干导水管周围灰质及丘脑的感觉核团)引起头痛,颅内容积增加可使颅内压(intracranial pressure, ICP)增高而加剧头痛,甚至发生脑疝。

2. ICP 达到脑灌注压时脑血流急剧下降,导致意识障碍。

3. 颅底或脑室内血液凝固使脑脊液(cerebrospinal fluid, CSF)回流受阻,30%~70% 病人早期出现急性阻塞性脑积水。血红蛋白及含铁血红素沉积于蛛网膜颗粒可导致交通性脑积水和脑室扩张,CSF 增多使 ICP 升高。

4. 蛛网膜下腔中血细胞崩解释放各种炎性物质引起化学性脑膜炎。

5. 血液及分解产物直接刺激引起下丘脑功能紊乱如发热、血糖升高、急性心肌缺血和心律失常等。

6. 血液释放的血管活性物质如 5-羟色胺(5-HT)、血栓烷 A2(TXA2)和组织胺等可刺激血管和脑膜,引起血管痉挛,严重者致脑梗死。

7. 动脉瘤出血常限于蛛网膜下腔,一般不导致局灶性脑损伤。大脑中动脉动脉瘤、动静脉畸形破裂较常见局灶性体征。

四、临床表现

差异较大。轻者可没有明显临床症状和体征,重者可突然昏迷甚至死亡。起病突然(数秒或数分钟内发生),多数发病前有明显诱因(剧烈运动、过度疲劳、用力排便、情绪激动等)。aSAH 好发于 40~60 岁(平均≥50 岁),儿童亦可发生,发病率随年龄增长而升高,女性高于男性。动静脉畸形多在 10~40 岁发病,男性是女性的 2 倍。

(一)一般症状

1. 头痛　aSAH 典型表现是突发异常剧烈全头痛,通常被描述为"一生中经历的最严重头痛",持续不能缓解或进行性加重,多伴一过性意识障碍和恶心、呕吐。此种头痛可持续数日不变而在 2 周后逐渐减轻,如头痛再次加重,常提示为动脉瘤再次破裂出血。约 1/3 aSAH 病

人发病前数日或数周有轻微头痛，这是小量前驱（信号性）出血或动脉瘤受牵拉所致。动静脉畸形破裂时头痛通常不严重。

2. 意识障碍　见于约50%病人。

3. 精神症状　约25%病人可出现如欣快、谵妄和幻觉等，常于起病后2~3周内自行消失。

4. 其他症状　部分病人可出现脑心综合征、应激性消化道出血、急性肺水肿和局灶神经功能缺损症状等。

（二）体征

1. 动脉瘤的定位症状和体征　不同位置的动脉瘤导致不同的症状和体征。

2. 脑血管畸形的定位体征　常见体征包括痫性发作、轻偏瘫、失语或视野缺损等。

3. 脑膜刺激征　颈强直、Kernig征和Brudzinski征阳性，以颈强直最多见。

4. 玻璃体下片状出血　20%病人可见，发病后1小时内即可出现，是急性颅内压升高和眼静脉回流受阻所致，对诊断有提示意义。

（三）临床常用评价量表

1. 采用Hunt-Hess分级对aSAH临床状态进行分级以选择手术时机和判断预后（表10-2）。

2. CT的Fisher分级和改良Fisher分级可用于预测SAH后脑血管痉挛的可能性。

表10-2　Hunt-Hess分级法

分级	神经功能状态	存活率（%）
0	未破裂动脉瘤	–
1	无症状或轻微头痛及轻度颈强直	70
2	中-重度头痛，颈强直，除有颅神经麻痹外，无其他神经功能缺失	60
3	嗜睡，意识模糊，或轻微的局灶神经功能缺失	50
4	木僵，中或重度偏侧不全麻痹，可能有早期的去脑强直及自主神经系统功能障碍	20
5	深昏迷，去大脑强直，濒死状态	10

五、辅助检查

（一）影像学检查

1. 头CT平扫　临床疑诊SAH首选，早期敏感性高，可检出90%以上的SAH，显示大脑不同脑池高密度出血征象（图10-6）。根据CT结果可初步判断颅内动脉瘤位置，而动态CT检查有助于了解出血吸收情况、有无再出血、继发脑梗死、脑积水及程度。

2. 头MRI　发病后数天CT敏感性下降，由于血红蛋白分解产物如去氧血红蛋白和正铁血红蛋白的顺磁效应，MRI发现亚急性期尤其是大脑表面出血比CT敏感。动静脉畸形引起的脑内血肿吸收后MRI可提示畸形的存在。未发现颅内出血原因时，应行脊柱MRI排除脊髓海绵状血管瘤或动静脉畸形等。

3. CT血管成像（CTA）和MR血管成像（MRA）　主要用于有动脉瘤家族史或破裂先兆动脉瘤的筛查、动脉瘤病人的随访，以及作为不能及时进行全脑数字减影血管造影（digital substracted angiography，DSA）的替代方法。

4. DSA　是动脉瘤诊断的"金标准"，条件具备和病情许可时应尽早进行，以确定有无动脉瘤（包括大小、位置和与载瘤动脉的关系、有无脑血管痉挛等）、出血原因、治疗方法及判断预后。

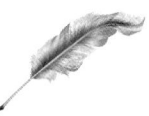

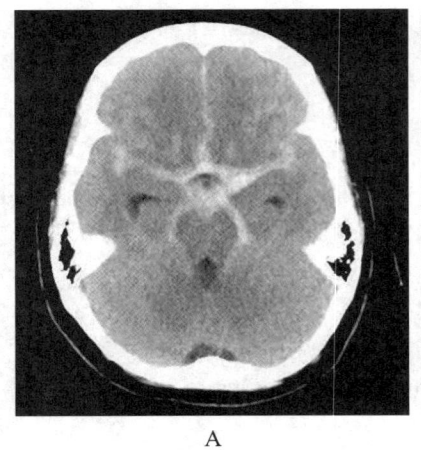 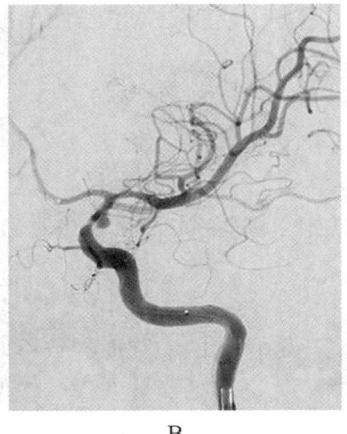 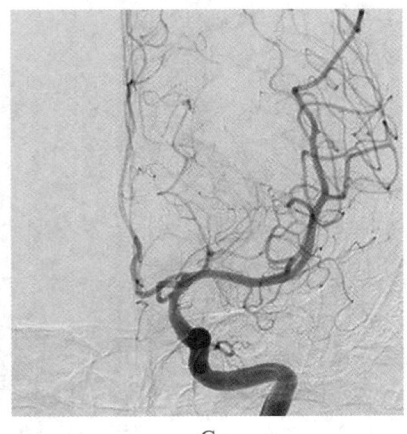

图 10-6 头部 CT 平扫

图 A 示头 CT 平扫示蛛网膜下腔出血（环池周围）；图 B 示 DSA 可见左侧后交通动脉瘤（载瘤动脉偏细与继发脑血管痉挛有关）；图 C 示支架辅助动脉瘤弹簧圈栓塞术（SAC）后动脉瘤示栓塞完全

5. 经颅多普勒超声（TCD） 是非侵入性技术，诊断脑血管痉挛具有高敏感度和阴性预测值。

（二）实验室和其他检查

1. 腰椎穿刺和 CSF 检查　疑诊 SAH 而头 CT 阴性，需要进行腰椎穿刺和 CSF 检查。SAH 特征性表现为第 1 管到第 3 管 CSF 呈均一血性，而穿刺损伤血管的 CSF 颜色逐渐变淡（图 10-7）。

2. 其他　血常规、凝血功能和肝功能等检查有助于寻找其他出血原因。心电图可显示 T 波高尖或明显倒置、PR 间期缩短和高 U 波等异常，提示 SAH 病人合并心肌损伤。

六、诊断和鉴别诊断

（一）诊断

突发持续性剧烈头痛、呕吐、脑膜刺激征阳性，伴或不伴意识障碍，查体无局灶神经系统体征，应高度怀疑 SAH。头 CT 平扫证实脑池和蛛网膜下腔高密度征象或腰穿压力增高和均一血性 CSF 等可临床确诊。

（二）鉴别诊断

1. 高血压性脑出血　与 SAH 鉴别要点见表 10-3。
2. 颅内感染　可有头痛、呕吐和脑膜刺激征，但多先有发热症状。
3. 脑肿瘤　通过详细病史询问、CSF 发现肿瘤细胞和头 CT 可鉴别。
4. 其他　如偏头痛、颈椎疾病、鼻窦炎、酒精中毒、一氧化碳中毒等。

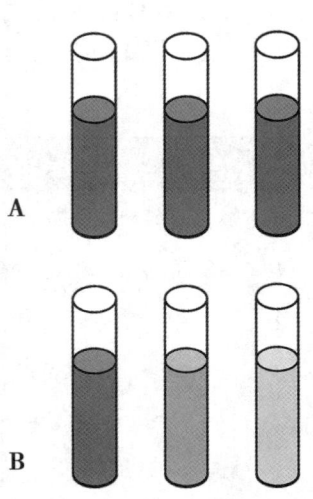

图 10-7 蛛网膜下腔出血和腰椎穿刺伤的脑脊液鉴别

A. 蛛网膜下腔出血的均一血性脑脊液；B. 穿刺伤逐渐变淡的脑脊液

表 10-3 蛛网膜下腔出血与脑出血鉴别

	蛛网膜下腔出血	脑出血
发病年龄	动脉瘤多见于 40~60 岁，动静脉畸形多见于 10~40 岁	50~65 岁多见
常见病因	动脉瘤，动静脉畸形	高血压、脑动脉粥样硬化
起病速度	急骤，数分钟症状达高峰	数十分钟至数小时达到高峰

续表

	蛛网膜下腔出血	脑出血
血压	正常或增高	通常显著增高
头痛	极常见，剧烈	常见，较剧烈
昏迷	常为一过性	重症病人持续性
局灶体征	脑膜刺激征，常无局灶体征	偏瘫、偏身感觉障碍、失语等局灶体征
眼底	可见玻璃体膜下片状出血	眼底动脉硬化，可见视网膜出血
头CT	脑池、脑室及蛛网膜下腔高密度	脑实质内高密度病灶
脑脊液	均匀一致血性	均匀一致血性

七、常见并发症

1. 再出血　再出血是SAH主要的急性并发症，指病情稳定后再次发生剧烈头痛、呕吐、痫性发作、昏迷甚至去脑强直发作，脑膜刺激征加重，复查CSF为鲜红色。20%aSAH病人在发病后10~14日可发生，死亡率增加1倍。

2. 脑血管痉挛　脑血管痉挛是病人死亡和致残的重要原因。早期和迟发高峰期分别在发病后3~5天和5~14天，发病后2~4周逐渐消失。TCD或DSA有助于确诊。

3. 脑积水　脑积水是常见的严重并发症，临床表现为急性颅内压增高、脑干受压、脑疝等，CT显示脑室系统阻塞。

4. 其他　aSAH后癫痫发生率为6%~26%，部分病人发生低钠血症。

八、治疗

(一) 目标与原则

1. 目标　防治再出血，降低颅内压，减少并发症，治疗原发病和预防复发。

2. 原则　分级管理，多模态监测，优化脑灌注和脑保护，预防脑血管痉挛，尽早查明病因决定是否外科治疗。

(二) 急性期治疗

1. 一般处理　包括保持生命体征稳定，降低高颅压，避免用力和情绪波动等。其他对症支持治疗包括维持水、电解质平衡，加强护理，防止便秘，预防感染等。

2. 预防再出血

(1) 绝对卧床4~6周，保持大便通畅，防止剧烈咳嗽。

(2) 监控血压：保持收缩压<160 mmHg和平均动脉压>90 mmHg。

(3) 抗纤溶药物：对于需要推迟闭塞的动脉瘤，再出血风险较大且没有禁忌证的病人，短期内 (<72 h) 使用氨甲环酸或氨基己酸以降低动脉瘤再出血是合理的。对不明原因SAH、不愿意手术者使用上述药物是合理的，但要谨防深静脉血栓形成。

3. 脑血管痉挛防治　尼莫地平能够有效减少脑血管痉挛，其他钙拮抗剂疗效不确定。

4. 脑积水处理　对aSAH伴发的急、慢性症状性脑积水病人可行脑脊液分流术。

5. 癫痫防治　对有明确癫痫发作的病人必须给予药物治疗，但不主张预防性和常规长期使用抗癫痫药物。

6. 低钠血症及低血容量的处理　可使用等张液体来纠正低血容量，使用醋酸可的松和高张盐水来纠正低钠血症。

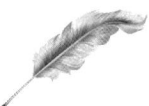

7. 放脑脊液疗法　可促进血液吸收和缓解头痛，也可减少脑血管痉挛和脑积水的发生。但应警惕脑疝、颅内感染和再出血的风险。

（三）手术治疗

1. 手术时机　尽早对 aSAH 病人进行病因学治疗。

2. 动脉瘤治疗方式　动脉瘤治疗的目标包括尽可能完全阻断瘤内血流、防止动脉瘤复发及减少并发症以改善预后。血管内治疗和动脉瘤夹闭术均可降低动脉瘤再破裂出血风险，而血管内治疗和动脉瘤夹闭术均可治疗动脉瘤，推荐首选血管内栓塞治疗以改善病人长期功能预后并且尽可能完全闭塞动脉瘤。

（1）血管内治疗

1）动脉瘤栓塞术：即通过在动脉瘤内释放弹簧圈致局部血栓形成从而将动脉瘤与循环阻隔，该类治疗手段主要包括单纯弹簧圈动脉瘤栓塞术、支架辅助弹簧圈动脉瘤栓塞术（SAC）（图10-8）、球囊辅助弹簧圈动脉瘤栓塞术等。

2）血流导向装置（flow diverter，FD）置入术：即通过置入密网孔的血流导向装置，使动脉瘤瘤体内血液淤滞，形成血栓而使动脉瘤闭塞。

（2）外科手术夹闭治疗。

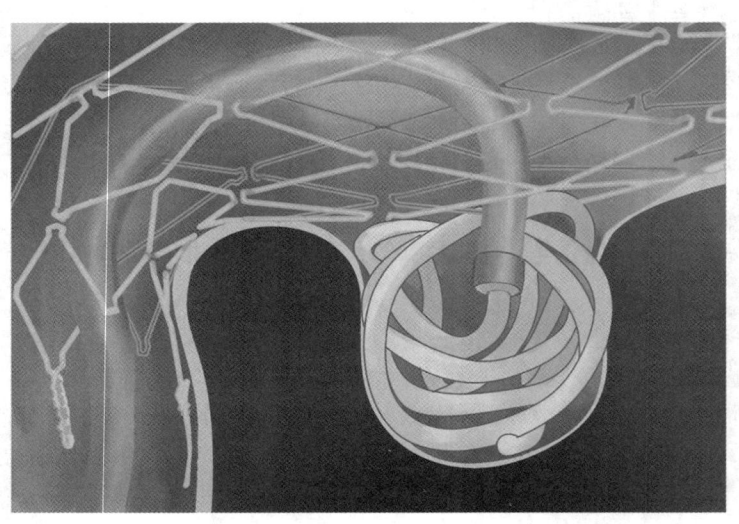

图10-8　支架辅助弹簧圈动脉瘤栓塞术（SAC）示意图

血管内支架已具备足够的柔韧性以通过弯曲的血管，当支架放入载瘤动脉后，可经微导丝引导，向支架网眼穿入，以放置弹簧圈；该技术可避免弹簧圈脱落进入载瘤动脉，同时为弹簧圈对动脉瘤的完全栓塞提供一定保障，且可转移动脉瘤内血流，预防动脉瘤收缩；此外，血管内支架置入是治疗脱出动脉瘤囊弹簧圈的有效补救方式

（四）预防

1. 控制危险因素　包括高血压、吸烟等。

2. 筛查和处理高危人群尚未破裂动脉瘤　破裂动脉瘤病人治疗后每年新发动脉瘤概率为1%~2%，对此类病人进行远期影像学随访具有一定的意义。应充分权衡获益和风险后考虑预防性处理未破裂动脉瘤。

九、预后

总体预后较差，病死率高达40%，存活者有较高的致残率。与病因、出血部位、出血量、有无并发症及是否得到适当治疗有关。

拓展与扩充

复习 SAH 诊断标准

突发持续性剧烈头痛、呕吐、脑膜刺激征阳性，伴或不伴意识障碍，查体无局灶神经系统体征，应高度怀疑 SAH。头 CT（首选）证实脑池和蛛网膜下腔高密度征象或腰穿检查显示压力增高和均匀血性 CSF 等可临床确诊。

 拓展与扩充

随着技术方法和材料发展以及神经介入医师经验积累，血管内治疗已成为降低破裂颅内动脉瘤再出血率和死亡率的首选治疗方法。主要历经载瘤动脉和动脉瘤闭塞、动脉瘤瘤腔内栓塞和载瘤动脉重建等三个研究阶段。目前应用最广泛的是瘤腔内栓塞治疗。载瘤动脉重建（覆膜支架和血流导向装置）也是研究热点。为治疗特殊类型的颅内动脉瘤研制的微小弹簧圈（1 mm）、超大 P400 弹簧圈及改进后具血流导向作用的新型混合 eCLIPs 装置目前已开始临床应用。实验研究也在探索和开创颅内动脉瘤治疗新技术——生物可降解覆膜支架/吸收支架、载药弹簧圈、多孔覆膜支架或覆膜血流导向支架，以及射频治疗等。

 拓展与扩充

支架辅助动脉瘤栓塞的病人围手术期应使用抗血小板药物治疗。TEG 应用血栓弹力图仪动态检测凝血、血小板聚集、纤维蛋白溶解过程中凝血块的黏弹性变化所绘制的一条时间与血栓弹力的变化曲线，动态检测凝血过程全貌，提供凝血和纤溶各过程的综合信息，从而有助于判断已接受抗凝或抗血小板治疗的病人发生血栓栓塞事件的风险。

"临床医学+X"病例拓展

女性病人，43 岁，因"头痛 2 周，突发意识障碍 1 天"收入院。

入院前 2 周病人出现全头不适感，不伴恶心、呕吐或视物成双等。入院前 1 天在家中无诱因突发头部抖动和大口喘气，随后意识丧失和小便失禁，持续 10 分钟左右恢复。自觉整个头部剧烈疼痛，不敢睁眼，伴恶心和呕吐 1 次，为胃内容物，不伴胸背痛、胸闷、呼吸困难等。发病 2 小时查体：BP 156/83 mmHg，HR 51 次/分，神清，语利，颈抵抗（+），眼底检查（−），双侧瞳孔等大正圆，直径 3.0 mm，对光反射灵敏，眼球各向活动充分，余查体未见明显异常。发病 4 小时查体：生命体征平稳，嗜睡，四肢肌力Ⅳ级，余查体大致正常。自发病来精神和食欲差，二便正常。偏素食，余既往史等无特殊。

入院查体：T 36.9℃，P 61 次/分，R 20 次/分，BP 126/67 mmHg。神清，语利，颈抵抗（+），余查体未见明显异常。

辅助检查：
(1) 急诊化验：WBC14.44×10^9/L，中性粒细胞百分比88.5%，HGB122 g/L，血电解质正常。
(2) 急诊头CT：多发蛛网膜下腔出血、破入第三脑室，大脑镰硬膜下出血，双侧侧脑室扩张，脑积水待除外。
(3) 急诊头CTA：左侧后交通动脉动脉瘤可能性大。

入院诊断：蛛网膜下腔出血，左侧后交通动脉瘤（破裂性）。

入院治疗：
1. 针对颅内动脉瘤　于发病36小时左右行全麻下全脑血管造影、左侧后交通动脉动脉瘤栓塞术（支架辅助），术中见动脉瘤大小约3.2 mm×2.3 mm。术后复查造影动脉栓塞满意，左侧颈内动脉、左侧大脑中动脉及左侧大脑前动脉显影良好，载瘤动脉无狭窄，术毕病人全面清醒，对答流利，四肢活动良好。
2. 针对蛛网膜下腔出血　绝对卧床，监测生命体征，对症支持治疗。术后第2天行腰大池置管引流术，初始引流脑脊液为均一淡红色清亮液，后转为淡黄色清亮液。
3. 针对蛛网膜下腔出血并发症防治　术后第7天病人出现意识淡漠、不爱说话，查体BP 108/73 mmHg，混合性失语，右下肢肌力Ⅳ级。复查头CT出血吸收明显，未见明显脑积水。继续尼莫地平改善脑血管痉挛，同时给予扩容、降脂、改善脑供血等治疗。因血栓弹力图（TEG）提示氯吡格雷抵抗，改为替格瑞洛抗血小板聚集治疗。3天后病人病情逐渐好转，查体：神志清楚，对答切题，右下肢肌力Ⅴ-级。

治疗结局：病人好转，出院。

（宋红松　贾子昌　李小刚）

第四节　癫　痫

一、概述

癫痫（epilepsy）是多种病因导致的大脑神经元突发性异常放电，出现短暂的大脑功能障碍的一种慢性疾病。临床表现具有发作性、短暂性、重复性和刻板性的特点。异常放电神经元的位置不同，导致病人有不同的发作形式，可表现为感觉、运动、意识、精神、行为、自主神经功能障碍或兼而有之。临床上每次发作或每种发作的过程称为痫性发作（seizure），一个病人可有一种或数种形式的痫性发作。在癫痫发作中，一组具有相似症状和体征特性所组成的特定癫痫现象统称为癫痫综合征。

二、流行病学

癫痫是神经系统常见疾病，流行病学资料显示癫痫的年发病率为（50~70）/10万；患病率约为5‰；死亡率为（1.3~3.6）/10万，为一般人群的2~3倍。我国目前约有900万以上癫痫病人，30%左右为难治性癫痫。

三、病因

癫痫是由多种病因引起的综合征，根据病因可以分为特发性癫痫和症状性癫痫两大类。
1. 特发性癫痫（idiopathic epilepsy）　目前的诊断技术尚未找到明确病因，可能与遗传因

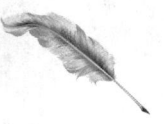

素密切相关，常在某一特定年龄段起病，具有特征性临床及脑电图表现。

2. 症状性癫痫（symptomatic epilepsy） 有明确病因的癫痫，又称继发性癫痫，是由各种明确的中枢神经系统结构损伤或功能异常所致。

值得注意的是，病因学分类及术语多年来历经演变。2017年国际抗癫痫联盟（ILAE）分类确定了6种病因：遗传性、结构性、代谢性、免疫性、感染性及未知病因。

四、癫痫的分类

癫痫的分类有不同的层面。临床上常用基于痫性发作类型的分类。2017年ILAE推出了新版痫性发作分类：

1. 局灶性发作（focal onset） 起源并局限于单侧大脑半球内网络。

使用2个独立的分类变量进行描述：①意识水平：分为意识保留和意识障碍。②运动/非运动表现：运动表现包括自动症、失张力、阵挛、癫痫性痉挛、过度运动、肌阵挛、强直；非运动表现包括自主神经性、行为中断、认知性、情绪性、感觉性。

2. 全面性发作（generalized onet） 起源于双侧大脑半球网络中的某点，并快速累及双侧大脑半球网络。

全面性发作包括：运动表现包括强直-阵挛、阵挛、强直、肌阵挛、肌阵挛-强直-阵挛、肌阵挛-失张力、失张力、癫痫性痉挛；非运动表现包括失神（典型失神、不典型失神、肌阵挛失神、失神伴眼睑肌阵挛）。

3. 不明起始部位发作（unknown onset） 该类别的存在意义，即当提示发作起始信息不明确时，仍能对发作表现进行分类术语描述，并且强调进一步寻找发作起始部位的需求。

使用2个独立的分类变量进行描述：①意识水平：分为意识保留和意识障碍。②运动/非运动表现：运动表现包括强直-阵挛、癫痫性痉挛；非运动表现为行为中断。

4. 未能分类发作（unclassified） 作为一个独立的类别，表示经过现阶段评估，不能被放在其他任何一个类别中。

五、癫痫的发病机制

癫痫的发病机制非常复杂，至今尚未完全了解其全部机制，但一些重要环节已被探知。

（一）痫性放电的起始

神经元异常放电是痫性发作的电生理基础。正常情况下，神经元自发产生节律性的电活动，但频率较低。致痫灶神经元的膜电位与正常神经元不同，在每次动作电位之后出现阵发性去极化漂移（paroxysmal depolarization shift，PDS），同时产生高幅高频的棘波放电。神经元异常放电可能由于各种病因导致离子通道蛋白和神经递质异常所致。

在癫痫发病机制中，对神经元异常放电的起源需区分两个概念。

1. 癫痫病灶（lesion） 是癫痫发作的病理基础，指可直接或间接导致痫性放电或癫痫发作的脑组织形态或结构异常，CT或MRI通常可显示病灶，有的需要在显微镜下才能发现。

2. 致痫灶（seizure focus） 是脑电图出现一个或数个最明显的痫性放电部位，痫性放电可因病灶挤压、局部缺血等导致局部皮质神经元减少和胶质增生所致。

研究表明直接导致癫痫发作的并非癫痫病理灶而是致痫灶。

（二）痫性放电的传播异常

高频放电反复通过突触联系和强直后的易化作用诱发周边及远处的神经元同步放电，从而引起异常电位的连续传播。

（三）痫性放电的终止

目前机制尚未完全明了，可能机制为脑内各层结构的主动抑制作用，即癫痫发作时，癫痫

灶内产生巨大突触后电位，后者激活负反馈机制，使细胞膜长时间处于过度去极化状态，从而抑制异常放电扩散，同时减少癫痫灶的传入性冲动，促使发作放电的终止。

六、癫痫的临床表现

（一）痫性发作的共同特征

1. 发作性　即症状突然发生，持续一段时间后迅速恢复，间歇期正常。
2. 短暂性　即发作持续时间非常短，通常为数秒钟或数分钟，除癫痫持续状态外，很少超过半小时。
3. 重复性　即第一次发作后，经过不同间隔时间会有第二次或更多次的发作。
4. 刻板性　指每次发作的临床表现几乎一致。

（二）常见痫性发作类型及主要临床表现

全面性发作（generalized seizure）最初的症状学和脑电图提示发作起源于双侧脑部，多在发作初期就有意识丧失。

1. 全面性强直-阵挛发作（generalized tonic-clonic seizure，GTCS）是一种表现最明显的发作形式，故既往也称为大发作（grand mal）。以意识丧失、双侧对称强直后紧跟有阵挛动作并常伴有自主神经受累为主要临床特征。

早期出现意识丧失、跌倒，随后的发作分为以下三期：

（1）强直期：表现为全身骨骼肌持续性收缩，眼肌收缩出现眼球上翻或凝视；咀嚼肌收缩可出现舌咬伤；喉肌和呼吸肌强直性收缩致病人尖叫一声，呼吸停止；颈部和躯干肌肉的强直性收缩致头和躯干先屈曲，后反张；上肢由上举后旋转为内收旋前，下肢先屈曲后猛烈伸直，持续 10~20 s 后进入阵挛期。

（2）阵挛期：肌肉交替性收缩与松弛，呈一张一弛交替性抽动，阵挛频率逐渐变慢，松弛时间逐渐延长，本期可持续 30~60 s 或更长，在一次剧烈阵挛后发作停止，进入发作后期。

以上两期均可发生舌咬伤，并伴呼吸停止、血压升高、心率加快、瞳孔散大、光反射消失、唾液和其他分泌物增多。

（3）发作后期：全身肌肉松弛，括约肌松弛可发生尿失禁。呼吸首先恢复，随后瞳孔、血压、心率渐至正常，肌张力松弛，意识逐渐恢复。从发作到意识恢复历时 5~15 min。醒后病人常感头痛、全身酸痛、嗜睡，部分病人有意识模糊，此时强行约束病人可能发生伤人和自伤。

2. 失神发作（absence seizure）　分典型失神、不典型失神、肌阵挛失神和失神伴眼睑肌阵挛。

（1）典型失神发作：发作突发突止，表现为动作突然中止或明显变慢，意识障碍，不伴或伴有轻微运动症状（如阵挛/肌阵挛/强直/自动症）。发作通常持续 5~20 s（<30 s）。发作时 EEG 呈双侧对称 3 Hz 棘-慢综合波。主要见于儿童和青少年，罕见于成人。

（2）不典型失神：起始和终止均较典型失神缓慢，除意识丧失外，常伴肌张力降低，偶有肌阵挛。EEG 显示较慢的（>2.5 Hz）不规则棘-慢波或尖-慢波。多见于有弥漫性脑损伤患儿，预后较差。

七、癫痫的辅助检查

1. 脑电图（EEG）　是诊断癫痫最重要的辅助检查方法。理论上任何一种癫痫发作都能用脑电图记录到发作或发作间期痫样放电，但实际工作中由于技术和操作上的局限性，常规头皮脑电图仅能记录到 49.5% 病人的痫性放电，重复 3 次可将阳性率提高到 52%，在部分正常人中偶尔也可记录到痫样放电。因此，不能单纯依据脑电活动的异常或正常来确定是否为癫痫。

近年来广泛应用的 24 小时长程脑电监测和视频脑电图（video-EEG）使发现痫样放电的可能性大为提高，后者可同步监测记录病人发作情况及相应脑电图改变，可明确发作性症状及脑

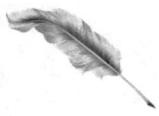

电图变化间的关系。

2. 神经影像学检查　包括 CT 和 MRI，可确定脑结构异常或病变，对癫痫及癫痫综合征诊断和分类有帮助，有时可作出病因诊断。功能影像学检查如 SPECT、PET 等能从不同的角度反映脑局部代谢变化，辅助癫痫灶的定位。

八、癫痫的诊断及鉴别诊断

癫痫的诊断需遵循三步原则：首先明确发作性症状是否为癫痫发作；其次是哪种类型的癫痫或癫痫综合征；最后明确发作的病因是什么。仔细了解病史，进行基于临床表现和辅助检查相结合的方法可以提高对诊断的识别。

从癫痫的鉴别诊断上来讲，临床上的发作性事件可分为痫性发作和非痫性发作。按照定义，痫性发作的本质是脑内神经元突然异常放电导致的临床表现。非痫性发作的原因很多，既包括病理性原因，也包括生理性因素。

当出现短暂性或阵发性神经系统事件时，需要考虑的重要的鉴别诊断应包括：晕厥，短暂性脑缺血发作（特别是老年人），偏头痛，短暂性全面遗忘症（50岁之前罕见），发作性睡病伴猝倒，发作性运动障碍，惊恐发作和焦虑，心因性非癫痫性发作，等等。

九、癫痫的治疗原则

癫痫患者的治疗集中于 3 个主要目的：控制癫痫发作、避免治疗副作用以及维持或恢复生活质量。

最佳治疗计划是在对病人的癫痫发作类型进行确诊、对发作强度和频率进行客观测量、知晓药物的副作用以及评估疾病相关的社会心理问题后得出的。

1. 开始抗癫痫药物治疗的时机　单次痫性发作后通常不需要立即开始抗癫痫药物治疗。通常在 2 次或以上无诱因性痫性发作后开始抗癫痫药物治疗。

2. 抗癫痫药的选择　根据痫性发作类型和癫痫综合征分类选择药物是癫痫治疗的基本原则（表 10-4）。

3. 联合治疗　70% 左右新诊断的癫痫病人可以只服用单一抗癫痫药使发作得以控制。2007 年以后部分专家认为在第一种抗癫痫药物治疗失败后，即可以考虑"合理的多药联用"。抗癫痫药物治疗要密切关注药物的副作用，定期监测药物浓度、血细胞计数以及肝功能和肾功能等。

4. 病人教育　在开始治疗之前，医生要与病人及其家人进行谈话，以加深其对癫痫的理解及增强其向医生报告必需和相关信息的能力。

5. 癫痫发作日历　应要求病人及家属在日历或日记中记录癫痫发作及抗癫痫药物剂量，然后将该日历或日记带给或寄给医生查看。应标明癫痫发作的触发因素。病人及家属应在日历上记录发生任何症状的时刻，也可使用电子版癫痫发作日记。

表 10-4　抗癫痫药物的选择

发作类型	一线药物	添加药物	可以考虑的药物	可能加重发作的药物
全面强直	丙戊酸	左乙拉西坦		
阵挛发作	拉莫三嗪	托吡酯		
	卡马西平	丙戊酸		
	奥卡西平	拉莫三嗪		
	左乙拉西坦	氯巴占 *		
	苯巴比妥			

续表

发作类型	一线药物	添加药物	可以考虑的药物	可能加重发作的药物
强直或失张力发作	丙戊酸	拉莫三嗪	托吡酯	卡马西平
			卢菲酰胺*	奥卡西平
				加巴喷丁
				普瑞巴林
				替加宾*
				氨己烯酸*
失神发作	丙戊酸	丙戊酸	氯硝西泮	卡马西平
	乙琥胺*	乙琥胺*	氯巴占*	奥卡西平
	拉莫三嗪	拉莫三嗪	左乙拉西坦	苯妥英钠
			托吡酯	加巴喷丁
			唑尼沙胺	普瑞巴林
				替加宾*
				氨己烯酸*
肌阵挛发作	丙戊酸	左乙拉西坦	氯硝西泮	卡马西平
	左乙拉西坦	丙戊酸	氯巴占*	奥卡西平
	托吡酯	托吡酯	唑尼沙胺	苯妥英钠
				加巴喷丁
				普瑞巴林
				替加宾*
				氨己烯酸*
局灶性发作	卡马西平	卡马西平	苯妥英钠	
	拉莫三嗪	左乙拉西坦	苯巴比妥	
	奥卡西平	拉莫三嗪		
	左乙拉西坦	奥卡西平		
	丙戊酸	加巴喷丁		
		丙戊酸		
		托吡酯		
		唑尼沙胺		
		氯巴占*		

（王丽平　张英爽）

第五节 颅内压增高

颅内压增高（intracranial hypertension，ICH），也称颅内高压，顾名思义，是指颅内压（intracranial pressure，ICP）较正常升高。这是许多内外科疾病引起的一种综合征，严重时可致残甚至致死。

ICP 是颅腔内容物对颅骨所产生的压力。正常情况下，受到呼吸运动影响的脉搏波动产生的压力传导到脑血管与脑组织，再作用于无弹性的颅骨壁上而形成颅内压。在颅内压监测（intracranial pressure monitoring，ICPM）时可看出颅内压的波型是由脉搏波与呼吸波所组成的。它可因咳嗽或用力等生理活动而发生相应的变化。成人平卧时正常颅内压值<2 kPa（15 mmHg 或 200 mmH$_2$O），当压力超过此值时，即为颅内压增高。

一、病因

1. 颅腔内容物增多　这是产生颅内压增高的主要原因，常见情况有以下 4 种。

（1）脑水肿：脑水肿是最常见的引起颅内压增高的因素。弥漫性脑水肿可见于全身性疾病或颅内广泛性炎症等，局灶性水肿可见于局灶性病变如颅内占位性病变，其周围也常伴有脑水肿，即灶周脑水肿（perifocal edema）。当脑水肿发展至颅内容积代偿失调阶段，则导致颅内压增高。严重的颅内压增高导致脑缺血与缺氧而加重脑水肿，脑水肿的加重又使颅内压进一步增高，两者相互影响，互为因果。

（2）颅内占位性病变：颅内肿瘤、血肿、脓肿及肉芽肿等占位性病变也是导致颅内压增高的常见因素。

（3）脑脊液增多：主要见于原发性与继发性脑积水。

（4）颅内血容量增多：主要见于脑血管扩张与静脉窦血栓。

以上均为颅腔内容物增多的情况，但某一具体的病种可能有多种成分的颅腔内容的增多，如脑外伤既有脑水肿与脑血管扩张，又可能有颅内血肿。

2. 颅腔体积减少　如狭颅症等也是产生颅内压增高的病因，但很少见。

二、颅内容积代偿

容积代偿是指颅腔内能适应增大的内容物体积而颅内压不变或变化很小的代偿能力。颅内容积的变化是经常发生的，容积代偿能对短暂或较轻的容积变化进行调节，避免颅内压变化。颅脊腔（即颅腔与脊髓腔）是一个不能伸缩的容器，其总容积是不变的，其内容物有脑组织、脑脊液与血液。三者均不能压缩，但在一定范围内可以相互替换。三者中任何一种体积的增加，可导致其他两种内容物代偿性的减少，从而使颅内压仍维持在相对平稳的状态，不致有很大的波动。这是颅内容积代偿最基本的概念，可表示为：脑 V + 血 V + 脑脊液 V = 常数（V = 容积）（Monroe-Kellie 原理）。但颅内容积代偿能力是有一定限度的。

颅内容积增加的早期，由于机体有较强的容积代偿功能，颅内压可不增高或增高不明显，随着颅内容积的增加，代偿功能逐渐消耗，当发展到一临界点时，即使少量容积的增加都将引起颅内压明显上升。当人体颅内压≤2 kPa 时，一定容积的增加很少发生颅内压的变化，此时容积压强曲线较平坦。当颅内压>2 kPa（15 mmHg）时，同样容积的增加则发生明显的颅内压增高，容积压强曲线较陡峭（图 10-9）。

容积压强曲线的临界点不仅取决于颅内可转移的脑脊液与血液的量，也取决于颅内容积增大的速度。颅内容积增加越快，颅内压增高的发生也越快，即曲线的陡峭部分左移，这是因为机体的颅内容积代偿需要一定的时间。这也是颅内急性出血所引起的颅内压增高较同等容积的

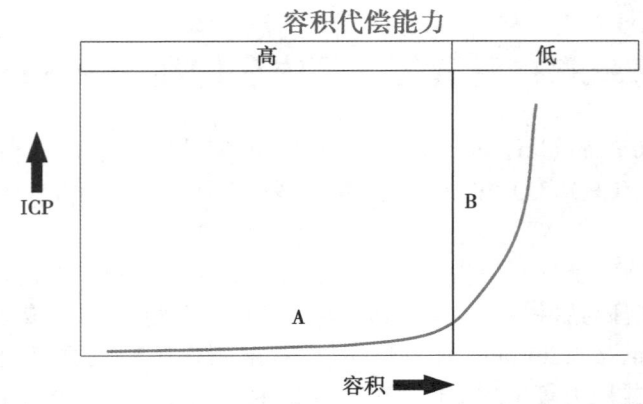

图 10-9　容积压强曲线与容积代偿能力示意图
A 区：低颅内压，高容积代偿能力；B 区：高颅内压，低容积代偿能力

慢性血肿引起的颅内压增高临床症状要险恶得多的原因。

三、发病机制与病理生理

当 ICP 增高时，早期可能只有头痛、恶心等症状，当 ICP 高达 5.7 kPa（40 mmHg）以上，将主要从两个方面导致脑功能损伤：一是脑疝；二是脑缺血缺氧（图 10-10）。

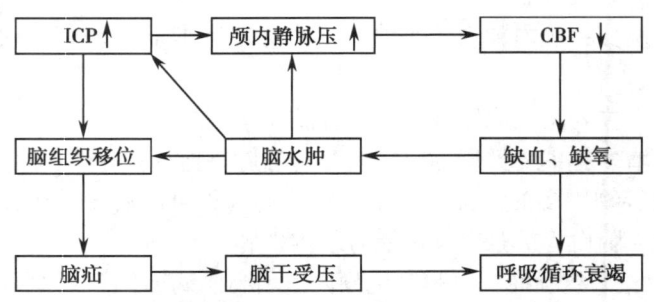

图 10-10　颅内压增高引起的脑功能损伤

颅内压在颅腔内分布不均匀时，会产生压力梯度，最终将发生脑移位与脑疝，其中危害最大的是小脑幕切迹疝、枕骨大孔疝、脑干轴性移位与小脑疝。移位与疝出的脑组织会对脑干与颅神经造成压迫与牵拉使之变形、移位与扭曲，严重者引起组织软化或坏死。同时，疝出的脑组织会对血管造成压迫与牵拉，从而造成其供血区域的梗死。

脑血流量与脑灌注压（平均动脉压减去 ICP）成正比。当颅内压大于 5.3 kPa（40 mmHg）时，脑灌注压也常降至 6.7 kPa（50 mmHg）以下，从而导致脑血流量明显减少，脑组织发生缺血、缺氧，此时常发生严重的神经系统症状。当脑血流量小于正常的 40%，则脑电图无法描记活动，小于正常的 30% 时，则产生缺血性脑水肿与不可逆的脑损伤，可导致植物性生存或脑死亡。

四、临床表现和体征

（一）头痛、呕吐与视盘水肿

这是颅内压增高的三大主征。头痛是由于颅内压增高使脑膜、血管和神经受刺激或牵扯所致。头痛多为持续性的跳痛，阵发性加剧，咳嗽、喷嚏或用力等均可使头痛症状加重。呕吐常呈喷射性，常伴随头痛而发生，但呕吐后头痛也随之有所缓解。视盘水肿是可靠的诊断颅内压增高的客观指标（图10-11）。有时还会伴有片状眼底出血。

（二）意识障碍

随颅内压的增加，将会出现不同程度的意识障碍。这是因为颅内压增高时脑血流减慢，对缺血最敏感的大脑皮质受累，或较重的颅内压增高使脑干移位受压影响网状结构。

（三）库欣反应

较重的颅内压增高可引起脑干缺血，从而出现血压升高、脉搏缓慢及呼吸不规则，称之为库欣反应（Cushing response）。

（四）脑疝

当颅内压增高到一定程度时，脑组织通过某些颅内硬脑膜的裂隙或脑池，以及颅腔与脊髓腔之间向压力相对较低的部位移位，从而形成脑疝。根据脑疝发生的部位与疝出组织的不同，可分为许多类型。常见者包括小脑幕切迹疝（或颞叶钩回疝）、枕骨大孔疝（或小脑扁桃体疝）、大脑镰下疝（图10-12）。小脑幕切迹疝的典型临床表现为病人意识障碍加重，很快进入昏迷，患侧瞳孔扩大，直接与间接光反应均消失。如抢救不及时，同侧瞳孔扩大后不久，双侧瞳孔便扩大、对光反应消失，进而出现去大脑强直，呼吸逐渐变慢而深，最后呼吸停止。枕骨大孔疝的主要表现为呼吸浅而慢，可突然呼吸停止，心跳停止，可无意识障碍或昏迷仅发生在死亡前数分钟或数小时。大脑镰下疝可导致一侧或双侧下肢轻瘫，后者称为脑性截瘫。大脑镰疝常与小脑幕切迹疝同时存在。

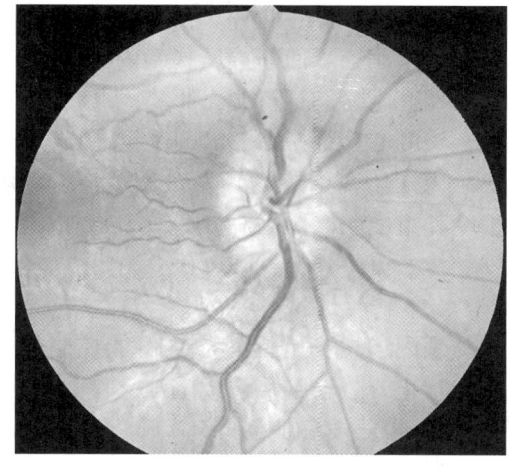

图 10-11　颅内压增高时的视盘水肿

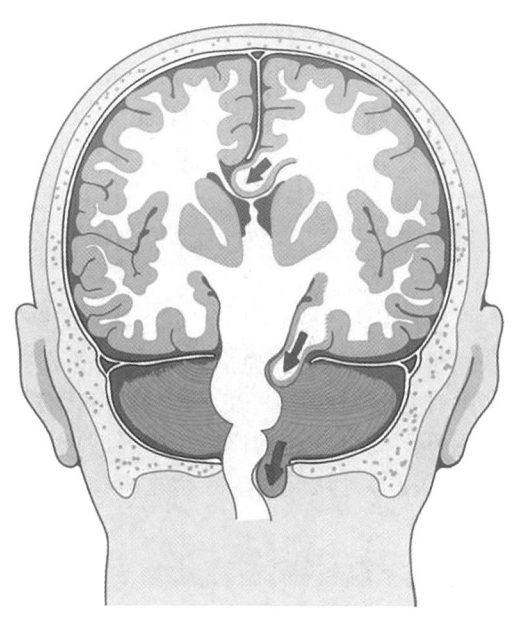

图 10-12　常见的脑疝

五、辅助检查

特殊检查的主要目的是确定有无颅内压增高及增高的程度，确定病变部位与性质。这些检查方法包括腰椎穿刺、颅内压监测、经颅多普勒（TCD）成像、头颅 CT 和 MRI 等。

（一）腰椎穿刺

由于脑脊液在颅脊腔可以自由流动，颅内压在颅脊腔内得以均衡地传递，在平卧时腰部脊髓蛛网膜下腔、枕大池与侧脑室 3 处所测得的颅内压基本是相同的。所以通过腰椎穿刺可以测量颅内压。

（二）颅内压监测

颅内压检测是利用传感器通过信号处理装置将颅内压转换为与颅内压强大小成正比的电信号经放大后记录下来。传感器可以直接植入颅内组织如硬脑膜外、蛛网膜下腔、脑实质或脑室内，也可通过侧脑室或蛛网膜下腔以液体（生理盐水或脑脊液）充填的导管与颅外的传感器相连接而测压。

（三）经颅多普勒成像

经颅多普勒成像（transcraninal doppler，TCD）具有彩色多普勒及能量多普勒血流成像、脉冲多普勒成像、脉冲多普勒检测血流速度等功能，可以无创、实时地反映颅内大小血管血流动力学变化，从而间接反映颅内压的情况。

（四）头颅 CT 和 MRI

头颅 CT 和 MRI 有助于判断引起颅内压增高的病因，如颅内肿瘤、颅内血肿等；也能反映颅内压增高引起的继发改变。轻度颅内压增高 3.5～4.3 kPa，表现为脑沟及外侧裂池消失；中度和重度颅内压增高 5.3～6.0 kPa，则鞍上池及环池消失。

六、治疗

颅内压增高的治疗应尽可能控制颅内压至正常范围，保证有效的脑灌注压与脑的能量供应，防止或减轻脑移位或脑疝。

（一）原发病的治疗

只有原发病得到有效的控制，才能从根本上解决颅脑高压的问题，需要根据病人引起颅内压增高的原因，采取相应的治疗措施。

（二）一般治疗

保证脑供血供氧与减少机体对氧的消耗。病人应保持安静，解除产生躁动的原因，必要时给予镇静剂。抬高上半身 20°～30°，以利静脉回流，有助于降低颅内压。保证呼吸道通畅，及时排空胃内容物，注意排尿排便通畅，防止胸腔内压力增高及颈静脉回流受阻。保证血压、血糖、血氧与二氧化碳分压、血 pH、血清电解质均为正常范围。维持正常血容量与血渗透压。控制脑灌注压在正常范围。控制体温正常。

（三）降颅压治疗

抗颅内压增高措施较多，常见的药物包括甘露醇、甘油、高渗性盐水、高渗性碳酸氢钠、呋塞米（速尿）、人血清蛋白和地塞米松。其他措施包括脑室脑脊液引流、亚低温、过度通气、冬眠和去骨瓣减压。以上各种抗颅内压增高的措施应根据不同的病例及同一例病人的不同阶段选用不同的组合。治疗过程中及时监测病人的相关指标，如颅内压与脑灌注压，血浆晶体与胶体渗透压等，从而对治疗提出合理的决策与调整。

拓展与扩充

视盘水肿是反映颅内高压的可靠指标。但需要注意，视盘水肿是由于颅内高压的压力传至视神经鞘内，使眼底静脉回流受阻所引起的，它的发生一般最快也得在颅内高压发生后两天才出现。所以，在急性起病者，不能因无视盘水肿而排除颅内压增高的可能。

格拉斯哥分级（Glasgow coma scale, GCS）评分是评价昏迷程度的方法，有睁眼反应、语言反应和肢体运动三个方面，最高分为 15 分，表示意识清楚；12～14 分为轻度意识障碍；9～11 分为中度意识障碍；8 分以下为昏迷；分数越低则意识障碍越重。

除常见的脑疝外，还有小脑幕切迹上疝或倒疝（或小脑蚓部疝）、蝶嵴疝或侧裂池疝。脑干沿中轴向下移位称为脑干轴性移位。

腰椎穿刺虽然是测量颅内压的简单易行且可靠的方法，但对于严重的颅内高压，腰椎穿刺可能诱发脑疝，因此在颅内高压的病人要慎重行腰椎穿刺。

一般应尽快降低颅内压，再处理原发病。但原发病的治疗不用等待颅内压完全降至正常，有时可以和颅内高压的治疗同时进行。

（马长城　林国中　杨军）

第六节　颅脑肿瘤

颅脑肿瘤是指发生于颅腔内的神经系统肿瘤，按肿瘤原发部位可分为两类：原发性和继发性。起源于颅内各种组织的称为原发性颅脑肿瘤，从身体远隔部位转移或由邻近部位延伸至颅内的肿瘤称为继发性颅脑肿瘤。细分的话，可以是神经上皮组织、外周神经、脑膜、生殖细胞的肿瘤以及淋巴和造血组织肿瘤、蝶鞍区的颅咽管瘤与垂体腺瘤颗粒细胞瘤以及转移性肿瘤。2016年，世界卫生组织（WHO）的新分型更加突出分子亚型。

颅脑肿瘤约占身体各部位肿瘤总和的1.8%，在全身恶性肿瘤引起死亡中占2.35%。从新生儿到老年人均可罹患颅脑肿瘤，其中10岁左右为第一个发病高峰，成年人以20～50岁最多见。颅脑肿瘤的总体患病率男性略多于女性，男女之比约为1.89∶1。

一、病因

总体来说，病因不明，探讨分析可能系环境因素和自身因素两种。

（一）环境因素

1. 物理因素　离子射线：接受过放射治疗的儿童发生胶质瘤、胚胎性肿瘤等危险因素是正常儿童的22倍，常在放疗后10年内发病。成人头部接受高剂量离子射线，发生脑膜瘤和其他神经上皮肿瘤的危险性也在增高。

2. 化学因素　动物实验证实，亚硝基脲类烷化剂等化学致癌物可以诱发颅脑肿瘤。

3. 感染因素　人类乳头多瘤空泡病毒的JC亚型感染少突胶质细胞和星形细胞后，可诱发高级别星形细胞瘤。

（二）自身因素

部分文献发现，有头部外伤史者患脑膜瘤的危险性提高；原发性癫痫病人继发脑肿瘤的危险性增加。乳腺癌病人中脑膜瘤的发病率高于普通妇女。女性孕期体内激素的变化也可能促进脑膜瘤与泌乳素细胞腺瘤的生长。

约5%的脑肿瘤发生具有家族背景或遗传因素。伴发脑肿瘤的遗传性神经肿瘤综合征包括神经纤维瘤病Ⅰ型及Ⅱ型、结节样硬化、Li-Fraumeni综合征、Cowden综合征、von Hippel-Lindau病、Turcot综合征、Gorlin综合征等。

二、分类

1926年，Bailey和Cushing首次提出通过颅脑肿瘤细胞的组织相似性和细胞分化水平进行分类，依靠显微镜下HE染色和谱系相关蛋白的免疫组化检测及超微结构观察来判定。2016年世界卫生组织在原组织学分类基础上，更加突出了分子分型的重要性。颅脑肿瘤分类结构的调整主要体现在弥漫性胶质瘤、髓母细胞瘤和胚胎性肿瘤。在新分类中，弥漫性胶质瘤包括WHO Ⅱ级或Ⅲ级的星形细胞肿瘤、WHO Ⅱ级或Ⅲ级的少突胶质细胞肿瘤、WHO Ⅳ级的胶质母细胞瘤以及儿童弥漫性胶质瘤。

三、临床表现

罹患颅脑肿瘤引发症状与体征和后续进展，与肿瘤所在部位及病理性质有关。生长迅速的、位于重要脑功能区、在脑脊液循环通路内生长的颅脑肿瘤常比生长缓慢或位于"哑区"的肿瘤，症状和体征出现较早。

（一）一般症状

颅内高压是颅脑肿瘤最常见的一般症状。颅内高压的原因主要包括三方面，肿瘤的占位

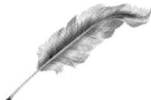

效应和周边脑水肿使颅内局部某区域内容体积超常规增大；肿瘤堵塞脑脊液循环通路，造成梗阻性脑积水；压迫静脉窦致静脉回流受阻。头痛（headache）、呕吐（vomiting）及视盘水肿（papilledema）是颅内高压三主征。

1. 头痛　出现在50%~60%原发性颅脑肿瘤和35%~50%脑转移瘤病人中，表现为发作性头痛、清晨为重，常因用力、打喷嚏、咳嗽、低头及大便时加重。

2. 呕吐　呕吐常出现于剧烈头痛时，易在早上发生；颅后窝肿瘤常较早出现呕吐，并可因直接压迫呕吐中枢而呈喷射性。

3. 视盘水肿　视盘水肿早期往往无视力减退或仅为一过性视力下降。当视盘水肿持续存在数周或数月以上，可发生继发性视乳头萎缩，视野向心性缩小，甚至失明。

（二）定位体征

脑组织受到颅脑肿瘤的刺激、压迫、破坏，或肿瘤造成局部血液供应和脑脊液循环障碍，均会引起对应的神经功能障碍体征，这些体征的表现形式和发生顺序有助于定位诊断，称为定位体征。一般认为最早出现的体征尤其具有定位意义。

1. 额叶肿瘤　中央前回受累时出现对侧轻偏瘫（hemiparesisi）、中枢性面瘫及锥体束征；优势半球Broca区受累出现运动性失语（motor aphasia）；额中回后部可出现书写不能；接近中央前回的肿瘤出现局灶性运动性癫痫发作；额叶底面病变压迫嗅神经可致单侧或双侧嗅觉障碍；旁中央小叶损伤时发生双下肢痉挛性瘫痪和二便功能障碍。

2. 顶叶肿瘤　感觉障碍是顶叶肿瘤的特点，可出现对侧深、浅感觉及皮质复合感觉障碍，或局灶性感觉性癫痫发作；深部肿瘤累及视放射时，出现对侧下1/4象限偏盲。

3. 颞叶肿瘤　颞叶后部肿瘤影响视放射产生对侧同向偏盲、中心视野亦受累，也可产生有形幻视；颞叶内侧受累时可产生颞叶性癫痫；肿瘤累及岛叶时产生胸部、上腹部及内脏的绞痛、烧灼感或刺痛，以及流涎、出汗及呼吸、心跳改变等自主神经症状，或称癫痫先兆；优势半球颞上回后部受累产生听觉性失语，听不懂常规可以了解的语言。

4. 枕叶肿瘤　对侧同向偏盲，闪光、颜色等无形幻视。

5. 蝶鞍部位肿瘤　表现为内分泌紊乱及视神经、视交叉受压两方面症状。分泌性垂体腺瘤表现为相应激素分泌过多所致的临床综合征。

6. 脑室内肿瘤　因为堵塞脑脊液循环通路，很早就出现颅高压症状。脑室内不同位置肿瘤可引起不同的综合征，第三脑室前部肿瘤可影响视神经、视交叉、下丘脑而引起相应症状，第三脑室后部肿瘤可出现Parinaud综合征；第四脑室肿瘤在变换体位时，可由于肿瘤漂移阻塞第四脑室出口，引起Bruns征。

7. 小脑肿瘤　产生强迫头位、眼球震颤（nystagmus）、共济失调及肌张力减退等。小脑蚓部肿瘤以躯干性共济失调为主，小脑半球肿瘤以患侧肢体性共济失调为主。

8. 小脑桥脑角肿瘤　早期表现为耳鸣、眩晕，听力逐渐下降，随后出现面部感觉障碍、周围性面瘫、小脑损伤体征。晚期后组颅神经受累则出现声音嘶哑、吞咽困难，并可出现对侧锥体束征及肢体感觉障碍等。

9. 脑干肿瘤　肿瘤位于中脑者常引起两眼运动障碍、发作性意识障碍等；脑桥肿瘤常有单侧或双侧展神经麻痹、周围性面瘫、面部感觉障碍，并有对侧或双侧长传导束受损的体征；延髓肿瘤出现声音嘶哑、进食呛咳、咽反射消失及双侧长传导束受损体征。

四、影像学及辅助检查

（一）CT

CT可判明颅脑肿瘤内含的钙化组织，以及骨骼、脂肪和液体，并了解肿瘤与颅骨、脑

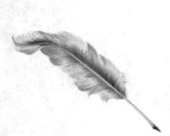

膜的毗邻解剖关系（图10-13）。CTA了解肿瘤血供以及肿瘤和脑内动脉结构的解剖关系，CTP可了解脑内组织灌注情况。

（二）MRI

具有优良的软组织分辨力，多平面成像使病变定位更准确，T1加权、T2加权、TWI、T2 star、DWI、波谱成像等技术促进了颅内肿瘤的定性诊断，是颅内肿瘤诊断的金标准。MRI增强扫描可以提高肿瘤的检出率，发现MRI平扫上易被忽视的病变。

（三）活检术

立体定向活检术是颅内肿瘤组织学诊断的辅助技术，目前在手术机器人条件下完成更为顺畅和精准（图10-14，图10-15）。从不同部位获取多个组织学标本进行病理染色，有利于早期确诊不易定性的肿瘤和病变，并指导制订后续的辅助治疗方案。

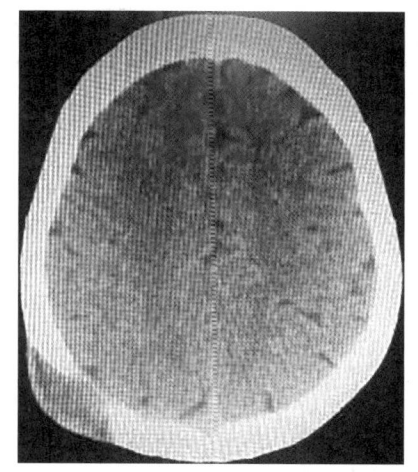

图10-13 头颅CT显示右顶局部颅骨被肿瘤侵蚀破坏

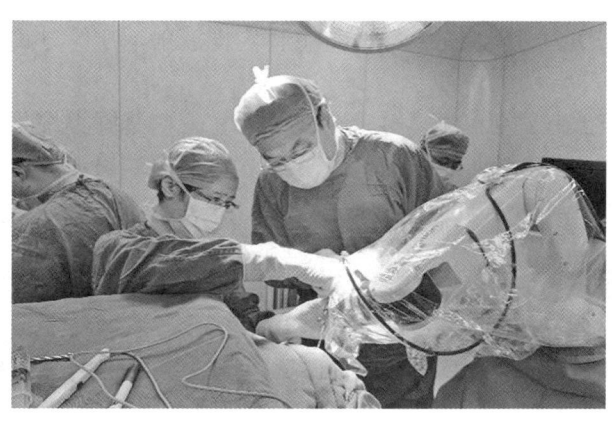

图10-14 机器人活检术中

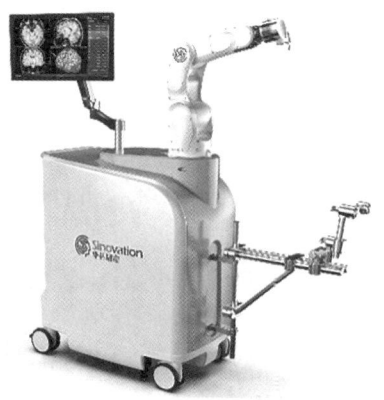

图10-15 机器人的机械臂和图像系统

（四）实验室检查

可用于部分颅脑肿瘤的临床诊断：如甲胎蛋白（AFP）与绒毛膜促性腺激素（HCG）是诊断颅内生殖细胞起源肿瘤的特征性标志物。

五、诊断要点

根据病人临床症状和定位体征，以及CT、MRI显示的有明确占位效应的颅内病变，或有价值的实验室化验指标，基本可以诊断颅脑肿瘤。如果依靠辅助检查手段不能明确颅脑肿瘤的诊断，依靠机器人的精准活检技术，病理组织学染色能最终确定或排除肿瘤诊断。

六、鉴别诊断

1. 脑脓肿　在急性脑炎期影像学表现类似于低级别星形细胞瘤，在脑脓肿形成期表现类似于高级别星形细胞瘤。但急性脑炎期的病灶常出现片状或脑回样强化，且病变常不仅局限于白质；脓肿形成期的环状强化一般较规则，壁薄且均匀，无壁结节。

2. 脑囊虫病　病人有便绦虫或有皮下结节存在。血、脑脊液囊虫补体结合试验和酶联免疫吸附试验有助于本病诊断，CT和MRI可在颅内发现病灶。

3. 多发硬化　多发硬化好发于脑室周围、视神经、脑干、小脑白质及小脑脚、脊髓，有时需要和脑胶质瘤鉴别。脑脊液电泳从 IgG 中分离出寡克隆带有助于鉴别。

七、治疗

颅脑肿瘤因为会产生占位效应，造成病人颅内高压，所以一经确诊，首选手术解除颅内占位。对于肿瘤残留或者容易复发的肿瘤，或者恶性肿瘤，要辅以其他的治疗措施。

（一）手术治疗

手术治疗可分为两大类：一类是直接手术切除肿瘤；另一类是姑息性手术，包括内减压术、外减压术、脑脊液分流术，目的是降低颅内压。

直接手术治疗要尽可能地切除肿瘤，同时尽量保护周围正常脑组织结构与功能的完整。对于良性颅内肿瘤，手术切除几乎是最有效的治疗方法。即使是恶性肿瘤也要最大限度地切除肿瘤组织。手术获取肿瘤组织标本后，依靠分子标记物的检测，可以获取恶性脑肿瘤的细化分型，利于后续化疗药物的选择，以达到精准治疗的目的。

（二）放射治疗

放射治疗的应用范围包括颅脑肿瘤切除术后防止肿瘤复发或中枢系统内播散，以及未能全切的肿瘤。对放射治疗高度敏感的肿瘤有生殖细胞瘤、髓母细胞瘤、恶性淋巴瘤或神经母细胞瘤等。放射治疗方式有常规放射治疗、间质内近距离放射治疗和立体定向放射治疗等方式。

（三）药物治疗

细胞毒性药物对多数恶性颅内肿瘤能够起到延长病人生存期的作用。亚硝基脲类烷化剂是目前国内脑肿瘤化疗中最常用的经典药物。替莫唑胺为第二代烷化剂，可口服、易透过血脑屏障，与放射治疗有协同疗效，目前用于恶性脑胶质瘤的治疗。

拓展与扩充

PET-CT 可用于早期诊断脑肿瘤，还可区分良恶性肿瘤、了解恶性肿瘤术后残留和晚期播散转移情况（图 10-16）。

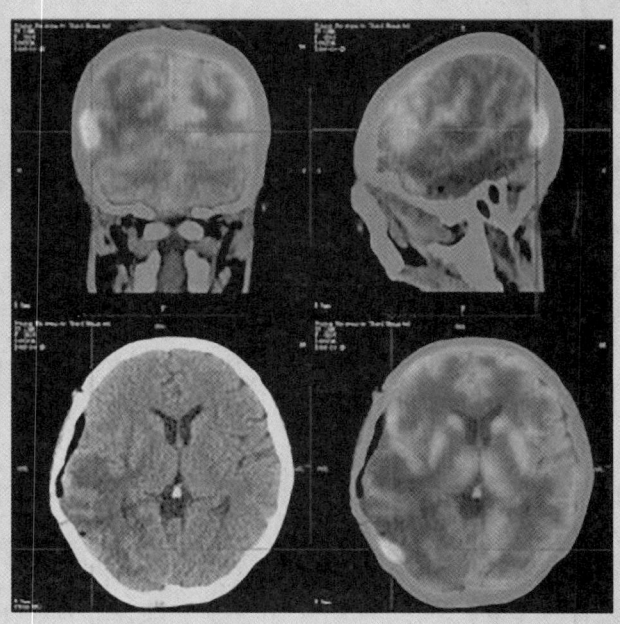

图 10-16　PET-CT 显示开颅术后，右颞和右枕存在多发高代谢病灶

> **拓展与扩充**

颅底解剖结构

1. 听神经瘤所在位置，起源内听道内，逐渐生长，致使内听道扩大，并向桥脑小脑角空间延展，可挤压三叉神经和后组颅神经。

2. 内听道内和毗邻神经血管解剖 ①内听道前壁；②内听道后壁；③面神经；④前庭神经；⑤小脑前下动脉；⑥岩静脉；⑦第Ⅸ、Ⅹ、Ⅺ神经（图10-17）。

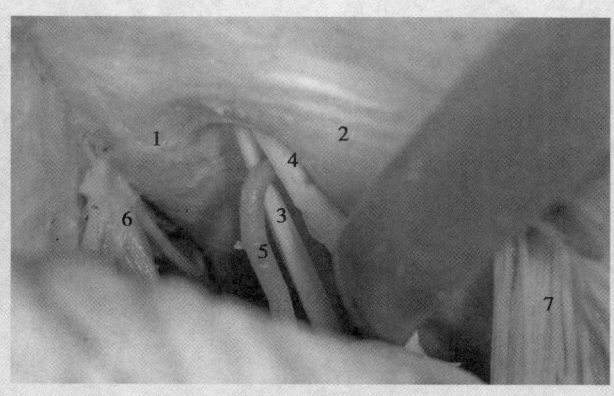

图10-17 内听道神经血管解剖

3. 桥小脑角区解剖 ①第Ⅶ、Ⅷ神经；②小脑前下动脉；③岩静脉；④岩上窦；⑤第Ⅸ、Ⅹ、Ⅺ神经；⑥副神经脊髓根；⑦小脑半球；⑧第Ⅴ神经（图10-18）。

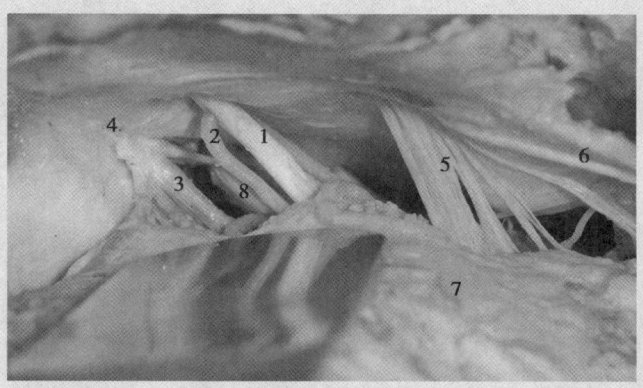

图10-18 显露桥小脑角结构

听神经瘤国际分级见表10-5。

表10-5 Koos分级

级别	肿瘤直径与位置特点
1级	肿瘤局限于内听道
2级	肿瘤侵犯桥小脑角，≤2 cm
3级	肿瘤占据桥小脑角池，不伴有脑干移位，≤3 cm
4级	巨大肿瘤，>3 cm，伴有脑干移位

> **拓展与扩充**
>
> 1. 病人体位、头位和手术切口
> 病人取侧卧位，病变侧位于上方。
> 皮肤切口：常用枕下直切口或"S"形切口（图10-19）。
> 2. 骨瓣 星点或横窦钻孔，铣下近方形骨瓣（图10-20）。
>
>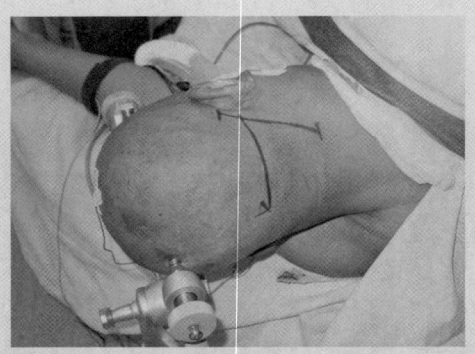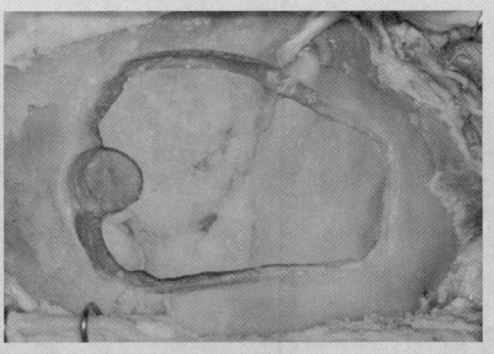
>
> 图10-19 体位和切口线　　　　　　图10-20 骨瓣
>
> 3. 硬膜剪开 "K"形剪开硬膜（图10-21）。
>
>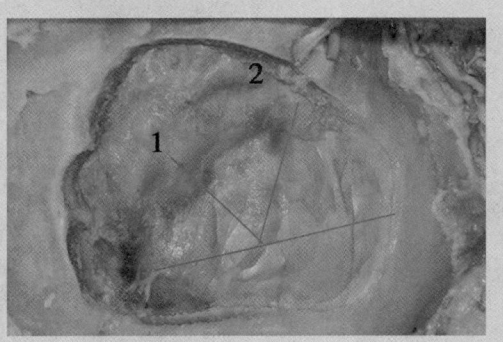
>
> 图10-21 "K"形剪开硬脑膜

> **"临床医学+X"病例拓展**
>
> 女性病人，70岁，右侧耳鸣6年，右耳侧听力下降1年，伴头晕。
> 既往体健。
> 查体：神志清楚，查体合作，双眼活动充分，双瞳等、对光反射灵敏，右耳听力粗测下降，右侧轻度面瘫，Romberg征阳性。
> 辅助检查：
> （1）纯音测听：右耳听力下降（图10-22）。
> （2）MRI：平扫：右侧内听道扩大，内有占位并向桥脑小脑角区扩大延展，等、长T1信号影，等、长T2信号影（图10-23）。

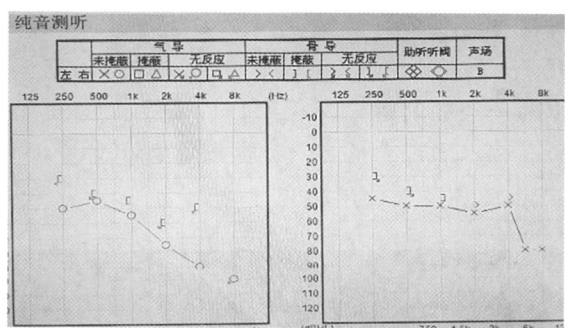

图 10-22 电测听报告

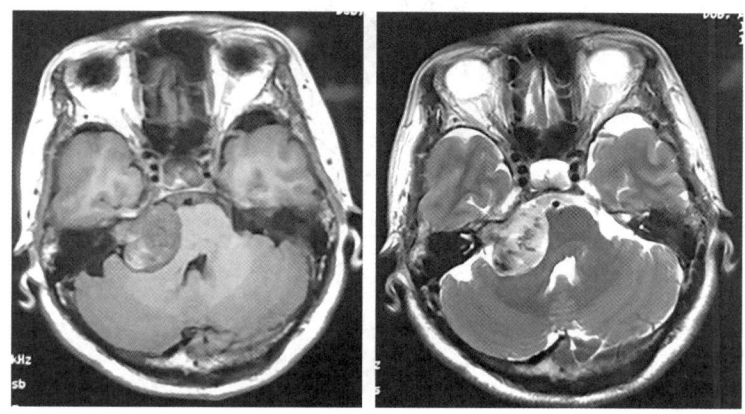

图 10-23 磁共振 T1 和 T2 加权相

增强：右侧桥脑小脑角边界清晰的占位病变，内听道扩大且有异常占位，强化相对均一，内有囊性变（图 10-24）。

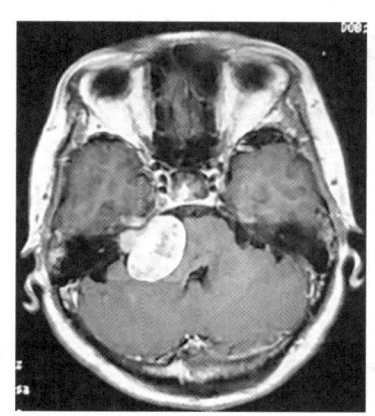 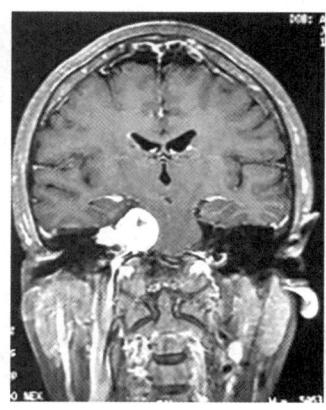 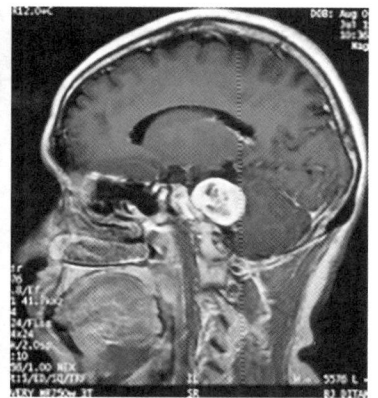

图 10-24 增强磁共振扫描，轴位、冠状位、矢状位

入院诊断：颅内占位病变（CPA，右侧）
　　　　　听神经瘤

入院治疗：
（1）积极术前准备。
（2）采取右侧 CPA 入路颅内肿瘤全切术。

（3）术后病理：听神经瘤。

（4）术后恢复顺利，无特殊。

治疗结局：病人术后一周顺利出院。术后19个月复查（图10-25）：肿瘤切除干净，几乎没有手术干预痕迹，病人面部表情自如、眼睑闭合好（图10-26），没有遗留面瘫等手术并发症。

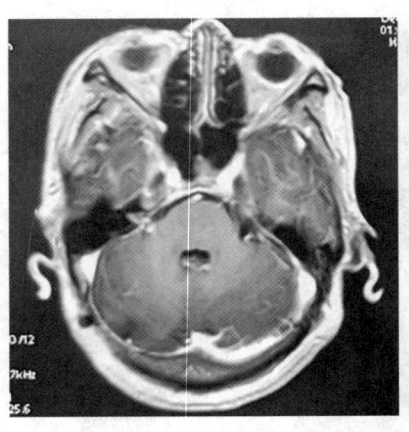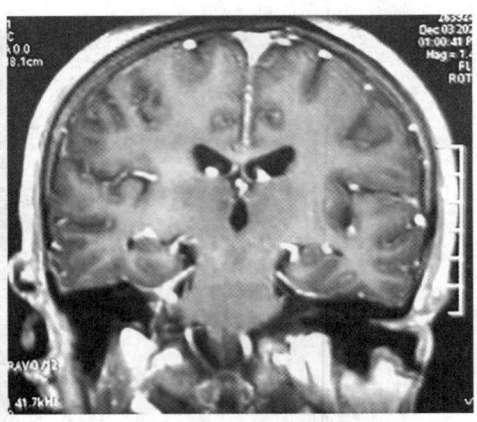

图10-25　术后复查磁共振显示肿瘤消失：轴位、冠状位

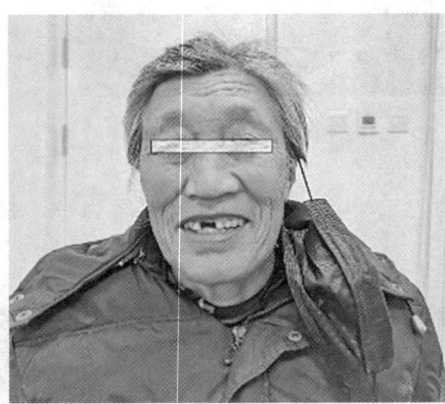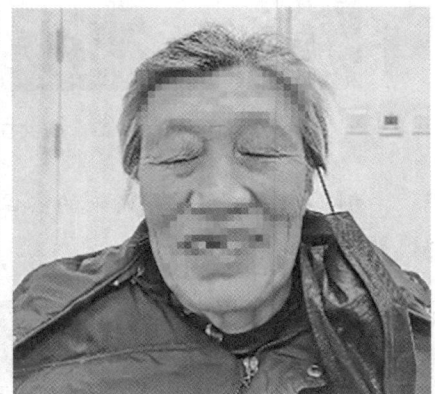

图10-26　术后复查时病人的笑容和面部丰富的表情

（孙建军　杨　军）

第七节　帕金森病

帕金森病（Pakinson disease，PD），又称震颤麻痹（paralysis agitans），是一种中老年人常见的缓慢进展性神经系统变性疾病。典型的帕金森病病人表现出运动症状，包括运动迟缓、静止性震颤、肌强直和姿势步态异常；然而，近年来发现病人的非运动症状可能也很突出，甚至在运动症状之前就可以出现，包括嗅觉减退、抑郁、认知障碍、自主神经功能障碍、疼痛和疲劳等。

帕金森病的患病率随年龄增长而增高。调查发现，帕金森病的患病率为10～405人/10万人口，65岁以上人群中的患病率是1%～2%，男性稍多于女性。帕金森病致残性和死亡率高，造成巨大社会和经济负担。

一、病因和发病机制

帕金森病的病因至今尚未明确，发病机制非常复杂。目前认为遗传因素、环境因素、年龄老化、氧化应激等均可能参与帕金森病多巴胺能神经元的变性死亡过程。

（一）年龄因素

帕金森病主要见于50岁以上的中老年人，40岁以前很少见。因此，与年龄相关的神经细胞老化可能与帕金森病的发病机制有关。正常人纹状体多巴胺含量每年以约7.4%的速率呈年龄依赖性减少，只有当黑质多巴胺能神经元数减少达50%以上，纹状体多巴胺含量减少达80%以上时，临床上才会出现帕金森病的症状。

（二）环境因素

研究发现海洛因毒品中含有一种副产品，是1-甲基-4-苯基-1，2，3，6-四氢嘧啶（MPTP）。随后的研究证实MPTP在单胺氧化酶B（MAO-B）的作用下转化为甲基-苯基-吡啶离子（MPP^+），MPP^+被选择性摄入黑质多巴胺能神经元内，产生过量的自由基，抑制线粒体呼吸链复合物I活性，使ATP生成减少，同时自由基生成增加，导致多巴胺能神经元变性坏死。之后的多个研究发现，环境中与MPTP分子结构类似的工业或农业毒素，如杀虫剂、除草剂、鱼藤酮、异喹啉类化合物，可能是帕金森病发病的危险因素。

（三）遗传因素

研究表明10%左右的帕金森病病人有家族史。部分基因多态性与帕金森病的抑郁、认知功能障碍以及疾病进展等有关。

1. PARK家族基因　α-突触核蛋白（α-synuclein，SNCA）基因是第一个被发现与帕金森病相关的常染色体显性基因（即PARK1和PARK4），SNCA基因变异与散发性的相关性最强。富含亮氨酸重复序列激酶（leuciner-rich repeat kinase 2，LRRK2）基因，即PARK8基因，是白种人、德系犹太人和北非人最常见的引起帕金森病的常染色体显性遗传基因。PARK16变异携带者在患病5年后比非携带者运动症状的发展恶化更明显。

此外，帕金森病相关的PARK家族致病基因还有Parkin基因（PARK2）、UCH-L1基因（PARK5）、PTEN诱导激酶1基因（PARK6）、DJ-1基因（PARK7）、ATP13A2基因（PARK9）、FBXO7基因（PARK15）、GAK基因（PARK17）、HLA-DRA基因（PARK18）等。

2. 其他基因　其他基因还有维生素D受体（vitamin D receptor，VDR）基因、儿茶酚-O-甲基转移酶（catecholamine-O-methyl transferase，COMT）基因、脑源性神经营养因子（brain-derivedneurotrophic-factor，BDNF）基因、β葡萄糖脑苷脂酶（β-glucocerebrosidase，GBA）基因等与帕金森相关。

（四）其他

其他可能的机制包括氧化应激与自由基生成、线粒体功能缺陷、泛素-蛋白酶体系统功能异常以及钙的细胞毒性作用等。

综上所述，目前认为帕金森病并非单一因素所致，而是遗传易感性、环境因素和衰老等多种因素共同作用的结果，导致黑质多巴胺能神经元大量丢失，从而导致帕金森病发病。

二、病理

帕金森病突出的病理改变是中脑黑质多巴胺能神经元的变性死亡、纹状体多巴胺含量显著性减少以及黑质残存神经元胞质内出现嗜酸性包涵体，即路易小体（Lewy body）。此外，还可见病变区胶质细胞增生。黑质神经元丢失主要见于致密带的腹外侧部，腹内侧部次之，背侧部较轻。出现临床症状时黑质多巴胺能神经元死亡至少在50%以上，纹状体多巴胺含量减少在80%以上。除多巴胺能系统外，帕金森病病人的非多巴胺能系统也有明显的受损。如Meynert

基底核的胆碱能神经元，蓝斑的去甲肾上腺素能神经元，脑干中缝核的 5- 羟色胺能神经元，大脑皮质、脑干、脊髓，以及外周自主神经系统的神经元。

三、生化改变

黑质 - 纹状体系统是脑内最主要的多巴胺能神经通路。黑质致密区的多巴胺能神经元自血液摄入左旋酪氨酸，经细胞内的酪氨酸羟化酶的作用转化为左旋多巴，再经脱羧酶的作用转化为多巴胺。黑质纹状体储存和释放的多巴胺最后被单胺氧化酶和儿茶酚 - 氧化 - 甲基转移酶分解为高香草酸而排出。细胞损伤过程中，酪氨酸羟化酶减少，晚期多巴胺脱羧酶也减少，多巴胺递质的不足将导致锥体外系功能失调。

多巴胺和乙酰胆碱是纹状体内两种重要的神经递质，相互拮抗，维持两者平衡对基底节环路活动起着重要的调节作用。帕金森病是由于黑质多巴胺能神经元的变性丢失，导致纹状体多巴胺含量显著降低，乙酰胆碱系统相对亢进，从而产生运动迟缓、静止性震颤、肌强直等症状。

帕金森病的运动症状是由纹状体多巴胺含量显著下降引起的。而中脑 - 边缘系统和中脑 - 皮质系统多巴胺浓度的显著降低与帕金森病病人出现认知障碍、情感障碍等密切相关。此外，帕金森病的非运动症状还可能与乙酰胆碱、去甲肾上腺素、5- 羟色胺、氨基丁酸、谷氨酸等神经递质的紊乱有关。

四、临床表现

多于 50 岁以后发病，偶有 20 多岁发病病人，男性略多于女性，起病缓慢，逐渐进展。运动症状多数病人自一侧上肢开始，逐渐扩展至同侧下肢、对侧上肢及下肢，呈"N"字进展（65%～70%）；自一侧下肢开始者占 25%～30%；双下肢同时起病者非常少见。非运动症状有时可早于运动症状多年就出现，包括抑郁、便秘、直立性低血压、睡眠障碍、认知功能障碍等，对帕金森病人生活质量影响也是非常明显的。

（一）运动症状

1. 静止性震颤（static tremor） 约 70% 的病人以震颤为首发症状，多始于一侧上肢远端，静止时出现或明显，频率为 4～6 Hz 的"搓丸样"震颤，部分病人可以不出现震颤。

2. 肌强直（rigidity） 病人关节被动运动时，协调肌和拮抗肌的张力增高，类似在弯曲软铅管的感觉，故称为"铅管样强直"。病人合并有肢体震颤时，为"齿轮样强直"。由于臂肌和手部肌肉的强直，写字时越写越小，称为"写字过小征"。

3. 运动迟缓（bradykinesia） 是帕金森病最重要的运动症状，表现为随意运动减少，尤其在动作开始时明显。病人面部表情减少，称为"面具脸"。洗漱、穿衣和其他精细动作可变的笨拙、不灵活。行走的速度变慢，行走时下肢拖拽，手臂摆动幅度会逐渐减少甚至消失，步距变小。

4. 姿势步态异常 中晚期帕金森病病人由于平衡功能减退而姿势步态不稳，容易跌倒，甚至骨折，严重影响生活质量，是致残的原因之一。帕金森病病人一旦迈步，开始向前冲，越走越快，停止困难，称为"慌张步态"。

（二）非运动症状

1. 睡眠障碍 约 96% 的帕金森病病人存在睡眠障碍。表现为失眠、不宁腿综合征、周期性肢体运动、快速眼动期睡眠行为障碍和睡眠呼吸障碍，还包括白天过度困倦和清晨较早苏醒。

2. 焦虑和抑郁 在疾病的进展过程中约 40% 的帕金森病病人会出现情绪障碍。

3. 认知功能障碍 帕金森病中 15% 的病人以轻度认知功能障碍为初始缺陷。帕金森病性

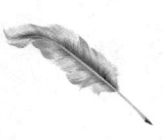

痴呆在病程>20年的病人中其发生率>80%。

4. 自主神经功能障碍　帕金森病病人的自主神经功能障碍包括便秘、直立性低血压、多汗、流涎、性功能障碍、排尿障碍等。

5. 嗅觉障碍　嗅觉障碍可能是帕金森病病人最早出现的症状，有的甚至在运动症状出现之前10多年已经出现，80%~90%的帕金森病病人存在嗅觉障碍。

6. 疲劳　约50%的帕金森病病人会存在疲劳感，这也是1/3帕金森病病人失能的原因之一。

7. 疼痛　帕金森病病人疼痛发生率为11%~83%。最常见的疼痛部位为肩背部，以受累肢体为主。

五、辅助检查

（一）常规检测

血常规、脑脊液常规及生化无异常，头颅CT、MRI检查无特征性改变。

（二）生化检测

采用高效液相色谱（HPLC）可检测到脑脊液和尿中高香草酸（HVA）含量减低。

（三）基因检测

基因检测要根据症状、家族史及发病年龄等个体化原则，起病过早或存在阳性家族史的病人建议完善基因检测。

（四）嗅觉检查

嗅觉检测可以区分帕金森病与非典型帕金森综合征、继发性帕金森综合征。对于隐匿起病的帕金森病病人嗅觉检测可以作为诊断的筛查手段，但不能预测疾病的进展。

（五）经黑质超声检测

黑质区域回声增强分为明显的高回声（即高于90%的正常人）和中度回声增强（即高于70%~90%的正常人）（图10-27）。通过黑质核磁共振质回声与正常脑室结构及基底节区的回声相对比诊断和鉴别帕金森综合征是至关重要的。在帕金森病病人中黑质回声异常的特异度是80%，因此还需其他辅助检查综合诊断。

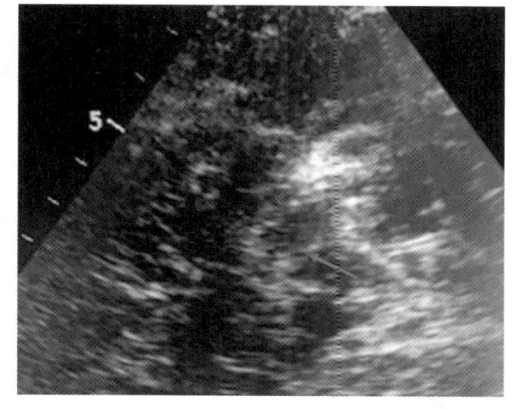

图10-27　中脑黑质区域可见强回声

（六）脑功能显像检测

采用正电子成像技术（PET）和单光子发射断层扫描技术（SPECT）进行特定的放射性核素检测，可以显示脑内多巴胺转运体功能降低、多巴胺递质合成减少。

六、并发症

帕金森病病人中晚期可以出现运动并发症，包括症状波动和异动症。

（一）症状波动

症状波动包括"剂末"现象、"开-关"现象、"开"期延长或无"开"期以及"冻结"步态。"剂末"现象指每次用药的有效作用时间缩短（<4小时），这是帕金森病治疗中最常见且最早出现的运动并发症。"开-关"现象表现为突然不能活动和突然行动自如，多见于中晚期病人。"冻结"步态指病人在起步、转弯以及接近目标/即将到达目的地时突然出现某些异常的下肢运动阻滞动作。

（二）异动症

异动症表现为头面部、四肢或躯干的不自主舞蹈样或肌张力障碍样动作。在左旋多巴血药浓度达高峰时出现者称为剂峰异动症；在剂峰和剂末均出现者称为双相异动症（biphasic dyskinesia）；而早晨足部肌张力障碍则见于晨醒、首次服药前，可能与多巴胺受体刺激低水平有关。

七、治疗原则

针对帕金森病病人的运动症状与非运动症状，需要进行综合治疗。治疗手段包括药物治疗、手术治疗及非药物治疗（运动疗法、心理疏导、照料护理等）。药物治疗是帕金森病首选的治疗方法，也是最主要的治疗方法，手术治疗是补充。

（一）药物治疗

药物治疗需要个体化方案，根据病人的病情、年龄、职业及经济条件等因素采用最佳的治疗方案。用药宜从小剂量开始逐渐加量，以较小剂量达到较满意疗效，不求全效。药物治疗时不仅要控制症状，也应尽量避免药物副作用的发生，并从长远的角度出发尽量使病人的临床症状能得到较长期的控制。

1. 运动症状的药物治疗

（1）抗胆碱能药物：主要是通过抑制脑内乙酰胆碱的活性，相应提高多巴胺效应。临床常用盐酸苯海索。

（2）金刚烷胺：可促进多巴胺在神经末梢的合成和释放，阻止其重吸收。哺乳期妇女禁用。

（3）单胺氧化酶B（MAO-B）抑制剂：通过不可逆地抑制脑内MAO-B，阻断多巴胺的降解，可能具有神经保护和疾病修饰治疗的作用。包括司来吉兰、雷沙吉兰及沙芬酰胺等。禁与5-羟色胺再摄取抑制剂（SSRI）合用。

（4）多巴受体激动剂：目前临床常用的是非麦角类多巴受体激动剂，有普拉克索、罗匹尼罗、吡贝地尔、罗替戈汀和阿朴吗啡。

（5）复方左旋多巴：包括左旋多巴/苄丝肼和左旋多巴/卡比多巴。外周补充的左旋多巴可通过血脑屏障，在脑内经多巴脱羧酶的脱羧转变为多巴胺，从而发挥替代治疗的作用，是治疗帕金森病最有效的药物。闭角型青光眼、精神病病人禁用。

（6）儿茶酚-氧位-甲基转移酶（COMT）抑制剂：通过抑制COMT酶减少左旋多巴在外周的代谢，从而增加脑内左旋多巴的含量，故需与左旋多巴联合使用。包括恩他卡朋、托卡朋及奥皮卡朋。

2. 非运动症状的药物治疗

（1）精神障碍的治疗：首先需要甄别病人的精神障碍是由帕金森药物引起的还是疾病本身所致。若是药物引起的，可以依次停用药物：抗胆碱能药物、金刚烷胺、MAO-B抑制剂、多巴受体激动剂及左旋多巴。

若是疾病本身所致，幻觉和妄想推荐使用氯氮平和喹硫平，而劳拉西泮和地西泮对缓解易激惹状态效果不错，焦虑抑郁可使用5-羟色胺再摄取抑制剂以及三环类抗抑郁药物阿米替林可能有效。冲动控制障碍一旦出现，需要逐渐减少多巴受体激动剂，如果调整多巴胺能治疗并不能改善冲动控制障碍，建议给予专业的认知行为治疗。认知障碍可使用胆碱酯酶抑制剂如卡巴拉丁、多奈哌齐、加兰他敏。

（2）自主神经功能障碍的治疗：便秘病人可以改善饮食结构，并给予乳果糖、聚乙二醇等改善症状，也可以使用促进胃肠蠕动的药物如莫沙必利。直立性低血压使用α-肾上腺素能激动剂米多君治疗可能有效，也可以使用选择性外周多巴胺受体拮抗剂多潘立酮。

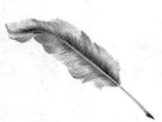

(3) 睡眠障碍的治疗：睡眠障碍如果是夜间帕金森症状波动所致，建议加用左旋多巴控制片、多巴受体激动剂或COMT抑制剂。如果是在服用MAO-B抑制剂或金刚烷胺期间出现，则需注意调整口服时间，司来吉兰在早晨和中午口服，雷沙吉兰早晨口服，金刚烷胺下午4时之前口服。如果病人在每次服药后出现嗜睡，则提示药物过量，建议药物减量。

(4) 感觉障碍的治疗：嗅觉减退目前尚无有效治疗措施。不宁腿综合征在睡前2小时内服用普拉克索效果最佳，部分病人服用美多巴也有效果。

（二）手术治疗

手术方法主要有两种，神经核毁损术和脑深部电刺激术（DBS），需掌握严格的适应证。脑深部电刺激术因其微创、安全、有效，已作为手术治疗的主要选择。手术对肢体震颤和肌强直的效果较好，而对中轴症状如姿势步态异常、吞咽困难等功能无明显改善。手术并不能改善所有的症状，也不能根治疾病，不能阻止疾病进展，且术后仍需要服药，但可以减少用药剂量。

非药物治疗包括康复与运动疗法、心理疏导和照料护理等。

1. 康复与运动疗法　适当的康复与运动对病人的症状改善及延缓疾病进展有一定的帮助。如健身操、太极拳、慢跑、姿势平衡训练及步态训练等，长期坚持能提高病人的生活自理能力。

2. 心理疏导　部分帕金森病病人存在焦虑、抑郁、睡眠障碍等问题，需要给予心理疏导。需要向病人普及情绪及睡眠相关知识，提高帕金森病病人的认知，改善其生活质量。

3. 照料护理　帕金森病服用左旋多巴制剂的病人用药应与进餐隔开，应餐前1小时或餐后1.5小时用药。便秘的病人应多饮水、多进食富含纤维的食物、益生菌等。因病人行动不便，建议穿平底鞋，并且家中有辅助措施，避免跌倒。直立性低血压病人建议增加盐和水的摄入，并且睡眠时抬高床头，不要快速起床或站立。早期病人日常生活可自理，中期多数病人需要一定程度的帮助，晚期病人日常生活需要照料。吞咽困难、饮水呛咳的病人可给予鼻饲饮食。长期卧床者应定期翻身拍背，以避免压疮和坠积性肺炎的发生。尿失禁者需行导尿。

 拓展与扩充

基因检测是诊断基因疾病的金标准。只有不到5%的帕金森病病人是由单基因突变引起的。所以基因检测仅仅应用于一小部分病人。

对于运动症状出现前的帕金森病病人，嗅觉检测是敏感的筛查工具，但并不是特异性的。

在临床应用中评估黑质回声的准确性有赖于超声的准确定位、可透过的颅窗以及经验丰富的医师。黑质超声用于鉴别帕金森病和继发性及非典型帕金森综合征，早期帕金森病的诊断，预测患病的风险。

PET及SPECT对帕金森病早期诊断、鉴别诊断及监测病情具有一定价值，但并不是临床诊断帕金森病的必须检查。

肌电图、三维加速测量器及其他一些技术可以用于观察震颤的节律及频率。

双相异动症控制较困难，可加用长半衰期多巴受体激动剂或COMT抑制剂，或微泵持续输注左旋多巴甲酯、乙酯或多巴受体激动剂。

目前应用的治疗手段主要是改善症状，尚不能阻止病情的进展，也不能治愈疾病。治疗不仅要立足当前，还需要长期管理，以便长期获益。

哪些病人可以进行DBS手术需要严格的筛选，但是最重要的一点是曾经服用左旋多巴效果良好，且已经采用了最佳方案，目前仍不能控制症状，疗效显著下降，或者出现明显的症状波动或者异动症，影响病人生活质量。

> **"临床医学+X"病例拓展**
>
> 男性病人，60岁，主因"行动迟缓半年、左手抖动1个月"来诊。
>
> 病人半年前无明显诱因出现行动迟缓，左侧肢体乏力，行走时感左下肢画圆圈。上述不适逐渐加重，1个月前发现左手抖动，安静时出现，睡眠后消失。无头晕、头痛，无肢体麻木及疼痛，家人发现其表情较前严肃。自发病以来神志清楚，精神可，便秘多年，小便可，体重无明显变化。
>
> 既往史：否认高血压、糖尿病、冠心病史，否认毒物接触史，否认脑血管病史，否认癫痫史，否认手术及外伤史，便秘5年，夜间多梦，有时睡眠中喊叫，手舞足蹈，曾有一次掉下床，嗅觉无明显变化。否认家族类似疾病史，否认药物过敏。
>
> 神经系统查体：神清语利，颈无抵抗，高级皮质功能粗测正常，双侧瞳孔等大正圆，直径3.0 mm，对光反射灵敏，双眼球各向活动充分，未及眼震及复视，双侧额纹及鼻唇沟对称等深，示齿口角不偏，伸舌居中，面具脸。左上肢轻微静止性震颤，左侧肢体肌张力铅管样增高，四肢肌力Ⅴ级，行动迟缓，行走时左上肢协同运动减少，慌张步态，感觉查体无异常，病理征阴性，共济运动稳准。
>
> 辅助检查：血常规、肝功、肾功、血脂、血糖、心肌酶、电解质、糖化血红蛋白、同型半胱氨酸、甲功均未见异常，头颅MRI平扫未见异常。
>
> 诊断：帕金森病。
>
> 治疗：司来吉兰 5 mg qd、普拉克索缓释片 0.75 mg qd 起始口服。1个月后复诊，肌张力及行走较前好转，但查体肌张力仍高，轻微静止性震颤，行走时左侧肢体协同运动仍较少，于是加用美多巴 1/4 片 tid 口服。
>
> 治疗结局：1个月后复诊肌张力基本正常，震颤几乎消失，行走自如，无行动迟缓及慌张步态，病人满意，暂不予调药，继续目前治疗。嘱定期复诊。

（赵海燕　刘小璇）

第八节　阿尔茨海默病

阿尔茨海默病（Alzheimer disease，AD）是老年人常见的神经系统变性病，病理特征为老年斑、神经元纤维缠结、海马锥体细胞颗粒空泡变性及神经元缺失。隐袭起病，临床表现为进行性智能减退，多伴有人格改变，症状持续进展，病程通常为5~10年。AD是造成中国老年人第五位、美国老年人第六位的死亡病因。

阿尔茨海默病发病率随年龄逐渐增高，流行病学调查显示，65岁以后老年人，年龄每增加5岁，阿尔茨海默病的发病率增加1倍；85岁以上老年人中20%~50%病人有阿尔茨海默病。

一、病因

病因迄今不明，研究发现其发病与脑内β淀粉样蛋白异常沉积有关。β淀粉样蛋白是一个长约42个氨基酸的短片段。研究发现，对突触和神经元具有毒性作用，可破坏突触膜，最终引起神经细胞死亡。随着神经元丢失，各种神经递质随之缺乏，其中最早也最明显的是乙酰胆碱，随疾病逐步发展脑内乙酰胆碱水平迅速下降。

流行病学研究揭示阿尔茨海默病病人的危险因素是年龄增长、阳性家族史及载脂蛋白E

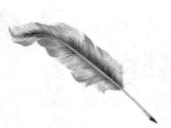

基因型。阳性家族史方面表现为常染色体显性遗传，为多基因遗传病，具有遗传异质性，载脂蛋白E的5个等位基因ε1～ε5由19号染色体编码，最常见的是ε3，其次是ε4和ε2，ε4与阿尔茨海默病发病危险增加有关，ε2则起部分保护作用。

二、病理

大体病理呈弥漫性脑萎缩，脑回变窄，脑沟变宽，尤以颞、顶、前额叶萎缩明显，第三脑室和侧脑室异常扩大，海马萎缩明显，而且随病变程度加重，镜下病理包括老年斑、神经元纤维缠结、颗粒空泡变性、广泛神经元缺失及轴索和突触异常、星形胶质细胞反应、小胶质细胞反应和血管淀粉样变，以老年斑、神经元纤维缠结和神经元减少为其主要组织学病理学特征。

三、临床表现

起病隐匿，主要表现持续性智能衰退无缓解。

1. 疾病早期　病人症状轻微，典型的首发征象是记忆障碍（memory impairment），早期以近记忆力受损为主，同时病人的语言功能也会逐步受损，早期出现找词和找名字困难的现象。

2. 疾病中期　认知障碍（cognitive impairment）随病情进展逐渐出现，表现为掌握新知识、熟练运用及社交能力下降，并随时间推移加重，严重时出现定向力障碍，一般先出现时间定向障碍再出现空间定向障碍，表现为对不熟悉的环境感到糊涂，逐渐出现迷路，此时无法继续维持日常生活和工作能力，需要家人日常监护，语言功能障碍越来越明显，如言语不流畅、理解及复述能力差，可出现不同程度的失用，简单计算困难，无法说出时间，情绪此时通常受到影响，可见情绪激动，具有攻击性、易激惹、挫折感和焦虑等，精神症状有时可能会比较突出，一些病人会出现幻觉和错觉，最常见的是自身视听幻觉。

3. 疾病晚期　虽可行走，但为无目的徘徊，可能出现判断力、认知力的完全丧失，幻觉和幻想更常见，最后包括个人卫生、吃饭、穿衣和洗漱都完全需要他人照料，在此阶段可能出现帕金森样表现，约20%出现癫痫发作，随病程进展肌阵挛抽搐发生率也越来越高。

4. 体征　早中期查体一般无阳性体征，部分可出现病理征，病程晚期逐渐出现锥体系和锥体外系体征，如肌张力增高、运动迟缓、拖曳步态、姿势异常等。

 拓展与扩充

头MRI是阿尔茨海默病明确诊断的必要检查。

正电子发射断层扫描（PET）分子成像实现在体AD和轻度认知障碍（mild cognition impairment，MCI）可视化病理生理变化跟踪，是一种非常有前途的鉴别诊断方法。淀粉样蛋白、tau蛋白和激活的小胶质细胞PET成像是潜在的生物标志物和监测疾病进展的评估手段。^{11}C标记的淀粉样示踪剂［(^{11}C）PiB］-基于苯并噻唑的放射性示踪剂能够区分诊断AD、MCI的病人和健康对照，额叶、颞叶和扣带区皮质PiB摄取可预测MCI向AD的表型转化。［^{18}F］氟贝他吡能够区分诊断AD、MCI病人和健康对照，鉴别MCI和正常对照呈中等强度，［^{18}F］氟比他班具有鉴别AD和健康对照、AD和MCI的成像效果，［^{18}F］氟比他莫具有鉴别AD和健康对照的成像效果。Tau示踪剂［^{11}C］PBB3、［^{18}F］THK5351能够区分诊断AD和健康对照，与PET淀粉样蛋白摄取一致。［^{18}F］THK5317能够区分诊断AD和MCI与健康对照。［^{18}F］AV-1451能够区分诊断AD和MCI与健康对照。二代Tau示踪剂［^{18}F］MK-6240、［^{18}F］PI-2620、［^{18}F］RO-948、［^{18}F］GTP1均可区分诊断AD和MCI与健康对照。神经炎症/转运蛋

白示踪剂［^{11}C］PK11195能够区分诊断AD和MCI与健康对照，［^{11}C］DPA-713、［^{11}C］DAA1106（能够区分AD和MCI）、［^{11}C］PBR28（能够区分MCI和正常对照）、［^{18}F］DPA-714、［^{18}F］FEPPA（能够区分MCI和正常对照）、［^{18}F］FEMPA能够区分诊断AD和健康对照，［^{11}C］PBR28能够区分诊断AD和MCI与健康对照。

四、辅助检查

（一）影像学检查

颅脑CT在早期只是除外其他潜在颅内病变的重要手段，但MRI对选择部位的体积定量可能比较有用（图10-28），如海马萎缩是本病重要的早期征象，也可见侧脑室、三脑室增大，脑叶增宽、加深等脑萎缩征象，后期病人的额颞叶萎缩尤为明显。MRI还可表现皮髓质分界消失，颞叶内侧高信号等。PET、SPECT、fMRI可见颞顶叶低代谢区，但上述影像学表现缺乏特异性。

有相应临床表现的病人，应考虑阿尔茨海默病可能，需要颅脑核磁海马相明确病人临床表现的原因是否由脑结构萎缩引起。同时，影像学检查可以排查出有类似临床表现的其他疾病，如硬膜下血肿、颅内肿瘤等。

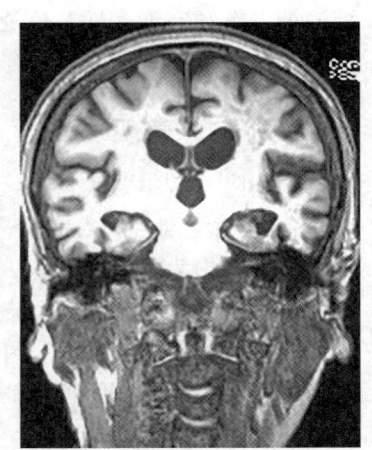

图10-28　海马萎缩的MRI
（北京大学第三医院图）

PET：很敏感，可发现双侧顶叶低代谢异常信号。β淀粉样蛋白在PET现象中的特异性标识也是检测AD的另一个敏感方法。

SPECT：AD病人双侧顶叶低灌注，但诊断AD的敏感性和特异性欠佳。

影像学检查虽然能间接体现脑萎缩等阿尔茨海默病的脑部病理改变，但是并不能体现功能改变。

PET检查、神经心理学测验是功能方面的检测。

（二）神经心理学测验

需要对所有主要的认知领域进行评价，包括注意力、定向力、语言、记忆力、空间构造力、操作能力及执行功能，可发现认知功能损伤，常用量表有简易精神状态量表（MMSE）、蒙特利尔认知评估北京版（MoCA量表）。通过神经心理学测验可以寻找记忆障碍、认知障碍的证据。

（三）脑脊液检查

常规检查无明显异常。Tau蛋白及β淀粉样蛋白的测定有助于临床诊断，但诊断标准尚待进一步确定。

（四）血液检查

Tau蛋白、载脂蛋白E、血小板类淀粉前体蛋白、可溶性低密度脂蛋白受体相关蛋白是有前景的生物标志物。

（五）脑电图

早期通常是正常的，以后可逐渐出现α波丧失及电位降低，尤其是在颞顶区域，可见弥漫性慢波，且脑电图减慢的程度和痴呆的严重程度具有相关性。

（六）脑活检

并不用于本病的临床诊断。

五、诊断要点

根据详细的病史、临床症状，精神量表检查等，诊断的准确性为85%～90%，临床上常用的诊断标准包括：疾病国际分类第十版（ICD-10），美国精神病学学会精神障碍诊断和统计手册（DSM-IV-R）、美国神经病学、语言障碍和卒中-老年性痴呆和相关疾病学会（NINCDS-ADRDA）等标准以及中国精神疾病分类方案与诊断标准第三版（CCMD-3）。基于生物标志物的美国国家老年研究所（national institute of aging，NIA）和阿尔茨海默病协会（Alzheimer's association，AA）提出的ATN诊断标准逐渐被推荐［Aβ（A）；病理性Tau，包括总Tau和磷酸化Tau（T）和神经变性（N）］。

六、治疗原则

（一）一般支持治疗

1. 扩张血管、改善脑血液供应、神经营养和抗氧化治疗，可作为阿尔茨海默病的基础药物治疗。

2. 抗精神病药、抗抑郁药、抗焦虑药　对控制病人伴发的行为异常有作用。

（二）心理社会治疗

心理社会治疗是对药物治疗的补充，鼓励早期病人参加社会活动和日常生活活动，尽量维持生活自理能力，以延缓衰退速度，但应注意对有精神、认知功能、视空间功能障碍、行动困难的病人提供必要的照顾，以防意外。病人如外出活动无人陪同时需随身携带身份证明或联系方式，以防走失。鼓励家属和社会对病人多予照顾和帮助，进行康复治疗和训练。

（三）药物治疗

1. 胆碱酯酶抑制剂（AChE-I）　临床常见的药物有多奈哌齐、利斯的明、加兰他敏等。通过抑制胆碱酯酶而抑制乙酰胆碱降解并提高活性，改善神经递质的传递功能，一项使用多奈哌齐6～12个月治疗后的临床试验发现，治疗组病人的认知水平下降比安慰剂组有所减轻，但却并不能减慢疾病的变性进程。服用此类药物的远期效果是可能延迟家庭护理的时间，如服用多奈哌齐9～12个月的临床试验显示可推迟家庭护理的时间将近20个月。

2. NMDA受体拮抗剂　美金刚是一种低亲和力的非竞争性N-甲基-D-门冬氨酸（NMDA）受体拮抗剂，安全性和耐受性良好。

3. 中重度病人　两类药物联合治疗。

4. 全程管理　根据轻度认知功能障碍到轻、中、重度痴呆不同阶段进行身体功能（认知障碍、运动障碍、精神行为障碍、心理障碍）、活动（日常生活能力）和参与家庭社会能力的药物和康复治疗。

（四）生活方式干预

干预可改变的风险因素：积极治疗高血压、加强青少年教育、定期锻炼、保持社交、戒烟，控制听力损失、抑郁、糖尿病和肥胖，可以减少老年期痴呆患病率。

（五）非药物治疗

如认知训练、认知刺激疗法、运动功能康复（失用症康复、运动、体育）、精神行为康复（心理干预、美术、光照）、活动和参与康复（作业疗法、家务、社交）和综合康复（音乐、怀旧、虚拟现实、神经调控）等。

> **拓展与扩充**
>
> 复习阿尔茨海默病诊断标准：
> 1. 高血压、糖尿病——危险因素。
> 2. 症状 近记忆力减退；体征：认知障碍——临床表现。
> 3. 头 MR 示海马萎缩，脑萎缩。
> 4. 未发现其他可导致认知障碍的疾病。
>
> 虽然现有医学技术可以救治病人，但在很多环节上都有空间去改善以提高病人预后及生活质量。
>
> 照料者护理、陪护，稳定期随访，应远程督导和监测，可尝试移动医疗的应用。

> **"临床医学+X"病例拓展**
>
> 女性病人，78 岁。记忆减退 2 年，伴睡眠节律颠倒、排便障碍。
> 2 年前开始近记忆力减退，睡眠节律颠倒，伴排便障碍。
> 既往：高血压，糖尿病。
> 查体：BP：140/60 mmHg，神志清楚，言语流利，颈软，时间、地点、人物定向力正常，四肢肌力 V 级，双指鼻试验稳准。
> MMSE 17（北京大学第六医院测试）
> MoCA 10（北京大学第六医院测试）
> 诊断：轻度认知功能障碍，海马萎缩，阿尔茨海默病。

（张远锦　肖卫忠）

第九节　多发性硬化

多发性硬化（multiple sclerosis，MS）是一种以中枢神经系统白质脱髓鞘损伤为主的自身免疫性疾病，最常累及的部位为大脑、视神经和脊髓。大多数病人具有时间多发性和空间多发性的特点。2013 年 WHO 推测全球约有 2300 万 MS 病人。我国属于 MS 低发病区。

一、病因

MS 的病因目前尚不完全清楚，考虑与以下因素有关。

1. 病毒感染　直接支持病毒感染的证据较少。人疱疹病毒 6、EB 病毒等可能与 MS 的发病相关，也可能是病毒感染诱发机体异常免疫反应。

2. 遗传因素　MS 存在家族聚集性倾向。父母一方患 MS，子女患 MS 的风险为 2%；如父母双方均患 MS，子女患病风险为 6%~12%。许多基因位点可影响 MS 的易感性，如Ⅱ类人白细胞抗原 DR 基因、DQ 基因的基因位点突变与 MS 易感性强烈相关。

3. 环境因素　MS 发病率随纬度增高而增加，在寒冷地区容易发病，推测日照减少和维生素 D 缺乏可能会增加患 MS 的风险。另外，吸烟也会增加 MS 发病风险。

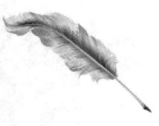

二、发病机制与病理生理

发病机制目前尚不完全清楚。分子模拟学说认为病人感染的病毒与中枢神经系统髓鞘成分存在共同抗原。病毒感染机体后激活体内免疫细胞，生成相应抗体，攻击外源性病原体的同时，与体内神经髓鞘发生交叉反应，从而导致中枢神经系统脱髓鞘病变。

三、临床表现

（一）症状

MS发病年龄为10~60岁，以20~40岁者多见，好发于女性。临床征象复杂多变，病灶多发。中国病人主要累及视神经和脊髓，以及脑室周围白质、脑干、小脑。MS病人最常见的首发症状为肢体无力，可出现单瘫、偏瘫、截瘫、四肢瘫。视神经受累可表现为单眼视物模糊、视力下降，可为首发症状。脊髓病变可出现截瘫及尿便障碍。脑干受累病人出现复视、眼球活动障碍或吞咽功能障碍。小脑受累可导致不同程度的共济障碍、眼球震颤、意向性震颤、吟诗样语言和平衡障碍等。可伴随感觉异常（麻木、疼痛、瘙痒），严重时出现痛性痉挛。少数病人会出现精神情绪障碍，表现为抑郁、欣快。部分病人出现记忆力和注意力的减退等。这些症状的出现与不同神经部位受累有关。

绝大多数MS病人具有复发-缓解的特点，表现为反复发作的神经功能障碍，经过治疗以后可以完全或部分缓解。但这些症状最终进展为持久的不可逆的残疾。

 拓展与扩充

MS需与视神经脊髓炎谱系病（NMOSD）鉴别。既往认为NMOSD是MS的亚型，自从发现水通道蛋白4抗体（AQP4），认为其是一组独立性疾病。NMOSD可以反复发作，根据受累不同部位表现出不同临床症状。血清AQP4-IgG阳性，脑脊液细胞数正常或轻度增高，脑脊液寡克隆带多阴性。头部MRI病变与MS有明显区别，脊髓病灶≥3个椎体长度。

寡克隆带检查目前多用等电聚焦电泳检测，较琼脂糖电泳方法阳性率有较大提高，需同时测血和脑脊液样本。

AQP4抗体检测推荐使用细胞转染免疫荧光法及流式细胞法。

（二）体征

肢体受累时可以出现肌力减退、肌张力增高、腱反射活跃、病理征阳性。感觉障碍可以表现为一侧肢体感觉减退，脊髓病变可以出现感觉平面，表现为受累平面以下各种感觉减退或缺失。小脑受损出现指鼻试验及跟膝胫试验不稳，闭目难立征阳性。脑干受累常出现颅神经受累体征，表现为眼球活动障碍、复视、面部感觉减退及咽反射消失等。

（三）临床分型

MS可以分为四型：复发缓解型、继发进展型、原发进展型及进展复发型。

1. **复发缓解型** 临床最常见，约占85%，疾病早期出现多次复发和缓解，可急性发病或病情恶化，之后可以恢复，两次复发之间病情稳定。

2. **继发进展型** 复发缓解型病人经过一段时间可转为此型，患病25年后80%的病人转为此型，病情进行性加重不再缓解，伴或不伴急性复发。

3. **原发进展型** 约占10%，起病年龄偏大，发病后轻偏瘫或轻截瘫在相当长时间内缓慢进展，发病后神经功能障碍逐渐进展。

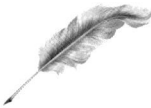

4. 进展复发型　临床罕见，在原发进展型病程基础上同时伴急性复发。

四、辅助检查

(一) 脑脊液检查

脑脊液单个核细胞正常或轻度增高。部分 MS 病人蛋白轻度增高。IgG24 小时合成率及 IgG 指数增高，提示中枢神经系统存在免疫异常。95% 的西方经典型 MS 病人脑脊液寡克隆带阳性。我国 MS 病人脑脊液寡克隆带阳性率较低。

(二) 影像学检查

磁共振检查是 MS 最重要的辅助检查。包括 T1 加权像、T2 加权像、弥散像及增强扫描。MS 的 MRI 存在空间多发性，脑室旁、近皮质、幕下（脑干、小脑）、脊髓及视神经可发现病灶。脊髓病灶长度往往小于 2 个椎体的长度。可同时出现新旧不等的病灶，存在时间多发性。增强病灶往往提示为新发病灶。

五、诊断要点

根据病史、神经系统检查及影像学检查，发现中枢神经系统同时存在 2 处以上病灶，发病年龄 10～60 岁，有复发和缓解的病史，每次发作持续 24 小时以上，或缓慢进展且病程至少 1 年以上，并排除其他疾病即可诊断。

　拓展与扩充

临床孤立综合征为中枢神经系统首次发生、单时相、单病灶或多病灶的脱髓鞘病综合征。主要临床表现为视神经炎、脑干孤立综合征、脊髓孤立综合征（孤立的横贯性脊髓炎）以及肿瘤样炎性脱髓鞘病。半数以上的临床孤立综合征最终进展为 MS，部分发展为视神经脊髓炎谱系病。

六、并发症

1. 压疮及下肢深静脉血栓形成　常见于长期卧床病人，多为双下肢无力，病程长且反复发作，可伴有肌肉失用性萎缩，需加强护理及患肢活动。

2. 尿路感染　常见于 MS 急性期，尤其是病变累及脊髓造成横贯性损伤时，病人常出现尿潴留，容易导致尿路感染，需导尿。随着疾病治疗好转，尿便障碍可恢复正常。

七、治疗原则

(一) 急性期治疗

MS 的急性期治疗主要目标：减轻恶化期症状、缩短病程、改善残疾程度、防治并发症。

1. 大剂量激素冲击治疗　是目前治疗 MS 急性期的一线治疗药物。

2. 静脉注射丙种球蛋白　是 MS 急性期治疗的备选药物，适用于妊娠或哺乳期妇女、不能应用糖皮质激素的成人以及激素治疗无效的儿童。

3. 血浆置换　为 MS 二线治疗药物，适用于急性重症或对激素治疗无效者。

4. 其他治疗　痛性痉挛病人可使用卡马西平，抑郁焦虑病人可应用抗焦虑抑郁药物以及心理辅导治疗。膀胱直肠功能障碍者配合药物治疗或借助导尿等处理。肢体功能障碍可进行康复训练。

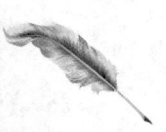

(二)缓解期治疗(疾病修饰治疗)

MS 的缓解期治疗主要目标:减少发作次数,延缓残疾进展速度,较少 MRI 病灶负荷。

缓解期目前主要采用疾病修饰治疗。药物包括干扰素 -β、特立氟胺、芬戈莫德、富马酸二甲酯等药,但价格普遍昂贵。

拓展与扩充

复习 MS 诊断标准:
1. 空间多发性——视神经、脊髓、脑部多发病灶。
2. 时间多发性——共发作 3 次,呈现复发 - 缓解的特点。
3. 辅助检查符合 MS 的特点。

MS 治疗:

MS 急性期多选用大剂量激素冲击治疗,但需注意激素的副作用,如引起血压、血糖增高、血钾降低、应激性溃疡及骨质疏松等,应进行相应的预防。

"临床医学+X"病例拓展

女性病人,30 岁。2 周前无明显诱因左下肢麻木,2 天后右下肢无力,仍可独立行走,头 MRI 示双侧侧脑室旁长 T1、长 T2 信号,无增强效应。1 周前右下肢无力加重,左下肢亦觉轻度无力,搀扶可勉强行走,排尿觉费力,行颈椎 MRI 检查,颈 5~6 间盘轻度膨出,压迫硬膜囊,脊髓未受压,髓内未见异常信号。

病人 8 年前左眼视力下降,眼科门诊就诊,治疗好转,未能恢复原有视力。3 年前感冒后出现左侧肢体无力,当时查体:左侧鼻唇沟浅,伸舌居中。右侧肢体肌力 5 级,左侧肢体肌力 4 级,肌张力适中,双侧感觉正常,左侧膝反射活跃,右侧膝反射正常,左侧病理征阳性。头 MR 示双侧侧脑室旁长 T1、长 T2 信号,有增强效应。经激素治疗完全恢复。

目前查体:神清,语利,无脑膜刺激征。左侧视乳头略苍白,边界清,双瞳孔等大正圆,D=3 mm,对光反射灵敏,双眼球活动充分,无复视及眼震,双鼻唇沟对称,伸舌居中。双上肢肌力 5 级,右下肢肌力 3 级,左下肢肌力 4 级,四肢肌张力适中。左胸 4 以下痛觉减退。双上肢腱反射正常,双膝腱反射活跃,双侧病理征阳性。

辅助检查:脑脊液压力正常,细胞数及蛋白正常,24 小时 IgG 合成率升高,寡克隆带(+)。血清 AQP4-IgG 阴性。MRI 示胸髓多处等 T1、长 T2 信号,有斑片状强化病灶。

入院诊断:多发性硬化(复发缓解型)

入院治疗:

(1)大剂量激素冲击治疗。

(2)同时加用疾病修饰治疗药物。

治疗结局:病人好转出院。

(孙庆利 徐迎胜)

第十一章 风湿免疫疾病

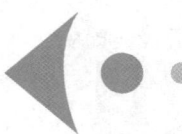

第一节 概 述

一、概念

风湿性疾病（rheumatic diseases）简称风湿病，是指主要影响骨、关节及周围软组织（包括肌肉、滑囊、肌腱、筋膜、神经等），并累及全身多个系统、多个脏器的一组疾病。结缔组织病（connective tissue disease，CTD），指病变主要发生于结缔组织，具有组织的黏液样水肿、纤维蛋白样变性及坏死性血管炎等基本病理变化的一组疾病，是风湿性疾病的一大类，包括类风湿关节炎、系统性红斑狼疮、干燥综合征、炎性肌病、系统性硬化症、混合性结缔组织病等多种疾病。风湿病的临床表现复杂多样，这也是该类疾病容易被误诊的主要原因之一。

二、风湿病的发展史

风湿病具有非常悠久的历史，早在3000年前，北美洲古代人类骨骼病变的表现就已经提示有类风湿关节炎的存在。人类对风湿病的认识经历了漫长的历史时期，风湿病的发展大致可分为以下3个阶段。

1. 第一阶段　古典风湿病学阶段，公元前4世纪—公元18世纪。风湿病只是一个模糊的概念，主要用来说明周身的酸痛和疼痛，其具体定义和临床范围并不清楚。《希波克拉底文集》中有对风湿病的描述，"人体的体液由于湿冷而下注于四肢、内脏引起疾病，即为'风湿'（rheuma）"，但此时对风湿病的认识处于非常原始的阶段，与现代意义的风湿病有很大的区别。我国著名中医典籍《黄帝内经》把风寒湿三气杂合称为痹，列专篇论述痹症。

2. 第二阶段　现代风湿病学阶段，18世纪—20世纪80年代。随着自然科学的发展，医学研究有了显著进步。人们逐渐认识到风湿病是一组全身性疾病，可累及身体各个部位。1776年尿酸的发现使人类认识到痛风的本质。至19世纪，逐步将慢性关节疾病分为炎性和变性两类。19世纪末，强直性脊柱炎与其他关节炎被区别开来。20世纪40～50年代，类风湿因子、狼疮细胞和抗核抗体的发现将风湿病学带入了实验室阶段，从单纯的现象观察到了解疾病的本质，并逐步将抗生素、抗疟药、金制剂、抗肿瘤药、抗排异反应药物应用于风湿病的治疗。

3. 第三阶段　免疫和分子生物学阶段，20世纪90年代至今。免疫组化及分子生物学的重大发现，使风湿病学有了飞跃发展，进入免疫和分子生物学的崭新阶段。专门针对类风湿关节炎治疗的药物研发成功，以传统慢作用抗风湿药、生物制剂、靶向药物为标志，风湿病学发展进入了黄金期。

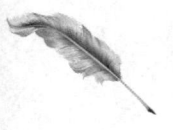

三、风湿病的病因和分类

风湿病的病因复杂多样,包括感染性、免疫性、代谢性、内分泌性、退行性、地理环境性、遗传性和肿瘤性等。1983年美国风湿病协会(American College of Rheumatology,ACR)将风湿病分为10大类,具体分类见表11-1。

表11-1 风湿病分类(ACR)

类别	疾病
1. 弥漫性结缔组织病	类风湿关节炎、红斑狼疮、系统性硬化症、多肌炎、重叠综合征、血管炎等
2. 脊柱关节炎	强直性脊柱炎、反应性关节炎、炎性肠病性关节炎、银屑病关节炎、未分化脊柱关节病等
3. 退行性变	原发、继发性骨关节炎等
4. 与代谢和内分泌相关的风湿病	痛风、假性痛风、马方综合征等
5. 与感染相关的风湿病	反应性关节炎、急性风湿热等
6. 与肿瘤相关的风湿病	原发性,如滑膜瘤、滑膜肉瘤等;继发性,如多发性骨髓瘤、转移瘤等
7. 神经血管病	神经性关节病、压迫性神经病变(周围神经受压、神经根受压等)、雷诺病等
8. 骨与软骨病变	骨质疏松、骨软化、肥大性骨关节病、弥漫性原发性骨肥厚、骨炎等
9. 非关节性风湿病	关节周围病变、椎间盘病变、特发性腰痛、其他疼痛综合征(如精神性风湿病)等
10. 其他有关节症状的疾病	周期性风湿病、间歇性关节积液、药物相关的风湿综合征、慢性活动性肝炎等

四、风湿病的实验室检查

风湿病种类繁多,表现各异,涉及的实验室检查亦非常复杂,其中自身抗体对多种自身免疫病的诊断具有重要意义。常见的自身抗体及相关疾病见表11-2。

表11-2 常见自身抗体及相关疾病

自身抗体	相关疾病
抗核抗体(anti-nuclear antibody,ANA)	结缔组织病(如红斑狼疮、混合性结缔组织病、系统性硬化症、炎性肌病、干燥综合征等)、肺病、肝病、血液病、慢性感染、内分泌疾病等
抗ds-DNA抗体	红斑狼疮、狼疮性肾炎
抗Sm抗体	红斑狼疮
抗Scl-70抗体	系统性硬化症
抗SSA抗体	干燥综合征、红斑狼疮、原发性胆汁性胆管炎、系统性硬化症等
抗SSB抗体	干燥综合征、红斑狼疮
抗Jo-1抗体	抗合成酶综合征
抗Mi-2抗体	皮肌炎
抗着丝点抗体	CREST综合征、干燥综合征

续表

自身抗体	相关疾病
类风湿因子	类风湿关节炎、其他结缔组织病、慢性感染、肿瘤等
抗CCP抗体	类风湿关节炎
抗中性粒细胞胞质抗体	ANCA相关性小血管炎
抗磷脂抗体	抗磷脂综合征、红斑狼疮

五、总结

风湿病学是一门古老而又年轻的学科，风湿病学拥有悠久的历史，但是真正意义上的风湿病学却是在非常近期的现代才逐步建立起来。随着医学、生物学等现代科学技术的飞速发展，人类对风湿病的认识越来越深入；随着对病因和发病机制的进一步深入理解，越来越多的新药逐步被开发出来并在临床得到了应用，收到了良好的治疗效果。风湿病学在未来必然会有更加快速的发展，必然会迎来更多的机遇和挑战。

第二节 类风湿关节炎

类风湿关节炎（rheumatoid arthritis，RA）是一种以慢性、进行性、侵袭性关节炎为主要表现的全身性自身免疫病，如果不进行正规治疗，病情会逐渐发展，最终导致关节畸形、功能丧失，具有很高的致残率。

RA的患病率为0.5%~1.0%，其发病具有一定的种族差异。RA在各年龄皆可发病，高发年龄在30~50岁，女性多发，其发病率为男性的2~4倍。

一、病因

RA的病因尚未完全阐明，研究提示下列因素参与RA的发病。

（一）遗传因素

RA在同卵双生子中的共患病率达12%~15%，提示遗传因素参与RA的发病。

1. Ⅱ类MHC基因　抗原呈递细胞的Ⅱ类MHC分子的结构与RA易感性和疾病严重度的增加相关，其影响占遗传因素的40%。携带HLA-DR4基因的个体罹患RA的相对危险性明显增加。与RA最相关的"易感表位"包括DRB*0401、DRB*0404、DRB*0101和DRB*1402。

2. 非MHC基因　与RA相关的其他关键基因包括PTPN22、PADI4、TRAF1-C5、STAT-4、TNFAIP-3以及IL2/21等。其中PADI4基因主要见于亚洲人群，而PTPN22在亚洲人群中少见。

（二）环境因素

1. 吸烟　吸烟是RA最明确的环境危险因素，吸烟的最大风险见于长年大量的吸烟量，并且随着戒烟时间的延长，这种风险会缓慢下降，在至少10年以后逐渐接近非吸烟者。

2. 微生物组　如牙龈卟啉单胞菌引起的牙周炎与RA的发生发展相关。

3. 其他　如维生素D水平低、微嵌合体、暴露于硅尘等其他可吸入颗粒物以及肥胖可能导致疾病易感性，而口服避孕药以及饮酒可能降低发病风险。

（三）性别因素

RA是女性高发的慢性自身免疫性疾病之一，雌激素水平可能是疾病发生发展的因素之

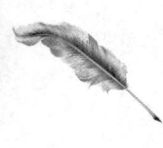

一，但给予外源性雌激素可以改善病情，提示性激素与疾病之间的关系复杂。在妊娠的最后3个月，RA 的病情常出现缓解，但 90% 以上的病人分娩后数周至数月出现病情复发。上述现象可能与妊娠期间 IL-10 等抑制性细胞因子分泌增加、甲胎蛋白产生增加或细胞免疫功能改变有关。

二、发病机制及病理生理

RA 的发病机制复杂。多种病原体如细小病毒 B19、反转录病毒、支原体以及肠道细菌等与 RA 相关，反复的炎症应激可能导致瓜氨酸化蛋白产生增多，破坏免疫耐受进而引发自身免疫反应。在 RA 病人中，临床关节炎发作前数年即可检测到自身免疫反应存在的证据，如类风湿因子（RF）、抗瓜氨酸化蛋白抗体（ACPA）等自身抗体。RA 的滑膜组织特点为衬里层细胞的增生以及衬里下层以 CD_4^+ T 细胞、巨噬细胞和 B 细胞为代表的单个核细胞浸润。Th1 和 Th17 细胞可以分别产生 IFN-γ 和 IL-17 等 T 细胞因子，促进 RA 的发病。巨噬细胞和成纤维细胞细胞因子在 RA 病人滑膜中含量丰富，促炎细胞因子如 IL-1、TNF、IL-6、IL-15、IL-18、GM-CSF 和 IL-33 等促进滑膜炎症持续存在。在 RA 病人滑膜中，复杂的细胞内信号转导机制调控细胞因子的产生和作用，如 NF-κB、MAP 激酶、AP-1、JAKs、Syk 和 PI3Ks 等。在 RA 病人中，信号转导抑制剂已被证实具有临床疗效。RA 病人中滑膜衬里层细胞尤其是成纤维细胞（FLS）可以产生多种蛋白酶，FLS 可以侵袭并破坏软骨。在 RANKL 和 RA 滑膜产生的其他细胞因子的作用下，破骨细胞被激活并介导骨质破坏。

三、临床表现

（一）关节表现

RA 的症状主要表现为由活动性滑膜炎导致的关节肿胀、疼痛、晨僵、功能障碍。RA 关节受累通常呈对称分布，起病时腕关节、掌指（MCP）关节和近端指间（PIP）关节是最常受累的关节。随着时间推移，中等关节（肘、踝关节）和大关节（髋、膝、肩关节）也可能受累。而远端指间（DIP）关节受累少见。晚期可出现多种不可逆畸形表现如掌指间关节半脱位造成手掌尺偏（图 11-1），脚趾骑跨畸形（图 11-2）。PIP 关节过伸、DIP 关节屈曲造成的"天鹅颈畸形"（图 11-3）和 PIP 关节屈曲、DIP 关节过伸造成的"纽扣花畸形"（图 11-4）。

（二）关节外表现

RA 可出现多种关节外表现，全身表现包括体重减轻、发热、疲劳等。类风湿结节常见于易受反复刺激或损伤的骨骼附近，表现为质韧、无压痛的结节（图 11-5）。继发生干燥综合征见于约 10% 的 RA 病人，表现为口干症及干眼症。RA 病人肺受累的最常见表现为胸膜炎，其次为间质性肺疾病。RA 病人心脏受累最常见病变部位为心包，其次为心肌。类风湿血管

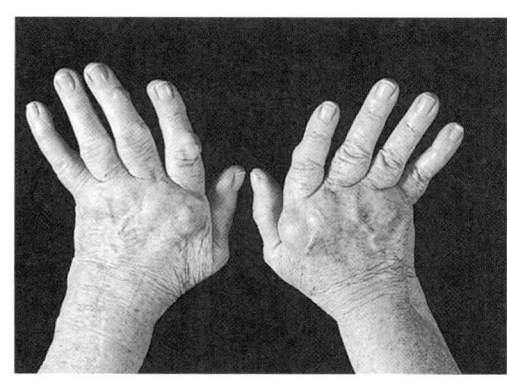

图 11-1　尺偏畸形

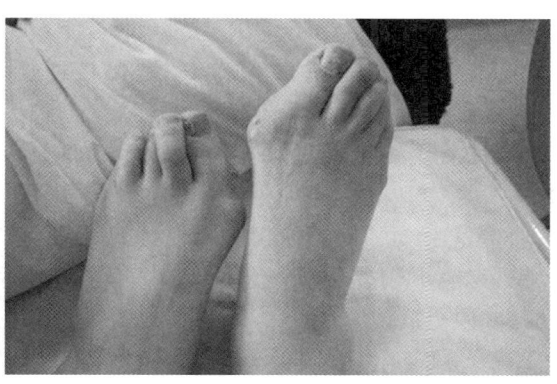

图 11-2　骑跨畸形

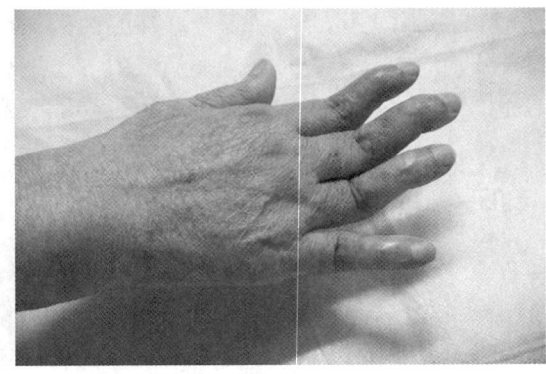

图 11-3　天鹅颈畸形

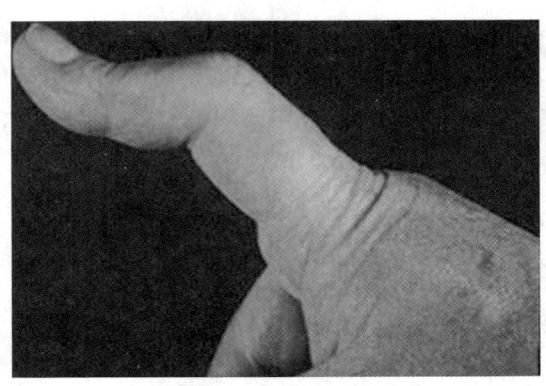

图 11-4　纽扣花畸形

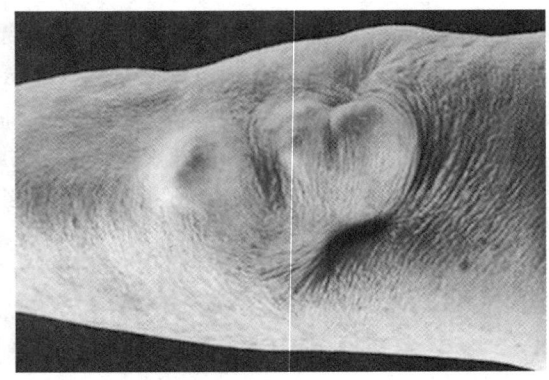

图 11-5　类风湿结节

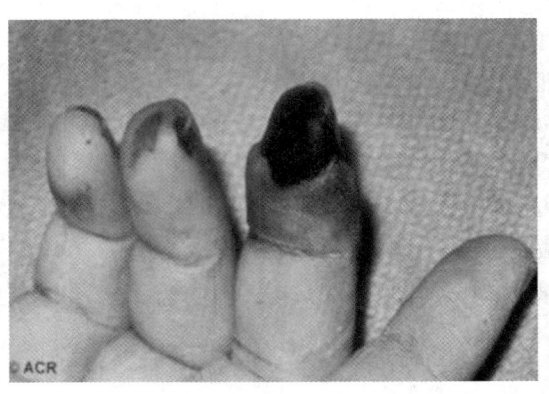

图 11-6　血管炎

炎可表现为皮肤瘀点、紫癜、梗死和坏疽（图11-6）。眼部常表现为巩膜炎（图11-7），甚至出现巩膜穿孔。血液系统表现以慢性病贫血最为常见。

四、辅助检查

（一）炎症指标

RA 病人在病情活动期可出现非特异性炎性指标如红细胞沉降率（ESR）和（或）C 反应蛋白（CRP）升高。

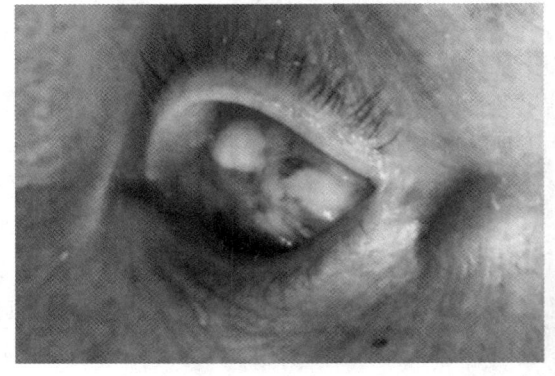

图 11-7　巩膜炎

（二）自身抗体

1. 类风湿因子（RF）　RF 是一种结合 IgG Fc 段的自身抗体，RF 阳性的 RA 病人往往有更严重的临床表现和并发症，IgG 型和 IgM 型 RF 含量最高。RF 不具有特异性，见于多种其他结缔组织病以及慢性感染及部分健康人群中。

2. 抗瓜氨酸化蛋白抗体（ACPA）　如抗环瓜氨酸多肽（CCP）抗体、抗突变型波形蛋白（MCV）抗体、抗核周因子（APF）和抗角蛋白抗体（AKA）等。抗 CCP 抗体对 RA 的诊断特异性高达 95%，对影像学进展也具有更高的预测价值。

3. 其他　如抗 Ⅱ 型胶原抗体、抗 gp39 抗体、抗氨甲酰蛋白抗体、抗葡萄糖-6-磷酸异构酶（G-6-PI）抗体等。

（三）滑液分析

RA 病人关节滑液中白细胞计数一般为 5000～50 000/μl，大多数细胞为中性粒细胞。滑液分析主要用于区别炎性关节炎与骨关节炎，同时排除感染性与晶体性关节炎。

(四) 关节影像学

1. X线 RA病人典型的X线表现为关节周围骨质疏松，其他改变包括软组织肿胀、对称性关节间隙狭窄和骨侵蚀等。但X线改变往往敏感性较低，不能识别RA早期改变。

2. 磁共振成像 (MRI) MRI在检测软组织改变如滑膜炎、关节积液和早期的骨及骨髓改变方面敏感度更高，这些改变发生在X线可显示的骨改变之前。但MRI费用昂贵，扫描关节数有限限制了其在临床的常规应用。

3. 超声 包括灰阶超声和彩色能量多普勒。超声可以有效检出滑膜炎、关节积液，并可根据血流信号的情况分析滑膜炎的活动程度，对骨侵蚀的识别较X线更为敏感。超声便于携带，没有辐射，与MRI相比费用低廉，故目前应用越来越普遍。

五、诊断

主要依据病人的临床特点及辅助检查，同时正确运用RA的分类标准来进行RA的诊断。目前临床广泛应用的是2010年ACR与欧洲抗风湿病联盟 (EULAR) 共同修订的RA分类标准，该标准有助于RA的早期诊断 (表11-3)。此外，我国学者于2014年提出了早期RA (ERA) 分类标准 (表11-4)。

表11-3 2010年ACR/EULAR类风湿关节炎分类标准

条 目		得分
关节受累情况	1个大关节 (肩、肘、髋、膝、踝关节)	0
	2~10个大关节	1
	1~3个小关节 (MCP关节、PIP关节、拇指间关节、MTP关节、腕关节)	2
	4~10个小关节	3
	>10个关节 (至少包括1个小关节)	5
血清学	RF和ACPA均阴性	0
	RF或抗CCP抗体至少1项低滴度阳性 (≤正常上限3倍)	2
	RF或抗CCP抗体至少1项高滴度阳性 (>正常上限3倍)	3
急性时相反应物	CRP和ESR均正常	0
	CRP或ESR增高	1
滑膜炎持续时间	<6周	0
	≥6周	1

注：这项标准主要针对那些至少一个关节有确切临床症状且不能用其他疾病解释的新发病人进行分类。总分≥6分的病人可以诊断RA。

表11-4 我国学者ERA分类标准

1. 晨僵时间≥30 min
2. 多关节炎 14个关节区中3个以上部位的关节炎
3. 手关节炎 腕、掌指或近端指间关节至少1处关节肿胀
4. 类风湿因子 (RF) 阳性
5. 抗CCP抗体阳性

注：14个关节区包括双侧肘、腕、掌指、近端指间、膝、踝和跖趾关节；满足5条中的3条可以分类为ERA。

六、治疗

RA 的治疗目标在于控制关节炎症，抑制病变发展，防止骨质破坏，保护关节功能及达到病情完全缓解。RA 治疗强调规范化，即要遵循早期、联合、个体化和达标治疗原则。

1. 药物治疗　RA 病人应早期诊断，一经确诊即开始使用改善病情抗风湿药（DMARDs）。对所有 RA 病人应进行目标治疗，使疾病缓解或处于低疾病活动度。对于大多数病人而言，甲氨蝶呤是 DMARDs 中的基础用药。多数病人需联合使用 DMARDs 或在 DMARDs 联合基础上加用生物制剂以达到治疗目标。非甾体抗炎药（NSAIDs）仅能改善症状，糖皮质激素能迅速缓解症状，但存在诸多不良反应，这些药物应作为 DMARDs 起效前的"桥梁"治疗药物。

2. 功能锻炼和物理治疗　坚持关节功能锻炼是保持关节功能的必要辅助治疗手段。可以根据关节的部位及病变选用不同的物理治疗，例如增强肌肉训练、耐力训练、水疗法、热疗法、电疗法及光疗法等以减轻关节症状及帮助功能恢复。

3. 外科治疗　对内科治疗无效及严重关节功能障碍的 RA 病人，外科手术是有效的治疗手段。外科治疗包括滑膜切除术、关节矫形术、人工关节置换术及关节融合术。

拓展与扩充

晚期 RA 病人可出现手、足小关节严重畸形，同时可合并膝、髋大关节功能障碍。目前对于大关节功能障碍病人可通过全髋、全膝置换术改善其生活质量，对小关节尤其手小关节晚期畸形、功能障碍尚无很好的辅助器械。因每位病人畸形的情况均不相同，应开发满足个性化需求的辅助器械。

第三节　系统性红斑狼疮

系统性红斑狼疮（systemic lupus erythematosus，SLE）是一种由自身抗体和免疫复合物介导，引起组织、器官损伤的自身免疫性疾病。SLE 的临床表现多样，呈复发—缓解病程，预后迥异。

SLE 的患病率从 20/10 万~240/10 万不等，发病率为每年 1/10 万~10/10 万不等。SLE 多见于育龄期女性，发病率女：男约为 9：1，大部分 SLE 病人发病年龄为 15~64 岁。男性和儿童病人的病情往往更重。晚发性 SLE（>50 岁）起病更为隐匿。

一、病因和发病机制

SLE 的病因和发病机制复杂，目前尚未完全阐释清楚。

（一）病因

1. 遗传因素　遗传在 SLE 发病中有重要作用，目前发现与 SLE 相关的 MHC 基因包括早期补体成分纯合缺陷（C2、C4A、C4B）、HLA-DR2、HLA-DR3 等，非 MHC 基因包括 C1q 纯合缺陷等。

2. 性激素　SLE 男女发病比率差异巨大。性激素激活免疫系统有可能是该疾病女性病人占大多数的原因之一，X 染色体可能是 SLE 发病的一个危险因素。

3. 环境因素　紫外线 B 是 SLE 明确的触发因素。此外，EB 病毒以及部分药物，如异烟肼、肼屈嗪、青霉胺、TNF 抑制剂、米诺环素和干扰素-α 与 SLE 发病有关，EBV 以外的其他感染、吸烟、苜蓿芽及含有刀豆氨酸的发芽食物、维生素 D 缺乏可能与 SLE 发病相关。

（二）发病机制

在遗传和环境因素的共同作用下，机体固有免疫活化，适应性免疫细胞（包括成熟的 T、B 细胞）活化阈值降低以及活化途径异常，调节性 CD_4^+ 和 CD_8^+ T 细胞、B 细胞以及髓系来源的免疫抑制性细胞功能异常，导致免疫复合物和凋亡细胞的清除障碍，自身抗原、自身抗体、免疫复合物持续存在从而促进炎症的发生发展并最终导致靶器官不可逆损伤。

二、临床表现

SLE 临床表现千变万化，不同病人的表现具有极强的异质性。主要临床表现如下：

（一）皮肤黏膜受累

主要有狼疮特异性皮肤病变以及狼疮非特异性皮肤病变。狼疮特异性皮肤病变包括急性皮肤型红斑狼疮（如蝶形红斑）、亚急性皮肤型红斑狼疮（如环状红斑）以及慢性皮肤型红斑狼疮（如盘状红斑、狼疮性脂膜炎）（图 11-8，图 11-9）。

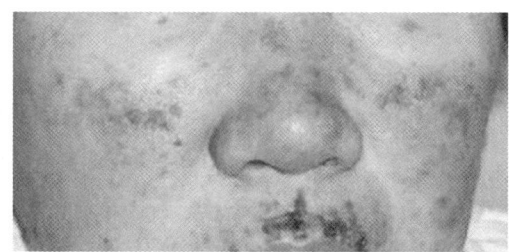
图 11-8　蝶形红斑

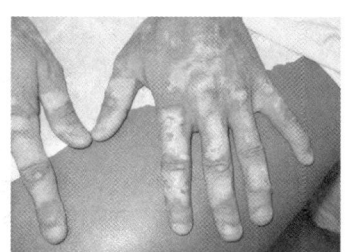
图 11-9　盘状红斑

（二）骨骼肌肉受累

关节炎为 SLE 常见临床表现，其特点为对称性、炎性、非畸形性关节炎，以膝关节、腕关节、手部小关节受累多见。非血管性坏死可见于部分 SLE 病人，最常见受累部位包括股骨头、胫骨平台和股骨髁。少数 SLE 病人可出现肌炎。

（三）肾受累

SLE 肾受累常见，是重要的致残和致命因素。临床表现从无症状血尿和（或）蛋白尿到肾病综合征以及伴有肾功能损伤的急进性肾小球肾炎不等。

（四）肺和胸膜受累

SLE 可累及肺的任何部位，肺部表现包括胸膜炎、胸腔积液、急性肺炎、慢性间质性肺疾病、弥漫性肺泡出血、肺动脉高压、肺萎缩综合征等。

（五）心血管受累

心血管疾病是 SLE 的常见并发症，心包、心肌、瓣膜以及冠状动脉均可受累。心包炎为 SLE 最常见的心脏表现。

（六）神经精神系统受累

神经精神性狼疮包括多种神经性和精神性表现，可累及中枢和外周神经系统的任何部位，临床表现复杂多样。

（七）消化道受累

SLE 可累及消化道的任何部分，高达 40%～60% 的 SLE 病人可出现腹痛、肝功能异常，但需注意除外感染、药物等其他因素所致。胰腺炎及肠系膜血管炎较为少见，但治疗不及时可出现危及生命的严重后果。

（八）眼部受累

SLE 最常见的眼部表现为干燥性角结膜炎，可出现视网膜出血、视网膜血管炎、巩膜炎等。

（九）血液系统受累

白细胞减少、血小板减少、慢性病贫血、自身免疫性溶血性贫血、微血管病性溶血性贫血、淋巴结肿大、脾大均可出现。

三、辅助检查

SLE 因其异质性强，不同病人受累脏器及严重程度差异很大，故实验室检查需根据病人临床表现的情况酌情选择，也因受累器官不同而有不同的实验室检查异常。

自身抗体检测对于 SLE 的诊断至关重要。抗核抗体（ANA）对 SLE 具有很高的敏感性，金标准检测方法是采用人上皮肿瘤细胞株的间接免疫荧光法，ANA 阳性可见于多种疾病，因此其阳性不足以诊断 SLE，但阴性有助于排除 SLE。抗双链 DNA 抗体和抗 Sm 抗体对 SLE 的诊断具有很高的特异性，但敏感性不高。SLE 患者体内免疫复合物所致的补体消耗可导致低补体血症，低补体血症有助于 SLE 的诊断，并且是疾病活动的指标。

四、诊断

由于临床表现的异质性和病情多变性，诊断 SLE 有时会存在困难。基于一系列特征性症状、体征和实验室检查并结合具体临床情况，同时参考 SLE 分类标准进行 SLE 的诊断（表 11-5）。

表 11-5　2012 年 SLICC 系统性红斑狼疮分类标准

临床标准	免疫学标准
急性、亚急性皮肤狼疮	ANA 高于实验室参考值范围
慢性皮肤狼疮	抗 ds-DNA 抗体高于实验室参考值范围
口腔/鼻溃疡	抗 Sm 抗体阳性
不留瘢痕的脱发	抗磷脂抗体
炎症性滑膜炎	低补体
浆膜炎	在无溶血性贫血者，直接 Coombs 试验阳性
肾：500 mg 蛋白尿/24 h；红细胞管型	
神经系统：癫痫发作，精神病，多发性单神经炎，脊髓炎，外周或颅神经病变，脑炎（急性精神混乱状态）	
溶血性贫血	
白细胞减少	
至少一次血小板减少	

注：1. 有活检证实的狼疮肾炎，伴有 ANA 阳性或抗 ds-DNA 抗体阳性；2. 满足分类标准中的 4 条，包括至少 1 条临床标准和 1 条免疫学标准（敏感性 94%，特异性 92%）。SLICC（the Systemic Lupus Erythematosus International Collaborating Clinics），系统性红斑狼疮国际临床协作组。

五、治疗

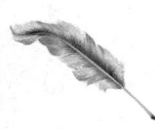

SLE 的治疗目标是达到缓解，以减少器官损伤。药物毒性尤其是糖皮质激素的药物毒性，应被慎重考虑并尽可能最小化。具体用药方案需个体化，根据病人疾病严重程度及器官受累的具体情况进行合理治疗。羟氯喹推荐用于所有无禁忌证的 SLE 病人。大剂量糖皮质激素和静脉注射环磷酰胺常用于重症和有重要脏器受累的 SLE 病人。

拓展与扩充

SLE 病人合并缺血性骨坏死者并非罕见，因 SLE 好发于育龄期女性，故多数病人年龄低，其生活质量要求较高，对全身多发骨坏死病人如能通过辅助设备减轻病人关节负重，延长关节寿命对病人改善预后具有重要作用。

第四节　强直性脊柱炎

强直性脊柱炎（ankylosing spondylitis, AS）是脊柱关节病家族中的一种，放射学骶髂关节炎是 AS 的标志性特点。AS 主要影响中轴骨骼，但外周关节以及关节外结构也常受累。该疾病常于 20~30 岁发病，男性与女性的发病率比例为 2∶1~3∶1。

一、病因和发病机制

（一）病因

AS 与组织相容性抗原 HLA-B27 有显著相关性，AS 病人中 HLA-B27 阳性率为 90%。AS 的易感性在很大程度上由遗传因素决定，HLA-B27 占不到一半的遗传组分，另有氨肽酶基因、白细胞介素 -23 通路基因与 AS 发病相关。

（二）发病机制

AS 的发病机制由免疫介导，有证据支持 AS 发病机制可能是自身炎症。HLA-B27 在 AS 中的确切作用机制尚不清楚，可能的作用模式分为两种：Ⅰ类基因通过抗原呈递发挥作用的经典模型；与 HLA-B27 相关的非经典模型。TNF-α 途径以及 IL-23/IL-17 途径在 AS 发病机制中发挥重要作用。发生炎症的骶髂关节出现 CD_4^+ 和 CD_8^+ T 细胞和巨噬细胞浸润并表达高水平 TNF-α。AS 在疾病后期会发生新骨形成，脂肪浸润是新骨形成的中间步骤，动物模型研究表明 Wnt 和 BMP 途径参与新骨形成，这些可能是降低 AS 强直速率的有效靶点。

二、临床表现

（一）骨骼表现

炎性腰背痛是 AS 最为突出的表现，其特点为 45 岁以前发病，症状持续 3 个月以上，疼痛位于腰背部，有交替性臀部痛，下半夜因背痛而醒，晨僵时间至少 30 min，症状隐匿发生，活动后可改善，休息不能缓解，用非甾体抗炎药（NSAIDs）有效。部分病人可有胸痛或髋、膝、肩关节疼痛，髋关节受累可导致残疾。长病程病人可出现严重脊柱畸形，如胸椎后凸畸形，腰椎前凸消失。

（二）骨骼外表现

1. 眼病　急性前葡萄膜炎是 AS 常见的关节外表现，见于 25%~30% 的 AS 病人。

2. 心血管疾病　心脏受累包括升主动脉炎、主动脉瓣关闭不全、传导异常、心肌肥厚以及心包炎等。

3. 肺疾病　以慢性肺上叶纤维化为特点，可见于病程 20 年以上的 AS 病人。

4. 神经系统受累　AS 神经系统合并症可能因椎体骨折、不稳、压迫或炎症导致，C5~C6 或 C6~C7 水平是最常受累的部位。

5. 肾受累　AS 易合并 IgA 肾病，淀粉样变性较为罕见。

6. 骨质疏松症　AS 早期即可出现骨量减少。AS 病人骨质疏松性骨折患病率增加。因韧

带骨赘造成骨密度值假性升高，对有韧带骨赘者脊柱骨密度的准确评估较为困难。

三、辅助检查

（一）炎症指标

如 ESR、CRP 在评估病情活动方面缺乏优势，高达 75% 的病人 ESR 或 CRP 升高可能与疾病活动度不相关，而 ESR 或 CRP 正常不能除外病情活动。

（二）影像学检查

X 线检查可见骶髂关节软骨下骨面模糊，相邻关节面骨侵蚀、硬化，逐渐发生间隙狭窄直至融合（图 11-10）。可因组织修复导致椎体"方形变"和反应性骨硬化，骨突关节强直、相邻韧带骨化最终导致脊柱完全融合，形成"竹节样变"。CT 能先于 X 线检测出骨质异常。MRI 可检测出骨髓水肿及脂肪浸润，这些征象可在疾病早期出现并与炎症缓解有关（图 11-11）。超声可对附着点炎及外周关节滑膜炎进行评估。

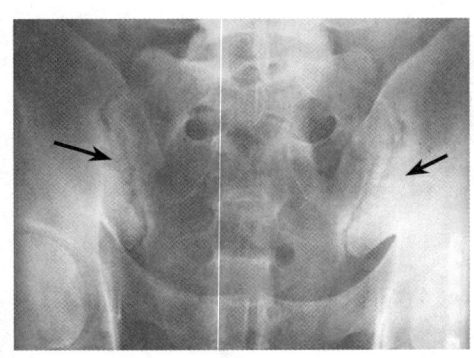
图 11-10　X 线显示的骶髂关节炎

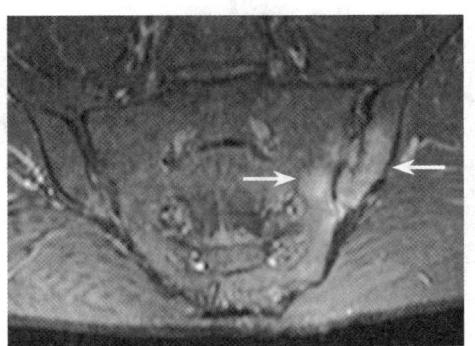
图 11-11　MRI 显示的活动性骶髂关节炎

四、诊断

AS 的早期诊断主要依靠详细的病史采集和体格检查。病史的两个关键特点是：炎症性腰痛和僵硬；阳性 AS 家族史。AS 的确诊一般要有双侧放射学骶髂关节炎的证据。可参考 1984 年修订的纽约标准和 2009 年国际脊柱关节炎评估协会（ASAS）的中轴型脊柱关节炎的分类标准。

（一）1984 年修订的纽约标准

1. 腰痛至少持续 3 个月，活动后可缓解而休息后不能缓解。
2. 腰椎在额状面和矢状面活动受限。
3. 胸廓活动度低于相应年龄、性别的正常人。
4. 双侧骶髂关节炎 2~4 级。
5. 单侧骶髂关节炎 3 或 4 级。

肯定的强直性脊柱炎：

单侧 3 或 4 级，或双侧 2~4 级放射学骶髂关节炎，加至少 1 条临床标准。

放射学骶髂关节炎分级：

0 级：正常，关节边缘清楚，间隙均一。
1 级：可改变，无肯定改变。
2 级：轻微骶髂关节炎。
3 级：中度骶髂关节炎。
4 级：关节完全融合或强直，伴或不伴硬化。

该分类标准对早期诊断的用处不大，尤其是 AS 早期阶段常规骶髂关节 X 线片检查可能正常。为了同时包含放射学阴性的脊柱关节炎和传统的 AS（按 1984 年修订的纽约标准），ASAS 提出了中轴型脊柱关节炎的分类标准。

（二）ASAS 中轴型脊柱关节炎（SpA）分类标准

起病年龄 <45 岁和腰背痛持续时间 ≥3 个月的病人，加上下述中 1 种标准：①影像学提示骶髂关节炎加上 ≥1 个下述的 SpA 特征；②HLA-B27 阳性加上 ≥2 个下述的其他 SpA 特征。SpA 特征包括：①炎性背痛；②关节炎；③起止点炎（跟腱炎）；④眼葡萄膜炎；⑤指（趾）炎；⑥银屑病；⑦克罗恩病，溃疡性结肠炎；⑧对非甾体抗炎药（NSAIDs）反应良好；⑨SpA 家族史；⑩HLA-B27 阳性；⑪CRP 升高。

骶髂关节炎的影像学改变指：①MRI 提示骶髂关节活动性（急性）炎症，高度提示与 SpA 相关的骶髂关节炎；②明确的骶髂关节炎影像学改变（根据 1984 年修订的纽约标准双侧 2~4 级，单侧 3~4 级改变）。

五、治疗

NSAIDs、物理治疗和病人教育是一线治疗。肿瘤坏死因子 α（TNFα）抑制剂可有效治疗中度至重度疾病的症状。以 IL-17A 等其他细胞因子为靶点的生物制剂也显示出了临床疗效。髋关节顽固性疼痛或功能障碍且行 X 线检查提示结构破坏者应考虑全髋关节置换术。脊柱畸形严重功能丧失者可谨慎考虑矫正手术。

拓展与扩充

晚期 AS 病人常有严重脊柱畸形，甚至合并胸廓畸形，严重影响病人生活质量。因病人畸形情况各不相同，因此脊柱矫正手术难度大，风险高。现已有 3D 打印技术应用于复杂脊柱畸形矫正手术。如能进一步降低手术费用，提高安全性可进一步使更多病人获益。

"临床医学 +X"病例拓展

女性病人，54 岁，主因"多关节肿痛半年，加重 2 周"入院。

病人半年前无诱因出现右侧第 2、3 近端指间关节肿痛，持续性，活动时疼痛明显，VAS 评分 4 分，无关节局部发红，无晨僵，无口腔溃疡、脱发，无四肢末梢皮肤遇冷变白变紫，无口干、眼干。后逐渐出现双手拇指指间关节，双手第 2~4 掌指关节，右手第 2、3 近端指间关节，左手第 3、4 近端指间关节，双腕关节，左膝关节，右踝关节肿痛，VAS 评分 8 分。就诊于当地医院，考虑"关节炎"予西乐葆口服后疼痛肿胀略缓解。2 周前劳累后出现上述关节肿痛加重。病人自发病以来精神良好，饮食良好，睡眠良好，大、小便如常，体重较前无明显变化。

既往史：体健。

个人史、月经婚育史、家族史：无特殊。

体格检查：体温 36.8℃，脉搏 80 次 / 分，呼吸频率 18 次 / 分，血压 129/76 mmHg，神志清楚，双肺呼吸音清，未闻及干湿啰音，心律齐，各瓣膜区未闻及杂音，腹软，无压痛，双下肢不肿。双手拇指指间关节，双手第 2~4 掌指关节，右手第 2、3 近端

指间关节，左手第 3、4 近端指间关节，双腕关节，左膝关节，右踝关节肿胀压痛，双腕、左膝、右踝皮温略高，皮色正常。

辅助检查：RF 阴性，抗 CCP 抗体高滴度阳性，抗核抗体阴性，ESR 68 mm/h，CRP 10.3 mg/dl。

双手 X 线片提示关节周围骨质疏松，未见骨侵蚀。

入院诊断：类风湿关节炎。

入院治疗：病人教育，生活指导；外用 NSAIDs 药物改善症状；可短期应用小剂量糖皮质激素对症治疗；传统 DMARDs（甲氨蝶呤）治疗。

（张警丰　赵金霞）

第十二章

妇产科疾病

第一节 概述

妇产科学是主要研究女性生殖系统生理病理及生育调控的临床医学学科。女性生殖系统包括内、外生殖器及其相关组织。外生殖器主要为女性外阴，内生殖器位于真骨盆内，包括阴道、子宫、输卵管和卵巢。子宫是孕育胎儿、产生月经的器官，在盆腔中与膀胱及直肠相邻；卵巢是女性性腺，是分泌甾体激素的性器官。女性骨盆由骶骨、尾骨和左右两块髋骨组成，以耻骨联合上缘、髂耻缘及骶岬上缘连线为界，分为真、假骨盆。真骨盆是胎儿娩出的骨产道。骨盆底覆盖着多层肌肉及筋膜，封闭骨盆出口，承托并保持盆腔脏器于正常位置。

女性的一生分为幼年期、青春期、性成熟期、绝经过渡期及绝经后期。女性的生理过程由下丘脑-垂体-卵巢轴进行调控。月经周期与卵巢周期性变化相关，在下丘脑-垂体-卵巢轴的神经内分泌调节下，随着卵巢周期性排卵和激素分泌，子宫内膜发生周期性变化。规律的月经来潮是生殖功能成熟的表现。女性生殖系统在各种因素作用下主要会发生炎症性疾病、肿瘤、盆底功能障碍性疾病、生殖内分泌相关疾病等。不孕症亦是近年来生殖医学面临的一项挑战。

妊娠期是女性特有的时期，自成熟卵子受精开始，至胎儿及附属物自母体排出终止，是非常复杂的生理过程。这个过程中母体会发生一系列变化，胎儿也会不断发育。妊娠过程中母体可有各种内外科合并症，或发生一系列并发症，分娩和产后亦存在一定风险。因此，需要完善的孕期保健、产前筛查及诊断、围生期监测来完善孕期评估，适时干预及治疗，保证母儿安全。

妇科、产科和生殖医学具有共同的生理基础，许多疾病互为因果，是实践性很强的一门学科，也是在不断发展进步的一门学科。

第二节 妊娠期高血压疾病

妊娠期高血压疾病（hypertension disorders of pregnancy，HDP）是妊娠与血压升高并存的一组疾病，发生率为 5%～12%。该疾病包括妊娠期高血压（gestational hypertension）、先兆子痫（preeclampsia）、子痫（eclampsia），以及慢性高血压并发先兆子痫（chronic hypertension with superimposed preeclampsia）和妊娠合并慢性高血压（chronic hypertension），严重影响母婴健康，是孕产妇和围生儿病死率升高的主要原因。

一、高危因素

初产妇、既往先兆子痫病史、慢性高血压或肾病、易栓症、多胎妊娠、试管婴儿、家族子

痫前期病史、糖尿病、肥胖、系统性红斑狼疮和年龄大于 40 岁等是妊娠期高血压疾病的高危因素。

二、病因

妊娠期高血压和先兆子痫 - 子痫多发生于妊娠后期，病因仍不明确。胎盘功能异常是主要原因，只有胎盘娩出后妊娠期高血压和子痫前期才能治愈。

目前认为免疫功能异常引起绒毛滋养细胞浸润能力下降，子宫螺旋小动脉重铸发生障碍，最终影响胎盘灌注功能。

三、分类与临床表现

妊娠期高血压疾病的分类与临床表现见表 12-1。

表 12-1 妊娠期高血压疾病分类与临床表现

分类	临床表现
妊娠期高血压	妊娠 20 周后出现高血压，收缩压≥140 mmHg 和（或）舒张压≥90 mmHg，于产后 12 周内恢复正常；尿蛋白（—）；产后方可确诊
先兆子痫	妊娠 20 周后出现收缩压≥140 mmHg 和（或）舒张压≥90 mmHg，伴有尿蛋白≥0.3 g/24 h，或随机尿蛋白（+）或虽无蛋白尿，但合并下列任何一项者： ● 血小板减少（血小板<100×10^9/L） ● 肝功能损伤（血清转氨酶水平为正常值 2 倍以上） ● 肾功能损伤（血肌酐水平大于 1.1 mg/dl 或为正常值的 2 倍以上） ● 肺水肿 ● 新发生的中枢神经系统异常或视觉障碍
子痫	子痫前期基础上发生不能用其他原因解释的抽搐
慢性高血压并发先兆子痫	慢性高血压妇女妊娠前无蛋白尿，妊娠 20 周后出现蛋白尿；或妊娠前有蛋白尿，妊娠后蛋白尿明显增加，或血压进一步升高，或出现血小板减少（血小板<100×10^9/L），或出现其他肝肾功能损伤、肺水肿、神经系统异常或视觉障碍等严重表现
妊娠合并慢性高血压	妊娠 20 周前收缩压≥140 mmHg 和（或）舒张压≥90 mmHg（除外滋养细胞疾病），妊娠期无明显加重；或妊娠 20 周后首次诊断高血压并持续到产后 12 周以后

妊娠期高血压、先兆子痫和子痫与慢性高血压在发病机制及临床处理上均不同，本节重点阐述先兆子痫 - 子痫。

四、先兆子痫

先兆子痫是妊娠期特有的疾病，在妊娠 20 周之后发生。本病是一种动态性疾病，病情可呈持续性进展。

（一）病理生理变化及对母儿的影响

基本病理生理变化是全身小血管痉挛和血管内皮损伤。

1. 脑 脑血管痉挛，通透性增加，导致脑水肿、充血、局部缺血、血栓形成及出血等。先兆子痫时脑血管阻力和脑灌注压均增加，高灌注压可致明显头痛。而子痫的发生与脑血管自身调节功能丧失相关。

2. 肾 肾小球扩张，内皮细胞肿胀，纤维素沉积于内皮细胞。血浆蛋白自肾小球漏出形

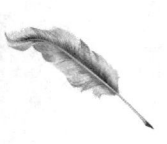

成蛋白尿。肾血流量及肾小球滤过率下降，导致血尿酸和肌酐水平升高。肾功能严重损伤可致少尿及肾衰竭。

3. 肝　肝损伤常表现为血清转氨酶水平升高。肝的特征性损伤是门静脉周围出血，严重时门静脉周围坏死和肝包膜下血肿形成，甚至发生肝破裂，危及母儿生命。

4. 心血管　血管痉挛，血压升高，外周阻力增加，心肌收缩力受损和射血阻力（即心脏后负荷）增加，心输出量明显减少，心血管处于低排高阻状态，加之内皮细胞活化使血管通透性增加，血管内液进入心肌细胞间质，导致心肌缺血、间质水肿、心肌点状出血或坏死、肺水肿，严重时导致心力衰竭。

5. 血液　由于全身小动脉痉挛，血管壁渗透性增加，血液浓缩，血细胞比容上升。

6. 内分泌及代谢　由于血管紧张素转化酶增加，妊娠晚期盐皮质激素脱氧皮质酮升高可致钠潴留，血浆胶体渗透压降低，细胞外液可超过正常妊娠，但水肿与先兆子痫的严重程度及预后关系不大。

7. 子宫胎盘血流灌注　胎盘血流灌注减少，使胎盘功能下降，胎儿生长受限，胎儿窘迫。若胎盘床血管破裂可致胎盘早剥，严重时可致母儿死亡。

（二）诊断

根据病史、临床表现及辅助检查即可做出诊断，由于该病临床表现的多样性，应注意评估有无多脏器损伤。将伴有严重表现的先兆子痫诊断为重度先兆子痫（表 12-2）。

表 12-2　重度先兆子痫的诊断标准

先兆子痫伴有下面任何一种表现：
● 收缩压≥160 mmHg，或舒张压≥110 mmHg（卧床休息，两次测量间隔至少 4 h）
● 血小板减少（血小板<100×10^9/L）
● 肝功能损伤（血清转氨酶水平为正常值的 2 倍以上），严重持续右上腹痛或上腹疼痛，不能用其他疾病解释，或两者均存在
● 肾功能损伤（血肌酐水平大于 1.1 mg/dl 或无其他肾脏疾病时肌酐浓度为正常值的 2 倍以上）
● 肺水肿
● 新发生的中枢神经系统异常或视觉障碍

（三）治疗

先兆子痫的治疗目标是控制病情、延长孕周、尽可能保障母儿安全。治疗原则主要为降压、解痉、镇静等；密切监测母儿情况；适时终止妊娠是最有效的处理措施。

1. 评估和监测

（1）症状：血压，有无头痛、目眩、胸闷、腹部疼痛、胎动、阴道流血以及尿量、孕妇体重变化等。

（2）辅助检查：血常规、尿常规、随机尿蛋白/肌酐、24 小时尿蛋白定量、肝肾功能、凝血功能、电子胎心监护、产科超声检查、脐动脉血流、孕妇超声心动图检查等。

2. 一般处理

（1）妊娠期高血压和先兆子痫病人可门诊治疗，重度先兆子痫病人应住院治疗。

（2）应注意适当休息，保证充足的蛋白质和热量摄入，不建议限制食盐摄入。

（3）保证充足睡眠，必要时可睡前口服地西泮。

3. 降压　目的是预防子痫、心脑血管意外和胎盘早剥等严重母儿并发症。常用口服降压药物（拉贝洛尔、硝苯地平）降压，若口服药物控制血压不理想，可静脉用药。

4. 解痉 硫酸镁是子痫治疗的一线药物，可控制子痫抽搐及预防再抽搐，也是重度先兆子痫病人预防子痫发作的关键药物。

5. 镇静 镇静药物可缓解孕妇精神紧张、焦虑状态，改善睡眠，当应用硫酸镁无效或有禁忌时，可使用镇静药物来预防并控制子痫，常用的药物有地西泮、冬眠药物、苯巴比妥钠。

6. 促胎肺成熟 对孕周<35周的先兆子痫病人，预计1周内可能分娩者均应给予糖皮质激素促胎肺成熟治疗。

7. 适时终止妊娠 先兆子痫病人经积极治疗母儿状况无改善或者病情持续进展时，终止妊娠是唯一有效的治疗措施。终止妊娠时机为：

（1）妊娠期高血压、先兆子痫病人可期待至37周终止妊娠。

（2）重度先兆子痫病人：孕周<24周经治疗病情不稳定者建议终止妊娠。孕周24～28周病人根据母儿情况及当地医疗条件和医疗水平决定是否期待治疗。孕周28～34周病人，若病情不稳定，经积极治疗24～48 h病情仍加重，促胎肺成熟后应终止妊娠；若病情稳定，可考虑继续期待治疗，并建议提前转至早产儿救治能力较强的医疗机构。孕周≥34周病人，应考虑终止妊娠。

五、子痫

子痫是在先兆子痫基础上发生不能用其他原因解释的抽搐，是先兆子痫-子痫最严重的阶段。子痫抽搐进展迅速，是造成母儿死亡的最主要原因，应积极处理。

子痫发作前多有先兆子痫不断加重的严重表现，通常产前子痫较多，产后48 h发生子痫约占25%。

（一）临床表现

前驱症状短暂，表现为抽搐、面部充血、口吐白沫、深昏迷；随之深部肌肉僵硬，很快发展成典型的全身高张阵挛惊厥、有节律的肌肉收缩和紧张，持续1～1.5 min，其间病人无呼吸动作；此后抽搐停止，呼吸恢复，但病人仍昏迷，最后意识恢复，但易激惹、烦躁。

（二）诊断与鉴别诊断

子痫通常在先兆子痫的基础上发生抽搐，但应与癫痫、脑炎、脑肿瘤、脑血管畸形破裂出血、糖尿病高渗性昏迷、低血糖昏迷相鉴别。

（三）治疗

1. 一般急性处理 子痫发作时需保持气道通畅，维持呼吸、循环功能稳定，密切观察生命体征，留置导尿管监测尿量等。避免声、光等刺激。预防坠地外伤、唇舌咬伤。

2. 控制抽搐 硫酸镁是治疗子痫及预防复发的首选药物。

3. 降低颅压 可以20%甘露醇250 ml快速静脉滴注降低颅压。

4. 控制血压。

5. 纠正缺氧和酸中毒。

6. 终止妊娠 一旦抽搐控制，可考虑终止妊娠。

拓展与扩充

知识点回顾

妊娠期高血压疾病为妊娠与高血压并存的一组疾病，严重威胁母儿健康。

先兆子痫-子痫的基本病理生理变化是全身小血管痉挛和血管内皮损伤。

先兆子痫-子痫的主要特点为病因的异质性、严重程度的延续性和临床表现的多样性。

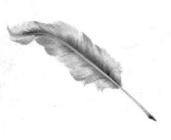

> 先兆子痫-子痫的主要临床表现为妊娠期出现的高血压，严重时可导致终末器官损伤，甚至发生抽搐。
>
> 先兆子痫-子痫的治疗原则主要为降压、解痉、镇静等，密切监测母儿，适时终止妊娠是最有效的处理措施。

（陈　扬　王　妍）

第三节　胎儿疾病的宫内治疗

一、胎儿医学概述

随着社会发展和进步，"胎儿即病人"（fetus as a patient）的理念也逐渐被人们广为接受。胎儿疾病的宫内治疗是指以胎儿为病人，对其发生的疾病在孕期或出生时进行监测、评估并在早期进行相应治疗，从而降低先天性疾病对近期和远期健康的影响。胎儿医学是一个新兴的综合交叉学科，以胎儿病理生理学为基础，以微创治疗为主要手段，涵盖产科学、儿科学、遗传学、分子医学、病理学、影像学、麻醉学和小儿外科学等多个学科范畴。

二、宫内治疗的分类

根据治疗的手段可以将宫内治疗分为宫内药物治疗和胎儿外科手术治疗两大类。关于宫内药物治疗适应证的案例较少，比较成熟的也是最常见的宫内药物治疗案例是羊膜腔内注射糖皮质激素促进胎肺成熟。胎儿外科手术可以根据手术的途径和方式分为开放性胎儿宫内手术、超声引导下胎儿宫内治疗及胎儿镜下宫内治疗。

（一）开放性胎儿宫内手术

胎儿外科源自开放性宫内手术治疗胎儿先天性膈疝（congenital diaphragmatic hernia，CDH）即切开子宫后在胎儿麻醉状态下对胎儿进行外科手术，再将子宫缝合，直至孕晚期再行剖宫产终止妊娠。手术最主要的挑战在于孕期子宫切开术对带来母体的风险，如后续子宫破裂、术后胎膜早破及早产等。目前开放性宫内治疗手术有被胎儿镜手术逐渐取代的趋势，开放性手术的适用范围也主要集中于脊髓脊膜膨出、胎儿骶尾部巨大畸胎瘤等少数几种疾病。

手术要求切开子宫必须避开胎盘位置同时又能到达胎儿手术部位，因此术中需要进行实时超声监测，同时胎儿麻醉后需要连续监测。手术中需要特制的钉合器及可吸收的粘合胶用于将胎膜粘合固定于子宫壁上，这样可以在缝合子宫的时候将胎膜闭合，减少术后羊水渗漏及绒毛膜下血肿的发生。手术难度大，对于耗材和器械要求高，需要联合多个学科通力合作才可完成。目前，美国及欧洲的多个胎儿医学中心可实施此类手术，在国内仅有少数医疗机构进行过尝试。

（二）超声引导下胎儿宫内治疗

超声引导下宫内治疗可以治疗多种胎儿疾病。目前常采用的治疗技术包括羊膜腔内灌注、羊水减量、宫内输血、胸/腹腔-羊膜腔内引流及多胎妊娠减胎术等。

1. 羊膜腔内灌注及羊水减量　胎儿在母亲子宫内所处的空间被称作羊膜腔，其内充满的液体称为羊水，具有缓冲外界压力从而保护胎儿的作用。如果羊水过少，持续时间越长，越容易导致胎肺发育不良，胎儿可能出现肢体受压、粘连甚至畸形，而羊水持续过多则可能诱发胎膜早破、流产或早产。羊膜腔内灌注主要用于顽固性羊水过少的病人。在中、晚孕期进行羊膜腔内灌注液体，增加羊水量，可改善胎儿肺发育。该技术操作的难点在于如何在羊水过少的情况下定位合适的穿刺点。在实时超声引导下进行羊膜腔穿刺，明确穿刺针进入羊膜腔后抽

取羊水，了解羊水的性状，并取样进行相关检查。羊膜腔内灌注的液体通常选用 0.9% 氯化钠液或林格液（图 12-1）。建议在恒温灌注装置的控制下以 2 ml/min 的速度进行输注，一次灌注量以 300~500 ml 为宜，羊水指数 > 8 cm 即可停止灌注。根据病人后续羊水情况可能重复进行。

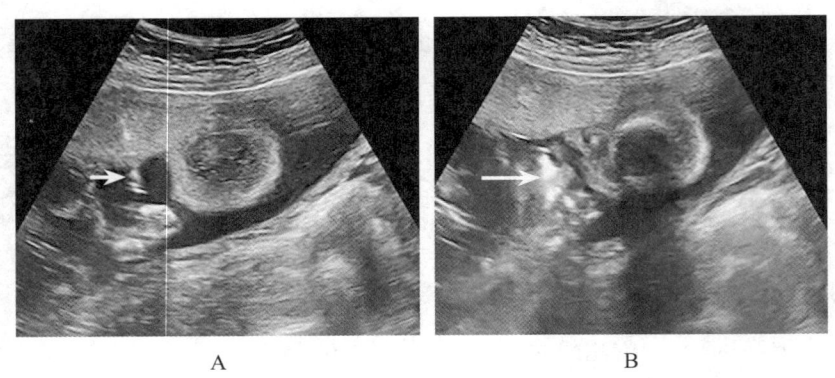

图 12-1 羊膜腔内灌注
A. 短箭头显示穿刺针置入羊膜腔；B. 长箭头显示液体进入羊膜腔后形成的涡流

孕期羊水过多可进行羊水减量。该治疗仅为对症治疗，缓解由于羊水过多引起的腹胀等症状，但无法解除其病因。因胎儿消化道梗阻或双胎输血综合征导致受血儿的羊水过多，孕妇严重腹胀，可在超声引导下进行羊水减量术。在超声引导下确定穿刺部位，采用带有导丝指引的穿刺引流装置（如一次性中心静脉穿刺导管）穿刺，根据羊水深度确定引流管留置在羊膜腔内的深度。应注意控制羊水流出速度，不宜过快，通常每小时不宜超过 1000 ml，防止宫腔内压力骤降，增加胎盘早剥的风险。根据病人腹胀程度、子宫收缩情况综合决定每次羊水引流的总量，必要时可重复羊水减量术（图 12-2）。

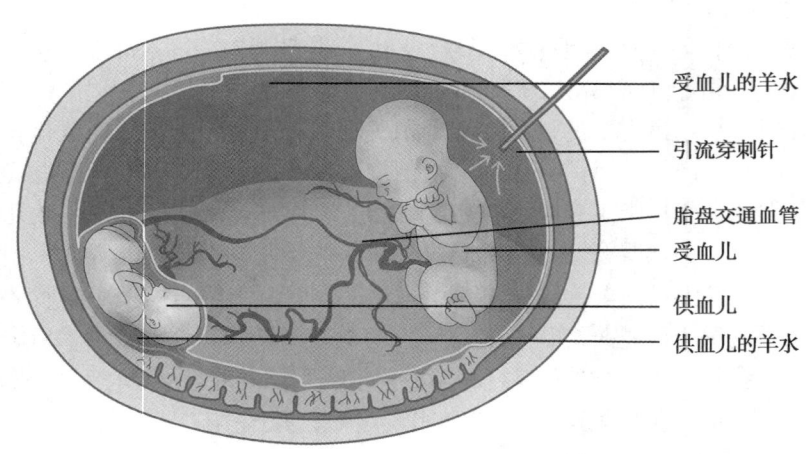

图 12-2 羊水减量术

2. 胎儿宫内输血　宫内输血技术用于各种原因引起的胎儿严重贫血。输血方法包括血管内输血和腹腔内输血。血管内输血以脐静脉最为多见，其次为心脏内输血或选择脐动脉输血，由于并发症风险较高，只在脐静脉输血失败时才作为选择。腹腔内输血相对更为简便、安全。

3. 胎儿胸腔积液宫内引流　胎儿胸腔积液常见的原因包括病毒感染、乳糜性胸腔积液以及胸腔巨大占位（如先天性肺囊腺瘤）。大量积液可能引起肺发育不良，甚至肺萎缩，分娩后肺不张，围生儿死亡率较高。宫内胸腔积液引流治疗可降低围生儿死亡率。

宫内胎儿引流术可分为穿刺引流和置管引流两种，均需要在超声引导下进行。需注意避免在进针时误穿入胎肺，并根据胎肺的扩张程度不断调整针尖位置，以避免胎肺膨胀后引起副损伤。置管引流即胸腔-羊膜腔分流术，通常使用双 J 型的 Rodeck 引流管。操作时在超声监测下通过 Trocar 将引流管一端置入胎儿胸腔，边推进边后撤引流管芯，最终置入胸腔 5 mm 左右，另一端保留在羊膜腔中，将胸腔内液体引流至羊膜腔内。术后需每周复查超声确定引流管位置。最为常见的并发症是引流管梗阻，发生率约为 38%，少数情况下会出现引流管移位，而且需在新生儿期行手术取出引流管。

4. 氯化钾注射减胎术　氯化钾注射减胎术是双绒毛膜双（多）胎选择性减胎术最常用的手段。双（多）胎之一出现严重结构畸形，或为降低围产期并发症，在符合伦理规范、严格知情同意的前提下可进行减胎手术。进行氯化钾注射减胎术时，在超声引导下穿刺针进入胎儿心腔，确认位置后注入 10% 氯化钾 1～3 ml。超声下可见胎心搏动逐渐减弱、消失。观察 5 min，心跳没有恢复，表明减胎成功。同时观察存留胎儿胎心是否正常（图 12-3）。

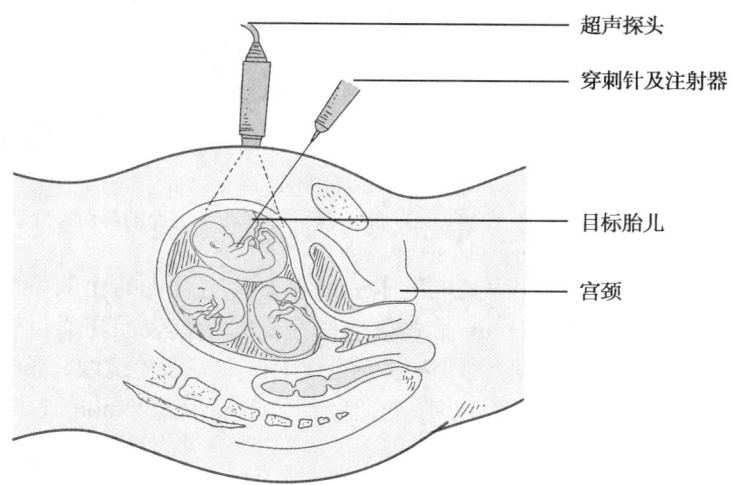

图 12-3　超声引导下氯化钾注射减胎术

5. 射频消融/微波消融减胎术　对于单绒毛膜双胎，由于两胎儿通过胎盘的交通血管吻合支存在血流交换，因此当其中一胎儿畸形需减胎时，不能使用氯化钾注射术，目前较广泛使用的技术是超声引导下射频消融或微波消融术。通过高频电流/微波原理在穿刺部位加热凝固、闭塞胎儿血流，从而达到减胎目的；同时由于胎儿端血管闭塞，保留胎儿的血流无法再流入减胎胎体内，从而避免保留胎儿受影响。

（三）胎儿镜下宫内治疗

借助胎儿镜可以经孕妇腹壁进入羊膜腔内直接观察胎儿并进行宫内诊断和治疗。目前使用的胎儿镜直径为 1.7～3.5 mm，镜面角度为 0°～30°，镜内有纤维传导氙光源、数码影像增强设施，精巧纤细的套管针和操作器械可减小对子宫的刺激，降低子宫出血和胎膜分离的风险。胎儿镜宫内治疗系统除上述器械外，还可以通过侧孔置入半导体激光或 Nd : YAG 激光光纤、微型气管夹等治疗装置。目前开展较多的胎儿镜治疗包括以下几个方面。

1. 胎儿镜下激光凝固术　在胎儿镜下置入激光光纤进行胎盘或脐带血管的凝固治疗最初用于双胎输血综合征（twin-twin transfusion syndrome，TTTS），即胎儿镜下胎盘交通血管激光凝固术（fetoscopic laser occlusion of chorioangiopagous vessels，FLOC）。双胎输血综合征是指单绒毛双胎之间出现的一胎儿通过双胎之间的血管交通支向另一胎儿持续输血，导致一胎儿容量过多，而另一胎儿容量不足，最终出现受血儿心力衰竭，往往导致一胎或者双胎胎死宫内。应用胎儿镜技术可以将胎盘间的交通血管进行凝固，目前已成为 TTTS 公认的首选治疗方案。在 B 超监测下将胎儿镜经腹置入受血儿的羊膜腔，由胎儿镜鞘的侧孔内置入激光光纤，在直视下寻找并凝固胎盘绒毛膜板上的血管交通支，术毕行羊水减量。可采用 Nd：YAG（钕:钇铝石榴石）激光纤维或半导体光纤，后者的波长较前者短，在液体中的穿透性更强，使血红蛋白发生凝固的效率更高（图12-4）。

胎儿镜下胎盘交通血管凝固术

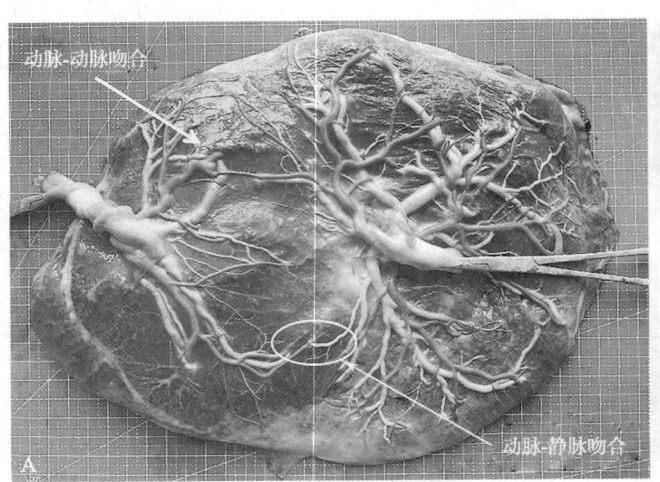
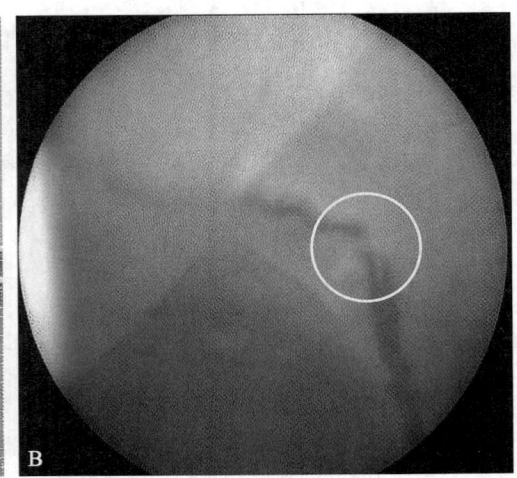

图 12-4 血管吻合

A. TTTS 胎盘血管灌注可见交通血管吻合；B. 胎儿镜下观察胎盘表面的静脉-静脉交通血管吻合

后来的研究发现，进行选择性激光电凝术后残存血管吻合支的比例可高达32%，可能导致 TTTS 复发。2013年发展的 Solomon 术式在选择性凝固胎盘表面交通血管的基础上，再用激光将所有的凝固点连接起来，在胎盘浅表绒毛膜板上形成一条赤道线，将胎盘功能性地分隔为两部分，旨在降低血管吻合的残留。多中心研究结果也显示 Solomon 式显著降低术后 TTTS 复发率，提高胎儿存活率。

胎儿镜下激光凝固术还可用于胎盘绒毛膜血管瘤的宫内治疗。绒毛膜血管瘤是胎盘最常见的良性肿瘤，发生率约为1%。较大的胎盘绒毛膜血管瘤（直径大于4 cm）可导致羊水过多、胎儿贫血、胎儿水肿、胎儿心力衰竭甚至胎死宫内等。胎儿镜下利用激光凝固血管瘤的关键滋养血管，从而阻断血管瘤"窃血"过程，可阻止胎儿发生严重贫血和充血性心力衰竭。

2. 胎儿镜下单绒毛膜多胎选择性减胎术　单绒毛膜单羊膜囊双胎是更为罕见的一种单卵双胎，两个胎儿在一个羊膜腔内，中间无任何分隔，因此绝大多数情况下两胎儿可在宫内发生脐带缠绕打结。这时如果发生一胎儿严重畸形，最佳的减胎术式是胎儿镜下脐带结扎剪断术，既要保证目标胎儿脐带血管的完全阻断，又要松解脐带缠绕，以免由于脐带打结过紧引起保留胎儿死亡。术中在胎儿镜的辅助下以不可吸收缝线距离脐带的胎儿端 1 cm 处结扎 2 次，可采用特定的打结器材实现腔外打结，以缩短手术时间（图 12-5）。

3. 胎儿镜下气管封堵术治疗先天性膈疝　先天性膈疝（CDH）的胎儿膈肌先天性缺损，导致部分腹腔脏器疝入胸腔，严重者可影响肺、心脏发育。近年来首选胎儿镜下应用气囊进行胎儿气管封堵术，通过气管封堵手术促进胎儿肺发育，改善预后。

图 12-5　胎儿镜下脐带结扎剪断减胎术

三、胎儿疾病宫内治疗原则和伦理

胎儿宫内治疗涉及母体和胎儿安危，同所有的治疗手段一样，侵入性的宫内治疗均有

可能对胎儿或母体产生潜在的损伤，尤其是开放性宫内手术需要母亲承担较大的风险而为胎儿争取治疗机会，这其中存在伦理道德的争议，因此宫内治疗必须严格掌握适应证。国际胎儿医学及治疗协会在20世纪80年代即提出以下几个标准作为实施宫内治疗的前提条件：

1. 必须对胎儿疾病进行精确的诊断和分期。
2. 熟悉胎儿疾病的自然病程。
3. 目前确无有效的产后治疗方法。
4. 动物模型证实手术确为可行，能够改善不良结局。
5. 必须在有经验的胎儿医学中心进行，经过伦理讨论，充分告知家属胎儿宫内干预的利弊及对母胎双方带来的风险。

胎儿治疗的未来发展方向是无创性治疗，包括胎儿干细胞治疗和基因治疗。相信随着生物工程、组织材料科学的技术进步，未来能够对更多的胎儿疾病实施宫内治疗。

（原鹏波　魏　瑗）

第四节　异位妊娠

一、概述

受精卵在子宫腔外的部位着床发育称为异位妊娠（ectopic pregnancy，EP），又称为宫外孕（extrauterine pregnancy）。异位妊娠是妇产科最常见的急腹症，发病率为2%～3%，是早期妊娠孕产妇死亡最主要的原因之一。受精卵可以在子宫腔外多个部位着床，最常见的部位是输卵管，少见的部位还有卵巢、腹腔、宫颈、阔韧带、剖宫产瘢痕等。输卵管妊娠占异位妊娠的90%以上，本节主要介绍输卵管妊娠。

输卵管由内向外分为4个部分，分别为间质部（长约1 cm，位于子宫角部，潜行于子宫肌层内，管腔最窄）、峡部（长2～3 cm）、壶腹部（长5～8 cm，管腔宽大弯曲）和伞部（开口于腹腔内，管口有指状突起）。输卵管妊娠（tubal pregnancy），指受精卵着床于输卵管内，以输卵管壶腹部妊娠多见（78%），其次为峡部、伞部、间质部妊娠（图12-6）。在采用辅助生育技术和促排卵受孕者中，可见宫内与宫外同时妊娠。

二、病因

受精卵由卵子和精子在输卵管壶腹部相遇结合形成。受精后30 h，受精卵借助输卵管蠕动和输卵管上皮纤毛推动向宫腔方向移动，受精后第4日，早期囊胚进入宫腔，受精6～7日后胚胎植入子宫体腔内膜，完成着床（图12-7）。

如果存在盆腔炎性疾病，或者输卵管妊娠史或手术史、输卵管发育不良或功能异常等，输卵管的形态或功能会受到影响，发生输卵管扭曲、管腔狭窄或纤毛功能受损，导致受精卵在输卵管内运行受阻，停留在输卵管内着床发育，最终导致一系列病理变化并产生临床症状，甚至危及病人生命。

三、病理

（一）输卵管变化

正常情况下，输卵管管腔狭小，最窄的间质部仅1 mm宽，且输卵管管壁薄，受精卵如着床在输卵管，受精卵或胚胎往往发育不良，可发生以下结局：

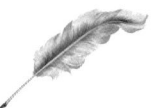

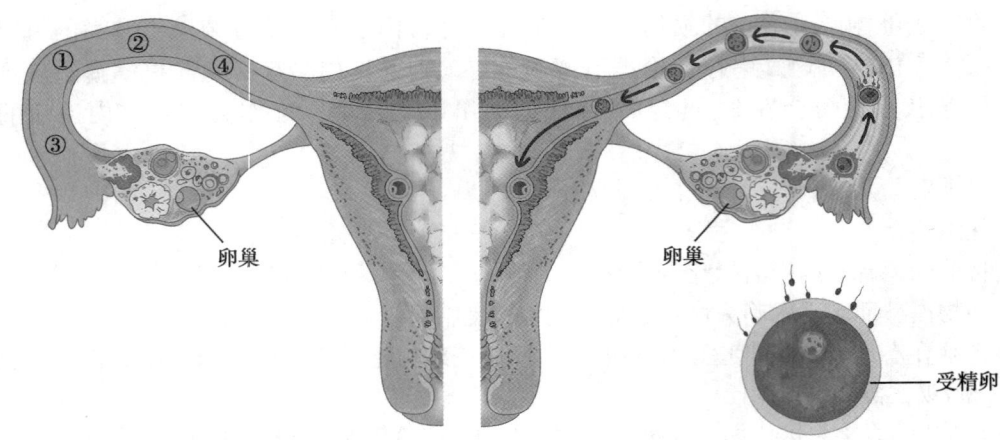

图 12-6 输卵管妊娠发生的部位
①壶腹部；②峡部；③伞部；
④间质部

图 12-7 受精卵及进入宫腔的过程

1. 输卵管妊娠破裂（rupture of tubal pregnancy） 多发生在 6~8 周的输卵管峡部妊娠。受精卵着床后需要汲取营养，绒毛向管壁方向种植侵蚀输卵管的肌层及浆膜层，会导致局部破裂。输卵管肌层血管丰富，如破裂多发生活动性出血，短期内可导致大量出血流入腹腔，形成腹腔内出血，导致病人循环血容量减少，出现低血容量性休克，危及生命。输卵管间质部周围肌层较厚，因此妊娠破裂出现较晚，一般发生在停经 12~16 周时，一旦破裂，出血将更为汹涌，短时间内即出现低血容量性休克。

2. 输卵管妊娠流产（tubal abortion） 多见于输卵管壶腹部或伞部妊娠。由于输卵管壶腹部及伞端较为宽大，受精卵种植后在发育过程中会向管腔突出，多数情况下蜕膜形成不良，因而容易出血。妊娠组织进入管腔，经伞端排出到腹腔，形成输卵管妊娠流产。

3. 陈旧性宫外孕 输卵管妊娠流产或破裂后没有被吸收，反复出血形成血肿，血肿机化并与周围组织粘连而形成质硬包块，称为陈旧性宫外孕。

4. 继发性腹腔妊娠 如果输卵管妊娠时存活的胚胎经过输卵管排入腹腔，少数出现腹腔内种植，并生长发育形成继发性腹腔妊娠。

（二）子宫变化

与正常妊娠类似，输卵管妊娠时，受精卵形成以后，妊娠合体滋养细胞产生人绒毛膜促性腺激素（HCG），病人月经停止，子宫增大、变软，子宫内膜增厚，出现蜕膜反应。如胚胎发育不良或死亡，滋养细胞活力降低，则蜕膜易自宫壁脱离，发生阴道流血。排出的组织里见不到正常妊娠绒毛组织。

四、临床表现

输卵管妊娠也是妊娠状态，但由于着床位置异常，表现出特异的临床症状和体征。在未发生流产与破裂之前，临床表现可与早孕或先兆流产类似。其余临床表现与胚胎着床位置、是否流产及是否破裂等有关。

（一）症状

典型症状为停经、腹痛与阴道流血，称为异位妊娠三联征。

1. 停经 妊娠后不再有月经来潮，称为停经。病人多有停经 6~8 周的病史。20%~30% 的病人由于把不规则出血误认为是月经而无明确停经史。

2. 腹痛 为输卵管妊娠病人的主要症状，约 95% 的病人会出现腹痛症状。腹痛的部位与

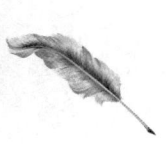

妊娠的部位有关，如左侧输卵管妊娠多为左侧下腹痛。在发生破裂或流产之前，受精卵在空间有限的输卵管内生长，可出现下腹酸胀不适或隐痛。流产型输卵管妊娠会因少量出血自输卵管伞端流出，病人出现轻微持续性下腹隐痛。发生输卵管妊娠破裂，如输卵管峡部或间质部破裂时，病人会出现撕裂性剧痛。出血少时，腹痛局限于下腹部，如出血增多，可出现全腹痛，血液向上刺激至膈肌可出现肩部放射痛等。

3. 阴道流血　妊娠后子宫内膜在HCG的作用下形成蜕膜，但由于是非正常妊娠，HCG水平偏低而蜕膜脱落，形成阴道出血。阴道出血通常为少量不规则出血，较月经量少，阴道流血量与腹腔内出血量无直接关系。

4. 其他症状　如早孕相关的乳房胀痛、胃肠道症状、泌尿系统症状；腹腔内出血聚积于子宫直肠陷凹，可出现肛门坠胀或里急后重感；出血进一步增加，循环血容量下降，可出现头晕、晕厥，甚至休克、死亡。

（二）体征

1. 生命体征　病人腹腔内出血量多时，可出现生命体征不稳定的低血容量性休克表现：心动过速（心率>100次/分）或低血压（血压<100/60 mmHg），或出现直立性低血压。

2. 一般情况　可因贫血出现贫血貌，如面色苍白等；因循环血容量减少或休克出现脉细弱、四肢厥冷等表现。

3. 腹部体征　腹部有压痛，可能出现反跳痛、肌紧张。腹腔内出血量大时可有腹膨隆，叩诊浊音以及移动性浊音阳性。

4. 盆腔体征　妇科查体可因血液聚积于盆腔，刺激腹膜而出现宫颈举痛、子宫饱满、漂浮感，子宫压痛、附件区压痛等表现。如输卵管妊娠形成包块，在未发生破裂或流产时或局部形成血块时，可触及附件区包块。

五、辅助检查

（一）人绒毛膜促性腺激素测定

最早在妊娠3~4周的血清和尿液中就能检出人绒毛膜促性腺激素（human chorionic gonadotropin，HCG），因此可通过尿HCG或血HCG测定结果判定是否妊娠。尿HCG测定简单快速，是临床上非常重要的用于妊娠定性的检查手段。血HCG水平测定可辅助判断妊娠活性与大致妊娠部位，如为宫内妊娠，血HCG水平隔日可翻倍。因此，需动态监测，同时需结合病人的病史、临床表现和超声检查以协助诊断。

（二）阴道后穹穿刺或腹腔穿刺

由于阴道后穹贴近的子宫直肠陷凹位于盆腔最低点，对于可疑腹腔内出血的病人，可自阴道经后穹进行细针穿刺，如抽出暗红色不凝血则说明存在腹腔内积血（图12-8）。

（三）超声检查

超声检查是异位妊娠诊断的重要辅助手段。经阴道超声能够更清楚地显示子宫附件的情况。如超声检查宫内未见孕囊或胚芽，而附件区见卵黄囊和（或）胚芽的妊娠囊，可明确诊断异位妊娠（图12-9）。

六、诊断

无典型临床表现的输卵管妊娠主要通过HCG测定及超声检查进行诊断。如发生输卵管破裂或流产，可根据停经、腹痛、阴道出血病史，生命体征变化，典型腹部体征及血红蛋白下降情况，结合HCG测定结果及超声检查情况进行诊断。

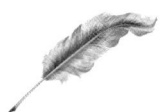

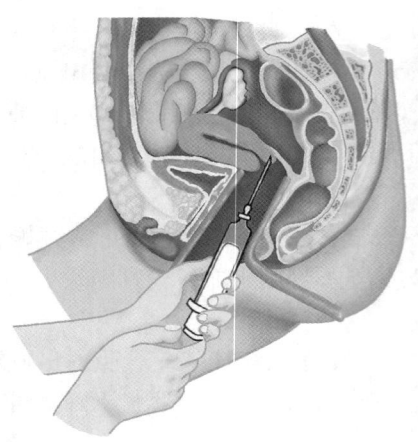
图 12-8　阴道后穹穿刺

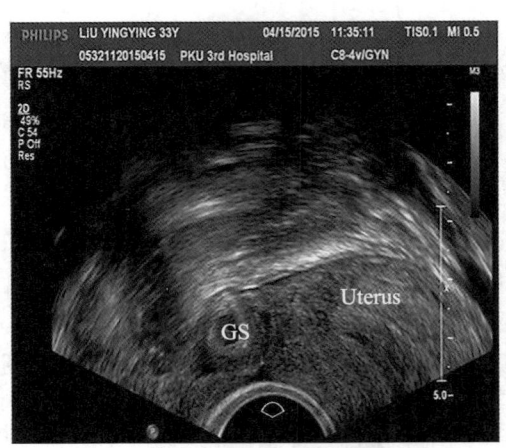
图 12-9　输卵管峡部妊娠超声图示
GS：妊娠囊；Uterus：子宫

七、治疗

（一）期待治疗

对病情稳定、血 HCG 水平 <1000～2000 U/L，无明显腹痛，无腹腔内出血表现并知情同意的病人，可采取严密监测下期待治疗。所有病人随访血 HCG 测定至非妊娠水平。初始血 HCG 水平越高，其成功率越低。血 HCG 水平呈下降趋势者容易期待治疗成功。

（二）药物治疗

甲氨蝶呤（MTX）是治疗输卵管妊娠最常用的药物。MTX 通过抑制滋养细胞增生，破坏绒毛而使胚胎组织坏死脱落。对生命体征平稳、诊断异位妊娠并排除宫内妊娠的病人，如果符合以下条件可进行药物治疗：①无药物应用禁忌证；②妊娠囊直径小于 4 cm；③血 HCG 水平 <2000 U/L；④无腹腔内出血表现且具备随访条件。

MTX 一般是全身单剂量用药，用药过程中需监测病人 HCG 水平的变化，酌情进行超声检查。如 HCG 水平下降不良，病情无改善，或观察过程中出现输卵管破裂等腹腔内出血表现，则应进行手术治疗。

（三）手术治疗

病人有以下表现时需要手术治疗：①生命体征不稳定，有腹腔内出血表现；②异位妊娠活胎，有胎心搏动，不符合保守治疗指征；③存在药物治疗禁忌证或药物治疗失败需行手术治疗。一般采用根治性手术，如患侧输卵管切除，或保守性手术，如患侧输卵管切开取胚术（移除异位妊娠灶，保留输卵管）。经腹手术适用于生命体征不稳定、有大量腹腔内出血者。随着腹腔镜技术的逐渐广泛应用，腹腔镜手术已成为输卵管妊娠手术治疗的金标准术式。

"临床医学 +X"病例拓展

女性病人，28 岁，于 2020 年 6 月 10 日来诊。

主诉：停经 42 天，腹痛 3 h。

病史：病人平素月经规律，末次月经 2020 年 4 月 29 日，3 h 前出现突发左下腹痛，为持续性隐痛，略感腹胀，有肛门坠胀感，感头晕、乏力。

既往史：1 年前诊断急性盆腔炎，药物治疗后好转。

月经史、婚育史：13 岁初潮，5～6/30 天，中度痛经，末次月经 2020 年 4 月 29 日。结婚半年未避孕。

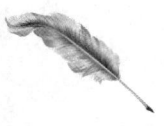

体格检查：T 37.0 ℃，P 104次/分，BP 90/55 mmHg，一般情况可，心肺无异常，腹软，左下腹压痛、反跳痛、肌紧张，肝肾区无叩痛。

妇科查体：外阴已婚型，阴道畅，子宫平位，常大，质中，活动好，有压痛，左附件区明显增厚，轻压痛。右附件区未及异常。

辅助检查：尿HCG阳性，B超示左侧卵巢旁中等回声包块，血流信号丰富，盆腔积液5 cm（图12-10）。

诊断：异位妊娠，左侧；盆腔炎。

治疗：腹腔镜探查＋左侧输卵管切除术。

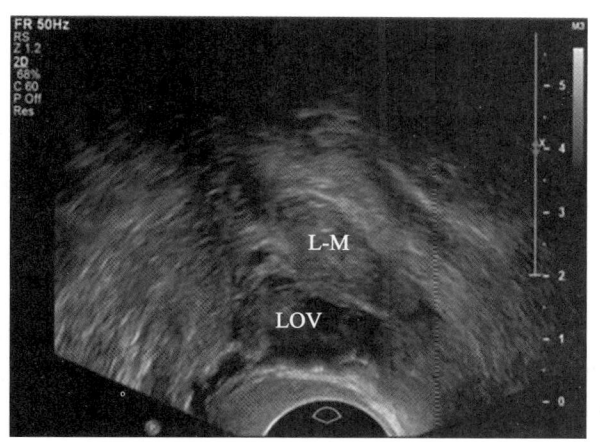

图12-10　病人经阴道超声
LOV 左侧卵巢；L-M 左侧附件区包块

（姚　颖　梁华茂）

第五节　子宫颈癌

子宫颈位于宫体下方，是子宫和阴道之间的一道"关卡"，可阻止病原体进入子宫，但由于月经、分娩等因素影响，宫颈也更容易接触致病因素，甚至诱发子宫颈癌。子宫颈癌是原发于子宫颈的女性生殖系统最常见的恶性肿瘤，也是目前少数几种病因比较明确、可防可治的恶性肿瘤。

子宫颈癌高发年龄为50~55岁，近年来发病有年轻化的趋势。随着子宫颈癌筛查的普及，期望可以早期发现和治疗子宫颈癌及癌前病变，使其发病率和死亡率显著下降。

一、病因

子宫颈癌与人乳头瘤病毒（human papilloma virus，HPV）感染、多个性伴侣、吸烟、性生活过早（<16岁）、性传播疾病、经济状况低下和免疫抑制等因素相关。

（一）高危型HPV持续感染

虽然子宫颈癌与HPV感染有关，但感染HPV不一定患子宫颈癌。有性生活的女性感染HPV的概率为40%~80%，然而超过80%的HPV感染后会在8个月内被清除，如果免疫力低，高危型HPV持续感染则增加子宫颈癌的发病风险。

目前已知40余种HPV亚型与生殖道感染有关，其中14种与子宫颈癌及癌前病变相关，称为高危型HPV。90%的子宫颈癌前病变及99%的子宫颈癌病人高危型HPV阳性，其中约70%与HPV16、18型相关。接种HPV疫苗可以实现子宫颈癌的一级预防。

（二）性行为及分娩次数

多个性伴侣、性生活过早（<16岁）、过早分娩、多产与子宫颈癌发生有关。性伴侣有阴茎癌、前列腺癌或性伴侣与其他患有子宫颈癌的女性有过性接触也是子宫颈癌发生的高危因素。

（三）其他

吸烟可增加感染HPV的风险，屏障避孕法有一定的保护作用。

二、发病机制

高危型 HPV 感染产生病毒癌蛋白，其中 E6 和 E7 分别作用于宿主细胞的抑癌基因 p53 和 Rb 使之失活或降解，继而通过一系列分子事件导致癌前病变及癌变。当异型细胞局限于上皮内时，为宫颈上皮内瘤变，即子宫颈癌的癌前病变。宫颈上皮内瘤变继续发展，突破上皮下基底膜，浸润间质，则形成子宫颈浸润癌。

三、病理

鳞状细胞癌最多，占子宫颈癌的 75%～80%。近年来子宫颈腺癌的发生率有上升趋势，占 20%～25%。其他少见类型包括腺鳞癌、绒毛管状腺癌、小细胞癌、神经内分泌肿瘤等，多数预后差。

四、转移途径

主要为直接蔓延和淋巴转移，血行转移极少见。

（一）直接蔓延

直接蔓延为最常见的转移方式。癌组织向子宫颈两侧扩散，可累及子宫颈旁、阴道旁组织甚至达骨盆壁，而输尿管走行于子宫颈旁组织中，肿瘤可压迫或侵犯输尿管引起输尿管梗阻及积水；肿瘤向下蔓延可累及阴道壁；向上可累及子宫颈内口，极少累及宫腔。晚期可侵及膀胱及直肠。

（二）淋巴转移

为子宫颈癌常见的转移途径。与子宫内膜癌及卵巢癌"跳跃性"淋巴结转移不同，子宫颈癌的转移途径为"逐级"转移，即先转移至一级淋巴结（盆腔淋巴结），再转移至二级淋巴结（腹主动脉旁淋巴结和腹股沟淋巴结）。因此，可以利用淋巴显影技术来识别最先转移的淋巴结，即前哨淋巴结。如前哨淋巴结活检病理阴性，可不进行更高级别的淋巴清扫，这有助于更精准地进行淋巴清扫，减少病人手术时间及手术并发症，这就是近些年发展的淋巴绘图活检。

（三）血行转移

极少见，晚期或罕见特殊类型的子宫颈癌可通过血行转移至肺、肝、骨骼。

五、分期

目前采用国际妇产科联盟（International Federation of Gynecology and Obstetrics，FIGO）2018 年子宫颈癌分期（表 12-3，图 12-11）。不同于以往的临床分期，2018 年 FIGO 子宫颈癌分期结合影像学及手术病理，对肿瘤大小的分层更加细化，并且将淋巴结转移纳入分期。肿瘤预后与分期相关，期别越晚，预后越差。

表 12-3 2018 年子宫颈癌分期（FIGO）

分期	内容
Ⅰ期	癌严格局限于子宫颈（忽略扩散至子宫体）
ⅠA 期	显微镜下诊断，最大间质浸润深度 ≤ 5 mm
ⅠA1 期	间质浸润深度 ≤ 3 mm
ⅠA2 期	间质浸润深度 > 3 mm 而 ≤ 5 mm
ⅠB 期	间质浸润深度 > 5 mm（病变范围大于ⅠA 期）；病变范围局限于子宫颈，测量肿瘤最大径线

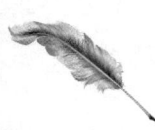

续表

分期	内容
ⅠB1期	间质浸润深度＞5 mm，而最大径线≤2 cm的浸润癌
ⅠB2期	最大径线＞2 cm而≤4 cm的浸润癌
ⅠB3期	最大径线＞4 cm的浸润癌
Ⅱ期	子宫颈癌超出子宫，但未达阴道下1/3或骨盆壁
ⅡA期	累及阴道上2/3，无子宫旁浸润
ⅡA1期	肿瘤最大径线≤4 cm
ⅡA2期	肿瘤最大径线＞4 cm
ⅡB期	子宫旁浸润，但未达骨盆壁
Ⅲ期	癌累及阴道下1/3，和（或）扩散至骨盆壁，和（或）导致肾积水或无功能肾，和（或）盆腔淋巴结转移，和（或）腹主动脉旁淋巴结转移
ⅢA期	癌累及阴道下1/3，未扩散至骨盆壁
ⅢB期	癌扩散至骨盆壁，和（或）导致肾积水或无功能肾（除外其他原因所致）
ⅢC期	盆腔淋巴结转移，和（或）腹主动脉旁淋巴结转移（包括镜下微转移），无论肿瘤大小与范围（采用r与p标记）
ⅢC1期	仅盆腔淋巴结转移
ⅢC2期	腹主动脉旁淋巴结转移
Ⅳ期	癌已扩散超出真骨盆或累及膀胱或直肠黏膜（活检证实）；泡样水肿不属于Ⅳ期
ⅣA期	扩散至邻近的盆腔器官
ⅣB期	转移至远处器官

注：所有分期都可在临床检查的基础上，根据影像学及病理学对肿瘤大小和范围的评估进行补充。病理学发现可取代影像学和临床发现。淋巴脉管受侵不改变分期，镜下浸润宽度不再纳入分期标准。游离的肿瘤细胞不改变分期，但应记录其存在。ⅢC期应注明r（影像学）和p（病理学）以表明分期的依据，若影像学发现盆腔淋巴结转移，应记录为ⅢC1 r；若病理学证实，应记录为ⅢC1 p；并且所用影像学方法和病理技术应予以记录。

六、临床表现

早期子宫颈癌往往无明显症状和体征。病变进展可能出现以下症状和体征：

（一）症状

1. 阴道出血　可表现为接触性出血，如性生活后或阴道检查后出血，也可表现为不规则阴道出血或血性分泌物或绝经后阴道出血。甚至由于侵蚀血管引起大出血。

2. 阴道排液　合并感染，或晚期病人癌组织坏死，造成阴道排液，包括白色或血性、米泔样、水样或有异味的阴道排液。

3. 晚期症状　肿瘤晚期可有贫血、恶病质等全身衰竭症状。肿瘤侵及不同器官引起相应症状，如侵及或压迫输尿管，引起输尿管梗阻、肾盂积水及尿毒症。

（二）体征

早期浸润癌肉眼可无明显病灶，子宫颈可呈糜烂样改变，甚至子宫颈光滑。随病情进展，可

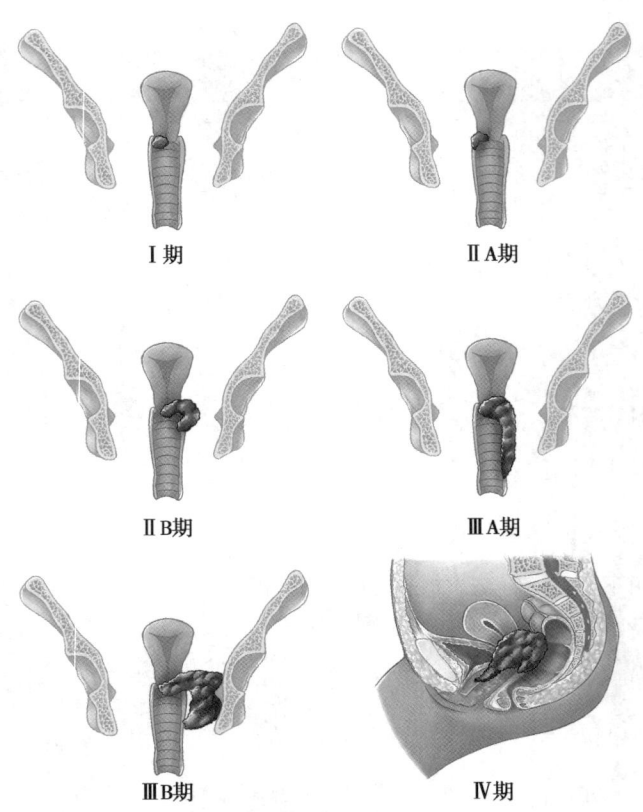

图 12-11 子宫颈癌分期示意图

出现不同体征。外生型子宫颈癌可见菜花样赘生物，易出血、感染；内生型表现为子宫颈膨大、质硬；晚期癌组织坏死可形成溃疡。子宫旁受累时，双合诊尤其三合诊检查可扪及子宫旁组织、主骶韧带增厚、质硬、缩短或形成冰冻骨盆；阴道受累可表现为阴道穹变浅、消失、质地变硬。

七、诊断

（一）癌前病变或早期子宫颈癌诊断

筛查或早期诊断子宫颈癌采用子宫颈细胞学检查和（或）HPV 检测、阴道镜检查、子宫颈组织病理学检查的"三阶梯"检查法。肉眼可见病灶者可直接行宫颈病灶活检术。

子宫颈细胞学和（或）HPV 检测是筛查第一阶梯。因为子宫颈可以通过阴道窥器检查得以暴露，容易取材，并且异常的子宫颈细胞较正常的子宫颈细胞更易脱落。因此，可以通过锥形小毛刷在子宫颈表面及颈管旋转刷取脱落细胞来进行子宫颈癌筛查，即液基薄层细胞检测（thinprep cytologic test，TCT）。

应用同样方法，可行高危型 HPV 检测。

如果子宫颈细胞学和（或）HPV 检测异常并达到进一步检查标准，则进行阴道镜检查，即第二阶梯检查。阴道镜检查是利用阴道镜的放大镜效应，对子宫颈表皮进行观察，同时可利用醋酸或碘液进行染色，来协助判断病变的位置。

阴道镜检查的同时，对可疑病变部位取宫颈组织进行组织病理学检查，为第三阶梯诊断。

如子宫颈活检为高度鳞状上皮内病变（high-grade squamous intraepithelial lesion，HSIL），需要除外浸润癌者要行宫颈锥切术以进一步明确诊断。

（二）影像学检查

妇科超声及盆腔 MRI 可辅助诊断宫颈病灶大小，其中盆腔 MRI 分辨率更高。盆腹腔增强 CT 可辅助诊断其他部位转移以及淋巴结转移。可疑泌尿系及肠道受侵的病人可采用静脉肾盂造影、膀胱镜检查、肠镜检查等。子宫颈鳞癌行血清鳞状细胞癌（squamous cell carcinoma，SCC）抗原检测。

八、治疗

根据病人年龄、临床分期、生育要求，是否能耐受手术等情况决定手术方式。子宫颈癌，尤其子宫颈鳞状细胞癌多数对放疗敏感，对早期子宫颈癌病人以手术或手术－放疗为主，晚期子宫颈癌主要采取放化疗，近些年也开始在放化疗的基础上采取免疫治疗及靶向治疗。

（一）手术治疗

ⅡA期及以下分期的子宫颈癌可选择手术治疗。极早期子宫颈癌可保留生育功能，<45岁的早期子宫颈鳞状细胞癌病人可保留卵巢功能。部分局部病灶>4 cm的子宫颈癌病人为了避免全剂量放疗，可选择化疗后再手术治疗。

不保留生育功能的基本手术方式是广泛子宫切除及盆腔淋巴结清扫。广泛子宫切除要求切除3~4 cm主骶韧带及阴道、阴道旁组织，手术难度大，并发症发生率高，需由经过严格培训的有经验的妇科肿瘤医师完成。

（二）放射治疗

放射治疗是子宫颈癌最重要的治疗方法之一。任何期别的子宫颈癌均可采用放疗。

1. 根据放疗的剂量及目的不同，分为：

（1）根治性放疗：适用于ⅡB期及以上分期者，或部分病灶大于4 cm的病人，以及不能耐受手术的任何期别的病人。

（2）辅助放疗：适用于手术后病理有复发高危因素的病人。

（3）姑息性放疗：适用于晚期病人局部减瘤或止血或针对转移病灶的姑息放疗。

2. 根据放疗的部位不同，分为外照射及腔内放疗。外照射主要针对子宫、子宫旁、盆腔淋巴结和其他转移部位；子宫颈癌腔内放疗主要是放射源置入阴道内或者通过阴道导入肿瘤组织中进行近距离放疗，主要针对子宫颈、阴道及部分子宫旁组织进行照射。根据疾病情况和不同放疗目的，选择外照射或腔内放疗或两者合理结合。

（三）化疗

化疗主要应用于局部病灶较大的病人的术前新辅助化疗，待病灶缩小后再选择手术治疗；晚期、复发转移病人的姑息治疗；同期放化疗时增加放疗的敏感性。

（四）靶向治疗及免疫治疗

靶向治疗包括抗血管生成药物如贝伐珠单抗。免疫治疗如PD-1/PD-L1抑制剂等也已经在临床应用。

九、预后、随访及预防

子宫颈癌病人的预后与临床期别、病理类型等因素相关，临床期别晚者、有淋巴结转移者预后差。

子宫颈癌病人治疗后亦应定期随访，随访的内容包括血肿瘤标记物、阴道断端细胞学及HPV检查，以及影像学检查。

子宫颈癌是可防可治的肿瘤。子宫颈癌的三级预防为：

一级预防：HPV疫苗接种。

几乎100%的子宫颈癌的发生与高危型HPV持续感染有关。69.1%的子宫颈浸润癌归因于HPV16/18型感染。低危型HPV感染引起生殖器疣等良性病变，90%的生殖器疣由HPV 6/11型感染引起。

目前可供选择的HPV疫苗有三种：二价疫苗主要针对HPV 16/18型感染，可预防近70%

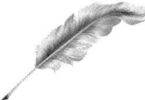

的由 HPV 感染引起的子宫颈癌；四价疫苗主要针对 HPV 16/18/6/11 型感染，可预防 70% 由 HPV 感染引起的子宫颈癌以及 90% 的尖锐湿疣；九价疫苗可以预防 90% 的 HPV 感染相关子宫颈癌以及 90% 的尖锐湿疣。目前国内二价及四价疫苗接种人群为 9~45 岁，九价为 16~26 岁。

二级预防：子宫颈癌筛查。

普及、规范和有质量控制的子宫颈癌筛查，可早期发现子宫颈癌前病变。

三级预防：治疗子宫颈癌前病变。

积极治疗子宫颈癌前病变，尤其是高级别宫颈上皮内瘤变，阻断子宫颈浸润癌的发生。需要强调的是，治疗宫颈上皮内瘤变后仍需要长期规范随访。

拓展与扩充

1. 前哨淋巴结绘图活检　前哨淋巴结（sentinel lymph node，SLN）是原发肿瘤引流区域淋巴结中的特殊淋巴结，是原发肿瘤发生淋巴结转移所必经的第一批淋巴结。前哨淋巴结绘图活检是利用异磺胺蓝染料或吲哚菁绿等作为示踪剂，术中寻找前哨淋巴结，根据其病理结果指导手术范围，减少早期病人不必要的淋巴清扫术。因此，SLN 绘图活检主要用于病灶 ≤ 2 cm 并且术前影像学评估和术中评估均未发现淋巴结肿大或转移证据的早期子宫颈癌病人，对淋巴结转移高危病人需要行系统的淋巴切除，而不应行前哨淋巴结示踪。

2. 腹腔镜与开腹手术"之争"　近年来，腹腔镜子宫颈癌广泛子宫切除术得以推广应用。但 2018 年《新英格兰医学杂志》发表的前瞻性临床研究发现，腹腔镜子宫颈癌手术病人的无瘤生存期及总生存期较开腹手术病人短。其原因除气腹和腹腔镜器械对肿瘤播散的影响外，可能与举宫器的应用导致子宫颈癌局部病灶播散有关。目前，不使用举宫器的腹腔镜手术与开腹手术的临床研究正在进行中。

（贺豪杰　梁华茂）

第六节　子宫肌瘤

子宫肌瘤（uterine leiomyoma）是女性生殖系统最常见的良性肿瘤，也是女性因良性疾病行子宫切除术最常见的原因。月经过多是其最常见的临床症状。超声检查是最重要的辅助检查手段。除手术外，子宫肌瘤的其他治疗方式包括定期复查、药物治疗和其他治疗。

一、病因

子宫肌瘤的病因迄今为止仍不完全清楚，可能是多因素共同作用的结果。主要包括：

1. 激素作用　子宫肌瘤对雌激素的高度敏感性是肌瘤发生的重要因素。孕激素也是刺激肌瘤生长的重要条件。

2. 基因突变　部分肌瘤病人的染色体存在异位、重排、缺失等改变，有些肌瘤有家族遗传倾向。少数女性患有一种常染色体显性遗传病，即遗传性平滑肌瘤病肾癌综合征。

3. 单个平滑肌细胞发生单克隆增生，导致子宫肌瘤。多发肌瘤常为不同克隆平滑肌细胞增殖所致。

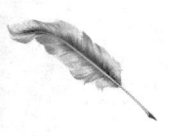

二、流行病学

由于大部分子宫肌瘤无症状，其发病率被严重低估。据估计，所有女性中约 30% 患有子宫肌瘤，其中 50 岁以上妇女达 40%~50%。

三、分类

1. 按肌瘤生长位置分类　分为子宫体肌瘤和子宫颈肌瘤。
2. 按子宫肌瘤相对于子宫肌层的关系分类

（1）肌壁间肌瘤：占子宫肌瘤的 70%~80%。肌瘤发生于子宫肌壁，周围均有子宫肌层包裹。

（2）浆膜下肌瘤：约占 20%。肌瘤生长于子宫肌壁，但向子宫浆膜面生长，突出于子宫表面，肌瘤表面仅覆盖子宫浆膜。部分浆膜下肌瘤与子宫仅以细蒂相连，成为带蒂浆膜下肌瘤，可发生扭转，导致病人急性腹痛（图 12-12）。

（3）黏膜下肌瘤：占 10%~15%。肌瘤生长于子宫肌壁，但向子宫内膜生长，突出于子宫腔内，表面仅有子宫内膜覆盖。部分黏膜下肌瘤与子宫仅以细蒂相连，有时可经子宫颈脱出至阴道内。

3. 按子宫肌瘤个数分类　分为单发肌瘤和多发肌瘤。

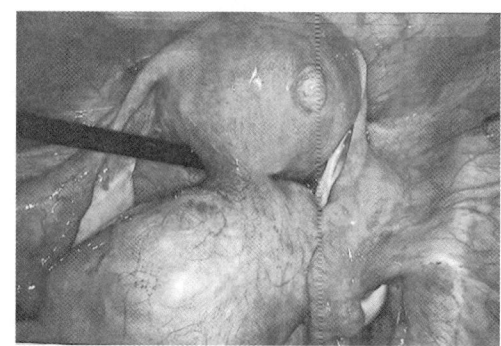

图 12-12　子宫浆膜下肌瘤

四、病理

大体所见：子宫肌瘤为生长于子宫上的实性包块，质地较周围子宫肌层硬。浆膜下肌瘤和肌壁间肌瘤常导致子宫增大变形。剖开肌瘤见其边界清楚，切面白色或灰白色，质硬，可见旋涡状或纤维编织状结构，周围包裹着由压迫的平滑肌纤维构成的假包膜。

镜下所见：子宫肌瘤主要由梭形子宫平滑肌细胞和不等量的纤维结缔组织构成。

五、肌瘤变性

肌瘤因某种特殊原因失去正常肌瘤形态的变性。常见的肌瘤变性有：

1. 玻璃样变性　最为常见，肌瘤剖面旋涡状结构消失，呈均匀透明状结构区。
2. 囊性变　较为常见。由玻璃样变性进展而来，表现为肌瘤内部液化，出现一个或多个囊腔，肌瘤质地变软。绝经后较为多见。
3. 红色变性　多见于妊娠期和产褥期，肌瘤迅速增大，切面呈半熟的牛肉样，暗红或粉红色，旋涡状结构消失。病人常出现剧烈腹痛伴恶心、呕吐，白细胞升高，查体子宫增大，有压痛。
4. 肉瘤样变　为肌瘤恶变。发生率仅为 0.4%~0.8%。肌瘤迅速增长，质地软。切面质软而脆，失去旋涡状结构，如生鱼肉样。镜下见平滑肌细胞增生活跃，伴细胞异型性和凝固性坏死。

六、临床表现

（一）症状

多数病人无症状，仅在盆腔检查或超声检查时偶然发现。如有症状，则与肌瘤生长部位、速度、有无变性及有无并发症等有关，而与肌瘤大小、数目等关系不大。临床上常见的症状有：

1. 月经量增多、经期延长　为子宫肌瘤最常见的症状，出现于半数以上的病人。多见于大的肌壁间肌瘤和黏膜下肌瘤。主要与肌瘤增大导致宫腔变形，子宫内膜面积增大，子宫充血、月经期影响子宫收缩止血等有关；亦可表现为不规则阴道流血。长期月经量多可导致病人

贫血，出现乏力、心悸、头晕等症状。

2. 腹部包块　病人肌瘤逐渐生长，当其增大到使子宫超过3个月妊娠大小时，在腹部可扪及包块，于清晨膀胱充盈时更为明显。包块呈实性，可活动，无压痛。

3. 压迫症状　当肌瘤增大时可压迫周围组织，如前壁肌瘤压迫膀胱可产生尿频、尿急、排尿不畅甚至尿潴留；后壁肌瘤压迫直肠可导致排便困难、排便后不适等；巨大肌瘤突向阔韧带，压迫输尿管，可引起肾盂积水。

4. 疼痛　一般情况下子宫肌瘤不引起疼痛，少数病人诉下腹坠胀感。当浆膜下肌瘤发生扭转或子宫肌瘤发生红色变性时可产生急性腹痛。

5. 白带增多　肌瘤导致子宫腔增大，加之盆腔充血，可使病人分泌物增加。黏膜下肌瘤脱出阴道可发生溃疡、感染、坏死，产生血性或脓性白带。

6. 不孕与流产　子宫肌瘤病人可伴不孕或易发生流产，与肌瘤的生长部位、大小及数目有关。肌瘤压迫输卵管可导致管腔不畅；肌壁间多发肌瘤可引起宫腔变形，阻碍受精卵着床及胚胎生长发育；黏膜下肌瘤可阻碍受精卵着床，或影响精子进入宫腔。肌瘤病人自然流产率亦高于正常人群。

7. 贫血　由于长期月经过多或不规则阴道流血可引起失血性贫血。

（二）体征

1. 腹部检查体征　子宫增大超过妊娠3个月大小或较大子宫底部浆膜下肌瘤，可在耻骨联合上方或下腹部正中扪及包块，呈实性，无压痛；若为多发肌瘤，则肿块外形不规则。

2. 盆腔检查体征　子宫呈不同程度增大，外形欠规则，表面有不规则突起，呈实性，若有变性，则质地较软。妇科检查时子宫肌瘤的体征根据其不同类型而异，带蒂浆膜下肌瘤若蒂部较长，于子宫旁可扪及活动良好的实性包块，易与卵巢肿瘤混淆。黏膜下肌瘤脱出至子宫颈管外，行阴道视诊时可于子宫颈口外见肿瘤，表面呈暗红色，有时有溃疡、坏死。较大的子宫颈肌瘤可使子宫颈移位及变形，子宫颈展平或上移至耻骨联合后方。

七、诊断

子宫肌瘤的诊断基于病人的症状、体征和辅助检查。除典型的上述症状和体征外，常用的辅助检查如下：

1. 超声检查　为目前最常用的无创辅助检查方法。利用子宫肌层与子宫肌瘤密度不同导致的回声不同，可显示子宫大小、形状，肌瘤数目、部位、大小及肌瘤内部是否均匀或液化、囊性变等。超声检查既有助于诊断子宫肌瘤，又可协助与卵巢肿瘤或其他盆腔肿块鉴别。

2. 磁共振成像（MRI）检查　一般情况下无需采用MRI检查，MRI仅用于排除子宫肉瘤，鉴别子宫肌瘤变性或卵巢肿瘤等。MRI可清晰显示子宫肌瘤的大小、位置和数目，对子宫肌瘤剔除的手术决策具有一定参考价值。

3. 宫腔镜检查　在宫腔镜下可直接观察宫腔形态，有助于黏膜下肌瘤的诊断（图12-13）。

4. 腹腔镜检查　当肌瘤需与卵巢肿瘤或其他盆腔肿块鉴别时，可行腹腔镜检查，直接观察子宫大小、形态、肿瘤生长部位并初步判断其性质。

5. 诊断性刮宫　通过探测子宫腔大小及方向，感觉宫腔形态，了解宫腔内有无肿块及其所在部位。对子宫异常出血的病人常需鉴别子宫内膜病变，诊断性

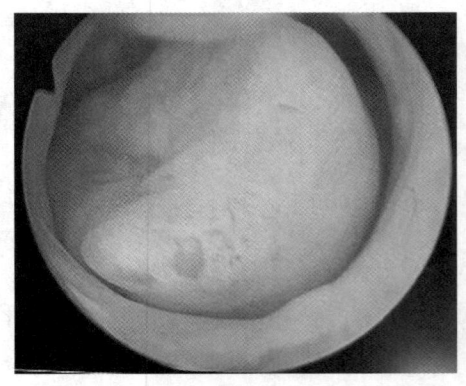

图12-13　宫腔镜下显示子宫黏膜下肌瘤

刮宫具有重要价值。

6. 如果有明显的泌尿系症状，应行静脉肾盂造影以除外泌尿系统受累。

子宫肌瘤常易与下列疾病混淆，应予以鉴别：①子宫腺肌病及腺肌瘤；②妊娠子宫；③卵巢肿瘤；④子宫恶性肿瘤；⑤子宫畸形；⑥盆腔炎性包块等。

八、治疗

治疗应根据病人年龄、症状严重程度及生育要求以及肌瘤的大小、位置、数目，有无变性等全面考虑。

（一）随诊观察

无明显症状且无恶变征象的子宫肌瘤一般不需要处理，特别是近绝经期病人较小的肌瘤，可定期随诊观察。

（二）药物治疗

药物治疗不作为首选，只适用于近绝经期、症状轻微或全身情况不适合手术者。临床一般用于手术前的预处理或围绝经期子宫肌瘤的辅助治疗。

1. 促性腺激素释放激素激动剂（GnRH-a）　主要通过抑制下丘脑-垂体-卵巢轴功能，导致类似绝经后的低雌激素状态，使肌瘤萎缩。一般仅用于手术前的预处理，使肌瘤缩小，有利于微创手术，或纠正贫血，改善病人一般情况，为手术创造条件。一般用药时间为 3~6 个月。

2. 米非司酮　为孕激素拮抗剂，主要用于子宫肌瘤手术前的预处理，服用后可短期内闭经，有利于纠正贫血，为手术创造条件。

（三）手术治疗

子宫肌瘤的手术治疗包括肌瘤切除术及子宫切除术，可经腹、经阴道、经宫腔镜或经腹腔镜进行。手术选择取决于病人年龄、有否生育要求、肌瘤大小及生长部位、医疗技术条件等因素。手术适应证包括：①子宫肌瘤导致月经过多，继发贫血；②子宫肌瘤导致的疼痛，包括肌瘤变性引起的急慢性腹痛；③子宫肌瘤导致明显的压迫症状；④子宫肌瘤导致的不孕或流产；⑤可疑恶性；⑥不能除外卵巢包块等。

具体术式为：

1. 肌瘤切除术　将子宫肌瘤切除而保留子宫的手术，主要用于 40 岁以下，希望保留生育功能的年轻妇女。根据肌瘤位置和数目，可选择开腹、腹腔镜、宫腔镜和经阴道肌瘤切除术。术后有肌瘤残留或复发可能。

2. 子宫切除术　适用于无生育要求、肌瘤症状明显或可疑恶变者。子宫切除术可选用全子宫切除（同时切除子宫颈）或次全子宫切除（保留子宫颈），年龄较大者以全子宫切除为宜。术前须除外子宫颈恶性疾病的可能性。

（四）其他治疗

其他治疗方法包括子宫动脉栓塞术和高能聚焦超声等，未广泛使用。

1. 子宫动脉栓塞术（uterine artery embolization，UAE）　指采用栓塞剂阻断子宫肌瘤的血流，达到减少子宫肌瘤血液供应，使肌瘤萎缩或减缓肌瘤生长的目的。适用于子宫肌瘤有症状而不具备手术条件或不愿手术者，或肌瘤切除后复发者。因顾虑对子宫内膜和卵巢功能的影响，未生育女性不建议使用。

2. 高能聚焦超声（high-intensity focused ultrasound，HIFU）　通过物理能量使肿瘤组织坏死并逐渐吸收或瘢痕化。可用于子宫肌瘤症状明显，不具备手术条件或因各种原因需要保留子宫者，未生育女性不建议使用。

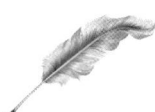

拓展与扩充

1. 关于腹腔镜子宫肌瘤切除中肌瘤旋切器应用的警告。腹腔镜下肌瘤切除术时，既往采用肌瘤旋切器在腹腔内将肌瘤旋切成碎块后经穿刺套管取出。其原理是将肌瘤组织拉向套管型刀头，利用高速机械旋转力，使肌瘤通过旋切，形成最大直径约 1 cm 的组织碎块，经套管取出。但 2015 年美国食品药品监督管理局（FDA）发出警告，其应用可能导致隐匿性恶性肿瘤的腹腔内播散，即使为良性肌瘤，亦可发生广泛腹腔内平滑肌瘤病。目前的改进措施是发明腹腔密封袋，将肌瘤装入密封袋中，于其内进行肌瘤旋切。为克服肌瘤旋切中高速旋转导致的组织飞溅，又有研究者在套管型刀头上方设定固定装置，以防止肌瘤在旋切过程中旋转，从而减少腹腔内肌瘤播散风险。

2. 子宫动脉栓塞术属于血管介入性手术，指在超声、计算机断层扫描（CT）、磁共振成像（MRI）或 X 射线等影像学手段引导下，经皮股动脉穿刺置管，经髂外动脉、腹主动脉至对侧髂内动脉，行子宫血管造影，确认子宫动脉及子宫肌瘤所在部位，采用栓塞剂阻断子宫肌瘤血流的方法。

3. 高能聚焦超声（HIFU）的工作原理　HIFU 主机产生高频电信号，通过换能器转换成聚焦超声波，利用循环水系统、透声膜和接触耦合剂将超声波传导至病变组织内。超声波在生物组织内时会产生热效应、机械效应、空化效应及由此引发的生化效应，聚焦于特定深度的靶区组织后，通过声波和热能转化，在 0.5～1 s 内形成 70～100 ℃ 高温治疗点，使靶区组织产生凝固性坏死，从而达到保守治疗的目的。HIFU 治疗的剂量易于控制，安全性较高，其对子宫肌瘤的治疗效果取决于肌瘤的大小和位置、治疗时间和功率、声束方向、治疗人员专业化水平等。

（梁华茂）

第七节　多囊卵巢综合征

多囊卵巢综合征（polycystic ovary syndrome，PCOS）是育龄女性最常见的内分泌紊乱及代谢异常性疾病，是引起无排卵性不孕的主要原因，在我国育龄女性中患病率为 5.61%。

一、病因

PCOS 的病因至今尚不十分清楚。PCOS 呈家族群聚现象，家族性排卵功能障碍和卵巢多囊样改变提示该病存在遗传基础。另外，一些研究则认为孕期子宫内激素环境影响成年后个体的内分泌状态，孕期暴露于高浓度雄激素环境下，如母亲 PCOS 史、母亲为先天性肾上腺皮质增生症高雄激素控制不良等，青春期后易发生排卵功能障碍。

二、发病机制

PCOS 的三大特征为雄激素过多、胰岛素抵抗和促性腺激素分泌异常。由于垂体对促性腺激素释放激素（GnRH）敏感性增加，分泌过量 LH，刺激卵巢间质、卵泡膜细胞产生过量雄激素。卵巢内高雄激素抑制卵泡成熟，不能形成优势卵泡，但卵巢中的小卵泡仍能分泌相当于早卵泡期水平的雌二醇（E2），加之雄烯二酮在外周组织芳香化酶作用下转化为雌酮（E1），形成高雌酮血症。持续分泌的雌酮和一定水平的雌二醇作用于下丘脑及垂体，对 LH 分泌呈正反馈，使 LH 分泌幅度及频率增加，呈持续高水平，无周期性，不形成月经中期 LH 峰，故无排卵发生。雌激素又对 FSH 分泌呈负反馈，使 FSH 水平相对降低，LH/FSH 增大。高水平 LH

又促进卵巢分泌雄激素，低水平 FSH 持续刺激，使卵巢内小卵泡发育停止，无优势卵泡形成，从而形成雄激素过多、持续无排卵的恶性循环，导致卵巢多囊样改变。约 50% 的病人存在不同程度的胰岛素抵抗及代偿性高胰岛素血症。50% 的病人存在脱氢表雄酮（DHEA）及硫酸脱氢表雄酮（DHEAS）升高。

三、临床表现

（一）月经紊乱

PCOS 病人因无排卵或稀发排卵，经常伴有月经紊乱，表现形式为闭经、月经稀发和功能失调性子宫出血（功血），或闭经和功血交替出现。由于 PCOS 病人排卵功能障碍，缺乏周期性孕激素分泌，子宫内膜长期处于单纯高雌激素刺激下，会发生不同程度的增生性改变，表现为子宫内膜不伴非典型增生、子宫内膜非典型增生和子宫内膜癌。闭经和月经稀发妇女都可能出现偶尔排卵的现象，PCOS 妇女的月经周期多数会呈变规律的倾向，月经不调与代谢风险增加相关（B 级），月经不规则严重者，PCOS 表现越严重。

（二）高雄激素血症临床表现

主要表现为多毛和痤疮。多毛是高雄激素血症的一个良好诊断指标，多毛表现在背上部、肩部、上腹部、前胸、耻骨上三角、大腿内侧及耳、鼻等处出现终毛，但其诊断要考虑种族差异。我国 PCOS 病人多毛现象多不严重，过多的性毛主要分布在上唇、下腹和大腿内侧。对多毛病人应进行高雄激素血症的评估。高雄激素性痤疮多分布在额部、颧部及胸背部，伴有皮肤粗糙、毛孔粗大，与青春期痤疮不同，具有症状重、持续时间长、顽固难愈、治疗反应差的特点。

（三）肥胖

PCOS 病人主要表现为向心性肥胖（也称腹型肥胖），肥胖占 PCOS 病人的 30%~60%，是月经不规则、高雄激素血症、多毛的高风险因素；体重和内脏脂肪增加与胰岛素抵抗相关，但其对月经不规则、多毛症的影响仍不清楚。

（四）不孕

由于排卵功能障碍使 PCOS 病人受孕率降低，且流产率增加，特别是肥胖或超重的 PCOS 病人的流产率增加。

四、辅助检查

1. B超检查　多囊卵巢（polycystic ovary，PCO），即指一侧或双侧有≥12 个直径 2~8 mm 的窦状卵泡，和（或）卵巢体积＞10 ml（图 12-14）；近年三维超声检查测量卵巢体积和窦状卵泡计数，有望更准确、简便地进行卵巢状态评估（图 12-15）。

2. 性激素测定　睾酮水平升高（不超过正常范围上限的 2 倍）、硫酸脱氢表雄酮水平正常或轻度升高、LH/FSH≥2~3、雌酮水平升高、雌二醇水平正常或轻度升高、血清 PRL 水平轻度升高、OGTT 和胰岛素释放试验异常。最新文献建议进行抗米勒管激素（AMH）测定，过高的 AMH 水平对 PCOS 病人窦状卵泡数的评估优于超声检查，对病人对促排卵治疗的反应性预测效果更佳。

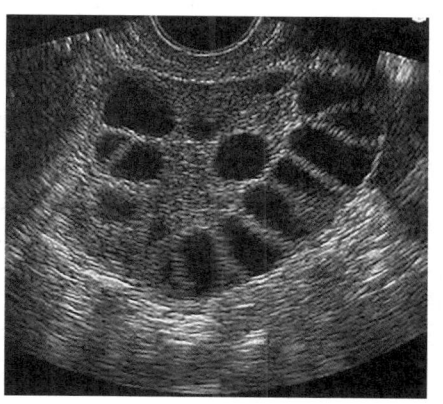

图 12-14　卵巢多囊样改变

3. 其他　基础体温测定、诊断性刮宫除外内膜病变和腹腔镜检查（图 12-16）。

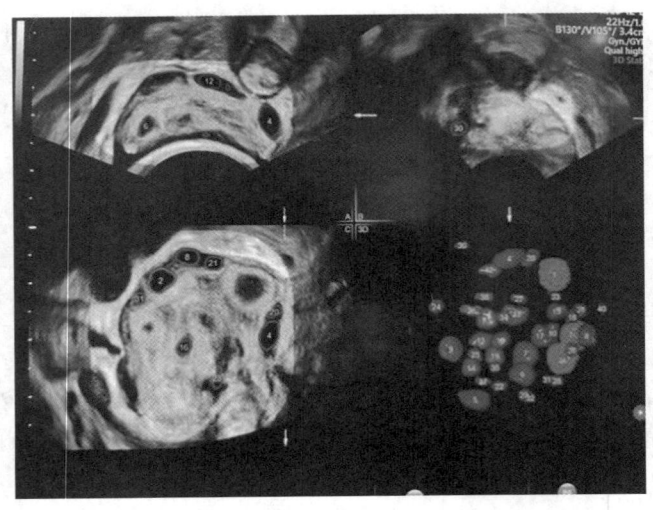

图 12-15 三维超声窦状卵泡计数

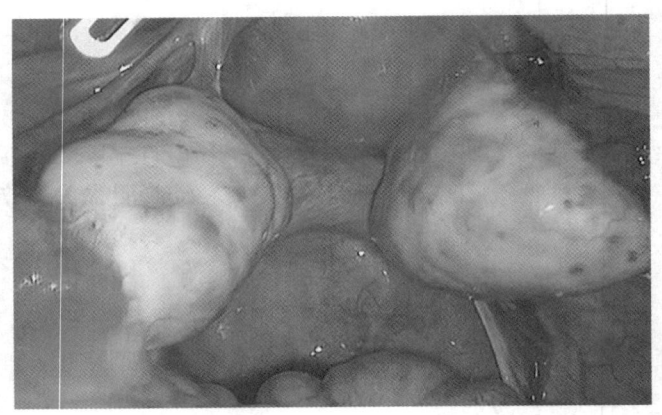

图 12-16 腹腔镜下多囊卵巢

五、诊断

目前使用《2018 年 PCOS 评估与管理国际循证指南》中的标准对 PCOS 进行诊断。①不规律月经和临床高雄激素表现（如多毛、痤疮等）。②无临床高雄激素表现者，需进行高雄激素血症相关生化指标。③如果只存在不规律月经周期或高雄激素血症，育龄女性进行超声检查存在多囊卵巢（PCO），不推荐青春期病人进行超声检查。超声检查在月经周期或黄体酮撤退性出血的 3~5 天进行，显示双侧卵巢均有≥12 个且直径 2~8 mm 的窦状卵泡，即卵巢多囊样改变，和（或）卵巢体积增大［每侧＞10 ml，卵巢体积 =0.5× 长（cm）× 宽（cm）× 厚（cm）］。诊断时需除外高雄激素血症的其他原因。进行 PCOS 诊断时，必须先除外引起高雄激素血症的其他疾病，如先天性肾上腺皮质增生、库欣综合征、雄激素分泌性肿瘤、21-羟化酶缺乏性非典型肾上腺皮质增生、高泌乳素血症和甲状腺疾病、外源性雄激素应用等。

六、治疗

（一）一般治疗

一般治疗包括运动，调整饮食习惯和生活方式。

（二）PCOS 的不孕症治疗

1. 氯米芬　口服用药，用于有生育要求的病人，是一线促排卵治疗药物。

2. 促性腺激素 肌内注射，用于氯米芬抵抗者，可给予尿促性腺激素等二线促排卵药物。

3. 手术治疗 主要用于药物治疗无效的有生育要求的病人，采用腹腔镜下卵巢打孔术或注水腹腔镜下卵巢打孔术。

4. 辅助生殖技术治疗 主要用于难治性多囊卵巢综合征病人，即反复促排卵治疗无效者，可以选择常规体外受精-胚胎移植（IVF-ET）。由于 PCOS 的高雄激素血症和胰岛素抵抗，造成其生殖、内分泌系统的多种功能紊乱，PCOS 病人在进行 IVF-ET 治疗时受精率较低，卵巢过度刺激综合征（ovarian hyperstimulation syndrome，OHSS）发生率高。对于卵巢高反应或低反应的病人，也可以选择未成熟卵体外成熟（in vitro maturation，IVM）提高获卵率和妊娠率。

5. 来曲唑 是芳香化酶抑制剂（aromatase inhibitor，AI）的一种适应证外用药，需向病人进行特殊说明。其主要作用机制是抑制芳香化酶，进而抑制雌激素合成的限速过程。可单独应用，也可与促性腺激素联合应用。目前临床主要用于氯米芬抵抗的病人，排卵率达 80%。来曲唑目前临床治疗安全性较好。

 拓展与扩充

  3D 手动模式或多平面成像可实现 AFC 三个垂直平面的可视化，自动获取卵巢图像，同时利用三个垂直平面存储和分析体积。多平面模式允许在不同的平面上交叉检查卵泡，具有更好的可靠性。要进行 3D 超声卵巢评估，必须在两个平面上扫描以确定提供最佳图像质量。若图像质量均良好，则优先选择长轴切面。选择最佳图像参数和最大采集角（通常为 120°），最大限度地提高图像质量，确保获取整个卵巢组织的图像。获取和存储质量良好的三维数据后，可在超声仪器或电脑上选择方便时候进行窦状卵泡计数。3D 数据采集虽需训练，但采集速度非常快，可显著减少扫查时间。

（三）特殊药物治疗

包括孕激素保护子宫内膜、降低雄激素和改善胰岛素抵抗。

 拓展与扩充

复习多囊卵巢综合征的诊断标准：
1. 不规律月经和临床高雄激素表现（如多毛、痤疮等）。
2. 无临床高雄激素血症表现，需要进行高雄激素血症相关生化指标。
3. 如果只存在不规律月经周期或高雄激素血症，育龄女性进行超声检查存在多囊卵巢（PCO）。
4. 除外高雄激素血症的其他原因。

PCOS 的治疗原则：
1. 运动、调整饮食习惯和生活方式，肥胖病人需控制体重。
2. 对有生育要求的病人首选进行促排卵治疗。
3. 注意宣教预防孕期产科并发症及远期并发症。

（李　蓉）

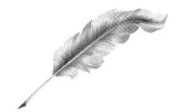

第八节　辅助生殖技术

辅助生殖技术（assisted reproductive technique，ART）是指通过医学辅助手段使不孕不育夫妇妊娠的技术，包括人工授精、体外受精-胚胎移植及一系列衍生技术。英国科学家罗伯特·爱德华兹因在体外受精技术领域的开创性贡献获得了2010年诺贝尔生理学或医学奖。目前，以ART为核心内容的生殖医学已成为医学界发展最为迅速的学科之一，新理念、新技术、新成果不断涌现。同时，发展中也面临诸多挑战和问题，最主要的是如何提高临床妊娠率，降低流产率、多胎妊娠率、出生缺陷率，以及如何加快发展胚胎干细胞、组织工程学等。另外，ART涉及敏感的伦理、道德、法律法规、宗教信仰等，唯有不断完善生殖医学的相关法律建设，才能保证ART健康、可持续发展。

一、人工授精

人工授精（artificial insemination，AI）是将精子通过非性交方式注入女性生殖道内使其受孕的一种技术。按照精子来源可分为：使用丈夫精液人工授精（artificial insemination by husband，AIH）和使用供者精液人工授精（artificial insemination by donor，AID）。按国家法规，目前AID精子来源一律由国家卫健委认定的人类精子库提供。

丈夫精液人工授精主要适用于宫颈因素，男方轻度少弱精和性功能障碍以及不明原因不孕。不可逆的无精症夫妇可选择供者精液人工授精。

目前临床上较常用的人工授精方法是宫腔内人工授精（intrauterine insemination，IUI），将精液洗涤处理后去除死精子、白细胞和精浆，将形态正常、活力好的精子悬浮于0.3~0.5 ml液体中，在女方排卵期间通过导管经宫颈管注入子宫腔内授精。

人工授精可在自然周期或促排卵周期进行，在促排卵周期中应控制卵泡数，在有3个以上优势卵泡发育周期，发生多胎妊娠的风险增加，应取消周期。

二、体外受精-胚胎移植

体外受精-胚胎移植（in vitro fertilization and embryo transfer，IVF-ET）技术是指将不孕不育夫妇的精子和卵母细胞分别从体内取出，在体外培养系统中完成受精，受精后继续培养3~5天，再将发育到卵裂期或囊胚期的胚胎移植到子宫腔内以实现妊娠的技术，俗称"试管婴儿"。

IVF-ET技术对大多数不孕不育夫妇来说是在其他治疗无效的情况下采取的治疗手段，但对双侧输卵管堵塞和严重男方因素的不孕病人是首选的治疗方法。

（一）IVF-ET主要步骤

1. 促排卵　应用药物促使多卵泡发育，通过阴道超声和血清激素测定监测卵泡发育及调整促排卵药物剂量；当卵泡接近成熟时肌内注射人绒毛膜促性腺激素（human chorionic gonadotropin，HCG），促进卵母细胞的最后成熟。一般在注射HCG后34~38 h取卵。

2. 取卵　在B超引导下进行，使用特殊的取卵针经阴道穿刺卵泡，吸出卵泡液及卵母细胞。术前可使用少量镇静剂，或术中应用静脉麻醉。

3. 体外受精和胚胎培养　将取到的卵母细胞置入培养箱培养4~8 h，加入经过处理、已诱导获能的精子，受精后16~18 h观察受精情况。取卵后72 h受精卵通常可发育至6~10细胞胚胎，也可以在体外培养5~7天至囊胚阶段（图12-17）。因在体外已淘汰了不能发育到囊胚的胚胎，所以移植囊胚可以明显提高妊娠率。实验室培养出优质胚胎是IVF成功的关键。

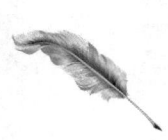

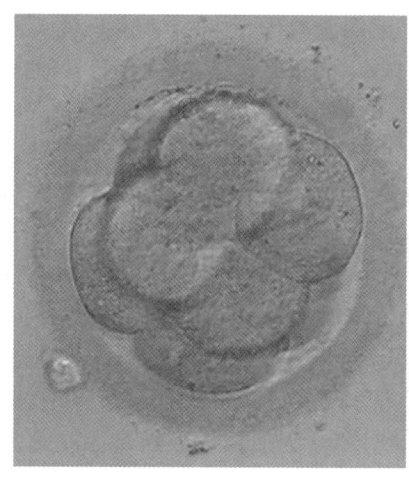
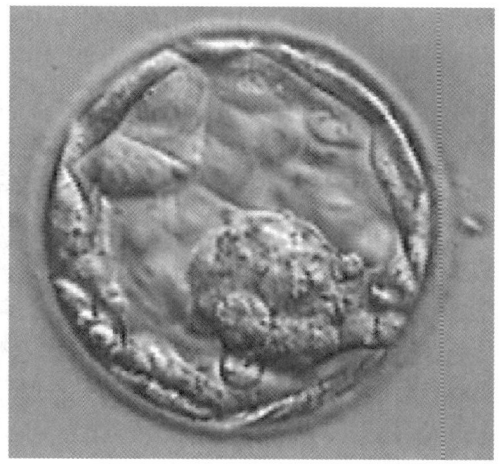

图 12-17 优质胚胎
A. 培养到第 3 天的 8 细胞胚胎；B. 培养到第 5 天时扩张的囊胚

4. 胚胎移植　一般选择在取卵后的第 3~5 天进行，使用特殊的移植管将胚胎移入母体子宫腔，可以同时在 B 超引导下操作，增加移植的准确性。为了降低多胎妊娠，一般 35 岁以下的女性第一次 IVF 移植胚胎不超过 2 枚。有特殊病史的病人，如有子宫或子宫颈手术病史、纵隔子宫、单角子宫、病人矮小或合并高血压等妊娠高风险疾病，或为避免多胎妊娠风险时，提倡单胚胎移植。

5. 黄体支持　由于促排卵时 GnRH 激动剂/拮抗剂和促性腺激素药物的使用，以及取卵导致的颗粒细胞丢失，病人在取卵周期通常存在黄体功能不足，需要应用黄体酮进行黄体支持。移植后 10~14 天检测是否妊娠，如妊娠需继续使用黄体酮。

6. 移植后随访　移植后 12~14 天查血 HCG 阳性，提示妊娠。移植后 28~30 天 B 超见宫内孕囊及胎心搏动，为临床妊娠。移植后多余的胚胎可冷冻保存。

（二）IVF-ET 衍生技术

IVF-ET 技术在全世界的迅速发展，推动了一系列辅助生殖相关的衍生技术的发展，包括配子和胚胎冷冻、卵胞质内单精子注射（intra cytoplasmic sperm injection，ICSI）、囊胚培养、胚胎植入前遗传学检测（pre implantation genetic testing，PGT）、卵母细胞体外成熟（in vitro maturation，IVM）、赠卵和代孕等。

1. 卵胞质内单精子注射（ICSI）　1992 年 Palermo 等将精子直接注射到卵母细胞胞质内，获得正常卵子，使卵子受精，形成胚胎进行移植，诞生了人类首例卵胞浆内单精子注射技术的"试管婴儿"。该技术诞生后得到迅速普及，主要用于治疗重度少、弱、畸形精子症的男性不育病人。ICSI 的主要步骤：去除卵丘颗粒细胞，通过显微操作将精子直接注射到卵母细胞胞质内使卵母细胞受精（图 12-18），其余步骤同常规 IVF。

2. 胚胎植入前遗传学检测（PGT）　PGT 是辅助生育技术的一部分，是子代遗传学诊断提早至孕前的更早期的产前诊断技术，是遗传学与分子检测技术在生殖医学中的不断拓展和

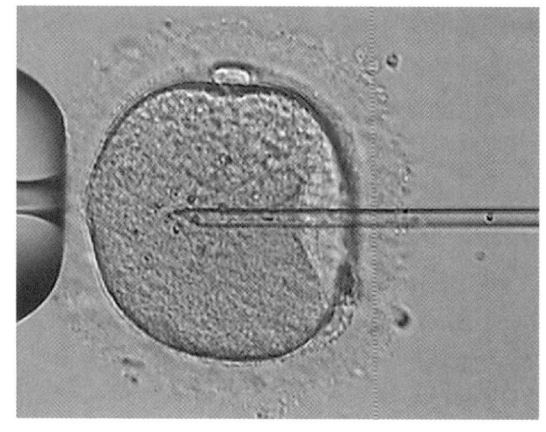

图 12-18　卵胞质内单精子注射（ICSI）

应用。通过对早期胚胎部分活检细胞的遗传学分析,将无遗传学疾病的胚胎植入宫腔,从而有效地降低出生缺陷率。1990年该技术首先应用于X-连锁遗传疾病的胚胎性别选择。技术步骤:从体外受精第3天的胚胎或第5天的囊胚取1~2个卵裂球或少数滋养外胚层细胞进行遗传学检测,检出带致病基因和(或)异常核型的胚胎,移植正常的胚胎以得到健康的下一代。主要解决有严重遗传性疾病风险和染色体异常夫妇的生育问题,使产前诊断提前到胚胎期。

目前随着细胞和分子生物学技术的迅速发展,PGT可被用来检测单基因疾病、染色体异常、人类白细胞抗原分型、遗传易感性的严重疾病、不明原因复发流产/种植失败等,主要分为针对染色体整倍性的胚胎植入前非整倍体遗传学检测(preimplantation genetic testing for aneuploid,PGT-A)、针对染色体结构重排的遗传学检测(preimplantation genetic testing for chromosomal structural rearrangement,PGT-SR)和针对单基因遗传病的单基因植入前遗传学检测(preimplantation genetic testing for monogenic,PGT-M),目前已被用于上百种基因突变和染色体畸变的遗传诊断,可阻断部分严重的遗传学疾病的发生。

3. 卵母细胞体外成熟(IVM) 卵母细胞成熟障碍是不孕症的重要原因之一,许多女性病人由于多囊卵巢综合征或是卵巢肿瘤放化疗等,无法在体内实现卵母细胞的成熟。1935年Pincus等观察到兔未成熟卵母细胞在体外可自发完成卵母细胞成熟,而引入了卵母细胞体外成熟的概念,1991年Cha成功获得世界第一例未成熟卵母细胞体外成熟培养、妊娠并分娩的婴儿。

IVM技术不需要控制性促排卵,不用支付昂贵的药物费用,并可以避免促排卵,预防卵巢过度刺激综合征的发生。目前IVM的主要适应证有:①多囊卵巢综合征;②对促性腺激素不敏感病人;③捐赠卵;④有生育力保存要求的卵巢肿瘤或激素依赖肿瘤病人。

4. 辅助孵化(assisted hatching,AH) 是人为的用物理或化学的方法对胚胎透明带进行处理,帮助胚胎从透明带内孵出的技术,一定程度上能够增加着床的可能性。临床中多应用于行IVF-ET助孕中卵母细胞透明带过厚、过硬或反复着床失败、高龄和冻融胚胎移植的病人,有利于囊胚孵化,提高妊娠率。

5. 生育力保存技术 生育力保存是针对存在不孕不育风险或治疗某些疾病可能会影响生育功能且未来有生育需求的病人,通过采用手术、药物或辅助生殖技术等手段,暂时保存生殖功能以满足病人后期的生育要求。配子和胚胎或卵巢组织冷冻作为生育力保存的重要手段,对ART的发展起到了重要促进作用,经过冷冻保存的卵母细胞、精子、胚胎、卵巢组织、睾丸组织等能够在液氮中稳定长期保存。

最初的冷冻方法是慢速程序化冷冻,但该方法较复杂、耗时、低效,而且冷冻损伤较大,特别是对低温敏感的卵细胞。20世纪90年代玻璃化冷冻问世,它以高效、简单、冷冻损伤小的特点受到青睐,这为卵细胞、囊胚的冷冻带来了新的希望,目前对生育力保护的研究主要集中在玻璃化冷冻保存生育力技术方面。

三、辅助生殖技术常见并发症

(一)卵巢过度刺激综合征

在接受促排卵药物的病人中,约20%发生不同程度的卵巢过度刺激综合征(ovarian hyperstimulation syndrome,OHSS),重症者占1%~4%。其原因与促排卵药物使多个卵泡发育、血清雌二醇水平过高有关,HCG可能会加重发病。主要病理改变为全身血管通透性增加。轻度者仅表现为腹部胀满、卵巢增大;重度者表现为腹部膨胀、大量腹水、胸腔积液,导致血液浓缩、重要脏器血栓形成、肝肾功能损伤、电解质紊乱等严重并发症,严重者可导致死亡。治疗原则为扩容,增加胶体渗透压,防止血栓形成。

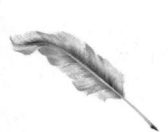

(二)医源性多胎妊娠

促排卵药物的应用及多个胚胎移植致使多胎妊娠发生率高达20%~30%。多胎增加母婴并发症,流产和早产发生率、围生儿患病率和死亡率均明显增加。通过控制移植胚胎数或单胚胎移植,多胎妊娠率已明显降低。如发生多胎妊娠,可在孕早期或中期施行减胎术,杜绝三胎(含三胎)以上妊娠。

(三)异位妊娠、多部位妊娠

胚胎在子宫腔以外的任何部位着床者,称为异位妊娠。根据着床部位不同,分为输卵管妊娠、卵巢妊娠、腹腔妊娠、宫颈妊娠及子宫残角妊娠等,其中以输卵管妊娠最多见。多部位妊娠指的是胚胎在两个及两个以上不同部位着床者,以复合妊娠(宫内合并宫外妊娠)最常见。ART后的异位妊娠发生率较自然妊娠明显增加,有报道可达4%~10%;罕见的异位妊娠类型发生率也增加,输卵管间质部妊娠占所有异位妊娠的1%~6%,宫内外同时妊娠发生率达1%~3%,并有增加的趋势。

(四)其他并发症

1. 出血　经阴道超声引导取卵术(transvaginal ultrasound guided oocyte retrieval,TVOR)后8.5%的病例有阴道出血,但出血量超过100 ml的发生率为0.8%,腹腔内出血发生率为0.06%~0.5%。需严密监测病人出血情况及生命体征,如出现腹腔内出血,必要时行腹腔镜或开腹手术进行止血。

2. 感染　主要有盆腔感染、腹膜炎和术后不明原因发热,盆腔感染发生率为0.25%~1.3%,其中输卵管卵巢脓肿报道最多。继发感染的高危因素有:盆腔子宫内膜异位症、输卵管炎、盆腔粘连、盆腔手术史、取卵术中卵巢子宫内膜样囊肿穿刺或积水穿刺、反复多次的穿刺等。

一旦发现继发感染,应迅速选用广谱抗生素静脉给药,并进行细菌培养,加强营养,补液支持治疗;监测病人的症状、体征及感染指标;必要时脓肿引流,可经腹腔镜下或直接经腹行脓肿切排;若感染发生于胚胎移植前,可将胚胎冻存。

3. 脏器损伤　主要是由于取卵过程中操作不当、技术操作不熟练、穿刺针受力后弯曲改变方向,以及盆腔粘连导致盆腔解剖位置变异等引起的直接或者间接损伤等,包括膀胱损伤、输尿管损伤、肠管损伤等。

4. 卵巢扭转　在超促排卵过程中卵巢增大,卵巢的血流增加,取卵后卵巢部分卵泡内出血,造成卵巢的重心偏向一侧,且卵巢体积增大后超出骨盆腔平面,相对不固定,韧带相对松弛,当突然体位改变后容易导致卵巢扭转。对于在促排卵过程中卵巢体积增大者,需要早期告知病人可能出现卵巢扭转的风险,需要注意体位改变,避免剧烈活动,避免过快的转身、翻身、起身等。

拓展与扩充

PGT采用的遗传学检测方法也在不断发展,PCR技术主要应用于单基因病的诊断,荧光原位杂交(fluorescence in situ hybridization,FISH)、微阵列比较基因组杂交(array-based comparative genomic hybridization,aCGH)和单核苷酸多态性微阵列(single nucleotide polymorphism array,SNP array)主要针对染色体整倍性的筛查,而Karyomapping和高通量测序方法则可以实现单基因病和染色体倍性的同时检测。

高通量测序同时检测突变位点、染色体异常以及连锁分析(mutated allele revealed by sequencing with aneuploid and linkage analyses,MARSALA)是一种基于高通量测序的

PGT方法，由北京大学第三医院团队与北京大学生命科学学院BIOPIC中心合作发明，结合了直接诊断和间接诊断，同时对胚胎进行致病位点、染色体拷贝数、致病位点连锁三方面的分析，对单基因遗传病实现一步法准确诊断，可提供更全面、精确的诊断，并且成本较低，应用范围广，操作方便，目前已成功应用于多种单基因遗传病的PGT中。

"临床医学+X"病例拓展

女性病人，32岁，双侧输卵管妊娠保守性手术后，未避孕未孕2年。

5年前因左侧输卵管妊娠行开腹左侧异位妊娠病灶清除术，3年前因右侧输卵管妊娠行腹腔镜右侧异位妊娠病灶清除术。现未避孕未孕2年，性生活正常，1年前输卵管碘油造影显示双侧输卵管梗阻。

病人月经规律，4～5天/30天，量中，无痛经。其丈夫精液检查正常。

查体：生命体征平稳，腹部开腹及腹腔镜手术瘢痕，余查体未及明显异常；妇科查体未及异常。

辅助检查：血激素检测 AMH 1.56 ng/ml，基础 FSH 6.5 IU/L，LH 5.3 IU/L，E_2 156 pmol/L。

超声检查：子宫附件未及明显异常，双侧卵巢窦状卵泡数量4～5个。

诊断：继发不孕；双侧输卵管梗阻；异位妊娠保守手术治疗史（2次）；双侧输卵管妊娠病灶清除术史。

治疗：经充分术前准备行IVF-ET治疗。促排卵治疗后行经阴道超声引导下取卵术，获卵10枚，正常受精9枚，胚胎培养后第3天获得5枚可移植优质胚胎，移植2枚胚胎。

治疗结局：移植后10天妊娠试验阳性，移植后30天超声检查证实为宫内单胎妊娠。孕期顺利，39^{+6}周足月分娩一健康女婴。

拓展与扩充

复习不孕症及其病因的诊断：
1. 夫妻同居，性生活正常，未避孕未孕1年。
2. 既往两侧输卵管妊娠并行输卵管手术史。
3. 输卵管碘油造影显示双侧输卵管梗阻。
4. 除外男方及排卵障碍等因素异常。

体外受精-胚胎移植适应证：对双侧输卵管堵塞和严重男方因素的不孕不育病人是首选的治疗方法。

"病例拓展"中的病人明确的输卵管因素不孕症是IVF的绝对适应证，胚胎移植后顺利妊娠。

由于IVF过程中移植2枚胚胎，最终单胎成功妊娠，但在孕早期应警惕异位妊娠、多部位妊娠等异常发生。如有异常，必要时及时手术介入。

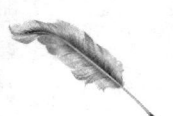

（杨 蕊 李 蓉）

第九节 乳腺癌

乳腺癌（breast cancer）是女性中常见的恶性肿瘤。其发病率和死亡率有明显的地区差异，欧美国家高于亚非拉国家，在我国经济发达地区发病率较高，乳腺癌在女性恶性肿瘤中排第一位。

一、病因

乳腺癌大部分发生在 40～60 岁，绝经期前后的妇女，但近年来年轻的乳腺癌病人亦不少见，病因尚不明确。可能与以下因素有关：①内分泌因素。已经证实雌激素中雌酮和雌二醇与乳腺癌的发病有直接相关性。孕酮可刺激肿瘤的生长，并可抑制垂体促性腺激素，因此具有致癌和抑癌双重作用。催乳素在乳腺癌的发病过程中有促进作用。临床上月经初潮早于 12 岁，停经迟于 53 岁者的发病率较高；第一胎足月生产年龄迟于 35 岁者发病率明显高于初产在 20 岁以前者；未婚、未育者发病率高于已婚、已育者。②高脂饮食和肥胖影响组织内脂溶性雌激素浓度，流行病学研究显示脂肪的过量摄取和乳腺癌的发病率之间呈正相关，尤其是绝经后妇女。③放射线照射和乳汁因子均与乳腺癌发病有关。此外，直系家属中有绝经前乳腺癌病人，其姐妹和女儿发生乳腺癌的机会较正常人群高 3～8 倍。有良性乳腺肿瘤病史者发病机会也较正常人群高。

二、病理分型

目前国内多采用以下病理分型。

1. 非浸润性癌　包括非浸润性导管癌（也称导管内癌、导管原位癌）、非浸润性小叶癌（也称小叶原位癌）和佩吉特病（也称乳头 Paget 病）。
2. 微浸润性癌　指的是在非浸润性癌基础上，在非特化的小叶间质内出现一个或者几个镜下明确分离的微小浸润灶，最大径小于 1 mm。
3. 浸润性癌　指的是非浸润性癌的癌细胞突破基底膜，浸润到间质。以非特殊型浸润性导管癌最为多见，占 80% 左右。
4. 其他罕见癌。

三、临床表现

大约 80% 的乳腺癌病人以发现乳房肿块就诊，病人多在无意中发现，无任何症状，也有部分病人是在自查或者普查体检时发现。约 1/3 的乳腺癌发生在外上象限，此部位是临床检查的重点部位。位于腺体浅层距离皮肤表面较近者，或者晚期肿瘤，可以引起相应皮肤改变。

四、诊断

一般通过询问病史和查体，结合影像学检查均能确诊，但早期诊断仍然是提高乳腺癌生存率的重要途径。因此，乳腺癌普查非常重要，不同的年龄段人群的临床体检和乳腺 X 线检查频率也不相同。近年来，MRI 等检查手段的应用使乳腺影像学检查有了更广泛的选择。

五、治疗

乳腺癌治疗从单纯的手术切除发展到现代的综合治疗，大约经历了 100 年的时间。乳腺癌并不完全是限于乳房的局部病变，应视为全身性疾病，要重视以生物学概念为基础的乳腺癌现代综合治疗理念。

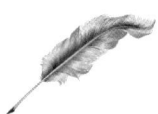

(一)手术治疗

根治性手术切除仍然是乳腺癌治疗的主要手段,20世纪80年代以来许多新术式如乳腺癌改良根治术、全乳房切除术以及保留乳房的肿瘤局部切除术等逐步进入临床。乳腺癌的治疗摆脱了单纯局部外科治疗,进入控制手术范围的规范化、个体化综合治疗的新时代,兼顾肿瘤、心理、社会和美学要求。

(二)放射治疗

对于乳腺癌保留乳房术后的病人,包括浸润性癌、原位癌早期浸润和原位癌的病人,均应行术后放疗。但对于年龄≥70岁、分期较早的激素受体阳性病人可以考虑单纯内分泌治疗,不做术后放疗。

(三)化学治疗

主要用于乳腺癌术后辅助治疗、术前新辅助治疗和晚期乳腺癌的治疗。常用的药物包括环磷酰胺、多柔比星、多西他赛、注射用曲妥珠单抗(赫赛汀)等。

(四)内分泌治疗

对雌激素依赖性乳腺癌、雌激素和孕激素受体阳性者,可使用内分泌抑制治疗,常用药物有他莫昔芬、来曲唑、阿那曲唑、依西美坦和醋酸戈舍瑞林缓释植入剂(诺雷得)等。

(五)靶向治疗

目前明确的乳腺癌生物靶点为HER2基因,它是位于17号染色体的癌基因,表达产物为表皮生长因子受体,其扩增或者高表达,与乳腺癌的发生发展和不良预后有关。曲妥珠单抗是针对HER2的单克隆抗体,主要用于对于HER2基因过表达的乳腺癌病人。

拓展与扩充

复习乳腺癌常见的临床表现:无痛性肿块、橘皮样征、酒窝征。
复习乳腺癌发病的高危因素:月经初潮和绝经年龄、是否生育、是否有家族史。

"临床医学+X"病例拓展

女性病人,45岁。
主诉:发现左乳房肿物半年就诊。
现病史:病人半年前自行乳房检查发现左乳房肿物,无疼痛、无乳头溢液、不伴乳房皮肤红肿、凹陷和脱屑等。2周前于我院行乳腺钼靶X线摄影提示:左侧乳腺癌可能。病人为进一步治疗入院。发病以来,饮食睡眠可,大小便正常,体重无明显变化。
既往史:体健,否认手术、外伤、输血史。否认食物、药物过敏史。
个人史:无吸烟、饮酒史。
月经婚育史:14岁月经初潮,经期5天,周期30天,未生育。
家族史:妹妹乳腺癌病史。
查体:双侧乳房大小基本对称,左乳外上象限可触及直径约2cm的肿物,质地较硬,无压痛,活动度差,无乳头溢液,无皮肤凹陷,无橘皮样改变,双侧腋窝未触及肿大淋巴结。
辅助检查:
(1)乳腺及腋下淋巴结B超:左乳实性结节,符合BI-RADS(4c)(图12-19)。
(2)乳腺钼靶X线摄影:左侧乳腺癌可能,双侧腋下未见肿大淋巴结。

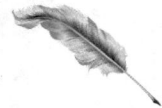

（3）B超引导下乳腺肿物穿刺活检病理：左乳浸润性乳腺癌，ER阳性，PR阳性。

诊断：乳腺癌（左侧）。

诊疗计划：

1. 入院后完善血常规、肝肾功能、电解质、凝血、肿瘤标志物和免疫相关检查。

2. 完善心电图、超声心动图、肺CT、骨扫描、腹部超声等检查，除外远处转移。

3. 行前哨淋巴结活检、改良根治+保乳手术，术后进行放疗和内分泌治疗。

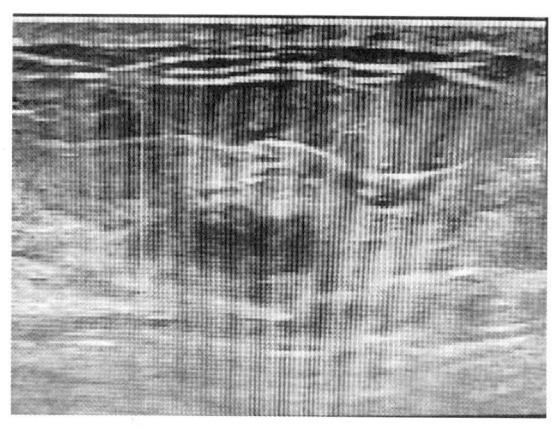

图 12-19　乳腺及腋下淋巴结 B 超

（陶　明）

第十三章 儿科疾病

第一节 概 述

一、总论

儿科学（pediatrics）是一门研究自出生至青少年时期的生长发育规律、疾病诊断、治疗和预防，以及促进身心健康的医学科学。

儿科学的任务是研究儿科医学的基本理论，发展儿科学的基本技术，提高对疾病的防治水平，降低儿童期疾病的发病率和病死率，增强儿童体质，保障儿童身心健康。关注与儿童健康密切相关的各种遗传、社会、环境因素，保障儿童身心健康是儿科医生的责任。

二、儿科学发展现状

儿科医学的研究内容主要分为三个领域：

1. 发育儿科学（developmental pediatrics） 研究儿童正常体格与心理发育规律及其影响因素，以促进发育，及时处理发育异常与相关疾病，使儿童的身心发育发挥最大的潜力，是儿科学中最具特色的亚专业。

2. 预防儿科学（preventive pediatrics） 研究儿童期各种疾病的预防措施，包括预防接种、预防意外事故、健康教育及遗传和出生缺陷疾病的早期筛查。儿童保健学是其重要组成部分。

3. 临床儿科学（clinical pediatrics） 研究各种疾病的发生、发展规律，临床诊断与治疗，疾病康复，提高疾病治愈率，降低发病率和病死率。

随着医学科学的发展，临床儿科学分支形成呼吸、消化、心血管、神经、血液、肾、内分泌、传染病、急救医学和康复医学等亚专业。为了满足特殊年龄阶段医疗保健的需求，又出现了如下新的领域。

（1）胎儿医学（fetal medicine）：研究从精卵结合至分娩阶段胎儿生长发育、疾病发生、宫内预防和治疗的医学科学。

（2）围生医学（perinatology）：研究妊娠28周至出生后7天内的生长发育、疾病防治的医学科学。

（3）新生儿学（neonatology）：研究胎儿娩出后至出生后28天的生长发育、疾病诊断和治疗的医学科学。

（4）青春期医学（adolescentology）：以生理发育迅速、心理变化显著的青春期青少年为诊疗对象。

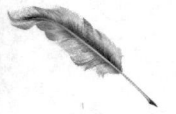

三、儿童年龄分期及各期的主要特点

1. 胎儿期（fetal period） 从受孕到分娩，约40周，胎儿完全依靠母体而生存，易受来自母体各种不利因素的影响而导致宫内发育不良。

2. 新生儿期（neonatal period） 自出生后脱离母体至满28天止的时期。出生后不满7天的阶段称为新生儿早期。此时期由于其生理调节和适应能力不成熟，发病率高，死亡率也高。

3. 婴儿期（infancy） 从出生到满1周岁以前。是生长发育最迅速的时期。母乳喂养十分重要，对营养和能量的需要量相对较大。

4. 幼儿期（toddler's age） 1周岁后至满3周岁。接触周围事物多，智力发育较快，语言、思维和交往能力增强，但对各种危险识别能力不足，注意防止各种意外创伤。

5. 学龄前期（preschool age） 3周岁至6~7岁。生长速度较慢，智力发育更趋完善，好奇多问，模仿性强。

6. 学龄期（school age） 从入学前（6~7岁）至青春期（12~14岁）。体格稳步增长，除生殖系统外其他器官发育接近成人水平。注意预防近视和龋齿，端正坐、立、行姿势；安排有规律的生活、学习和锻炼，保证足够的营养和睡眠；防治精神、情绪和行为方面的问题。

7. 青春期（adolescent age） 女孩从11~12岁到17~18岁；男孩从13~14岁开始到18~20岁。生长发育速度明显加快，性发育加快，心理、行为、精神方面不稳定。

（韩彤妍　黄春玲）

四、新生儿学

（一）概述

新生儿（neonate，newborn）是指从脐带结扎到生后28天内的婴儿。新生儿是胎儿的延续，与产科密切相关，因此又属围生医学（perinatology）的范畴。

围生医学是研究胎儿出生前后影响胎儿和新生儿健康的一门学科，涉及产科、新生儿科和相关的遗传、生化、免疫、生物医学工程等领域，是一门边缘学科。

围生期（perinatal period）是指产前、产时和产后的一个特定时期。我国采用围生期的定义是自妊娠28周（此时胎儿体重约1000 g）至生后7天，此时期经历了从宫内向宫外环境转换阶段，死亡率和发病率居一生之首位。

1. 新生儿分类　新生儿分类有不同的方法。临床上常用的有根据胎龄、出生体重、出生体重和胎龄的关系以及出生后周龄等分类方法。

（1）根据出生时胎龄（gestational age，GA）分类：GA是指从母亲末次月经第1天起至分娩时止，以周计数。分为：①足月儿（full term infant）：37周≤GA<42周（260~293天）的新生儿。②早产儿（preterm infant）：指GA<37周（<259天）的新生儿，其中GA<28周者称为超早早产儿（extremely preterm）或超未成熟儿。③过期产儿（post-term infant）：GA≥42周（≥294天）的新生儿。

（2）根据出生体重（birth weight，BW）分类：即出生后1小时内的体重。分为：①正常出生体重儿（normal birth weight，NBW）：2500 g≤BW≤4000 g的新生儿。②低出生体重儿（low birth weight，LBW），BW<2500 g的新生儿，BW<1500 g称为极低出生体重儿（very low birth weight，VLBW），BW<1000 g称为超低出生体重儿（extremely low birth weight，ELBW）。③巨大儿（macrosomia）：BW>4000 g的新生儿。

（3）根据出生体重和胎龄的关系分类分为：①适于胎龄儿（appropriate for gestational age，AGA）：BW 在同胎龄平均出生体重的第 10～90 百分位之间。②小于胎龄儿（small for gestational age，SGA）：BW 在同胎龄平均出生体重的第 10 百分位以下。③大于胎龄儿（large for gestational age，LGA）：BW 大于同胎龄平均体重的第 90 百分位以上的新生儿。

（4）根据出生后周龄分类：①生后 1 周以内的新生儿，称为早期新生儿（early newborn）属于围生儿，其发病率和死亡率在整个新生儿期最高，需要加强监护；②晚期新生儿（late newborn），出生后第 2～4 周末的新生儿。

2. 正常足月儿及早产儿特点　正常足月儿（full-term infant）系指胎龄≥37 周并＜42 周，出生体重≥2500 g，并≤4000 g，无畸形或疾病的活产婴儿。

（1）正常足月儿和早产儿外观特点：正常足月儿和不同胎龄的早产儿在外观上各具特点（表 13-1），对初生婴儿可根据外貌表现、体格特征和神经发育的成熟度来评价其胎龄。

表 13-1　足月儿与早产儿外观特点

项目	足月儿	早产儿
皮肤	红润、皮下脂肪丰满、毳毛少	绛红、水肿和毳毛多
头与身体比例	头大（占全身比例 1/4）	头更大（占全身比例 1/3）
头发	分条清楚	细而乱
耳壳	软骨发育好、耳舟成形、挺立	软、缺乏软骨、耳舟不清
乳腺	结节＞4 mm，平均 7 mm	无结节，或结节＜4 mm
外生殖器		
男婴	睾丸已降至阴囊	睾丸未降或未全降
女婴	大阴唇遮盖小阴唇	大阴唇不能遮盖小阴唇
指（趾）甲	达到或超过指（趾）端	未达到指、趾端
足底纹理	足底纹理遍布整个足底	足底纹理少

（2）新生儿生理特点：

1）呼吸系统：新生儿呼吸频率较快，安静时为 40～60 次/分，胸廓呈圆桶状，呈腹式呼吸。早产儿呼吸中枢不成熟，易出现周期性呼吸及呼吸暂停（apnea）。

2）循环系统：出生后呼吸建立和肺膨胀，心脏卵圆孔发生功能性关闭，动脉导管收缩、关闭，从而完成从胎儿循环向成人循环的转变。

3）消化系统：新生儿在生后 24 小时内排胎便，呈现墨绿色或棕黑色柏油样，2～3 天排完。生后因多种原因而出现皮肤黄染，称为新生儿黄疸。

4）泌尿系统：新生儿一般在生后 24 小时内开始排尿，少数在 48 小时内排尿，1 周内每日排尿可达 20 次。

5）血液系统：新生儿出生时血红蛋白达 170 g/L（140～200 g/L），血容量为 85～100 ml/kg。白细胞数生后第 1 天为（15～20）×10^9/L，3 天后下降，5 天后接近婴儿值；分类中以中性粒细胞为主，4～6 天与淋巴细胞持平，以后均为淋巴细胞为主，可占白细胞的 60%～70%。

6）神经系统：新生儿出生时头围相对大，平均为 33～34 cm，脑沟、脑回仍未完全形成，脊髓相对长。新生儿大脑皮质兴奋性低，睡眠时间长，觉醒时间一昼夜仅为 2～3 小时。

(3）常见的几种特殊生理状态

1）生理性黄疸：参见新生儿黄疸章节。

2）上皮珠和马牙：在上腭中线，由上皮细胞堆积或黏液腺分泌物积留所形的黄白色小颗粒，俗称上皮珠或彭氏珠；位于齿龈部位，被称为"马牙"，在数周内可自然消退。

3）新生儿红斑：生后2~7天，在头部、躯干及四肢的皮肤可见大小不等的多形红斑，俗称"新生儿红斑"，几天后自然消失。

4）乳腺肿大：男女婴儿在母体促性腺激素的作用下，性激素分泌一过性增加，于生后4~7天均可有乳腺增大，如蚕豆或核桃大小，2~3周自然消退。

5）假月经：部分女婴于生后5~7天，阴道流出少许的血性分泌物，俗称"假月经"，也是雌激素的中断所致。可持续数日后消失。

(4）新生儿疾病筛查：是指通过血液检查对某些危害严重的先天性代谢病及内分泌病进行群体过筛，使其在临床症状尚未表现之前或表现轻微时，而生化、激素等变化已比较明显时得以早期诊断，早期进行治疗，避免患儿重要脏器如脑、肝、骨等不可逆性的损伤所导致的死亡或生长、智能发育的落后。所有出生72小时（哺乳6~8次）的活产新生儿，均需进行新生儿疾病筛查。目前我国普遍开展筛查的疾病包括：①苯丙酮尿症（phenylketonuria，PKU）；②先天性甲状腺功能减低症（congenital hypothyroidism，CH）；③先天性肾上腺皮质增生症（congenital adrenal hyperplasia，CAH）。

拓展与扩充

随着我国围产医学技术的提高，很多28周以下小胎龄超低体重新生儿存活。因此，我国的围产期定义逐步趋向于与国际疾病分类一致。

国际上公认的作为筛查疾病的条件有下列几点：①有一定的发病率；②早期缺乏特殊症状；③危害严重；④可以治疗；⑤有可靠的并适合于大规模筛查的方法。

（二）新生儿黄疸

新生儿黄疸（neonatal jaundice）是因胆红素在体内积聚引起的皮肤或其他器官黄染，是新生儿期最常见的临床问题，超过80%的正常新生儿在生后早期可出现皮肤黄染。

1. 新生儿胆红素代谢生理　在新生儿期，多数胆红素来源于衰老红细胞，约占75%，约25%胆红素来源于肝、骨髓中红细胞前体和其他组织中的含血红素蛋白。它们在血红素加氧酶的作用下转变为胆绿素，后者在胆绿素还原酶的作用下转变成胆红素。血中未结合胆红素多数与白蛋白结合，以复合物形式转运至肝。通过尿苷二磷酸葡萄糖醛酸基转移酶的催化，形成水溶性的结合胆红素（conjugated bilirubin），后者经胆汁排泄至肠道不易进入中枢神经系统。但是，游离的未结合胆红素（unconjugated bilirubin）呈脂溶性，能够通过血脑屏障进入中枢神经系统，引起胆红素脑病。

2. 新生儿胆红素代谢特点　新生儿期有诸多原因使血清胆红素水平处于较高水平，主要原因有：

（1）胆红素生成过多：胎儿血氧分压低，红细胞数量代偿性增加，出生后血氧分压升高，过多的红细胞破坏；新生儿红细胞寿命相对短，新生儿每日生成的胆红素明显高于成人（新生儿8.8 mg/kg，成人3.8 mg/kg）。

（2）血浆白蛋白联结胆红素的能力不足。

（3）肝细胞处理胆红素能力差：未结合胆红素（unconjugated bilirubin）进入肝细胞后，与Y、Z蛋白结合；而新生儿出生时肝细胞内Y蛋白含量极微，尿苷二磷酸葡萄糖醛酸基转

移酶含量也低且活性差。因此，生成结合胆红素的量较少。

（4）肠-肝循环（enterohepatic circulation）特点：在新生儿，肠蠕动性差和肠道菌群尚未完全建立，而肠腔内葡萄糖醛酸酐酶活性相对较高，可将结合胆红素转变成未结合胆红素，肠-肝循环增加，血胆红素水平增高。

3. 新生儿黄疸分类　根据2014年我国专家共识，临床根据新生儿不同胎龄和生后小时龄，以及是否存在高危因素来评估和判断胆红素水平是否属于正常或安全，以及是否需要治疗干预，此图被称为新生儿小时胆红素列线图（图13-1）。

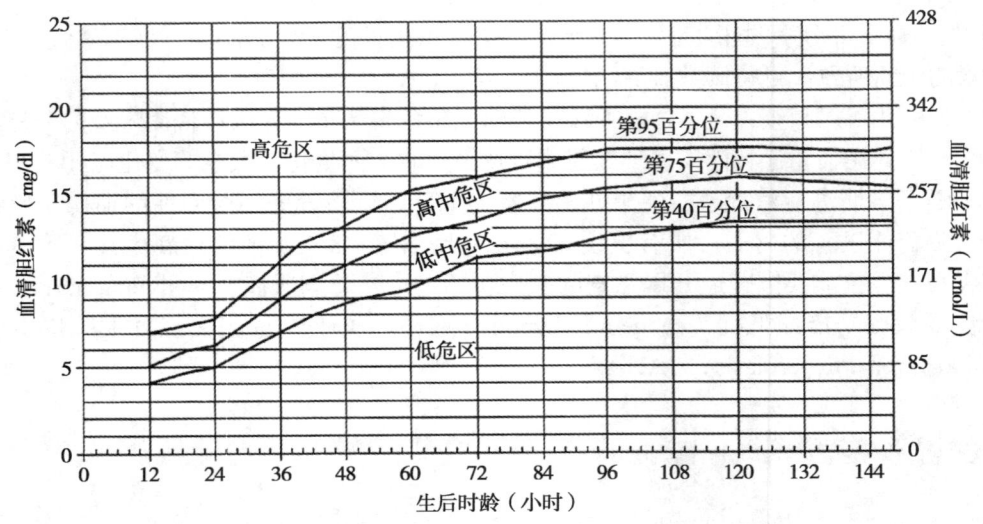

图13-1　生后时龄胆红素风险评估曲线（Bhutani曲线）

（1）生理性黄疸（physiological jaundice）：新生儿的胆红素特点为：①一般情况良好；②足月儿在生后2~3天出现黄疸，4~5天达高峰，5~7天消退；③每日血清胆红素升高＜85 μmol/L（5 mg/dl）或每小时＜0.5 mg/dl；④血清总胆红素值尚未达到相应日龄及相应危险因素下的光疗干预标准。

（2）病理性黄疸（pathologic jaundice）：下列情况应注意可能是病理性黄疸：①生后24小时内出现黄疸；②血清总胆红素值已达到相应日龄及相应危险因素下的光疗干预标准，或每日上升超过85 μmol/L（5 mg/dl），或每小时＞0.5 mg/dl；③黄疸持续时间长，足月儿＞2周，早产儿＞4周；④黄疸退而复现；⑤血清结合胆红素＞34 μmol/L（2 mg/dl）。

当血清总胆红素值已达到或超过时龄胆红素风险评估曲线的95%曲线对应的胆红素值，可确诊为新生儿高胆红素血症（neonatal hyperbilirubinemia），需给予积极干预措施。

在病理性黄疸中，胆红素上升快、程度重和最危险的情况是发生新生儿血型不合溶血病（hemolytic disease of the newborn，HDN）最为常见的是ABO血型不合溶血病，由于O型血孕母所产生的抗A或抗B免疫抗体为IgG抗体，通过胎盘进入胎儿循环而引起胎儿红细胞凝集溶解。

4. 临床表现

（1）黄疸：皮肤及黏膜的黄染为主要表现。初起为颜面，躯干，逐渐发展至四肢、手足心。大多数黄疸在生后2~3天出现。以未结合型胆红素升高为主。

（2）贫血、肝脾大：如果出现溶血病，可有严重贫血或伴有心力衰竭，不同程度的肝大、脾大。

5. 并发症　胆红素脑病：胆红素常造成基底神经节、海马、下丘脑神经核和小脑神经元坏死，病理解剖中可见相应部位的神经核黄染，故又称为核黄疸（kernicterus），是新生儿溶血病最严重的并发症。胆红素脑病常在24小时内较快进展，临床可分为4个阶段：第一期：表现为嗜睡、反应低下、吮吸无力、拥抱反射减弱、肌张力减低等，偶有尖叫和呕吐。第二期：出现惊厥、角弓反张和发热（多于惊厥同时发生）。第三期：吃奶及反应好转，惊厥次数减少，肌张力逐渐恢复。第四期：出现典型的核黄疸后遗症表现，可有手足徐动、眼球运动障碍、听觉障碍、牙釉质发育不良四联症。此外，也可留有脑瘫、智能落后等后遗症。

6. 高胆红素血症的治疗　目的是降低血清胆红素水平，预防重度高胆红素血症和胆红素脑病的发生。

（1）光照疗法（phototherapy）：简称光疗，是降低血清未结合胆红素简单而有效的方法。

1）指征：当血清总胆红素水平增高时，根据胎龄、患儿是否存在高危因素及生后日龄，对照光疗干预小时胆红素列线图，当达到光疗标准时即可进行。

2）原理：光疗作用下使未结合胆红素光异构化，形成构象异构体和结构异构体，即光红素。上述异构体呈水溶性，直接经胆汁和尿液排出。波长425~475nm的蓝光和波长510~530 nm的绿光效果最佳。

3）设备：主要有光疗箱、光疗灯、LED灯和光疗毯等。光疗方法有单面光疗和双面光疗。

4）副作用：可出现发热、腹泻和皮疹等。

（2）药物治疗：给予白蛋白，以增加其与未结合胆红素的联结，减少胆红素脑病的发生。发生溶血病时可静脉用免疫球蛋白，抑制溶血反应。

（3）换血疗法（exchange transfusion）：是一种临床治疗方法，目的是换出部分血中的游离血型抗体和致敏红细胞，减轻溶血；同时换出血中大量胆红素，防止发生胆红素脑病。

临床医学+X病例拓展

男性患儿，生后46小时，主因"发现皮肤黄染12小时"入院。入院前12小时发现全身皮肤黄染，门诊测血清总胆红素20 mg/dl。系第2胎第2产，孕39周，出生体重3200 g。母孕期血红蛋白、血压及血糖正常。

母亲血型：O型RH（+），父亲血型：B型RH（+），患儿血型B型RH（+）。

查体：足月儿外貌，哭声弱，反应差，全身皮肤重度黄染，口唇及眼结膜苍白，前囟平软，双肺呼吸音清，心音有力，节律齐，腹软，肝右肋下3 cm，质地略韧，脾左肋下1.5 cm，质软，四肢肌张力减低，原始反射未引出。

入院诊断：新生儿高胆红素血症。

辅助检查：血红蛋白87 g/L（正常值＞140 g/L），网织红细胞7.5%（正常值1.5%~5%）；直接Coombs'试验结果（++）；脑电图正常，头颅MRI正常。

诊断：新生儿ABO血型不合溶血病、新生儿高胆红素血症。

治疗经过：入院后加强光照疗法，输注白蛋白、丙种球蛋白，分别在入院后2小时、4小时、8小时、16小时监测胆红素，胆红素逐渐下降，7天后顺利出院。

拓展与扩充

在新生儿黄疸的风险评估及处理中均按照血清总胆红素（TSB）作为计算值。经皮胆红素水平（TcB）的测定：系无创性检查，可动态观察胆红素水平的变化，以减少有创穿刺的次数。

光疗时采用的光波波长会对视网膜黄斑造成伤害，且长时间强光疗可能增加男婴外生殖器鳞癌的风险。因此，光疗时应用遮光眼罩遮住双眼，用尿布遮盖会阴部。

（刘云峰　韩彤妍）

（三）新生儿窒息与新生儿复苏

1. 概况

（1）新生儿窒息（neonatal asphyxia）：是指由于分娩前、分娩时或分娩后的各种病因使新生儿出生后不能建立正常的呼吸，引起缺氧、酸中毒并导致全身多脏器损害的一种病理生理状况，是围产期新生儿死亡和致残的主要原因之一。正确的复苏是降低新生儿窒息死亡率和伤残率的主要手段。

（2）新生儿复苏（neonatal resuscitation）指南：是美国儿科学会和美国心脏协会于1987年制定，并在循证医学研究的基础上每5年修订1次，2020年10月进行了最近的一次修改。中国新生儿复苏项目专家组参考国际的新指南和共识，结合中国国情，制定了《中国新生儿复苏指南》，参照更新的国际指南进行修订，最近的一次修订是2021年。

（3）新生儿复苏目标和原则

1）确保每次分娩时至少有一名训练有素、操作熟练的新生儿复苏人员在场。

2）加强产儿科合作，在高危产妇分娩前儿科医师要参加分娩或手术前讨论；在产床前等待分娩；负责窒息儿的监护和查房等。

3）在卫生行政领导的干预下将复苏指南及常规培训实施经常化，不断培训、复训、定期考核，配备复苏器械，建立（或临时组成）由产科医师、儿科医师、助产士（师）、麻醉师组成的复苏小组提前准备好复苏。

4）在ABCDE（airway-breath-circulation-drug-evaluation）复苏原则下，新生儿复苏可分成4个步骤：①基本步骤，包括快速评估和初步复苏；②面罩或气管插管下的正压通气；③胸外按压；④给予药物或扩容输液。

（4）新生儿复苏流程：成功的新生儿复苏工作有赖于迅速、连贯的关键行动，以使新生儿的生存概率最大化。国际复苏联络委员会（international liaison committee on resuscitation，ILCOR）的生存公式（formula for survival）强调了良好复苏结果的3个关键组成部分，即以健全的复苏科学为基础的指南，对实施复苏的医护人员的有效教育，实施有效、及时的复苏。

美国心脏协会（american heart association，AHA）、美国儿科学会（american academy of pediatrics，AAP）和ILCOR每5年更新一次《新生儿复苏指南》，最近一次更新是2020年10月，我国新生儿复苏指南更新至2021年版本（图13-2）。

2. 诊断　1953年美国学者Virginin Apgar提倡用Apgar评分系统对新生儿窒息进行评价，此后多年一直是国际上公认的评价新生儿窒息最简捷实用的方法。但是，自从新生儿复苏技术开始实施以来，临床医师已经越来越认识到不能单纯依靠Apgar评分诊断新生儿窒息。

Apgar评分由5项体征组成，5项体征中的每一项分值为0、1或2。然后将5项分值相

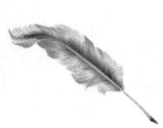

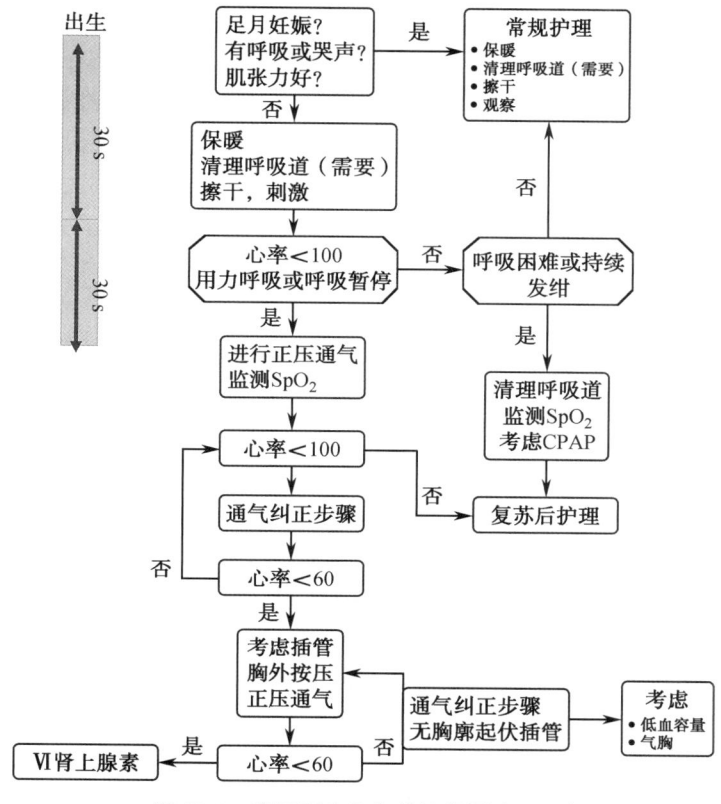

图 13-2 我国新生儿复苏流程图（2021）

加，即为 Apgar 评分的分值（表 13-2）。复苏措施是改变 Apgar 评分的要素，因此在评分时应用的复苏措施也应同时记录。

表 13-2 Apgar 评分表

体征	0	1	2
肤色（appearance）	紫青或苍白	四肢青紫	全身红润
心率（pulse）	无	<100次/分	>100次/分
对刺激反应（grimace）	无反应	反应及哭声弱	哭声响，反应灵敏
肌张力（activity）	松软	有些弯曲	动作灵活
呼吸（respiratory effort）	无	微弱，不规则	良好，哭

在新生儿生后 1 分钟和 5 分钟作 Apgar 评分。当 5 分钟 Apgar 评分<7 分时，应每隔 5 分钟评分一次，直到 20 分钟。一般将 1 分钟 Apgar 评分 0~3 分诊断为重度窒息，4~7 分为轻度窒息。评分应登记在新生儿出生纪录中，同时包括实施复苏措施的具体描述。

因为 Apgar 评分可受多种因素影响：①早产儿、极低出生体重儿各系统发育不成熟，肌张力和对刺激的反应较差，Apgar 评分可能低于正常；②某些先天畸形，如中枢神经系统、呼吸系统及循环系统的先天畸形，可使肌张力减低影响呼吸运动，使呼吸节律改变，也可使心率减慢而影响 Apgar 评分；③产妇分娩前及分娩中使用麻醉、镇静药物可使新生儿处于抑制状态，造成低 Apgar 评分；④产伤、宫内感染、胎儿失血性休克等均可造成低 Apgar 评分等。

因此，不能将 Apgar 评分作为诊断窒息的唯一指标或将低 Apgar 评分一律视为窒息。近年来，国际上对出生窒息的患儿检测脐动脉血气以增加诊断依据。认为 Apgar 评分敏感性较高而特异性较低，血气指标特异性较高而敏感性较低，两者结合可增加其准确性。还有人提出新生儿窒息的诊断除低 Apgar 评分外，还应加上血气和多脏器损伤等进行综合诊断。

Apgar 评分可评价窒息的严重程度和复苏的效果，但不能指导复苏，因为它不能决定何时应开始复苏，也不能对复苏过程提供决策。评分是出生后 1 分钟后完成，但患儿不能等 1 分钟后再进行复苏。指导复苏靠快速评价新生儿的三项指标：呼吸、心率和皮肤黏膜颜色。

正确、规范化的复苏是降低新生儿窒息死亡率，减少窒息后并发症，改善预后的重要手段。要在我国实施正确、规范化的复苏，关键在于对参与新生儿窒息复苏的医务人员进行培训。2003 年以来，由国家新生儿复苏项目组在全国范围内开展新生儿复苏技术培训，明显降低了我国新生儿窒息的死亡率和伤残率。

（韩彤妍　黄春玲）

第二节　营养性维生素 D 缺乏性佝偻病

营养性维生素 D 缺乏性佝偻病（rickets of vitamin D deficiency），是引起佝偻病最主要的原因，是由于儿童体内维生素 D 不足导致钙和磷代谢紊乱，生长的长骨干骺端生长板和骨基质矿化不全，表现为生长板变宽和长骨的远端周长增大，在腕、踝部扩大及软骨关节处呈串珠样隆起、软化的骨干受重力作用及牵拉出现畸形等。

一、病因

1. 围生期维生素 D 不足　母亲妊娠期维生素 D 营养不足，早产、双胎可使婴儿维生素 D 贮存不足。

2. 日照不足　皮肤经阳光紫外线照射合成是人体所需维生素 D 的重要来源。因紫外线不能通过玻璃窗，户外活动少可导致内源性维生素 D 生成不足。

3. 生长发育过快，需求量大　生长发育速度过快的婴幼儿对维生素 D 的需求量大，易发生维生素 D 缺乏。

4. 摄入不足　人乳和牛乳中维生素 D 含量较少，未及时补充维生素 D 或者不及时添加蛋黄、肝泥等富含维生素 D 的食物，易发生维生素 D 缺乏。

5. 疾病影响　患胃肠道疾病或肝胆疾病影响维生素 D 的吸收。

6. 药物影响　药物如苯妥英钠、苯巴比妥、异烟肼可干扰维生素 D 的合成与代谢，导致维生素 D 缺乏。

二、临床表现

根据病情的发展，在临床上可分为初期、激期、恢复期和后遗症期。

1. 初期（早期）　多见于 6 个月内，特别是 3 个月以下小婴儿。主要表现神经精神症状，多汗、夜惊、夜啼、易激惹。汗多刺激头皮而摇头，经常摩擦枕部，形成枕秃。化验检查血清 25-(OH)D_3 下降，甲状旁腺激素升高，一过性血钙下降，血磷降低，碱性磷酸酶正常或稍高；此期常无骨骼病变，骨骼 X 线可正常，或钙化带稍模糊。

2. 激期（活动期）　在神经精神症状的基础上，出现骨骼的变化。小于 6 月龄，以颅骨改变为主，表现为颅骨软化。7~8 个月时，出现方颅（图 13-3A），头围增大。骨骺端因骨样组织堆积而膨大，肋骨与肋软骨交界处可扪及圆形隆起，如串珠样，称佝偻病串珠。手腕、足

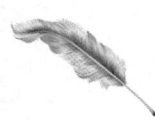

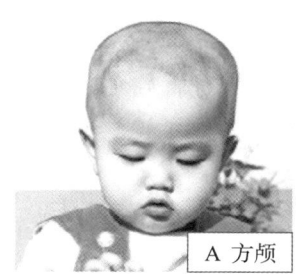 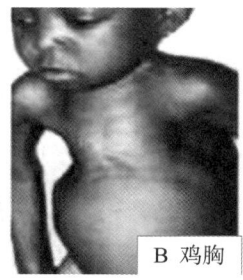 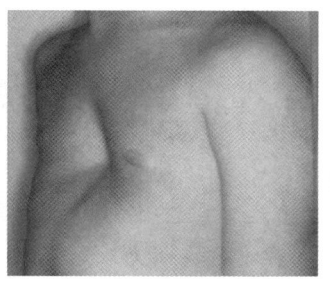 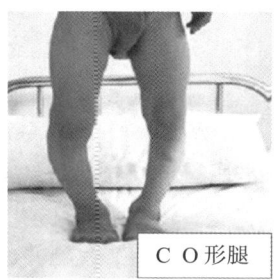

图 13-3　佝偻病骨骼畸形

踝部形成钝圆形环状隆起，称手、足镯。胸骨和邻近的软骨向前突起，形成"鸡胸"（图 13-3B）。膈肌附着处的肋骨受膈肌牵拉而内陷，胸廓的下缘形成一水平凹陷，称作肋膈沟。小儿开始站立与行走后双下肢负重，可出现股骨、胫骨、腓骨弯曲，形成严重膝内翻（O 形）（图 13-3C）或膝外翻（X 形）。因韧带松弛可导致脊柱畸形。全身肌肉松弛，肌张力降低和肌力减弱。

激期血生化除血清钙稍低外，其余指标改变更显著。X 线显示长骨钙化带消失，干骺端呈毛刷样、杯口样改变；骨骺软骨盘增宽；骨质稀疏，骨皮质变薄；可有骨干弯曲或青枝骨折。

佝偻病激期表现：骨骺增厚，干骺端宽大，杯口状、毛刷状改变，骨小梁稀疏，骨化中心出现延迟。

3. 恢复期　初期或激期患儿经治疗后，症状消失，体征逐渐减轻或消失；血钙、磷、碱性磷酸酶、25-(OH)D 和 1,25-(OH)$_2$D 水平逐渐恢复正常；骨 X 线片长骨干骺端临时钙化带重现、增宽、密度增加，骨骺软骨盘变小（<2 mm）。

4. 后遗症期　多见于 2 岁以后的儿童。因婴幼儿期严重佝偻病而遗留不同程度的骨骼畸形。一般无临床症状，血生化检测正常。

三、诊断

诊断依据维生素 D 缺乏的病因、临床表现、血生化及骨骼 X 线检查。应注意早期的神经兴奋性增高的症状无特异性，仅根据临床表现的诊断准确率较低；骨骼的改变可靠；血清 25-(OH)D$_3$ 水平为最可靠的诊断标准。血生化与骨骼 X 线检查为诊断的可靠指标。

四、治疗

目的在于控制活动期，防止骨骼畸形发生。

1. 一般治疗　加强护理，合理饮食，坚持经常晒太阳。
2. 药物治疗

（1）口服维生素 D，每日 50～100 μg（2000～4000 IU），连服 1 个月后，改为 400～800 IU/d。

（2）口服困难时，肌内注射维生素 D，每次 15 万～30 万 IU（3.75～7.5 mg），1 个月后再以 400～800 IU/d 维持。

3. 其他治疗　包括补充钙剂，补充微量营养素，矫形治疗。

五、预防

预防应从围生期开始，以婴幼儿为重点对象并持续到青春期。

1. 保持适当日照　加强户外活动，平均户外活动应在 1～2 小时 / 日，多晒太阳。
2. 维生素 D 补充　母乳喂养或部分母乳喂养婴儿，应从出生数天即开始补充维生素 D 400 IU/d。大年龄及青春期儿童，应维生素 D 强化饮食和维生素 D 制剂补充相结合。

> **"临床医学+X"病例拓展**
>
> 男性患儿，1岁8个月，因"发现下肢弯曲半年"就诊。患儿14个月行走后发现下肢弯曲，睡眠不安，摇头，烦躁、多汗。母乳喂养至1岁6个月。拒绝喝配方奶，辅食进食可，未添加维生素D，大小便正常。
>
> 出生孕周35周，出生体重2300 g。母亲孕期户外活动少，否认孕期感染史或服药史。否认家族性疾病或其他遗传病史。患儿14个月独走，1岁时叫"爸爸、妈妈"。
>
> 查体：T 36.7℃，P 90次/分，R 30次/分，BP 90/60 mmHg，体重12 kg，身长83 cm，头围46.5 cm，神志清，精神好，枕秃明显，头颅外形正常，心肺查体无异常，肋缘轻度外翻，脊柱未见异常，双下肢膝关节内翻呈"O"形腿，手腕、足踝部有钝圆形环状隆起，腹部平软，肝脾肋下未及，无压痛、反跳痛，肠鸣音4次/分，四肢肌张力轻度减低。
>
> 辅助检查：
> （1）血钙2.0 mmol/L（正常值2.1～2.5 mmol/L）。
> （2）血磷1.0 mmol/L（正常值0.85～1.5 mmol/L）。
> （3）碱性磷酸酶560 U/L，血25-羟维生素D 10 ng/dl。
> （4）肝肾功能正常，甲状旁腺素轻度升高，尿常规无异常。
> （5）手腕X线片：桡骨尺骨远端模糊。
> （6）腹部超声：肝、胆、胰、脾未见异常。
>
> 诊断：维生素D缺乏性佝偻病（激期）。
>
> 治疗：
> （1）维生素D口服，2000～4000 IU/d，连服1个月，改为400 IU/d。
> （2）保证足够奶量，奶量不足时，补充钙剂[元素钙100～200 mg/d，钙总需量30～75 mg/(kg·d)]。
> （3）每日户外活动。

（崔蕴璞　韩彤妍）

第三节　急性上呼吸道感染、支气管炎

一、急性上呼吸道感染

急性上呼吸道感染（acute upper respiratory infection，AURI）系由各种病原引起的上呼吸道急性感染，简称上感，又称普通感冒，是小儿最常见的急性呼吸道感染性疾病。根据主要感染部位的不同可诊断为急性鼻炎、急性咽炎、急性扁桃体炎等。该病多呈自限性，但发生率较高，儿童发生率更高，每年6～8次，起病较急。

（一）病因

各种病毒和细菌均可引起急性上呼吸道感染，但70%～80%以上为病毒，鼻病最常见，其次为冠状病毒，呼吸道合胞病毒、副流感病毒等。细菌感染可直接感染或继发于病毒感染之后。肺炎支原体也可引起上呼吸道感染。

婴幼儿时期由于上呼吸道的解剖和免疫特点易患AURI。过度疲劳、着凉或缺乏锻炼、居住环境拥挤、大气污染等因素是该病发生的诱因。

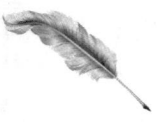

（二）临床表现

临床症状出现于感染后的 10~12 小时，2~3 天达高峰，之后逐渐减轻，持续时间 7~10 天，部分患儿症状可持续到 3 周甚至更长。一般年长儿症状较轻，婴幼儿则较重。该病的症状和体征表现如下：

1. 局部症状　常表现为鼻塞、流涕、打喷嚏、干咳、咽部不适、咽痒、咽痛和咽部烧灼感等。患儿可因耳咽管阻塞出现听力减退，也可有流泪、味觉迟钝、呼吸不畅、咳嗽和少量咳痰等症状。

2. 全身症状　发热、烦躁不安、头痛、全身不适、乏力等。部分患儿有食欲缺乏、呕吐、腹泻、腹痛等消化道症状。腹痛多为脐周阵发性疼痛，无压痛，可能为肠痉挛所致；如腹痛持续存在，多为并发急性肠系膜淋巴结炎。

3. 体征　体格检查可见咽部充血、扁桃体肿大。有时可见下颌和颈部淋巴结肿大。肺部听诊一般正常。肠道病毒感染者可出现腹泻，或者出现皮疹。

（三）并发症

多见于婴幼儿，波及邻近器官或向下蔓延，或继发细菌感染，引起中耳炎、鼻窦炎、扁桃体咽炎、咽后壁脓肿、颈淋巴结炎、喉炎、气管炎、支气管肺炎等。

（四）实验室检查

1. 血常规　多采手指血进行血常规检查。病毒感染时，外周血白细胞总数不高或偏低，中性粒细胞减少，淋巴细胞比例相对增加。细菌感染时，外周血白细胞可增高，中性粒细胞增高。支原体感染时，外周血白细胞计数正常或轻度升高，以中性粒细胞升高为主，C 反应蛋白升高。

2. 病原学检查　普通感冒尤其是初期一般不进行病原学检查。临床工作中，在进行末梢血常规检查时，利用末梢血进行 C 反应蛋白辅助鉴别细菌感染。

（五）诊断及鉴别诊断

普通感冒主要依据临床症状进行诊断，结合血常规特点进行病原学的可能推断。与普通感冒重点需要鉴别的两种疾病如下：

1. 流行性感冒　由流感病毒引起。流感多有明显的流行病史，局部症状较轻，全身症状较重。主要症状为发热，体温可达 39~40℃，多伴头痛、四肢肌肉酸痛和乏力。

2. 变应性鼻炎　又可称为过敏性鼻炎，每年固定时期或成年期发病，无发热及全身不适表现，表现为流清水样鼻涕、打喷嚏、鼻塞、鼻痒，还可伴有眼痒。病程一般超过 2 周。

（六）治疗

普通感冒具有一定自限性，症状较轻，无需药物治疗，症状明显影响日常生活则需服药。药物治疗首选口服途径，避免盲目静脉用药。

1. 一般治疗　适当卧床休息，多饮水、清淡饮食；保持鼻、咽及口腔卫生。

2. 对因治疗　急性上呼吸道感染以病毒感染多见，尚无专门针对普通感冒的特异性抗病毒药物。部分中药制剂有一定的抗病毒疗效。若为流感病毒感染，可用磷酸奥司他韦口服，最佳给药时间是症状出现 48 小时内。明确细菌感染者可选用抗菌药物治疗，明确支原体感染者可选择阿奇霉素治疗。

3. 对症治疗　高热可予对乙酰氨基酚或布洛芬；发生热性惊厥者可予镇静、止惊等处理。

（七）预防

疫苗：导致普通感冒的病毒及血清型众多，且 RNA 病毒变异频繁，迄今尚未研发出普通感冒疫苗。流感病毒疫苗对普通感冒无效。

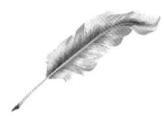

拓展与扩充

1. 由于急性上呼吸道感染是儿科最常见疾病，针对该疾病进行相应的基础医疗设备研发具有很好的社会效益。

2. 患儿多畏惧疼痛，部分患儿拒绝外周血常规检查，影响病原的判断，可以考虑研发能通过无创手段获得血常规基本信息的方法和仪器。

3. 患儿多拒绝口服药物，可以接受无明显刺激的外用药物，目前临床中使用的外用退热贴效果一般，还有能透皮发挥作用的止喘药物。需要开发更好的无创无刺激给药方式和装置，或者便于让患儿口服药物的设备或仪器，对患儿有非常大的益处。

4. 家长多要求获得更多的病原学证据，为准确决定是否服用抗菌药物。除血常规外，希望能有更多的快速无创检测病原学尤其是病毒学的仪器和设备。

"临床医学+X"病例拓展

男性患儿，2岁，冬季发病。发热、流涕2天。

患儿于2天前受凉后出现发热，体温最高可达38.9℃，口服退热药物后可降至正常，但可复升，每日发热4～5次，伴有清水样鼻涕，无咳嗽、无腹泻、无腹痛、无排尿时哭闹、无惊厥。发病来精神一般，食欲差，小便量少，大便次数正常，略稀。

主要体格检查：精神状态一般，热病面容，无脱水征，咽部充血，双侧扁桃体Ⅰ度肿大，双肺呼吸音稍粗，未闻及干、湿啰音，心音有力，节律齐，腹部查体无异常。

外周血常规提示：白细胞总数 5.2×10^9/L、淋巴细胞百分数57%、中性粒细胞百分数37%，快速C反应蛋白＜5 mg/L。

诊断及诊断依据：

根据患儿为幼儿，冬季发病，急性病程，受凉后出现，以发热及流涕为主要表现，无明显咳嗽，查体发现咽充血，肺部未闻及干、湿啰音，初步考虑为急性上呼吸道感染，结合季节、年龄及外周血常规特点，考虑病毒感染可能性大。

治疗：以退热等治疗为主，口服药物治疗。

二、急性支气管炎

急性支气管炎（acute bronchitis）是指由于各种致病原引起的支气管黏膜发生炎症，由于气管常同时受累，故称为急性气管支气管炎（acute tracheobronchitis）。常继发于上呼吸道感染或为急性传染病的一种表现。本病是儿童时期常见的呼吸道疾病，婴幼儿多见。

（一）病因

主要为病原感染所致，病原为病毒、肺炎支原体或细菌，或为其混合感染，能引起上呼吸道感染的病原体都可引起支气管炎，病毒感染中以流感、副流感病毒、腺病毒以及呼吸道合胞病毒等占多数，肺炎支原体亦不少见，在病毒感染的基础上，致病性细菌可引起继发感染。

环境污染、空气污浊或经常接触有毒气体亦可刺激支气管黏膜引发炎症。免疫功能低下、特异性体质、营养障碍、佝偻病和支气管局部结构异常等均为危险因素。

（二）临床表现

大多先有上呼吸道感染症状，之后以咳嗽为主要症状，开始为干咳，以后有痰，咳嗽一般延续7～10天，有时可达2～3周，或反复发作，可有喘息表现。婴幼儿症状较重，除呼吸道

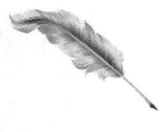

症状外，常有发热、呕吐及腹泻等，年长儿可诉头痛及胸痛。特征性体征为双肺呼吸音粗糙，可有不固定的散在的干啰音和粗、中湿啰音，伴有喘息的患儿可闻及喘鸣音。

症状多于 3 周内缓解，如果咳嗽持续存在，应怀疑有继发感染，如肺炎、肺不张或可能存在尚未发现的其他慢性疾病。

（三）辅助检查

1. 血常规　病毒感染者白细胞计数正常或偏低，中性粒细胞减少，淋巴细胞计数相对增高；细菌感染者白细胞计数可增高，中性粒细胞百分数升高。肺炎支原体感染者可以外周血白细胞计数不高，以中性粒细胞升高为主，CRP 轻度升高。

2. 病原学检测　病毒分离和血清学检查可明确病原，近年来免疫荧光、免疫酶及分子生物学技术可做出早期诊断；在使用抗菌药物前行咽拭子培养可发现致病菌。CRP 升高有助于鉴别细菌感染。

3. 胸部 X 线检查　可显示为正常，或两肺纹理增多、增粗，肺门阴影增多。

（四）诊断

主要依据临床症状和体征进行诊断，除非为鉴别是否合并肺炎或肺不张，一般不需要进行胸部 X 线检查。

（五）治疗

以针对病因治疗为主，辅助对症治疗，并注意休息、适当补充水、避免继发细菌感染等。药物治疗首选口服。

1. 一般治疗　基本同急性上呼吸道感染。注意休息、保持良好的周围环境，经常变换体位，多饮水和补充大量维生素 C 等。

2. 对因治疗　由于病原体多为病毒，一般不采用抗生素。怀疑有细菌感染者则根据可能感染细菌选择合适的抗菌药物，如有支原体感染证据，则给予大环内酯类抗生素，如阿奇霉素。

3. 对症治疗　高热可予对乙酰氨基酚或布洛芬，亦可采用物理降温。应使痰易于咳出，如果咳嗽并不剧烈，一般不用镇咳药物，可以口服或雾化吸入祛痰药物。喘憋严重的患儿应及时就诊，根据情况选用吸入糖皮质激素、支气管舒张剂等治疗。

> **"临床医学+X"病例拓展**
>
> 女性患儿，1 岁，冬季发病。发热、咳嗽 3 天。
>
> 患儿于 3 天前接触感冒患者后出现发热，体温最高可达 38.5℃，口服退热药物后可降至正常，但可复升，每日发热 3~4 次，伴有咳嗽，有痰，咳嗽影响睡眠，伴有流涕，为清水样鼻涕，伴有鼻塞，不伴腹泻、排尿时哭闹、惊厥等，自行服用头孢类抗菌素，效果欠佳。发病来，精神一般，食欲差，饮水量尚可，大小便正常。
>
> 主要体格检查：精神状态一般，无脱水征，咽部充血，双侧扁桃体 I 度肿大，双肺呼吸音粗，可闻及粗湿啰音，心腹查体未见异常。
>
> 外周血常规提示：白细胞总数 7.9×10^9/L、淋巴细胞百分数 58%，中性粒细胞百分数 33%，快速 C 反应蛋白 <5 mg/L。X 线片提示双肺纹理增粗。
>
> 诊断及诊断依据：
>
> 根据患儿为幼儿，冬季发病，急性病程，接触感冒患者后出现上感症状，经过对症治疗，症状持续 3 天未见缓解，以咳嗽为主要表现，查体发现肺部可闻及粗湿啰音，初步考虑为急性支气管炎，结合季节、年龄及外周血常规特点，考虑病毒感染可能性大。

治疗：以退热、祛痰等对症治疗为主，口服药物治疗。检测患儿发热情况，如发热持续5天以上不退，需要再次就诊，如果出现其余症状，需要进行必要的鉴别诊断，需要考虑是否进展为肺炎。

（邢 燕 韩彤妍）

第四节 腹泻病

腹泻病也称婴幼儿腹泻（infantile diarrhea），是一种由多病原、多因素引起的以大便次数增多和大便性状改变为特点的消化道综合征。6个月~2岁婴幼儿发病率高。

主要与下列易感因素有关。

1. 消化系统发育尚未成熟，胃酸和消化酶分泌少，酶活力偏低。
2. 生长发育快，所需营养物质相对较多，胃肠道负担重。
3. 机体及肠黏膜免疫功能不完善。
4. 肠道菌群失调　尚未建立正常肠道菌群，或应用广谱抗生素可使肠道正常菌群失衡。
5. 人工喂养　缺乏母乳中免疫活性物质的保护作用，人工喂养的食物和食具易受污染。

一、病因

1. 感染因素　肠道内感染可由病毒、细菌、真菌、寄生虫引起。肠道外感染，如中耳炎、上呼吸道感染、肺炎时，由于发热、感染原释放的毒素而并发腹泻。
2. 非感染因素

（1）饮食因素：①喂养不当：因饮食量不当，突然改变食物品种；过早添加辅食。②过敏性腹泻。③双糖酶缺乏或活性降低。

（2）气候因素：气候突然变化、腹部受凉，使肠蠕动增加；天气过热，消化液分泌减少诱发消化功能紊乱。

二、临床表现

病程在2周以内的腹泻为急性腹泻，病程2周至2个月为迁延性腹泻，慢性腹泻的病程为2个月以上。

1. 腹泻的共同临床表现

（1）轻型：由饮食因素及肠道外感染引起。以胃肠道症状为主，无脱水及全身中毒症状。

（2）重型：由肠道内感染引起。除有较重的胃肠道症状外，还伴脱水、电解质紊乱和全身感染中毒症状。可导致不同程度的脱水，出现眼窝、囟门凹陷，尿少、泪少，皮肤黏膜干燥、弹性下降（图13-4），甚至血容量不足引起末梢循环不良。常出现代谢性酸中毒、低钾血症。可出现精神不振、肌张力降低、腱反射减弱、腹胀、心律失常等。

2. 常见类型肠炎的临床特点

（1）轮状病毒肠炎：是婴儿腹泻最常见的病原。多见于6个月~2岁婴幼儿，秋冬季节发病，病初呕吐，随后出现腹泻，大便呈黄色水样或蛋花汤样，无腥臭味，次数多。易出现脱水、酸中毒及电解质紊乱，伴发热和上呼吸道症状。轮

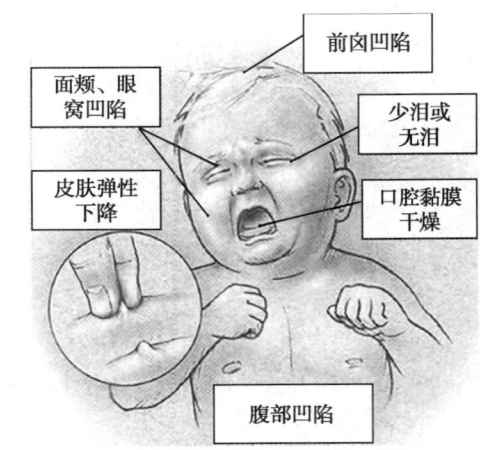

图13-4　婴幼儿脱水临床表现

状病毒亦可侵犯神经、呼吸、心脏等多系统。为自限性疾病，病程为3~8天。粪便显微镜检查偶有少量白细胞，检测粪便中病毒抗原可确诊。

（2）致病性大肠埃希菌肠炎：多见于2岁以下婴幼儿，夏季多发。起病较缓，大便呈黄色蛋花样，有腥臭味和较多黏液；常伴呕吐，多无发热和全身症状。大便镜检有少量白细胞，细菌培养可明确诊断。

（3）侵袭性细菌（包括侵袭性大肠埃希菌、空肠弯曲菌、耶尔森菌等）引起的肠炎：夏季多见，急性起病，腹泻频繁，大便呈黏液状带脓血，腥臭味。常伴恶心、呕吐、腹痛和里急后重，高热，全身中毒症状重，甚至休克。大便镜检有大量白细胞及数量不等的红细胞。粪便细菌培养明确致病菌。

（4）抗生素相关性腹泻

1）假膜性小肠结肠炎：由难辨梭状芽胞杆菌引起，有抗生素应用史。轻症大便每日数次，停用抗生素后很快痊愈。重症频泻，可有肠黏膜坏死所致假膜排出，可伴有腹痛、腹胀和全身中毒症状，甚至发生休克。对可疑病例可行结肠镜检查。大便厌氧菌培养、难辨梭菌毒素检测可协助确诊。

2）真菌性肠炎：多为白色念珠菌所致，见于营养不良儿或有长期应用广谱抗生素史，<2岁婴幼儿多见。常伴鹅口疮。大便次数增多，黄色稀便，泡沫较多，带黏液，有时可见豆腐渣样物质。大便镜检有真菌孢子和菌丝，便真菌培养确诊。

三、诊断和鉴别诊断

根据临床表现和大便性状做出临床诊断。然后判断有无脱水、电解质紊乱和酸碱失衡。从临床诊断和治疗需要考虑，可根据大便常规有无白细胞将腹泻分为两组：

1. 大便无或偶见少量白细胞　非侵袭性细菌引起的腹泻，多为水泻，有时伴脱水症状。应注意除外下列情况："生理性腹泻"：多见于6个月以内婴儿，外观虚胖，常有湿疹，生后不久即出现腹泻，除大便次数增多外，无其他症状，食欲好，不影响生长发育。

2. 大便有较多的白细胞　常由各种侵袭性细菌感染所致，应进行大便细菌培养。

四、治疗

治疗原则：调整饮食，预防和纠正脱水，合理用药，加强护理，预防并发症。

1. 饮食疗法　继续饮食，满足生理需要，补充疾病消耗。尽快恢复母乳，喂食与患儿年龄相适应的易消化饮食。病毒性肠炎有继发性乳糖酶缺乏，可选择去乳糖配方粉，缩短病程。

2. 纠正水、电解质紊乱及酸碱失衡

（1）轻中度脱水可考虑口服补液盐：ORS一般适用于轻度或中度脱水无严重呕吐者，轻度脱水50 ml/kg、中度脱水75 ml/kg，在4小时内用完；继续补充量，一般每次大便后给10 ml/kg。

（2）补充累积损失量：根据脱水程度及性质补充：轻度脱水30~50 ml/kg（体重）；中度为50~100 ml/kg；重度为100~120 ml/kg。低渗性脱水补2/3张含钠液；等渗性脱水补1/2张含钠液；高渗性脱水补1/5~1/3张含钠液，如判断脱水性质有困难，先按等渗性脱水处理。

补液的速度原则上应先快后慢。对伴有循环不良和休克的重度脱水患儿，开始应快速输入等张含钠液（生理盐水或2:1等张液），按20 ml/kg于30分钟~1小时输入。其余累计损失量常在8~12小时内完成。排尿后应及时补钾。重度脱水时静脉补液见图13-5。

（3）补充生理需要量：正常生理需要量按60~80 ml/kg计算。

（4）补充继续丢失量：根据实际损失量补充，一般按10~40 ml/kg计算。

3. 补钙、补镁治疗

（1）补钙：补液过程中如出现惊厥、手足搐搦，10%葡萄糖酸钙每次1~2 ml/kg，最大

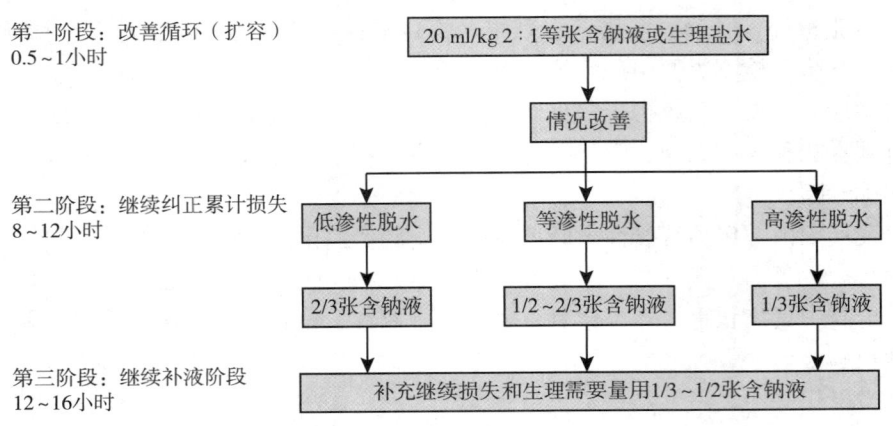

图 13-5　重度脱水时的液体治疗

≤10 ml，等量稀释后缓慢静推。

（2）补镁：补钙后手足搐搦反而加重时要考虑低镁血症，用 25% 硫酸镁，每次 0.1～0.2 ml/kg，深部肌内注射，每日 2～3 次。

4. 药物治疗

（1）控制感染

1）水样便腹泻（约占 70%）：多为病毒及非侵袭性细菌所致，一般不用抗生素。如伴有明显中毒症状，尤其是对重症患儿、新生儿、小婴儿可选用抗生素治疗。

2）黏液脓血便（约占 30%）：多为侵袭性细菌感染，经验性选用抗菌药物，根据大便细菌培养和药物敏感试验结果进行调整。

（2）肠道微生态疗法：有助于恢复肠道正常菌群的生态平衡，抑制病原菌定植和侵袭。

（3）肠黏膜保护剂：吸附病原体和毒素，增强肠道屏障功能，阻止病原微生物的攻击，如蒙脱石散。

（4）抗分泌治疗：脑啡肽酶抑制剂消旋卡多曲可以通过加强内源性脑啡肽来抑制肠道水、电解质的分泌。

（5）补锌治疗：急性腹泻患儿，应每日给予元素锌 20 mg（>6 个月），10 mg（<6 个月），疗程 10～14 天。

五、预防

1. 合理喂养，提倡母乳喂养。
2. 生理性腹泻应避免不适当的药物治疗。
3. 养成良好的卫生习惯，注意乳品的保存和奶具、食具等的定期消毒。
4. 感染性腹泻应积极治疗，做好消毒隔离工作，防止交叉感染。
5. 避免长期滥用广谱抗生素，可加用微生态制剂。
6. 预防轮状病毒肠炎，接种疫苗为理想的预防方法。

"临床医学+X"病例拓展

女性患儿，10 个月，腹泻 4 天，加重 2 天，发热 1 天。

4 天前出现腹泻，每天 4～5 次，黄色稀便，伴吐奶。2 天前腹泻加重，每天 10 余次，口服药物无好转。1 天前发热，体温最高 40℃，伴无尿、哭时泪少，急诊收入院。

既往：配方奶喂养。

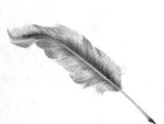

查体：T 36.5℃，P 180次/分，R 40次/分，BP 97/60 mmHg，体重9 kg，精神差。皮肤弹性可，前囟凹陷。眼窝凹陷，口唇缨红，口腔黏膜干燥，呼吸深大，听诊双侧呼吸音粗，未及闻啰音。心率180次/分，律齐，未闻及杂音。四肢厥冷，CRT 4 s。

辅助检查：

（1）血常规 WBC 9.2×10^9/L，CRP<1 mg/L，N 60.3%。

（2）便常规：黄色稀便；粪便轮状病毒检测阳性。

（3）血气：pH 7.14，BE-12.1 mmol/L。

（4）血生化：钠135.7 mmol/L，钾3.0 mmol/L。

入院诊断：婴幼儿腹泻合并重度脱水、代谢性酸中毒、低钾血症、轮状病毒肠炎。

治疗：

（1）重度脱水伴末梢循环差：给予20 ml/kg 2∶1等张含钠液扩容，后续给予80 ml/kg 3∶2∶1液补充累积损失量，见尿补钾，给予继续损失及生理维持量。

（2）针对腹泻：给予蒙脱石散、益生菌口服，口服锌制剂。

（3）饮食调整：短暂更换免乳糖配方奶粉，给予适合年龄的相应饮食。

（4）治疗结局：患儿好转，出院。

（张　娟　韩彤妍）

第五节　过敏性紫癜

过敏性紫癜（anaphylactoid purpura），即IgA血管炎（IgA vasculitis，IgAV），是儿童最常见的血管炎，以小血管炎为主要病变。多发生于3~15岁的儿童，其中4~6岁的年龄组发病率最高。男孩多于女孩，男女比为1.2∶1~1.8∶1。一年四季均有发病，主要发生于秋、冬和春季。

一、病因

病因尚未明确，发病诱因可能与食物、药物、微生物、疫苗接种等有关。

二、发病机制

本病特征性表现为白细胞分裂性血管炎，伴组织内IgA免疫复合物沉积，属于IgA沉积相关的免疫介导性血管炎。病因仍不明确，故最新的血管炎分类标准中已将本病更名为IgA相关血管炎。

三、病理

以毛细血管炎为主。免疫荧光显示IgA、补体C3和纤维蛋白在受累血管壁内沉积。病变常累及皮肤、肾、关节及胃肠道等。病变组织的荧光显微镜下可见以IgA为主的免疫复合物沉积。肾炎的轻者为轻度系膜增生、微小病变、局灶性肾炎，重者为弥漫增殖性肾炎伴新月体形成。

四、临床表现

急性起病，皮肤紫癜为主，部分以腹痛、关节炎或肾的症状首先出现。发病1~3周前常有上呼吸道感染史。

1. **皮肤紫癜**　反复分批出现，多见于四肢及臀部，对称分布，伸侧为主。紫癜多在4~6周后消退，也可间隔数周或数月后复发。

2. 胃肠道症状　以阵发性剧烈腹痛为主，常位于脐周或下腹部。极少数合并肠套叠、肠梗阻等。血管炎引起的肠壁水肿、出血、坏死或穿孔是产生肠道症状及严重并发症的主要原因。

3. 关节症状　膝、踝、肘、腕等大关节出现肿痛，活动受限。关节腔有积液，一般无出血。

4. 肾的症状　可有血尿、蛋白尿和管型尿。与肾外症状的严重程度无相关性。

五、辅助检查

1. 周围血象　白细胞正常或增加，中性粒细胞和嗜酸性粒细胞可增高，无贫血。血小板计数正常或升高，出血和凝血时间正常，血块退缩试验正常，部分患儿毛细血管脆性试验阳性。

2. 尿常规　可有红细胞、蛋白质、管型。

3. 大便隐血试验　可阳性。

4. 红细胞沉降率轻度增快，血清 IgA 升高，IgG 和 IgM 正常；抗核抗体及类风湿因子阴性。

六、诊断和鉴别诊断

典型病例诊断不难，具备典型皮疹紫癜伴有以下四项之一者可确诊：弥漫性腹痛、关节炎或关节痛、任何部位活检显示 IgA 免疫复合物沉积、肾损伤。临床表现不典型时需与免疫性血小板减少性紫癜、风湿性关节炎和外科急腹症等鉴别。

七、治疗

多为自限性，无特殊治疗。

1. 一般治疗　卧床休息，有感染者控制感染。

2. 糖皮质激素　出现消化道出血、血管性水肿、严重关节炎等，可用激素治疗，症状缓解后即停用。

3. 抗凝治疗

（1）抗血小板聚集和血栓形成的药物：阿司匹林、双嘧达莫。

（2）肝素：如伴明显高凝状态，可予低分子肝素治疗，同时监测凝血功能。

八、预后

本病预后良好，病程为 1～3 个月，少数可长达数月或数年。远期预后取决于肾病变。

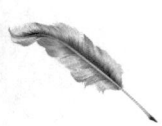

"临床医学 +X" 病例拓展

男性患儿，8 岁。双下肢皮疹 3 天，皮疹加重伴右膝关节肿痛 1 天。

3 天前出现双下肢皮疹，皮疹突出皮面，压之不褪色，1 天来皮疹加重，部分融合成片，伴右侧膝关节肿痛。发病后无发热、无吐泻、无咳嗽喘息；无腹痛、腹泻等不适症状。发病 1～3 周前有咽痛病史。

既往：体健，生长发育正常，按计划免疫接种。否认食物、药物过敏史。

查体：T 36.7℃，P 84 次/分，R 20 次/分，BP 105/60 mmHg。神志清楚，口唇红润。双下肢、上肢、臀部皮肤可见散在高出皮面、压之不褪色的皮肤紫癜，部分融合成片，以双下肢为重，伸侧为主。口腔黏膜光滑，咽不红，双侧扁桃体无肿大，呼吸节律规整，双肺呼吸音清，未闻及干、湿啰音。心率 84 次/分，心律齐，心脏各瓣膜区未闻及杂音。腹平软，脐周轻压痛，无肌紧张及反跳痛；肝脾未触及。右下肢膝关节、踝关节皮肤稍肿胀，压痛明显，局部皮温无明显升高，浮髌试验阴性。

辅助检查：

（1）血常规 WBC 11.02×10^9/L，中性粒细胞70.0%，淋巴细胞15%，嗜酸细胞5%，HGB 122 g/L，PLT 164×10^9/L。

（2）便常规：便潜血阳性。

（3）尿常规：尿蛋白（+），余正常。

（4）凝血功能：均正常。

入院诊断：过敏性紫癜。

入院治疗：支持对症治疗、预防并发症发生。

（1）支持及对症治疗：有腹痛，便潜血阳性，予低敏少渣饮食，保证液体入量，必要时静脉补液；下肢关节疼痛，予卧床休息和抬高受累肢体。记录血压、尿量、饮食量；监测精神状态、腹痛和腹部情况、大便情况、关节肿痛情况等；监测尿常规、电解质、肝肾功能等。

（2）并发症的风险评估和治疗：主要评估胃肠道和肾累及情况。

治疗及结局：住院观察治疗7天，皮肤紫癜、关节肿痛明显好转，监测尿常规仅持续尿蛋白（+），肾功能正常；腹部症状体征消失。出院后定期随访监测尿常规、肾功能。

拓展与扩充

过敏性紫癜临床表现四联征

1. 既往无血小板减少也无凝血功能障碍、出现可触性紫癜。
2. 关节炎/关节痛。
3. 腹痛。
4. 肾损伤。

本病易复发，出院后需要动态的门诊监测随访。专病的App管理软件可便于病人管理和提高其依从性，根据规范化的定期监测流程进行门诊的诊疗管理，提高规律随访的依从性，同时获得标准化的医疗病例数据便于大样本的临床资料汇总分析。

（常艳美　韩彤妍）

第六节　儿童贫血概述

贫血指外周血单位容积内红细胞数或血红蛋白量低于正常。不同年龄小儿的红细胞数和血红蛋白量随年龄不同而有差异。根据世界卫生组织的资料，6~59个月小儿血红蛋白低限值为110 g/L，5~11岁为115 g/L，12~14岁为120 g/L，低于此值为贫血。

一、贫血的分类

1. 按程度分类　根据外周血血红蛋白含量分为4度：①血红蛋白从正常下限到110 g/L为轻度；②~90 g/L为中度；③~60 g/L为重度；④~30 g/L为极重度。

2. 按病因分类　分为红细胞或血红蛋白生成不足、溶血性和失血性3类。

3. 按形态分类 分为大细胞性、正细胞性、单纯小细胞性和小细胞低色素性4类。

（一）临床表现

贫血的临床表现与病因，程度轻重、发生急慢和年龄等因素有关。

1. 一般表现 皮肤、黏膜苍白为突出表现。
2. 造血器官反应 婴幼儿期骨髓几乎全是红髓，当造血需要增加时，往往骨髓外造血器官和组织呈增生性反应，出现肝脾和淋巴结不同程度增大。
3. 各系统症状

（1）循环和呼吸系统：贫血时，由于组织缺氧可出现一系列代偿功能改变，体格检查可发现心率加快，脉搏加强。到重度贫血代偿功能失调时，出现心脏扩大，心前区收缩期杂音，甚至发生充血性心力衰竭。

（2）消化系统：胃肠蠕动及消化酶的分泌功能均受到影响，出现食欲减退、恶心、腹胀或便秘等。偶有舌炎，舌乳头萎缩等。

（3）神经系统：常表现精神不振、注意力不集中，性情易激动等，脑组织严重缺氧可出现昏厥。年长儿可有头痛、昏眩、眼前有黑点或耳鸣等。

（二）防治原则

1. 去除病因 是治疗贫血的关键。
2. 一般疗法 适当护理，预防感染，合理饮食。
3. 药物疗法 治疗贫血的药物主要有铁剂、维生素B_{12}、叶酸等。铁剂仅适用于治疗缺铁性贫血，维生素B_{12}和叶酸适用于营养性巨幼红细胞性贫血。肾上腺皮质激素可用于治疗自身免疫性溶血性贫血和再生障碍性性贫血。
4. 输血疗法 重度贫血或因贫血而引起心功能不全，输血是抢救措施。长期慢性贫血者，若代偿功能良好，可不必输血，必需输血时要注意输血量和速度。
5. 造血干细胞移植 是目前根治严重遗传性溶血性贫血、再生障碍性贫血和白血病的有效方法。
6. 并发症处理 婴幼儿贫血易合并急慢性感染、营养不良、消化紊乱等，应分别给予积极处理。

二、营养性缺铁性贫血

营养性缺铁性贫血是小儿贫血中最常见的一种类型，临床特征是小细胞低色素贫血、血清铁蛋白减少、铁剂治疗有效，以婴幼儿的发病率最高。

（一）病因与发病机制

1. 铁在体内的代谢 正常人体内铁的含量为35~60 mg/kg。其中65%~70%存在于循环红细胞的血红蛋白内，25%~30%为贮存铁，以铁蛋白及含铁血黄素的形式存在于网状内皮系统（肝、脾、骨髓等）中。人体需要的铁来源于食物和衰老红细胞破坏后释放的铁。铁的吸收主要在十二指肠及空肠上段进行。由衰老红细胞破坏后放出的血红蛋白及其他铁蛋白分解代谢释放出来的铁又可有效地用来重新合成血红蛋白和铁化合物。小儿时期由于不断生长发育，故每日需自饮食中补充的铁量较成人多，需6~16 mg/d。
2. 缺铁与贫血 铁是合成血红蛋白的原料。当体内缺铁或铁的利用发生障碍时，血红素的合成不足，使血红蛋白合成减少，形成小细胞低色素性贫血。
3. 缺铁的原因 以下原因可单独或同时存在：

（1）体内贮铁不足：母患严重缺铁性贫血、早产或双胎致婴儿出生体重过低，以及从胎儿循环中失血，都是造成新生儿贮铁减少的原因。

（2）铁的摄入量不足：饮食中铁的供给不足为导致缺铁性贫血的重要原因。人奶和牛奶含

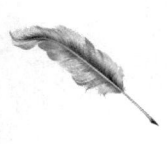

铁量均低，不够婴儿所需。

（3）生长发育因素：随体重增长血容量相应增加，生长速度越快，铁的需要量相对越大，越易发生缺铁。

（4）铁的丢失或消耗过多：肠道慢性失血、长期反复患感染性疾病，可因消耗增多而引起贫血。

（二）实验室检查

1. 外周血象　小细胞低色素性贫血，血涂片红细胞大小不等，以小红细胞为主，中空浅染。网织红细胞正常或轻度减少，白细胞和血小板多正常。

2. 铁代谢的检查　血清铁蛋白<15 μg/L，血清铁<10.7 μmol/L，红细胞游离原卟啉>0.9 μmol/L，总铁结合力>62.7 μmol/L，转铁蛋白饱和度<15%。

3. 骨髓象和铁染色　不作为常规诊断手段。骨髓增生活跃，呈"老核幼浆"。骨髓细胞外铁减少或消失、铁粒幼细胞<15%。

（三）临床表现

任何年龄均可发病，以6个月至2岁最多见。发病缓慢，不少患儿因其他疾病就诊时才被发现患有本病。

1. 一般表现　皮肤、黏膜苍白或苍黄。易感疲乏无力，易烦躁哭闹或精神不振，不爱活动，食欲减退。年长儿可诉头晕、眼前发黑、耳鸣等。

2. 髓外造血器官表现　由于骨髓外造血反应，肝、脾、淋巴结常轻度肿大。年龄越小，病程越久，贫血越重，则肝脾大越明显。

3. 非造血系统症状和体征　可出现反甲、舌乳头萎缩、食欲低下、异食癖等，时有呕吐或腹泻。呼吸、脉率加快，心前区往往可听到收缩期杂音。贫血严重者可有心脏扩大，并发心功能不全。

（四）诊断

根据临床表现结合发病年龄、喂养史及血象特点可做出诊断。铁代谢的生化检查有确诊意义。如临床表现不典型时可试用铁剂治疗，如有治疗反应，则有助于诊断。必要时可做骨髓检查。诊断明确后还应进一步找出发病原因，以便对因治疗。

地中海贫血、维生素B_6缺乏所致的贫血、遗传性小细胞性贫血、铁粒幼细胞贫血、铅中毒等也表现为小细胞低色素性贫血，可根据各病的特点加以鉴别。

（五）治疗

主要原则是去除病因和补充铁剂。

1. 一般疗法　加强护理，预防各种传染性疾病。保证充足睡眠，合理的饮食。

2. 病因治疗　纠正不合理的饮食习惯，治疗慢性失血性疾病。

3. 铁剂治疗　铁剂是治疗缺铁性贫血的特效药，一般采用口服给药，每日元素铁4~6 mg/kg，分3次口服。补充铁剂12~24小时后，烦躁等精神症状减轻，食欲增加。网织红细胞于服药2~3天后开始上升，5~7日达高峰，2~3周后下降至正常。治疗1~2周后血红蛋白逐渐上升，通常于治疗3~4周达到正常。如治疗反应满意，血红蛋白恢复正常后应继续服用铁剂6~8周，以增加铁储备。

4. 输红细胞　一般不需要输注红细胞，输血的适应证是严重贫血、合并感染、急需外科手术者。

（六）预防

做好卫生宣教，使全社会认识到本病对小儿的危害性。具体包括对小儿出生后的合理喂养，及时添加含铁较多的辅助食品，早防早治消化、营养紊乱及感染性疾病，对早产儿及双胎儿早期给予铁剂，对疾病恢复期患儿注意营养素的供给等。

"临床医学+X"病例拓展

男性患儿，1岁2个月，主因"发现皮肤苍白2个月"入院。

现病史：2个月前家长发现患儿面色苍白，神萎消瘦，未予诊治，近1个月来嗜睡，纳差，面色苍白有所加重，活动较前减少。起病以来精神稍差，无呕血便血、无鼻衄、无皮肤黏膜出血，无黄疸，大小便色泽正常。

既往史：足月顺产，生后母乳喂养，半岁后增加少量面粉类食物，1岁后仅以母乳喂养。

家族史：父母体健，饮食无特殊偏好。

查体：呼吸40次/分，心率120次/分，体重6.4 kg，发育营养较差，结膜、甲床明显苍白，皮肤弹性较差，浅表淋巴结不大，烦躁，前囟1.5 cm×1.5 cm，双肺呼吸音粗，心尖部2/6级收缩期杂音，肝肋下3 cm，脾未及，生理反射可引出，病理反射（-）。

辅助检查：血常规：WBC $7.2×10^9$/L，Sl 0.01，Sg 0.29，L 0.66，M 0.04，Ret 1.49%。RBC $1.90×10^{12}$/L，Hb 7.2 g/L，MCV 74.1 fL，MCH 25.3 pg，MCHC 28.4%，PLT $175×10^9$/L。

初步诊断：小细胞低色素贫血，中度（营养性缺铁性贫血？）

诊断思路：

（1）初步诊断依据：喂养史，临床表现，血象。

（2）确诊：铁代谢的生化检查。

（3）必要时选择：骨髓细胞学。

（4）证实诊断：铁剂治疗有效。

（5）鉴别诊断：地中海贫血，血红蛋白病，维生素B_6缺乏，铁粒幼细胞贫血等。

治疗：

（1）加强护理，改善营养，去除病因。

（2）铁剂治疗：口服元素铁4~6 mg/kg，分次服用，血红蛋白恢复正常后巩固2个月。

（汤亚南　韩彤妍）

第七节　先天性心脏病

先天性心脏病（congenital heart disease，CHD）是胚胎期心脏及大血管发育异常所致的先天性畸形，是儿童最常见的心脏病，发病率在活产新生儿中为6‰~10‰，可能与遗传、母体及环境因素有关。

目前最常用的先心病分类方法，是根据心脏畸形是否造成体循环与肺循环之间的分流，分为三类：①左向右分流型（left to right shunt）：指在心房、心室及大动脉之间存在异常沟通，如房间隔缺损、室间隔缺损、动脉导管未闭、主动脉窦瘤破裂等，是最常见的先心病类型。早期，由于体循环（左心系统）压力高于肺循环（右心系统），血液由左向右分流；发展至晚期，肺动脉压力持续升高或呈不可逆改变，血液变为由右向左分流。②右向左分流型（right to left shunt，紫绀型）：由于心脏解剖结构异常，大量右心系统静脉血进入左心系统，患儿出现持续性发绀，如法洛四联症、完全性肺静脉异位连接、完全性大动脉转位等。③无分流型（无发绀型）：体循环和肺循环之间无分流，患儿一般无发绀，如主动脉缩窄、先天性主动脉瓣狭窄、先天性二尖瓣狭窄等。

所有的先天性心脏病根据相应的临床表现，或在心脏听诊时发现有典型的器质性杂音怀疑

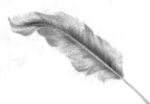

先天性心脏病时，通过超声心动图检查可明确诊断。超声心动图是最基本、也是最重要的先心病诊断手段。还有其他影像学检查方法，如 CT、核磁共振扫描（MRI），对于病情相对复杂（如肺动脉高压）的患儿，可能需要心导管检查，或者心血管造影等。

先天性心脏病的治疗分为内科治疗和外科治疗。针对先天性心脏病的不同类型，内科药物治疗略有不同，但总原则是在等待部分心脏结构异常自然愈合的过程中，维持相对良好的心功能，进行对症治疗。外科治疗是针对需要进行矫治的病例，进行根治性手术彻底矫治先天性畸形，或者患儿的身体条件无法安全地接受根治手术，可以先接受姑息手术，使血流动力学状况得到部分改善，从而获得长期生存，或为进一步手术争取时间。近些年，先心病的介入治疗占据重要地位，我国每年实施约 3 万余例，治疗总成功率达 98%～99%。当前的先心病介入治疗大致分为三类：①利用各种封堵装置（包括专用封堵器、弹簧圈等）闭合心血管系统内的异常缺损或管道，如房间隔缺损、室间隔缺损、动脉导管未闭等。②以球囊扩张的方法解除瓣膜及血管的狭窄，消除梗阻，如肺动脉瓣狭窄、主动脉缩窄、主动脉瓣狭窄等。③球囊扩张的另一个拓展应用是房间隔造口，亦即在原本完整的房间隔上制造缺损，以人为地创造分流，从而达到平衡左、右心压力的目的。在临床实践中，根据先心病类型和具体的解剖特性选择最适当的治疗方法，才能使患儿获得最大的收益。

一、房间隔缺损

发生于心房间隔的缺损即为房间隔缺损（atrial septal defect，ASD），约占先天性心脏病发病总数的 10%，是小儿常见的先天性心脏病（图 13-6）。根据缺损发生的部位，房间隔缺损分为原发孔房缺和继发孔房缺；其中，前者毗邻三尖瓣（确切地说，是毗邻房室瓣），多合并二、三尖瓣叶裂及（或）室间隔缺损，相对少见，现被归入房室间隔缺损（又名"心内膜垫缺损"）的范畴。继发孔房缺又可分为中央型（卵圆孔型）、上腔静脉型（冠状窦型）、下腔静脉型、冠状静脉窦型和混合型。

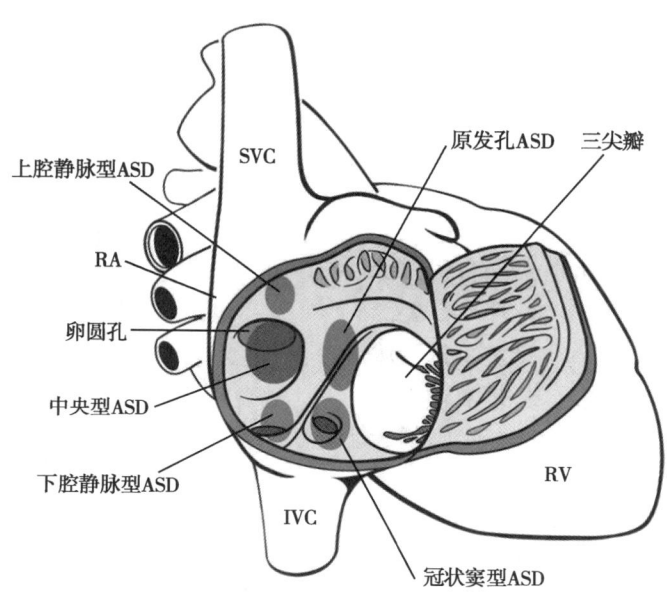

注：RA：右心房；RV：右心室；SVC：上腔静脉；IVC：下腔静脉

图 13-6 房间隔缺损发生部位示意图
图中表示切开右心房，并将右心房壁向左打开

（一）临床表现

1. **症状** 肺循环血流增多容易反复发生呼吸道感染，体循环血流量不足表现为体形瘦长、

面色苍白、乏力、多汗、活动后气促和生长发育迟缓。晚期可并发肺动脉高压、房性心律失常及心力衰竭。

2. 体征　婴幼儿期可无明显体征，以后心脏增大，前胸饱满，搏动活跃，少数大缺损分流量大者可触及震颤。心脏听诊有心脏杂音、第一心音亢进和第二心音固定分裂。

（二）辅助检查

二维超声心动图结合彩色多普勒超声可以明确病变。右心房和右心室扩大时心电图及胸片可见相应改变。

（三）治疗原则

小型继发孔型房间隔缺损有15%的自然闭合率，大多发生在4岁之前、特别是1岁以内。无自然闭合可能者或症状明显者应施行手术或介入治疗。

介入封堵房缺的适应证：年龄≥2岁，有血流动力学意义（ASD直径≥5 mm）的继发孔型ASD；缺损至冠状静脉窦，上、下腔静脉及肺静脉的距离≥5 mm，至房室瓣的距离≥7 mm；房间隔直径>选用封堵器左房侧的直径；不合并必须外科手术的其他心血管畸形。介入封堵可治疗一部分多孔型ASD，或前缘残端缺如或不足，但其他边缘良好的具有血流动力学意义的继发孔型ASD（图13-7）。

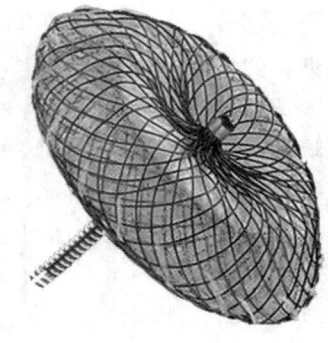

图13-7　房间隔缺损封堵器 - 双盘伞（两盘间有腰）

二、室间隔缺损

发生于心室间隔的缺损即为室间隔缺损（ventricular septal defect，VSD），是最常见的先天性心脏病，占我国先天性心脏病的50%，约40%合并其他先天性心血管畸形。

根据缺损部位，可分为流入道、流出道和肌部室缺。所谓"流入道""流出道"，是指右心室的入口（三尖瓣）和出口（肺动脉瓣）。流入道VSD又包括膜部和膜周部缺损，流出道缺损包括干下型和嵴内型缺损（图13-8）。

VSD对血流动力学的影响主要取决于缺损的口径。小室缺常于出生后早期自愈，即使不自愈，也对心脏功能影响不大。大的VSD分流量大，可致左心室容量负荷显著增加，肺循环血量亦明显增多，患儿常在出生后早期患肺炎及左心功能不全，对于肺炎迁延不愈的患儿，可能需要及早接受室缺修补术，消除缺损方可有效治愈肺炎和心功能不全。此后，随着肺动脉高压的进展，左向右分流有所减少，左心系统负荷降低，而右心系统负荷升高，到艾森曼格（Eisenmenger）综合征阶段，患儿易出现呼吸困难、咯血及右心衰竭。

（一）临床表现

1. 症状　缺损较大时在新生儿后期及婴

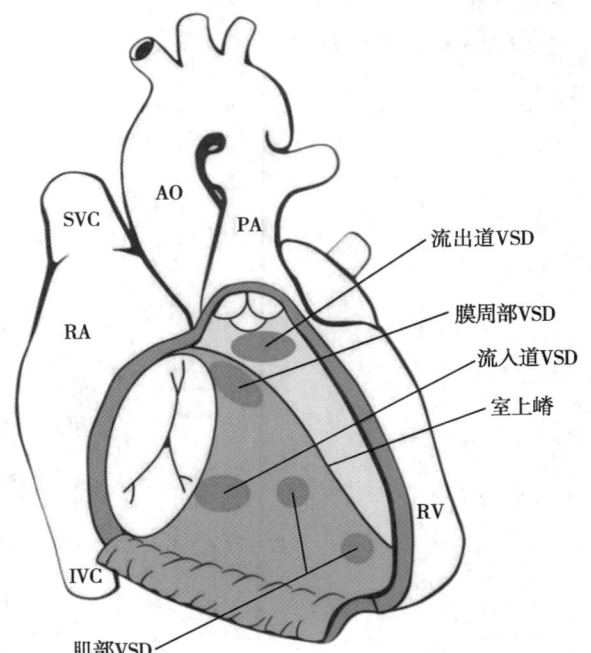

注：图中表示切开右心室，并将右心室壁向足侧掀开。淡红色表示室间隔流出道部分，红色表示室间隔流入道和肌部，两者大致以室上嵴为界。AO：主动脉；PA：肺动脉；RA：右心房；RV：右心室；SVC：上腔静脉；IVC：下腔静脉

图13-8　室间隔缺损的发生部位

儿期即可出现症状，如喂养困难，吃奶时气急、苍白、多汗、体重不增、反复呼吸道感染，出生后半年内常发生充血性心力衰竭。

2. 体征　心脏听诊胸骨左缘下方响亮粗糙的全收缩期吹风样杂音，向心前区及后背传导，并有震颤，心尖部伴随较短的舒张期隆隆样杂音。

（二）辅助检查

超声心动图叠加彩色多普勒心动图可以明确病变情况。胸片及心电图，小型缺损时无明显改变，大型缺损时出现左、右心室合并肥大。

（三）治疗原则

20%~50%的膜周部和肌部小梁部缺损在5岁以内有自然闭合的可能，大多发生于1岁内。双动脉下型和流出道肌部缺损很少自然闭合，应早期手术处理（图13-9）。如出现艾森曼格综合征，则无手术指征。VSD介入封堵的适应证：①膜周部、肌部VSD，以及部分流出道型VSD。②年龄≥3岁；有临床症状或有左心超负荷表现；部分年龄达到2~3岁的患儿亦可接受介入治疗。③ VSD上缘距主动脉右冠瓣≥2 mm，无主动脉瓣脱垂及主动脉瓣反流。④缺损直径<12 mm。

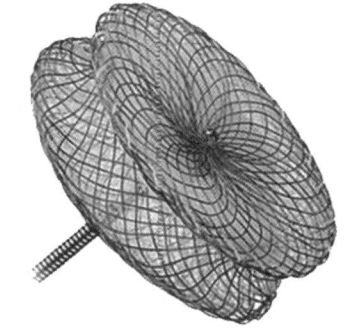

图 13-9　室间隔缺损封堵器-双盘伞（两盘间有腰）

三、动脉导管未闭

在胎儿发育期间，在主动脉弓移行至降主动脉的结合部（一般称为"主动脉峡部"）与左肺动脉根部之间，存在固定的血流通道，称为"动脉导管"。出生后，随着肺动脉阻力的降低，绝大多数婴儿的动脉导管会自然闭合，最终退化为动脉韧带。如果未能及时闭合，称为动脉导管未闭（patent ductus arteriosus，PDA），是小儿先天性心脏病常见类型之一，占先天性心脏病发病总数的10%。根据未闭的动脉导管的形态，PDA可分为管型、漏斗型和窗型三类。PDA发展至器质性肺动脉高压阶段后，血流方向逆转，变为右向左分流，肺内乏氧的静脉血通过PDA注入主动脉远段，导致下肢发绀；而上肢未接纳静脉血，因而无明显发绀，形成具有特征性的"差异性发绀"现象（图13-10）。

（一）临床表现

1. 症状　导管粗大者在婴幼儿期可有咳嗽、气急、喂养困难、体重不增、生长发育落后等。

2. 体征　胸骨左缘上方闻及连续性"机器"样杂音，常伴有震颤。由于舒张压降低，脉压增宽，可出现周围血管征，如水冲脉、枪击音、指甲床毛细血管搏动等。

（二）辅助检查

二维超声心动图结合脉冲多普勒、叠加彩色多普勒可以直接探查到未闭合的动脉导管和血流信号。分流量大者胸片和心电图可有不同程度的左心室肥大，电轴左偏。

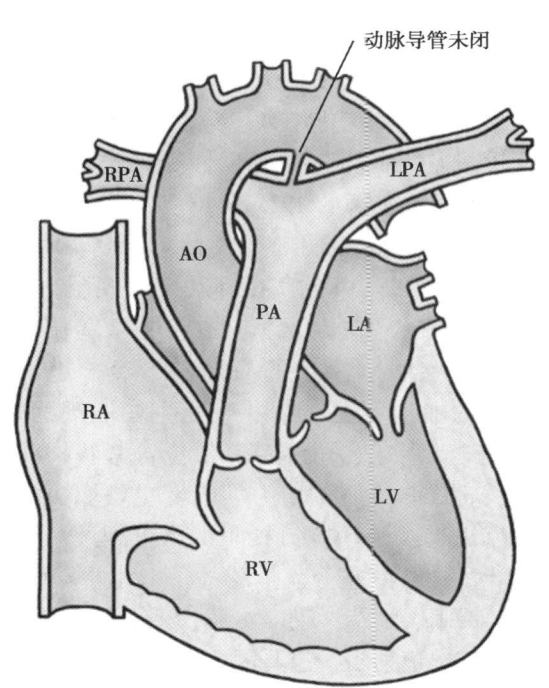

AO：主动脉；PA：肺动脉；LPA：左肺动脉；RPA：右肺动脉；LA：左心房；LV：左心室；RA：右心房；RV：右心室

图 13-10　动脉导管未闭的解剖位置及血流动力学改变示意图

（三）治疗原则

大口径的 PDA 会对循环系统产生较大干扰，也常需要在婴儿期甚至新生儿期予以矫治。早产儿的动脉导管自然闭合率相对较低，可在生后 1 周内使用非甾体类抗炎药（布洛芬、对乙酰氨基酚）治疗，但仍有 10% 的患儿需在新生儿期实施 PDA 结扎手术。

PDA 介入治疗指征：① PDA 伴有明显左向右分流，合并充血性心力衰竭、生长发育迟滞、肺循环血量增加，以及左房或左室扩大等表现之一，且患儿体重及解剖条件适宜，推荐行经导管介入封堵术；②心腔大小正常的左向右分流的小型 PDA，如果通过标准的听诊技术可闻及杂音，可行经导管介入封堵术；③通过标准听诊技术不能闻及杂音的"沉默型" PDA 伴有少量左向右分流（包括外科术后或者介入术后残余分流），亦可考虑实施介入封堵（图 13-11）。

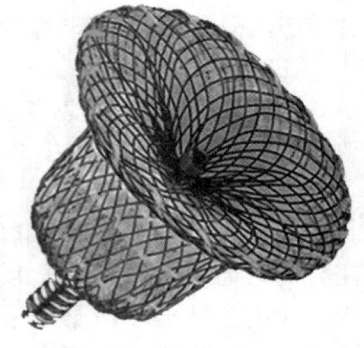

图 13-11 动脉导管未闭封堵器外观-单盘伞

四、法洛四联症

早在 1672 年，丹麦生理学家 Niels Stensen 就已发现了法洛氏四联症（tetralogy of Fallot，TOF），1888 年，法国内科医生 Étienne-Louis Arthur Fallot 对其解剖结构进行了全面描述，这种疾病遂被命名为"法洛四联症"。TOF 主要包括四种心血管畸形或异常，分别是肺动脉狭窄、室间隔缺损、主动脉骑跨，以及右心室肥厚。肺动脉狭窄可发生于右心室流出道部分，也可以发生于肺动脉瓣、主肺动脉，以致左、右肺动脉（图 13-12）。TOF 是婴儿期后最常见的青紫型先天性心脏病，约占所有先天性心脏病的 12%。

（一）临床表现

1. **症状** 由于存在肺动脉口梗阻，TOF 患儿的右心室压升高，并超过左室压，表现为经室间隔缺损的右向左分流，进入肺循环的血量明显减少。患儿主要表现为唇、指（趾）甲床、球结膜等部位青紫和杵状指（趾）。TOF 的血流动力学改变主要取决于右室流出道及肺动脉口梗阻的严重程度。梗阻

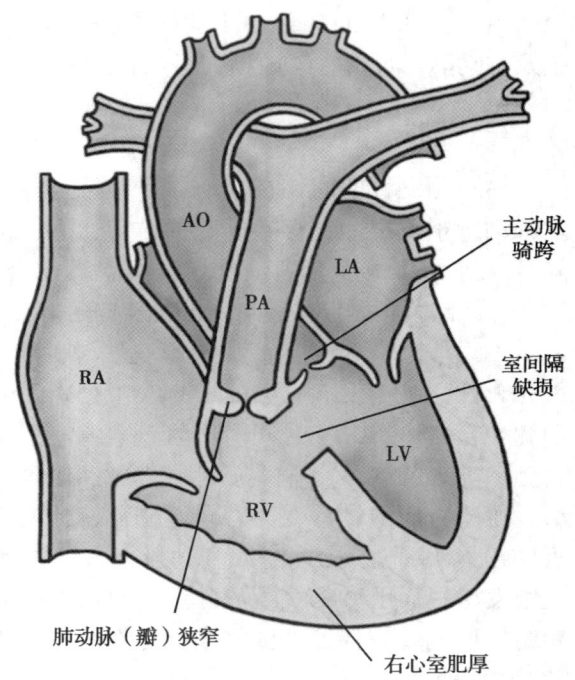

AO：主动脉；PA：肺动脉；LA：左心房；LV：左心室；RA：右心房；RV：右心室

图 13-12 法洛四联症的解剖位置及血流动力学改变示意图

越严重，右向左分流量越大，患儿的发绀就越严重。右心室肥厚使梗阻雪上加霜，患儿在吃奶、哭闹、情绪激动、贫血、感染等诱因时，还可能出现右室流出道的心肌痉挛，引起动力性右室流出道梗阻，患儿因此出现发绀急骤加重，严重者可引起意识障碍、惊厥，甚至死亡，年长儿则常诉头痛、头晕，这种现象称为"缺氧发作"。严重缺氧是 TOF 患儿的最大威胁，患儿往往喂养困难，发育迟缓；为缓解缺氧，患儿可表现为特征性的喜蹲踞姿态，多有行走、游戏时蹲踞症状，不会行走的小婴儿常喜欢大人抱起，双下肢屈曲状。如不及时手术，70% 的患儿在 10 岁前夭折。

2. 体征 生长发育一般均较迟缓，智能发育亦可能稍落后于正常同龄儿。心前区略隆起，胸骨左缘第2~4肋间可闻及Ⅱ~Ⅳ级粗糙喷射性收缩期杂音。狭窄极严重者或在阵发性呼吸困难发作时可听不到杂音。

（二）辅助检查

二维超声心动图结合彩色多普勒血流显像可以明确病变。胸片及心电图显示右心室肥大。选择性左心室及主动脉造影可进一步了解左心室发育的情况及冠状动脉的走向。

（三）治疗原则

1. 一般治疗及护理 预防感染，去除引起缺氧发作的诱因，如贫血、感染，尽量保持患儿安静。缺氧发作时取胸膝位可缓解，重者应立即吸氧，给予去氧肾上腺素或普萘洛尔，必要时也可皮下注射吗啡，纠正酸中毒。必要时考虑急症外科手术修补。

2. 外科治疗 轻症患儿可考虑于学龄前行根治手术，临床症状明显者应在生后6个月内行根治术。根治手术的内容包括实用补片修补室间隔缺损，将主动脉瓣隔离至左心室，以及根据狭窄部位拓宽右室流出道至肺动脉的通道，消除右心室出口狭窄。如果狭窄发生于肺动脉分叉以远的左、右肺动脉，亦应尽量应用补片加宽管腔；如果狭窄发生于右室流出道、肺动脉瓣口及主肺动脉，则应采用跨环补片的方法，亦即补片跨越肺动脉瓣环，覆盖右室流出道至主肺动脉全长。

根治手术是治愈TOF的最有效手术方式，对重症患儿也可先行姑息手术。如果肺动脉发育欠佳，可能需要先接受姑息手术，增加肺循环灌注，促进肺血管床发育，为二期接受根治手术创造条件。

拓展与扩充

根据胚胎发生，房间隔缺损可分为原发孔型、继发孔型、静脉窦型和冠状静脉窦型。继发孔型最为常见，约占75%。原发孔型约占15%。

室间隔缺损根据缺损在室间隔的部位分为膜周型、肌部型和双动脉下型，最常见的为膜周型。

小型室间隔缺损：缺损直径<5 mm或缺损面积<0.5 cm^2/m^{2}体表面积；中型室间隔缺损：缺损直径5~10 mm或缺损面积0.5~1.0 cm^2/m^{2}体表面积；大型室间隔缺损：缺损直径>10 mm或缺损面积>1.0 cm^2/m^{2}体表面积。

拓展与扩充

胎儿期动脉导管开放是血液循环的重要通道。出生后，大约15小时发生功能性关闭，80%在生后3个月解剖性关闭。到出生后1年，解剖学上完全关闭，若持续开放，即称动脉导管未闭。

在某些先天性心脏病中，如肺动脉闭锁，未闭的动脉导管是患儿生存的必需血流通道，一旦关闭可致死亡。

早产儿动脉导管平滑肌发育不良，对氧分压的反应低于足月儿，故早产儿动脉导管未闭发生率高，占早产儿的20%。

"临床医学+X"病例拓展

男性患儿,10个月12天。主因咳嗽10余天,发热1天入院。10余天前无诱因出现咳嗽,伴吐奶。1天前出现发热,体温最高38.6℃。

既往史:生后7月诊断先天性心脏病(房间隔缺损)、肺动脉高压。未接种卡介苗。

个人史:第2胎第2产,足月剖宫产,出生体重3900 g。现在会坐,不会爬,不会叫爸爸、妈妈。平素易出汗。

家族史:母亲年龄26岁,孕40天曾患"上感",未用药物。父母非近亲结婚,体健。否认家族中遗传性疾病史。

查体:T 36.8℃,HR 160次/分,R 50次/分,神志清楚,精神欠佳,营养差,口周稍发绀,三凹征阳性,双肺呼吸音粗,可闻及中小水泡音。心前区无隆起,无震颤,心界正常,心率160次/分,律齐,心音有力,胸骨左缘第2、3肋间可闻及2/6级收缩期杂音,肺动脉第2心音亢进。肝肋下3 cm,质偏韧,边略钝。双下肢无水肿。

辅助检查:
(1)血常规 WBC 23.0×10^9/L,N 36.1%,Hb 104 g/L,PLT 293×10^9/L;快速CRP 38 mg/L。
(2)血气:pH 7.37,$PaCO_2$ 60 mmHg,PaO_2 45 mmHg,BE 8.7 mmol/L。
(3)胸片:双肺见点片状阴影,心影增大,心胸比例0.62。

入院诊断:支气管肺炎、房间隔缺损、肺动脉高压、心力衰竭。

入院治疗:
(1)针对呼吸衰竭:吸氧、雾化吸入、拍背吸痰,无效时选用呼吸机治疗。
(2)针对心力衰竭:镇静、吸氧、利尿剂、卡托普利,效果不好者给予强心治疗。
(3)针对急性感染:抗感染治疗。

治疗结局:患儿好转,出院。

(赵 鸿 刘 慧 韩彤妍)

第八节 唐氏综合征

唐氏综合征(Down syndrome,DS)又称21-三体综合征,是由于21号染色体异常导致的染色体病,是小儿最为常见的常染色体畸变性所致的出生缺陷类疾病。活婴中发生率为1/(600~800),60%的患儿在胎儿早期流产。其主要临床特征为智能障碍、体格发育落后和特殊面容,并可伴有多发畸形。

一、发病机制

遗传学特征是第21号染色体呈三体征,其发生主要是由于亲代之一的生殖细胞在减数分裂形成配子时,或受精卵在有丝分裂时,21号染色体发生不分离。由于单体型患儿多不能存活,故一般只能出生三体型后代,胚胎体细胞内存在一条额外的21号染色体。发病机制多数与孕妇高龄导致卵细胞老化有关;由于本病男性病人不能生育,故不存在遗传子代的问题。

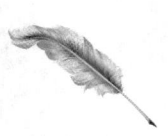

二、临床表现

本病主要特征为智能落后、特殊面容和生长发育迟缓，并伴有多种畸形。临床表现的严重程度随异常细胞核型所占百分比而异。

1. 特殊面容　出生时即有明显的特殊面容（图13-13），如眼距宽，鼻根低平，眼裂小，眼外侧上斜，有内眦赘皮，外耳小，舌胖，常伸出口外，流涎多。头小面圆，颈短而宽。

2. 智能落后　这是本病最突出的临床表现，绝大部分患儿都有不同程度的智能发育障碍，随年龄的增长日益明显。嵌合体型患儿临床表现因嵌合比例以及21号染色体三体细胞在中枢神经中的分布不同而有很大差异，其行为动作倾向于定型化，抽象思维能力受损最大。

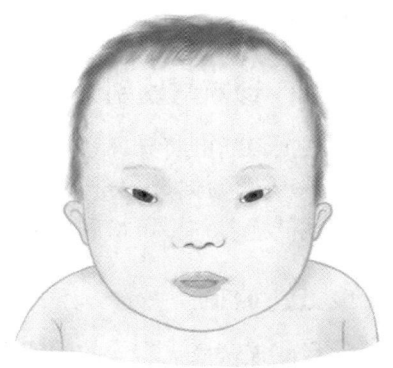

图13-13　21-三体综合征患儿面容

3. 生长发育迟缓　患儿出生的身长和体重均较正常儿低，常呈现嗜睡和喂养困难。生后体格发育、动作发育均迟缓。身材矮小，头围小，头前、后径短，枕部平呈扁头。骨龄常落后，出牙延迟且常错位。头发细少。前囟闭合晚。手指粗短，小指向内弯曲，四肢短，关节可过度弯曲。

4. 伴发畸形和并发症

（1）先天性心脏病：伴发先天性畸形中最常见的一类。轻症者无症状，重症者可有活动后呼吸困难、发绀、晕厥等。患病概率高达40%，重症者如果不进行早期治疗会有生命危险。

（2）消化器官畸形：如先天性食管闭锁症、十二指肠狭窄、锁肛等。

（3）白内障：视物模糊，可有畏光、看物体颜色较暗或呈黄色，甚至复视及看物体变形等症状。患病率为2%。

（4）急性白血病：比一般增高10~30倍，患病率为1%。

（5）感染：因免疫功能低下，易患各种感染。

（6）其他：部分男孩可有隐睾，成年后大多无生育能力。女孩无月经，仅少数可有生育能力。尚可见伴发眼异常、眼震、气管食管瘘、脐疝、十二指肠闭锁、甲状腺病等。

5. 皮纹特点　手掌三叉点向远端移位，轴三角的atd角度一般大于45°，常见通贯掌纹、拇指球部约半数患儿呈弓形皮纹（图13-14）。

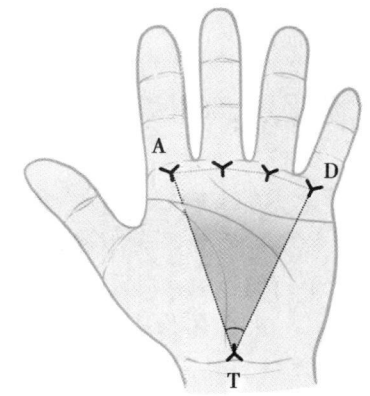

图13-14　掌纹atd角大于45°

三、实验室检查

1. 细胞遗传学检查　根据核型分析可分为以下三型。

（1）标准型：唐氏综合征患儿体细胞染色体为47条，有一条额外的21号染色体，核型为47，XX（或XY），+21，此型占全部病例的95%。其发生机制系因亲代（多数为母方）的生殖细胞染色体在减数分裂时不分离所致。双亲外周血淋巴细胞核型都正常。

（2）易位型：占2.5%~5%。多为罗伯逊易位，是只发生在近端着丝粒染色体的一种相互易位，亦称着丝粒融合，其额外的21号染色体长臂易位到另一近端着丝粒染色体上。

（3）嵌合体型：2%~4%患儿体内有两种以上细胞株（以两种为多见），一株正常，另一株为21-三体细胞，本型是因受精卵在早期分裂过程中染色体不分离所引起，临床表现随正常细胞所占百分比而定。

2. 荧光原位杂交　以21号染色体的相应部位序列作探针，与外周血中的淋巴细胞或羊水

细胞进行杂交，唐氏综合征患儿的细胞中可呈现 3 个 21 号染色体的荧光信号。

四、诊断与鉴别诊断

根据该病的特殊面容、手的特点和智能低下虽然能为临床诊断提供重要线索，但是确诊必须有赖于染色体核型分析。新生儿期或不典型者需进行核型分析确诊。本病应与先天性甲状腺功能减低症鉴别。可检测血清 TSH、T4 和染色体核型分析进行鉴别。

五、治疗

目前该病尚无有效的治疗方法，需采用综合措施，包括对患儿进行长期的教育和训练，以使其能过渡到普通学校上学，训练患儿掌握一定的工作技能。预防感染性疾病和各种传染病。如伴有先天性心脏病、胃肠道或其他畸形，可考虑手术矫治。

六、预后

婴幼儿时期常反复患呼吸道感染，伴有先天性心脏病者常因此早期死亡。生长发育速度与正常儿差距逐渐加大。15 岁时已停止生长，身材矮，智力低。如存活至成人，则常在 30 岁以后即出现老年性痴呆症状。

孕妇年龄越大，风险率越高。根据孕妇血清绒毛膜促性腺激素、甲胎蛋白、游离雌三醇这 3 项血清学指标，以及孕妇年龄、体重来推算孕有唐氏综合征患儿的风险率，将孕妇分为高危和低危两类。唐氏筛查"高危"的孕妇需要羊膜腔穿刺，即在 B 超引导下，将针通过孕妇腹部刺入羊水中，抽取羊水，对胎儿细胞进行染色体分析，确诊胎儿是否为唐氏综合征。

"临床医学+X" 病例拓展

男性患儿，5 岁，因严重智能障碍就诊，疑为染色体病作染色体检查。查体：容貌特征：两外眼角上翘，眼裂小，眼距宽，鼻梁扁平，舌头大往外伸出，流涎，四肢短，手指短而粗，肌无力及通贯手，体格发育落后。

染色体检查：G 显带分析，计数 50 个分裂相，分析 8 个分裂相，核型均为：47，XY，+21。其父母染色体结果核型均正常。患儿为第 1 胎，母亲无流产史，其余亲属未作染色体检查，双亲家族中均无类似病例。

（潘维伟　韩彤妍）

第十四章

感染性疾病

第一节 概述

一、感染性疾病的相关定义

（一）感染定义

1. 感染（infection） 指病原体和人体相互作用的过程。

2. 感染性疾病（infectious disease） 简称感染病，是病原体感染人体所致的疾病。包括传染病和非传染性感染病。

3. 传染病（communicable disease） 由病原体感染人体后产生的有传染性、在一定条件下可造成流行的疾病。能引起传染病的病原体包括细菌、病毒、支原体、衣原体、真菌、立克次体、螺旋体、朊毒体和寄生虫。

4. 非感染病（non-infectious diseases） 又称退行性疾病和人为疾病（degenerative and man-made diseases），包括心脑血管疾病、恶性肿瘤、损伤与中毒、呼吸、消化、精神神经、内分泌等各系统的慢性病和非生物性致病因子所致的疾病。

（二）新发传染病

1992年美国提出新发传染病概念，强调为20年内出现的传染病。2001年提出新发传染病包括出现特有症状，原来很少的疾病出现流行，原来可以预防或治疗的疾病失去控制或出现耐药，由于新的诊断技术的应用，一些疾病被发现或增加。

（三）自然疫源性疾病

自然疫源性疾病（natural focal infection disease）是指自然生态环境野生动物间传播的传染病，不依赖人类而独立存在，并流行于自然界中。人类介入该疫源地生物圈时可感染发病甚至引发流行。

二、感染的过程

（一）感染过程分类

1. 首发感染（primary infection） 指人体初次被某种病原体感染。

2. 重复感染（repeated infection） 指人体被某种病原体感染后，再次被同种病原体感染。

3. 混合感染（mixed infection） 指人体同时被两种或两种以上病原体感染。

4. 重叠感染（superinfection） 指人体在某种病原体感染的基础上再次被另外的病原体感染。其中发生在原发感染后的其他病原体的感染，称为继发感染（secondary infection）。

（二）感染过程表现

病原体侵入人体后开始感染的过程，这个过程受到病原体的侵袭力、机体的免疫力和外界

环境因素的影响。具体表现如下:

1. 病原体被清除(pathogen erased) 一过性感染,病原体侵入人体后,通过非特异/特异免疫屏障,清除病原体。此过程不引起任何病理生理反应。

2. 隐性感染/亚临床感染(inapparent/sub-clinical infection) 病原体侵入人体后诱导人体特异性免疫损伤,无/轻微组织损伤,无临床和生化改变。感染过程结束后,大多数病原体被清除,少数转变为携带状态。隐性感染是大多数传染病最常见的感染形式。

3. 显性感染/临床感染(apparent/clinical infection) 病原体侵入人体后诱导免疫应答,病原体直接作用导致组织损伤,引起病理改变和临床表现。感染过程结束后,病原体被清除,获得稳固免疫力,免疫力持续的时间长短不同。还有些病原体没有完全清除,导致成为慢性感染者或携带者。

4. 病原携带状态(carrier state) 病原体进入人体后没有被清除,也没有明显组织损伤、生化异常,与免疫系统呈平衡状态。无临床表现,携带病原体,根据排出体外的病原体种类,可以分为带病毒者/带菌者/带虫者。

5. 潜伏性感染(latent infection) 病原体进入人体后寄生在某部位,当免疫功能下降时引起显性感染,如水痘-带状疱疹病毒,结核分枝杆菌等。潜伏感染期间,病原体不排出体外,不具有传染性。

三、流行病学

感染病包括传染病和非传染性感染病。其中传染病强调有传染性,可造成疾病流行。传染病流行的三个基本条件是传染源、传播途径和易感人群。

(一)传染源

传染源指病原体已在体内生存、繁殖,并能将病原体排出体外的人和动物。包括显性感染者、隐性感染者、病原体携带者和受感染动物。

(二)传播途径

1. 呼吸道传播 指吸入含有病原体的飞沫或气溶胶导致疾病,如流行性感冒、麻疹、结核。

2. 消化道传播 通过进食被病原体污染的食物、水或食具污染引起感染,如甲型肝炎、细菌性痢疾、伤寒、霍乱等。

3. 接触传播 通过接触带有病原体的毛皮、土壤、水源等感染,如接触旱獭毛皮感染鼠疫,接触污染的土壤感染炭疽,接触疫水感染日本血吸虫等。

4. 血液传播 体液、血制品传播,通过输血制品、器官移植、性交等方式被感染,如乙型肝炎、丙型肝炎、艾滋病等。

5. 母婴传播 携带者或病人在妊娠期间可通过胎盘将病原体感染胎儿,在分娩时通过产道和出生后与母亲亲密接触而感染,如乙型肝炎、艾滋病。

6. 虫媒传播 被病原体感染的吸血节肢动物叮咬,如蚊、白蛉、虱、蚤、蜱等,把病原体传播给人。如流行性乙型脑炎、疟疾、恙虫病等。

(三)易感人群

易感人群指对某种传染病缺乏特异性免疫力的人。易感者在人群中的比例称为人群易感性。

(四)流行病学特征

1. 流行性 散发是指某传染病在某地的发病率处于常年水平。流行是指某传染病的发病率显著高于近年一般水平。大流行是指某传染病流行范围甚广,超出国界或洲界。暴发是指短时期内在某一地区或单位流行。

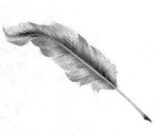

2. 季节性　部分传染病发生与季节性明显相关，如消化道传染病多发生于夏秋季，呼吸道传染病多发生于冬春季。

3. 地方性　部分传染病好发于某些特定地区，如日本血吸虫病发生于有钉螺的地区，疟疾发生于某些热带、亚热带地区。

四、感染病的临床特征

（一）病程发展阶段性

1. 潜伏期（incubation period）　指从病原体侵入人体到受感染者出现临床症状的阶段。潜伏期与病原体感染量呈反比，与毒素产生播散的时间有关。潜伏期是决定检疫期和密切接触者医学观察的依据。

2. 前驱期（prodromal period）　指从有临床症状到症状明显的阶段。临床表现一般无特异性。前驱期已有传染性。

3. 症状明显期（period of apparent manifestation）　前驱期后，特有的症状和体征充分表现出来，称为症状明显期。如细菌性痢疾表现出腹痛腹泻、脓血便，肝炎表现出黄疸等。

4. 恢复期（convalescent period）　指病原体被清除，症状、体征逐渐消失的过程。病人体温恢复正常，食欲、体力恢复，血中的抗体滴度逐渐升高。

5. 复发（relapse）　指当病人进入恢复期后，体温正常一段时间，由于体内潜伏的病原体再度活跃而出现原有的症状和体征。

6. 再燃（recrudescence）　指当病人进入恢复期后，症状体征有减轻，体温呈下降趋势，残存的病原体再度活跃，体温再次升高，症状、体征再度出现。

（二）临床表现

1. 发热　是感染性疾病最常见的临床表现。常见的热型包括稽留热、弛张热、间歇热、波状热和不规则热。

2. 皮疹　要关注皮疹的部位、形态、出疹时间和顺序。口诀"水猩天麻斑伤"提示发热伴皮疹类疾病不同的出疹时间。皮疹类型包括斑疹、丘疹、玫瑰疹、斑丘疹、出血疹、疱疹或脓疱疹、荨麻疹、黏膜疹。

3. 脓毒症　细菌或其他病原体可存在于血液并扩散至全身各个器官，引起全身炎症反应综合征，严重者可引起脓毒症休克，危及生命。

4. 单核-巨噬细胞系统反应　在病原体和代谢产物作用下，机体的单核-巨噬细胞系统可发生充血、增生等反应，临床表现为肝脾、淋巴结肿大。

五、诊断、治疗与预防

（一）诊断

1. 流行病学诊断　要求详细询问流行病学史，职业暴露情况、动物接触史、蚊虫叮咬史、生活习惯、旅行及居住变迁等。

2. 临床诊断　需要熟悉各种感染病的临床表现，准确的病史采集，详细的体格检查。

3. 实验室诊断　包括常规检查，病原学检查，影像学、内镜和病理检查进一步评估疾病类型和严重程度。

（二）治疗

包括一般治疗、病原治疗和对症治疗。病原治疗包括抗细菌、抗真菌、抗病毒、抗寄生虫等治疗。对症治疗，如退热、降低颅压、呼吸支持、循环支持等。

（三）预防

传染病的管理有严格的上报制度和时限。预防传染病的关键在于管理传染源、切断传播途

径、保护易感人群。

拓展与扩充

新发突发传染病的不断出现，对传染病的诊疗技术提出了更高的需求。各种无接触的医疗检测设备、可穿戴设备，配合人工智能的远程医疗、实时诊疗的系统，防护装备改进创新，不断有新产品研发问世。

（李晓光　李　璐）

第二节　病毒性肝炎

一、概述

病毒性肝炎（viral hepatitis）是由多种肝炎病毒引起的、以肝的炎症及坏死病变为主一组感染病。根据病原学分类，肝炎病毒有 5 种，即甲、乙、丙、丁、戊型肝炎病毒，分别引起甲、乙、丙、丁、戊型病毒性肝炎。甲型肝炎及戊型肝炎经消化道途径传播，主要表现为急性肝炎，以疲乏、食欲减退、肝大、肝功能异常为主，部分病例出现黄疸，但无症状感染亦常见。乙型肝炎、丙型肝炎、丁型肝炎主要经血液、体液传播，大部分病人呈慢性感染，少数病例可发展为肝硬化、重型肝炎（肝衰竭）或肝细胞癌。各种病毒性肝炎的特征比较见表 14-1。

表 14-1　各种病毒性肝炎的比较

项目		甲型肝炎	乙型肝炎	丙型肝炎	丁型肝炎	戊型肝炎
病原学	病毒	线状正单链 RNA	环状双链 DNA	线状正单链 RNA	环状负单链 RNA，缺陷病毒	线状正单链 RNA
	亲缘	微小 RNA 病毒科	嗜肝 DNA 病毒科	黄病毒科	卫星病毒科	嵌杯状病毒科
	抵抗力	较肠道病毒强	强	较强	弱	弱
流行过程	传染源	急性期病人和亚临床感染者	病人和带毒者	同乙肝	同乙肝	同甲肝
	传播途径	粪-口途径	血、体液、母婴、性接触传播	同乙肝	同乙肝	同甲肝
	人群易感性	易感，免疫力持久	易感，部分免疫力持久	易感，无免疫力	易感，无免疫力	易感，免疫力时间短
我国流行特征	地区性	高	高	高	低	高
	城乡差异	农村高	农村高	无差别	城市高	农村高
	性别	无	男高	女略高	无	无
	家庭聚集性	存在	明显	存在	无	存在

续表

项目		甲型肝炎	乙型肝炎	丙型肝炎	丁型肝炎	戊型肝炎
临床特征	慢性化	无	2%～7%*	75%～85%	2%～7%	一般无，偶可
	肝衰竭	罕见	常见	不常见	多见（失代偿）	少（孕妇多见）
	癌变危险	无	有	有	有	无
预防策略与措施	原则	切断传播途径	免疫预防为主防治兼顾	切断传播途径	通过防治乙肝	切断传播途径
	主动免疫	甲肝疫苗	乙肝疫苗	无	乙肝疫苗	戊肝疫苗
	被动免疫	人免疫球蛋白	HBIG	无	无	无

* 指成年时期获得感染者；如果系母婴垂直传播或婴幼儿时期感染，则感染后的慢性化率很高

二、乙型病毒性肝炎

乙型病毒性肝炎（viral hepatitis B，HBV）简称乙型肝炎。全球 20 亿人感染过 HBV，据 WHO 报道，慢性 HBV 感染者达 2.57 亿人，全球每年约有 88.7 万人死于 HBV 感染相关疾病，其中肝硬化占 30%，肝癌占 45%。我国是乙型肝炎中等流行区，目前我国一般人群 HBsAg 流行率为 5%～6%，慢性 HBV 感染者约 7000 万例。

（一）病原学

1965 年 Blumberg 等首次报道发现澳大利亚抗原（澳抗，即 HBsAg），1967 年 Krugman 等发现澳大利亚抗原与肝炎有关，1972 年 WHO 将其命名为乙型肝炎表面抗原。HBV 为嗜肝 DNA 病毒科正嗜肝病毒属的一员。

HBV 对黑猩猩易感，恒河猴亦可受感染，HBV 在外界抵抗力很强，能耐 60℃ 4 小时高温及一般浓度的消毒剂。煮沸 10 分钟、高压蒸汽消毒及 2% 过氧乙酸浸泡 2 分钟均可灭活。

（二）流行病学

1. 传染源　主要是有 HBV DNA 复制的急、慢性病人及无症状 HBV 携带者。

2. 传播途径　主要通过血液、日常密切接触及性接触而传播。生于 HBsAg/HBeAg 阳性母亲的婴儿，HBV 感染率高达 95%，大部分在分娩过程中感染，5%～15% 可能系宫内感染。

3. 易感人群　人群普遍易感，但不同年龄获得感染者其获得持久免疫力的概率不同。宫内感染、围生期感染及婴幼儿时期感染者，多成为慢性 HBV 感染者；青少年期获得感染者，其获得保护性免疫的概率相对增加；而成人时期获得感染者，90%～95% 可获得持久保护性免疫。疫苗接种后出现抗 -HBs 者有免疫力。

（三）发病机制

慢性 HBV 感染的发病机制较为复杂，HBV 不直接杀伤肝细胞，病毒引起的免疫应答是导致肝细胞损伤及炎症坏死的主要机制，而炎症坏死持续存在或反复出现是进展为肝硬化甚至是肝癌的重要因素。

（四）临床表现

潜伏期为 28～160 日，平均为 70～80 日。

1. 急性乙型肝炎　分为急性黄疸型、急性无黄疸型及急性淤胆型，多呈自限性，常在半年内痊愈。

2. 慢性乙型肝炎（CHB）　病程超过半年，仍有肝炎症状、体征及肝功能异常者可诊断为

慢性肝炎。目前主张按 HBeAg 及抗 -HBe 状态将 CHB 分为 HBeAg 阳性及 HBeAg 阴性慢性乙型肝炎。

3. 重型乙型肝炎　乙型肝炎发生肝衰竭称为重型肝炎，指迅速发生的严重肝功能不全，凝血酶原活动度（PTA）降至 40% 以下，血清总胆红素迅速上升。我国重型肝炎的病因以乙型肝炎为主。

4. 肝炎肝硬化　临床表现可有肝功能反复异常、门静脉高压症、慢性肝病面容、蜘蛛痣、肝掌等，严重时可导致脾功能亢进、食管-胃底静脉破裂出血、双下肢水肿及腹水、肝性脑病、肝肾综合征等。肝炎肝硬化分为代偿期和失代偿期。

5. 淤胆型肝炎　HBV 所致急性淤胆型肝炎少见，实际上多数病人属慢性肝炎伴淤胆。起病类似急性黄疸型肝炎，但自觉症状常较轻。

6. 慢性 HBV 携带者　本期病人处于免疫耐受期，病人年龄较轻，HBV DNA 定量水平（通常 $>2\times 10^7$ IU/ml）较高，血清 HBsAg 较高，HBeAg 阳性，但血清 ALT 和 AST 持续正常（1 年内连续随访 3 次，每次间隔至少 3 个月），肝组织病理学检查无明显炎症坏死或纤维化。

7. 非活动性 HBsAg 携带状态　本期病人处于免疫控制期，表现为血清 HBsAg 阳性，HBeAg 阴性，抗 -HBe 阳性，HBV DNA$<2\times 10^3$ IU/ml，ALT 和 AST 持续正常（1 年内连续随访 3 次，每次间隔至少 3 个月），影像学无肝硬化征象，肝组织检查判定轻微。

8. 隐匿性 HBV 感染　表现为血清 HBsAg 阴性，但血清和（或）肝组织中 HBV DNA 阳性。此类病人可通过输血或器官移植将 HBV 传播给受者。

（五）实验室及辅助检查

1. 血清学检查　HBV 特异性血清学标志物俗称"乙肝两对半"，包括 HBsAg、抗 -HBs、HBeAg、抗 -HBe 和抗 -HBc。其中 HBsAg 阳性表示 HBV 感染；抗 -HBs 阳性表示具备 HBV 免疫力，为保护性抗体；抗 -HBc 分为 IgM 和 IgG，IgM 阳性多见于急性乙型肝炎，也可见于慢性 HBV 感染急性发作；而感染过 HBV，IgG 可阳性。

2. 血清 HBV DNA 的定量检测　血清 HBV DNA 是 HBV 复制及有传染性的直接标志，也是抗病毒治疗效果考核的重要指标。

3. HBV 基因分型和耐药变异检测　目前可鉴定出至少 9 种基因型，HBV 可以在慢性持续性感染中自然变异，也可因抗病毒药物治疗诱导病毒变异，从而对抗病毒药物敏感性下降。

4. 其他化验　包括 ALT、AST、总胆红素、血清白蛋白、凝血酶原时间等，原发性肝癌标志物包括甲胎蛋白及其异质体 L3 等。

5. 影像检查、内镜检查　B 超、CT、MRI 可了解肝的形态、质地、大小、有无占位、脾的大小、门静脉宽度、有无腹水等。推荐肝硬化病人尤其是失代偿期肝硬化进行胃镜检查，以明确食管-胃底静脉曲张程度。肝瞬时弹性技术（fibroscan 及 firbotouch）是一种新型无创性肝纤维化检测手段，能够比较准确地识别进展期肝纤维化及早期肝硬化，但测定值受肝炎症坏死、胆汁淤积和重度脂肪变等多种因素影响。

6. 病理学检查　肝穿刺活检病理检查，对于判定肝炎症坏死和纤维化程度，有无合并其他肝病等有重要意义，为确定诊断、判定预后、启动治疗和监测疗效提供客观依据。

（六）诊断

乙型肝炎及其临床分型的诊断，应结合病史、症状、体征、实验室检查、影像检查、肝瞬时弹性扫描及病理组织学检查进行综合判断。

（七）治疗

总体治疗原则是：①有抗病毒治疗指征时，应积极给予适当的抗病毒治疗；②保肝退黄治疗；③适当休息、合理营养等对症支持治疗；④积极治疗肝衰竭、肝硬化失代偿及各种

并发症，包括人工肝治疗、肝移植等。⑤避免饮酒及使用对肝有害的药物，以免增加肝的负担。

（八）预防

对首次确诊的 HBsAg 阳性者应按有关规定进行报告，HBsAg 阳性者不能献血。注意避免通过血液及体液传播。接种乙型肝炎疫苗是预防 HBV 感染最有效的方法，接种对象主要是新生儿，其次是婴幼儿，15 岁以下未免疫人群和高危人群。乙肝疫苗全程需接种 3 针，按照 0、1、6 个月的程序。

（李　璐　苏元波　李晓光）

第三节　疟　疾

疟疾（malaria）是由人类疟原虫感染引起的寄生虫病，主要由雌性按蚊（anopheles, anopheline mosquito）叮咬传播。临床上以反复发作的间歇性寒战、高热，继之出大汗后缓解为特点。

一、概述

疟疾是人类一种古老的疾病。公元前 2700 年起，中国就有关于疟疾引起独特的周期性发热的历史记载。1880 年，法国军医夏尔·路易·阿方斯·拉韦朗在恶性疟疾病人血液中发现引起疟疾的病原体 - 疟原虫，这项发现也使他获得 1907 年诺贝尔生理学或医学奖。1898 年，英国医师罗纳德·罗斯研究证实按蚊是疟疾的传播媒介，因此获得 1902 年诺贝尔生理学或医学奖。20 世纪 70 年代，中国科学家团队从黄花蒿中成功提取青蒿素，有效降低疟疾病人的死亡率，屠呦呦教授因此获得 2015 年诺贝尔生理学或医学奖。

二、病原学及发病机制

疟疾的病原体为疟原虫。可感染人类的疟原虫共有 4 种，即间日疟原虫、恶性疟原虫、三日疟原虫及卵形疟原虫，分别引起间日疟、恶性疟、三日疟和卵形疟。

疟原虫感染人体分为两个期：包括疟原虫在肝细胞内发育的红细胞外期（exoerythrocytic phase）和疟原虫在红细胞内发育的红细胞内期（erythrocytic phase）。当受感染的疟蚊叮咬人体时，疟原虫的子孢子会随蚊子的唾液进入血液并移动至肝，在肝细胞内大量增生繁殖，此时的病原体因受肝细胞的保护而难以被人体免疫系统发现，这段没有症状的时期持续 8~30 天。

经过一段潜伏期后，疟原虫会产生数以千计的裂殖子，它们会破坏肝细胞进入血液，然后侵入红细胞，开始红细胞内期。裂殖子在红细胞内繁殖，当被寄生的红细胞破裂时，释放出疟原虫及代谢产物，引起临床上典型的疟疾发作（图 14-1）。释放的疟原虫再侵犯未被感染的红细胞，重新开始新一轮的繁殖，形成临床上周期发作。完成一代红细胞内期繁殖，间日疟原虫及卵形疟原虫约需 48 小时，三日疟原虫约需 72 小时；恶性疟原虫需 36~48 小时，且发育先后不一，故临床发作亦不规则。

三、流行病学

1. 传染源　疟疾病人和带疟原虫者是本病的传染源。
2. 传播途径

（1）蚊媒传播：被感染了疟原虫的按蚊叮咬是感染疟疾的主要途径。

（2）血液传播：输入带有疟原虫的血液，或与疟疾病人共用注射针头而感染。

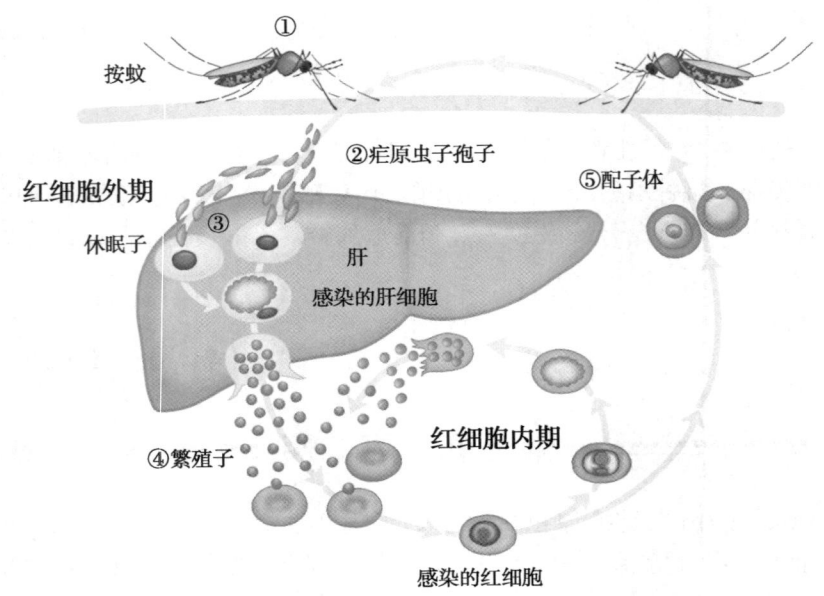

图 14-1 疟原虫感染人体不同分期

（3）母婴传播：带虫或患疟疾的孕妇通过胎盘传播胎儿，导致新生儿患有先天性疟疾。

3. 人群易感性　人对疟疾普遍易感，感染后虽可获得一定程度的免疫力，但并不持久。各型疟疾之间亦交叉免疫性。但多次重复感染后，发病症状可较轻，而初次进入疫区感染者，症状常较重。

4. 流行特征　疟疾是严重危害人类健康的疾病之一。本病呈世界性分布，尤以热带、亚热带最为严重，普遍存在热带及亚热带地区位于赤道周围的广大带状区域。温带流行主要在夏秋季节，明显与传播媒介蚊虫的生活条件有关。

四、临床表现

（一）潜伏期

从人体感染疟原虫到发病，称潜伏期。一般间日疟、卵形疟 13~15 天，三日疟 24~30 天，恶性疟 7~12 天。

（二）典型疟疾发作

疟疾发作的典型症状为突发性寒战、高热和大量出汗三个连续阶段。发冷期表现为突发性寒战，寒战常持续 20 分钟~1 小时。随后进入发热期，体温迅速上升，通常可达 40℃，伴有全身酸痛乏力，但神志清楚，一般持续 2~6 小时。随后进入出汗期，表现为大量出汗，体温骤降，持续时间 30 分钟~1 小时，此时病人自觉明显好转。各型疟疾的两次发作之间都有一定的间歇期。典型的间日疟和卵形疟间歇期约为 48 小时，三日疟约为 72 小时，恶性疟为 36~48 小时。反复发作造成大量红细胞破坏，可使病人出现不同程度的贫血及脾大（图 14-2）。

（三）疟疾发作的严重类型

1. 脑型疟疾（cerebral malaria，CM）　由于受感染的红细胞聚集堵塞脑部微血管，病人出现剧烈头痛、呕吐、发热及不同程度的意识障碍。脑型疟的病情凶

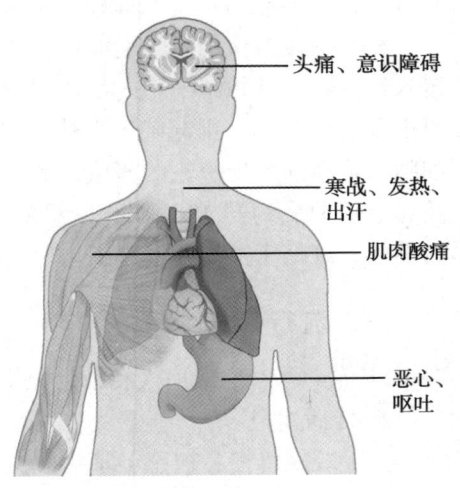

图 14-2 疟疾的临床症状

险，病死率较高。

2. 恶性疟　短期内大量被疟原虫感染的红细胞破裂，可诱发血红蛋白尿，发生肾损伤，甚至引起急性肾衰竭。

（四）再燃和复发

再燃（recrudescence）是由血液中残存的疟原虫引起的，四种疟疾都有发生再燃的可能性。再燃多见于病愈后的1~4周，可多次出现。复发（relapse）是由寄生于肝细胞内的迟发型子孢子引起的，只见于间日疟和卵形疟。复发多见于病愈后的3~6个月。

五、实验室检查

（一）血涂片

厚、薄血膜染色镜检是目前最常用的方法。从受检者外周血中检出疟原虫是确诊的最可靠依据。取外周血制作厚、薄血膜，经姬氏或瑞氏染色后镜检查到疟原虫。根据疟原虫形态确定恶性疟、间日疟、三日疟、卵形疟或混合疟。

（二）免疫学检查

1. 疟原虫抗原检测　利用血清学方法检测疟原虫抗原能较好地说明受检者是否有活动感染。常用方法有放射免疫试验、酶联免疫吸附试验和快速免疫色谱测试卡等。

2. 疟原虫抗体检测　常用方法有间接荧光抗体试验、间接血凝试验和酶联免疫吸附试验等。由于抗体在病人治愈后仍能持续一段时间，且广泛存在着个体差异，因此检测抗体主要用于疟原虫的流行病学调查、防治效果评估及输血对象的筛选。在临床上仅作辅助诊断手段。

（三）分子生物学技术

聚合酶链反应（PCR）和核酸探针已用于检测疟原虫的DNA，疟原虫核酸检测的灵敏性和特异性均较高，其最突出优点是对低原虫血症检出率较高，已从检测恶性疟原虫发展到检测间日疟原虫。

六、诊断

1. 流行病学资料　注意询问病人发病前是否到过疟疾流行区，是否被蚊虫叮咬，近期有无输血史等。

2. 临床表现　典型症状为突发性寒战、高热和大量出汗，间歇发作的周期有一定规律性。

3. 实验室检查　取外周血制作厚、薄血膜，经姬氏或瑞氏染液染色后镜检查到疟原虫。

4. 治疗试验　应用抗疟药物治疗后如体温下降、症状消失而不再出现者可拟断为疟疾，但下结论时宜审慎。

七、治疗

（一）基础治疗

卧床休息。注意补充水分，对食欲不佳者给予流食及半流食饮食，至恢复期给予高蛋白质饮食。高热时采用物理降温，过高热病人可用药物降温。

（二）药物治疗

按抗疟药对疟原虫不同虫期的作用（图14-3），可将其分为：

1. 杀灭红细胞外期裂殖体及休眠子的抗复发药，如伯氨喹。
2. 杀灭红细胞内裂体增殖期的抗临床发作药，如氯喹、青蒿素类。
3. 杀灭子孢子抑制蚊体内孢子增殖的药，如乙胺嘧啶。

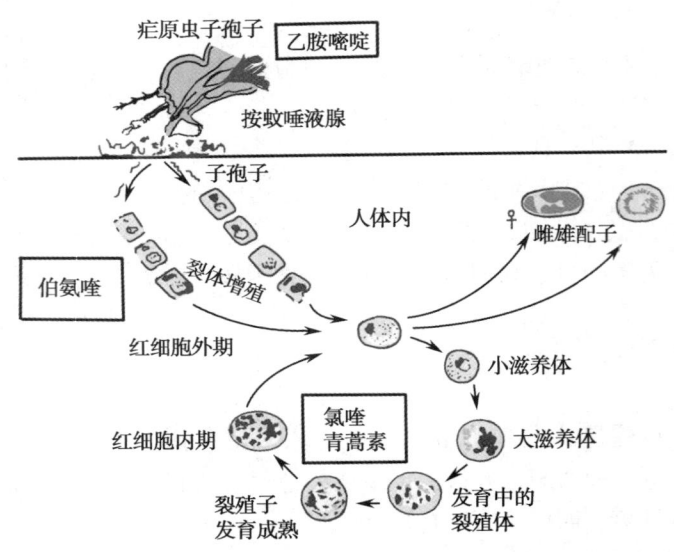

图 14-3 抗疟药物不同虫期作用

八、预防

目前为止，疟疾仍没有有效的疫苗。疟疾防治有赖于药物治疗、消灭疟蚊和避免蚊虫叮咬。

（一）管理传染源

健全疫情报告，根治疟疾现症病人及带疟原虫者。

（二）切断传播途径

在疟疾流行区清除按蚊孳生场所及广泛使用杀虫药物是预防疟疾的基本方法。推荐使用经杀虫剂处理的驱虫蚊帐、室内滞留喷洒灭蚊剂和清除积水等。

1. 驱虫蚊帐　驱虫蚊帐的效果是一般蚊帐的2倍，且比没有挂蚊帐者可以达到70%的保护效果。大部分的蚊帐以除虫菊精类处理过，这种杀虫剂毒性较低。

2. 室内滞留喷洒灭蚊剂　在室内的墙壁上喷洒杀虫剂，蚊子在吸食完血液后会停在墙壁上休息，此时残留的杀虫剂就会将其毒死，阻止它去叮咬其他人。

3. 其他方法　其他用以阻断疟疾传播的蚊虫防治方法有很多，例如清除积水或在特定开放水域施药，或使用高频率声波驱赶蚊虫的电子驱蚊设备。

（三）保护易感人群

药物预防：在非耐氯喹疟疾流行区，外来人员预防服药可口服氯喹。耐氯喹疟疾流行区可口服甲氟喹、乙胺嘧啶或多西环素。

（苏元波　林　菲）

第四节　肾综合征出血热

一、概述

肾综合征出血热（hemorrhagic fever with renal syndrome，HFRS）是由汉坦病毒引起的，经鼠传播的自然疫源性疾病。临床上以发热、出血、肾损伤为主要特征。主要病理变化是全身小血管和毛细血管广泛受损，是我国比较常见的急性病毒性传染病。

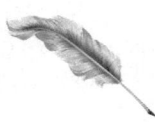

肾综合征出血热属于我国法定传染病中的乙类传染病。20 世纪 80 年代，最高年报告发病数曾超过 10 万例，近年来疫情显著下降，但仍存在周期性波动。2017 年全国共报告 11 262 例，死亡 64 例；2018 年全国共报告 12 495 例，死亡 100 例。从近几年的病例报告情况来看，在现代社会快速发展的同时，作为自然疫源性疾病的肾综合征出血热仍然需要引起高度重视。

二、病因和发病机制

（一）病原学

引起肾综合征出血热的汉坦病毒（hantavirus，HV）属于布尼亚病毒科（bunyaviridae）汉坦病毒属，是单股负链的 RNA 病毒。汉坦病毒对乙醚、氯仿、去氧胆酸盐敏感，不耐热和不耐酸，高于 37℃ 及 pH 5.0 以下易被灭活，56℃ 30 分钟以上或 100℃ 1 分钟可被灭活。对紫外线、乙醇和碘酒等消毒剂敏感。

（二）发病机制

肾综合征出血热的发病机制迄今并未完全阐明。近年来的研究提示，汉坦病毒感染后激发机体的免疫反应并产生免疫病理损伤，从而导致一系列复杂的病理生理过程，出现以发热、出血、肾功能损伤为主的临床表现。主要通过以下途径：

1. 病毒直接作用　病毒可感染肝、肺、肾、脾、骨髓、淋巴结等多个人体脏器，脏器病变严重程度与病毒分布的数量相关。

2. 免疫损伤　病人的血液循环中存在特异性免疫复合物，免疫复合物是本病血管和肾损伤的主要原因。

三、流行病学

（一）传染源

鼠类是主要传染源。在我国农村的主要传染源是黑线姬鼠和褐家鼠；东北林区则为大林姬鼠；城市的主要传染源是褐家鼠；实验动物的主要传染源是大白鼠。

（二）传播途径

1. 呼吸道传播　携带病毒的鼠类的排泄物如尿、粪便和唾液以气溶胶形式通过呼吸道被吸入从而使人致病。

2. 消化道传播　人摄入被鼠排泄物污染的食物或水后，病毒经破损的口腔黏膜进入人体从而致病。

3. 接触传播　被鼠咬伤或破损伤口接触带病毒的鼠类排泄物以及血液后可导致感染。

4. 垂直传播　该病毒可经过胎盘垂直传播。

5. 虫媒传播　鼠类身上的螨虫可成为病毒的储存宿主，存在经过虫媒传播的可能。

（三）人群易感性

人群普遍易感，但以青壮年多见。2016 年和 2017 年全国报告病例中 20～60 岁的病例占比分别为 74.12% 和 70.72%。

（四）流行特征

1. 地区性　主要分布在亚洲，其次为欧洲和非洲，美洲病例较少。我国是主要流行区之一，世界上 90% 的病例发生在我国，31 个省市自治区有病例报告。东北三省、山东、陕西等省发病较高。

2. 季节性和周期性　一年四季均能发病，但发病呈现春季和秋冬季两个发病高峰，秋冬季高峰（10 月份到次年 1 月份）远高于春季高峰（4～6 月份）。

3. 人群分布　以男性青壮年农民及工人多见，不同人群发病率高低与接触鼠类的机会密切相关。

四、临床表现

潜伏期为4~46天,一般为7~14天,以14天多见。典型病例病程中有五期经过(表14-2)。并发症主要有严重的腔道出血、急性心力衰竭、急性呼吸窘迫综合征、自发性肾破裂,脑水肿、脑出血或脑疝等中枢神经系统并发症,支气管肺炎及其他继发感染等。

表14-2 肾综合征出血热典型临床表现

病程分期	临床表现	持续时间
发热期	病人多起病急,表现为畏寒、发热,体温为39~40℃。颜面及眼眶区可有明显充血,似醉酒貌;上胸部皮肤潮红;球结膜充血明显;此为"三红"表现。头痛、腰痛、眼眶痛等"三痛"症状明显。病人可同时伴有恶心、呕吐、腹痛、腹泻等消化道症状	3~7日
低血压休克期	血容量持续下降可出现面色苍白、四肢厥冷、脉搏细弱、尿量减少等表现,大脑供血不足则可能出现烦躁、谵妄、神志恍惚等	数小时到6天不等,一般为1~3天
少尿期	常在低血压休克期后出现,也可与低血压休克期重叠或由发热期直接进入。一般24小时尿量少于400 ml为少尿,少于50 ml为无尿。主要表现为尿毒症、酸中毒和水、电解质紊乱,可出现高血容量引起的肺水肿及心衰等	一般2~5天
多尿期	此期可分为:①移行期:每天尿量由400 ml增至2000 ml。②多尿早期:每天尿量超过2000 ml。③多尿后期:尿量每天超过3000 ml,并逐渐增加,可达每日4000~8000 ml。大量排尿容易导致水电解质紊乱及继发细菌感染	短者1日,长者可达数月
恢复期	经过多尿期后,尿量恢复为2000 ml以下,精神、食欲基本恢复。少数病人遗留高血压、肾功能障碍等症状	一般需1~3个月

五、辅助检查

1. 血、尿常规 外周血白细胞总数增多,可达$(15~30)\times 10^9/L$,早期中性粒细胞增多,病程第4~5日后淋巴细胞增多,并出现较多的异型淋巴细胞。尿常规中常有明显的蛋白、红细胞、白细胞及管型等。

2. 血液生化 多数病人在低血压休克期出现血肌酐、尿素氮增高,多尿后期开始下降。可出现电解质紊乱,休克期及少尿期的血气分析可出现代谢性酸中毒。肝功能检查可出现转氨酶升高、胆红素升高。

3. 凝血功能检查 可出现凝血酶时间、凝血酶原时间延长,纤维蛋白原降低。

4. 免疫学检查 若病人血清中抗HV-IgM阳性(1:20阳性)或IgG双份血清(间隔1周以上采集)滴度4倍以上升高有诊断意义。

5. 病毒核酸检测 采用分子生物学方法检测病人血或尿中的病毒核酸,具有特异性强、敏感性高等特点,有助于疾病的早期诊断。

6. 病毒分离 发热期病人的血清、血细胞或尿液中可分离汉坦病毒。

六、诊断

(一)诊断

主要依靠临床特征性症状和体征,结合实验室检查、流行病学资料进行诊断。

1. 流行病学 包括流行地区、流行季节,与鼠类或其他宿主动物直接或间接接触史,进入疫区或两个月内有疫区居住史。

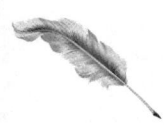

2. 临床表现　主要包括早期三种主要表现：发热、充血出血及肾损伤和病程的五期经过：发热期、低血压休克期、少尿期、多尿期和恢复期。不典型者可越期或前三期之间重叠。

3. 实验室检查　血常规可表现为白细胞升高。尿常规可见尿蛋白、红白细胞及管型。血清特异性抗体阳性或 HV-RNA 阳性。

（二）鉴别诊断

发热期应与上呼吸道感染、败血症、急性胃肠炎等鉴别。休克期应与其他感染性休克鉴别。少尿期应与急性肾炎及其他原因引起的急性肾衰竭鉴别。以急性呼吸窘迫为主要表现者应注意与其他原因相鉴别。消化道出血应与其他原因引起的出血相鉴别。腹痛为主要表现者注意与其他急腹症相鉴别。本病典型的临床表现和独特的五期经过以及特异性血清学检测可帮助鉴别。

七、治疗

（一）治疗原则

"三早一就"（早发现、早休息、早治疗，就近治疗）。

1. 发热期治疗　治疗原则为抗病毒、减轻外渗、改善中毒症状和预防 DIC。
2. 低血压休克期治疗　治疗原则为积极补充血容量为主，纠正酸中毒和改善微循环。
3. 少尿期治疗　治疗原则为"稳、促、导、透"，即稳定内环境、促进利尿、导泻和透析治疗。
4. 多尿期治疗　移行期和多尿早期的治疗原则同少尿期，多尿后期要维持出入量及电解质平衡，防止继发感染。
5. 恢复期治疗　注意休息，加强营养和逐渐增加活动量。定期监测肾功能。

（二）预防

1. 疫情监测　在全国系统开展出血热的流行病学和病原学监测。
2. 防鼠灭鼠　是防治本病流行的关键。
3. 做好食品卫生和个人卫生　防止鼠类排泄物污染环境及食品，注意消毒。
4. 疫苗接种　迄今研制的疫苗有灭活疫苗、基因工程疫苗和减毒活疫苗。

（林　菲　梁京津）

第五节　细菌性疾病

一、概述

细菌性痢疾（bacillary dysentery，shigellosis，简称菌痢）是由志贺菌属（Shigella），痢疾杆菌（bacillus dysenteriae）引起的肠道传染病。通过粪 - 口途径感染和传播。临床表现为发热、腹痛、腹泻、里急后重和黏液脓血便等。严重者可有感染中毒性休克和（或）中毒性脑病。

二、病因和发病机制

（一）病原学

志贺杆菌又称痢疾杆菌，属于肠杆菌科，志贺菌属，是革兰氏阴性杆菌。志贺菌属存在于病人和带菌者的粪便中，离开人体肠道的适宜环境抵抗力很弱，日光照射、煮沸等均可将其杀灭。

志贺菌属由菌体抗原（O 抗原）及表面抗原（K 抗原）组成。按 O 抗原不同，可分为四

群，分别为：A 群 - 志贺痢疾杆菌（S.dysenteriae）、B 群 - 福氏痢疾杆菌（S.flexneri）、C 群 - 鲍氏痢疾杆菌（S.bodii）和 D 群 - 宋内痢疾杆菌（S.sonni）。

我国以福氏菌型多见，其次为宋内氏菌型。在欧洲和日本，以宋内氏菌群最常见。

（二）发病机制

志贺杆菌经口进入胃肠道，其致病作用主要依靠侵袭力和毒素。

病原菌直接侵袭肠黏膜上皮细胞，主要在固有层增殖，引起局部炎症反应和小血管循环障碍，一般不超越黏膜层。肠黏膜形成浅表性溃疡，产生腹痛、腹泻、黏液脓血便症状。菌体裂解释放的内毒素吸收入血，可引起发热、意识障碍、感染中毒性休克等中毒反应。志贺杆菌还产生外毒素，具有神经毒素、细胞毒素和肠毒素等作用，导致肠功能紊乱、水和电解质过度分泌等。

中毒性细菌性痢疾主要见于平素健康儿童，发病机制尚不十分清楚。可能与机体产生强烈的过敏反应有关。特点是病人全身中毒症状严重而肠道炎症反应轻微，甚至在肠道病变出现之前，即可有感染性休克或神志改变。

三、流行病学

（一）传染源

主要是细菌性痢疾病人及带菌者。急性期病人的脓血便中菌量大，传染性极强。恢复期病人带菌可达数周至数月。慢性细菌性痢疾可长期带菌。健康带菌者主要是与细菌性痢疾病人的接触者，同样具有传染性。

（二）传播途径

细菌性痢疾经粪 - 口途径传播。可通过食物、水、生活接触或经苍蝇污染食物等方式，经口传染给易感者。

（三）易感性

人群普遍易感，儿童更易感，且严重。本病存在病后免疫和病后型特异保护，但不持久，且因其菌群、型多样而抗原性不同，故可多次感染。

（四）季节性高峰

全年皆可发生，但有明显的季节性，夏、秋季高发。

四、临床表现

潜伏期为数小时~ 7 天，多数为 1 ~ 2 天。

（一）急性细菌性痢疾

分为普通型、轻型和中毒型。中毒型可进一步分为休克型、脑型和混合型。

1. 普通型（典型） 起病急，畏寒、高热，伴头痛、纳差等全身症状。消化道症状明显：腹痛、腹泻，大便每日十余次至数十次，初为稀便，很快转为黏液脓血便，量少，里急后重明显，伴或不伴有恶心、呕吐。查体可见左下腹压痛，肠鸣音亢进。

2. 轻型（非典型） 全身中毒症状不明显，腹痛较轻，腹泻次数少，无肉眼可见的脓血便，里急后重不明显，病程短，常可自愈，但也可转为慢性。

3. 中毒型 多见于儿童。起病急骤，中毒症状多发生于发病 24 小时内，突然寒战、高热，以高热、惊厥、神志障碍为最初表现。病初常无腹泻等胃肠道症状，用生理盐水灌肠，留取粪便可见较多白细胞及红细胞。

中毒型痢疾根据临床表现不同，进一步分为：

（1）休克型（周围循环衰竭型）：以感染中毒性休克为主要表现。表现为面色苍白，皮肤发花，口唇、甲床发绀，四肢凉，皮肤湿冷，脉细数，血压正常或偏低，脉压小，少尿；可伴

有不同程度的意识障碍，弥散性血管内凝血（DIC）及心、肺、肾、脑等多个脏器功能障碍及衰竭。

（2）脑型（呼吸衰竭型）：是以严重脑部症状为主，可有头痛、伴喷射性呕吐、烦躁或嗜睡等神经精神症状，肌张力增强，惊厥，血压升高等脑水肿表现，后期神志不清，瞳孔大小不等，对光反射迟钝或消失，呼吸节律不整等脑疝表现。

（3）混合型：兼有上述两型表现，病情最为严重，预后最为凶险。

（二）慢性细菌性痢疾

病程超过 2 个月即为慢性，急性期诊治不及时、不规范和病人抵抗力下降等都是慢性菌痢发生的可能原因。慢性菌痢可分为慢性迁延型、急性发作型和慢性隐匿型 3 型。

五、辅助检查

1. 血常规　急性期外周血白细胞计数和中性粒细胞增高。
2. 粪便常规　镜检可见大量白细胞、脓细胞与少量红细胞，如见吞噬细胞更有助于诊断。
3. 病原学检查　粪便培养出志贺杆菌是确定诊断的依据。应在应用抗菌药物前、取粪便脓血或黏液部分及时送检，应持续送检 3 天以提高细菌培养阳性率。
4. 纤维结肠镜检查和钡剂灌肠 X 线检查　一般用于慢性菌痢与其他炎症性疾病或肿瘤鉴别时应用。

六、诊断和鉴别诊断

（一）诊断依据

主要依据流行病学史、临床表现和实验室检查。

（二）诊断标准

1. 疑似病例　病人有典型菌痢临床表现且尚未确定其他原因引起腹泻者，即可做出疑似菌痢的诊断。
2. 临床诊断病例　病人具有典型流行病学史、典型临床表现且粪便常规中白细胞或脓细胞≥15/HPF（400 倍），可见红细胞、吞噬细胞，并排除其他原因引起腹泻者，即可做出菌痢的临床诊断。
3. 确诊病例　须依靠病原学检查。

（三）鉴别诊断

急性普通型菌痢应与细菌性食物中毒、病毒性肠炎、沙门菌肠炎、副溶血弧菌肠炎、弯曲菌肠炎、大肠埃希杆菌性胃肠炎、阿米巴痢疾等鉴别。慢性菌痢应与溃疡性结肠炎、结肠癌、慢性阿米巴痢疾、慢性血吸虫病、肠结核等鉴别。中毒型菌痢应与流行性乙型脑炎、脑型疟疾、中毒性肺炎、重度中暑、脱水性休克等鉴别。

七、治疗原则及方案

（一）急性细菌性痢疾

1. 一般疗法和对症治疗　进食少渣、易消化、流质或半流质饮食，轻度脱水可口服补液，脱水明显者给予静脉补液。高热时可用退热药或物理降温。腹痛时予解痉药，如山莨菪碱（654-2）。
2. 抗菌治疗　宜选易被肠道吸收的口服药物，病情严重或呕吐明显者可静脉用药，如有细菌培养结果，宜根据药敏试验选择用药。疗程一般为 5~7 天。常用药物有：

（1）氟喹诺酮类：如左氧氟沙星 0.5 g qd，孕妇、哺乳妇女及儿童不宜应用。
（2）氨基糖苷类：如庆大霉素：8 万 U tid，肾功能不全者慎用。

（3）三代头孢菌素：如头孢曲松 2 g qd，一般用于重症病人，静脉滴注。

（二）中毒型细菌性痢疾

治疗原则为迅速降温，控制惊厥，解除微循环障碍，积极防治休克、脑水肿及呼吸衰竭，及时应用有效的抗菌药物治疗。

（三）慢性细菌性痢疾

宜进食易消化、无刺激、富有营养的食物；根据药敏结果联合应用两种不同类型的抗菌药物，足剂量、长疗程规范治疗；必要时可采用中西药灌肠并加用益生菌调节肠道菌群。

八、预防

管理传染源，病人及时予消化道隔离和彻底治疗，急性菌痢病人隔离至临床症状消失，粪便培养2次阴性。搞好饮食、饮水及个人和环境卫生，做好"三管一灭"（饮食、水、粪的管理及消灭苍蝇），防止病从口入，切断传播途径。

  拓展与扩充

肛拭子：用于留取粪便行便常规检查的肛拭子不能用棉拭子，因棉签会吸附大便中的红白细胞，影响化验结果的准确性。故目前临床上应用的肛拭子为头部圆钝、侧面开有圆孔的玻璃棒型肛拭子和带有塑料刮片的肛拭子。

（梁京津　李晓光）

第十五章 常见急危重症处置

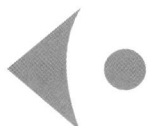

第一节 概 述

急危重症医学通过各种可能得到的最先进的监测和治疗手段,为疑难、危重病人集中进行救治。由于医院性质和科室设置不同,可根据病种将重症监护病房(intensive care unit,ICU)分为内科 ICU、外科 ICU,还有各专科 ICU,如心脏监护病房、呼吸监护病房等。

ICU 具有以下特点:收治重要脏器功能不全的病人;对病人进行动态、连续、全面的监测,以达到早期诊断并及时处理的目的;具有最先进的诊治手段;ICU 专职医师与专科医师协同诊治。其监测内容包括:循环、呼吸、肝肾功能、中枢神经功能、水、电解质以及酸碱平衡等。治疗涉及呼吸循环支持、维持体液平衡、营养支持、感染及原发病的处理及并发症的防治等。

ICU 的主要适应证为严重创伤、大手术及器官移植术后需要监测器官功能;各种原因引起的循环功能障碍,需要药物或特殊设备来支持其功能者;有可能发生呼吸衰竭,需要严密监测呼吸功能或需用呼吸器治疗者;严重水、电解质紊乱及酸碱失调者;麻醉意外、心肺复苏术后病人;单个或多个器官功能不全;严重代谢障碍和内分泌系统急症。

目前,对 ICU 重症病人的病情评估尚无统一标准。目前有 3 种以生理功能紊乱为病情严重程度评判依据的评分系统:①急性生理和慢性健康状况评估(acute physiology and chronic health evaluation,APACHE Ⅱ),是应用较为广泛的评分系统,积分越高,预示病情越严重;②死亡概率模型,是指对重要的多个变量(生理指标)进行多点逻辑回归分析,以预测 ICU 的死亡率;③简化急性生理功能评分系统,该评分对入 ICU 24 小时的危重病人进行评分,评判指标共有 17 项。

急危重症医学作为新兴学科,监测和治疗均体现了临床医学和医学工程最密切的联系和进展,如呼吸机和呼吸力学监测、肾脏替代治疗血液净化机器、体外膜肺氧合技术、血流动力学监测手等,医学工程发挥了极为重要作用。但目前最先进的监测和治疗手段仍不能满足临床的需求,医学工程的发展将会助力重症医学的前进。

(赵志伶 葛庆岗)

第二节 休 克

休克(shock)是有效循环血量减少、组织灌注不足所导致的细胞缺氧和功能受损的临床综合征。引起休克的病因很多,无论哪一种休克,其共同特征是有效循环血量锐减。有效循环血量是指单位时间内通过心血管系统的血量,不包括停滞于毛细血管床及储存在肝、脾等器官

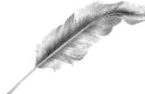

中的血量，其维持与三个要素密切相关，即充足的血容量、足够的心排血量和适宜的外周血管阻力。任何一个要素的严重异常都可能导致有效循环血量的减少而发生休克。

一、病因

休克分类方法很多，按病因分为低血容量性、感染性、心源性、神经源性和过敏性休克；按血流动力学分为低容量性、心源性、分布性和梗阻性休克。

二、病理生理

各类型休克共同的病理生理基础是有效循环血量锐减及组织灌注不足。

（一）微循环改变

微循环是循环系统的末梢，也是组织摄取氧和排除代谢产物的场所。休克时全身循环状态会发生一系列变化（如血压、血管张力、循环血容量），微循环也会出现明显的变化及功能障碍。

1. 休克早期　因有效循环血量减少，血压下降，机体的交感神经系统代偿性兴奋，释放大量儿茶酚胺，选择性地收缩外周和内脏小血管使循环血量重新分布，优先保证心、脑等重要器官的有效血流灌注。而此时骨骼肌和内脏的小动脉、小静脉及毛细血管发生强烈收缩，同时小动、静脉间的短路血管开放。这些变化使外周血管阻力升高，回心血量增加。这一反应在补偿血容量的同时，也让组织处于低灌注、缺氧状态，此时缺氧尚不严重，经积极治疗，休克可以逆转。

2. 休克中期　组织灌注不足加重，细胞缺氧更严重，代谢产物蓄积。微循环内血液滞留、毛细血管网内压力升高、通透性也增加。

3. 休克后期　微循环内淤滞的血液处于高凝状态，红细胞和血小板容易发生聚集并形成微血栓，甚至发生弥漫性血管内凝血（DIC）。组织得不到有效血液灌注，细胞严重缺氧引起细胞死亡，以致组织及器官乃至多器官功能障碍。

（二）代谢变化

休克时机体代谢也会发生明显变化，主要表现为能量代谢异常和代谢性酸中毒。由于组织灌注不足和细胞缺氧，无氧糖酵解就成为机体获取能量的主要途径，但因无氧糖酵解得到的能量比有氧代谢少得多，所以机体能量极度缺乏。另外，无氧糖酵解增加了乳酸盐及其他酸性代谢产物的产生，因微循环障碍这些物质不能被血流运走，堆积在组织中造成代谢性酸中毒。

（三）内脏器官的继发性损伤

1. 肺　由于组织低灌注和缺氧，毛细血管内皮细胞和肺泡上皮细胞均受损，通透性增加，导致肺间质乃至肺泡水肿，甚至引发急性呼吸窘迫综合征（ARDS）。

2. 肾　由于肾血管收缩、血流量减少，使肾小球滤过降低，尿量减少。肾皮质的肾小管缺血坏死，引起急性肾衰竭，表现为少尿或无尿。

3. 心　除心源性休克外，休克早期一般无心功能异常。休克加重后，心率过快使舒张期缩短，舒张期压力也常下降，冠状动脉血流量因此会减少。加之缺氧和酸中毒，可导致心肌的功能受损。

4. 脑　休克时儿茶酚胺的释放对脑血管作用很小，故对脑血流影响不大。但休克加重血压显著降低后，最终会使脑灌注压降低，脑血流量减少，导致脑缺氧。

5. 胃肠道　胃肠道等内脏和皮肤、骨骼肌等外周血管首先收缩，以保证心、脑等重要器官灌注。这种代偿如果没能及时解除，胃肠道可因严重的缺血和缺氧而出现黏膜糜烂、出血，黏膜屏障功能遭到破坏，肠道内的细菌和毒素进入血液循环，可加重休克，引发多器官功能障碍综合征（MODS）。

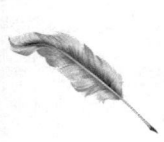

6. 肝　在缺血、血氧的情况下，肝细胞受损明显，肝的解毒和代谢能力下降。

三、临床表现

按照病程演变，其临床表现分为两个阶段，即休克早期和休克期。

（一）休克早期

在此阶段，有效循环血量减少使机体代偿机制启动。

病人表现为精神紧张、兴奋或烦躁不安。皮肤苍白、四肢厥冷、心率、呼吸增快、尿量减少、脉压差缩小。如及时治疗，休克能较快纠正。否则病情发展，进入休克期。

（二）休克期

病人意识改变最为突出，神情淡漠、反应迟钝，甚至意识模糊或昏迷。可有出冷汗、口唇肢端发绀；脉搏细速、血压进行性下降。严重时全身皮肤、黏膜明显发绀，四肢冷，脉搏摸不到、血压测不出，少尿甚至无尿。还可出现皮肤、黏膜瘀斑或消化道出血。

四、诊断

重视病史，如存在大量失血、严重感染、过敏等，结合其兴奋、出汗、心率快或少尿等表现，应认为已发生休克。如果收缩压小于 90 mmHg，并伴有神志淡漠、反应迟钝、呼吸浅快、皮肤苍白及少尿，提示已进入休克期。

（一）一般监测

1. 神志　是反映休克的敏感指标。神志清楚，对外界刺激能正常反应，提示休克已被纠正。若病人兴奋、表情淡漠、谵妄或嗜睡，甚至昏迷，则提示脑血流灌注不足，存在不同程度休克。

2. 皮肤温度、颜色　一般情况下，休克病人肢端温度低，关节及肢端可出现花斑（图15-1），轻压指甲后局部呈苍白色，松压后短时间内不能恢复正常颜色，表明休克存在。休克好转后上述表现消失。

3. 脉率　脉率增快大多出现在血压下降之前，是休克的早期表现。休克纠正后脉率常降至接近正常。

4. 血压　是休克治疗中最常用的监测指标。通常认为，收缩压< 90 mmHg、脉压差<20 mmHg 表明休克存在；血压上升、脉压差增大，则是休克好转的表现。

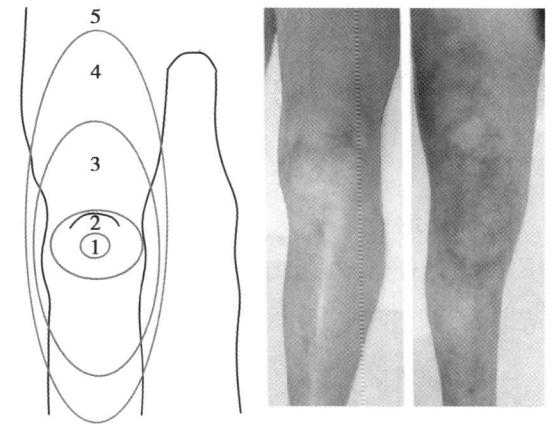

图 15-1　不同程度的皮肤花斑

5. 尿量　尿量是反映肾血流灌注的常用指标。一般来讲，少尿是休克存在或休克复苏治疗不完全的表现。休克治疗要求病人尿量至少达到 0.5 ml/(kg·h)。

（二）特殊监测

1. 中心静脉压（CVP）　中心静脉压是上腔静脉或内右心房内的压力，反映右心前负荷。右心回心血量、肺动脉压力及胸腔、心包腔内压力增加等各种原因都会引起 CVP 升高。CVP 正常值是 4~7 mmHg。特别强调，对 CVP 连续、动态地观察其变化，较单次测定的价值更大。

2. 肺毛细血管楔压（PCWP）　经颈内静脉插入 Swan-Ganz 导管（漂浮导管）至肺动脉及其分支，可分别测得肺动脉压（PAP）和肺毛细血管楔压（PCWP）（图15-2）。PCWP 可反映左心前负荷，正常值为 6 ~ 15 mmHg。

3. 心排血量和心脏指数　心排血量（CO）是每分钟心脏射出的血量，是每搏排血量与心

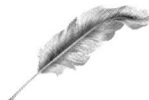

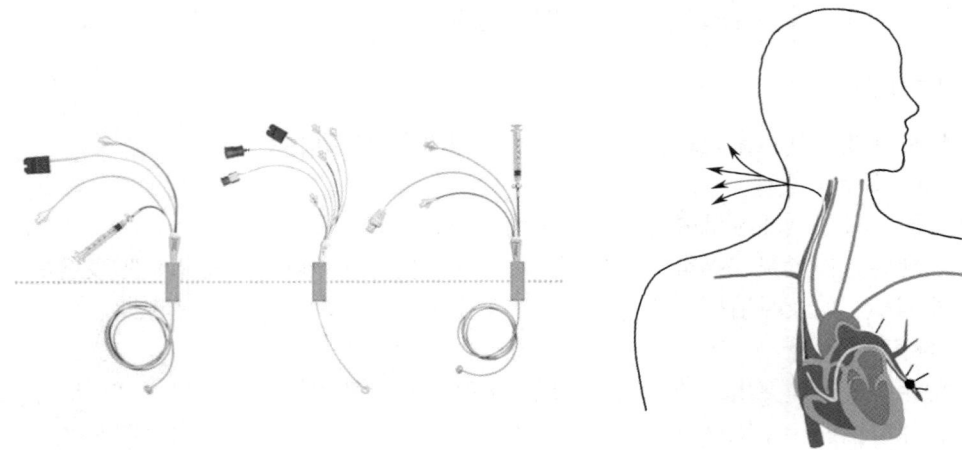

图 15-2 漂浮导管的结构、类型与放置

率的乘积。成人正常值为 4~6 L/min。单位体表面积的心排血量为心脏指数（CI），正常值为 2.5~3.5 L/(min·m^2)。休克时如心功能受到抑制，CO 可能会有不同程度降低，但部分感染性休克 CO 可正常或升高。

4. 动脉血气分析　动脉血氧分压（PaO_2）正常值为 80~100 mmHg，常用 PaO_2 与吸入血氧浓度（FiO_2）[PaO_2/FiO_2]比值来评价氧合障碍程度，正常大于 300 mmHg；动脉血二氧化碳分压（$PaCO_2$）正常值为 35~45 mmHg；监测动脉血 pH、标准碳酸氢盐（SB）、碱剩余（BE）的动态变化有助于了解休克时的酸碱平衡情况。

5. 动脉血乳酸　组织灌注不足可引起无氧代谢，造成高乳酸血症，监测乳酸水平有助于评估休克及其变化趋势；正常值为 1~1.5 mmol/L。

6. 中心静脉血氧饱和度（$ScvO_2$）　其与混合静脉血氧饱和度（SvO_2）相关性良好，反映机体氧输送与氧消耗的平衡情况。休克治疗过程中 $ScvO_2$ 需 ≥ 70%，以保证机体充足的氧输送。

五、治疗原则

1. 紧急治疗　积极处理原发疾病，如创伤制动、大出血止血、保证呼吸道通畅等。建立静脉通路，并使用升压药物维持血压。

2. 补充血容量　是纠正休克引起的组织低灌注和缺氧的关键，但补充血容量需要在连续监测血压、尿量、CVP、血乳酸等指标的基础上，再结合病人肢端温度、末梢循环等微循环表现，判断补充血容量的效果。

3. 积极处理原发病　如外科疾病引起的休克，多需手术处理原发疾病，如内脏大出血、肠梗阻、消化道穿孔等。及时处理原发病变是有效地纠正休克的基础。

4. 纠正酸碱平衡紊乱　休克不同时期经常合并呼吸性碱中毒、代谢性酸中毒等多种酸碱平衡紊乱，改善组织灌注这些紊乱一般都会缓解。

5. 血管活性药物的应用　在液体复苏的同时应用血管活性药物可迅速升高血压和改善微循环。临床主要应用的血管活性药物包括血管收缩剂、强心药和血管扩张剂。血管收缩剂以兴奋 α 肾上腺素能受体的药物为主，如去甲肾上腺素等。还有兴奋多巴胺受体的药物，如多巴胺；强心药以兴奋 $β_1$ 肾上腺素能受体的药物常用，如多巴酚丁胺。血管扩张剂有 α 肾上腺素能受体阻滞剂和抗胆碱能药两类，如酚妥拉明、山莨菪碱。

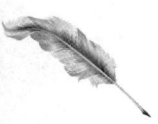

6. 器官功能支持治疗　休克常合并 MODS，在治疗休克的同时，常需要对受损器官功能进行支持或替代。如 ARDS 病人的机械通气、急性肾损伤病人的持续血滤治疗。

> **拓展与扩充**
>
> 休克是导致细胞氧利用不足的循环衰竭的临床表现，特征是细胞的代谢障碍，即细胞氧供给不足及细胞对氧利用障碍。相比于细胞氧代谢状况的评估，对终末器官血流灌注的评估同样也是休克监测的重要方面。
>
> 对组织氧代谢的监测可以作为休克监测的重要指标之一，组织氧代谢监测技术可分为全身性氧代谢监测和局部氧代谢监测。
>
> 全身性组织氧代谢监测包括氧输送、氧消耗、氧摄取率、混合静脉血氧饱和度、中心静脉血氧饱和度、血乳酸、动静脉血二氧化碳分压差等，这些指标可以通过动脉及中心静脉血的血气分析等数据简单计算得到。在临床中，以中心静脉血氧饱和度、血乳酸、动静脉血二氧化碳分压差应用最为广泛。
>
> 局部氧代谢监测包括胃黏膜内 pH（pHi）、近红外光谱分析（near-infrared spectroscopy，NIRS）、组织氧电极、核磁共振、正电子发射断层扫描、局部组织乳酸及局部氧饱和度监测等。NIRS 具有无创、简便、成本低等特点，受到广泛关注。人体的 NIRS 技术主要有三种：近红外组织血氧无创监测、功能性近红外光谱技术和近红外光谱荧光技术。近红外组织血氧无创监测主要测量微动脉、微静脉和毛细血管中血液的血氧参数的加权平均值，主要反映静脉血的血氧参数。目前，任何单一指标均不能完全反映组织氧代谢情况，需要各种监测技术相结合，研究无创、实时、连续的监测技术收集组织氧代谢信息是今后的发展方向。
>
> 通过彩色多普勒超声对重要终末器官的血流灌注进行动态监测，肾、大脑、肝、脾是可以用来观察的"窗口"。超声可以测量器官微血管床对血流的阻力，并以阻力指数来评估局部内脏血流动力学，为在细胞代谢或血压、心率等全身血流动力学指标变化之前，早期监测与器官功能障碍相关的血流动力学异常提供了有用的工具。除阻力指数外，超声是否能通过新技术，如算法、造影，衍生出更为敏感、特异的器官血流灌注指标还有待进一步探索。

（汪宗昱　葛庆岗）

第三节　心脏骤停和心肺复苏

心脏骤停（cardiac arrest，CA）是指心脏射血功能突然终止，造成全身血液循环中断、呼吸停止和意识丧失，随即迅速死亡。心脏骤停发生虽然具有一定的突然性，如果能够及时救治，相当一部分病人能够存活。近年随着心肺复苏技术不断进步和发展，心脏骤停病人的生存率明显提高。

一、病因

导致心脏骤停原因通常分为可逆性和非可逆性。可逆性病因由于病人经过抢救有生存的机会，因此更为重要。导致心脏骤停的可逆性原因可以总结为"5H5T"：Hypovolemia（低血容量）、Hypoxia（缺氧）、Hydrogen ion（酸中毒）、Hypokalemia/Hyperkalemia（低钾血症/高钾血症）、Hypothermia（低温）、Tension-pneumothorax（张力性气胸）、Tamponade（心包压塞）、Toxins（中毒）、Thrombosis-pulmonary（肺栓塞）、Thrombosis-coronary（冠状血管血栓）。其中以冠状动脉血栓阻塞即急性心肌梗死为最常见。

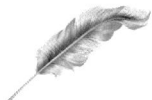

二、发病机制与病理生理

心脏骤停的病理生理机制，最常见为室性快速性心律失常（心室颤动或室性心动过速）、其次为缓慢性心律失常或心脏停搏，较少见的是无脉性电活动（pulseless electrical activity）。心室颤动是心脏骤停时最常见的室性心律失常（图 15-3）。

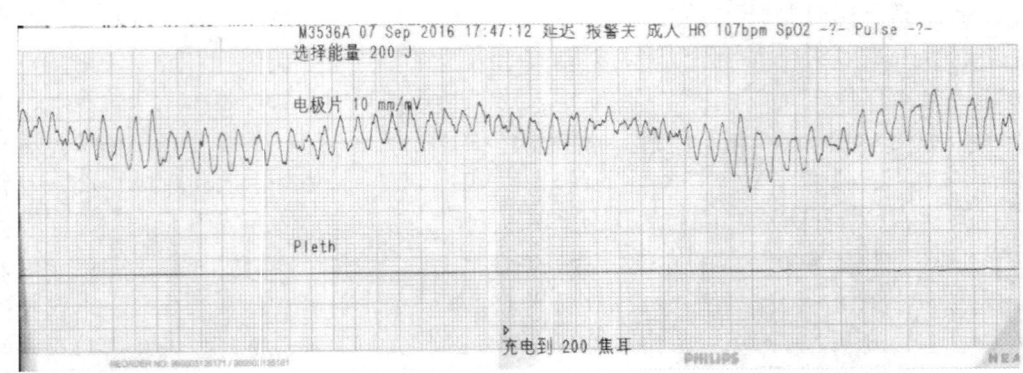

图 15-3　心室颤动

三、临床表现

心脏骤停发生前的数天或数周，部分病人可能出现前驱症状，通常与导致心脏骤停的病因相关，如缺血性胸痛、呼吸困难等。心脏骤停发生前的数分钟至 1 小时内，常出现与病因相关的典型症状，如剧烈胸痛、严重呼吸困难等。心脏骤停发生时，意识丧失，呼吸停止或呈叹息样呼吸，心脏停止机械收缩，大动脉搏动消失。

四、诊断和治疗

心脏骤停的生存率很低，抢救成功的关键是尽早进行心肺复苏（cardiopulmonary resuscitation，CPR）。

（一）识别心脏骤停

意识丧失、无呼吸或无有效呼吸、大动脉搏动消失即可诊断心脏骤停。对于非医疗从业者，无需判断动脉搏动，意识丧失、无呼吸或无有效呼吸即可判断为心脏骤停，开始抢救。

（二）呼救

一旦判断为心脏骤停，应立即拨打急救电话，同时向旁观者救助，并寻找有无自动体外除颤仪（automated external defibrillator，AED）。

（三）高质量心肺复苏

呼救后应立即进行高质量的心肺复苏。包括胸外按压（circulation）、开通气道（airway）和人工呼吸（breathing）。其中胸外按压最为重要，心肺复苏顺序为 C-A-B。如果明确是由于窒息而造成心脏骤停，心肺复苏的迅速应调整为 A-B-C。

（四）尽早使用 AED

电除颤是治疗室性快速性心律失常最有效的手段，是利用除颤仪在瞬间释放高压电流经胸壁到心脏，使心肌细胞瞬间同时除极，终止导致心律失常的异常折返或异位兴奋灶，从而恢复窦性心律。AED 易携带、易操作，能自动识别心电图并提示进行除颤，非专业人员也可以操作。

（五）高级生命支持

专业急救人员到达现场后即开始高级生命支持。主要包括建立人工气道、机械通气、循环辅助仪器、药物应用、电除颤复律等。

（六）复苏后综合治疗

心脏骤停经过积极抢救后，部分病人能够恢复自主循环。病人在经历全身性缺血性损伤后，将进入更加复杂的缺血再灌注损伤阶段，引发一系列器官损伤和功能障碍，称为"心脏骤停后综合征（post-cardiac arrest syndrome）"。

心肺复苏后的处理原则：维持有效循环和呼吸功能，特别是脑灌注，预防再次心脏骤停，维持水、电解质和酸碱平衡，防治脏器衰竭和继发感染等。重点是脑功能保护，目标温度管理（或低温）是脑功能保护的重要手段。

拓展与扩充

在医院外发生心脏骤停，由于旁观者通常不具备医学专业知识，准确判断病人是否发生心脏骤停有一定难度。近年来可穿戴设备为脉率和心电监测提供了一种新的方法。可穿戴设备（如智能手表）主要利用光电原理监测脉率。血液能够吸收近红外光线，随着心脏的收缩和舒张，血液中可见光吸收增多和减少，形成明暗交替的信号，数据经过处理后转换为脉搏次数。可穿戴设备一旦监测到脉率或心电信号异常（如脉率消失、心电信号出现心室颤动等），可以通过升高报警提示旁观者，同时通过无线信号传输技术将报警信息发送到急救中心，快速呼叫急救人员。甚至可能在发生心脏骤停之前，提前发现征兆发出报警信号，从而预防心脏骤停的发生。

拓展与扩充

高质量的胸外按压是心肺复苏的核心，目前已经有商品化的胸外按压反馈装置用于胸外按压质量的监测。放置于病人胸部和按压手掌之间，通过压力传感器和加速度传感器监测胸外按压的深度、速率、胸廓回弹等，如果按压质量不达标（如按压深度不足、速率过快或过慢），反馈装置将发出声光信号，以提醒按压者改善按压质量，同时上述数据可通过无线信号传输给其他设备，进行实时监测和数据存储。目前还有除颤器通过粘贴在体表的除颤电极片，测量胸腔阻抗的变化值评价是否存在过度通气。

拓展与扩充

机械胸外按压装置（图15-4）可以避免因疲劳导致的按压质量下降，也适用于不便于人工按压的场合进行胸外按压（如转运途中、射线环境中）。主要通过机械性挤压胸部进行工作，分为活塞式和压力分散带式。活塞式通过将活塞装置安置在胸骨上方，对胸骨进行规律的按压；压力分散带式则通过一条包裹于胸部的、可间断充气的绑带对整个胸廓进行挤压。

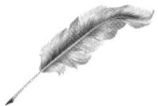

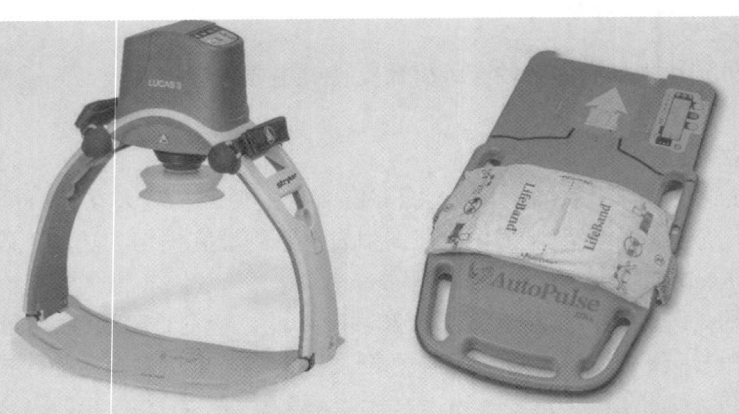

图 15-4　胸外心肺复苏反馈装置（左图为活塞式，右图为压力分散带式）

拓展与扩充

二氧化碳波形图，利用红外线吸收光谱技术，实时测量呼出气体中二氧化碳中浓度并形成时间浓度曲线（图 15-5）。在心脏骤停患者的抢救过程中，二氧化碳波形图主要作用：①判断气管插管位置；②实时监测胸外按压质量；③识别自主循环恢复；④终止心肺复苏的指标之一。

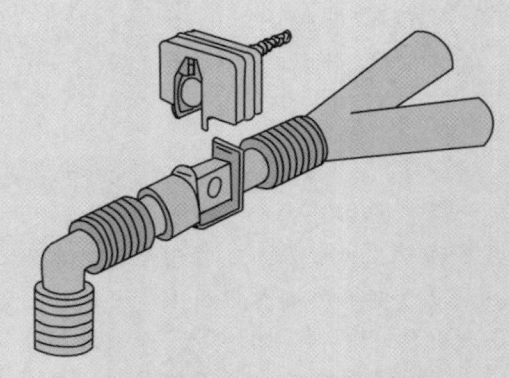

图 15-5　二氧化碳波形传感器

拓展与扩充

反馈式降温设备目前用于心脏骤停复苏后目标温度管理，根据降温方式分为血管内降温和体表降温（图 15-6）。血管内降温经过蠕动泵把通过冷却液降温后的低温盐水输送到放置在下腔静脉内的热交换导管，经过热交换导管表面的水囊直接降低血液温度。体表降温经过蠕动泵把通过冷却液降温后的低温盐水输送到粘贴在躯干部位的中空热交换垫中，通过降低体表温度实现核心温度的下降。两者均通过体内的温度传感器实时监测核心温度（如膀胱温度、血液温度），并根据设置的目标温度和实际温度，自动调节设备的工作状态（降温、控温或复温）。

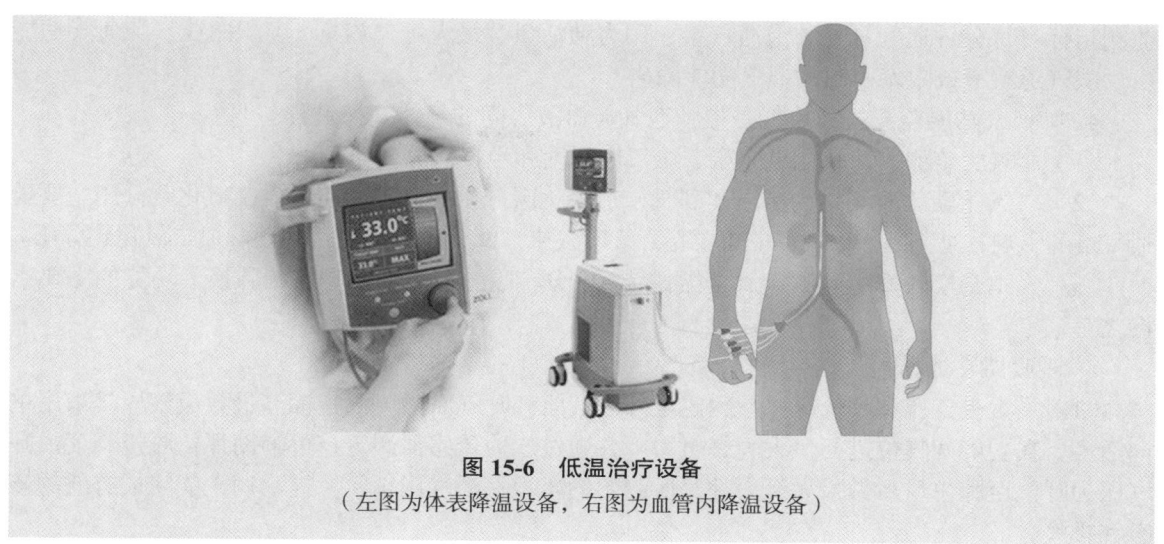

图 15-6 低温治疗设备
（左图为体表降温设备，右图为血管内降温设备）

 拓展与扩充

心脏骤停复苏后的病人，高级神经功能的评估是非常重要的工作。早期识别损伤程度轻、可逆性损伤的病人，给予积极的综合治疗能够获得更好的预后。目前的主要评估方法：体格检查（脑干反射）、影像学检查（CT 和 MRI）、电生理检查（脑电图和躯体感觉诱发电位）和血清生物标志物（神经元特异性烯醇化酶）。大部分评估方法通常需要在复苏后 72 小时之后才能进行，尚缺少能够在复苏后早期进行准确评价的方法。

（田 慈 郑 康 马青变）

第四节 重症监测治疗

ICU 是医院集中救治重症病人的专业病房。对各种原因导致一个或多器官与系统功能障碍、危及生命或具有潜在高危因素的病人，应用先进的诊断、监测和治疗设备与技术，对病情进行连续、动态的定性和定量观察，并通过及时、有效的干预措施，为重症病人提供规范的、高质量的治疗和生命支持。

一、重症监测

ICU 中广泛开展的监测：呼吸、循环及神经系统，肾、肝、胃肠道、免疫、代谢、血液和营养等功能与状态方面；监测内容也从基本生命体征监测到全面的器官系统功能监测，从最初的器官水平监测深入到组织水平监测。

（一）呼吸系统监测和治疗

1. 呼吸功能监测　急性呼吸衰竭是围术期的常见并发症。评估和监测肺功能改变对预防肺部并发症具有重要意义。呼吸功能监测有肺功能测定、血气分析、呼吸中枢驱动力、呼吸肌功能和呼吸力学等。

2. 肺容量监测　肺内气体的容量又是肺在不同的膨胀情况下肺内容积变化的一些参量。

3. 肺通气功能监测　肺通气是依靠呼吸运动将氧气吸入肺中，同时排出二氧化碳的过程。肺通气功能监测反映肺通气的动态变化，是动态肺容量的测定，比肺容量更有临床意义。常用

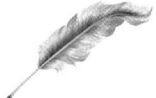

监测指标有每分钟通气量、肺泡通气量、用力肺活量、最大呼气流量-容积曲线。肺通气功能可反映气道狭窄或阻塞引起的通气功能障碍。

4. 肺换气功能监测　肺换气是指肺泡气与血液之间的气体交换过程。

（1）血氧的监测：动脉血氧分压、血氧饱和度和经皮氧分压。

（2）二氧化碳的监测：动脉血和呼气末二氧化碳分压的监测。动脉血二氧化碳分压主要受通气量的影响，是判断酸碱失衡的重要指标。呼气末二氧化碳是间接反映动脉血二氧化碳分压。

（3）气体交换效率的监测：氧合指数（氧分压/吸入氧浓度）是监测肺换气功能的主要指标之一。

5. 呼吸肌功能监测

（1）最大吸气压和呼气压：是测定全部吸气肌和呼气肌强度的指标。最大吸气压是采用单向活瓣，在功能残气位进行最大吸气努力，并通过压力传感器测定；可辅助评估脱机难度。呼气压为呼气至肺总量后做最大努力呼气所测到的压力；呼气压正常，提示病人能完成有效的咳嗽和排痰。

（2）最大跨膈压：胃内压相当于腹内压，食管内压相当于胸膜腔内压力，在吸气相测得两者的差值为跨膈压；在功能残气位以最大努力吸气时产生的跨膈压为最大跨膈压。其反映膈肌最大收缩时产生的压力。最大跨膈压降低，需要辅助通气。

6. 呼吸力学监测　呼吸的动力作用主要有克服胸廓和肺组织的弹性和非弹性组织阻力，以及气体在呼吸道流动的阻力。常用指标有气道峰压、气道阻力、胸肺顺应性和呼吸功。

（1）气道峰压：气道峰压是指在呼吸周期中气道内达到的最高压力。平台压为吸气末到呼气开始前气道内的压力，此时肺内各处压力相等，并无气流，平台压与胸肺顺应性相关。

（2）气道阻力：气体流经呼吸道时气体分子间和气体分子与气道壁间的摩擦产生。可用单位时间内维持一定量气体进入肺泡所需要的压力差表示。

（3）胸肺顺应性：呼吸系统在单位压力变化下的容积改变称为顺应性，是表示胸廓和肺可扩张程度的指标。

7. 呼吸治疗

（1）氧疗：是通过不同供氧装置或技术，使吸入氧浓度高于大气氧浓度，以达到纠正低氧血症的目的。氧治疗可使 FiO_2 升高，当肺换气功能正常时，有利于氧由肺泡向血流方向弥散，升高氧分压。轻度通气障碍、肺部感染等，对氧疗较为敏感，疗效较好。

供氧方法包括：高流量系统，病人所吸入的气体都有该装置供给，气体流速高，FiO_2 稳定能调节；如文丘里面罩。低流量吸氧，有鼻导管吸氧和面罩吸氧。

（2）机械通气：是治疗呼吸衰竭的有效方法。目的是保障通气功能以适应机体需要，改善并维持肺的换气功能，减少呼吸肌做功。机械通气也可引起或加重肺损伤。

（二）血流动力学监测

血流动力学（hemodynamics）是研究血液及其组成成分在机体内运动特点和规律性的科学。通常通过监测血流动力学指标了解疾病病理改变和发展的过程。

1. 无创血流动力学监测

（1）无创血压监测：最常见的袖带加压方式测定动脉收缩压和舒张压即为无创血压监测，操作简便、易掌握，但不能够连续监测；重症病人测量间隔时间短，袖带压迫时间长，易发生对应上/下肢缺血、瘀斑。

（2）无创心排量（impedance cardiography，ICG）：原理是胸阻抗法（thoracic electrical bioimpedance，TEB）心排量测定，根据欧姆定律，电流与电阻成反比，将电极片贴至胸部皮肤表面，高频电流通过人体产生阻抗，从而反映血流量及容积变化，再通过算法公式得出血流数值（图15-7）。TEB可同步连续动态监测心排量输出（CO）、心脏指数（CI）、每搏输出量

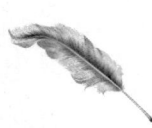

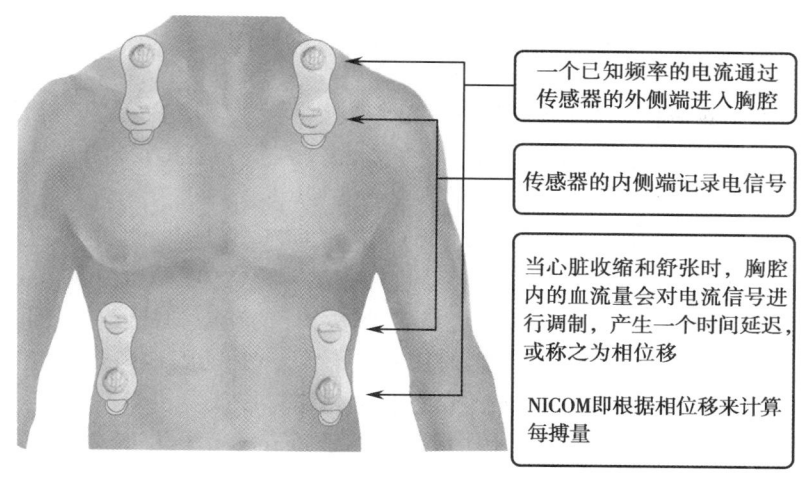

图 15-7　无创心排量监测仪原理

（SV）等参数，其优点为无创、操作简单便捷、具有可重复性，但易受呼吸、体型、机械通气等的影响，精确性有待进一步提高。

（3）床旁心脏超声：可直接获取心脏结构、功能及血流动力学方面信息，近年在重症病人的诊断治疗中应用价值及优势越发凸显。常用评估循环状态及血容量指标为下腔静脉直径和其随呼吸的变异度。其他指标有左室射血分数（LVEF）、每搏输出量（SV）、左室舒张末期容积（LVEDV）和左室收缩末期容积（LVSDV）等。

超声心输出量监测（ultrasonic cardiac output monitoring）：是将多普勒超声探头放置在相对于大动脉起始部位合适的位置，将带有超声换能器的特殊导管置入气管或食管，通过监测主动脉和肺动脉血流，进而无创监测心排量的方法。可测定 CO、血流峰流速等指标，敏感度、准确度高，可重复性好，具有良好敏感度及重复性。但导技术要求高，有喉头水肿可能。

（4）二氧化碳部分重吸收法监测（NICO）：应用 CO_2 重复吸收装置，经过一系列数学公式，最终心输出量由 CO_2 产生量和呼末 CO_2 与动脉 CO_2 含量之间的比例常数求得，因该技术需在气管导管和呼吸机 Y 形环路间加上一个监测装置，仅能应用于气管插管机械通气病人（图 15-8）。

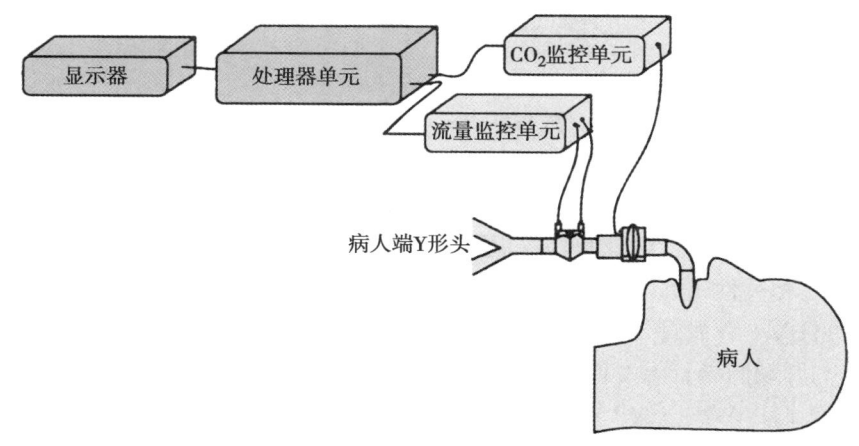

图 15-8　二氧化碳部分重吸收法监测心输出量仪器示意图

2. 有创血流动力学监测　是指经体表插入各种导管或监测探头到心腔或血管腔内，利用各种监测仪或监测装置直接测定各项生理学参数。体循环参数有中心静脉压（CVP）、心输出量

(CO)和体循环阻力(SVR)等;肺循环参数有肺动脉压(PAP)、肺动脉嵌顿压(PAWP)和肺循环阻力(PVR)等。

(1)有创血压:通过桡动脉、足背动脉或股动脉置管,连接换能器,连续监测有创动脉压。脉压变化的意义比单一收缩压或舒张压改变要大。优点:可连续监测、显示每次心搏的压力曲线。但有发生动脉痉挛、损伤、局部血肿或感染等风险。

(2)中心静脉压(central venous pressure,CVP):CVP是上、下腔静脉进入右心房处的压力,可通过置入中心静脉导管连接压力传感器直接测量,正常值范围为5~10 cmH$_2$O,主要被当作评估心脏前负荷的指标,常用于临床上指导液体治疗的速度和补液量。但其只能反映右心室与回心血量之间的关系,不能反映左心的功能,影响CVP的因素诸多,包括测量误差,机体本身病理生理状态的影响,观察CVP的动态变化趋势非常重要。

(3)肺动脉漂浮导管(PAC):经颈内静脉插入Swan-Ganz导管至肺动脉,将冰水由导管注入右心房后,冰水与血液混合,随着血液循环泵进肺动脉后,血液温度逐渐升高,导管远端的温度感受器感知温度变化,并将这种变化输送到心输出量计算仪,肺动脉漂浮导管通过热稀释法获得心排量,肺动脉漂浮导管监测血流动力学曾是临床血流动力学监测的金标准(图15-9)。但该方法为有创技术,操作复杂,并发症多,如易产生感染、肺动脉破裂、血栓形成、心律失常等并发症,价格昂贵,对操作人员要求高,临床应用受到一定限制。

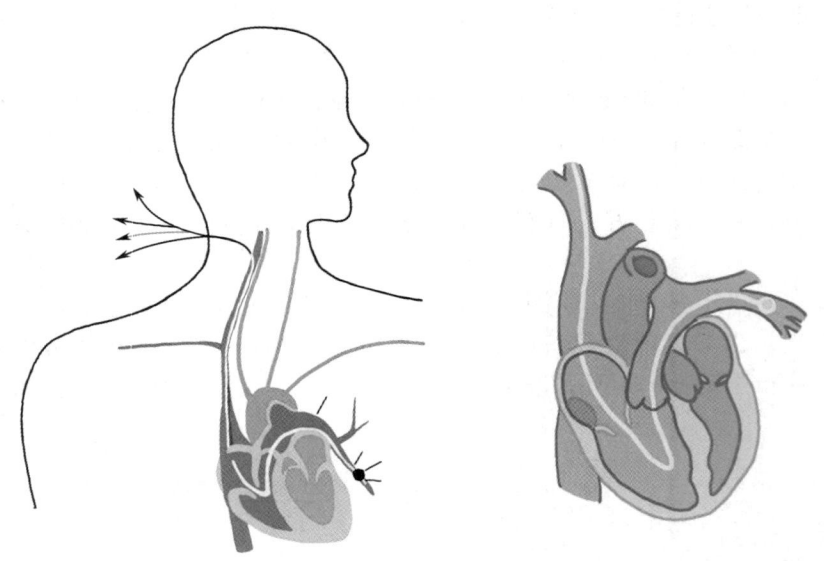

图15-9 Swan-Ganz导管

(4)经肺热稀释测定技术(PiCCO):PiCCO只需深静脉和动脉置管即可完成。基本原理是通过经肺热稀释法测量CO的同时进行系统校正,然后利用动脉压力波形曲线下面积与每搏输出量(SV)的相关性进行CO的实时动态监测(图15-10)。且通过计算可得出容量性指标胸内血容量(ITBV)和血管外肺水(EVLW)等。PiCCO对心排的监测是从经肺温度稀释曲线计算而得,与肺动脉导管温度稀释曲线相比,经肺温度稀释曲线更长、更平坦。其是一项可重复、敏感,且比PAWP、CVP等压力指标更能准确反映心脏前负荷的指标,实现了对容量判断从压力监测到容量监测的进步。缺点是需要经肺热稀释法校正,且系统正确性与动脉波形密切相关。

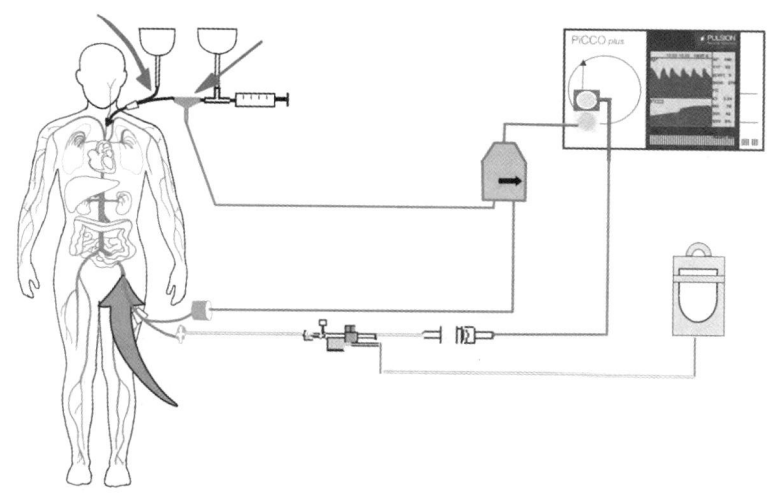

图 15-10　PICCO 原理示意图

 拓展与扩充

血流动力学监测并非是孤立的，需要结合病人整体情况评估，并且不是单一、静止的，需动态连续监测才更具有临床意义。无创血流动力学监测精确性不及有创监测，但因有创血流动力学监测具有相对较高创伤性及风险性，故无创/微创血流动力学监测方法仍有进一步研究发展空间，以便早期识别危重病人的血流动力学异常，更加便捷地监测血流动力学变化。

（三）神经功能监测

1. 颅内压监测　颅内压（intracranial pressure，ICP）监测是重症病人神经功能监测的重要内容。颅腔内容积是固定的，脑组织不可压缩，因此病理状态下颅内体积的增加（如肿瘤、出血、脑水肿等）就需要通过减少其内容物的体积来代偿。正常值：7~15 mmHg，升高会导致脑缺血、缺氧，甚至脑疝。

（1）有创 ICP 监测：ICP 监测的经典方法是通过外科手术在脑室内置入引流管，与压力传感器连接后持续监测，必要时还能够通过引流管对脑脊液进行引流，从而达到降低颅内压的作用（图 15-11）。但很少单独放置引流管，通常在进行其他神经外科手术同时进行，而且该方

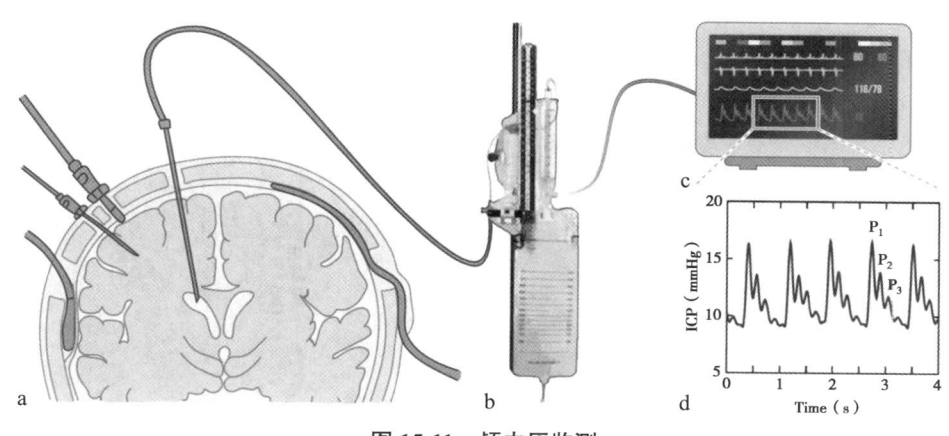

图 15-11　颅内压监测

（a. 脑室导管；b. 脑脊液引流系统；c. 监测仪；d. 颅内压波形）

法不适合长期监测,因为颅内感染的风险会随着导管放置时间的延长逐渐增加。

有创 ICP 监测也可以使用植入微型传感器来进行。应力传感器通过感受器内膜片受到的应力变化来测量 ICP。气动传感器通过探头远端气囊表面的压力来测量 ICP。光纤传感器通过压力变化导致的反射光线角度和强度的变化来测量 ICP。大多数微型传感器放置在脑实质表面,也可放置在脑室、蛛网膜下腔等。植入微型传感器感染风险低,但是费用昂贵,且常需要在现场重新校准,否则可能影响测量的准确性。

(2)无创 ICP 监测:无创 ICP 监测准确性不如有创方法,但是因其无创、简单、费用低,也被广泛应用。

1)经颅多普勒(transcranial doppler,TCD)(图 15-12):通过超声设备测量颅内血管(如大脑中动脉)的血流速度、动脉压力、搏动指数等指标,通过数学模型计算间接反映 ICP。相对简单易行、便于床旁检查和重复检查,但是测量准确性受到图像质量和检查者经验的影响很大,无法做到持续监测。

2)视神经鞘直径:视神经进入眶内时被硬脑膜包绕,周围的蛛网膜下腔与颅内相通,因此颅内压增高会导致视神经鞘扩张。通过经眼超声测量视神经鞘直径,可以间接反映颅内压。

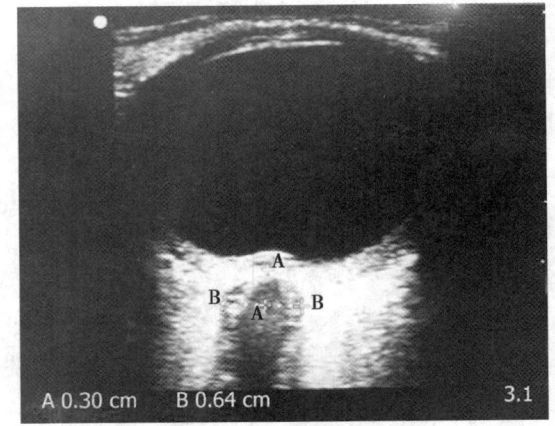

图 15-12 视神经鞘直径
(B 点间距离为视神经鞘直径)

在临床工作中脑灌注压的临床意义更大,但是目前尚缺乏准确的测量方法。脑灌注压是大脑血流的驱动压力,脑灌注压 = 平均动脉压 − ICP,因此 ICP 的监测实际是为了间接反映脑灌注压。

2. 脑电生理监测 是直接反映大脑功能状态的监测方法,尤其对于昏迷、镇静、瘫痪等无法配合体格检查的病人来说尤为重要。

(1)连续脑电图:连续脑电图通过放置在头皮的电极采集神经细胞活动产生的电信号,利用计算机技术对图形信号进行量化分析,从而实现对癫痫发作的监测、通过脑电图的异常信号发现颅内压升高、评估镇静水平和判断昏迷病人的预后。但专业性强、设备昂贵、信号干扰多、采集信息量巨大、分析难度高,是目前临床应用中面临的主要困难。

(2)脑电双频指数(bispectral index,BIS):是指对脑电图线性成分(频率和功率)和成分波之间的非线性关系(位相和谐波)进行分析,把脑电信号进行标准化和数字化处理后形成的一种简单的量化指标(图 15-13)。BIS 相对于脑电图的解读更加简单,临床中常用于麻醉和镇静镇痛深度的监测、中枢神经系统损伤的评估和预后评价。但是由于 BIS 值是基于数据库

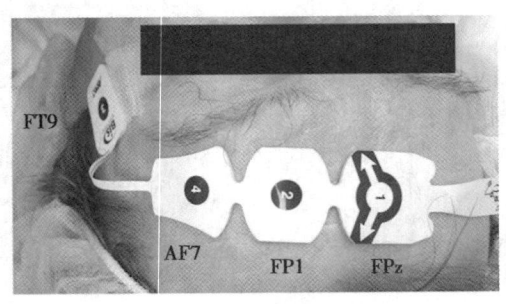 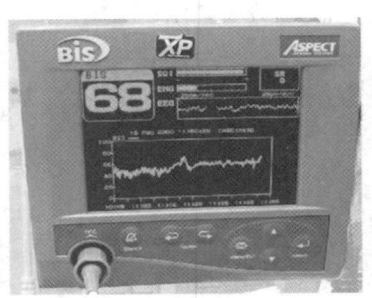

图 15-13 脑电双频指数监测
(左图为粘贴于病人额部的监测电极;右图为监测仪)

的脑电图数据，通过数学计算产生的单一变量的概率函数，是经过人为修正的脑电图指数，因此正确解读 BIS 值必须结合病人的临床实际情况，而且该数值同样存在会受到环境信号干扰的问题。

（3）诱发电位：是记录不同的刺激所产生的神经反应，包括体感诱发电位、脑干听觉诱发电位等。不同的诱发电位能够评价不同神经传导通路的损伤情况，并用于评价预后。目前体感诱发电位是脑死亡判断的确认试验方法之一。诱发电位能够实现连续实时监测，但是同样面临专业人员数量少、环境信号干扰多、采集信息量巨大、分析难度高等困难。

脑电生理监测是危重症病人神经功能监测的重要内容，但是上述监测手段往往需要专业的技术人员和设备，尚缺乏简单有效且准确性高的连续监测技术和设备。

3. 脑血流监测　充足的血液灌注是保证脑功能的基础，目前最常用的脑血流监测技术是超声多普勒。通过超声探查血管的形态、测量血液流速等，对脑血流进行评估和监测，是脑死亡判断的确认试验方法之一。但测量结果常受操作者的影响较大，且无法实现实时连续监测。

4. 脑组织氧合监测　脑组织氧合水平反映了脑组织氧供给和氧需求的情况，氧供需平衡是维持脑功能的重要基础。

（1）近红外光谱技术（near-infrared spectroscopy，NIRS）：是一种无创脑组织氧合监测技术（图15-14）。利用近红外光能够穿透颅骨特点，通过测量入射光强度和透射光或散射光的强度，获得光在颅内的衰减信息，在颅内影响光衰减的最主要物质是血红蛋白。利用 NIRS 可以测定氧合血红蛋白浓度，从而反映脑组织氧合情况，能够实现连续实时监测。

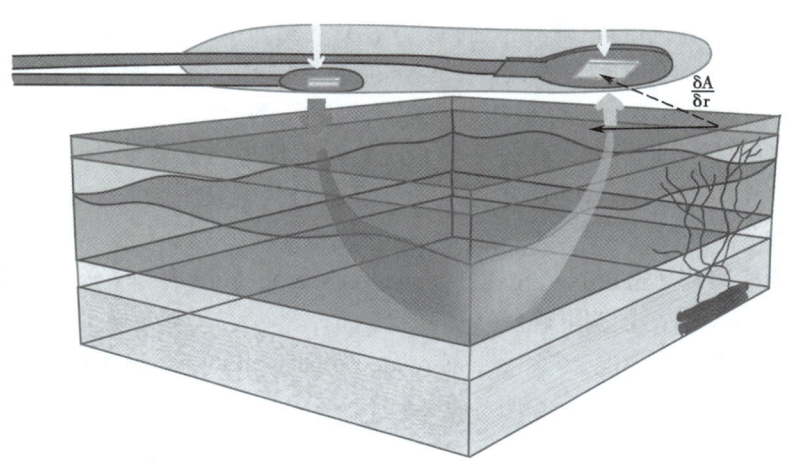

图 15-14　NIRS 原理示意图

（2）颈内静脉球部氧饱和度（jugular bulb venous oxygen saturation，$SjvO_2$）：是有创脑组织氧合监测指标。通过颈静脉逆行插管至颈静脉球部，采集血液测量氧饱和度。影响因素较多，如头部位置改变、导管移位等。

脑组织氧合的影响因素有动脉血压、动脉血氧含量、具备脑血流量、局部弥散条件、组织的氧耗等。脑组织氧合能够反映氧供给和氧需求之间的关系，但无法提示导致氧供需失衡的主要原因。

（3）脑代谢监测：能够了解生理或病理状态下神经细胞的活动和代谢变化，以及不同影响因素（如药物等）对细胞代谢的影响。

脑微透析（cerebral microdialysis，CMD）技术是监测脑代谢的主要手段（图15-15）。通过立体定位技术在大脑的特定部位插入探针，探针内的半透膜管使管外侧脑细胞外液中的可溶性分钟和管内侧的灌注液进行顺浓度梯度的扩散。利用高灵敏度的微量化学分析技术对采集到的透析液进行成分定量分析。CMD 技术能够对神经细胞的代谢和生化环境进行分析，从而对神经细胞的功能进行评价。

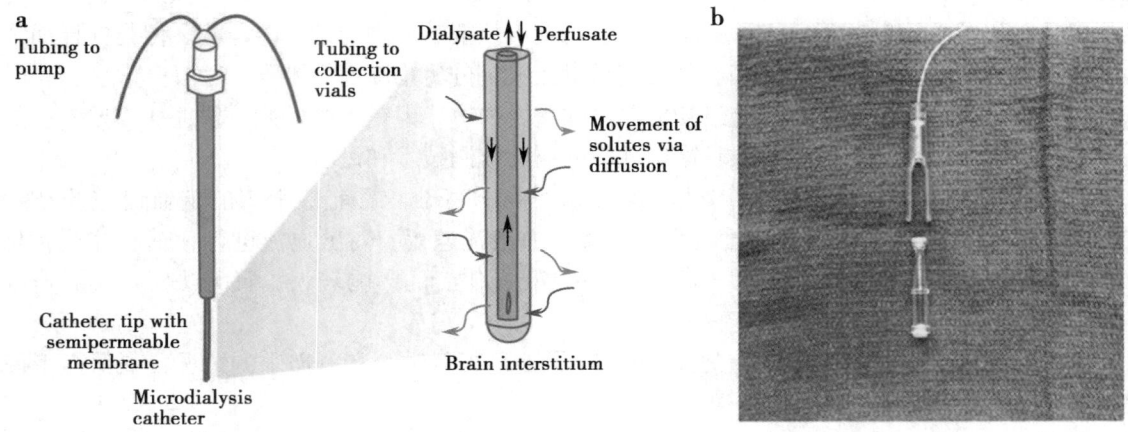

图 15-15　脑微透析（a. 脑微透析管示意图；b. 脑微透析管实物图）

目前对于重症病人尚缺乏能够连续实时监测代谢状态的非创伤性监测方法。

二、病情评估

在 ICU 对病情和预后进行正确的评估，对于治疗十分重要。目前常用的评分系统有：

1. 急性生理与慢性健康状况（acute physiology and chronic health evaluation，APACHE）评分　主要由急性生理改变、慢性健康状况以及年龄三部分组成。其包括 12 项生理指标和 Glasgow 昏迷评分，加上年龄和既往健康等状况，对病情进行总体评估。积分越高，病情越重，预后也越差。一般认为，APACHE Ⅱ 评分大于 8 分为轻度危险，大于 15 分为中度危险，大于 20 分为严重危险。

2. 多脏器功能障碍（multiple organ dysfunction score，MODS）评分　其特点是参数少，评分简单，对病死率和预后预测准确。

3. 全身感染相关器官功能衰竭（sepsis related organ failure assessment，SOFA）评分　强调早期、动态监测；包括 6 个器官，每项 0~4 分，每日记录最差值。最高评分和评分动态变化对评估病情更有意义（表 15-1）。

三、重症病人营养治疗

外科病人由于疾病和手术创伤，机体会发生明显的代谢改变，如果得不到及时、足够的营养补充，易导致营养不良，影响组织、器官的结构和功能以及机体的康复过程，严重者将会导致多器官功能障碍，从而影响病人预后。临床营养治疗已成为重症病人救治中不可缺少的重要措施之一。充分了解机体各种状况下的代谢变化，有效地提供合适的营养底物，选择正确的喂养途径和时机，可降低应激状况下机体的分解代谢，维护重要脏器功能，提高救治成功率，改善病人临床结局。

（一）机体能量需要量的确定

目前认为，对于非肥胖病人，25~30 kcal/(kg·d) 能满足大多数住院病人的能量需求，而 BMI≥30 kg/m² 的肥胖病人，推荐的能量摄入量为正常目标量的 70%~80%。

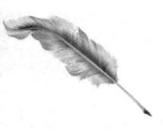

(二)营养状况评定

体质量指数(body mass index,BMI)被认为是反映营养不良以及肥胖的指标,计算公式:BMI=体重(kg)/身高^2(m^2),正常值为18.5~24 kg/m^2;<18.5 kg/m^{2}为营养不良,25~30 kg/m^{2}为超重,>30 kg/m^{2}为肥胖。氮平衡是评价机体蛋白质代谢状况的指标,氮平衡=摄入氮-排出氮。氮的摄入量大于排出量为正氮平衡,氮摄入量小于排出量为负氮平衡;正氮平衡时机体合成代谢大于分解代谢,意味着蛋白净合成。而负氮平衡时,分解代谢大于合成代谢。还有皮褶厚度与臂围,握力测定等人体测量指标,以及血浆蛋白水平等化验检测方法评估营养状况。营养风险筛查2002(nutritional risk screening,NRS-2002)是目前住院病人营养风险筛查首选工具,应用相对简单、易用。其包括3方面内容:①营养状况受损评分(0~3分)。②疾病的严重程度评分(0~3分)。③年龄评分(年龄≥70岁者加1分);总分为0~7分。NRS评分≥3分存在营养风险,<3分则无营养风险。

表 15-1　全身性感染相关性器官功能衰竭评分标准(SOFA)

SOFA 评分	变量	1	2	3	4
呼吸系统	PaO$_2$/FiO$_2$(mmHg)	<400	<300	<200(机械通气)	<100(机械通气)
凝血系统	血小板(10^9/L)	<150	<100	<50	<20
肝	胆红素(mg/dl)	1.2~1.9	2.0~5.9	6.0~11.9	>12.0
循环系统	平均动脉压(mmHg)	MAP<70	—	—	—
	多巴胺 μg/(kg·min)	—	≤5	>5	>15
	多巴酚丁胺	—	任何剂量	—	—
	肾上腺素 μg/(kg·min)	—	—	≤0.1	>0.1
	去甲肾上腺素 μg/(kg·min)	—	—	≤0.1	>0.1
中枢神经系统	格拉斯哥昏迷评分	13~14	10~12	6~9	<6
肾	肌酐	1.2~1.9	2.0~3.4	3.5~4.9	<5
	尿量			或<500	或<200

(三)营养方式:肠外与肠内营养治疗

肠外与肠内营养治疗是指通过消化道以外或以内的各种途径及方式为病人提供全面、充足的机体所需的各种营养物质,以达到预防或纠正营养不足的目的,增强病人对严重创伤的耐受力,促进病人康复。根据其输注途径,分为肠外营养(parenteral nutrition,PN)和肠内营养(enteral nutrition,EN)。

PN是指通过静脉途径提供营养的方式。凡是需要营养治疗,但又不能或不宜接受EN者均为肠外营养的适应证,具体为:①一周以上不能进食或因胃肠道功能障碍或不能耐受肠内营养者;②通过肠内营养无法达到机体需要的目标量时应该补充肠外营养。PN主要并发症:静脉导管相关并发症、代谢性并发症、脏器功能损伤及代谢性骨病等。

EN是指通过胃肠道途径提供营养的方式,具有符合生理状态,能维持肠道结构和功能的完整,费用低,使用和监护简便,并发症较少等优点,因而是临床营养治疗首选方法。肠内营养制剂根据其组成分为:非要素型、要素型、组件型及疾病专用型肠内营养制剂四类。肠内营

养的输入途径有口服、鼻胃/十二指肠置管、鼻空肠置管、胃造口、空肠造口等，具体投给途径的选择取决于疾病情况、喂养时间长短、病人精神状态及胃肠道功能。

 拓展与扩充

肠外营养需要输液泵匀速输入。
肠内营养需加热泵入，降低加热装置燃烧风险是安全管理的重要内容。

（赵志伶　田　慈　郑　康　葛庆岗　马青变）

主要参考文献

[1] 葛均波,徐永建,王辰.内科学.9版.北京:人民卫生出版社,2018.

[2] 陈灏珠,林果为,王吉耀.实用内科学.14版.北京:人民卫生出版社,2013.

[3] 陈孝平,汪建平,赵继宗.外科学.9版.北京:人民卫生出版社,2018.

[4] 王辰,王建安.内科学.3版.北京:人民卫生出版社,2015.

[5] 贾建平,陈生弟.神经病学.8版.北京:人民卫生出版社,2018.

[6] 李蓉,乔杰.生殖内分泌疾病诊断与治疗.北京:北京大学医学出版社,2013.

[7] 王宇,姜洪池.外科学.3版.北京:北京大学医学出版社,2013.

[8] 徐小元,段钟平.传染病学.4版.北京:北京大学医学出版社,2018.

[9] 江载芳,申昆玲,沈颖.诸福棠实用儿科学.8版.北京:人民卫生出版社,2015.

[10] 谢幸,孔北华,段涛.妇产科学.9版.北京:人民卫生出版社,2018.

[11] 丁鹏,徐臣年,杨剑.经导管主动脉瓣置换术治疗单纯性主动脉瓣关闭不全新进展.中国介入心脏病学杂志,2019,27(12):707-710.

[12] 王涛.颈动脉内膜切除术的历史、现状、问题与展望.中华脑血管病杂志(电子版),2020,14(1):50-54.

[13] 冯丽荣,张英菊,王为民,等.帕金森病患者非运动症状的主要表现及其治疗的研究进展.实用心脑肺血管病杂志,2020,28(8):131-135.

[14] 中华医学会妇产科学分会妊娠期高血压疾病学组.妊娠期高血压疾病诊治指南(2020).中华妇产科杂志,2020,55(4):227-238.

[15] 中华医学会妇科肿瘤学分会,中国优生科学协会阴道镜和宫颈病理学分会.人乳头瘤病毒疫苗临床应用中国专家共识.中国医学前沿杂志(电子版),2021,13(2):1-12.

[16] 中华医学会消化病学分会胰腺疾病学组,《中华胰腺病杂志》编委会,《中华消化杂志》编委会.中国急性胰腺炎诊治指南(2019年).临床肝胆病杂志,2019,35(12):2706-2711.

[17] Shaaban-Ali M, Momeni M, Denault A. Clinical and Technical Limitations of Cerebral and Somatic Near-Infrared Spectroscopy as an Oxygenation Monitor. J Cardiothorac Vasc Anesth,2021,35(3):763-779.

[18] Otto CM, Nishimura RA, Bonow RO, et al. 2020 ACC/AHA Guideline for the Management of Patients with Valvular Heart Disease: Executive Summary: A Report of the American College of Cardiology/American Heart Association Joint Committee on Clinical Practice Guidelines. J Am Coll Cardiol,2020, S0735-1097(20)37902-X.

[19] Li Xi, Wu Chaoqun, Lu Jiapeng, et al. Cardiovascular risk factors in China: a nationwide population-based cohort study. Lancet Public Health,2020,5(12):e672-e681.

[20] Dandapat S, Mendez-Ruiz A, Martínez-Galdámez M, et al.Recent advances in stent-assisted coiling of cerebral aneurysms. J Neurointerv Surg,2021,13(1):54-62.

[21] Oushy S, Rinaldo L, Brinjikji W, et al.Recent advances in stent-assisted coiling of cerebral aneurysms. Expert Rev Med Devices. 2020,17(6):519-532.

［22］Abu-Rustum N R，Yashar C M，Bean S，et al. NCCN Guidelines Insights：Cervical Cancer，Version 1. 2020：Featured Updates to the NCCN Guidelines. JNCCN，2020，18（6）：660-666.

［23］Aziz K，Lee HC，Escobedo MB，et al. Part 5：Neonatal Resuscitation：2020 American Heart Association Guidelines for Cardiopulmonary Resuscitation and Emergency Cardiovascular Care. Circulation，2020，142（16 suppl 2）：S524-S550.

［24］2020 American Heart Association Guidelines for Cardiopulmonary Resuscitation and Emergency Cardiovascular Care. Circulation. 2020，142（16 suppl 2）：S337-S604.

［25］Zhao Lijuan，Chen Lizhang，Yang Tubao，et al. Birth prevalence of congenital heart disease in China，1980-2019：a systematic review and meta-analysis of 617 studies. European Journal of Epidemiology，2020，35：631-642.

［26］Wu L C，Zhang Y，Steinberg G，et al. A Review of Magnetic Particle Imaging and Perspectives on Neuroimaging. American Journal of Neuroradiology，2019，40（2）：206-212.

中英文专业词汇索引

B型脑利尿钠肽（B-type brain natriuretic peptide，B-BNP） 51

γ-谷氨酰基转移酶（γ-glutamyl transpeptidase，γ-GT） 44

A

阿尔茨海默病（Alzheimer disease，AD） 360
癌胚抗原（carcinoembryonic antigen，CEA） 54

B

白蛋白（albumin，Alb） 43
丙氨酸氨基转移酶（alanine aminotransferase，ALT） 43
丙型肝炎病毒（hepatitis C virus，HCV） 53
病毒性肝炎（viral hepatitis） 448
病理性黄疸（pathologic jaundice） 418
病历书写（case history clerking） 4
病史采集（history taking） 3
不稳定性心绞痛（unstable angina，UA） 167

C

肠内营养（enteral nutrition，EN） 477
肠外营养（parenteral nutrition，PN） 477
出血时间（bleeding time，BT） 41
初步诊断（primary diagnosis） 4
触诊（palpation） 4
传染病（communicable disease） 445
磁共振成像（magnetic resonance imaging，MRI） 66

D

代谢性碱中毒（metabolic alkalosis） 102
代谢性酸中毒（metabolic acidosis） 102
丹毒（erysipelas） 105
胆管癌（bile duct cancer，BDC） 223
胆红素（bilirubin） 44
胆碱酯酶（cholinesterase，CHE） 44
胆囊息肉（gallbladder pylops） 221
蛋白尿（proteinuria） 45

等渗性脱水（isotonic dehydration） 97
低钙血症（hypocalcemia） 100
低钾血症（hypokalemia） 98
低磷血症（hypophosphatemia） 101
低镁血症（hypomagnesemia） 99
低密度脂蛋白（low density lipoprotein，LDL） 47
低渗性脱水（hypotonic dehydration） 97
癫痫（epilepsy） 338
丁型肝炎病毒（hepatitis D virus，HDV） 53
动脉导管未闭（patent ductus arteriosus，PDA） 439
多发性骨髓瘤（multiple myeloma，MM） 296
多发性硬化（multiple sclerosis，MS） 364
多囊卵巢综合征（polycystic ovary syndrome，PCOS） 402
多器官功能障碍综合征（multiple organ dysfunction syndrome，MODS） 110

E

儿科学（pediatrics） 414

F

房间隔缺损（atrial septal defect，ASD） 437
非霍奇金淋巴瘤（non Hodgkin lymphoma，NHL） 294
肥厚型心肌病（hypertrophic cardiomyopathy，HCM） 182
肺结核（pulmonary tuberculosis） 122
肺栓塞（pulmonary embolism，PE） 109
辅助检查（assistant examination） 3
辅助生殖技术（assisted reproductive technique，ART） 406
腹膜透析（peritoneal dialysis，PD） 266

G

肝颈静脉回流征（hepatojugular reflux sign） 25
感染性疾病（infectious disease） 445
感染性心内膜炎（infective endocarditis，IE） 193
高钙血症（hypercalcemia） 101
高钾血症（hyperkalemia） 99
高磷血症（hyperphosphatemia） 101

高镁血症（hypermagnesemia） 100
高密度脂蛋白（high density lipoprotein, HDL） 47
高渗性高血糖状态（hyperosmolar hyperglycemic state, HHS） 309
高渗性脱水（hypertonic dehydration） 97
骨关节炎（osteoarthritis, OA） 247
胱抑素 C（cystatin C, Cys C） 45
过敏性紫癜（anaphylactoid purpura） 431

H

呼吸衰竭（respiratory failure） 141
呼吸性碱中毒（respiratory alkalosis） 103
呼吸性酸中毒（respiratory acidosis） 103
活化部分凝血活酶时间（activated partial thromboplastin time, APTT） 41
霍奇金淋巴瘤（Hodgkin disease, HD） 294

J

肌钙蛋白（troponin, Tn） 50
肌红蛋白（myoglobin, Myo/Mb） 50
极低密度脂蛋白（very low density lipoprotein, VLDL） 47
计算机 X 线摄影（computed radiography, CR） 61
计算机断层扫描（computer tomography, CT） 61
急性白血病（acute leukemia, AL） 290
急性蜂窝织炎（acute cellulitis） 105
急性冠脉综合征（acute coronary syndrome, ACS） 167
急性上呼吸道感染（acute upper respiratory infection, AURI） 424
急性肾损伤（acute kidney injury, AKI） 260
急性胃炎（acute gastritis） 201
急性心包炎（acute pericarditis） 190
急性心力衰竭（acute heart failure, AHF） 159
急性胰腺炎（acute pancreatitis, AP） 226
急性支气管炎（acute bronchitis） 426
继发性高血压（secondary hypertension） 177
甲胎蛋白（α-fetoprotein, AFP） 54
甲型肝炎病毒（hepatitis A virus, HAV） 52
甲状腺癌（thyroid carcinoma） 316
甲状腺毒症（thyrotoxicosis） 313
甲状腺功能减退症（hypothyroidism） 315
甲状腺功能亢进症（hyperthyroidism） 313
间接胆红素（indirect bilirubin, IDBil） 44
间接免疫荧光法（indirect immunofluorescence, IIF） 56
碱性磷酸酶（alkaline phosphatase, ALP） 44
鉴别诊断（differential diagnosis） 4

结肠癌（colon cancer） 234
经导管动脉栓塞化疗（transcatheter arterial chemoembolization, TACE） 220
经皮冠状动脉介入治疗（percutaneous coronary intervention, PCI） 169
精准医学（precision medicine） 90
颈椎病（cervical spondylosis） 239
局部麻醉（regional anesthesia） 94
聚合酶链反应（polymerase chain reaction, PCR） 59

K

抗核抗体（antinuclear antibody, ANA） 56
抗环瓜氨酸肽抗体（antibody against cyclic cirtrullinated peptide, anti-CCP） 56
抗菌药物敏感试验（antimicrobial susceptibility test, AST） 60
抗中性粒细胞胞质抗体（antineutrophil cytoplasmic antibody, ANCA） 57
空腹血糖（fasting plasma glucose, FPG） 49
口服葡萄糖耐量试验（oral glucose tolerance test, OGTT） 49
叩诊（percussion） 4
库瓦西耶征（Courvoisier sign） 25
库欣反应（Cushing response） 345
扩张型心肌病（dilated cardiomyopathy, DCM） 180

L

类风湿关节炎（rheumatoid arthritis, RA） 370
类风湿因子（rheumatoid factor, RF） 56
良性前列腺增生（benign prostate hyperplasia, BPH） 268
临床决策（clinical decision making） 2
临床思维（clinical reasoning） 2
淋巴瘤（lymphoma） 294
磷脂（phospholipid, PL） 47
颅内压增高（intracranial hypertension, ICH） 343
卵巢过度刺激综合征（ovarian hyperstimulation syndrome, OHSS） 408

M

麻醉（anesthesia） 92
慢性白血病（chronic leukemia, CL） 291
慢性肾病（chronic kidney disease, CKD） 258
慢性肾衰竭（chronic renal failure, CRF） 262
慢性胃炎（chronic gastritis） 202
慢性稳定性冠心病（stable coronary artery disease, SCAD） 172

慢性心力衰竭（chronic heart failure，CHF） 154
慢性阻塞性肺疾病（chronic obstructive pulmonary disease，COPD） 130
灭菌（sterilization） 90
墨菲征（Murphy sign） 25

N

脑出血（intracerebral hemorrhage，ICH） 325
脑梗死（cerebral infarction） 319
内科学（internal medicine） 1
尿路感染（urinary tract infection，UTI） 259
尿石症（urolithiasis） 277
尿蛋白总量（total urinary protein，UTP） 45
凝血酶时间（thrombin time，TT） 42
凝血酶原时间（prothrombin time，PT） 41
疟疾（malaria） 451

P

贫血（anemia） 33，287
破伤风（tetanus） 105

Q

气性坏疽（gas gangrene） 106
前列腺癌（prostate cancer） 273
前列腺酸性磷酸酶（prostatic acid phosphatase，PAP） 54
前列腺特异性抗原（prostate specific antigen，PSA） 54
强直性脊柱炎（ankylosing spondylitis，AS） 377
球蛋白（globulin，Glo） 43
全身麻醉（general anesthesia） 93

R

人工瓣膜心内膜炎（prosthetic valve endocarditis，PVE） 195
人工授精（artificial insemination，AI） 406
人绒毛膜促性腺激素（human chorionic gonadotropin，HCG） 54
人乳头瘤病毒（human papilloma virus，HPV） 393
妊娠期高血压疾病（hypertension disorders of pregnancy，HDP） 381
乳糜微粒（chylomicron，CM） 47
乳酸脱氢酶（lactate dehydrogenase，LDH） 43
乳腺癌（breast cancer） 411

S

三酰甘油（triacylglycerol，TG） 47
社区获得性肺炎（community acquired pneumonia，CAP） 113
神经元特异烯醇化酶（neuron specific enolase，NSE） 55
肾上腺素（epinephrine） 49
肾细胞癌（renal cell carcinoma，RCC） 259
肾小球疾病（glomerular disease） 258
肾移植（renal transplantation） 267
肾综合征出血热（hemorrhagic fever with renal syndrome，HFRS） 454
生理性黄疸（physiological jaundice） 418
十二指肠溃疡（duodenal ulcer，DU） 205
实验诊断学（laboratory diagnostics） 32
视黄醇结合蛋白（retinol-binding protein，RBP） 46
视诊（inspection） 4
室间隔缺损（ventricular septal defect，VSD） 438
数字X线摄影（digital radiography，DR） 61
数字减影血管造影（digital subtraction angiography，DSA） 321
双胎输血综合征（twin-twin transfusion syndrome，TTTS） 387
水泡音（bubble sound） 15
水中毒（water intoxication） 98

T

糖化白蛋白（glycated albumin，GA） 50
糖化血红蛋白（glycated hemoglobin A1c，HbA1c） 49
糖链抗原（carbohydrate antigen，CA） 54
糖尿病（diabetes mellitus，DM） 49，306
糖尿病神经病变（diabetic neuropathy） 308
糖尿病肾病（diabetic nephropathy，DN） 308
糖尿病视网膜病变（diabetic retinopathy，DR） 308
糖尿病酮症酸中毒（diabetic ketoacidosis，DKA） 308
糖尿病足（diabetic foot） 308
特发性血小板减少性紫癜（idiopathic thrombocytopenic purpura，ITP） 297
体格检查（physical examination） 3
体外冲击波碎石术（extracorporeal shock wave lithotripsy，ESWL） 281
体外受精-胚胎移植（in vitro fertilization and embryotransfer，IVF-ET） 406
体征（sign） 3
体质量指数（body mass index，BMI） 477
天门冬氨酸氨基转移酶（aspartate aminotransferase，AST） 43
听诊（auscultation） 4

酮体（ketone bodies） 50
唾液淀粉酶（salivary amylase，s-AMY） 44

W

外科学（surgical science） 88
围生期（perinatal period） 415
围生医学（perinatology） 415
胃癌（gastric carcinoma） 212
胃溃疡（gastric ulcer，GU） 205
胃炎（gastritis） 201
问诊（consultation） 4
无菌术（asepsis） 90
戊型肝炎病毒（hepatitis E virus，HEV） 53
物理诊断学（physical diagnostics） 3

X

系统性红斑狼疮（systemic lupus erythematosus，SLE） 374
细菌耐药（antimicrobial resistance） 60
细菌性痢疾（bacillary dysentery） 457
先天性心脏病（congenital heart disease，CHD） 436
先兆子痫（preeclampsia） 381
消毒（disinfection） 90
消化道出血（gastrointestinal bleeding） 209
消化性溃疡（peptic ulcer，PU） 205
心力衰竭（heart failure，HF） 154
心脏骤停（cardiac arrest，CA） 465
新生儿复苏（neonatal resuscitation） 420
新生儿窒息（neonatal asphyxia） 420
胸腔积液（pleural effusion） 135
休克（shock） 461
血清肌酐（serum creatinine，Scr） 45
血清肌酸激酶（creatine kinase，CK） 50
血清尿素（serum urea，SU） 45
血糖（blood glucose） 48
血液透析（hemodialysis，HD） 266
循证医学（evidence-based medicine，EBM） 1

Y

腰椎间盘突出症（lumbar disc herniation，LDH） 243
医院获得性肺炎（hospital acquired pneumonia，HAP） 113
胰岛素（insulin） 49
胰淀粉酶（pancreatic amylase，p-AMY） 44
胰高血糖素（glucagon） 49
乙型病毒性肝炎（viral hepatitis B，HBV） 449
乙型肝炎病毒（hepatitis B virus，HBV） 52
异位妊娠（ectopic pregnancy，EP） 389
营养性维生素D缺乏性佝偻病（rickets of vitamin D deficiency） 422
游离脂肪酸（free fatty acid，FFA） 47
原发性肝癌（primary liver cancer，PLC） 217
原发性高血压（essential hypertension） 177
原发性支气管肺癌（primary bronchogenic carcinoma） 146

Z

载脂蛋白（apolipoprotein，Apo） 47
诊疗计划（treatment plan） 4
症状（symptom） 3
支气管哮喘（bronchial asthma） 126
直肠癌（rectal cancer） 236
直接胆红素（direct bilirubin，DBil） 44
中间密度脂蛋白（intermediate density lipoprotein，IDL） 47
中心静脉压（central venous pressure，CVP） 472
蛛网膜下腔出血（subarachnoid hemorrhage，SAH） 331
主动脉夹层（aortic dissection，AD） 196
转铁蛋白（transferrin，Tf） 46
子宫肌瘤（uterine leiomyoma） 398
子痫（eclampsia） 381
自身免疫性疾病（autoimmune disease，AID） 56
总胆固醇（total cholesterol，TC） 47
总胆红素（total bilirubin，TB） 44
总胆汁酸（total bile acid，TBA） 44
总蛋白（total protein，TP） 43